Zum Gebrauch des Buches:

Gelb hinterlegte **Begriffe** sind durch eine gelbe Linie mit einer Abbildung verbunden, die die Textaussage veranschaulicht oder vertieft.

Ein Pfeil ↗ mit einer Seitenzahl hinter einem Begriff verweist auf eine Buchseite mit vertiefenden Informationen.

Die rot hinterlegten Hinweiskästen enthalten besonders wichtige Informationen.

Salmonelleninfektion

Definition und Ursachen

Eine Salmonelleninfektion (*Salmonellose*) ist ein von Salmonellen verursachter infektiöser Brechdurchfall (*Gastroenteritis*). Mangelnde hygienische Maßnahmen wie verseuchtes Trinkwasser oder Verzehr infektiöser Lebensmittel können zu einer Übertragung des Erregers auf den Menschen führen. Gefährdet sind v. a. Kinder, ältere und immungeschwächte Personen.

Entstehung

Es sind verschiedene **Salmonellenstämme** bekannt. Salmonella enteritidis wird direkt über **tierische Produkte** wie Fleisch, Milch und ganz besonders über Eier übertragen und ist für die meisten Salmonellosen in Deutschland verantwortlich. Personen, die häufig mit Lebensmitteln in Kontakt kommen (z. B. in Großküchen), können den Erreger als Ausscheider über zubereitete Nahrung auf andere Menschen übertragen (fäkal-orale Übertragung ↗ S. 169). Bei Salmonella typhi oder Salmonella paratyphi ist der Mensch der Wirt.

Symptome und Therapie

Die Symptome einer Salmonellose sind Erbrechen und Durchfall. Je nach Erreger beträgt die Inkubationszeit zwischen Stunden bis Tagen. Ebenfalls in Abhängigkeit vom Erreger verläuft die Erkrankung mit Fieber zwischen 38–41 °C, massivem Flüssigkeitsverlust, rascher Gewichtsabnahme und Bewusstseinseintrübung.

Hinweis Personen, die mit der Verarbeitung von Lebensmitteln betraut sind, müssen daraufhin untersucht werden, ob sie eine Salmonelleninfektion haben.

Besonderheiten bei der Pflege

In der Akutphase ist die Exsikkoseprophylaxe ↗ S. 87 am wichtigsten, in schweren Fällen erfolgt sie durch intravenöse Infusionen. Die Erkrankung muss beim Gesundheitsamt gemeldet werden (Meldepflicht). Dieses kann besondere hygienische Maßnahmen anweisen.

Bei manchen Salmonellenstämmen werden die Betroffenen zu Dauerausscheidern, d. h., auch ohne Krankheitsanzeichen bleibt der Stuhlgang infektiös. Dies ist beim Umgang mit den Ausscheidungen zu beachten.

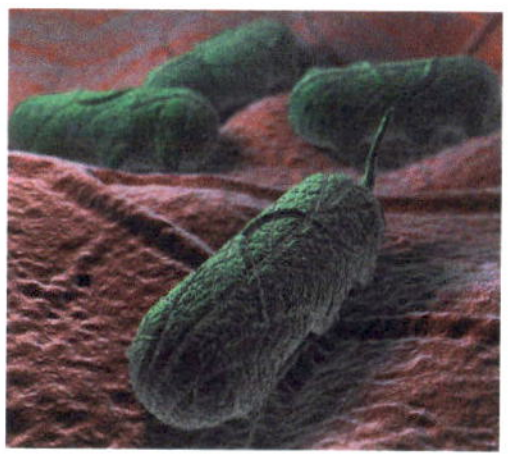

Salmonellen sind Bakterien, die sich im Magen-Darm-Trakt ausbreiten; hier eine mikroskopische Aufnahme.

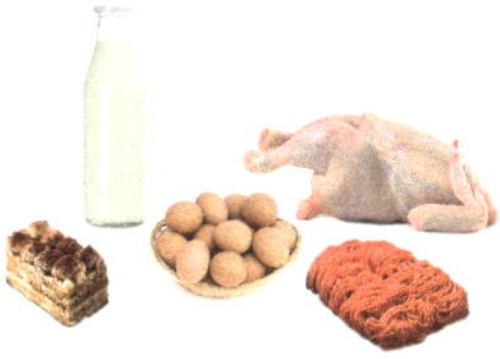

Salmonellen werden häufig über Fleisch, Eier oder Milchprodukte verbreitet. Die richtige Aufbewahrung und Kühlung bei wenigstens 7 °C ist hier besonders wichtig. Um eine Salmonelleninfektion zu vermeiden, sind die allgemeinen Hygienebestimmungen unbedingt einzuhalten.

www.rki.de
> Suche: „Salmonellose"
Hier finden Sie ausführliche Informationen zum Thema Infektionsschutz bei Salmonellose.

Inkubationszeit Zeit, die zwischen der Infektion und dem Ausbruch einer Krankheit vergeht

Unterstützung beim An- und Auskleiden

Grundsätzlich sollten Pflegebedürftige sich so weit wie möglich selbstständig an- und ausziehen. Nach schwerer Krankheit oder in Rehabilitationsphasen kann es sinnvoll sein, gemeinsam mit Ergotherapeuten ein Anziehtraining durchzuführen.

Allgemeine Unterstützung

Folgende Maßnahmen können bei geringem Unterstützungsbedarf sehr hilfreich sein:

- Wählen Sie gemeinsam die Kleidungsstücke am Vorabend aus und legen Sie sie **in der Reihenfolge des Anziehens** bereit.
- Empfehlen Sie den Pflegebedürftigen oder Angehörigen, Lieblingskleidung umarbeiten zu lassen, indem z. B. Weite aus der Naht gelassen oder Knöpfe durch Reißverschlüsse ersetzt werden.
- Bei einem Neukauf sollten weite, lockere Kleidungsstücke ohne komplizierte Verschlusssysteme bevorzugt werden.
- Besprechen Sie mit einer Pflegefachkraft oder einem Ergotherapeuten den Einsatz von **Anziehhilfen** wie z. B. einer Knöpfhilfe oder einem Strumpfanzieher.

Übernahme des An- und Auskleidens

Ist der Pflegebedürftige nicht in der Lage, sich selbstständig an- oder auszuziehen, müssen Sie dies übernehmen. Richten Sie sich dabei möglichst nach den Wünschen des Pflegebedürftigen. Wenn möglich, sollte der Pflegebedürftige beim An- und Auskleiden sitzen. Beachten Sie folgende Grundsätze:

- Kleiden Sie von Lähmung oder Schmerz betroffene Extremitäten zuerst an und zuletzt aus.
- Ziehen Sie **Oberbekleidung zuerst über den Kopf an** und zuletzt über den Kopf aus.
- Achten Sie darauf, dass die Kleidung möglichst keine Falten oder Wülste bildet, die zu Druckstellen führen könnten.

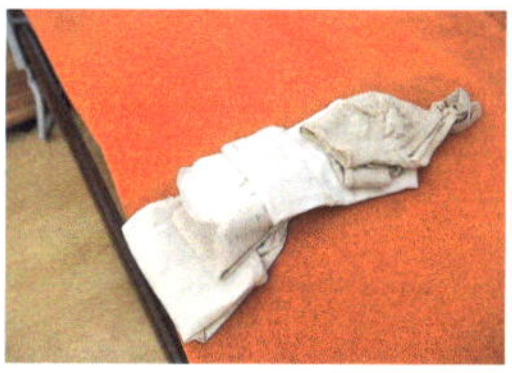

Legen Sie die Kleidung in der Reihenfolge des Anziehens zurecht (zuunterst die Oberbekleidung, zuoberst die Unterwäsche).

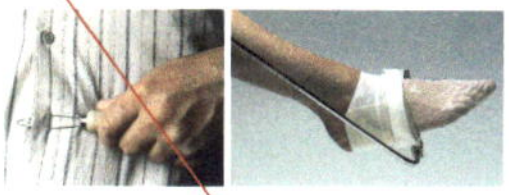

Anziehhilfen können nach einer Übungsphase gute Unterstützung leisten.

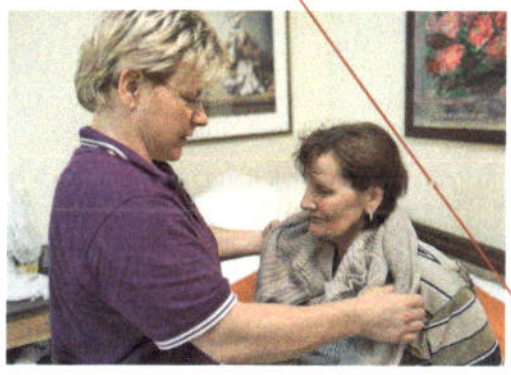

Gerade bei engen Kopfausschnitten kann das An- und Ausziehen für den Pflegebedürftigen sehr unangenehm sein. Achten Sie darauf, nicht an Haaren, Nase, Ohren oder Ohrringen hängen zu bleiben.

Ergotherapie Therapie zur Unterstützung bei Alltagsschwierigkeiten

Die genannten Internetseiten bieten die Möglichkeit, vertiefende Informationen zu finden. Um zu den empfohlenen Inhalten zu gelangen, geben Sie die Internetadresse in Ihren Browser ein und klicken Sie auf der Navigationsleiste der Seite nacheinander die hier mit einem > gekennzeichneten Menüpunkte an.

D1997499

Blau hervorgehobene Fremdwörter oder Fachbegriffe sind in den blauen Kästen erklärt.

Pflegiothe**k**

Pflegebasiskurs kompakt

Pflegiothek

herausgegeben von
Prof. Dr. Uta Oelke

Pflegebasiskurs kompakt

Autorinnen und Autoren:
Heike Jacobi-Wanke
Irmgard Hofmann
Anja Lull
Volker Schmieden
Julia Vogelsang

unter Mitarbeit
der Verlagsredaktion

Cornelsen

Wichtiger Hinweis
Der Inhalt dieses Buches wurde genauestens überprüft. Weder der Verlag noch die Herausgeberin sowie Autorinnen und Autoren können für dennoch bestehen gebliebene Fehler oder Konsequenzen nach Nutzung der nachstehenden Informationen verantwortlich gemacht werden. Ebensowenig können direkt oder indirekt Berechtigungen aus dem Inhalt dieser Ausgabe abgeleitet werden. Die Wiedergabe von Gebrauchsnamen, Handelsnamen, Warenbezeichnungen, Eigennamen und medizinischen Produkten in diesem Buch berechtigt auch ohne besondere Kennzeichnung nicht zu der Annahme, dass solche Namen im Sinne der Warenzeichen- und Markenschutz-Gesetze als frei zu betrachten sind und daher von jedermann benutzt werden dürfen.

Verlagsredaktion: Anja Lull
Außenredaktion: Alexandra von Barsewisch, Berlin
Sprachliche Überarbeitung: Joachim Becker, Berlin
Bildredaktion: Gertha Maly
Umschlaggestaltung und Layoutkonzept: Michael Heimann, Heimann und Schwantes
Layout und technische Umsetzung: Renate Huth, Heimann und Schwantes
Titelfoto: Werner Krüper, Bielefeld
Illustration/Cartoons: Natascha Welz, Berlin

Für die Erstellung dieses Werkes wurde folgendes Werk überarbeitet: In guten Händen, Pflegebasiswissen.

www.cornelsen.de

Die Internetadressen und -dateien, die in diesem Lehrwerk angegeben sind, wurden vor Drucklegung geprüft (Stand: September 2011). Der Verlag übernimmt keine Gewähr für die Aktualität und den Inhalt dieser Adressen und Dateien oder solcher, die mit ihnen verlinkt sind.

1. Auflage, 1. Druck 2011

Alle Drucke dieser Auflage können im Unterricht nebeneinander verwendet werden.

© 2011 Cornelsen Verlag, Berlin

Das Werk und seine Teile sind urheberrechtlich geschützt.
Jede Nutzung in anderen als den gesetzlich zugelassenen Fällen bedarf der vorherigen schriftlichen Einwilligung des Verlages.
Hinweis zu § 52 a UrhG: Weder das Werk noch seine Teile dürfen ohne eine solche Einwilligung eingescannt und in ein Netzwerk eingestellt werden. Dies gilt auch für Intranets von Schulen und sonstigen Bildungseinrichtungen.

Druck: CS-Druck CornelsenStürtz, Berlin

ISBN 978-3-06-450469-1

Inhalt gedruckt auf säurefreiem Papier aus nachhaltiger Forstwirtschaft.

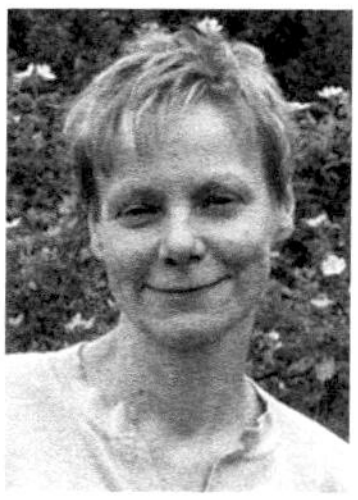
1

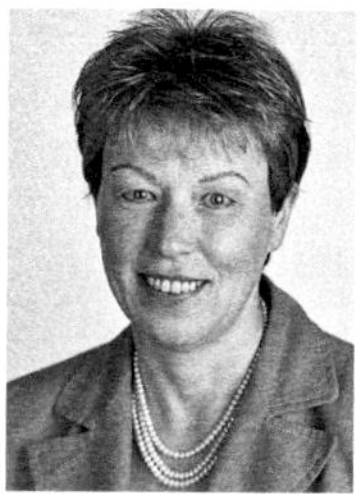
2

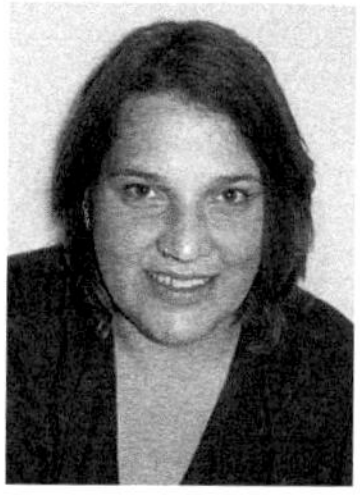
3

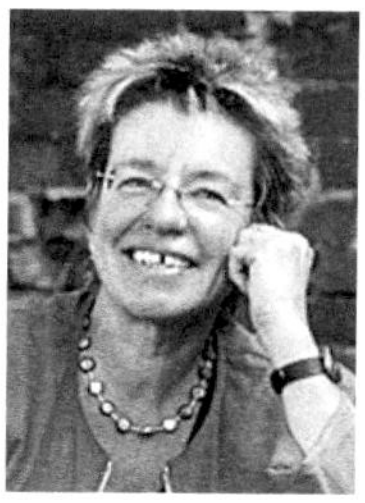
4

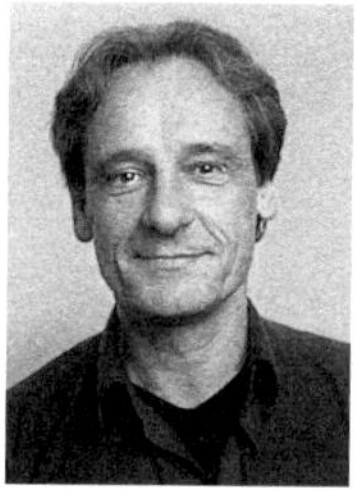
5

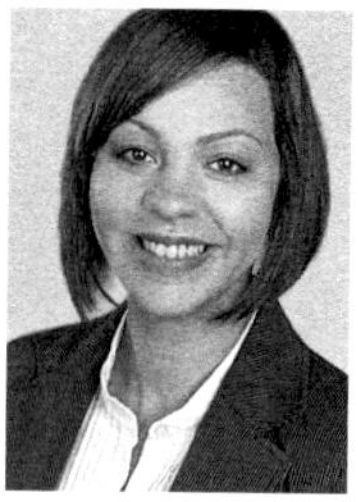
6

1 Heike Jacobi-Wanke, Jg. 1965
Diplom-Pflegepädagogin, European Master in Intercultural Education, Krankenschwester, RN, arbeitete nach ihrer Ausbildung als Krankenschwester in den Rettungsstellen etlicher deutscher und einer US-amerikanischen Pflegeeinrichtung, bevor sie sich für die Vermittlung von Pflegewissen zu interessieren begann. Ist seit 1997 als Lehrerin einer Krankenpflegeschule in Berlin tätig. Hat als Autorin bereits an einigen Lehrwerken für den Cornelsen Verlag mitgewirkt. Engagiert sich zudem berufspolitisch in der BAG Pflegebildung des DBfK.

2 Irmgard Hofmann, Jg. 1959
Philosophin M.A., Gesundheits- und Krankenpflegerin, Supervisorin (DGSv). Arbeitete viele Jahre in der Pflege, bevor sie Philosophie, Theologie sowie Management in Gesundheits- und Sozialeinrichtungen studierte. Heute arbeitet sie freiberuflich als Dozentin für Ethik in der Pflege in der Aus-, Fort- und Weiterbildung und als Supervisorin. Verfasste zahlreiche Publikationen zu ethischen Fragen und sozial schwierigen Situationen in der Pflege. www.hsve.de.

3 Anja Lull, Jg. 1976
Diplom-Pflegepädagogin, Krankenschwester, arbeitete vor ihrer Ausbildung mehrere Jahre als Pflegehelferin in verschiedenen Pflegeeinrichtungen, nach ihrer Ausbildung zur Krankenschwester im Intensivpflegebereich. Unterrichtete angehende Pflegehelferinnen in einem EU-geförderten Migrantinnenprojekt. Ist heute als Redakteurin im Cornelsen-Verlag tätig.

4 Uta Oelke, Jg. 1957
Prof. Dr. phil., Diplom-Pädagogin, Professorin für Didaktik und Methodik an der FH Hannover, Fakultät V, Abteilung Pflege und Gesundheit

5 Volker Schmieden, Jg.1955
Privatdozent Dr. rer. nat., Krankenpfleger und freiberuflicher Dozent für Physiologie und medizinische Grundlagen. Studierte nach der Krankenpflegeausbildung Biologie. Danach folgte die Promotion in den Neurowissenschaften, gefolgt von der Habilitation in Physiologie an der Charité, Berlin. Seine praktischen Erfahrungen in Alten- und Krankenpflege, aus wissenschaftlichen Publikationen und jahrelanger Dozententätigkeit sind Grundlage für seine aktuelle Tätigkeit in der Aus- und Weiterbildung mit Schwerpunkt Pflegehilfe und Pflegeassistenz.

6 Julia Vogelsang, Jg. 1978
B sc. Gesundheits- und Pflegemanagement, MA sc. Management im Gesundheitswesen, Krankenschwester, Case Managerin. Arbeitete vor und während ihrer Ausbildung mehrere Jahre als Pflegehelferin in der ambulanten Pflege, nach ihrer Ausbildung im Anästhesiebereich und in der ambulanten Pflege. Unterrichtete angehende Pflegehelferinnen.

Vorwort

„Die Frage ist, wie Arbeiten und Lernen so gekoppelt sein können, dass wir weder arbeiten, um zu lernen, noch zu lernen um zu arbeiten, sondern, dass wir lernen, indem wir arbeiten. […] Menschen haben im Akt des Verwandelns der objektiven Realität denken gelernt"

Paulo Freire, brasilianischer Volkspädagoge

Als im Herbst vergangenen Jahres das „Pflegebasiswissen" im Cornelsen Verlag erschien, waren Lehrende und Lernende unseres „Zentrum ÜBERLEBEN - Zentrum für Flüchtlingshilfen und Migrationsdienste" (zfm) sofort begeistert.

Neben aufenthaltsrechtlicher und sozialarbeiterischer Beratung sowie psychologischer Betreuung bietet unser Zentrum berufliche Qualifizierung und Ausbildungsvorbereitung für Flüchtlinge, Migrantinnen und Migranten. Unsere spezifische Zielgruppe wusste sehr schnell, die ansprechende Gestaltung, die klar verständlichen Texte sowie die sinnvolle didaktische Gliederung zu schätzen.

Besonders erfreulich war es zu sehen, wie unsere Lernenden die im Buch angesprochenen Problemfelder aufgriffen. Eigene positive und negative Erfahrungen auf dem Ausbildungs- und Arbeitsmarkt diskutierten die Lernenden anhand der eingängigen und praxisnahen Beispiele. Gemeinsam schufen sie einen individuellen und neuen Zugang zum Lernstoff und konnten so an ihre eigene Lernbegründung anknüpfen.

Das nun vorliegende Buch „Pflegebasiskurs kompakt" geht noch einen Schritt weiter: Es bündelt Handlungswissen für Lernende in Bildungsgängen, die in betreuender oder unterstützender Funktion im Pflegesektor tätig sein werden. Dazu wurden dem reduzierten Lehrumfang entsprechend aus dem „Pflegebasiswissen" verschiedene Inhalte (z. B. anatomisch-physiologische Grundlagen) gekürzt. Lernende mit mangelnden Deutschkenntnissen und/oder spezifischen Bildungsbarrieren werden besonders zu schätzen wissen, dass die bisherigen Texte auf einen Wortschatz reduziert wurden, der der Stufe B2 des Gemeinsamen Europäischen Referenzrahmens entspricht. Daher freue ich mich jetzt schon auf den Einsatz des vorliegenden Werkes und möchte an dieser Stelle den Autoren und der Herausgeberin für ihre Arbeit danken.

Ihnen als Leserinnen und Lesern wünsche ich, dass Sie von der sorgfältigen Auswahl und der Gestaltung profitieren und das Buch Ihnen ein treuer Begleiter sein wird. Zu guter Letzt möchte ich Ihnen meinen Respekt aussprechen, dass Sie sich für einen sozialen und verantwortungsvollen Berufszweig entschieden haben und wünsche Ihnen viel Spaß an ihrer künftigen Pflegetätigkeit.

Herzlich!

Marco Hahn
Diplom-Medizinpädagoge, Leiter berufliche Qualifizierung Gesundheit/Pflege; Zentrum ÜBERLEBEN – Zentrum für Flüchtlingshilfen und Migrationsdienste

Berlin, August 2011

„Deutsche Sachbücher sind schwer zu verstehen" – so die Meinung vieler Leserinnen und Leser. Sie haben nicht ganz Unrecht. Eine oft sehr schriftsprachliche Wortwahl (z.B.: „entblößen; es bedarf; einhergehen mit"), Nominalisierungen (z. B. „Reduktion aggressionsfördernder Abläufe und Zwänge im Abteilungsgetriebe"), Passivkonstruktionen (z.B. „etwas kann wahrgenommen werden; wie Klimaanlagen betrieben werden sollen") und zahlreiche Nomen-Verb-Verbindungen (z.B. „Vorrang geben; den Blicken aussetzen; in Erfahrung bringen") sind typisch für Sachbuchtexte. Mit ihnen lassen sich komplexe Sachverhalte sprachlich exakt darstellen. Sie bauen aber gleichzeitig Hindernisse auf, die das Verständnis dieser Texte erschweren. Besonders Lernende von Deutsch als Fremdsprache/Zweitsprache verstehen solche Textpassagen oft nur mit Mühe, selbst dann, wenn sie in der gesprochenen Standardsprache ohne Probleme kommunizieren können.

„Pflegebasiskurs kompakt" soll ein Sachbuch sein, das den Zugang zu den gesuchten Informationen so leicht wie möglich macht.

Bei der sprachlichen Bearbeitung von „Pflegebasiskurs kompakt" wurden daher die Ausdrücke, Wortformen und Wortgruppen gewählt,

- die dem B2-Niveau des Gemeinsamen Europäischen Referenzrahmens für Sprachen entsprechen,
- ein problemloses Verstehen ermöglichen,
- angemessenen häufig in der gesprochenen Standardsprache vertreten sind und
- die fachliche Genauigkeit mit sprachlicher Präzision verbinden.

Vorrang hatte immer die fachliche Korrektheit.

Wir wünschen uns, dass „Pflegebasiskurs kompakt" die Leserinnen und Leser nicht nur als kompetenter Pflege-Ratgeber begleitet, sondern sie auch dabei unterstützt, vorhandenes fachsprachliches Wissen zu festigen und zu erweitern.

Joachim Becker
Autor und Redakteur, Deutsch als Fremdsprache, Cornelsen Verlag

Berlin, August 2011

Gesundheitsförderliche Bewegung

Bewegung als Grundbedürfnis

Sich körperlich zu bewegen, ist ein menschliches Grundbedürfnis. Besonders deutlich wird dies bei Kindern: Sie zeigen sehr häufig ihren natürlichen Bewegungsdrang. Körperliche Aktivität steht für Vitalität und Lebensfreude. Sie ist lebensnotwendig. Nur durch Bewegung werden Muskeln und Knochen aufgebaut, Kalorien abgebaut und der Stoffwechsel in Gang gehalten. Im Gegensatz dazu führt ein Mangel an Bewegung zu zahlreichen Störungen und Krankheiten, wie z. B. Übergewicht, Bandscheibenleiden oder auch psychischen Erkrankungen.

Hinweis Körperliche Bewegung ist ein menschliches Grundbedürfnis und hat viele positive Auswirkungen aufs Leben.

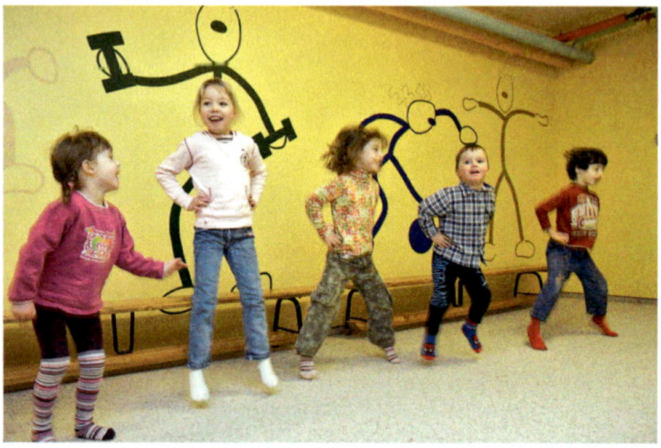

Kinder haben einen natürlichen Bewegungsdrang und erlernen erst im Laufe der Erziehung, still zu sitzen.

Sport als Ausgleich

Sport ist in vielerlei Hinsicht gesund. Gesundheitsexperten bestätigen, dass Ausdauersportarten wie Laufen, Schwimmen und Radfahren besonders gut für die Gesundheit sind. Sportarten in Gruppen und mit Musik (z. B. Tanzen) motivieren besonders stark. Sport kann einen Ausgleich zum beruflichen Alltag schaffen. Grundsätzlich gilt:

- Wählen Sie eine Sportart, die für Sie gut zugängig ist und Spaß macht.
- Beziehen Sie Bewegung in Ihren Alltag mit ein, fahren Sie z. B. mit dem Fahrrad zur Arbeit.

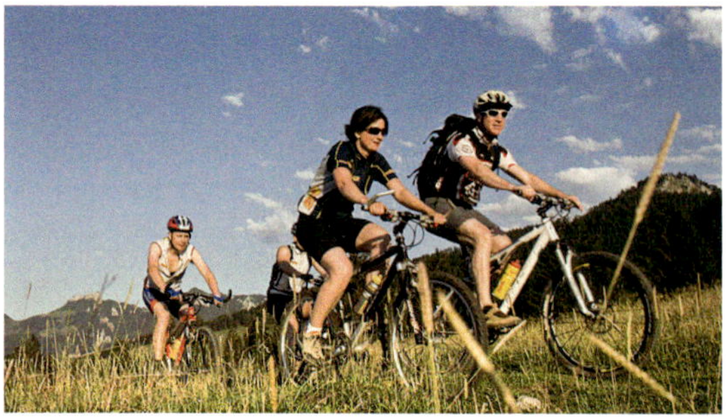

Fahrradfahren ist ein sehr gesunder Ausdauersport. Wenn Sie die tägliche Fahrt mit dem Auto oder Bus durch Fahrradfahren ersetzen (können), haben Sie schon viel für Ihre Gesundheit getan.

Bewegungs- und Haltungsmuster

Jeder Mensch hat seine eigene Art, sich zu bewegen. Man spricht von Bewegungs- und Haltungsmustern. Sie laufen unbewusst und automatisch ab.

Möchte man ungesunde Haltungsmuster ablegen und neue, gesündere Muster (siehe Tabelle rechts) erlernen, muss man diese Muster so lange üben, bis sie automatisch ablaufen, ohne dass man sich darauf konzentrieren muss.

Gesunde Haltungsmuster	Gesunde Bewegungsmuster
auf dem ganzen Fuß schulterbreit und mit parallelen Füßen stehen	Schritte schulterbreit aufsetzen, das erhöht die Standfestigkeit.
die Knie weich und beweglich halten, also leicht gebeugt	Drehungen aus dem Becken heraus einleiten, Verdrehungen der Lendenwirbelsäule werden so vermieden.
Das Gesäß nach unten fallen lassen, das Becken richtet sich dadurch auf und die Lendenwirbelsäule streckt sich.	Lasten nahe an den Körper heranbringen
Den Kopf in den Himmel strecken, dadurch richten sich Brust- und Halswirbelsäule auf.	Beim Anheben eines Menschen oder einer Last das Becken senken, der Schwerpunkt des eigenen Körpers wird als Gegengewicht eingesetzt.
Das Brustbein mit einem gedachten Knopf herausziehen, dadurch weitet sich der Atemraum.	bei allen Bewegungen in den Knien nachgeben

Gesunde Haltungs- und Bewegungsmuster

Ein starker Rücken

Die menschliche Wirbelsäule ist ein Wunder der Natur:

- Sie ist stabil, dadurch können wir aufrecht gehen.
- Sie ist elastisch, dadurch werden Erschütterungen beim Gehen oder Sitzen aufgefangen.
- Sie ist flexibel, dadurch können wir uns nach vorne oder hinten beugen.

Allerdings kann die Wirbelsäule diese ganze Arbeit nicht ohne Hilfe verrichten. Sie ist auf die Rückenmuskulatur angewiesen. Ist die Rückenmuskulatur untrainiert, können **Fehlhaltungen** zahlreiche Beschwerden verursachen.

Die Beschwerden entstehen dann, wenn regelmäßig oder dauerhaft auf die Wirbelkörper und die dazwischen liegenden Bandscheiben eine ungünstige **Kräfteverteilung** wirkt. Im Folgenden finden Sie Empfehlungen für rückengerechte Techniken.

Sitzen

Beim längeren vorn übergebeugten Sitzen werden nicht nur die Bandscheiben stark belastet, auch kann z. B. eine angespannte Nackenmuskulatur zu Kopfschmerzen und Konzentrationsschwäche führen. Eine **angemessene Sitzhaltung** erfordert geeignete Bedingungen.

Heben, Ziehen und Schieben

Das Heben, Ziehen und Schieben – gerade auch von schweren Lasten – gehört zu den großen Herausforderungen für unsere Wirbelsäule. Bestimmte Techniken helfen unserem Rücken, diese Herausforderungen ohne Schäden zu meistern. So werden die Bandscheiben dann geschädigt, wenn ihr Kern dauerhaft nach außen gedrängt wird. Es kommt zum Bandscheibenvorfall. Die nebenstehenden Abbildungen verdeutlichen die **Prinzipien rückengerechten Arbeitens** beim Beugen, Ziehen und Heben.

Hinweis Bei der täglichen pflegerischen Arbeit stehen Ihnen verschiedene Hilfsmittel (z. B. Rollbrett, Badewannenlift ↗ S. 43) zur Verfügung. Nutzen Sie diese genauso wie die vorhandenen Ressourcen ↗ S. 286 der Pflegebedürftigen.

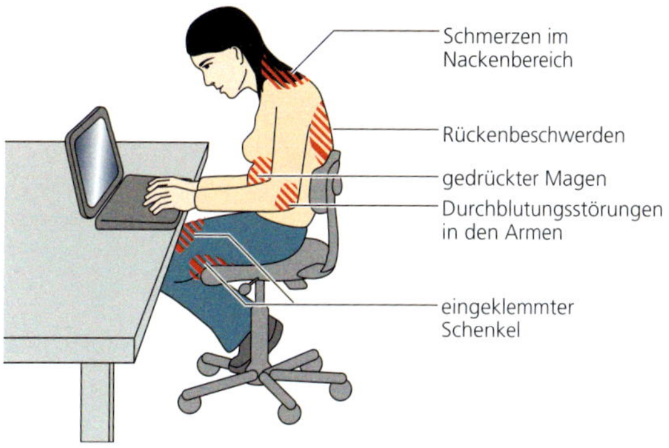

Fehlhaltungen können zu zahlreichen Beschwerden führen.

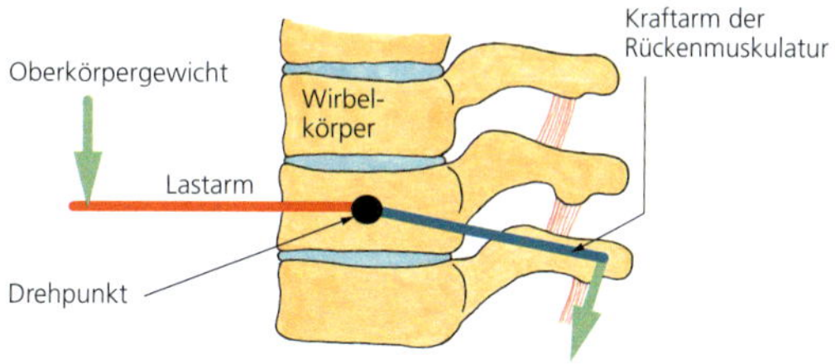

Die Kräfte an der Wirbelsäule wirken wie bei einer Wippe: Die beiden Schenkel der Wippe entsprechen dem Lastarm (Gewicht des Oberkörpers) und dem Kraftarm (Arbeit der Rückenmuskulatur). Der Drehpunkt ist in der Mitte des Wirbelkörpers.

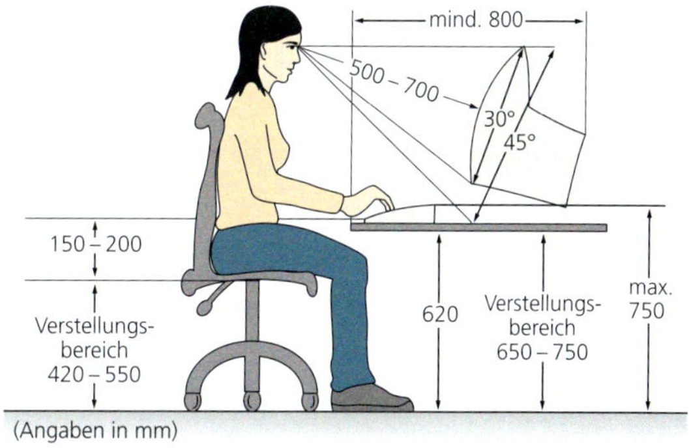

Empfohlene Maße für einen Bildschirmarbeitsplatz

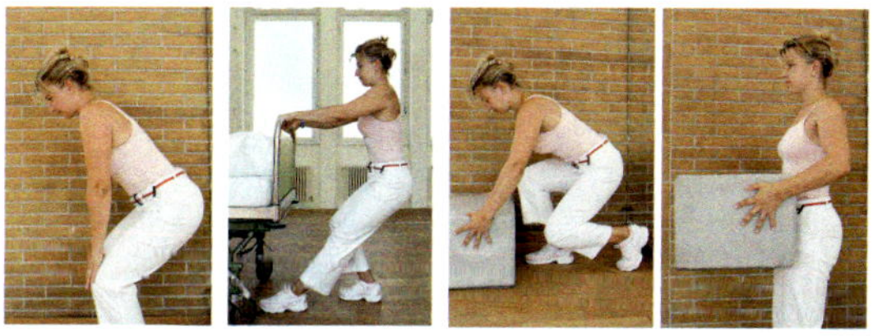

Beugen Ziehen Heben

Die alltägliche Belastung der Wirbelsäule kann leicht durch die richtige Körperhaltung und Bewegungstechnik vermindert werden.

Bandscheibenvorfall Äußerst schmerzhafte Erkrankung durch beschädigte Nervenbahnen in der Wirbelsäule

Ernährung und Kleidung

Der Mensch ist, was er isst

Genau wie die Bewegung ist Essen und Trinken lebensnotwendig. Unser Körper benötigt die Energie und Flüssigkeit, die wir mit den Nahrungsmitteln aufnehmen. Aber Essen ist weit mehr als nur Nahrungsaufnahme, Essen ist sehr oft auch ein besonderer **Genuss**. Wir nehmen eine Mahlzeit mit allen Sinnen wahr: Wir sehen sie, riechen sie, fühlen sie und zuletzt: Wir schmecken sie.

Die Ernährung ist darüber hinaus auch ein Spiegel unserer Kultur und Religion sowie in der modernen Gesellschaft ein Spiegel von Nahrungsmittelindustrie und Ernährungswissenschaft (Essen und Trinken ↑ S. 76). Diese Rahmenbedingungen beeinflussen, was und wie wir essen. Die richtige Ernährung ist heute für viele Menschen eine sehr wichtige Sache. Gleichzeitig nehmen aber ernährungsbedingte Krankheiten zu:

- Bestimmte **Schönheitsideale** führen v. a. bei Mädchen und jungen Frauen zu Essstörungen.
- Eine höhere Kalorienaufnahme als der körperliche Kalorienbedarf führt zu Übergewicht.
- Industriell stark veränderte Lebensmittel stehen im Verdacht, Krebserkrankungen auszulösen.
- Eine einseitige Ernährung begünstigt die Entstehung bestimmter Krankheitsbilder (z. B. Diabetes mellitus Typ 2 ↑ S. 220, Fettstoffwechselstörungen).

Neben den ernährungswissenschaftlichen Leitsätzen ↑ S. 78 gehen die Empfehlungen für eine **gesunde Ernährung** zunehmend in diese Richtung:

- Kaufen Sie möglichst unverarbeitete Lebensmittel, z. B. frisches Obst und Gemüse, und nehmen Sie sich für die Zubereitung Ihrer Speisen Zeit.
- Essen Sie mit Genuss, möglichst zu festen Zeiten und mit anderen zusammen.
- Fühlen Sie sich in ihrem Körper wohl – „Modelmaße" gehören zu einer Berufsgruppe, nicht zur Norm.
- Essen und Bewegung gehören zusammen: Ein langer Spaziergang gleicht das kalorienreiche Festessen wieder aus und Sie fühlen sich wohl.

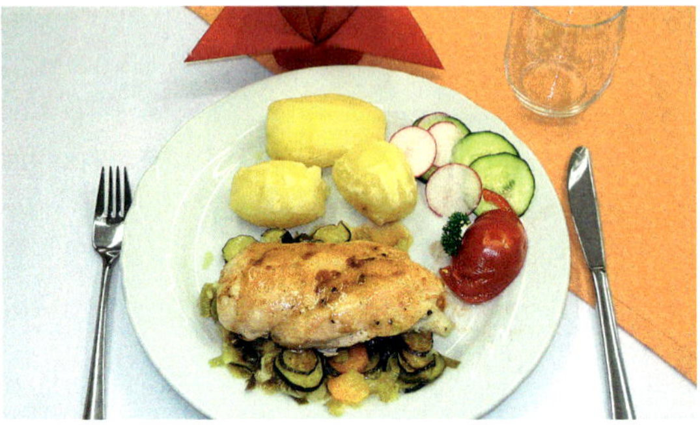

Schon beim Anblick dieser Speisen läuft uns das Wasser im Mund zusammen. Auch den Duft solcher Speisen können wir uns vorstellen und schwelgen in Gedanken an dieses Essen.

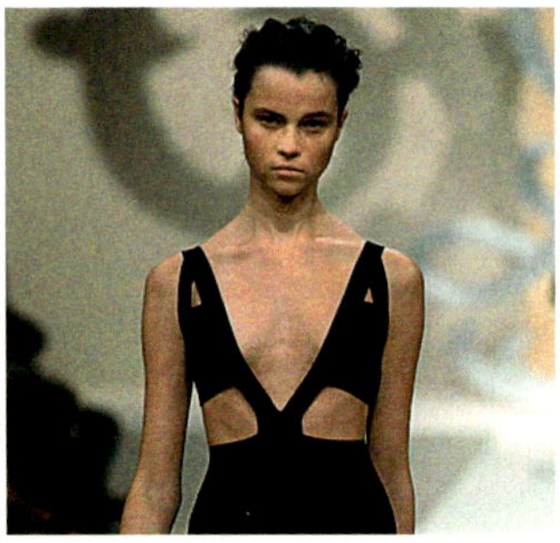

So genannte Magermodels stellen ein problematisches Schönheitsideal junger Frauen dar.

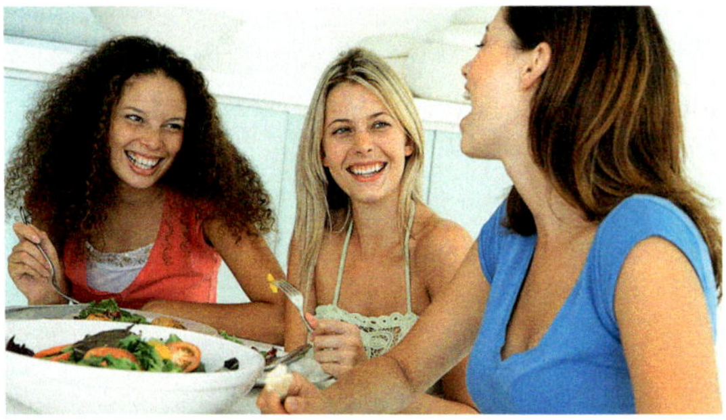

Gemeinsame, frisch zubereitete Mahlzeiten sind ein guter Schutz gegen ernährungsbedingte Krankheiten.

www.leben-hat-gewicht.de
Homepage einer Initiative verschiedener Bundesministerien gegen Schlankheitswahn und Essstörungen.

www.dge.de
Seite der Deutschen Gesellschaft für Ernährung e. V. mit zahlreichen Verweisen auf Projekte zur gesunden Ernährung, Lebensmittelinformationen und Veranstaltungsempfehlungen.

www.gesunde-rezepte.net
Hier finden Sie zahlreiche Rezepte aus frischen Zutaten für den Alltag oder zum Experimentieren.

Kleidung – „Kleider machen Leute"

Kleidung erfüllt viele Aufgaben:

- Schutz vor Kälte, Hitze oder Strahlen
- Zeichen von Zugehörigkeit zu bestimmten Gruppen, z. B. Jugendgruppen, Berufsgruppen
- Verdecken bestimmter, schambesetzter Körperbereiche, z. B. Genitalbereich, weibliche Brust

Was wir anziehen, ist von verschiedenen Faktoren abhängig. So spielen der persönliche Geschmack, die aktuelle Mode, aber auch die finanziellen Möglichkeiten eine große Rolle. Kleidung kann etwas darüber aussagen, wer wir sind bzw. für wen wir uns halten. Dies trifft insbesondere für die Jugendmode zu. Hier entscheiden teilweise kleine Details, welcher **Jugendbewegung** man sich zugehörig fühlt oder von welcher Schulhofclique man akzeptiert wird.

Eine Sonderrolle nimmt die Berufsbekleidung ein. Sie war immer schon funktional ausgerichtet. Das heißt, die Kleidung sollte bei der beruflichen Tätigkeit nützlich sein und nicht stören. Hieraus entstanden zahlreiche Berufstrachten und -uniformen, z. B. die Zimmermannshose mit vielen Schlaufen für Werkzeug. Mit der weißen **Berufsbekleidung in der Pflege** soll gezeigt werden, dass man den Heilberufen zugehört. Hier spielt Hygiene eine große Rolle – auf weißer Kleidung ist Schmutz sofort zu erkennen.

Kleidung beeinflusst aber auch unsere Gesundheit. Folgende Empfehlungen fördern die Gesundheit:

- Textilien aus **Naturmaterialien** sind angenehm auf der Haut und regulieren die Körpertemperatur.
- Baumwolle und bestimmte Mikrofasern nehmen Schweiß auf und fördern damit eine gesunde Haut.
- Mit Hilfe der „Zwiebelschalentechnik" kann man sich wechselnden Außentemperaturen besser anpassen. Hierbei werden verschiedene Kleidungsstücke übereinander angezogen. Der Vorteil liegt nicht nur in den dazwischenliegenden Luftschichten, die ideal gegen Kälte isolieren, sondern auch darin, dass man sich durch das An- und Ausziehen einzelner Kleidungsstücke leicht der Umgebungstemperatur anpassen kann.

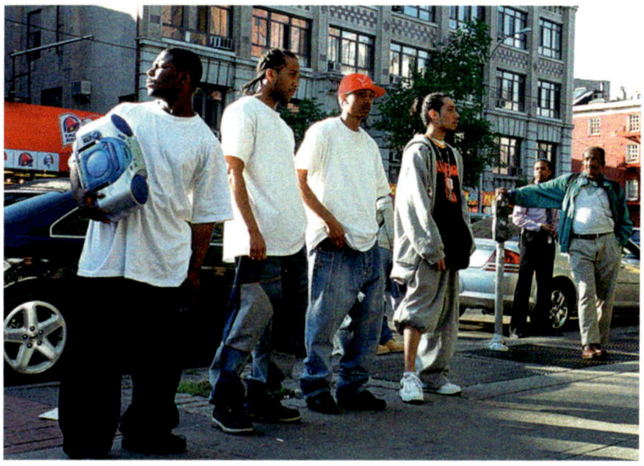

Hip-Hopper deuteten ursprünglich mit ihren hängenden Hosen die gedankliche Nähe zu Gefängnisinsassen an, denen auf Grund der abgenommenen Gürtel immer die Hosen rutschten.

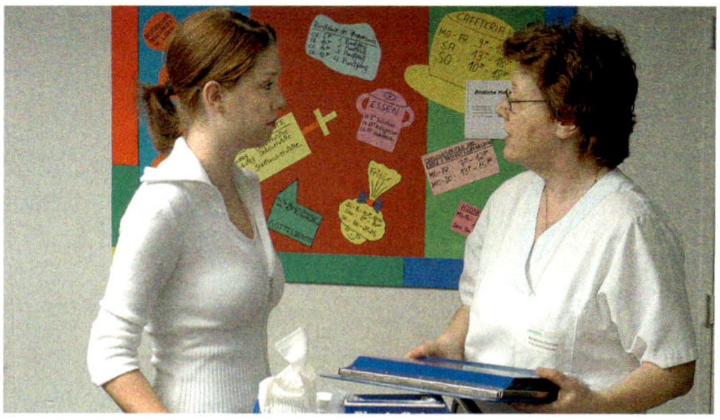

Berufsbekleidung von Pflegenden

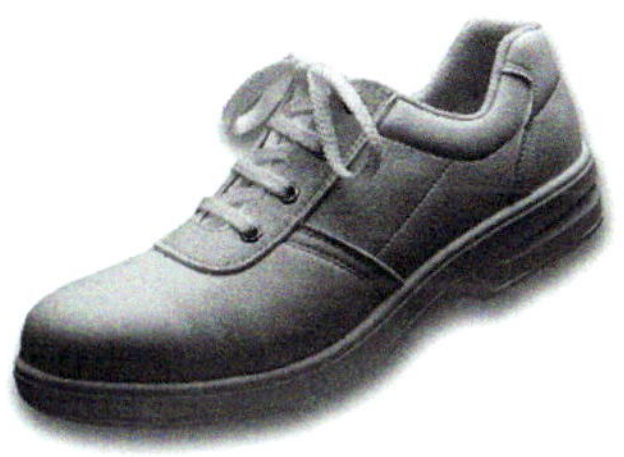

Schuhe sollten aus Naturmaterialien, wie z. B. Leder, bestehen, um „Schweißfüßen" vorzubeugen. Auch Socken aus Baumwolle oder Mikrofasern unterstützen ein gesundes Fußklima.

Hinweis Ernährung und Kleidung nehmen entscheidenden Einfluss auf unsere Gesundheit.

Stress und Stressbewältigung

Was ist Stress?

Stress ist eine Reaktion unseres Körpers auf Belastung. Dabei wird eine Reihe von Prozessen im Körper angestoßen, um die Reaktionsbereitschaft zu erhöhen. So steigt der Blutdruck an, damit die Muskulatur mit mehr Sauerstoff und Nährstoffen versorgt und somit zu schnelleren Bewegungen fähig ist.

Auch wenn Stress umgangssprachlich etwas Negatives bedeutet, kann Stress biologisch positiv oder negativ sein. Empfindet man die Faktoren (Stressoren), die den Stress auslösen, als negativ, spricht man von Disstress, werden sie positiv betrachtet, spricht man von Eustress. Die gleiche Aufgabe kann in unterschiedlichen Situationen als **negative Belastung** (*Disstress*) oder als als **positive Herausforderung** (*Eustress*) wahrgenommen werden.

Beispiel

Marie hat ihre Freundin Alexa zum Essen eingeladen. Alexa war ein Jahr als Au-pair in England, daher freut sich Marie besonders, sie wiederzusehen. Die Vorbereitungen zum Essen gehen ihr mit Leichtigkeit von der Hand. Am nächsten Tag hat sich Maries Mutter zum Essen angekündigt. Sie will endlich die neue Wohnung von Marie sehen. Marie ist total genervt, weil sie weiß, wie pingelig ihre Mutter ist. Die Zubereitung des Essens „stresst" sie.

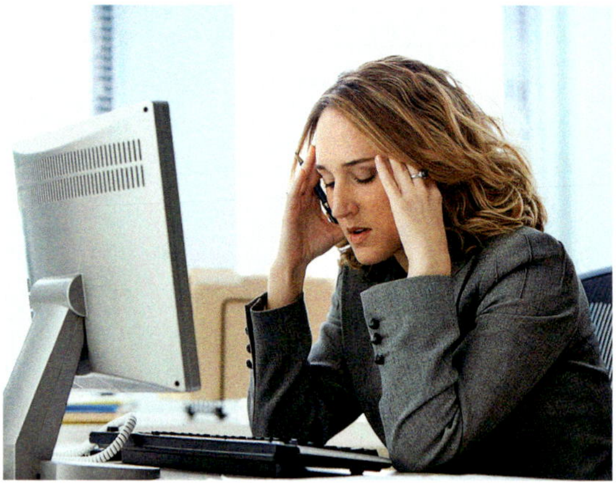

Hohe Arbeitsanforderungen können, ...

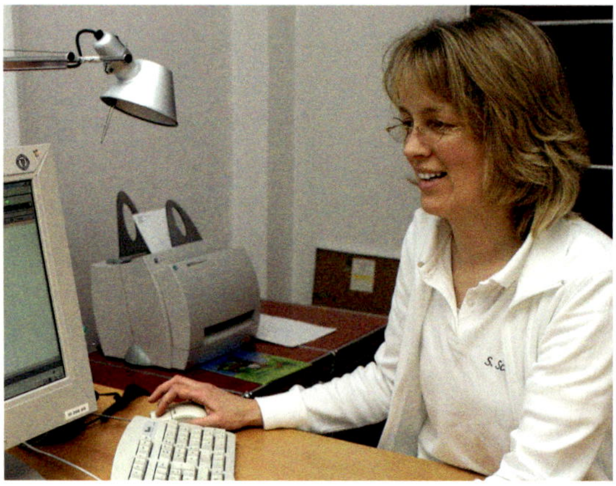

... müssen aber nicht als Belastung wahrgenommen werden.

Macht Stress krank?

Lange Zeit ging man davon aus, dass Stress krank macht. Man machte die durch Stress ausgeschütteten Hormone z. B. für Bluthochdruck und Herzerkrankungen verantwortlich. Inzwischen hat sich herausgestellt, dass es für die Entstehung von Krankheiten bedeutsam ist, ob die Stressoren positiv oder negativ besetzt sind. So ist nachgewiesen, dass lang anhaltender oder häufig wiederkehrender **Disstress** z. B. ein Burnout-Syndrom ↗ S. 154 begünstigen oder Depressionen auslösen kann.

Hinweis Eustress ist lebensnotwendig, Disstress kann der Gesundheit schaden.

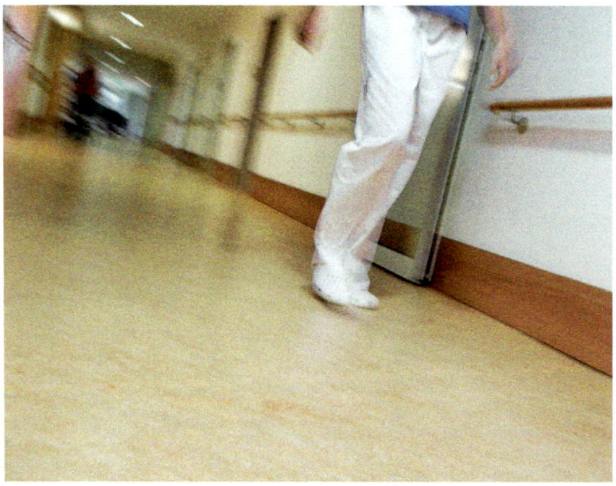

Wenn der pflegerische Alltag häufig und immer wiederkehrend von Eile und Hektik geprägt ist, kann die Anspannung in Disstress umschlagen und die Entstehung eines Burnout-Syndroms begünstigen.

Stressbewältigung – „Bleib locker!"

Stress ist im Arbeitsleben ohne Zweifel vorhanden. Vor allem in den Pflegeberufen entstehen durch die äußeren Umstände immer wieder stressige Situationen, wenn z. B. nur ein bestimmtes Zeitkontingent für die Körperpflege vorgesehen ist, die pflegebedürftige Person jedoch viel mehr Zeit beansprucht. Doch ein Großteil des Stresses entsteht im Kopf: Erst wenn ich während der Körperpflege an das begrenzte Zeitkontingent denke, stehe ich unter Druck. Es ist durchaus möglich, unsere Gedanken so zu beeinflussen, dass wir uns auf das Wesentliche konzentrieren und eins nach dem anderen erledigen. Hilfreiche Strategien für die Stressbewältigung sind auch:

- **Abgrenzung:** Erkennen Sie Ihre eigenen Belastungsgrenzen und sagen Sie auch einmal „Nein". Nehmen Sie sich bewusst Zeit für Ihre Hobbys und Interessen.
- **Gespräche:** Behalten Sie belastende Situationen nicht für sich, sondern sprechen Sie mit anderen. Neben Gesprächen mit Kollegen oder Freunden bietet Supervision ein gutes Unterstützungsangebot.
- **Entspannung:** Nehmen Sie sich ganz bewusst Zeit für sich selbst, zur Entspannung und Erholung. Hierzu eignen sich Sport- und Wellnessangebote, spezielle Entspannungsangebote (z. B. autogenes Training), aber auch ein Spaziergang nach der Arbeit oder ein gutes Buch vor dem Schlafengehen.
- **Meditation:** In allen Kulturen gibt es Techniken der geistigen Sammlung, des Versenkens in geistige oder spirituelle Welten. Durch das Erlernen und Praktizieren von Meditation kann sich der Geist entspannen, beruhigen und erfrischt neue Kräfte sammeln.

Zu konkreten Situationen gibt es auch die Möglichkeit, über eine Kollegiale Beratung Rückmeldung und Hilfestellung zu bekommen.

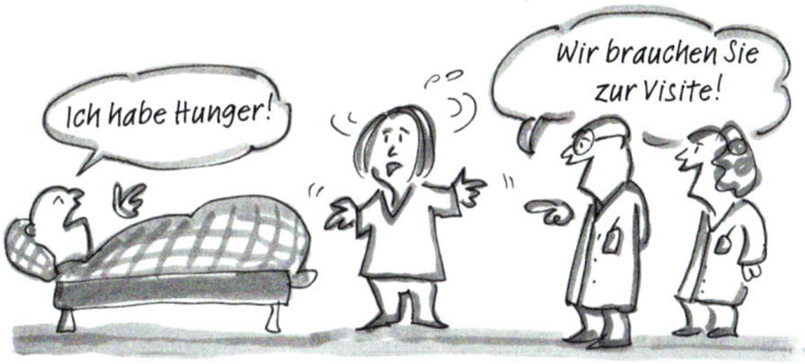

Pflegende fühlen sich häufig zwischen den Bedürfnissen der Pflegebedürftigen und den Anforderungen durch andere Berufsgruppen oder durch Vorgaben des Arbeitgebers überfordert.

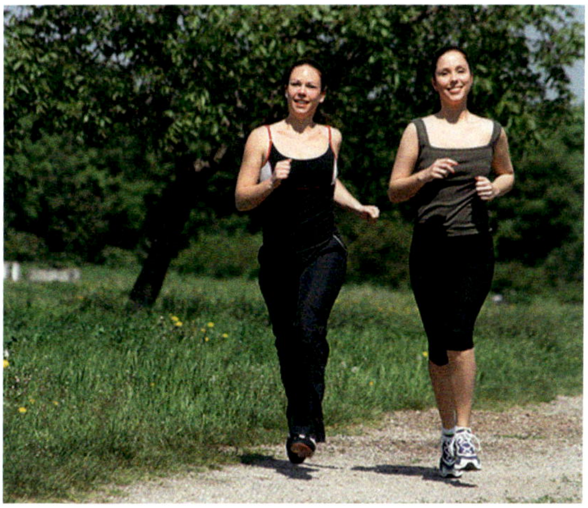

Sport und Bewegung sind nicht nur gesund für den Körper, sie tragen auch erheblich zu Entspannung und Wohlbefinden bei.

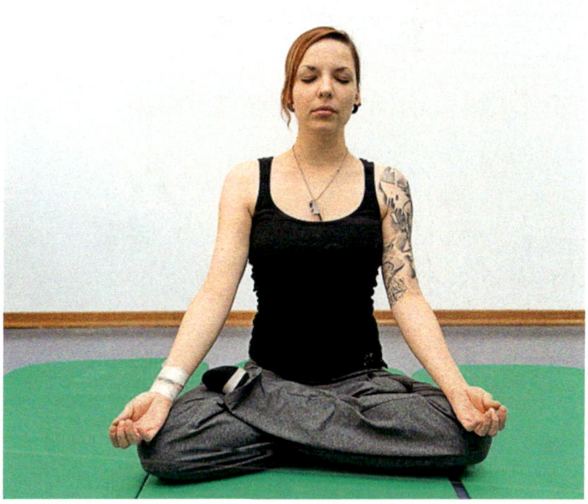

Yoga ist eine inzwischen sehr beliebte Form des meditativen Stressabbaus.

Supervision Beratungsverfahren im Bereich sozialer Berufe
Kollegiale Beratung Sozialer Austausch unter Kollegen

Unfallverhütung

Wie entstehen Unfälle?

Unfälle entstehen dann, wenn verschiedene Faktoren zusammenwirken: dazu gehören eine Gefahrenquelle, eine Person, die auf diese Gefahrenquelle trifft, sowie begünstigende Bedingungen und Situationen, die Unfallgefahr noch erhöhen.

Beispiel
- Gefahrenquelle: frisch geputzter Boden
- Gefahr bringende Bedingung: fehlendes Warnschild
- begünstigende Bedingung: Stress und Hektik, bei denen der feuchte Boden nicht bemerkt wird

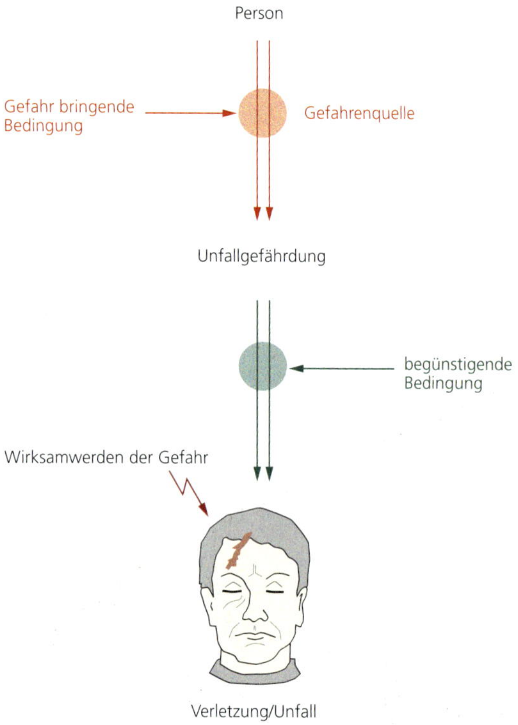

Faktoren der Unfallentstehung

Was ist Unfallverhütung?

Die Gefahrenquelle und die Bedingungen, die die Gefahr verursachen, sind vor jedem Unfallereignis vorhanden. Unfallverhütung hat zum Ziel, diese zu erkennen und zu beseitigen, bevor ein Unfall passiert. Unfallverhütung ist Primärprävention.

Hinweis Arbeitnehmer sind verpflichtet, der Entstehung von Gefahrenquellen vorzubeugen, sie zu beseitigen oder ihren Arbeitgeber auf mögliche Gefahrenquellen hinzuweisen.

Unfallgefahren in der Pflege

In den Pflegeberufen passieren im Vergleich zu anderen Branchen wenige Arbeitsunfälle. Typisch sind jedoch die Stolper-, Rutsch- und Sturzunfälle (SRS-Unfälle). Sie sind besonders folgenschwer, wenn zusätzlich Pflegebedürftige gestützt oder schwere Geräte getragen werden. Aus diesem Grund sollten Pflegende viel Wert auf geschlossenes, stabiles Schuhwerk mit rutschfesten Sohlen legen. Stolperfallen sollten – wenn möglich – immer sofort beseitigt werden.

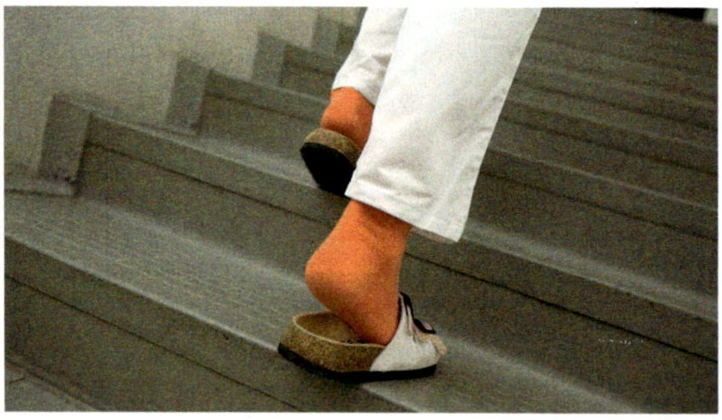

Offene Schuhe gefährden Pflegende, aber auch für Pflegebedürftige, die von ihnen betreut werden.

Hinweis Die meisten Unfälle geschehen durch Unachtsamkeit. Verschieben Sie unfallpräventive Maßnahmen nie auf später („Ach, den Karton räume ich nach der Pause weg.") da es dann schon zu spät sein kann.

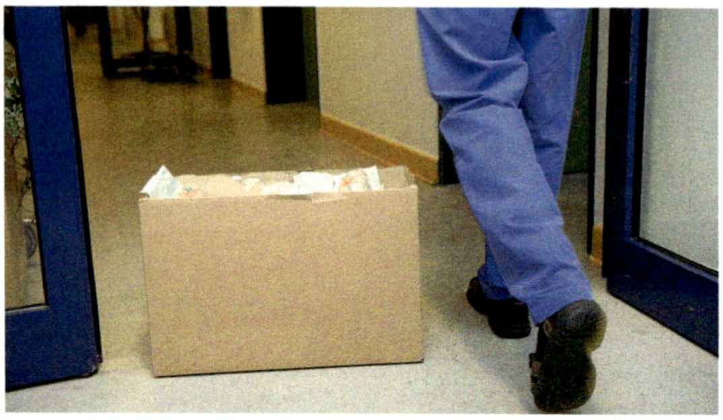

Stolperfallen sind eine der häufigsten Auslöser für Arbeitsunfälle.

Arbeits- und Wegeunfälle

Arbeitsunfälle sind Unfälle, die während einer versicherten Tätigkeit (bei der Arbeit) geschehen und nicht absichtlich herbeigeführt wurden. **Wegeunfälle** sind Unfälle auf dem Weg nach oder von dem Ort der versicherten Tätigkeit (Arbeit). Arbeits- und Wegeunfälle sind durch die gesetzliche Unfallversicherung ↗ S. 330 versichert. Daher gelten bei Arbeits- und Wegeunfällen andere Versicherungsvorschriften als bei Unfällen, die in der Freizeit geschehen.

Durchgangsarzt

Nach einem Arbeits- oder Wegeunfall, der zu einer Arbeitsunfähigkeit von voraussichtlich mehr als drei Tagen führt, muss ein so genannter Durchgangsarzt (D-Arzt) aufgesucht werden. Durchgangsärzte sind von der Berufsgenossenschaft damit beauftragt, Arbeitsunfälle zu diagnostizieren und ihre Behandlung zu koordinieren. Sie verfügen meist über eine besondere unfallmedizinische Ausbildung. Durchgangsärzte sind entweder mit einer Praxis niedergelassen oder in Krankenhäusern mit Unfallschwerpunkt angestellt.

Hinweis Auch wenn erst einige Zeit nach dem Arbeitsunfall Folgeschäden auftreten, ist der Durchgangsarzt für Sie Ansprechpartner.

Meldepflicht

Arbeits- und Wegeunfälle, die zu mehr als drei Tagen Arbeitsunfähigkeit oder zum Tod führen, müssen der Berufsgenossenschaft oder Unfallkasse gemeldet werden. Die Unfallmeldung sollte zeitnah und detailliert erfolgen, um künftige Unfälle vermeiden zu können und um eine fachgerechte Behandlung der Unfallfolgen zu gewährleisten.

Hinweis Halten Sie Arbeits- und Wegeunfälle auch dann schriftlich fest (z. B. im Erste-Hilfe-Handbuch oder in Formularen der Berufsgenossenschaft), wenn Sie nur geringe Beschwerden haben und nicht zum Arzt gehen. So können Sie mögliche Spätschäden besser belegen.

Risiko am Arbeitsplatz

Tödliche Arbeits- und Wegeunfälle im Bereich der gewerblichen Berufsgenossenschaften und der Unfallversicherung der öffentlichen Hand (ohne Schüler-Unfallversicherung).

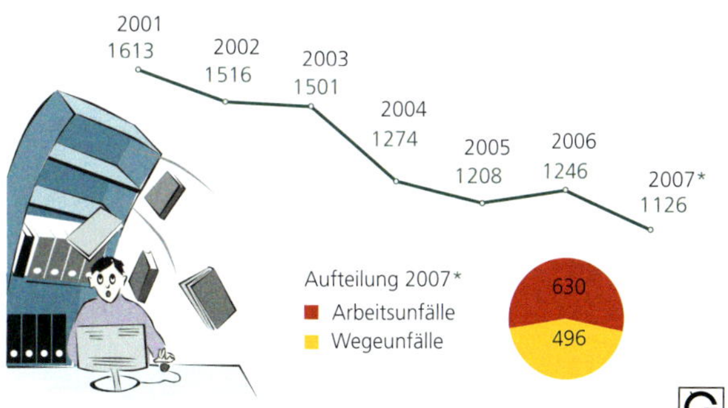

Quelle: DGUV *vorläufig © Globus 2060

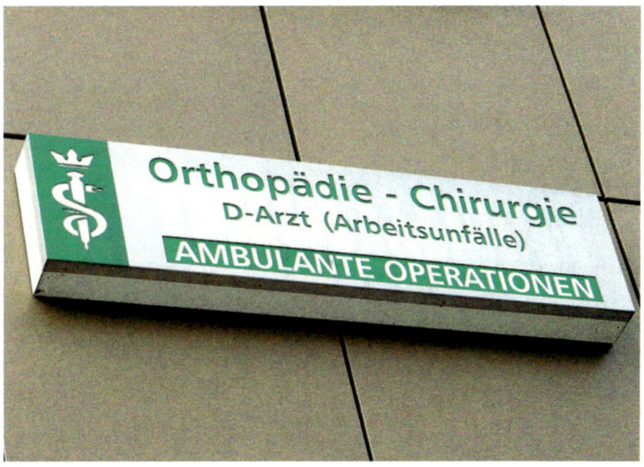

Nach einem Arbeits- oder Wegeunfall muss ein D-Arzt aufgesucht werden, da dieser häufig über zusätzliche Möglichkeiten der Behandlung und Rehabilitation verfügt.

www.bgw-online.de
>Unfallanzeige online senden
Hier können Sie Unfallanzeigen direkt online aufgeben oder sich unter
>Kundenzentrum
>Formulare
ein Formular herunterladen.

www.dguv.de
>Medien/Datenbanken
>Datenbanken
In der Datenbank „Suche nach D-Arzt" können Sie nach einem D-Arzt in Ihrer Nähe suchen.

Umgang mit Gefahrstoffen

Was sind Gefahrstoffe?

Gefahrstoffe sind Stoffe und Stoffgemische mit gefährlichen Eigenschaften für Menschen oder ihre Umwelt. Gefahrstoffe können

- fest, z. B. Scheuermittel,
- flüssig, z. B. Reinigungsmittel,
- gasförmig, z. B. Chlorgas, oder
- staubförmig, z. B. Kohlestaub, sein.

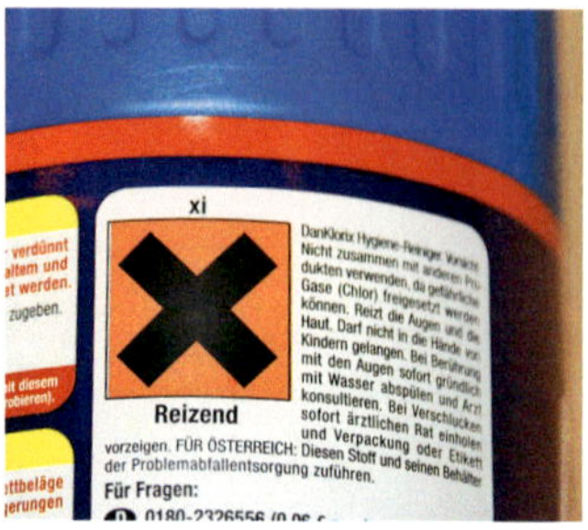

In Pflegeeinrichtungen findet man Gefahrstoffe häufig in Desinfektions- und Reinigungsmitteln.

Rechtliche Grundlagen

Der Umgang mit Gefahrstoffen ist in der Gefahrstoffverordnung geregelt. In ihr ist festgehalten, wer wann und wo mit Gefahrstoffen arbeiten darf, wie Gefahrstoffe gelagert und entsorgt werden müssen. In Einrichtungen, in denen Gefahrenstoffe vorkommen und gelagert werden, müssen die Mitarbeiter regelmäßig in Schulungen über den richtigen Umgang mit Gefahrstoffen sowie über Maßnahmen im Gefahrenfall informiert werden. Die Gefährlichkeit von Gefahrstoffen können Sie anhand der Gefahrensymbole erkennen.

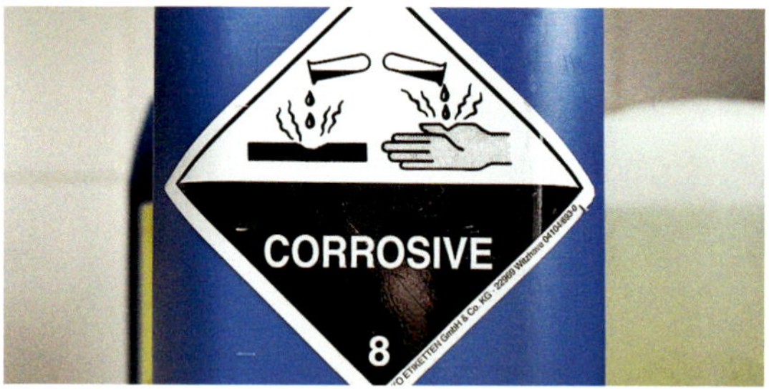

Im Privathaushalt finden Sie Gefahrstoffe häufig in Pflanzendüngern. Auf den Etiketten sind die Gefahrensymbole abgebildet.

www.baua.de
> Informationen für die Praxis
> Rechtsgrundlagen und Vorschriften
> Rechtstexte Gefahrstoffe
Hier finden Sie den gesamten Text der Gefahrstoffverordnung.

Hinweis Derzeit werden neue, international einheitliche Symbole eingeführt, die mit einer Übergangsfrist bis 2015 die bisherigen orangefarbigen Symbole ersetzen werden.

 **T** giftig	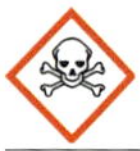 **T+** sehr giftig	 **C** ätzend	 **Xi** reizend	 **Xn** gesundheitsschädlich
Giftige Stoffe, z. B. Chlor, rufen bereits in geringen Mengen Gesundheitsschäden hervor.	Sehr giftige Stoffe, z. B. Nikotin, rufen bereits in sehr geringen Mengen Gesundheitsschäden hervor.	Ätzende Stoffe, z. B. Natronlauge, führen bei Berührung mit Haut oder Schleimhaut zur Zerstörung des Körpergewebes.	Reizende Stoffe, z. B. Natriumcarbonat, rufen bei Berührung mit Haut oder Schleimhaut lokale Entzündungsreaktionen hervor.	Gesundheitsschädliche Stoffe, z. B. Jod, Koffein, führen in größeren Mengen zu Gesundheitsschäden.

 **N** umweltgefährlich	 **F** leicht entzündlich	 **F+** hochentzündlich	 **O** brandfördernd	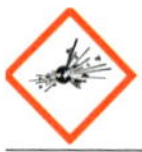 **E** explosionsfördernd
Umweltgefährliche Stoffe, z. B. Kaliumpermanganat, stellen eine unmittelbare oder längerfristige Gefahr für die Struktur und das Funktionieren natürlicher Ökosysteme dar.	Die Dämpfe leicht entzündlicher Stoffe, z. B. Azeton, bilden mit der Umgebungsluft explosionsfähige Gemische, die bei Anwesenheit einer Zündquelle leicht entzündet werden können (Flammpunkt unter 21 °C).	Die Dämpfe hochentzündlicher Stoffe oder Gase (z. B. Wasserstoff) bilden mit der Umgebungsluft explosionsfähige Gemische, die bei Anwesenheit einer Zündquelle sehr leicht entzündet werden können (Flammpunkt unter 0 °C).	Brandfördernde Stoffe, z. B. reiner Sauerstoff, können einen Brand ohne Luftzufuhr unterhalten.	Explosionsgefährliche Stoffe, z. B. Glycerolnitrat, können z. B. durch Reibung, Hitze, Schlag oder Initialzündung zur Explosion gebracht werden.

Umgang mit Desinfektionsmitteln

Desinfektionsmittel ↗ S. 169 sollen Krankheitserreger beseitigen oder ihre Anzahl vermindern. Sie wirken aber nicht nur auf Krankheitserreger schädlich, sondern – insbesondere in hoher Konzentration – auch auf den menschlichen Körper. Viele früher verwendete Desinfektionsmittel, wie z. B. Formaldehyd, werden heute auf Grund ihrer gesundheitsschädlichen Wirkung nicht mehr eingesetzt.

Um die Gesundheit zu schützen, sollten Sie folgende Hinweise im Umgang mit Desinfektionsmitteln beachten:

- Viele Desinfektionsmittel enthalten Alkohol und sind daher leicht entflammbar. Vermeiden Sie offene Flammen.
- Vermeiden Sie bei ätzenden oder reizenden Wirkstoffen Kontakt mit Haut und Schleimhaut, indem Sie **Handschuhe**, Mundschutz und ggf. Schutzbrille tragen.
- Lüften Sie Räume nach der Anwendung von Desinfektionsmitteln ausreichend.

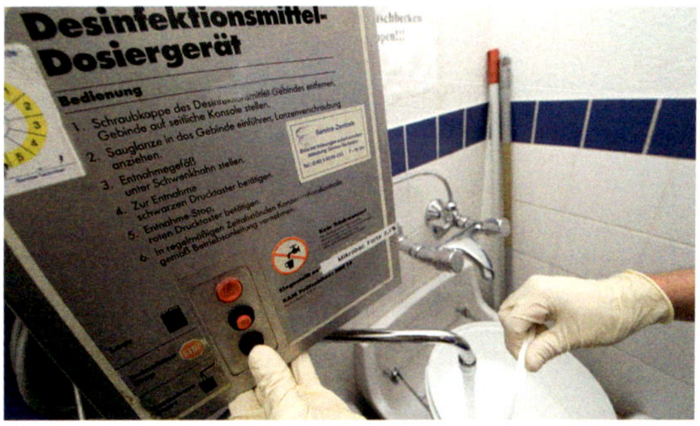

Der Umgang mit Desinfektionsmitteln, insbesondere in hochkonzentrierter Form, erfordert geeignete Schutzmaßnahmen. Beachten Sie die hausinternen Vorschriften.

Umgang mit Reinigungsmitteln

Viele Reinigungsmittel enthalten Gefahrstoffe, meistens Tenside und Lösungsmittel. Diese entfetten die Haut und führen dadurch zu Hautreaktionen. Lösungsmittel können, wenn sie eingeatmet werden, Kopfschmerzen, Müdigkeit oder Konzentrationsstörungen auslösen. Daher sollten Sie beim Umgang mit Reinigungsmitteln folgende Hinweise beachten:

- Wählen Sie wenn möglich hautschonende, rückfettende Produkte und tragen Sie nach dem Kontakt Hautpflegeprodukte auf.
- Dosieren Sie die Reinigungsmittel **sparsam und nach Herstellerhinweis**.
- Tragen Sie bei stark hautreizenden Stoffen Handschuhe und vermeiden Sie Haut- und Schleimhautkontakt.
- In Privathaushalten sollten Sie die **mechanische Reinigung** der chemischen vorziehen (Haushaltsführung, ↗ S. 274).

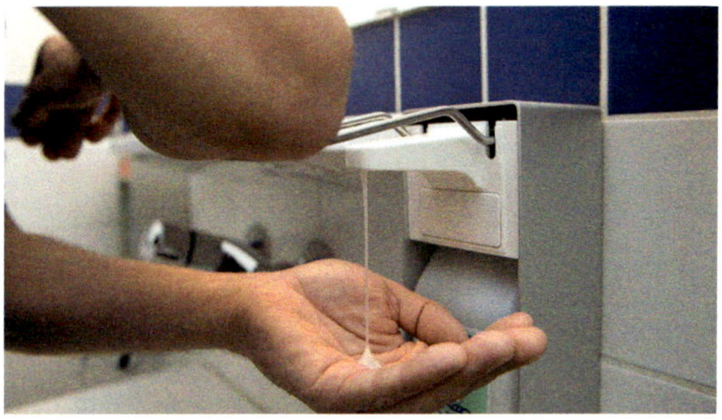

Dosierhilfen, wie z. B. Dosierspender für Hautreinigungsmittel, unterstützen den sparsamen Einsatz dieser Mittel.

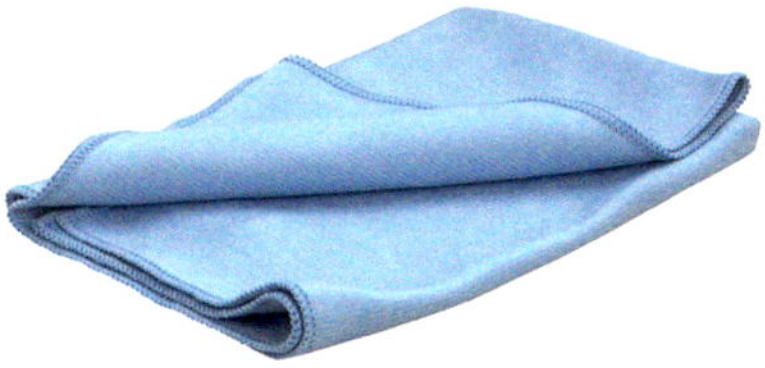

Moderne Reinigungshilfen, wie z. B. Mikrofasertücher, ermöglichen eine rein mechanische Reinigung ohne aggressive chemische Reinigungsmittel.

Hinweis Bedenken Sie bei jedem Einsatz von Gefahrstoffen die mögliche Gefährdung von Mensch und Umwelt.

Berufskrankheiten und ihre Prävention

Was ist eine Berufskrankheit?

Berufskrankheiten sind Krankheiten, die im Zusammenhang mit der versicherten beruflichen Tätigkeit auftreten und in der Berufskrankheitenverordnung aufgeführt sind. Im Krankheitsfall tritt die gesetzliche Unfallversicherung ein.

Krankheit
\+ versicherte berufliche Tätigkeit
\+ Berufskrankheitenverordnung

= Berufskrankheit

Definition von Berufskrankheiten in Deutschland

Beispiel

Frau Reincke arbeitet für einen ambulanten Pflegedienst. Vor zwei Monaten hat sie sich bei einem Klienten mit Tuberkulose angesteckt, dessen Erkrankung nicht bekannt war. Ihre Behandlung, der Arbeitsausfall sowie die anschließenden Rehabilitationsmaßnahmen werden von der Unfallversicherung getragen.

Anerkennung von Berufskrankheiten

Ob eine Krankheit als Berufskrankheit anerkannt wird, ist davon abhängig, ob es einen direkten Zusammenhang mit der versicherten Tätigkeit gibt und ob alle vorbeugenden Maßnahmen eingehalten wurden, die eine Berufskrankheit verhindern können.

Beispiel

In den letzten Jahren hat die Anzahl der als Berufserkrankung anerkannten Bandscheibenvorfälle drastisch abgenommen, da die Mitarbeiter dazu angehalten und geschult werden, rückenschonend zu arbeiten. Dies bedeutet jedoch leider nicht, dass die Anzahl der Bandscheibenvorfälle bei Pflegenden generell zurückgegangen ist.

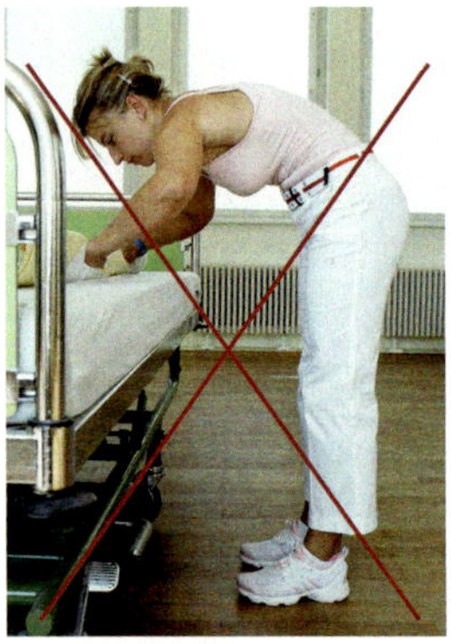

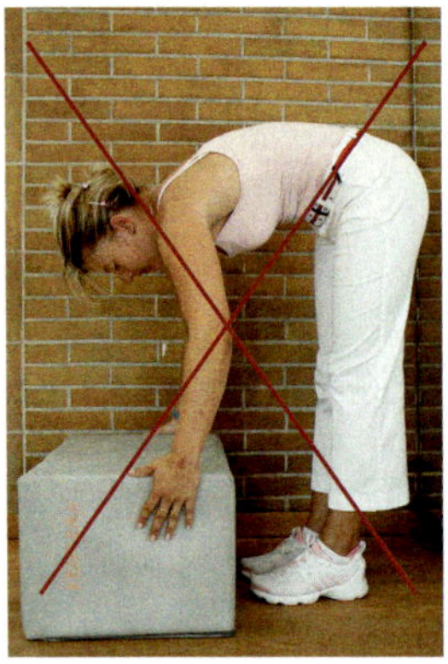

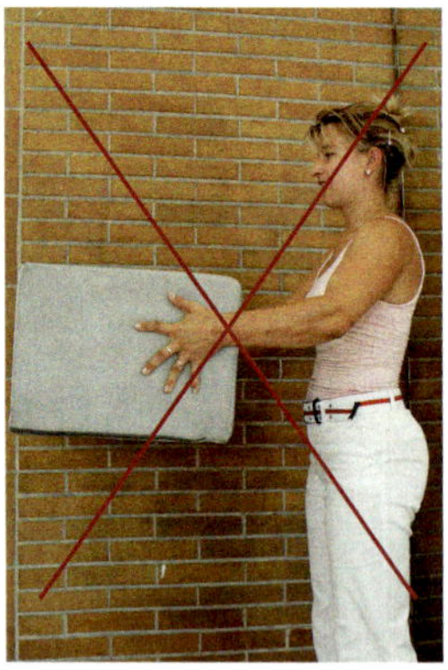

Sind falsche Arbeitstechniken Ursache für eine Krankheit, wird sie meist nicht als Berufskrankheit anerkannt.

Wenn man glaubt, dass eine Berufskrankheit vorliegt, müssen der Unfallversicherungsträger sowie der Arbeitgeber informiert werden. Mit Hilfe eines Gutachterverfahrens entscheidet der Unfallversicherungsträger, ob es sich um eine Berufskrankheit handelt.

Hinweis Jeder Arbeitnehmer ist verpflichtet, Berufskrankheiten vorzubeugen (z. B. durch eine rückengerechte Arbeitsweise). Der Arbeitgeber ist verpflichtet, präventive Maßnahmen zu unterstützen (z. B. durch Einsatz von höhenverstellbaren Betten).

www.bgw-online.de
\> Kundenzentrum
\> Formulare
Die Berufsgenossenschaft für Gesundheitsdienst und Wohlfahrtspflege (BGW) bietet die Liste mit anerkannten Berufskrankheiten aus der Berufskrankheitenverordnung (BKV) zum Download an.

Prävention von häufigen Berufskrankheiten in der Pflege

Zu den in der Pflege am häufigsten anerkannten Berufskrankheiten gehören
- Hautkrankheiten,
- Infektionskrankheiten sowie
- Erkrankungen der Lendenwirbelsäule, verursacht durch Bandscheibenprobleme.

Häufiges Waschen und Desinfizieren der Hände sowie regelmäßiges Tragen von Handschuhen können die Haut vor allem im Bereich der Hände schädigen und in der Folge die Entstehung von **Hautkrankheiten** fördern. Zur Prävention sind die Arbeitgeber verpflichtet, hautschonende Präparate und Arbeitsmittel bereitzustellen. Arbeitnehmer müssen auf ausreichenden Hautschutz (durch allergenfreie, puderlose Schutzhandschuhe) und Hautpflege (mit rückfettenden Substanzen) achten.

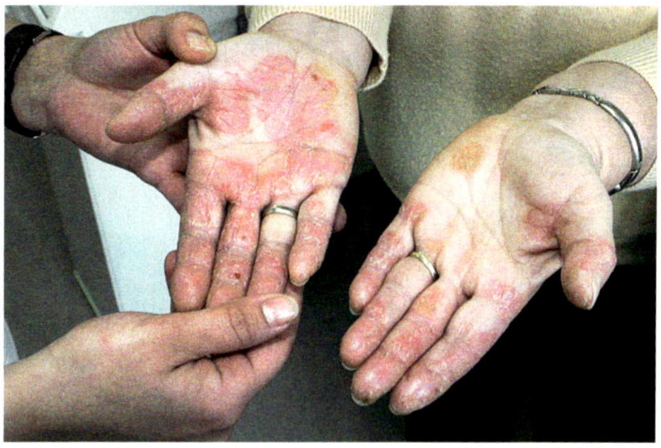

Eine häufige Hautkrankheit ist das so genannte Kontaktekzem, bei dem die Haut bei Kontakt mit bestimmten Substanzen mit unangenehmen Ausschlägen reagiert.

Bei **Infektionskrankheiten** besteht für Pflegende ein besonderes Ansteckungsrisiko. Krankheitserreger befinden sich häufig im Blut oder anderen Körperflüssigkeiten. Da Menschen auch unbemerkt erkrankt sein können, sollte gerade in der Kurzzeitpflege von einer möglichen Infektionsgefahr ausgegangen werden und ein direkter Kontakt mit Körperflüssigkeiten vermieden werden. Im Falle einer bekannten Erkrankung sind spezielle Maßnahmen, wie z. B. das Tragen von Schutzkleidung, anzuwenden. Ein besonderes Risiko in Pflegeberufen besteht durch Nadelstichverletzungen. Folgende präventive Maßnahmen sind erforderlich:
- kein Wiederaufsetzen der Schutzhülle auf die Kanüle (*Recapping*)
- wenn möglich Einsatz von Sicherheitssystemen
- fachgerechte Entsorgung

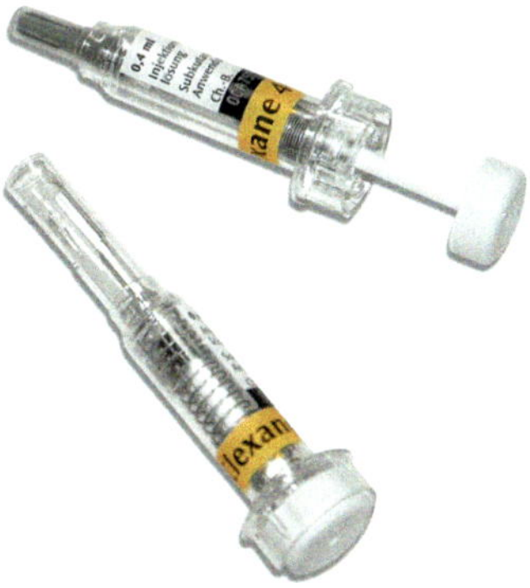

Moderne Sicherheitssysteme bei Spritzen minimieren die Verletzungsgefahr.

Das häufige schwere Tragen und Heben von Gegenständen und Personen im Pflegebereich kann **Bandscheibenerkrankungen** auslösen. Allerdings können Pflegende durch rückengerechtes Arbeiten sowie durch regelmäßiges Training der Rückenmuskulatur diesen Erkrankungen vorbeugen.

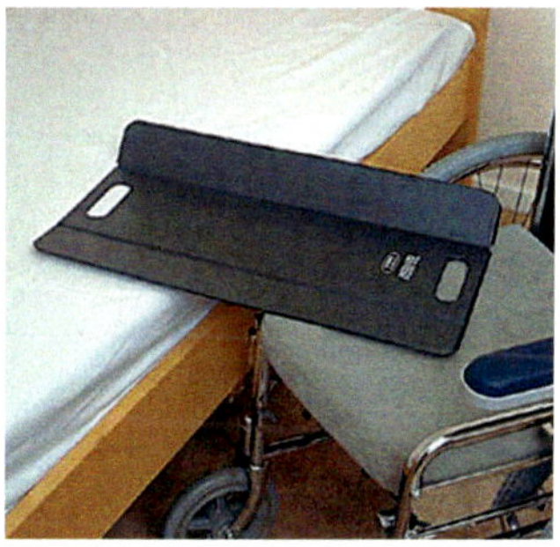

Pflegende sollten alle verfügbaren Hilfsmittel einsetzen, um ihren Rücken zu schonen, z. B. hier ein Rutschbrett.

www.bgw-online.de
>Kundenzentrum
>Gesundheitsmanagement
>Rückenberatung
oder
>Kundenzentrum
>Gesundheitsmanagement
>Hauptsache Hautschutz
Hier finden Sie eine Broschüre der BGW zum Hautschutz.

Berühren und berührt werden

Pflege als Berührungsberuf

Pflege ist wie viele andere **körpernahe Dienstleistungen** (z. B. Masseure, Friseure) ein „Berührungsberuf". Das Besondere ist, dass die meisten Pflegebedürftigen auf die pflegerische Unterstützung und die damit verbundene Berührung angewiesen sind, sie können der Berührung i. d. R. nicht ausweichen.

Hinzu kommt, dass die pflegerischen Berührungen auch in Körperregionen erfolgen, die normalerweise von niemand anderem oder zumindest von keinem Fremden berührt werden (z. B. Genitalbereich). Sowohl für Pflegebedürftige als auch für Pflegende ist dies gerade „beim ersten Mal" eine Grenzsituation, über die kaum jemand zu sprechen wagt. Es ist ein Tabuthema ↗ S. 116.

Nicht zuletzt berühren sich Pflegende und Pflegebedürftige auch auf eine ganz andere Art: Sie berühren sich auf der Gefühlsebene. Häufig gehen einem die Schicksale der Pflegebedürftigen „an die Nieren", aber auch Pflegebedürftige bemerken – gerade bei längerfristigen Pflegebeziehungen – emotionale Ergriffenheit der Pflegenden und fühlen sich dadurch berührt.

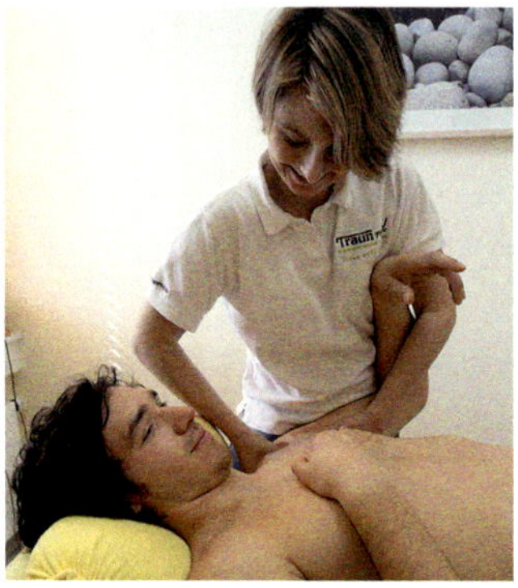

Die meisten Gesundheitsberufe sind Berührungsberufe. Gehen Menschen aber zu einem Physiotherapeuten, erwarten sie eine Linderung ihrer Beschwerden. Die pflegerische Berührung hingegen hat eher den Charakter des „notwendigen Übels".

Körperkontakt und seine Bedeutung für Menschen

Körperkontakt ist Kommunikation ↗ S. 118. Wie, wo und wann Körperkontakt stattfindet, ist nicht nur eine persönliche Entscheidung, sondern auch kulturell geprägt. In mitteleuropäischen Breiten ist der Umgang miteinander eher von körperlicher Distanz geprägt, das zeigt sich z. B. im **Händeschütteln** als Begrüßungsritual oder im Versuch, sich auch im größten Gedränge nicht zu berühren. Zu viel körperliche Nähe empfinden viele Menschen schnell als unangenehm und aufdringlich.

Andererseits ist Körperkontakt ein wichtiges menschliches Bedürfnis. Erhalten Kinder z. B. keine körperliche Zuwendung, bleiben sie in ihrer Entwicklung zurück. Auch erwachsene Menschen sehnen sich nach „**etwas Nähe**", und meistens löst eine herzliche Umarmung mehr Emotionen aus als eine lange Rede.

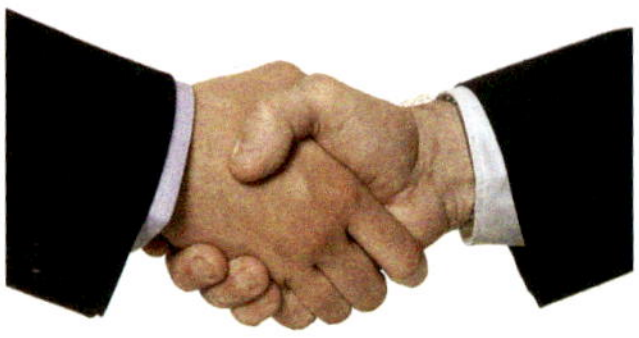

Das Händeschütteln als Begrüßungsritual macht die in unserer Gesellschaft eingehaltene körperliche Distanz deutlich. Man hält i. d. R. eine Armlänge Abstand zum Gegenüber.

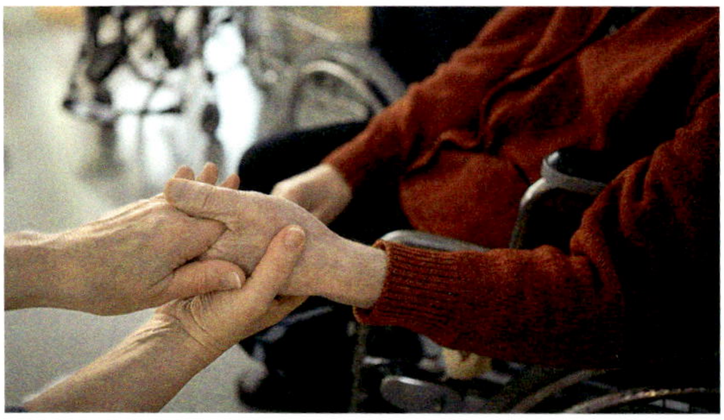

In guten Händen – ein Motto, das viele Menschen mit Pflege verbinden. Diese Geste der Berührung empfinden die meisten Menschen als tröstend und wohltuend.

Berührungsqualitäten

Berührung ist eine pflegerische Handlung. Wie und wann wir Pflegebedürftige berühren, wirkt auf den Körper und die Seele. Jeder Mensch empfindet Berührungen anders. Scheuen Sie sich nicht davor zu fragen, wie eine bestimmte pflegerische Berührung durchgeführt werden soll: „Möchten Sie, dass ich den Rücken kräftig wasche oder eher vorsichtig?" Berücksichtigen Sie folgende Prinzipien:

- Kündigen Sie Berührungen an. Dies kann durch Blickkontakt oder mündlich geschehen.
- Achten Sie auf die Körpersprache ↗ S. 119 Ihres Gegenübers. Die meisten Menschen signalisieren, wenn sie nicht berührt werden möchten.
- Wahren Sie außerhalb pflegerischer Maßnahmen die gesellschaftlich übliche körperliche Distanz. Beispielsweise würden Sie einem fremden Menschen im Zug auch nicht über die Wange streicheln.

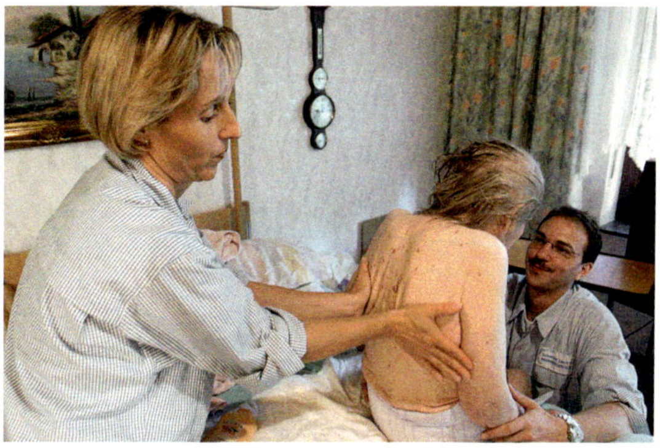

Viele Menschen – aber nicht alle – empfinden feste, gleichmäßige und verlässliche Berührungen wie z. B. bei einer atemstimulierenden Einreibung als sehr angenehm.

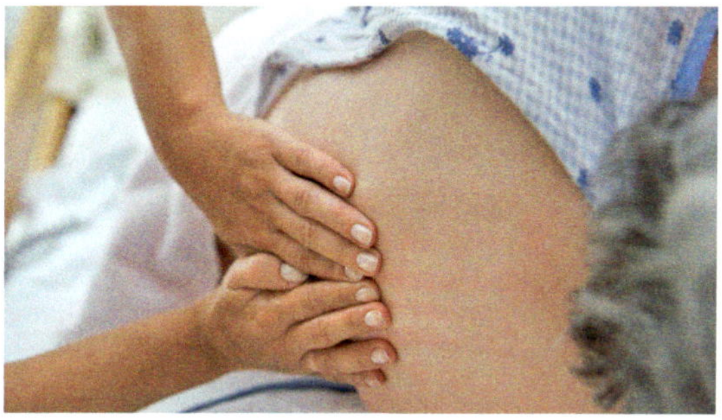

Insbesondere wenn Sie von hinten an eine Person herantreten oder sie Sie aus einem anderen Grund nicht sehen kann, sollte jede Berührung angekündigt werden.

Berührung als Therapie

Bei verschiedenen pflegerischen und therapeutischen Konzepten spielt Berührung eine wesentliche Rolle. Im pflegerischen Kontext betrifft dies v. a. Konzepte für Menschen mit Einschränkungen des Bewusstseins ↗ S. 111.

Mit Hilfe der **Basalen Stimulation®** werden Berührungen als gezielter Reiz eingesetzt, damit die betroffenen Menschen sich selbst besser wahrnehmen können. Ein Beispiel ist die Initialberührung.

Das **Bobath-Konzept** ↗ S. 229 ist für Menschen mit einem Schlaganfall entwickelt worden. Berührungen sollen hier Impulse setzen und Bewegungen geführt werden, um das Wiedererlangen von Bewegungsfunktionen zu erreichen.

Kinaesthetics in der Pflege setzt Berührungen gezielt ein, um Bewegungen zu erleichtern und zu fördern.

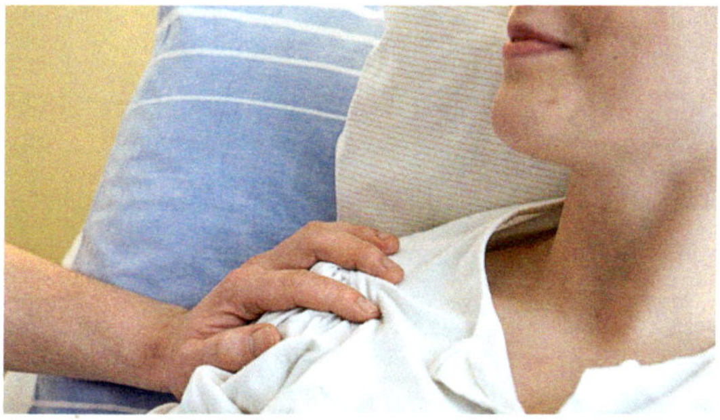

Die Initialberührung wird als Begrüßung und Kontaktaufnahme immer wieder an derselben Stelle durchgeführt.

Hinweis Die genannten Konzepte können im Rahmen von Fortbildungen erlernt werden. Wird ein solches Konzept bei einem Pflegebedürftigen angewendet, sollten Sie sich von der zuständigen Pflegefachkraft in konkrete Maßnahmen einweisen lassen.

www.basale-stimulation.de

www.bobathpflege.de

www.kinaesthetics.de

Konzept Entwurf, Plan

Nacktheit und Scham

Nackt sein oder sich nackt fühlen

Fotos oder andere Bildnisse von nackten Menschen sind in unserer heutigen Gesellschaft kein Tabu mehr. Doch wie schaut es aus, wenn das private Urlaubsstrandfoto aus dem Facebookordner plötzlich auf der Homepage der Schule zu finden ist? In bestimmten Zusammenhängen stört uns unsere Nacktheit nicht, wir fühlen uns wohl. So z. B. im Bad, in der Sauna oder am Strand bei heißem Sonnenschein. In anderen Situationen würden wir uns nackt nicht wohlfühlen. Oder können Sie sich vorstellen, nackt in die Schule zu gehen? Sich nackt zu fühlen, ist also etwas anderes als nackt zu sein. Nacktheit wird v. a. dann als unangenehm empfunden, wenn andere uns, ohne dass wir das wollen, anschauen.

Wie viel wir von unserem Körper zeigen, ist kulturabhängig. Gerade anhand weiblicher Nacktheit werden solche kulturellen Unterschiede deutlich. In vielen Regionen der USA ist die Nacktheit von Frauen strafbar, wenn Brustwarzen und Schambereich zu sehen sind. Noch weit extremer sind die Kleidungstraditionen in fundamentalistisch-muslimischen Ländern wie dem Jemen oder Saudi-Arabien. Dort verhüllen Frauen ihren ganzen Körper. Sogar das Gesicht ist durch Burka oder Niqab verdeckt. Viele Frauen fühlen sich ohne diese Verhüllung nackt.

Auch die meisten Pflegebedürftigen fühlen sich unwohl, wenn sie nackt sind. Daher ist es außerordentlich wichtig, bei pflegerischen Maßnahmen nur so viel vom Körper sichtbar zu machen wie unbedingt nötig. Es sollte selbstverständlich sein, dass die pflegebedürftige Person bei notwendiger Nacktheit nicht noch zusätzlichen Blicken ausgesetzt ist. Dies lässt sich z. B. umsetzen durch den Einsatz eines Sichtschutzes und von Schildern an der Tür, die darauf hinweisen, dass im Moment nicht gestört werden soll.

Hinweis Menschen können auch durch die Nacktheit anderer unangenehm berührt sein. So ist ein tiefes Dekolleté oder ein bauchfreies T-Shirt am Arbeitsplatz eher nicht angemessen.

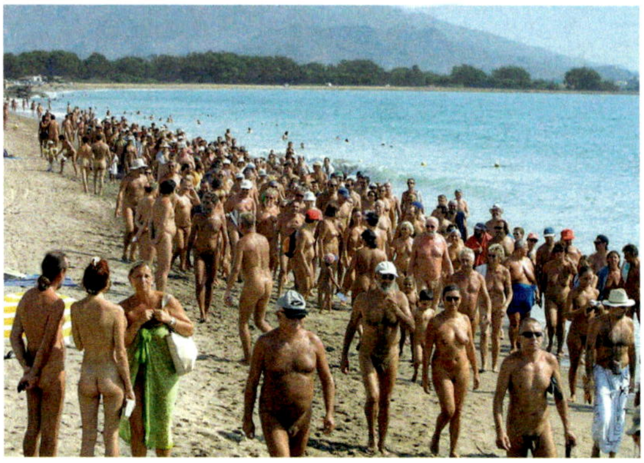

Menschen am FKK-Strand empfinden öffentliche Nacktheit als etwas Natürliches.

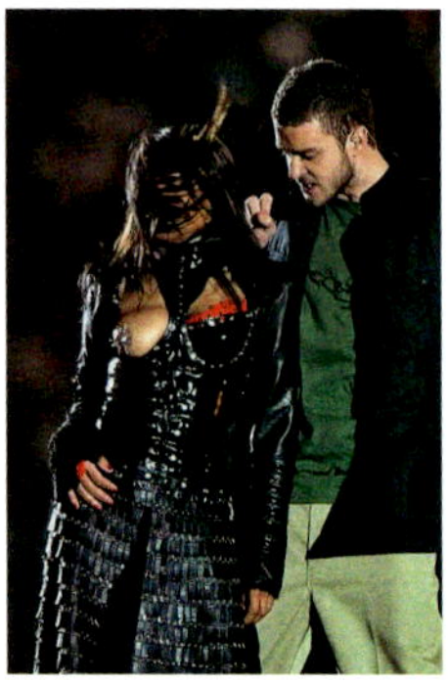

Als 2004 im Rahmenprogramm einer Sportveranstaltung Justin Timberlake (un)beabsichtigt Janet Jacksons Brust entblößte, entfachte dies einen der größten Medienskandale der USA, bekannt geworden unter dem Namen „Nipplegate". Konservative Kreise sahen in diesem Anblick eine unsittliche Entblößung, liberale Kreise argumentierten, dass die Brustwarze nicht zu sehen gewesen sei.

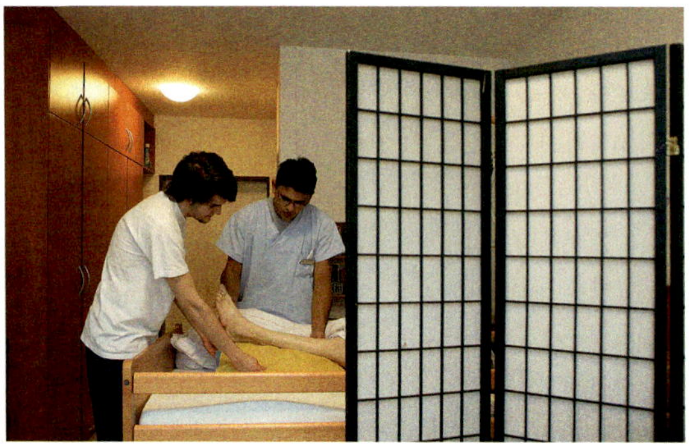

Wahrung der Intimsphäre durch einen Sichtschutz

Burka Kleidungsstück zur vollständigen Verhüllung des Körpers
Niqab Gesichtsschleier

Scham und sich schämen

Scham ist das Gefühl der starken Verlegenheit, des Bloßgestelltseins. Wir schämen uns meistens dann, wenn wir uns selbst für unzulänglich oder minderwertig halten und Furcht davor haben, dass andere dies denken. Nicht selten stehen Momente der Scham im Zusammenhang mit Nacktheit oder Sexualität. So schämen sich viele Menschen gar nicht so sehr wegen ihrer Nacktheit, sondern befürchten, dass der beobachtenden Person vermeintliche körperliche Makel auffallen könnten. Je größer Selbstbewusstsein und Selbstsicherheit in Bezug auf den eigenen Körper sind, desto geringer ist die Scham, ihn anderen zu zeigen.

Sich zu schämen ist ein sehr unangenehmes Gefühl. Möchten Menschen Macht demonstrieren, versuchen sie nicht selten, das Gegenüber zu beschämen. Das kann z. B. durch die Enthüllung von Details über das Privatleben geschehen oder durch die öffentliche Darstellung schlechter Leistungen. Viele Jugendliche sind gerade während der Pubertät stark in ihrem Selbstbild verunsichert. Daher verbinden wir die meisten beschämenden Situationen mit diesem Lebensalter: Das laute Vorlesen eines leidenschaftlichen Liebesbriefes, die in der Abschlusszeitung veröffentlichte Geschichte des alkoholausgelösten „Table-Dances" auf der Klassenfahrt oder die auf Video aufgenommene Darbietung während eines Talentwettbewerbs.

Für die meisten Pflegebedürftigen sind solche Situationen schambesetzt, die mit Nacktheit, Sexualität oder Ausscheidungen zu tun haben. Gerade zu Beginn pflegerischer Betreuung schämen sich viele, in Beisein einer anderen Person die Toilette zu benutzen oder im Intimbereich gewaschen zu werden. Respektieren Sie diese Scham und zeigen Sie Ihr Verständnis für die schwierige Situation. Bieten Sie Pflegebedürftigen so viel Privatsphäre wie möglich. Sie erleichtern Pflegebedürftigen die Situation, wenn Sie Pflegehandlungen sachlich und neutral durchführen. Es kann auch hilfreich sein, die besondere Situation zu benennen und Verständnis auszudrücken. Bei bestimmten Krankheiten oder im Rahmen eines Krankenhausaufenthaltes kann es auch zu einem Verlust des Schamgefühls kommen, z. B. bei Menschen mit Demenz ↗ S. 305. Hier ist es angebracht, sie darauf hinzuweisen, dass ihre Nacktheit irritierend ist, und sie darum zu bitten, dass sie sich etwas anziehen.

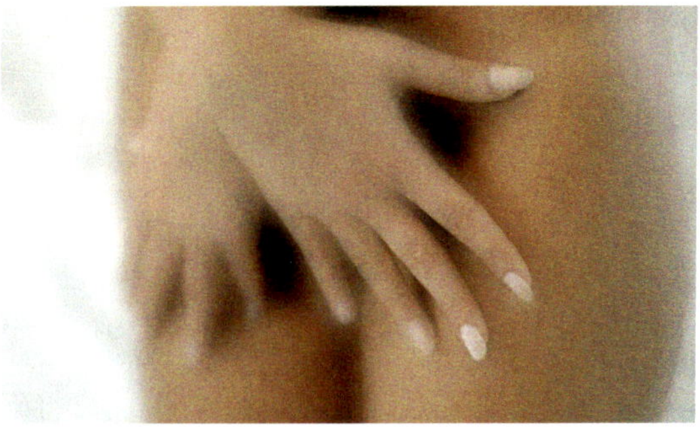

Das Wort Scham steht auch für die äußerlichen Geschlechtsorgane der Frau.

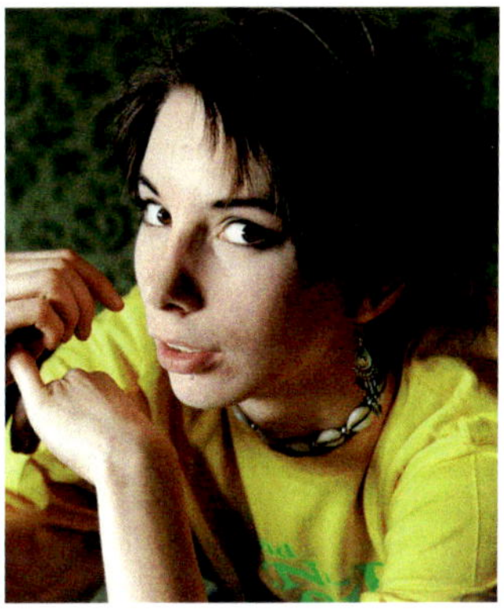

„Oh, wie peinlich!" – Gerade in der Pubertät schämen sich Jugendliche häufig.

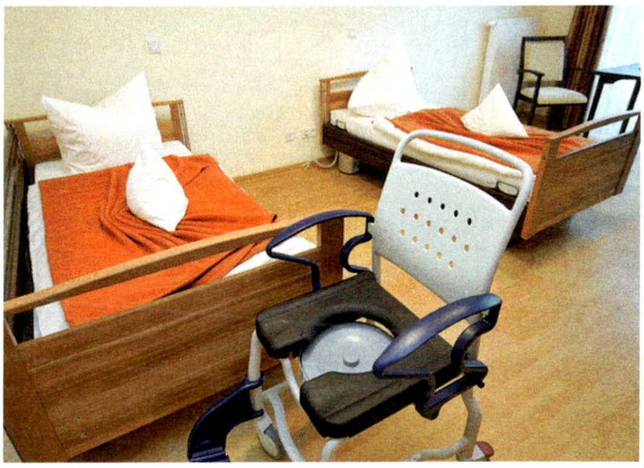

Auch wenn ein Toilettenstuhl im Pflegezimmer auf den ersten Blick als praktisch erscheint, fehlt den Pflegebedürftigen jede Form von Privatsphäre. Sie schämen sich für mit der Verdauung verbundene Geräusche und Gerüche. Besser ist es, die Pflegebedürftigen auf dem Toilettenstuhl zur Toilette oder ins Bad zu fahren.

Hinweis Scham kann man nicht wegreden, z. B. mit Sätzen wie „Sie brauchen sich nicht zu schämen". Es ist ein tief verwurzeltes Gefühl, das mit dem Verlust von Autonomie einhergeht und unserer Empathie ↗ S. 117 bedarf.

Demenz Gedächtnisstörung

Bedeutung von Kleidung

Kulturelle Sichtweise – Kleider machen Leute

Kleidung ist ein Ausdruck unserer Individualität, des persönlichen Geschmacks und kann die Zugehörigkeit zu einer bestimmten gesellschaftlichen Gruppe zeigen. Auch wenn die Kleiderordnung früherer Zeiten sehr viel strenger war als heute, sagt die Kleidung auch heute noch viel über eine Person:

- Ist die Kleidung modisch-schick oder sportlich-zweckmäßig?
- Ist die Kleidung edel und teuer?
- Ist die Kleidung gepflegt, d. h. gewaschen und gebügelt?
- Entspricht die Kleidung formalen Anforderungen (z. B. Anzug und Krawatte)?
- Steht die Kleidung für eine bestimmte gesellschaftliche Gruppe (z. B. schwarze Kleidung bei Trauernden)?

In Ihrem Beruf werden Sie es eher mit älteren Menschen zu tun haben, die auch im kranken oder pflegebedürftigen Zustand großen Wert auf eine gepflegtes Aussehen legen. Hat ein Mann sein Leben lang aus beruflichen Gründen eine Krawatte getragen, so möchte er das vielleicht auch im Alter. Für die meisten ist es undenkbar, fremden Menschen in Nachtwäsche zu begegnen, ein Morgenmantel oder Hausanzug kann hier Abhilfe schaffen.

Gleichzeitig war die Kleidung in früheren Jahrzehnten meist eine Anschaffung fürs Leben. Im Gegensatz zu heute waren die Kleiderschränke nicht so reich ausgestattet, ein Kleidungsstück musste viele Jahre halten und wurde dementsprechend gepflegt. So wurde Oberbekleidung zur Schonung des Gewebes nur selten gewaschen, sondern zum Lüften aufgehängt. Ein sorgsamer Umgang mit Kleidung wird von vielen Pflegebedürftigen und ihren Angehörigen vorausgesetzt (z. B. abends Hosen mit Bügelfalte auf einen entsprechenden Bügel hängen).

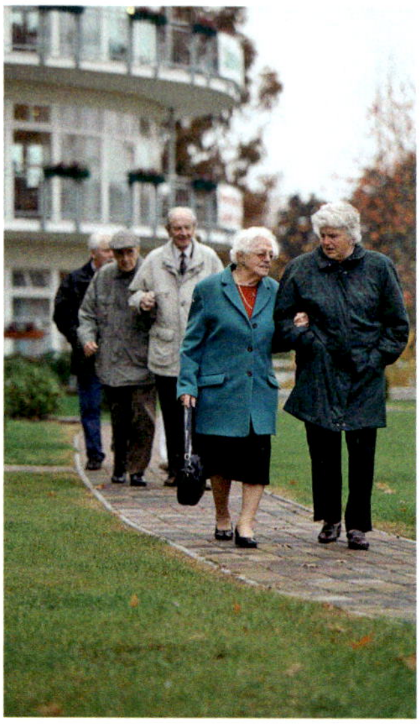

Nicht nur der persönliche Geschmack entscheidet über die Auswahl der Kleidung, sondern auch die Gruppe, der man sich zugehörig fühlt.

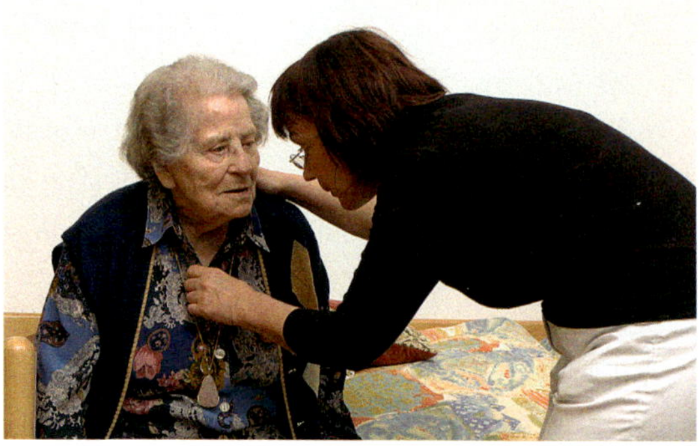

Für Frauen gehört zur Kleidung häufig auch der passende Schmuck. Nicht selten erinnert er an den verstorbenen Ehemann oder die eigene Mutter.

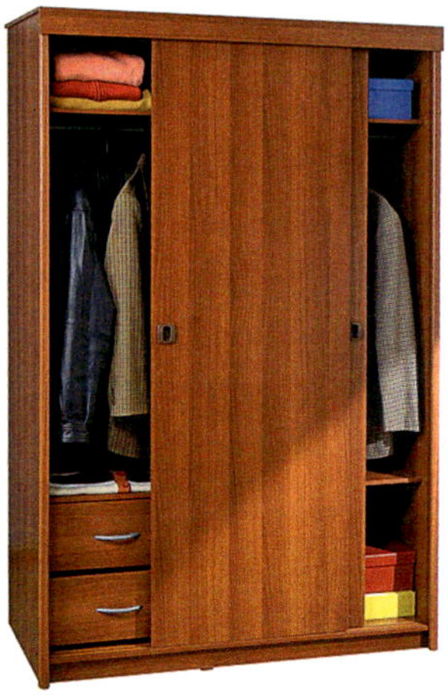

Ein ordentlicher Kleiderschrank

Naturwissenschaftliche Sichtweise

Kleidung soll vor physikalischen Einflüssen wie Wärme, Kälte, Feuchtigkeit oder Strahlung schützen. Dementsprechend wird die Kleidung der Witterung bzw. dem Raumklima angepasst. Im pflegerischen Zusammenhang steht häufig die wärmende Funktion von Kleidung im Vordergrund.

Wärme ist aus physikalischer Sicht eine Temperaturänderung, die durch Energiezufuhr erzeugt wird. Der menschliche Körper erzeugt im Rahmen des Stoffwechsels Energie und somit Wärme. Zum problemlosen Funktionieren aller Organe ist eine Körpertemperatur von ungefähr 37 °C notwendig. Dies reguliert der Körper z. B. durch Veränderung der Hautdurchblutung bzw. Bewegungswärme beim Zittern. Damit die Temperatur nicht zu hoch wird, gibt der Körper kontinuierlich Wärme über verschiedene Mechanismen ab:

- **Verdunstung:** Wasser verdunstet auf der Haut, z. B. beim Schwitzen.
- **Wärmestrahlung:** Fast alle Lebewesen strahlen Wärme ab, dies lässt sich gut auf Bildern einer Wärmebildkamera erkennen.
- **Wärmeleitung:** Aneinanderliegende Körper tauschen Wärme aus, z. B. die Wärmflasche auf dem Bauch.
- **Wärmeströmung:** Die durch Körperwärme erwärmten Gase oder Flüssigkeiten nahe der Haut (z. B. Luft oder Wasser) werden wegbewegt. So kommt es bei Wind oder im Wasser leichter zum Frieren.

Ist die Umgebungstemperatur sehr viel kühler als die Körpertemperatur, würde der Körper ohne Kleidung zu viel Wärme abgeben und auskühlen. Dies soll die Kleidung verhindern. Sowohl die Kleidungstextilien selbst als auch die Luft zwischen den Textilfasern sind schlechte Wärmeleiter. Bei kalten Außentemperaturen ist es daher hilfreich,

- mehrere Kleidungsstücke übereinanderzutragen: Die Luftschichten dazwischen vermindern die Wärmeleitung und damit den Wärmeverlust.
- wärmeisolierende Kleidung zu tragen: Die Luft in Textilien mit großen Hohlräumen zwischen den Fasern verhindert die Wärmeleitung (z. B. grob gestrickte Wollpullover oder Daunenjacken).

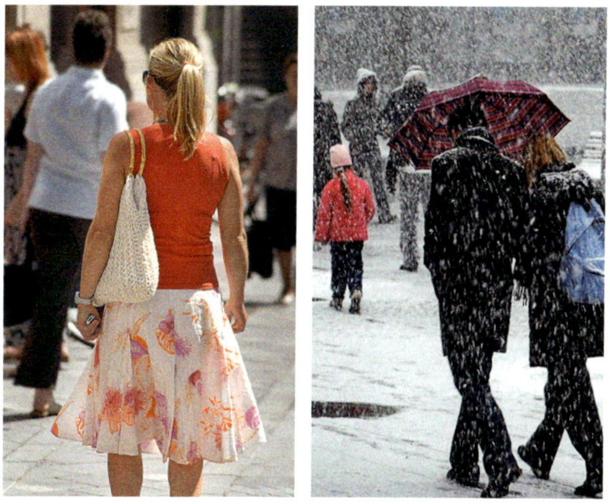

Warmes oder kaltes Wetter erfordert unterschiedliche Kleidung.

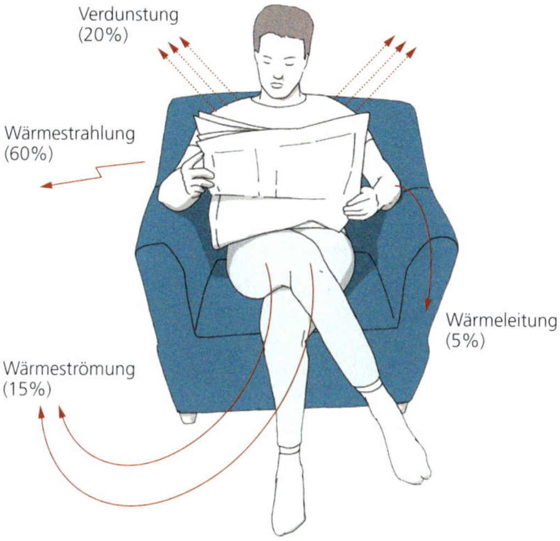

Mechanismen der Wärmeabgabe

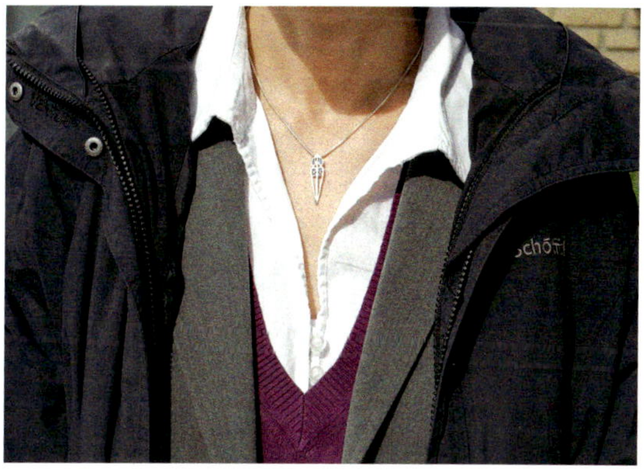

Bei mehreren Lagen von Textilien wärmen die Kleidungsstücke und die Luftschichten zwischen den Textilien halten Kälte ab.

Stoffwechsel Vorgang der Energiegewinnung des Körpers

Beobachtung von Einschränkungen beim An- und Auskleiden

Einschränkungen der Pflegebedürftigen beim An- und Auskleiden können Sie bei der Tätigkeit selbst, aber häufig auch am Ergebnis beobachten. Nicht selten versuchen Pflegebedürftige, ihren Unterstützungsbedarf zu verbergen. Halten Sie beobachtete Einschränkungen schriftlich fest und klären Sie mit einer Fachkraft mögliche Lösungsansätze.

Einschränkungen bei der Feinmotorik können dazu führen, dass der Pflegebedürftige Schwierigkeiten beim Zuknöpfen, Binden einer Schleife oder Schließen eines Reißverschlusses hat. Ursache können z. B. Erkrankungen der Fingergelenke oder starkes Zittern bei Morbus Parkinson ↗ S. 232 sein.

Lähmungen erschweren das selbstständige An- und Ausziehen oder machen es unmöglich.

Sehschwäche oder Blindheit können die adäquate Auswahl von Kleidungsstücken verhindern (v. a. in Farbe und Form).

Fehlende Kraft beim Zugreifen kann das An- und Ausziehen erschweren, z. B. bei Schmerzen oder Muskelerkrankungen.

Einschränkungen der Beweglichkeit in den Extremitäten oder der Wirbelsäule (z. B. bei Bandscheibenvorfall) verlangsamen häufig das An- und Ausziehen oder machen es unmöglich.

Bei **Veränderungen der Körperform** (z. B. nach Amputationen oder bei starker Gewichtszu- oder abnahme) passen die gewohnten Kleidungsstücke nicht mehr. Aus Sparsamkeit improvisieren viele Menschen in solchen Situationen mit Sicherheitsnadeln oder ähnlichen Hilfsmitteln.

Ausfallerscheinungen des Gehirns (z. B. nach einem Schlaganfall ↗ S. 228) führen zu typischer Handlungsunfähigkeit bei eigentlich vorhandener Beweglichkeit (*Apraxie*).

Menschen mit kognitiven Beeinträchtigungen oder psychischen Erkrankungen können nicht mehr in der Lage sein, die Bewegungsabläufe beim An- und Ausziehen nachzuvollziehen oder sich zum An- und Ausziehen zu motivieren.

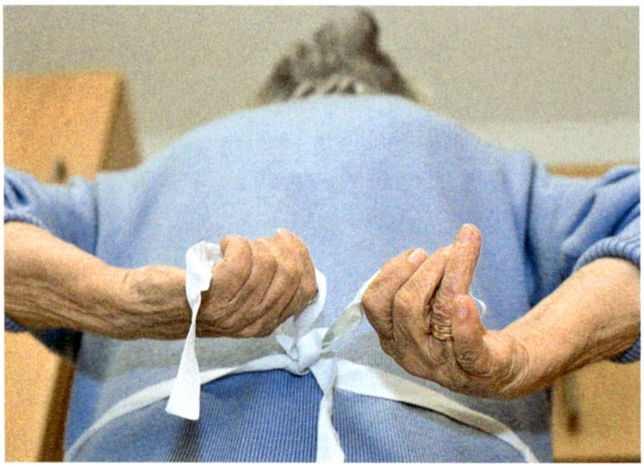

Bei eingeschränkter Feinmotorik können Schleifen oder Knöpfe ein unüberwindbares Hindernis darstellen.

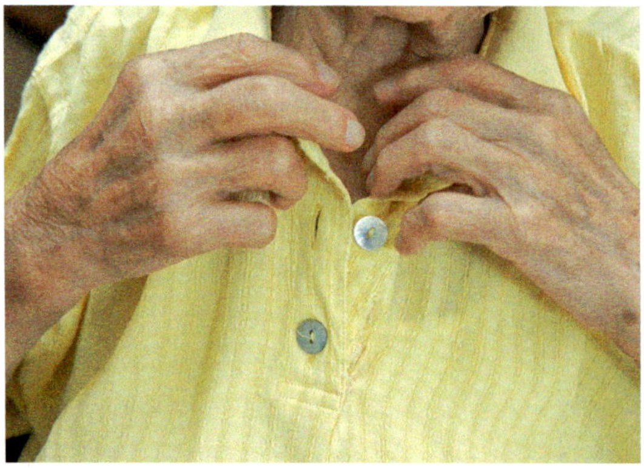

Bei Morbus Parkinson kann das Zuknöpfen durch das (starke) Zittern oft nur mit Mühe vonstatten gehen.

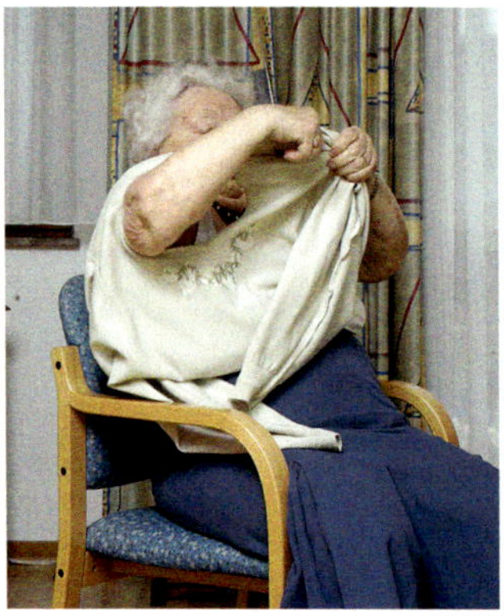

Apraxie beim Ankleiden nach einem Schlaganfall

Unterstützung beim An- und Auskleiden

Grundsätzlich sollten Pflegebedürftige sich so weit wie möglich selbstständig an- und ausziehen. Nach schwerer Krankheit oder in Rehabilitationsphasen kann es sinnvoll sein, gemeinsam mit Ergotherapeuten ein Anziehtraining durchzuführen.

Allgemeine Unterstützung

Folgende Maßnahmen können bei geringem Unterstützungsbedarf sehr hilfreich sein:

- Wählen Sie gemeinsam die Kleidungsstücke am Vorabend aus und legen Sie sie **in der Reihenfolge des Anziehens** bereit.
- Empfehlen Sie den Pflegebedürftigen oder Angehörigen, Lieblingskleidung umarbeiten zu lassen, indem z. B. Weite aus der Naht gelassen oder Knöpfe durch Reißverschlüsse ersetzt werden.
- Bei einem Neukauf sollten weite, lockere Kleidungsstücke ohne komplizierte Verschlusssysteme bevorzugt werden.
- Besprechen Sie mit einer Pflegefachkraft oder einem Ergotherapeuten den Einsatz von **Anziehhilfen** wie z. B. einer Knöpfhilfe oder einem Strumpfanzieher.

Übernahme des An- und Auskleidens

Ist der Pflegebedürftige nicht in der Lage, sich selbstständig an- oder auszuziehen, müssen Sie dies übernehmen. Richten Sie sich dabei möglichst nach den Wünschen des Pflegebedürftigen. Wenn möglich, sollte der Pflegebedürftige beim An- und Auskleiden sitzen. Beachten Sie folgende Grundsätze:

- Kleiden Sie von Lähmung oder Schmerz betroffene Extremitäten zuerst an und zuletzt aus.
- Ziehen Sie **Oberbekleidung zuerst über den Kopf an** und zuletzt über den Kopf aus.
- Achten Sie darauf, dass die Kleidung möglichst keine Falten oder Wülste bildet, die zu Druckstellen führen könnten.

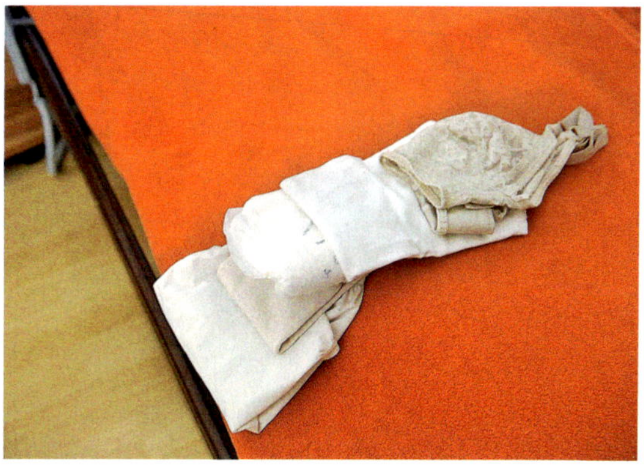

Legen Sie die Kleidung in der Reihenfolge des Anziehens zurecht (zuunterst die Oberbekleidung, zuoberst die Unterwäsche).

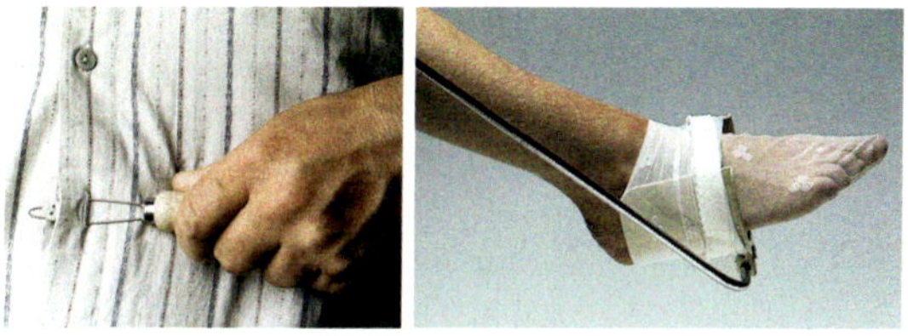

Anziehhilfen können nach einer Übungsphase gute Unterstützung leisten.

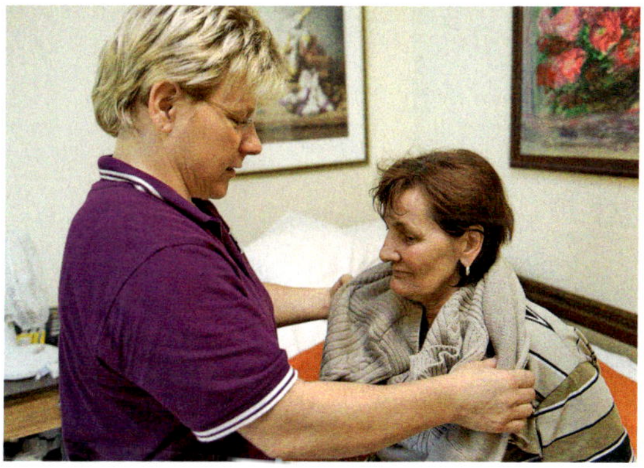

Gerade bei engen Kopfausschnitten kann das An- und Ausziehen für den Pflegebedürftigen sehr unangenehm sein. Achten Sie darauf, nicht an Haaren, Nase, Ohren oder Ohrringen hängen zu bleiben.

Ergotherapie Therapie zur Unterstützung bei Alltagsschwierigkeiten

Beobachtung der Haut

Die Hautbeobachtung findet i. d. R. während der Körperpflege statt. Übernehmen Pflegebedürftige die Körperpflege selbstständig oder wird sie durch Angehörige durchgeführt, sollte man mit den Pflegebedürftigen oder dem Angehörigen trotzdem regelmäßig über mögliche Hautprobleme sprechen.

Die gesunde Haut

Die gesunde Haut ist warm, gut durchblutet und zeigt keine Schäden auf. Man unterscheidet drei Hauttypen:

- Normale Haut weist keine Unreinheiten auf, ist feinporig und zart.
- Fettige Haut zeigt Hautunreinheiten wie Mitesser oder Pickel, ist eher grobporig und glänzt fettig. Die Haut produziert vermehrt Talg.
- Trockene Haut ist schuppig, spröde und rau. Die Haut produziert zu wenig Talg, der Säureschutzmantel ist häufig angegriffen.

Bei den meisten Menschen gibt es eine Mischung aus zwei oder drei Hauttypen. Hauttypen verändern sich mit dem Lebensalter. Neigen Jugendliche eher zu fettiger Haut, haben alte Menschen häufig trockene Haut.

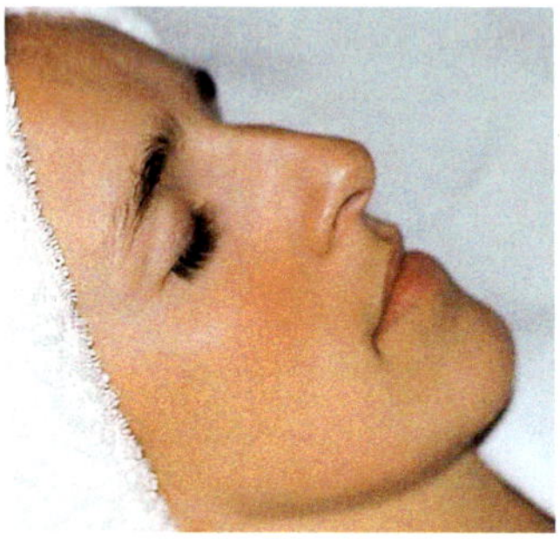

Normale Haut ist durch ein ebenes Hautbild gekennzeichnet.

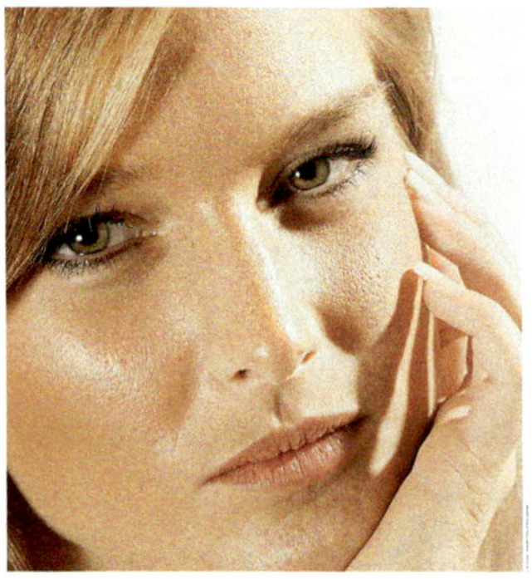

Eine fettige Haut glänzt häufig deutlich erkennbar

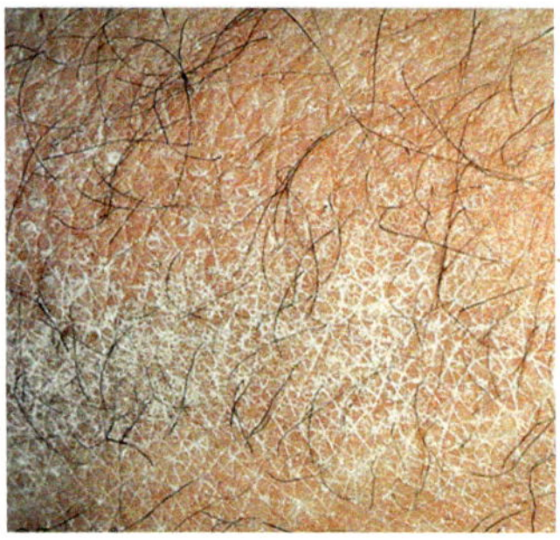

Trockene Haut neigt zu Schuppenbildung.

Allgemeine Veränderungen der Haut

Veränderungen der Haut können auf bestimmte Erkrankungen hindeuten. Daher ist es wichtig, Veränderungen der Haut zu bemerken und zu dokumentieren, und zwar nach

- Hautfarbe,
- Hautspannung (*Turgor*) und
- Veränderungen der Hautanhangsgebilde.

Hinweis Teilen Sie einer Pflegefachkraft immer mit, wenn Sie auffällige Veränderungen der Haut beobachten. Hautveränderungen können auf ernsthafte Krankheitsbilder hinweisen.

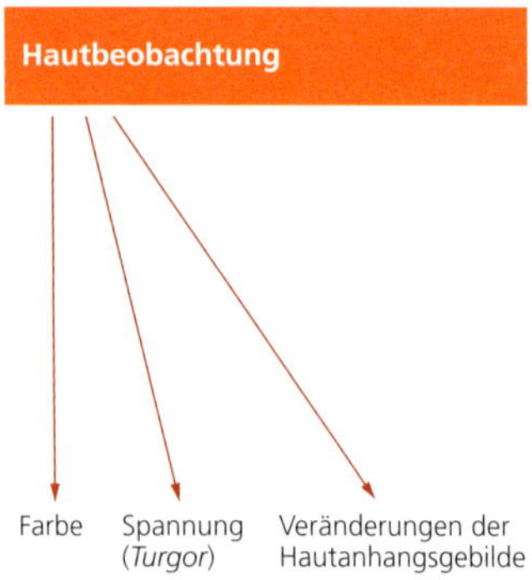

Hautfarbe

Veränderung	physiologisch	pathologisch
Rotfärbung	Hitze, körperliche Anstrengung, Erregung	Fieber, Bluthochdruck ↗ S. 226, Verbrühung
Blaufärbung	Kälte	Sauerstoffmangel (*Zyanose*)
Blässe	Frischluftmangel, Erschrecken	Blutarmut (*Anämie*), niedriger Blutdruck, Kreislaufschock, Durchblutungsstörungen
Gelbfärbung		zu hoher Gallenfarbstoffgehalt im Blut (*Ikterus* ↗ S. 212)
Graufärbung	Sterbeprozess	Tumorerkrankungen ↗ S. 103

Hautspannung

Der Spannungszustand der Haut wird Turgor genannt und ergibt sich aus dem Fettgewebsanteil, der Wasserbindungsfähigkeit und der Elastizität der Lederhaut. Entzündungen oder Tumoren können zu Schwellungen mit einer erhöhten Hautspannung führen.

Bei Wassereinlagerungen im Gewebe (*Ödeme*) auf Grund von Herz- oder Nierenerkrankungen hinterlässt das Eindrücken mit dem Finger eine **Delle**. Hierbei ist die Hautspannung ebenfalls erhöht.

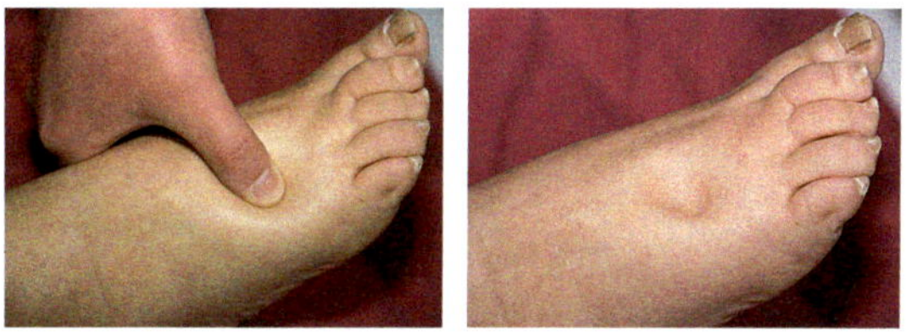

Dellenbildung bei Ödemen

Ist die Hautspannung zu niedrig, können **Hautfalten** hochgezogen werden, die sich nicht sofort zurückbilden. Eine niedrige Hautspannung bedeutet meistens, dass der Körper zu wenig Flüssigkeit hat (*Exsikkose* ↗ S. 87) hin. Ursache können fehlende Flüssigkeitszufuhr sowie starkes Erbrechen oder Durchfälle sein.

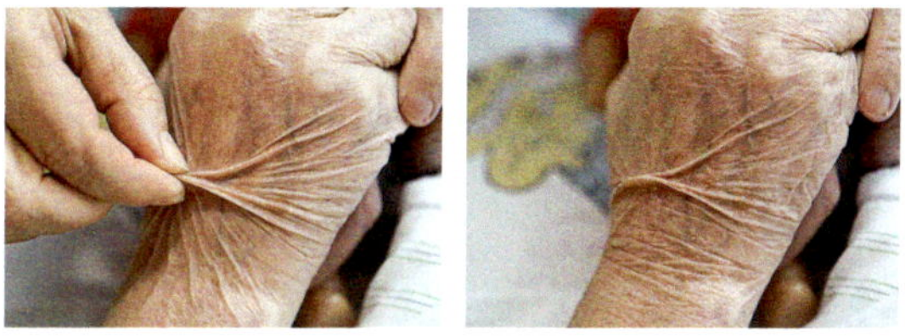

Verminderte Hautspannung

Veränderungen der Hautanhangsgebilde

Bei verschiedenen Erkrankungen kann die Funktion der **Hautdrüsen** eingeschränkt sein. Häufig ist dies bei hormonellen Störungen, psychischen Erkrankungen oder Störungen des Nervensystems der Fall. Störungen der Drüsenfunktionen kann man an den Veränderungen der Menge oder des Geruchs der Drüsensekrete erkennen.

Nagelveränderungen können auf konkrete Krankheitsbilder hindeuten. Es kommt zu Veränderungen der Form, Farbe oder Struktur der Nägel. Stark gewölbte Nägel, so genannte **Uhrglasnägel**, sowie **Trommelschlegelfinger** weisen z. B. auf schwere chronische Lungenerkrankungen hin. Bei Pilz- und anderen Hauterkrankungen können die Nägel direkt befallen sein.

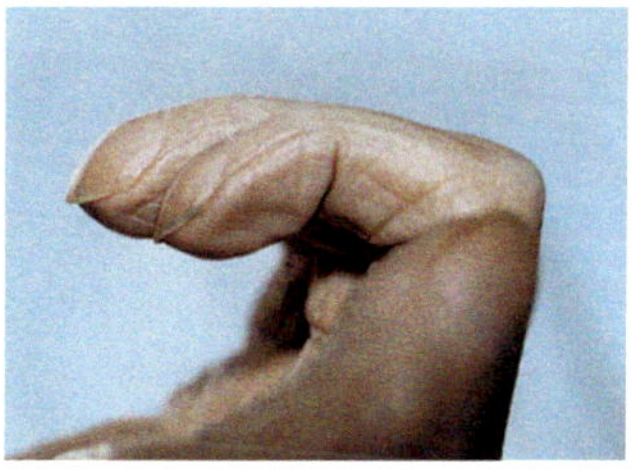

Uhrglasnägel werden durch eine mangelhafte Sauerstoffversorgung des Gewebes (*Hypoxie*) verursacht.

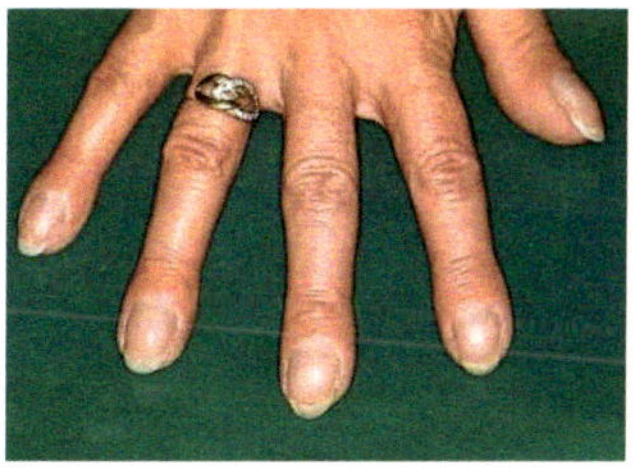

Trommelschlegelfinger

Auch bei **Haaren** kann man Veränderungen in der Beschaffenheit, Farbe und Menge beobachten. Häufig weisen solche Veränderungen auf Störungen des Hormonhaushalts oder Nährstoffmangel hin.

physiologisch beim gesunden Menschen auftretend
pathologisch krankhaft

Unterstützung bei der Haut- und Körperpflege

Allgemeine Grundsätze

Die Körperpflege ist eine **intime Begegnung** zwischen Pflegenden und Pflegebedürftigen. Daher erfordern alle körperpflegerischen Maßnahmen ein hohes Maß an Einfühlungsvermögen.

Ziele

Die Haut- und Körperpflege dient der Reinigung und Pflege der Haut und soll das menschliche Wohlbefinden fördern. Gleichzeitig kann man durch sie die Selbstständigkeit und Mobilität der Pflegebedürftigen fördern. In die Haut- und Körperpflege können Beobachtung und Prophylaxen ↑ S. 62 integriert werden.

Materialien

Das wichtigste aller Reinigungsmittel ist Wasser. Es kann zum Waschen in eine Schüssel, Waschbecken oder Badewanne eingelassen werden oder fließend aus dem Wasserhahn oder der Dusche kommen. Die Wassertemperatur sollte durch den Pflegebedürftigen bestimmt werden, 37 °C jedoch nicht überschreiten.

In der Regel werden die **Haut- und Körperpflegemittel** der Pflegebedürftigen genutzt. Grundsätzlich empfiehlt es sich, zum Schutz des Hautmilieus auf pH-neutrale Produkte zurückzugreifen.

Bei Cremes und Lotionen werden abhängig von ihrer Zusammensetzung Öl-in-Wasser-Emulsionen von Wasser-in-Öl-Emulsionen unterschieden. Wasser-in-Öl-Emulsionen unterstützen die Rückfettung der Haut stärker und sind daher eher für trockene Haut geeignet als Öl-in-Wasser-Emulsionen.

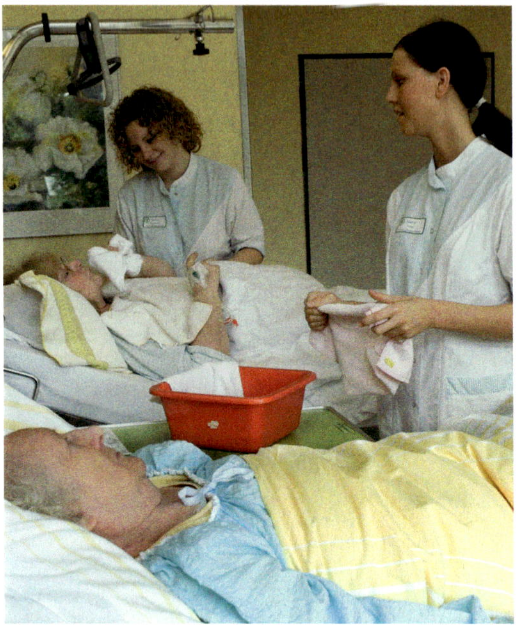

Vor allem in Mehrbettzimmern fehlt die nötige Intimsphäre. Dies kann für Pflegebedürftige sehr unangenehm sein.

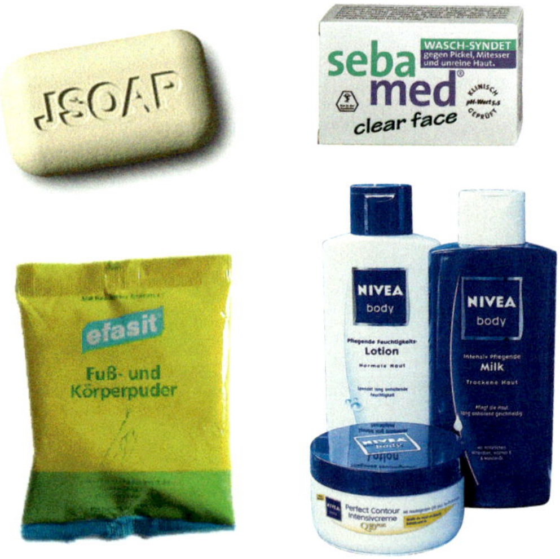

Es gibt zahllose Körperpflegeprodukte. Jeder Mensch hat individuelle Vorlieben und Abneigungen.

Hautmilieu „Normale" Besiedelung der Haut durch Bakterien.
Emulsion Gemisch von normalerweise nicht mischbaren Flüssigkeiten, z. B. Öl und Wasser

Vorbereitung

In der Regel erfolgt die Körperpflege morgens. Jedoch sollte der Zeitpunkt mit dem Pflegebedürftigen abgesprochen sein. Erkundigen Sie sich vorher über den Allgemeinzustand des Pflegebedürftigen (z. B. im Gespräch oder in der Pflegedokumentation). So können Sie einschätzen, ob sie zur Körperpflege ggf. noch eine zweite unterstützende Person benötigen. Die Entscheidung, den Pflegebedürftigen im Bett, auf dem Stuhl, am Waschbecken, in der Dusche oder im Badezimmer zu waschen bzw. dabei zu unterstützen, hängt vom Allgemeinzustand des Pflegebedürftigen ab. Sorgen Sie für ausreichende Raumtemperatur sowie für die notwendige Privatsphäre (z. B. durch Anbringen eines „Nicht stören"-Schildes).

Bereiten Sie alle Materialien so vor, dass sie in greifbarer Nähe sind. Berücksichtigen Sie bei Ihrer Planung Materialien für eventuell notwendige Pflegemaßnahmen, wie z. B. Wäschewechsel, Mobilisierung und Prophylaxen. Halten Sie Klingel, Notruf oder Handy griffbereit, um im Notfall schnell Hilfe rufen zu können, ohne den Pflegebedürftigen allein zu lassen.

Hinweis Berücksichtigen Sie die Wünsche und Gepflogenheiten des Pflegebedürftigen und nutzen Sie dessen Ressourcen.

Vorbereitung

- Allgemeinzustand des Pflegebedürtigen
- Auswahl und Vorbereitung des Pflegeortes
- Bereitstellung der Materialien

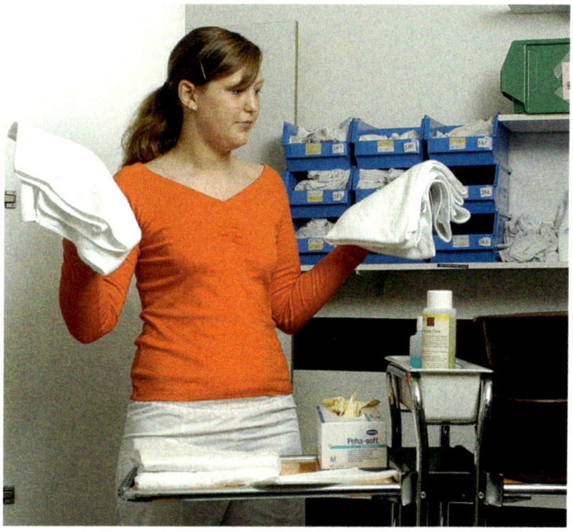

Im stationären Bereich bietet es sich an, alle notwendigen Materialien auf einem Pflegewagen vorzubereiten.

Nachbereitung

Begleiten Sie den Pflegebedürftigen an den gewünschten Ort (z. B. Pflegesessel), unterstützen Sie ihn ggf. bei der Positionierung bzw. Lagerung und platzieren Sie alle nötigen Gegenstände in Reichweite des Pflegebedürftigen, z. B. Getränke, Klingel, TV-Fernbedienung, Beschäftigungsmöglichkeiten. Überprüfen Sie notwendige Hilfsmittel (z. B. Brille, Hörgerät) auf Funktionalität und händigen Sie sie dem Pflegebedürftigen aus bzw. unterstützen Sie ihn beim Gebrauch.

Entsorgen oder reinigen Sie alle Materialien und lüften Sie den Raum. Richten Sie die Räumlichkeiten so her, dass sie für den Pflegebedürftigen wohnlich sind und dass keine Unfallgefahr besteht (z. B. Wasserpfützen auf dem Boden). Dokumentieren Sie alle Maßnahmen.

Nachbereitung

- Positionierung/Lagerung
- Bereitstellung der gewünschten persönlichen Gegenstände und Hilfsmittel
- Entsorgung und Reinigung der Materialien
- Aufräumen/Reinigen von Pflegezimmer/Bad
- Dokumentation

Unterstützung beim Waschen außerhalb des Bettes

Verfügen die Pflegebedürftigen über die notwendige Mobilität, ist das Waschen am Waschbecken besonders geeignet, um die Selbstständigkeit zu erhalten oder zu fördern.

Hinweis Bei Pflegebedürftigen, die nicht allein stehen können, kann die Intimpflege, ggf. Inkontinenzversorgung sowie das Waschen und Ankleiden des Unterkörpers im Bett erfolgen, um daran die Pflege des Oberkörpers am Waschbecken anzuschließen.

Halten Sie alle notwendigen Materialien am Waschbecken bereit. Stellen Sie eine Sitzgelegenheit, z. B. einen Duschhocker, vor das Waschbecken und begleiten Sie den Pflegebedürftigen zum Waschbecken. Wenn genug Ablageflächen vorhanden sind, können Sie die Kleidung zum Anziehen ↗ S. 35 bereits in greifbarer Nähe ablegen. Achten Sie darauf, dass die Kleidung während des Waschens nicht nass wird.
Ist der Pflegebedürftige dazu in der Lage, sollten Sie ihm ermöglichen, sich **selbstständig** und ohne Ihre Gegenwart zu waschen. Informieren Sie den Pflegebedürftigen, dass sie die Tür zum Bad nur anlehnen, damit Sie im Notfall schnell helfen können. In der Zwischenzeit können Sie andere Tätigkeiten durchführen.

Benötigt der Pflegebedürftige Ihre Anwesenheit, beobachten Sie, welche Ressourcen er bei der Körperpflege einsetzen kann und unterstützen Sie ihn nur dort, wo nötig, z. B. durch:

- **Anreichen von Pflegemitteln** (z. B. Waschlappen, Seife, Handtuch)
- Ankündigung von Pflegemaßnahmen: „Sie können sich jetzt das Gesicht waschen."
- **Übernahme einzelner Aktivitäten**, z. B. Waschen von Rücken oder Füßen, Rasur, Haarpflege
- Unterstützung der Mobilität, z. B. beim Aufstehen

Hinweis Überprüfen Sie die Funktionalität des Waschplatzes. Gerade im häuslichen Bereich kann eine Anpassung von Waschbecken oder Spiegel eine große Erleichterung darstellen (Wohnraumanpassung).

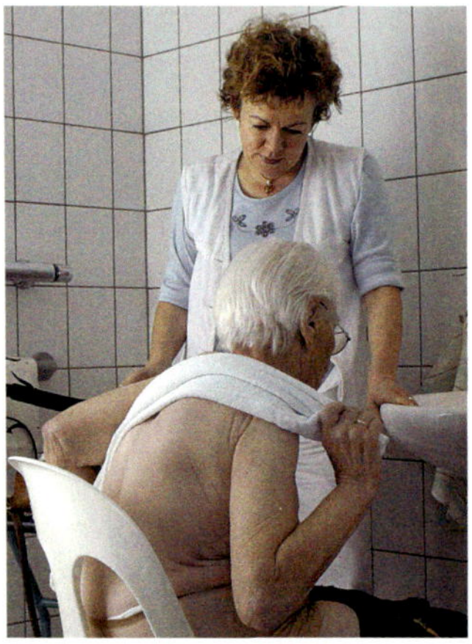

Im Sinne einer aktivierenden Pflege übernehmen Pflegende nur die Tätigkeiten, die der Pflegebedürftige selbstständig nicht durchführen kann.

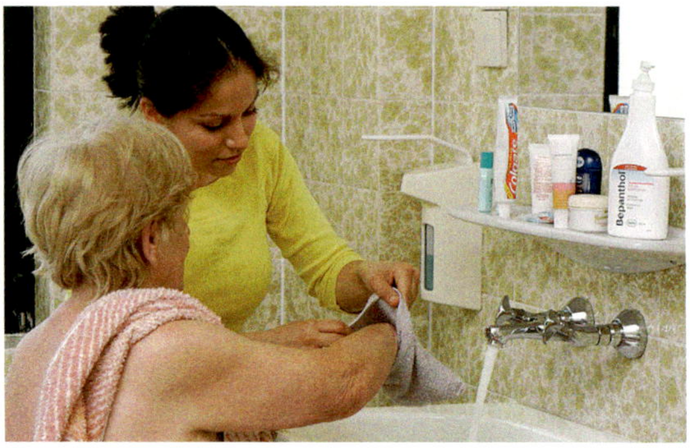

Durch Anreichen von Pflegemitteln unterstützen Sie die Selbstständigkeit der Pflegebedürftigen.

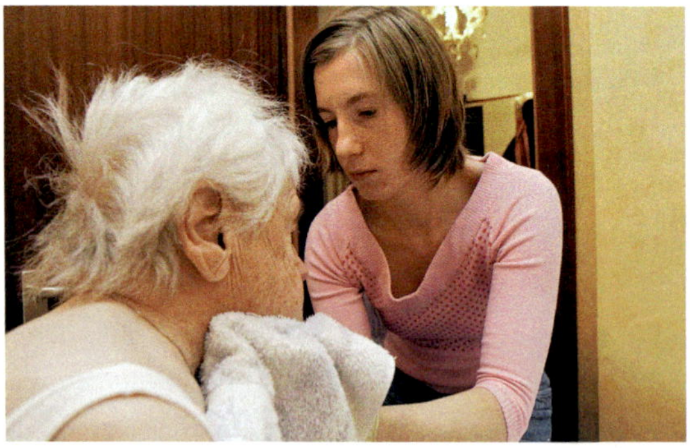

Ist die pflegebedürftige Person zum selbstständigen Waschen nicht mehr in der Lage, müssen Teile der Körperpflege übernommen werden.

Unterstützung beim Waschen im Bett

Das Waschen im Bett ist für Pflegebedürftige geeignet, die nicht mehr aufstehen können oder es aus medizinischen Gründen nicht dürfen.

Sie benötigen für die Ganzkörperwaschung im Bett zwei Ablageflächen: eine für die mit Wasser gefüllte Waschschüssel und eine für alle notwendigen Materialien. Im ambulanten Bereich können hierzu kleine Teewagen oder Nachtschränke dienen. Wenn möglich, sollte das Bett auf Arbeitshöhe gestellt sein.

Decken Sie immer nur den gerade zu waschenden Körperteil auf. Schützen Sie Bett und Bettwäsche durch ein Handtuch oder eine Unterlage vor Wasser. Auch bei der Ganzkörperwaschung im Bett sollte der Pflegebedürftige so viele Handgriffe wie möglich selbstständig übernehmen. Ist dies nicht möglich, kann das Führen seiner Hand eine gute Aktivierung darstellen.

Auch die Ganzkörperwaschung im Bett sollte nach den Bedürfnissen des Pflegebedürftigen gestaltet sein. Eine mögliche Reihenfolge der einzelnen Schritte könnte wie folgt aussehen:

- Waschen und Abtrocken von Gesicht, Augen und Ohren mit Wasser ohne Waschzusatz. Die Augen werden vom äußeren zum inneren Augenwinkel gereinigt.
- Bettdecke bis zur Hüfte zurückschlagen, Oberteil ausziehen, Brustkorb, Bauch sowie Arme und Hände waschen und abtrocknen, Pflegebedürftigen aufrichten lassen und Rücken waschen und abtrocknen, frische Oberbekleidung anziehen, Pflegebedürftigen wieder hinlegen lassen.
- Füße und Beine aufdecken und entkleiden, waschen und abtrocknen, wieder zudecken und Wasser wechseln.
- Intimbereich aufdecken, waschen und abtrocknen (Pflege des Intimbereichs ↗ S. 44), zum Waschen des Gesäßes den Pflegebedürftigen zur Seite drehen, Bettdecke entfernen und den Pflegebedürftigen vollständig ankleiden.
- Weitere Pflegemaßnahmen wie Haarpflege ↗ S. 46, Mund- und Zahnpflege ↗ S. 52 oder Bettwäschewechsel ↗ S. 112 anschließen.

Hinweis Die Ganzkörperwaschung im Bett sollte nach Möglichkeit mit zwei Personen erfolgen.

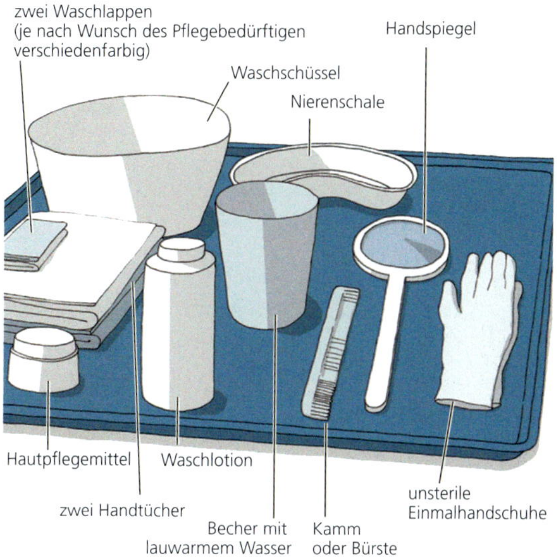

Benötigte Materialien für die Ganzkörperwaschung

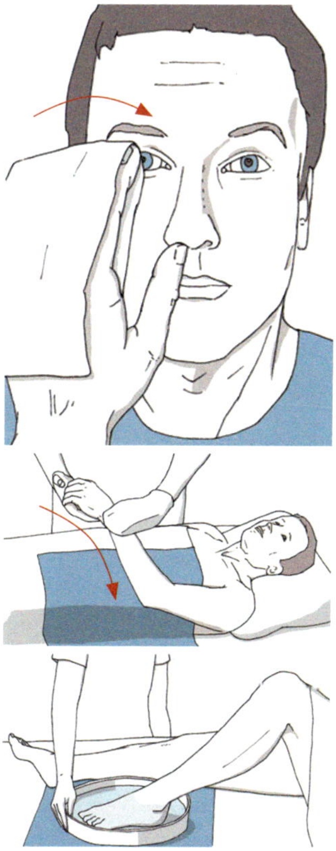

Die Ganzkörperwaschung wird in einzelnen Schritten durchgeführt. Dabei sollten die einzelnen Körperteile nie länger als nötig aufgedeckt oder nicht abgetrocknet sein.

Unterstützung beim Duschen

Insbesondere für jüngere Menschen ist die tägliche Dusche Bestandteil des persönlichen Hygienebedürfnisses. Das Duschen wird als erfrischend angesehen, die Haut wird im Vergleich zum Vollbad weniger in Anspruch genommen. Ältere Menschen sind das häufige Duschen eher nicht gewohnt. Für bewegungseingeschränkte oder geschwächte Menschen kann das Duschen sehr anstrengend und kreislaufbelastend sein. Stellen Sie sicher, dass die Duschkabine mit **Hilfsmitteln** wie Antirutschmatte, Haltegriff und Duschhocker ausgestattet ist und beobachten Sie mögliche Kreislaufreaktionen des Pflegebedürftigen.

Begleiten Sie den Pflegebedürftigen zu Fuß oder im Rollstuhl bzw. mit Gehhilfe zur Dusche. Dort kann er sich entkleiden und mit Ihrer Unterstützung die Duschkabine betreten. Kann der Pflegebedürftige selbstständig duschen, sollten Sie dennoch in erreichbarer Nähe bleiben. Bei **Unterstützungsbedarf** können Sie den Pflegebedürftigen abduschen, die Dusche danach ausschalten und ihn mit einem Waschlappen einseifen. Stellen Sie das Wasser im Anschluss wieder an und spülen Sie die Seifenreste ab. Beachten Sie dabei Folgendes:

- Überprüfen Sie die Wassertemperatur, bevor der Wasserstrahl den Pflegebedürftigen erreicht. Vor allem bei alten Wasserheizsystemen besteht Verbrühungsgefahr.
- Schützen Sie sich und Ihre Kleidung mit einer Schürze und speziellen Schuhen oder Schuhüberziehern vor dem Duschwasser.
- Integrieren Sie, wenn nötig oder erwünscht, die Haarwäsche. Dies ist einfacher als eine Haarwäsche am Waschbecken.

Hinweis Gerade bei Menschen mit Gehbehinderungen sind **barrierefreie Duschkabinen** eine große Erleichterung. Lassen Sie von einer Pflegefachkraft überprüfen, ob eine Wohnraumanpassung erwünscht und möglich ist.

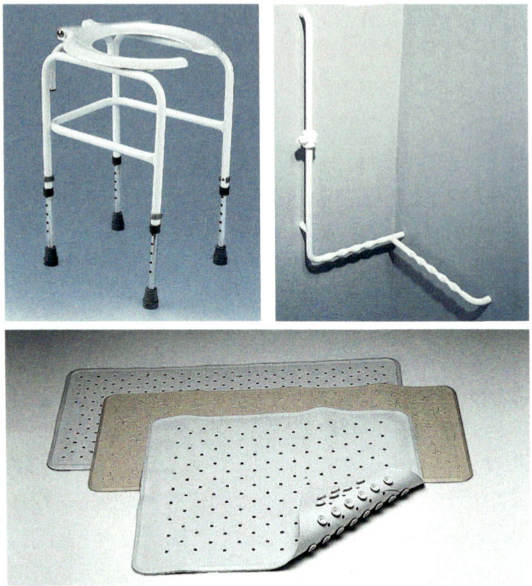

Hilfsmitttel beim Duschen: Duschhocker, Haltegriffe, Antirutschmatten für die Dusche

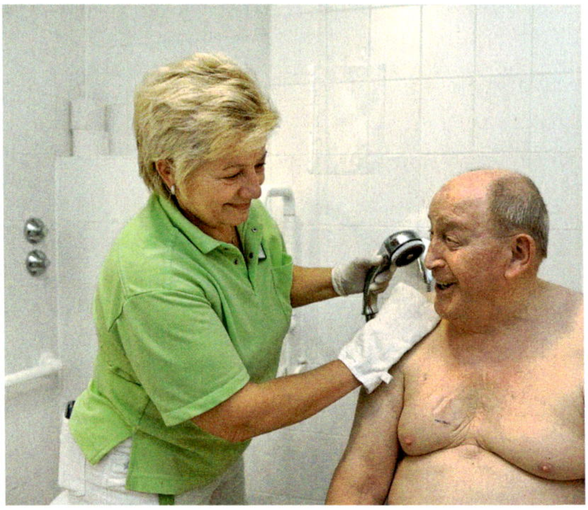

Unterstützung beim Duschen

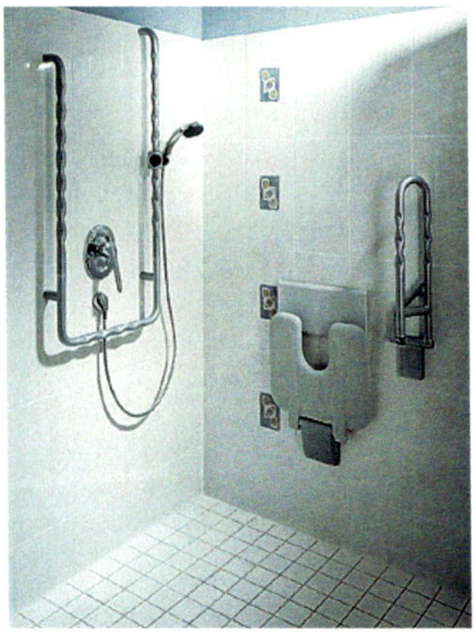

Barrierefreie Duschkabinen sind zu ebener Erde eingelassen und verfügen meist noch über weitere Hilfsmittel.

Unterstützung beim Baden

Vor allem für ältere Menschen bedeutet Baden ein einmal wöchentlich stattfindendes Reinigungsritual. Jüngeren Menschen gilt das Bad als Entspannung, als kleiner Luxus im hektischen Alltag. Pflegebedürftige empfinden das Baden häufig als eine besondere Form der Zuwendung. Gibt es im stationären Bereich so genannte Badetage, freuen sich die Pflegebedürftigen häufig schon Tage im Voraus darauf. Im ambulanten Bereich sollte im Zuge der Wohnraumanpassung, v. a. bei Bewegungseinschränkungen, die Badewanne mit **Hilfsmitteln** ausgestattet werden.

Durch verschiedene Badezusätze und Wassertemperaturen können neben dem reinigenden und entspannenden Effekt auch therapeutische Effekte erreicht werden. Letzteres erfolgt i. d. R. auf ärztliche Anordnung (z. B. spezielle Pflegebäder bei Hauterkrankungen).

Bereiten Sie das Badewasser vor und überprüfen Sie die Wassertemperatur. Sie sollte zwischen 35 und 37 °C liegen. Fügen Sie Badezusätze nach Wunsch zu. Unterstützen Sie den Pflegebedürftigen beim **Einsteigen in die Badewanne**. Bei stark eingeschränkter Bewegungsfähigkeit sollte ein **Badelifter** eingesetzt werden.

Wie auch beim Duschen bietet es sich an, z. B. die Haarwäsche ↑ S. 46 an die Körperpflege anzuschließen. Erleichtern Sie den Ausstieg aus der Badewanne, indem Sie zuerst das Wasser ablaufen lassen. Auf Wunsch und bei Bedarf können Sie im Anschluss Seifenreste abduschen. Halten Sie Handtücher in unmittelbarer Nähe bereit, da der Körper nach einem Vollbad schnell auskühlt. Es empfiehlt sich, im Anschluss eine rückfettende Körperlotion aufzutragen.

Hinweis Vollbäder sind nicht geeignet für Menschen mit schweren Herzerkrankungen, offenen entzündeten Wunden, frischen Operationswunden, Bestrahlungsfeldern und für Wöchnerinnen. Lassen Sie Pflegebedürftige, die verwirrt sind oder deren Bewusstsein eingeschränkt ist, nie unbeaufsichtigt in der Badewanne.

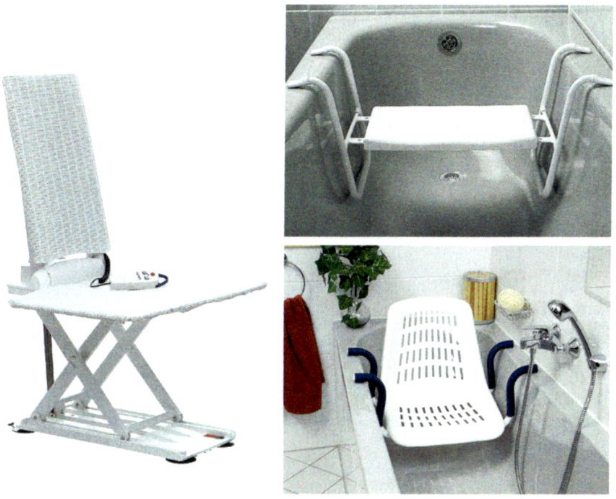

Sitzhilfen mit und ohne Lift erleichtern Ein- und Ausstieg in die bzw. aus der Badewanne.

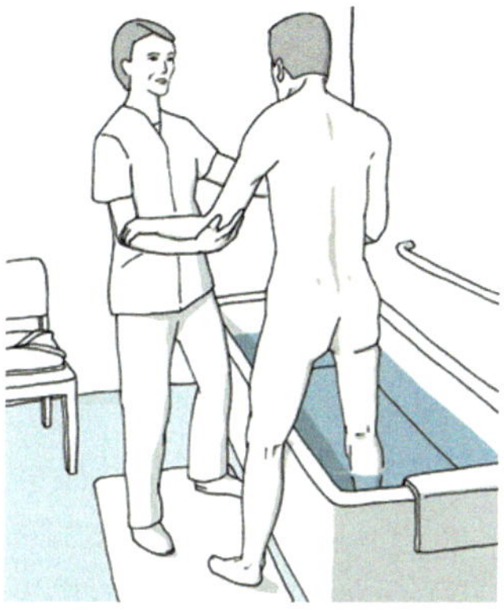

Beim Ein- und Aussteigen benötigen Pflegebedürftige oft Unterstützung.

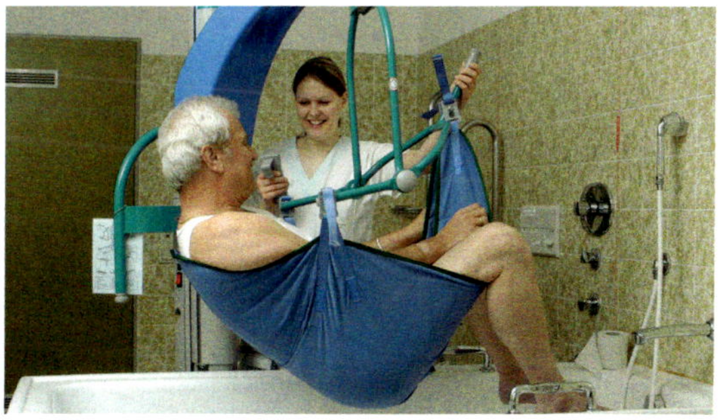

Badelifter ermöglichen auch immobilen Pflegebedürftigen das Baden.

Pflege des Intimbereichs

Die Pflege des Intimbereichs bedeutet einen Eingriff in die Privatsphäre des Menschen. Daher sollte sie so weit wie möglich von den Pflegebedürftigen selbst durchgeführt werden. Intimpflege ist i. d. R. Bestandteil der Ganzkörperpflege, kann aber auch zusätzlich nötig werden (z. B. bei Inkontinenz ↗ S. 93). Bei Menschen mit Blasenverweilkathetern wird die Katheterpflege ↗ S. 96 in die Intimpflege integriert.

Wird die Intimpflege durch eine Pflegeperson durchgeführt, sollte diese zum Schutz vor Ausscheidungen Handschuhe tragen. Wird die Intimpflege in die Ganzkörperwaschung integriert, sollte das Waschwasser aus hygienischen Gründen vor- und nachher gewechselt werden. Um das empfindliche Hautmilieu des Genitalbereichs nicht zu stören, sollte auf Waschzusätze wenn möglich verzichtet werden.

Um die **Intimpflege bei Frauen** zu erleichtern, wird die Pflegebedürftige gebeten, die Beine aufzustellen und leicht zu spreizen. So kann der Hautzustand im Scheidenbereich eingeschätzt werden. Spreizen Sie im Anschluss mit einer Hand die großen Schamlippen und reinigen Sie diese mit einem feuchten Waschlappen. Schließen Sie die Reinigung des übrigen äußeren Genitale an und halten Sie dabei zur Vermeidung von Schmierinfektionen ↗ S. 167 eine Wischrichtung in Richtung Anus ein. Trocknen Sie den Genitalbereich sorgfältig, v. a. zwischen den Hautfalten, ab.

Bei der **Intimpflege des Mannes** werden zuerst Penis und Hodensack gewaschen. Im Anschluss wird die Vorhaut vorsichtig zurückgezogen und die Eichel gereinigt. Nach dem Abtrocknen muss die Vorhaut wieder vorgeschoben werden.

Im Anschluss an die Pflege der äußeren Genitalien wird der Pflegebedürftige auf die Seite gelagert und das Gesäß gereinigt. Achten Sie dabei auf Anzeichen eines Dekubitus ↗ S. 66.

Hinweis Aus hygienischen Gründen bietet sich bei der Intimpflege eine Kennzeichnung von Waschlappen und Handtüchern an. Diese Kennzeichnung kann z. B. am Handtuchhaken erfolgen oder anhand unterschiedlicher Farben der Handtücher (dunkles Handtuch = Genitalbereich).

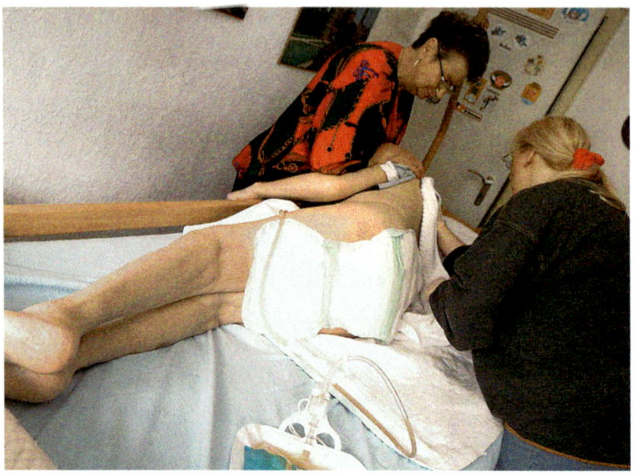

Bei Inkontinenz kann eine Intimpflege auch mehrmals täglich nötig sein. Integrieren Sie bei Bettlägrigkeit ggf. eine erfrischende Teilwaschung des Rückens zur Durchblutungsförderung sowie zur Steigerung des Wohlbefindens.

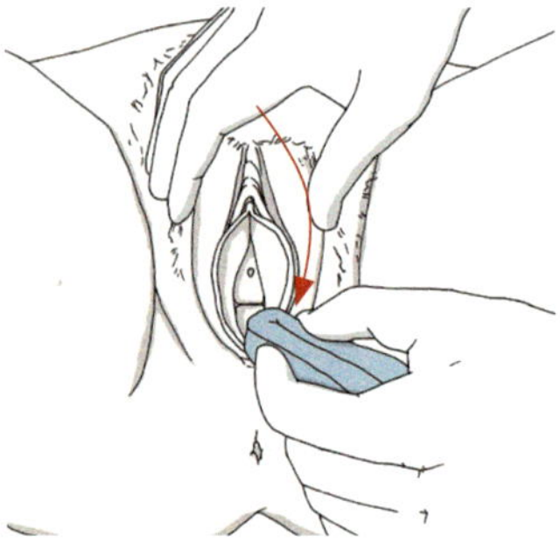

Reinigung des Intimbereichs einer Frau

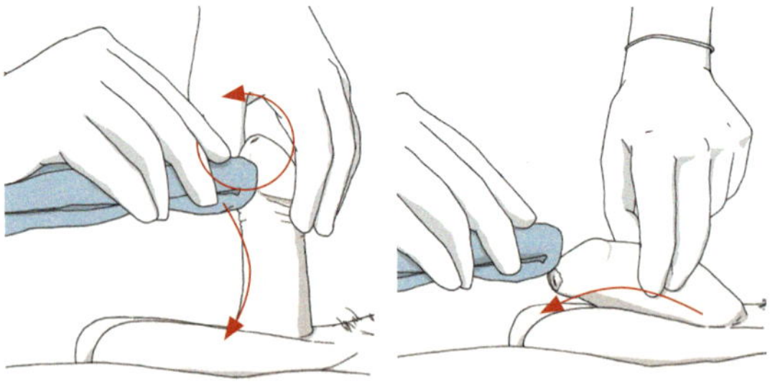

Reinigung des Penis bei zurückgezogener Vorhaut (links). Nach der Waschung wird die Vorhaut wieder vorgeschoben (rechts).

Augen-, Ohren- und Nasenpflege

Augen-, Ohren- und Nasenpflege werden i. d. R. in die Ganzkörperpflege integriert. In bestimmten Situationen kann eine spezielle Pflege notwendig sein, sie sollte nach Planung von bzw. nach der Besprechung mit einer Pflegefachkraft geschehen.

Augenpflege

Eine besondere **Augenpflege** kann bei Menschen mit einem fehlenden oder verminderten Lidschlag oder bei starken Verklebungen der Augen notwendig werden. Ziel ist es, Verklebungen zu lösen und Infektionen vorzubeugen. Bereiten Sie die **Materialien** auf einem Tablett vor. Desinfizieren Sie Ihre Hände und tränken Sie mehrere Tupfer in der Reinigungslösung (physiologische Kochsalzlösung). Ziehen Sie bei Verdacht auf infektiöse Augenerkrankungen ↗ S. 71 Handschuhe an. Wischen Sie nun mit dem getränkten Tupfer die Augen von außen nach innen aus. Benutzen Sie jeden Tupfer nur einmal und entsorgen Sie ihn anschließend.

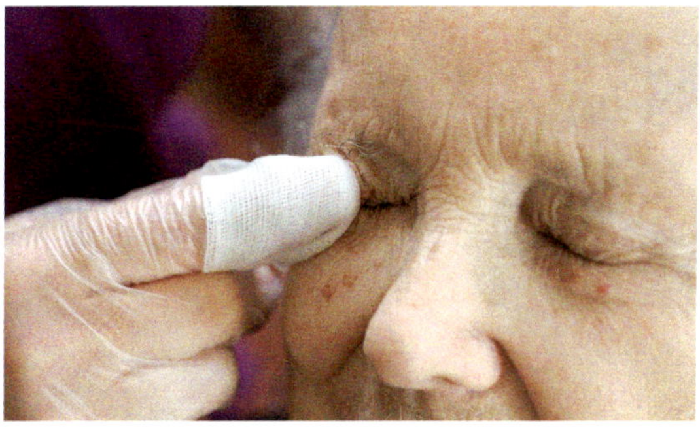

Augenpflege

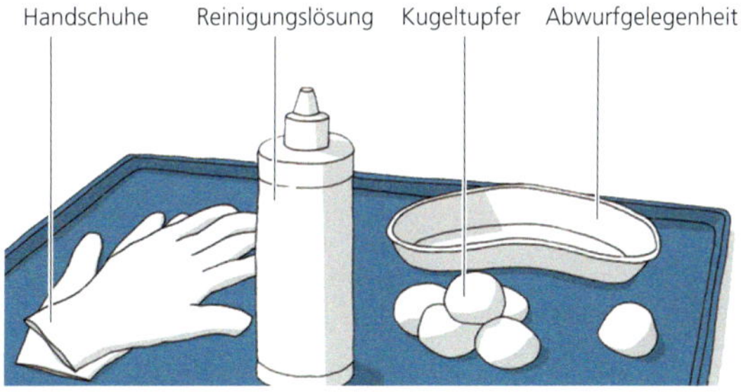

Materialien zur Augenpflege

Ohrenpflege

Die **Ohrenpflege** erfolgt i. d. R. mit lauwarmem Wasser während der Ganzkörperpflege. Dabei werden die Ohrmuschel sowie der Bereich hinter den Ohren gereinigt. Wasser und Seife sollten nicht in den Gehörgang eindringen. Tritt Ohrenschmalz aus dem Gehörgang aus, kann dies vorsichtig mit einem Waschlappen oder Wattestäbchen entfernt werden. Dringen Sie nicht mit dem Wattestäbchen in den Gehörgang ein, weil dadurch das Trommelfell verletzt werden kann.

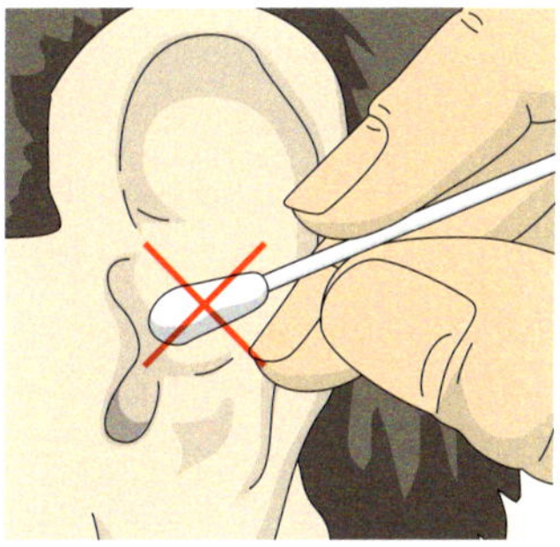

Bei der Ohrenpflege darf auf keinen Fall mit einem Wattestäbchen in den Gehörgang eingedrungen werden.

Nasenpflege

Genau wie Augen und Ohren reinigt sich die Nase durch Absondern von Sekret selbst. Beim Naseputzen werden somit auch Schmutzpartikel „entsorgt". Bei verschnupften Pflegebedürftigen sowie bei Menschen mit Bewusstseinsstörungen oder Sauerstoffsonden kann es nötig werden, das verkrustete **Nasensekret zu entfernen**. Dies erfolgt mit in Reinigungslösung getränkten Watteträgern. Die Watteträger sollten nur bis zu den Nasenflügeln eingeführt werden, um dort die Borken zu entfernen. Jeder Watteträger wird nach einmaligem Gebrauch entsorgt. Pflegen Sie Nasenhaut und -schleimhaut zum Abschluss mit einer Fettsalbe.

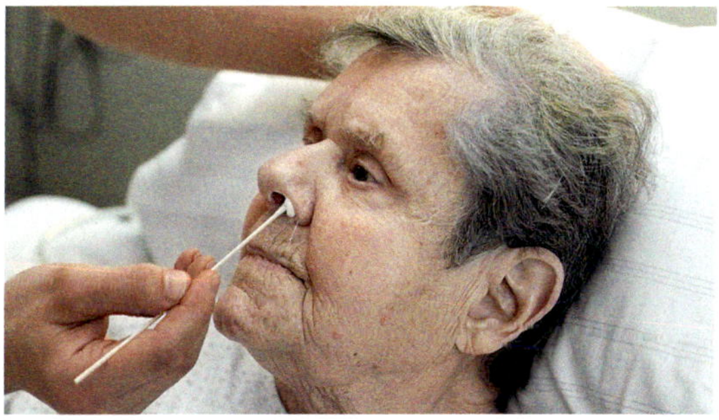

Nasenpflege

physiologische Kochsalzlösung in Wasser gelöstes Kochsalz, das in seiner Salzkonzentration der von Flüssigkeit im Körper entspricht (0,9%)

Haarpflege

Zur Haarpflege gehören das **Frisieren** und die Haarwäsche. Die Haarpflege kann unmittelbar zum persönlichen Wohlbefinden beitragen. Jeder Mensch hat dabei individuelle Vorstellungen von einer „richtig" sitzenden Frisur. Bieten Sie den Pflegebedürftigen die Möglichkeit, sich nach dem Frisieren vom Ergebnis, z. B. in einem Handspiegel, zu überzeugen.

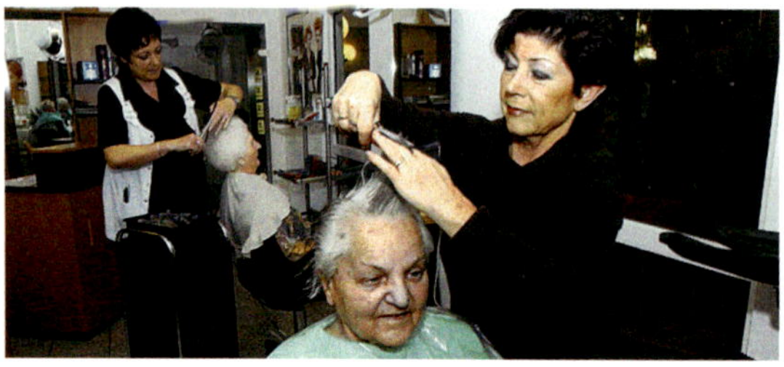

Viele größere Pflegeeinrichtungen verfügen über einen Friseursalon, der tageweise geöffnet ist.

Hinweis Stellen Sie sich einmal vor, Sie müssten mit unfrisierten Haaren aus dem Haus gehen und dürften vorher noch nicht einmal in den Spiegel schauen.

Das **Frisieren** der Haare sollte wenn möglich den Pflegebedürftigen überlassen sein. Ist es ihm nicht möglich, sollte anhand von Fotos versucht werden, die übliche Frisur durch Kämmen oder Bürsten herzustellen. Gegebenenfalls können „verlegene" Haarpartien durch Anfeuchten in Form gebracht werden. Lange Haare können auf Wunsch zu einem Zopf geflochten oder hochgesteckt werden.

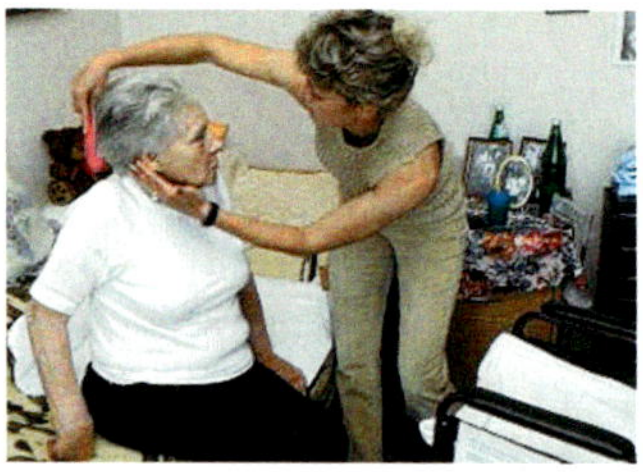

Das tägliche Kämmen und Bürsten dient auch der Massage der Kopfhaut.

Die **Haarwäsche** erfolgt ein- bis zweimal wöchentlich, bei fettigen Haaren oder auf Wunsch auch öfter. Sie kann abhängig von der Mobilität des Pflegebedürftigen beim Duschen oder Baden, am Waschbecken oder auch im Bett durchgeführt werden. Feuchten Sie das Haar an, shamponieren Sie es nach Wunsch ein- oder zweimal und wenden sie ggf. eine Spülung an. Entfernen Sie beim Ausspülen alle Shampoo- und Spülungsreste. Im Anschluss werden die Haare mit einem Handtuch vorgetrocknet und dann geföhnt.

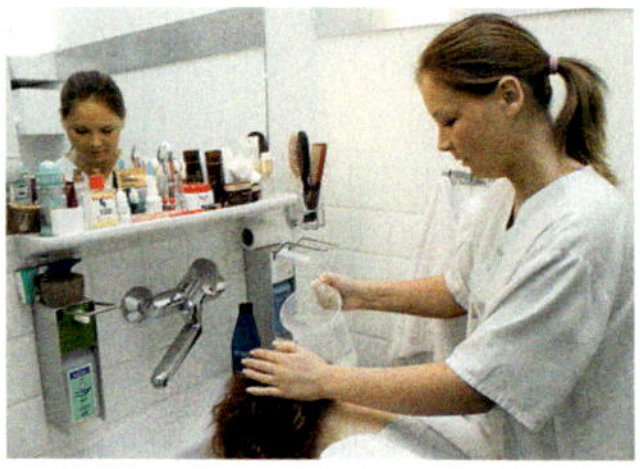

Haarwäsche am Waschbecken

Bei der **Haarwäsche am Waschbecken** sitzt der Pflegebedürftige auf einem Hocker und beugt den Oberkörper und Kopf über das Waschbecken. Das Wasser zur Haarwäsche sollte nicht direkt aus der Leitung kommen, sondern mit Hilfe einer Kanne oder Karaffe langsam über den Kopf gegossen werden.

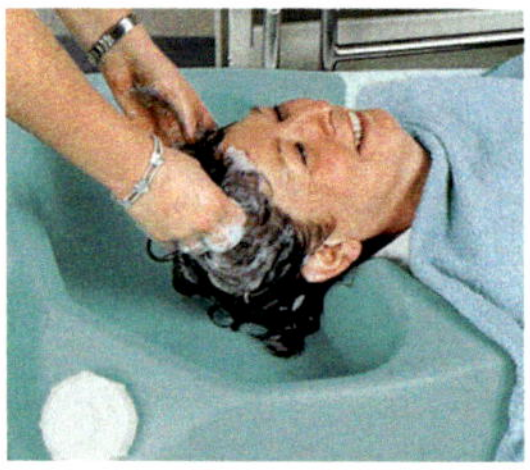

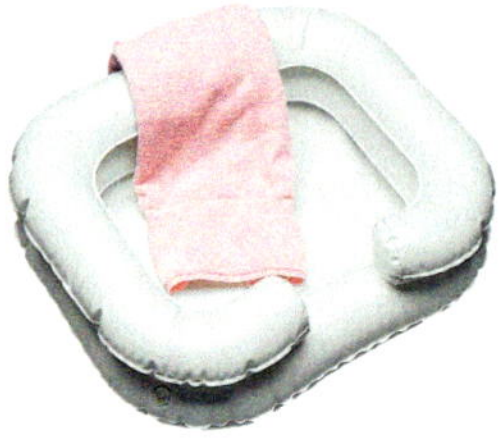

Haarwaschbecken, Kunststoffbecken

Bei der Haarwäsche im Bett können Sie spezielle **Haarwaschbecken** einsetzen oder auch mit Hilfe eines großen Abfallsacks **improvisieren**. Stellen Sie das Kopfende des Bettes flach und halten Sie einen Eimer zum Auffangen des Spülwassers bereit.

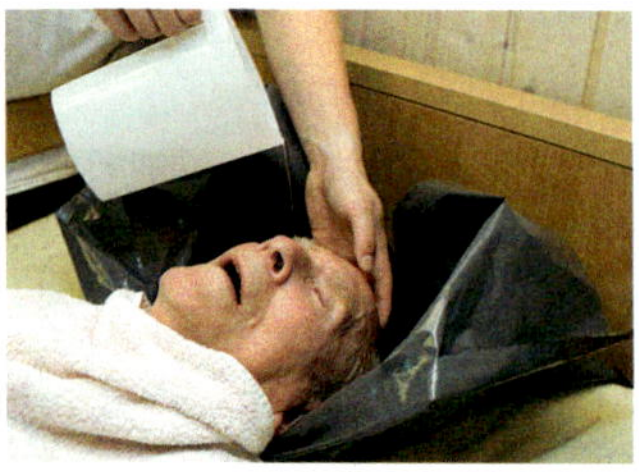

Schneiden Sie einen Abfallsack (60 l) an der Längsnaht bis zur Hälfte auf. Legen Sie das obere, offene Ende unter den Kopf des Pflegebedürftigen. Schneiden Sie eine untere Ecke ab und legen Sie diese in einen Eimer. Hier kann das Wasser ablaufen.

Hinweis Ältere Frauen sind nicht selten einen wöchentlichen Friseurbesuch zum „Waschen und Legen" gewohnt. Nach Möglichkeit sollte dies auch bei Pflegebedürftigkeit fortgeführt werden.

Rasur und Bartpflege

Rasur oder Bartpflege gehören bei erwachsenen Männern zur täglichen Körperpflege. Auch bei Frauen kann die Rasur von Körper- oder Gesichtsbehaarung zur Körperpflege dazugehören. Fragen Sie nach individuellen Vorlieben und Gewohnheiten.
Man unterscheidet die Nass- von der Trockenrasur. Während die Nassrasur besonders gründlich ist, schont die Trockenrasur empfindliche Haut. Neben diesen generellen Vorteilen haben die meisten Menschen individuelle Gepflogenheiten. Nach jeder Rasur erfolgt eine Hautpflege der rasierten Körperpartie. Geeignet sind Pflegeprodukte mit hautberuhigenden Zusätzen, wie z. B. Kamille. Alkoholhaltige Produkte sollen Entzündungen vermeiden, trocknen dafür aber die Haut aus.

Wenn möglich, führt der Pflegebedürftige die Rasur mit seinem eigenen Rasierer selbstständig durch. Der Pflegebedürftige braucht eventuell Unterstützung, um die Rasierutensilien bereitzustellen und zu reinigen. Hilfe ist ggf. auch beim Klingenwechsel (Nassrasur) notwendig. Bei feinmotorischen Störungen kann es sinnvoll sein, auf eine Trockenrasur umzusteigen, die einfacher durchzuführen ist. Übernehmen Sie die Rasur, ist Folgendes zu beachten:

Die **Trockenrasur** erfolgt mit einem elektrischen Rasierapparat. Die Haut und die Haare sind bei der Rasur trocken. Spannen Sie die Haut leicht an, damit der Rasierer besser gleiten kann. Bei sehr empfindlicher Haut sollten Sie ausschließlich in Haarwuchsrichtung rasieren. Reinigen Sie im Anschluss an die Rasur das Gerät nach Angaben des Herstellers und laden Sie ggf. den Akku wieder auf.

Die **Nassrasur** erfolgt meistens mit eigenen Rasierern (Einweg oder Mehrweg). Nur noch selten sind Rasiermesser zu finden, deren Handhabung einige Übung erfordert. Feuchten Sie die Haut mit warmem Wasser an, tragen Sie Rasierschaum mit der Hand oder mit einem Rasierpinsel auf und beginnen Sie mit der Rasur. Entfernen Sie im Anschluss Schaum- und Haarreste mit einem feuchten Waschlappen.

Tragen Pflegebedürftige einen Teil- oder Vollbart, muss dieser im Rahmen der **Bartpflege** täglich gekämmt werden. Das Stutzen der Barthaare übernimmt der Pflegebedürftige selbst oder es sollte durch den Friseur erfolgen.

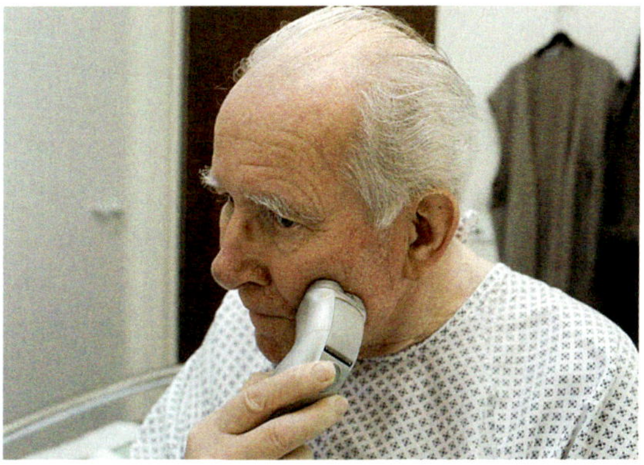

Trockenrasur mit einem elektrischen Rasierapparat

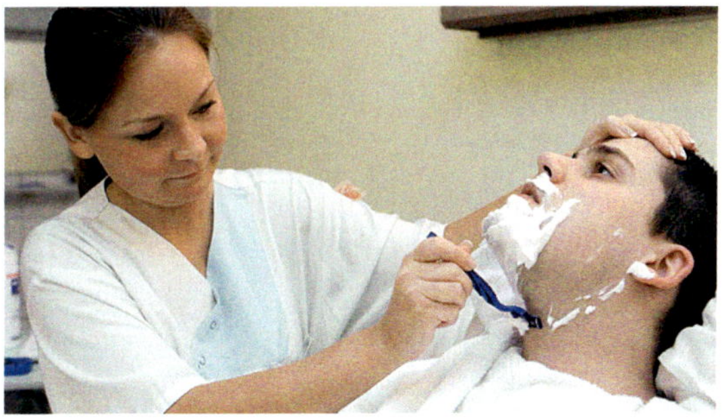

Nassrasur im Gesicht

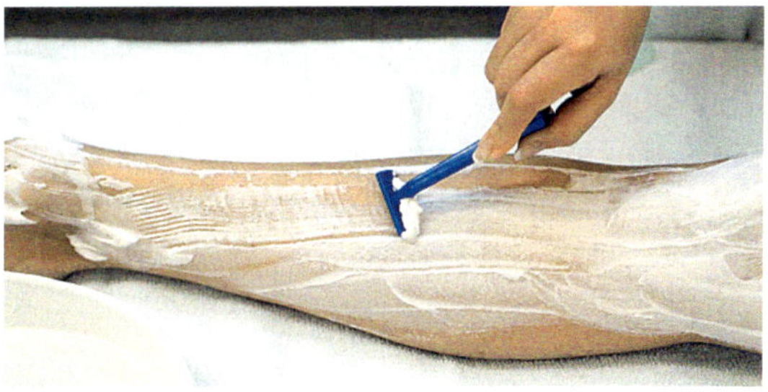

Nassrasur der Beine

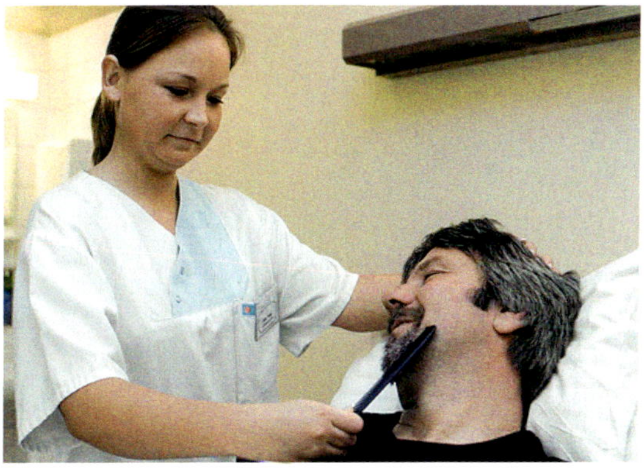

Bartpflege

Hand-, Fuß- und Nagelpflege

Handpflege

Die Reinigung der Hände unter fließendem Wasser bzw. mit einem Waschlappen erfolgt während der Ganzkörperwäsche sowie vor und nach den Mahlzeiten und bei Bedarf. Bei starker Verschmutzung sowie vor der Nagelpflege kann ein **Handbad** erfolgen. Hierzu werden die Hände für ca. 2–5 Minuten in eine Waschschüssel mit einem dem Hauttyp entsprechenden Waschzusatz eingetaucht und im Anschluss abgetrocknet und eingecremt.

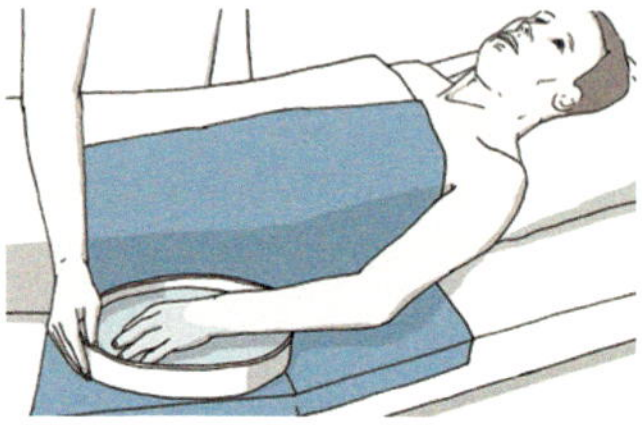

Ein Handbad kann in die tägliche Körperpflege integriert werden.

Fußpflege

Für die **Fußpflege** gelten die gleichen Grundsätze wie für die Handpflege. Fußbäder können medizinische Zusätze enthalten, jedoch auch nur zur Erwärmung kalter Füße dienen. Weil in den Zehenzwischenräume leicht Hauterkrankungen entstehen können, müssen diese besonders sorgfältig beobachtet, gereinigt und abgetrocknet werden. Damit Hautpflegeprodukte besser einwirken, können im Anschluss Baumwollsocken über die Füße gezogen werden.

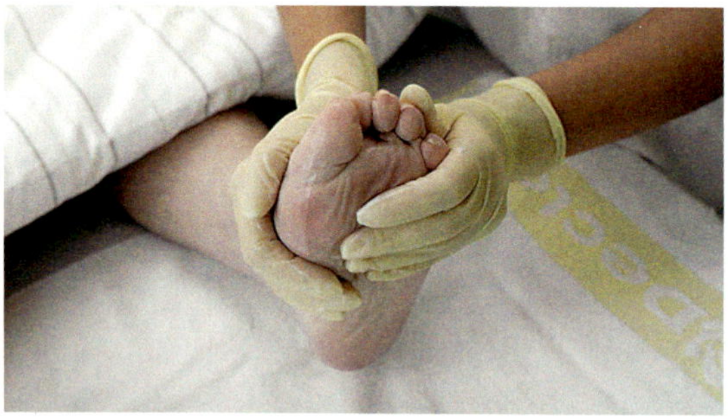

Die Fußpflege wird z. B. bei Fußpilzerkrankungen mit Handschuhen durchgeführt.

Nagelpflege

Hand- und Fußbäder weichen die Nägel auf, sie sind daher vor jeder Nagelpflege zu empfehlen. Die Nägel können mit einer Nagelschere, einer **Nagelfeile oder einem Nagelknipser** gekürzt werden. Wählen Sie das Instrument, das am besten zu den Gewohnheiten des Pflegebedürftigen und zum Zustand seiner Nägel passt. Während die Fingernägel oval bis rund geschnitten werden sollten, verhindert ein gerader Schnitt bei Fußnägeln das Einwachsen der Nägel. Das **Feilen der Nägel** verhindert das Hängenbleiben an Bettwäsche und Kleidung und sollte immer nur in eine Richtung erfolgen. Nach dem Kürzen der Nägel können letzte Rückstände unter den Nägeln mit einer Bürste entfernt werden.

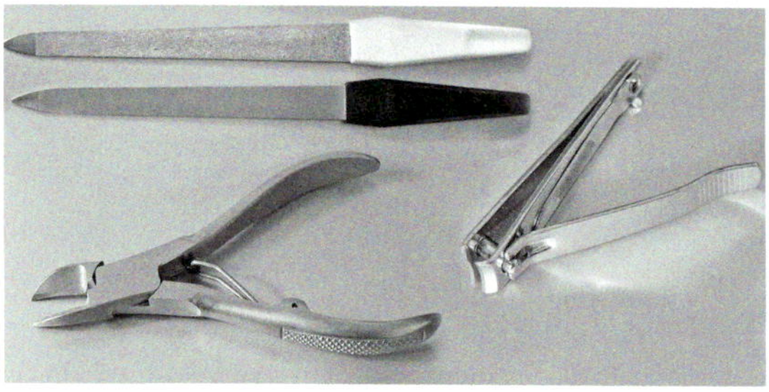

Utensilien zur Nagelpflege

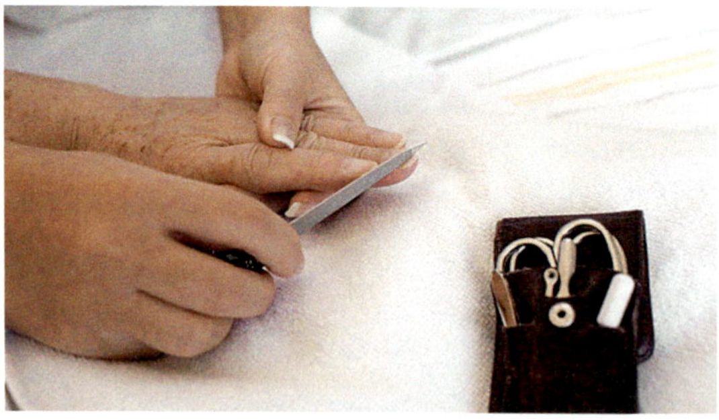

Die Pflege der Hände und Fingernägel wird Maniküre, die Pflege der Füße und Fußnägel Pediküre genannt.

Hinweis Bei starken Veränderungen von Haut oder Nägeln sollte die Nagelpflege insbesondere der Füße durch Fußpfleger (*Podologen*) erfolgen. Dies gilt auch für Pflegebedürftige mit einem erhöhten Wundrisiko, wie z. B. Menschen mit Diabetes mellitus ↗ S. 220 oder Durchblutungsstörungen ↗ S. 226 an den Füßen.

Intertrigoprophylaxe

Was ist eine Intertrigo?

Als **Intertrigo** bezeichnet man eine hochrote, nässende Entzündung einzelner Hautpartien, die durch Feuchtigkeit, Wärme und Reibung verursacht ist. Umgangssprachlich nennt man dies auch „Wolf" oder „Hautwolf".

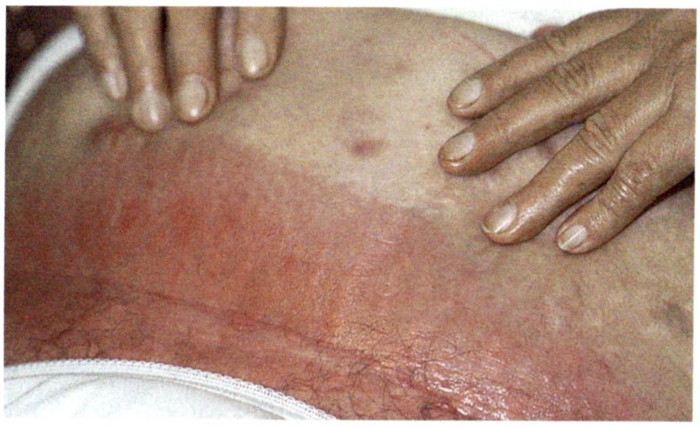

Intertrigo (hier an einer Bauchfalte)

Risikofaktoren

Die Intertrigo entsteht besonders an **sich gegenseitig berührenden Hautstellen**, wie z. B. den Achselhöhlen, der Gesäßfalte, unter den Brüsten sowie weiteren Hautfalten z. B. bei adipösen ↑S. 80 Menschen. Eine weitere Gefahr stellt das Feuchtsein der Haut dar, wie es bei starkem Schwitzen oder bei Inkontinenz ↑S. 93 vorkommt.

sich gegenseitig berührende Hautfalten
+
feuchte Haut
=
Intertrigo

Risikofaktoren für die Intertrigo

Maßnahmen

Achten Sie während der Körperpflege darauf, dass die gefährdeten Hautstellen sorgfältig abgetrocknet werden. Wechseln Sie feuchte Inkontinenzmaterialien oder verschwitzte, feuchte Kleidung sofort, reinigen Sie die Haut und trocknen Sie sie ab.

Bei bettlägerigen Pflegebedürftigen kann es sinnvoll sein, die Hautfalten durch Einlage von **Kompressen** zu trennen. Bei mobilen Menschen ist diese Maßnahme eher ungeeignet, da die Kompressen verrutschen und zu zusätzlicher Hautreibung führen können.

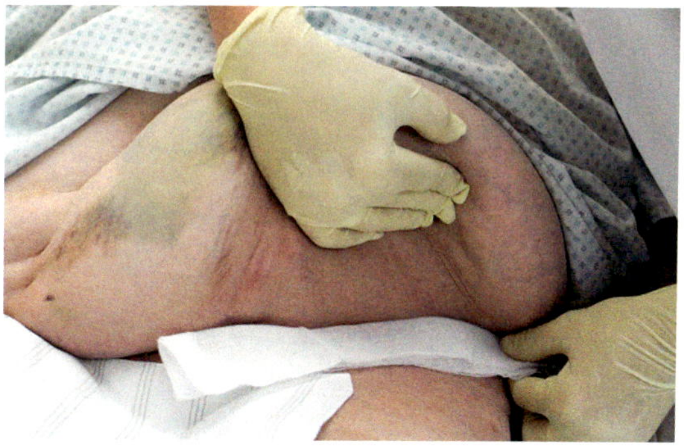

Einlegen von Kompressen zur Intertrigoprophylaxe

Hinweis Die Intertrigo ist ein guter Nährboden für Krankheitserreger. In diesem Fall spricht man auch von einer Superinfektion ↑S. 167. Beobachten Sie betroffene Stellen auf weitere Veränderungen, wie z. B. weißlichen Belag, und informieren Sie ggf. eine Fachkraft oder den Arzt.

Adipös, Adipositas Fettleibig(keit)

Beobachtung der Mundhöhle

Beobachtet wird der Zustand der Lippen, Zunge, Mundschleimhaut und Zähne sowie des Zahnfleisches. Vor der Beobachtung wird der Pflegebedürftige gefragt, ob er Schmerzen im Mund oder Beschwerden beim Kauen und Schlucken hat. Der Pflegende achtet darauf, ob beim Pflegebedürftigen evtl. Mundgeruch vorhanden ist. Entweder öffnet der Pflegebedürftige den Mund selbstständig oder der Mund wird durch vorsichtiges Nach-unten-Drücken des Unterkiefers geöffnet. Mit der Taschenlampe wird die Mundhöhle ausgeleuchtet, der Spatel hilft, die Zunge zu positionieren.

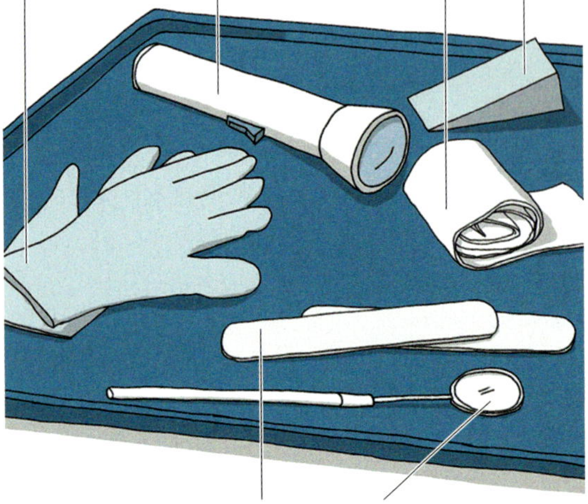

Materialien zur Inspektion der Mundhöhle

Der gesunde Mund

Beim gesunden Mund sind
- die Haut der Lippen intakt,
- die Mundschleimhaut und die Zunge rosig, feucht und ohne Beläge,
- das Zahnfleisch hell und frei von Schwellungen,
- die Zähne fest und intakt und
- alle Zähne erhalten oder durch intakte Prothesen ersetzt.

Die Pflegebedürftigen verspüren keine Beschwerden beim Kauen oder Schlucken, der Mundgeruch ist neutral.

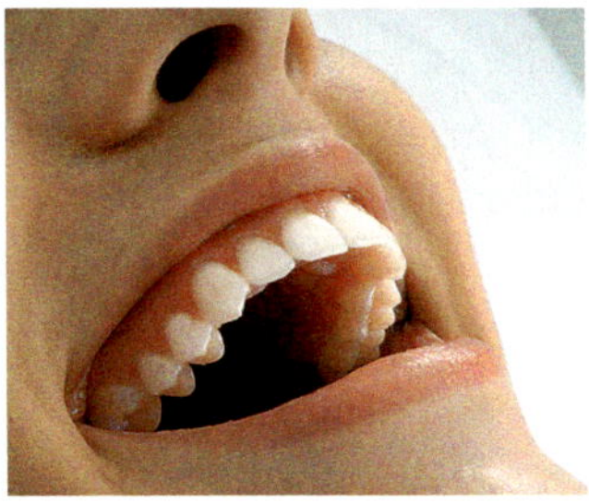

Der gesunde Mund

Veränderungen an Mund und Zähnen

Mundtrockenheit (*Xerostomie*)

Die Mundschleimhaut ist sichtbar trocken, ggf. bilden sich Hautfetzen und schleimig-weißlicher Belag. Bei Mundtrockenheit erfolgt eine engmaschige, gründliche Mundpflege sowie Anregung der Kautätigkeit.

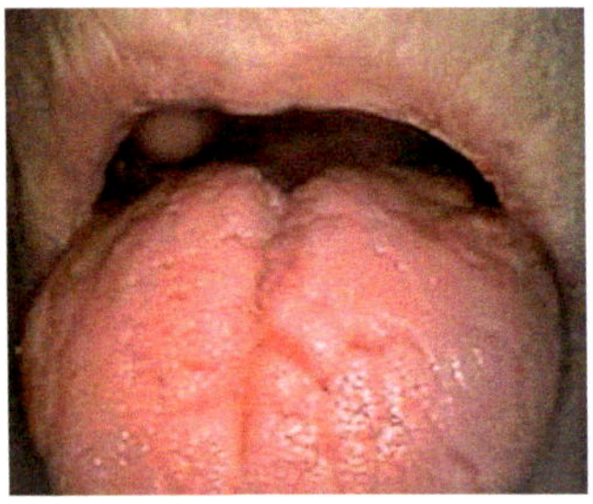

Der trockene Mund

Schrunden (*Rhagaden*)

Typischerweise finden sich diese Einrisse am Lippenwinkel als Folge von Nährstoff- oder Vitaminmangel. Es sollte eine Fachkraft, ein Ernährungsberater oder ein Arzt informiert werden.

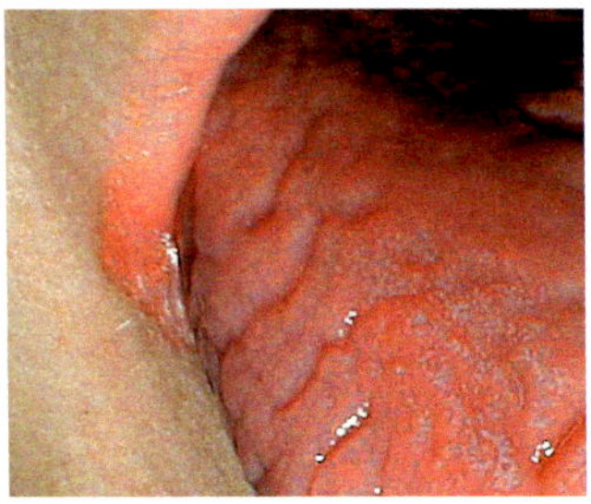

Rhagaden treten meist am Lippenwinkel auf.

Aphthen

Aphthen sind als kleine, schmerzhafte, ovale, weißliche Abschürfungen an den Schleimhäuten zu erkennen. Es sollte eine Fachkraft oder ein Arzt informiert werden.

Soorpilzinfektion (*orale Candidose*)

Bei einer Mundsoorpilzinfektion ist die Mundschleimhaut weißlich belegt. Die Betroffenen klagen über einen pelzigen Geschmack, Appetitstörungen und Schmerzen. Mundgeruch ist zu bemerken. Es sollte eine Fachkraft oder ein Arzt informiert werden.

Entzündung der Ohrspeicheldrüse (*Parotitis*)

Eine Parotitis führt meist zu einer einseitigen Schwellung des hinteren Wangenbereichs. Manche Betroffene äußern Schmerzen. Es sollte eine Fachkraft oder ein Arzt informiert werden.

Entzündung des Zahnfleischs (*Gingivitis*)

Bei einer Gingivitis ist das Zahnfleisch stark gerötet und geschwollen. Die Betroffenen äußern Schmerzen und es ist Mundgeruch zu bemerken. Es sollte eine Fachkraft oder ein Arzt informiert werden.

Zahnbettentzündung (*Parodontitis*)

Das Zahnfleisch zeigt bei einer Parodontitis die gleichen Symptome wie bei der Gingivitis, hinzu kommen Zahnfleischbluten und ggf. eine Lockerung der Zähne. Die Parodontitis sollte von einem Zahnarzt behandelt werden.

Zahnbelag (*Plaque*) und Zahnstein

Plaque ist ein meist weißer Belag auf den Zähnen, der aus Bakterien besteht. Zahnstein findet sich meist als bräunliche, stark haftende Substanz am Zahnhals. Während die Plaque durch Zähneputzen entfernt werden kann, muss Zahnstein vom Zahnarzt entfernt werden.

Zahnfäulnis (*Karies*)

Im fortgeschrittenen Stadium ist Karies durch schwärzliche „Löcher" in den Zähnen erkennbar; Betroffene äußern Zahnschmerzen oder lehnen die Nahrungsaufnahme ab. Im Anfangsstadium können Zahnbeschwerden einen Hinweis geben. Karies muss zahnärztlich versorgt werden.

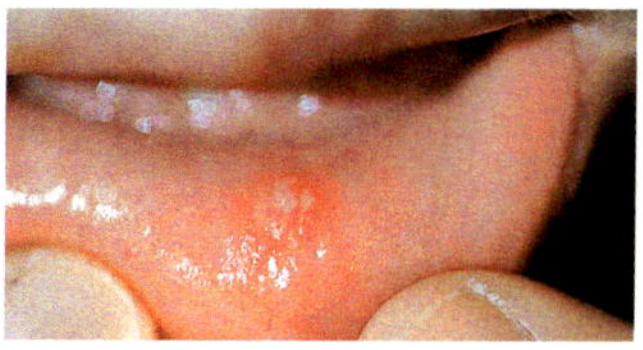

Aphthen sind meistens sehr schmerzhaft.

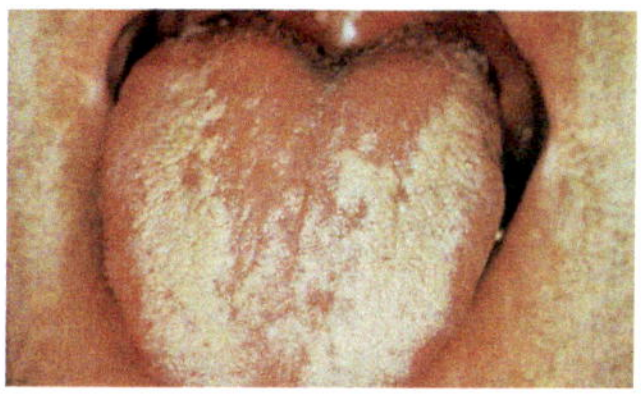

Mundsoor (hier der Zunge) betrifft häufig immungeschwächte Menschen.

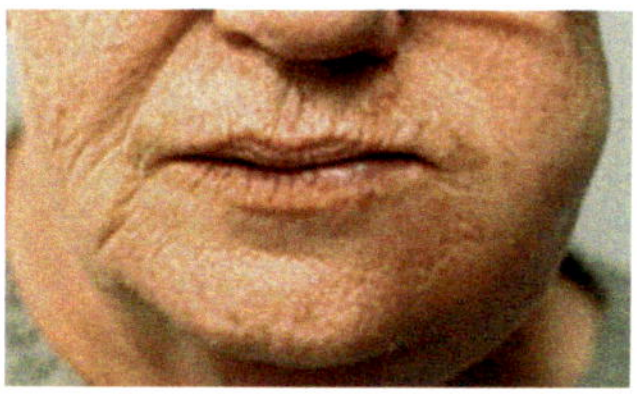

Eine Parotitis kann bei Nahrungskarenz auf Grund der fehlenden Speichelsekretion auftreten.

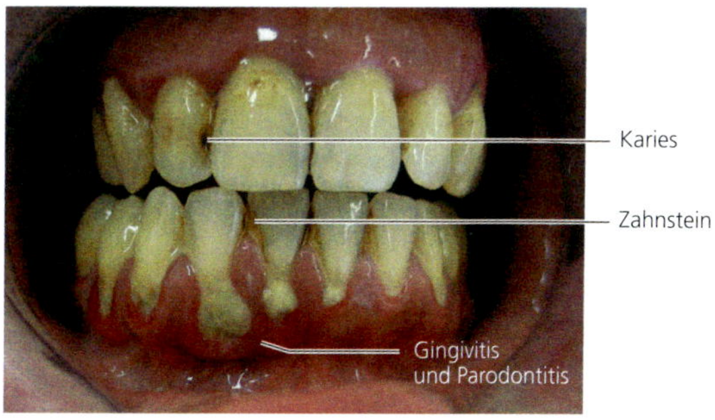

Gingivitis, Parodontitis, Zahnstein und Karies müssen von einem Zahnarzt behandelt werden.

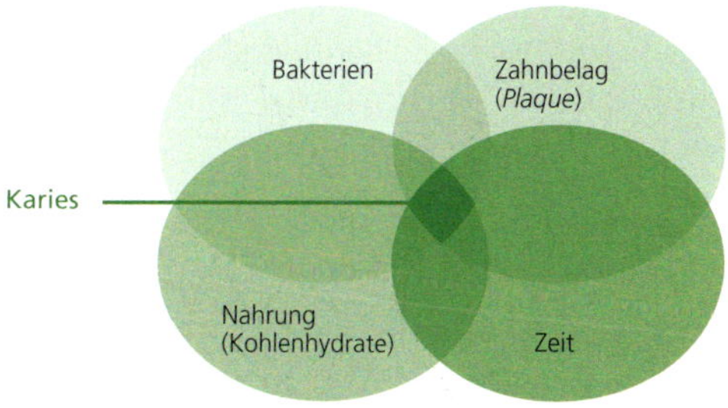

Karies entsteht, wenn sich die Bakterien im Zahnbelag über einen längeren Zeitraum festsetzen und gemeinsam mit den in der Nahrung vorhandenen Kohlenhydraten zahnschädigende Milchsäure produzieren. Diese zersetzt die Zahnsubstanz.

Pflegerische Unterstützung bei der Mund- und Zahnpflege

Zähne putzen

Ziel

Das Zähneputzen soll die Zähne und ihre Zwischenräume von Zahnbelag reinigen, damit keine Karies, Zahnfleischentzündung oder andere Erkrankungen der Mundhöhle entstehen.

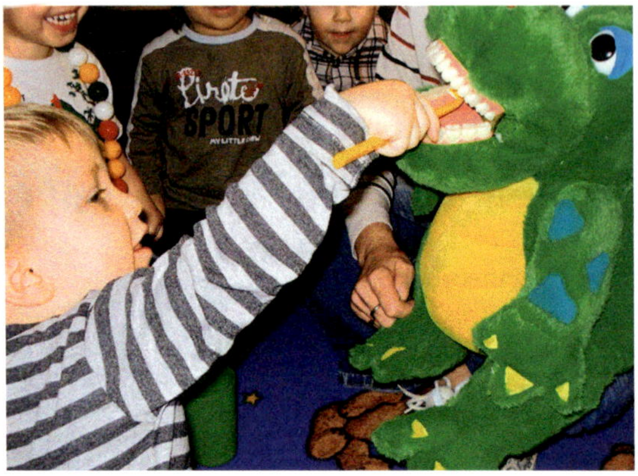

Bereits im Kindergartenalter lernen Kinder das richtige Zähneputzen, um Erkrankungen der Zähne vorzubeugen.

Hinweis Das Zähneputzen erfolgt nach den individuellen Gepflogenheiten der Pflegebedürftigen oder regelmäßig nach den Mahlzeiten.

Benötigte Materialien

Zahnbürste, Zahnpasta, Zahnputzbecher, Wasser, ggf. Mundspüllösung, ggf. Nierenschale zum Ausspucken, Handtuch, bei bettlägerigen Pflegebedürftigen zusätzlich ein Wäscheschutz

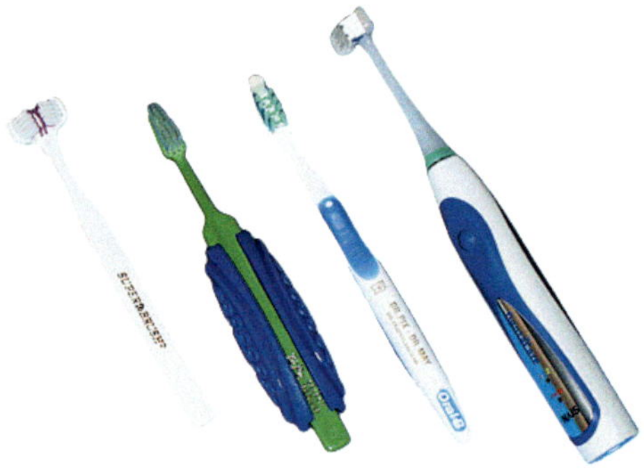

Zahnbürsten gibt es in unterschiedlichen Formen und Härtegraden.

Vorbereitung

Pflegebedürftigen aufsetzen (lassen), mobile Personen zum Waschbecken begleiten, Oberbekleidung mit einem Handtuch abdecken

Durchführung

Mund mit lauwarmem Wasser ausspülen (lassen), Zahnpasta auf die Zahnbürste auftragen, Mund öffnen (lassen), Zahnbürste in kreisenden Bewegungen mit leichtem Druck vom (roten) Zahnfleisch in Richtung (weißer) Zahn bewegen, dabei alle Zähne nach Möglichkeit in einer festen Reihenfolge putzen, im Anschluss den Mund spülen (lassen), Mund abtrocknen

Reihenfolge: Außenfläche, Kaufläche, Innenseite

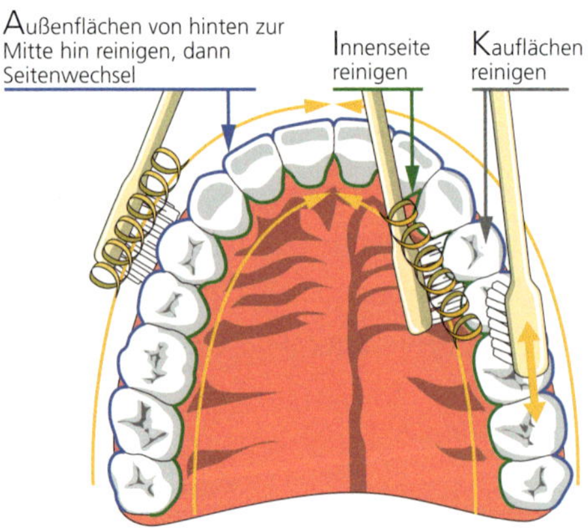

Reihenfolge beim Zähneputzen

Nachbereitung

Pflegebedürftigen nach Wunsch lagern oder zum Bett bzw. Stuhl begleiten, Zahnbürste und Zahnputzbecher von Zahnpastaresten unter lauwarmem Wasser reinigen, ggf. Nierenschale ausspülen und reinigen

Spülen der Mundhöhle

Materialien
Spülbecher (ggf. mit Aufsatz oder Strohhalm), Wasser oder Mundspüllösung, Handtuch, bei bettlägerigen Pflegebedürftigen zusätzlich Wäscheschutz und Nierenschale zum Auffangen der Spülflüssigkeit

Vorbereitung
Pflegebedürftigen aufsetzen (lassen) oder zum Waschbecken begleiten, Oberbekleidung abdecken

Durchführung
Kleidung oder Bettwäsche abdecken, Spülbecher anreichen, bei bettlägerigen Personen zum Ausspucken Nierenschale unter das Kinn halten, Mund abtrocknen (lassen), ggf. Lippenpflege mit Fettstift oder -creme auftragen

Nachbereitung
Pflegebedürftigen lagern oder zum Bett bzw. Stuhl begleiten, Materialien entsorgen

Auswischen der Mundhöhle

Vorbereitung
Materialien bereitlegen, Pflegebedürftigen informieren, Kleidung oder Bettwäsche abdecken

Durchführung
Inspektion der Mundhöhle mit Taschenlampe, Tupfer mit Péanklemme aufnehmen und in Spüllösung tränken, Mund öffnen (lassen), Mundhöhle oder einzelne Stellen mit Tupfer auswischen, Tupfer entsorgen, neuen Tupfer aufnehmen und Vorgang wiederholen, abschließende Lippenpflege mit Fettstift oder -creme

Nachbereitung
Pflegebedürftigen lagern, Materialien entsorgen bzw. reinigen, Péanklemme desinfizieren, Spülbecher und Nierenschale reinigen

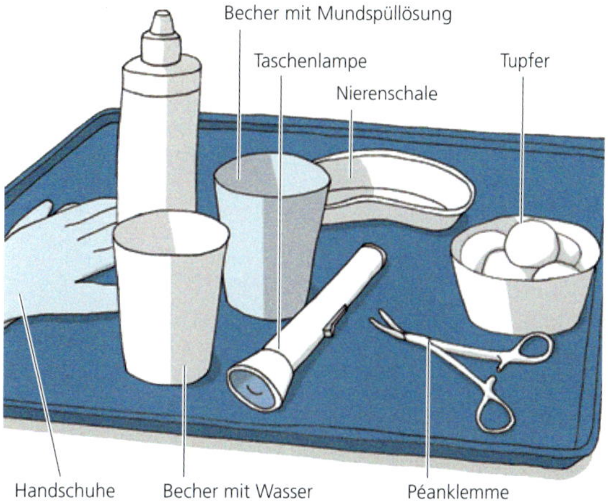

Materialien für das Auswischen der Mundhöhle

Hinweis Während das Spülen der Mundhöhle der Erfrischung oder Pflege der Mundhöhle sowie der Anregung des Speichelflusses dient, ist das Auswischen der Mundhöhle eine geeignete Maßnahme zur Mundpflege bei Menschen mit getrübtem Bewusstsein. Beide Maßnahmen ersetzen nicht das Zähneputzen.

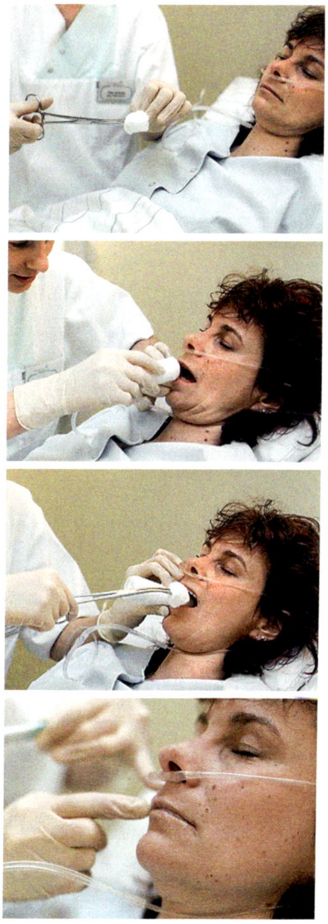

Auswischen der Mundhöhle

Reinigen von Zahnprothesen

Ziel

Entfernen von Verunreinigungen und Nahrungsmittelrückständen, allgemeine Mundhygiene

Materialien

Das, was der Pflegebedürftige gerne nimmt bzw. das, was der Zahnarzt empfiehlt, meistens Prothesenzahnbürste, spezielle Prothesenreinigungsmittel, ggf. Prothesenreinigungsbehälter, bei bettlägerigen Personen zusätzlich Wäscheschutz und Nierenschale

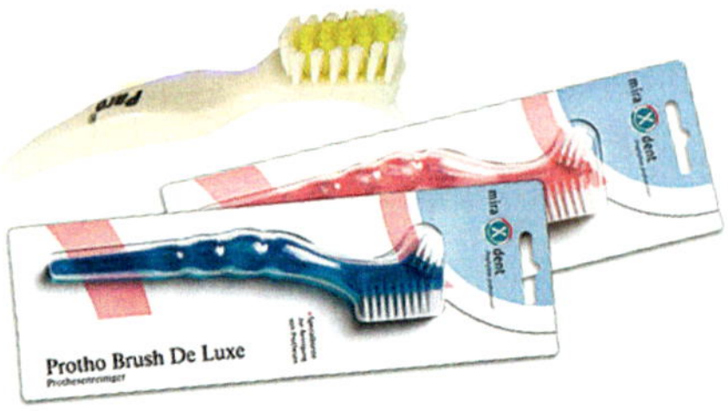

Prothesenzahnbürste

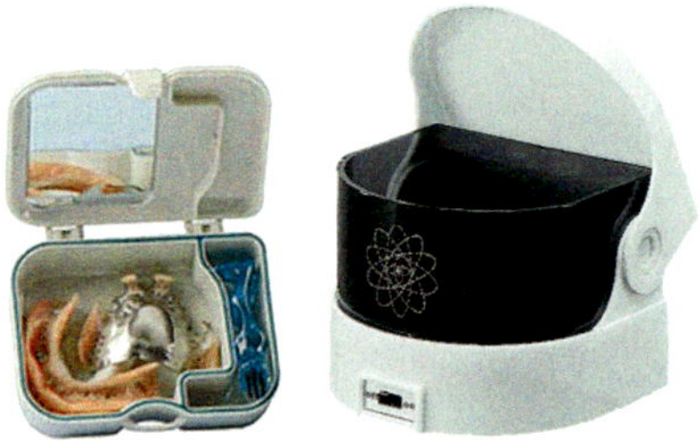

Prothesenreinigungsbehälter

Vorbereitung

Spülen der Mundhöhle, Entfernen(lassen) der Prothese, zuerst die Oberkiefer-, dann die Unterkieferprothese, bei Teilprothesen zuerst die Art der Befestigung in Erfahrung bringen

Hinweis Damit Zahnprothesen beim Herunterfallen nicht kaputtgehen, sollte entweder ein Waschlappen ins Waschbecken gelegt werden oder etwas Wasser eingefüllt werden. Sollten Schäden bemerkt werden, muss ein Zahntechniker die Reparaturmaßnahmen durchführen. Eigene Reparaturversuche können den Schaden verschlimmern.

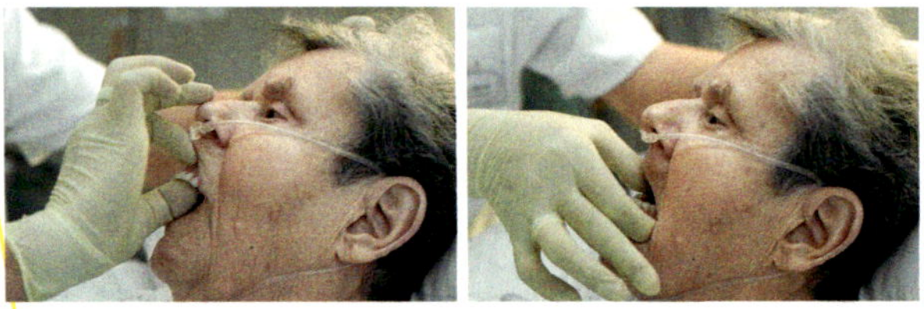

Zum Entfernen der Oberkieferprothese (links) den Daumen von innen gegen die Schneidezähne und in Richtung Nase drücken. Dadurch lockert sich die Prothese und kann durch vorsichtiges Drehen aus der Mundhöhle entnommen werden. Die Unterkieferprothese lösen Sie durch leichtes Hin- und Herbewegen (rechts).

Durchführung

Auf Wunsch Prothese kurz in Reinigungsbad einweichen, in der Zwischenzeit die Mundhöhle spülen (lassen) und im Anschluss die Mundhöhle v. a. auf Druckstellen an der Mundschleimhaut inspizieren, die Prothese aus dem Reinigungsbad entnehmen und mit der Prothesenzahnbürste säubern, keine Zahnpasta benutzen, weil die darin enthaltenen Schleifmittel die Prothese beschädigen könnnen, die Prothese unter fließendem Wasser abspülen, hartnäckige Verschmutzungen unbedingt in einem Ultraschallbad (z. B. beim Zahnarzt) entfernen, auf keinen Fall mit scharfen oder spitzen Gegenständen bearbeiten.

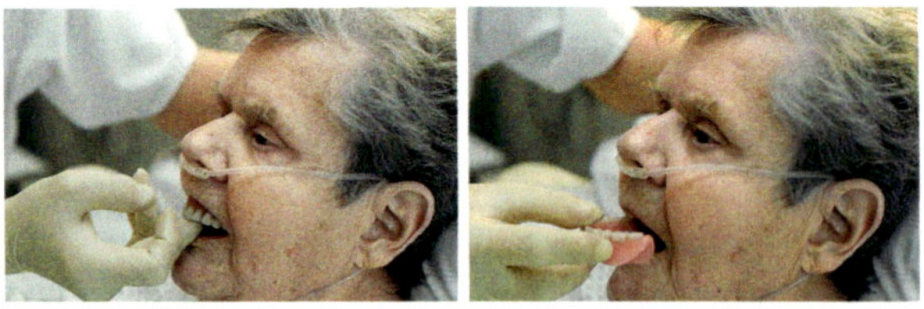

Die Oberkieferprothese einsetzen (links), den Pflegebedürftigen auffordern, diese festzusaugen; nach dem Einsetzen der Unterkieferprothese (rechts) fordern Sie den Pflegebedürftigen auf, durch „Zubeißen" die Prothese zurechtzurücken und zu fixieren.

Nachbereitung

Prothese einsetzen (lassen), zuerst die Oberkiefer-, dann die Unterkieferprothese, den festen Sitz überprüfen, Pflegebedürftige zum korrekten Sitz bzw. möglichen Schmerzen befragen, Materialien entsorgen

Prophylaxen

Soor- und Parotitisprophylaxe

Soorpilzinfektionen ↗ S. 51 und Parotitis ↗ S. 51 entstehen v. a. bei schwer kranken oder abwehrgeschwächten Menschen, die wenig oder keine Nahrungsmittel zu sich nehmen. Eine weitere Risikogruppe sind Menschen, die parenteral ↗ S. 88 ernährt werden. Wichtigste Voraussetzung, um Soor und Parotitis zu vermeiden, ist eine intakte und feuchte Mundschleimhaut. Um den Speichelfluss zu stimulieren, muss die Kautätigkeit angeregt werden.

Dazu werden kauintensive Nahrungsmittel in kleinen Portionen verabreicht. Dazu gehören z. B. Brotrinde, zuckerfreie Gummibärchen, Kaubonbons oder Kaugummis, Dörrobst oder Dörrfleisch. Besteht Aspirationsgefahr ↗ S. 109 oder eine Anordnung von Nahrungskarenz, können Lebensmittel in Gaze eingewickelt werden. Die Pflegende hält dann das zusammengewickelte Ende der Gaze fest, während der Pflegebedürftige auf dem Nahrungsmittel kaut. Ein nachfolgendes Zähneputzen dient der Kariesprophylaxe und stimuliert ebenfalls die Speichelsekretion.

Weitere Maßnahmen zur Soor- und Parotitisprophylaxe sind das Ausspülen und das Auswischen der Mundhöhle.

Kariesprophylaxe

Ziel der Kariesprophylaxe ist es, den natürlichen Zahnhalteapparat zu erhalten und die Entstehung von Karies zu verhindern.

- **Ernährung:** Eine vollwertige Ernährung hilft, den Zahnapparat zu erhalten. Zuckerarme Kost ist dabei zu bevorzugen.
- **Zahnpflege:** Der Zahnbelag sollte durch Zähneputzen mindestens zweimal am Tag entfernt werden. Auch nach dem Genuss von stark zuckerhaltigen oder säurehaltigen Lebensmitteln (z. B. Fruchtsäfte, Cola) ist das Zähneputzen zu empfehlen.
- **Regelmäßige Zahnarztbesuche:** Hier können bereits Vorstufen von Karies erkannt und behandelt werden.

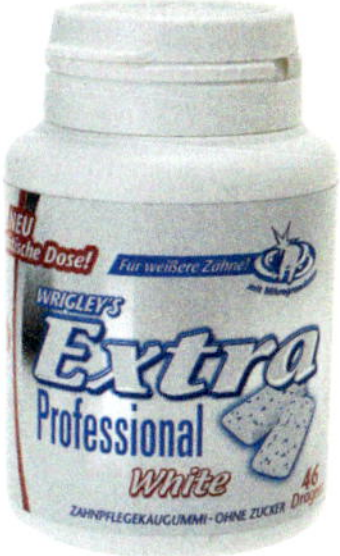

Kaugummi regt die Kautätigkeit und damit den Speichelfluss an. Damit das Kariesrisiko nicht erhöht wird, sollte auf zuckerfreie Kaugummis zurückgegegriffen werden.

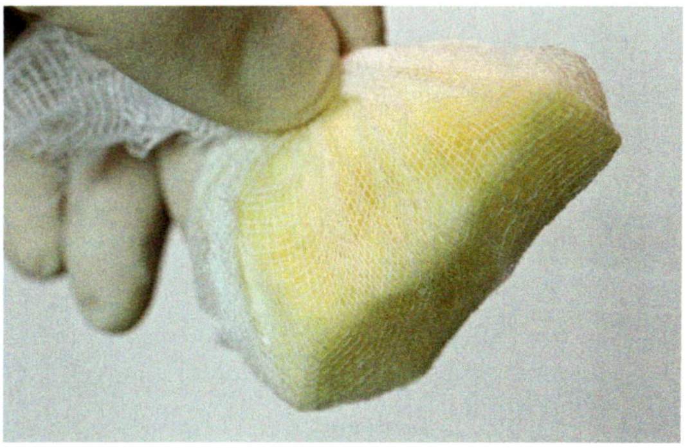

Werden Lebensmittel in Gaze eingewickelt und am Ende festgehalten, können Pflegebedürftige sich daran nicht verschlucken.

Bausteine der Zahngesundheit

sich zahngesund ernähren

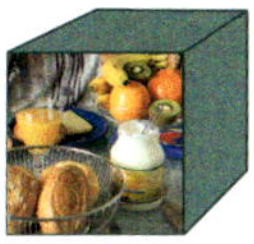

eine gute Mundhygiene betreiben

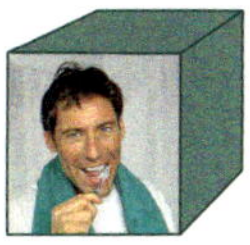

regelmäßig zum Zahnarzt gehen

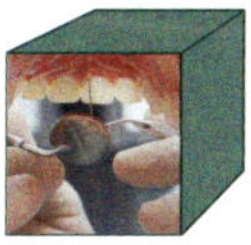

(Untersuchungen, Individualprophylaxe, Fissurenversiegelung)

www.kariesvorbeugung.de
Hier finden Sie zahlreiche Informationen und Broschüren rund um das Thema Kariesprophylaxe.

Aspirationsgefahr Gefahr des Verschluckens
Karenz Verzicht, Enthaltsamkeit
Gaze auch Mull genannt, dünnes, leichtes Textilgewebe, z. B. in Form von Mullbinden

Beobachtung von Beweglichkeit und Bewegungsmustern

Gesunde Körperhaltung

Der gesunde Mensch hält seinen Körper gerade und aufrecht. Der Kopf ist leicht erhoben, die Muskulatur locker. Im Sitzen ist der Oberkörper aufgerichtet und die Oberschenkel bilden mit dem Rumpf sowie mit den Unterschenkeln einen rechten Winkel. Die Gehbewegung ist rhythmisch und erscheint harmonisch. Die Arme werden unwillkürlich mit bewegt.

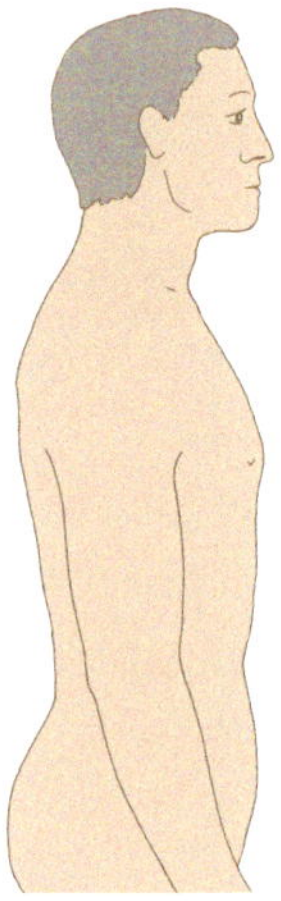

aufrechte Körperhaltung

Einschränkungen der Beweglichkeit

Teilweise oder komplette Einschränkungen der Beweglichkeit werden als Immobilität bezeichnet.

Immobilität kann zu zahlreichen Folgeerscheinungen führen, denen mit Hilfe geeigneter Prophylaxemaßnahmen ↗ S. 65 vorgebeugt werden sollte. Berücksichtigen Sie, dass Immobilität zu Einschränkungen der Muskel- und Herz-Kreislauf-Tätigkeit führt, die eine weitere Leistungsminderung zur Folge haben können.

Reduzierter Allgemeinzustand

Zum reduzierten Allgemeinzustand (AZ ↓) gehört auch eine allgemeine Minderung der Beweglichkeit, obwohl die Funktionsfähigkeit des Bewegungssystems gegeben ist. Ursachen können schwere Erkrankungen, Mangelernährung oder eine verminderte Sauerstoffaufnahme z. B. bei Herz- oder Lungenerkrankungen sein.

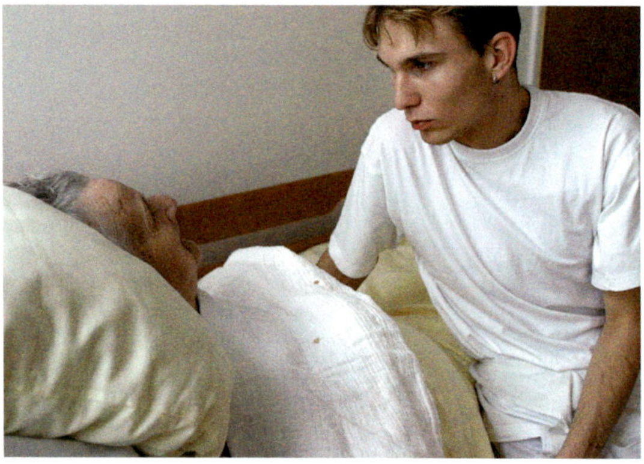

Bettlägrigkeit kann die Folge, aber auch die Ursache eines reduzierten Allgemeinzustands sein.

Hinweis Bewegungslosigkeit ohne erkennbare körperliche Schädigungen kann auch Folge einer psychischen Störung oder einer Bewusstseinsstörung sein.

Schmerzen

Schmerzen ↗ S. 200, sowohl am Bewegungsapparat als auch an anderen Organsystemen, führen zur Vermeidung von Bewegung oder zur so genannten Schonhaltung. Sie wird eingenommen, um Schmerzen zu lindern (z. B. Embryonalhaltung bei Bauchschmerzen).

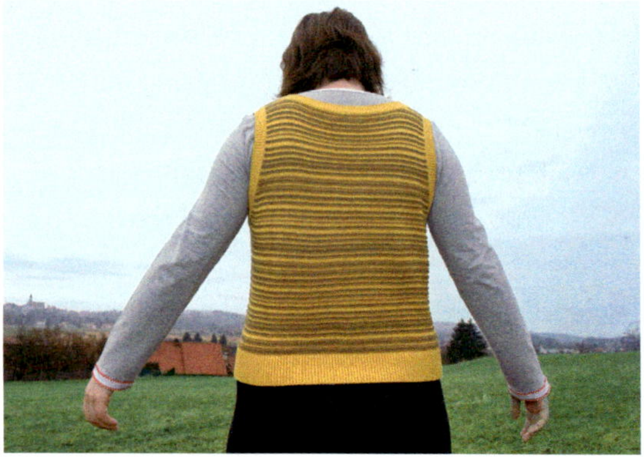

Auf Schmerzen folgende Schonhaltungen führen häufig zu Verspannungen und damit zu weiteren Schmerzen.

Lähmungen

Lähmungen resultieren aus Nervenschädigungen, die den Patienten daran hindern, die betroffenen Körperteile zu bewegen. Man unterscheidet schlaffe Lähmungen, bei denen die Muskulatur kaum Spannung erzeugen kann, und spastische Lähmungen, bei denen die betroffenen Muskelgruppen eine stark erhöhte bis verkrampfte Muskelspannung aufbauen. Wenn bei Lähmungen keine Prophylaxe durchgeführt wird, entwickeln sich Sehnen, Muskeln und Bänder zurück, was zu Fehlstellungen der Gelenke führen kann die zu Fehlstellungen der Gelenke führen können (Kontraktur ↗ S. 64).

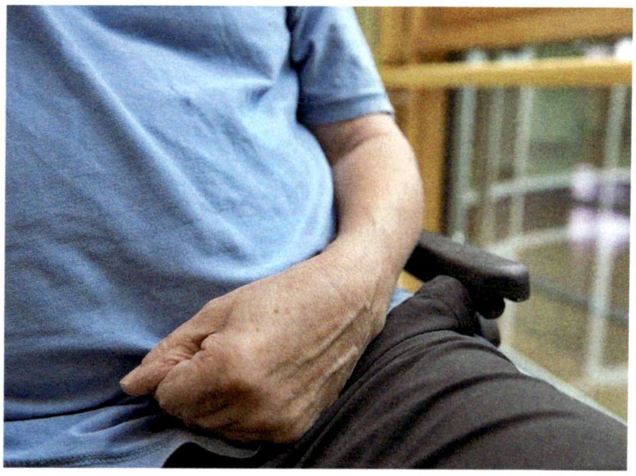

Für einen Schlaganfall typische Halbseitenlähmung der linken Körperhälfte

Gelenkveränderungen

Ein Verschleiß des Gelenkknorpels (*Arthrose*) oder entzündliche Erkrankungen des Gelenks (*Arthritis*) führen zu starken Schmerzen und Gelenksteifigkeit. Die betroffenen Gelenke sind dann in ihrer Funktion eingeschränkt. Im Gegensatz zur Arthrose ist die Arthritis häufig auch von außen durch die typischen Entzündungszeichen ↗ S. 241 zu erkennen.

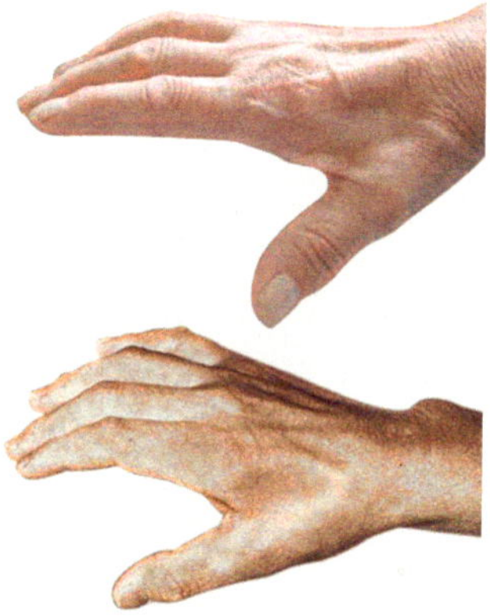

Muskelschwund im Bereich der Daumenmuskulatur (unten) im Vergleich zu intaktem Muskel (oben)

Muskelschwäche und Muskelschwund

Muskelschwäche und Muskelschwund können auf einen reduzierten Allgemeinzustand zurückgehen oder Folge von Muskelerkrankungen sein. Funktionsstörungen der Muskulatur zeigen sich im Anfangsstadium durch Kraftlosigkeit oder Schmerzen, später durch Rückbildung der Muskulatur, die z. B. zu häufigen Stürzen ↗ S. 62 führt.

Zustand nach Verletzungen oder Operationen

Verletzungen am Bewegungsapparat sowie Operationen können eine zeitweilige Ruhigstellung einzelner oder mehrerer Körperbereiche erfordern. Die Ruhigstellung kann durch Gipsverbände oder Schienen erfolgen oder durch eine generelle Bettruhe, bei der der Betroffene nicht aufstehen sollte.

Hinweis Bettruhe sowie die Ruhigstellung einzelner Körperteile können dazu führen, dass sich die Muskulatur zurückentwickelt (Rückbildung der Muskulatur). Wenn möglich, sollte mit dem Arzt eine physiotherapeutische Behandlung abgesprochen oder mit der Pflegefachkraft eine geeignete Mobilisation ↗ S. 58 geplant werden.

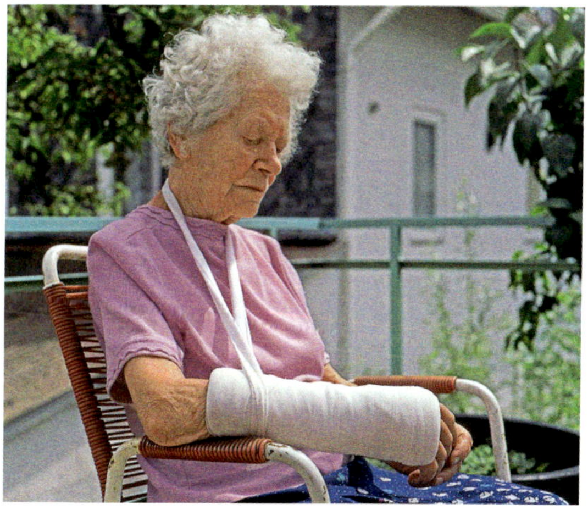

Gipsverbände können zur Bewegungseinschränkung führen oder bereits vorhandene Bewegungseinschränkungen verstärken.

Mobilisation und Bewegungsübungen

Grundprinzipien

Bewegung ist für den Menschen von größter Wichtigkeit. Ist er dazu nicht oder nur zum Teil fähig, benötigt er pflegerische Unterstützung. Ziel der pflegerischen Unterstützung sollte immer der weitgehende Erhalt der Beweglichkeit sein. Auch wenn ein Pflegebedürftiger für bestimmte Bewegungen länger benötigt, als wenn Pflegende sie übernehmen, sollte er sie **selbstständig** ausführen. Dies gilt nicht bei Schmerzen oder angeordneter Bettruhe.

Erkundigen Sie sich, ob aus Krankheitsgründen Bewegungseinschränkungen vorliegen. Informieren Sie sich bei der zuständigen Pflegefachkraft oder in der Pflegedokumentation über geplante Maßnahmen zur Mobilisation. Lassen Sie sich ggf. in Besonderheiten bei der Mobilisation oder in die Ausführung von Bewegungsübungen einweisen.

Beobachten Sie vor jeder Mobilisation den Pflegebedürftigen genau, überprüfen Sie den Kreislauf ↑ S. 178 und befragen Sie ihn nach Schmerzen oder anderen Beschwerden. Nutzen Sie die Ressourcen des Pflegebedürftigen bei der Mobilisation. Setzen Sie vorhandene **Hilfsmittel** (z. B. Rollator) sachgerecht ein. Lassen Sie sich ggf. durch eine Pflegefachkraft in den Gebrauch einweisen.

Hinweis Holen Sie sich im Zweifel immer Unterstützung durch eine zweite Person. Dies gilt v. a. bei sehr geschwächten oder übergewichtigen Pflegebedürftigen.

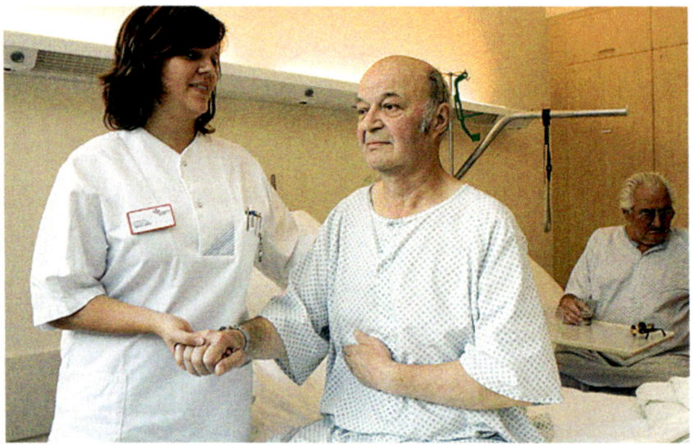

Häufig hilft schon die Anwesenheit einer Pflegeperson, die Unsicherheit bei der Bewegung zu überwinden. Leichte unterstützende Bewegungen können die Bewegungsrichtung vorgeben und zum eigenständigen Bewegen motivieren.

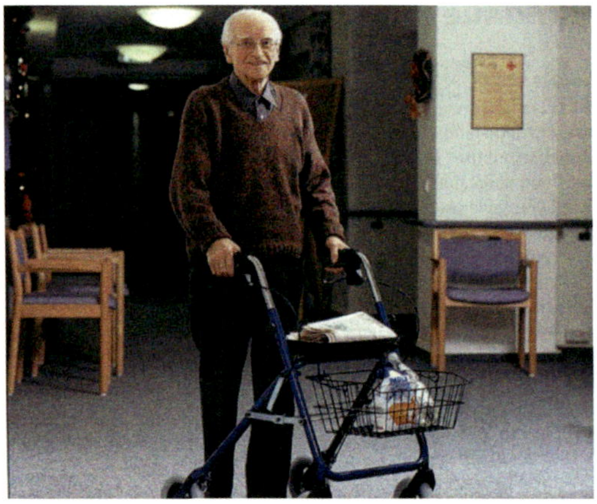

Hilfsmittel wie Rollatoren vermitteln Sicherheit und können die Selbstständigkeit von Pflegebedürftigen erhalten.

Mobilisation

Unterstützung beim Gehen

Wenn Sie einen Pflegebedürftigen **beim Gehen unterstützen**, sollten Sie zu Beginn klären, wo das Ziel des Weges ist. Stellen Sie sich nun seitlich neben den Pflegebedürftigen und greifen Sie seine Hand. Mit der zweiten Hand können Sie seinen Unterarm stützen und ggf. sein Handgelenk umfassen.

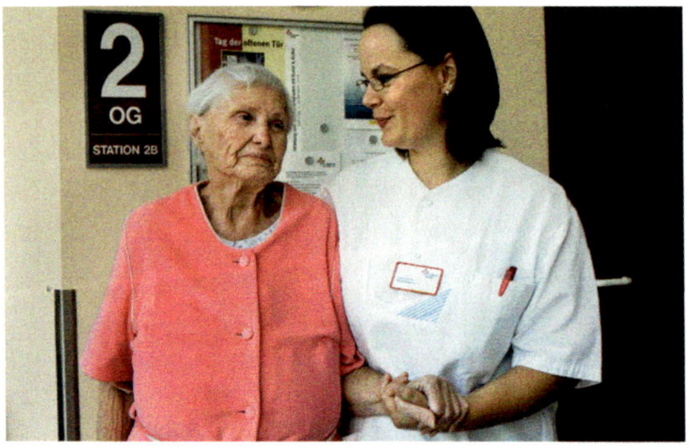

Unterstützung beim Gehen von mäßig bewegungseingeschränkten Pflegebedürftigen

Unterstützung beim Aufstehen

Sie stehen auf der Bettseite, zu der der Pflegebedürftige aufstehen soll. Stellen Sie die Hausschuhe bereit und schlagen Sie die Bettdecke zurück. Bitten Sie den Pflegebedürftigen, sich mit Blick zu Ihnen auf die Seite zu drehen, unterstützen Sie ihn ggf. dabei. Lassen Sie ihn die Knie anziehen, sodass die Füße über die Bettkante ragen. Von dieser Position aus kann er den Oberkörper aufrichten, während die Füße nach unten pendeln. Nun sitzt der Pflegebedürftige an der Bettkante. Ziehen Sie ihm die Hausschuhe und ggf. Morgenmantel o. Ä. an. **Stellen Sie sich vor den Pflegebedürftigen**, gehen Sie leicht in die Hocke und lassen Sie ihn seine Arme auf Ihre Schulter legen. Legen Sie Ihre Arme von unten auf seine Schulterblätter und lassen Sie sich leicht nach hinten fallen. Nutzen Sie Ihren Schwung, bis der Pflegebedürftige in den aufrechten Stand kommt.

Wenn der Pflegebedürftige in einen Stuhl gesetzt werden soll, stellen Sie den Stuhl rechtwinklig zum Bett, drehen Sie sich gemeinsam mit dem Pflegebedürftigen und lassen Sie ihn sich bei unveränderter Armposition wieder setzen.

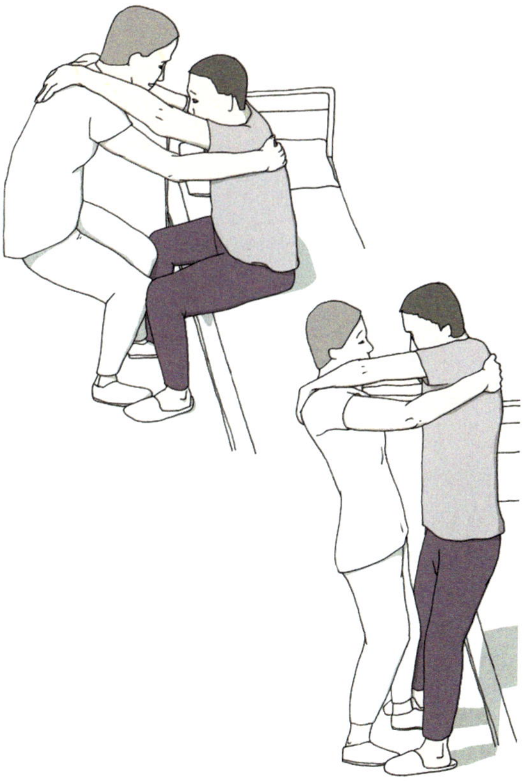

Möglichkeit, mit Hilfe des eigenen Körpergewichts einen Pflegebedürftigen beim Aufstehen zu unterstützen

Mobilisation im Bett

Bei dauerhafter Immobilität oder kurzfristiger Bettruhe erfolgt die Mobilisation im Bett. Hilfsmittel wie Patientenaufrichter oder Bettleiter fördern die Selbstständigkeit teilweise immobiler Personen.

Gerade bei höhergestelltem Kopfteil rutschen Pflegebedürftige im Bett nach unten. Um sie beim Hochrutschen zu unterstützen, wird zuerst das Kopfteil flachgestellt. Nun kann der Pflegebedürftige die Beine und Unterarme aufstellen, den Po anheben und sich in Richtung Kopf stemmen. Das Höherrutschen kann von Seiten der Pflegenden mit Hilfe des **Stütz- und Hebegriffs** unterstützt werden. Bei vollständiger Immobilität sollte das Höherziehen nur mit zwei Pflegepersonen erfolgen, entweder mit Hilfe des Hakengriffs oder indem das Stecklaken bzw. feste Bettunterlagen als Hebehilfe genutzt werden.

Hinweis Spezielle Bewegungstechniken, wie Kinästhetik, erleichtern die Mobilisation von Pflegebedürftigen und können in Fortbildungen erlernt werden.

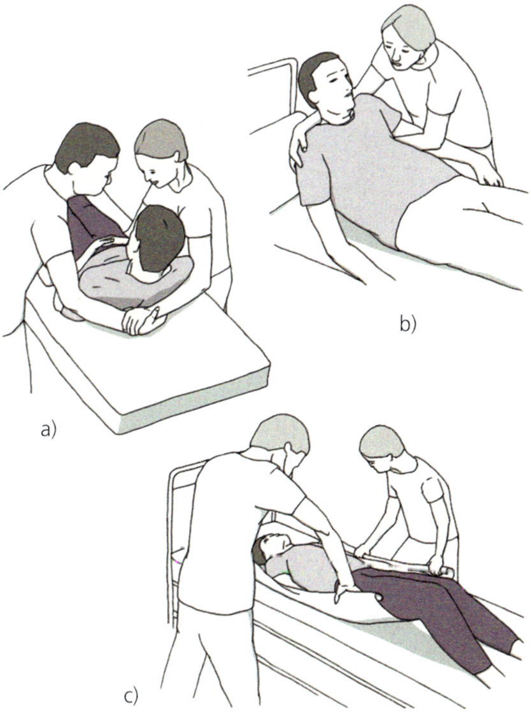

Stütz- und Hebegriff (a), Hakengriff (b) sowie das Höherziehen mit Hilfe einer festen Bettunterlage bzw. eines Stecklakens (c)

Lagern von Pflegebedürftigen

Ziel

Sind Pflegebedürftige in ihrer Bewegungsfähigkeit so eingeschränkt, dass sie längere Zeit im Bett verbringen müssen und keinen selbstständigen Lagewechsel vornehmen können, dient ihre Lagerung der Vermeidung von Folgeschäden.

Materialien

Inzwischen gibt es auf dem Markt eine Vielzahl von Lagerungshilfsmitteln.

Das **Bett** sollte ein höhenverstellbares Pflegebett sein und bei vollständiger Immobilität im Raum stehen, um den Zugang von allen Seiten zu ermöglichen.

Die **Matratze** sollte formstabil und bequem sein. Spezielle Pflegematratzen können bei bestimmten Risiken (z. B. Dekubitus ↗ S. 66) nötig sein.

Lagerungshilfsmittel können entweder Mobilisation und Lagerungswechsel erleichtern (z. B. Antirutschmatte, Patientenlifter) oder die stabile Lagerung unterstützen (z. B. Kissen, Rollen, Hörnchen). Daneben gibt es auch noch spezielle Lagerungshilfsmittel z. B. zur Freilagerung einzelner Körperteile.

Grundlegende Prinzipien

Das Ziel aller pflegerischen Maßnahmen bei immobilien Pflegebedürftigen ist eine für den Pflegebedürftigen komfortable und dem Lagerungsplan entsprechende Lagerung. Tagsüber ist eine Mobilisation aus dem Bett besser als die Lagerung im Bett.

Bringen Sie zuerst das Bett auf Arbeitshöhe und nach Abschluss der Lagerung auf die niedrigste Höhe, um die Verletzungsgefahr bei Stürzen zu minimieren.

Informieren Sie vor dem Lagerungswechsel den Pflegebedürftigen über die Maßnahme und aktivieren Sie ihn so weit wie möglich zur Mitarbeit. Stellen Sie nach dem Lagerungswechsel alle nötigen Gegenstände (z. B. Getränk, Klingel) in erreichbare Nähe, fragen Sie den Pflegebedürftige nach der Bequemlichkeit der Lage und ändern Sie sie bei Bedarf.

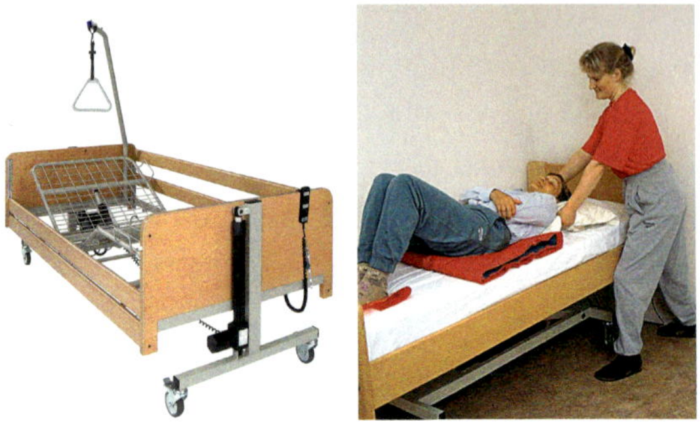

Höhenverstellbare Pflegebetten erleichtern das Mobilisieren und Lagern von Pflegebedürftigen.

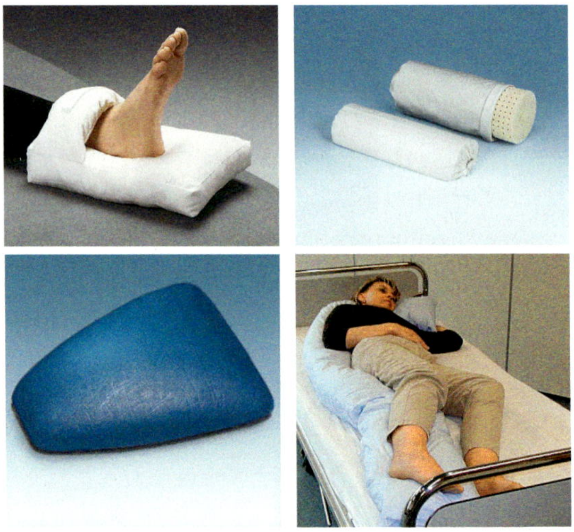

Lagerungshilfsmittel dienen meistens einem bestimmten Zweck: Fersenlagerung (oben links), Nacken- bzw. Knierolle (oben rechts), Gelkissen zur Mikrolagerung oder Lagerungsschlangen zur Seitlagerung (unten links und rechts).

Art der Lagerung	Zeit der Lagerung					
	Uhr	Uhr	Uhr	Uhr	Uhr	Uhr
30° links						
30° rechts						
Rückenlagerung						
Bauchlagerung						
135° links						
135° rechts						

Ein Lagerungsplan dient sowohl der Planung als auch der Dokumentation der Lagerung. Er sollte wenn möglich direkt am Bett liegen.

Lagerungsarten

Prinzipiell unterscheidet man vier Lagerungsarten, die zur Dekubitusprophylaxe ↗ S. 66 im Wechsel eingesetzt werden. Hinzu kommen noch einige therapeutische Lagerungen bei speziellen Erkrankungen (z. B. Atemwegserkrankungen ↗ S. 206, Herzerkrankungen ↗ S. 222, Erste Hilfe ↗ S. 254).

In der **Rückenlage** ist i. d. R. der Oberkörper leicht erhöht. Die Verwendung einer Knierolle ist besonders geeignet, um eine physiologische Mittelstellung des Kniegelenks zu erreichen. Die Unterarme können auf dem Bauch oder auf Kissen gelagert werden. Die Rückenlage gilt als bequem und kommunikationsfördernd und wird von vielen Pflegebedürftigen bevorzugt. Nachteilig ist das große Auflagegewicht auf Schulterblättern, Steiß und Fersen (Dekubitusgefahr ↗ S. 66) sowie der Druck der Bettdecke auf die Fußspitzen (Spitzfußgefahr ↗ S. 64).

Die **30°-Seitenlage** kann, muss aber nicht mit erhöhtem Oberkörper erfolgen. Bei ihr wird der Rumpf seitlich um ca. 30° angehoben und durch ein Kissen stabilisiert. Ein Bein liegt leicht angewinkelt über dem anderen und wird durch ein weiteres Kissen gestützt. Die auf der Matratze aufliegende Schulter wird leicht vorgezogen, um den Arm in eine bequeme Position zu bringen. Ziel dieser Seitenlagerung ist die Entlastung des Steißes. Nachteilig wirkt sich die umso stärkere Belastung des Hüftknochens aus (Dekubitusgefahr).

Die **135°-Seitenlage** ist stabiler als die 30°-Lagerung und bietet eine noch bessere Entlastung dekubitusgefährdeter Stellen, erschwert aber die Kommunikation mit dem Pflegebedürftigen. Hierbei liegt der Pflegebedürftige fast auf dem Bauch, der Oberkörper ist nicht erhöht. Ein Kissen zwischen Matratze und seitlichem Rumpf sowie ein weiteres Kissen unter dem angewinkelten Bein stabilisieren die Lage. Achten Sie darauf, dass die Atemwege nicht durch das Kopfkissen verlegt werden.

Die **Bauchlage** wird eher selten eingesetzt. Zum einen ist die Umlagerung fast nur mit zwei Personen zu bewältigen (insbesondere wenn Zu- und Ableitungen, wie z. B. Blasenverweilkatheter ↗ S. 96, die Drehungen erschweren), zum anderen ist sie für viele, v. a. ältere Menschen, ungewohnt. Der Kopf liegt zur Seite gedreht auf dem Kopfkissen, der Oberkörper ist nicht erhöht.

Rückenlage	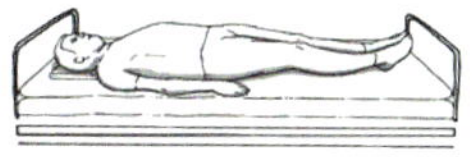
Beschreibung	Pflegebedürftiger liegt flach auf dem Rücken oder mit leicht erhöhtem Oberkörper
Anwendung	im Wechsel mit anderen Lagerungen, mit erhöhtem Oberkörper zur Kommunikation mit anderen, zum Fernsehen oder zu anderen Beschäftigungen, dabei aber große Belastung der dekubitusgefährdeten Stellen von Gesäß und Rücken

30°-Seitenlage	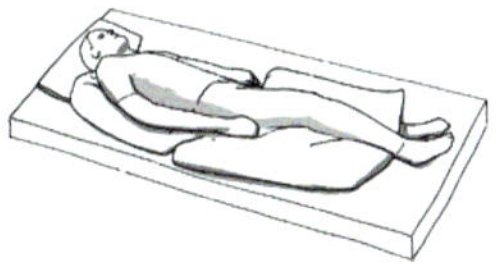
Beschreibung	Pflegebedürftiger wird durch Lagerungskissen um ca. 30° angehoben, Kopf leicht erhöht
Anwendung	im Wechsel mit anderen Lagerungen zur Dekubitusprophylaxe im Rücken- und Steißbereich

135°-Seitenlage	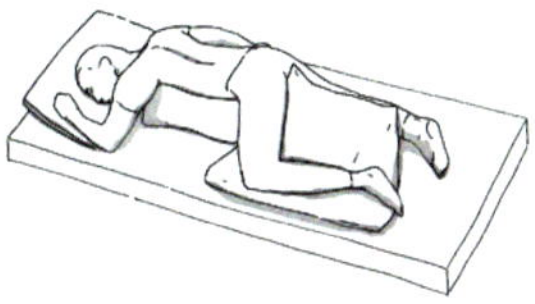
Beschreibung	Pflegebedürftiger liegt fast auf dem Bauch; große Kissen unter das angewinkelte Knie, unter den Bauch, Brustkorb und Kopf legen.
Anwendung	im Wechsel mit anderen Lagerungen, zur Dekubitusprophylaxe, stabiler als 30°-Lagerung, nicht ganz so unbequem wie Bauchlage

Bauchlage	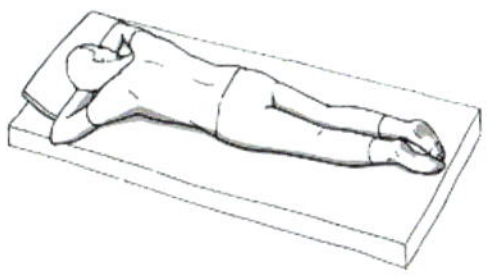
Beschreibung	sofern der Pflegebedürftige dies toleriert, Bauchlage mit Kissen unter dem Kopf, Arme nach oben, unter dem Kopf verschränkt oder seitlich gelagert
Anwendung	im Wechsel mit anderen Lagerungen, beste Entlastung des Rückens und Steißbeins, ältere Menschen lehnen diese Lage oft ab, da sie sie nicht kennen bzw. als unbequem empfinden

Prophylaxen

Sturzprophylaxe

Was ist ein Sturz?

Ein **Sturz** ist ein Ereignis, in dessen Folge eine Person unbeabsichtigt auf dem Boden oder einer tieferen Ebene zu liegen kommt. Jedes Jahr kommt es allein in Deutschland zu 4–5 Millionen Sturzereignissen, ca. eine halbe Million Menschen müssen in der Folge medizinisch behandelt werden. Stürzen ältere Leute, steigt das Risiko schwerer Verletzungen (z. B. Oberschenkelhalsbruch ↑ S. 237). Zudem leiden sie in der Folge unter Angst vor weiteren Stürzen, was zu Bewegungseinschränkungen führen kann.

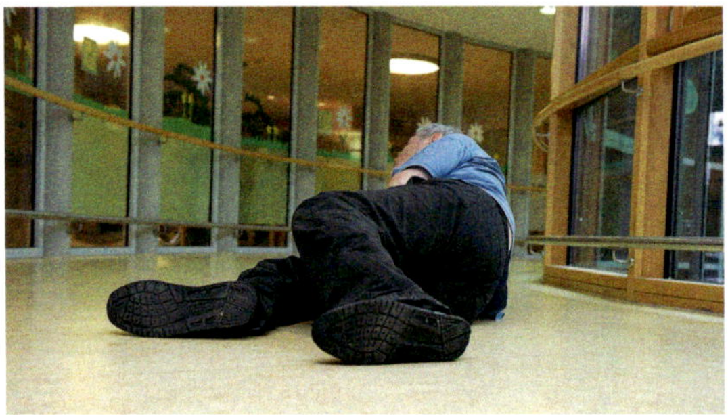

Das Risiko, sich bei einem Sturz ernsthaft zu verletzen, ist bei älteren Menschen deutlich erhöht.

Hinweis Es existiert ein Expertenstandard ↑ S. 317 Sturzprophylaxe in der Pflege. Er dient Einrichtungen als Leitlinie für die Umsetzung von sturzprophylaktischen Maßnahmen.

Risikofaktoren und -einschätzung

Die sturzbegünstigenden Risikofaktoren werden in intrinsische und extrinsische unterteilt und umfassen nach dem Expertenstandard folgende Bereiche:

Intrinsische Risikofaktoren	Extrinsische Risikofaktoren
Einschränkungen der Beweglichkeit ↑ S. 56	Verwendung von Hilfsmitteln
Sehbeeinträchtigungen ↑ S. 70	wenig stabilisierende oder unpassende Schuhe
psychische Beeinträchtigungen und Bewusstseinsstörungen, z. B. Demenz ↑ S. 305, Depression, Delir	sich auf Kreislauf und/oder Bewusstsein auswirkende Medikamente, z. B. Schlafmittel
Erkrankungen, die zu kurzzeitiger Ohnmacht führen, z. B. Unterzuckerung ↑ S. 185, Herzrhythmusstörungen	Umgebungsgefahren, wie z. B. schlechte Beleuchtung, Stolperfallen, unebene Gehwege und Straßen
verändertes Ausscheidungsverhalten, z. B. Dranginkontinenz ↑ S. 93, Nykturie ↑ S. 90	
Angst vor Stürzen	
Sturzvorgeschichte	

Anhand dieser Risikofaktoren kann eingeschätzt werden, ob ein Pflegebedürftiger sturzgefährdet ist oder nicht. Treffen ein oder mehrere Faktoren zu, sollten diese wenn möglich beseitigt oder weitere sturzprophylaktische Maßnahmen ergriffen werden. Laut Expertenstandard gibt es keine geeigneten Assessmentinstrumente.

www.dnqp.de
Hier können Sie den Expertenstandard Sturzprophylaxe in der Pflege bestellen.

intrinsisch von innen her
extrinsisch von außen her
Assessmentinstrument Erhebungsverfahren für bestimmte Fragestellungen, auch Messinstrument

Maßnahmen

Maßnahmen zur Sturzprophylaxe gehen im Allgemeinen über das rein pflegerische Aufgabenfeld hinaus. Daher ist es sinnvoll, sie gemeinsam mit anderen Berufsgruppen (z. B. Physiotherapeuten, Ärzten, Sozialarbeitern) oder den Angehörigen zu planen und umzusetzen. Mögliche Maßnahmen sind:

- Beseitigung von Stolperfallen im unmittelbaren Umfeld, z. B. Teppichkanten befestigen, Netzkabel und Kleinmöbel entfernen oder sichern
- Regelungen zur Beseitigung von Stolpergefahren im allgemeinen Umfeld treffen, z. B. Aufstellen von Warnschildern beim Wischen, Beleuchtungsverhältnisse optimieren, Handläufe in langen Fluren anbringen
- gemeinsam mit Physiotherapeuten Kraft- und Balanceübungen sowie Training für Gehhilfen und andere Hilfsmittel durchführen
- Bad und Toilette baulich anpassen, z. B. durch Haltegriffe, Entfernen von Schwellen, Toilettensitzerhöhung, Duschhocker
- Kleidung und Schuhe auf Funktionstüchtigkeit überprüfen, z. B. rutschende Hosen ändern lassen, feste Schuhe mit flachen Absätzen vorziehen, Bademantelgürtel an Schlaufen befestigen
- **Hüftprotektoren** zur Vermeidung von sturzbedingten Hüftverletzungen anbieten
- (unerwünschte) Wirkungen von Medikamenten besprechen und ggf. Dosis oder Wirkspektrum durch den Arzt anpassen lassen

Kommt es dennoch zum Sturz, sollte nach der Einleitung von Erste-Hilfe-Maßnahmen und medizinischer Betreuung unbedingt ein **Sturzprotokoll**, auch Sturzereignisbogen genannt, angefertigt werden. Durch die Auswertung der Sturzprotokolle können Sturzrisiken in einer Einrichtung erfasst und im nächsten Schritt beseitigt werden. Weiterhin können straf- und haftungsrechtlich ↑ S. 310 wichtige Aspekte dokumentiert werden.

Hinweis Entgegen einer weit verbreiteten Annahme sind die meisten freiheitseinschränkenden Maßnahmen (Bettgitter, Festbinden an Stühlen) keine wirksame Sturzprophylaxe. Sie erhöhen sogar die Verletzungsgefahr, sollte der Pflegebedürftige versuchen, sie zu überwinden.

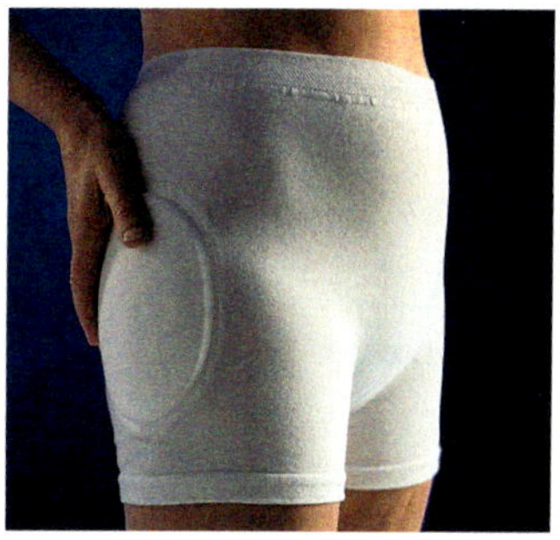

Hüftprotektorhose

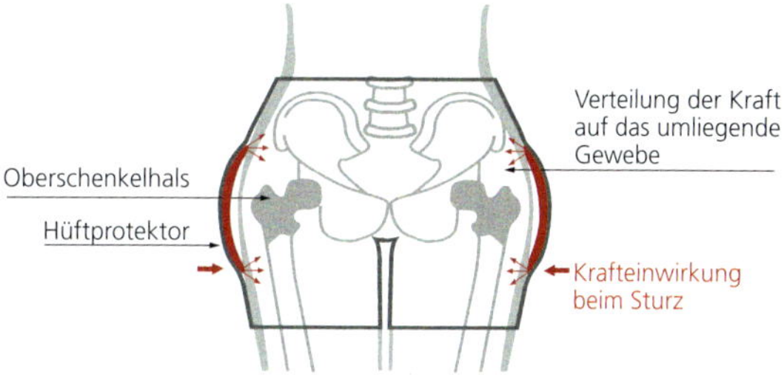

Funktionsprinzip von Hüftprotektoren

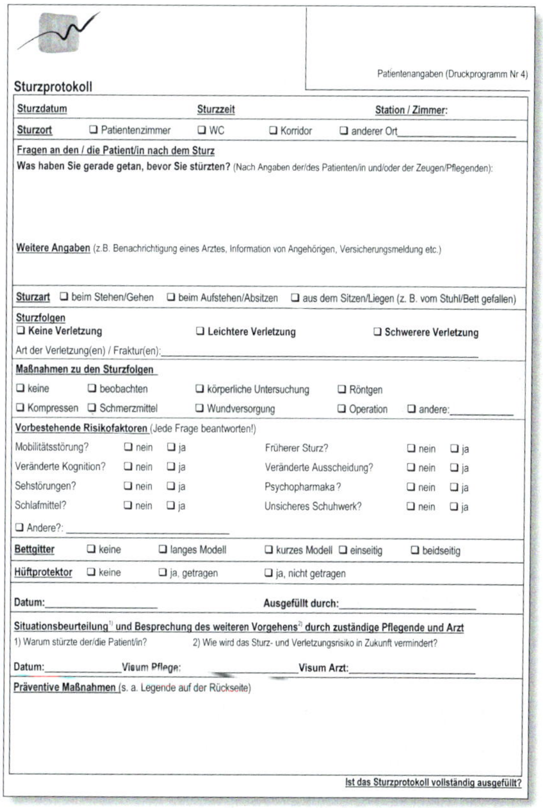

Patientenangaben (Druckprogramm Nr 4)

Sturzprotokoll

Sturzdatum **Sturzzeit** **Station / Zimmer:**

Sturzort ❑ Patientenzimmer ❑ WC ❑ Korridor ❑ anderer Ort___

Fragen an den / die Patient/in nach dem Sturz
Was haben Sie gerade getan, bevor Sie stürzten? (Nach Angaben der/des Patienten/in und/oder der Zeugen/Pflegenden):

Weitere Angaben (z.B. Benachrichtigung eines Arztes, Information von Angehörigen, Versicherungsmeldung etc.)

Sturzart ❑ beim Stehen/Gehen ❑ beim Aufstehen/Absitzen ❑ aus dem Sitzen/Liegen (z. B. vom Stuhl/Bett gefallen)

Sturzfolgen
❑ **Keine Verletzung** ❑ **Leichtere Verletzung** ❑ **Schwerere Verletzung**
Art der Verletzung(en) / Fraktur(en):___

Maßnahmen zu den Sturzfolgen
❑ keine ❑ beobachten ❑ körperliche Untersuchung ❑ Röntgen
❑ Kompressen ❑ Schmerzmittel ❑ Wundversorgung ❑ Operation ❑ andere:___

Vorbestehende Risikofaktoren (Jede Frage beantworten!)

Mobilitätsstörung?	❑ nein	❑ ja	Früherer Sturz?	❑ nein	❑ ja
Veränderte Kognition?	❑ nein	❑ ja	Veränderte Ausscheidung?	❑ nein	❑ ja
Sehstörungen?	❑ nein	❑ ja	Psychopharmaka?	❑ nein	❑ ja
Schlafmittel?	❑ nein	❑ ja	Unsicheres Schuhwerk?	❑ nein	❑ ja

❑ Andere?: ___

Bettgitter ❑ keine ❑ langes Modell ❑ kurzes Modell ❑ einseitig ❑ beidseitig

Hüftprotektor ❑ keine ❑ ja, getragen ❑ ja, nicht getragen

Datum:___ **Ausgefüllt durch:**___

Situationsbeurteilung[1] **und Besprechung des weiteren Vorgehens**[2] **durch zuständige Pflegende und Arzt**
1) Warum stürzte der/die Patient/in? 2) Wie wird das Sturz- und Verletzungsrisiko in Zukunft vermindert?

Datum:___ **Visum Pflege:**___ **Visum Arzt:**___

Präventive Maßnahmen (s. a. Legende auf der Rückseite)

Ist das Sturzprotokoll vollständig ausgefüllt?

Sturzprotokolle dienen der Erfassung und anschließenden Beseitigung von Sturzrisiken und sind kein Kontrollinstrument für „gute" oder „schlechte" Pflege.

Kontrakturprophylaxe

Was ist eine Kontraktur?

Eine Kontraktur ist die Funktions- und Bewegungseinschränkung eines Gelenks, die durch Verkürzung von gelenknahen Muskeln, Schrumpfungen der Gelenkkapsel oder Verwachsungen innerhalb des Gelenks entstehen.

Weitere Ursachen von Kontrakturen können sein:

- Immobilität
- Entzündungen, Narben oder Verletzungen von Knochen und Muskeln im gelenknahen Bereich
- spastische Lähmungen
- schmerzbedingte Schonhaltung ↗ S. 200

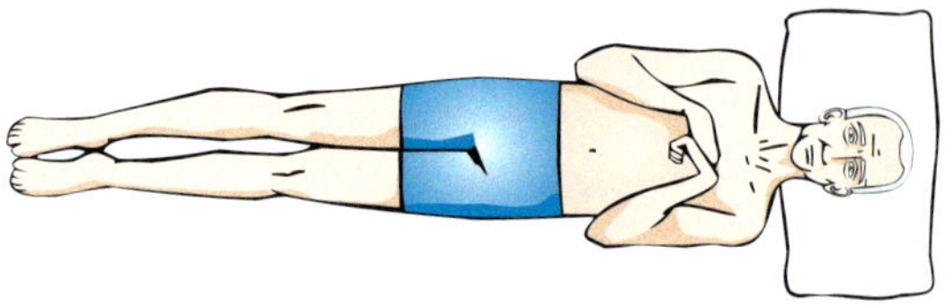

Typische Kontrakturen an Händen und Füßen durch spastische Lähmung bei einem Menschen im Wachkoma.

Nach ihrer Fehlstellung werden Kontrakturen unterteilt in

- Beugekontraktur,
- Streckkontraktur,
- Abduktionskontraktur und
- Adduktionskontraktur.

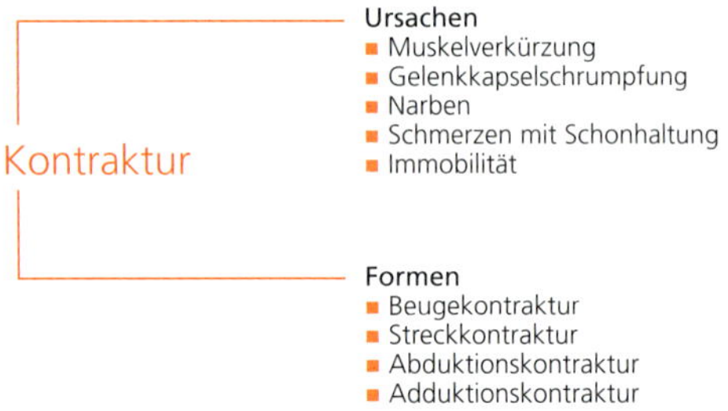

Ursachen und Formen von Kontrakturen

Eine besondere Form der Kontraktur ist der Spitzfuß. Hier sind die Sehnen und Muskeln im Wadenbereich verkürzt, was zu der typischen Spitzfußhaltung führt. Neben spastischen Lähmungen im Unterschenkel oder Fuß ist v. a. ein erhöhter Druck auf die Fußspitze (z. B. durch die Bettdecke) für die Spitzfußentstehung verantwortlich.

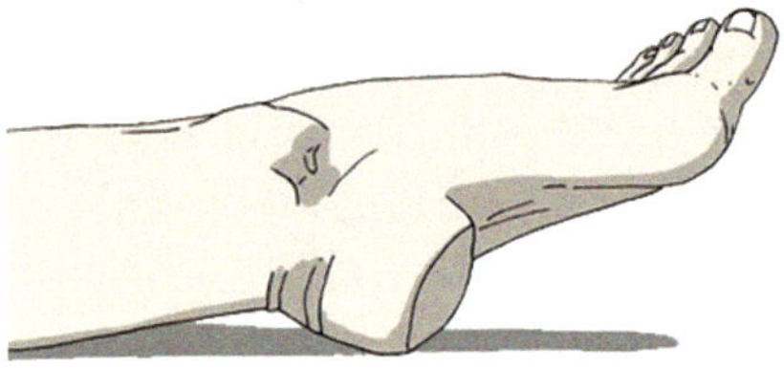

Spitzfuß

Risikofaktoren und -einschätzung

Das Kontrakturrisiko ist erhöht bei

- fehlender oder unsachgemäßer Lagerung immobiler Pflegebedürftiger,
- Bewegungseinschränkungen,
- verringerter Blutzufuhr z. B. durch Ödeme ↗ S. 37, Blutergüsse, schlecht sitzende Gipsverbände,
- Nervenschädigungen,
- hohem Fieber ↗ S. 182,
- spastischen Lähmungen ↗ S. 229,
- Bewusstseinsstörungen ↗ S. 111 oder
- demenziellen Erkrankungen ↗ S. 305.

Hinweis Kontrakturen entstehen meist über einen längeren Zeitraum. Kommen allerdings mehrere Einflussfaktoren zusammen und werden durch einen schlechten Allgemeinzustand, starke Schmerzen oder hohes Fieber begünstigt, können Kontrakturen auch innerhalb weniger Tage entstehen.

Ödem Wassereinlagerung im Hautgewebe
Spastische Lähmung Lähmung durch stark verspannte Muskulatur

Maßnahmen

Um die Entstehung von Kontrakturen zu vermeiden, sind verschiedene Maßnahmen sinnvoll. Die beste Kontrakturprophylaxe ist die Mobilisation. Hierzu reichen die allgemeinen täglichen Aktivitäten wie das Gehen kurzer Wegstrecken sowie die Bewegung der Arme und Hände beim An- und Ausziehen aus. Bei immobilen Pflegebedürftigen sollten tägliche Bewegungsübungen durchgeführt werden, um die Gelenke beweglich zu halten. Besprechen Sie diese Übungen vorher mit Physiotherapeuten und Fachkräften und bitten Sie um entsprechende Anleitung.

Wenn möglich, sollten vorhandene Risikofaktoren gemindert werden, z. B. durch:

- ärztliche Behandlung bei Ödemen und anderen kontrakturfördernden Krankheitsbildern
- Korrektur schlecht sitzender Gipsverbände (meist im Krankenhaus)
- Erfassung möglicher Schmerzen sowie Gespräch mit Arzt oder Pflegefachkraft über eine Anpassung der Schmerztherapie

Wenn eine Lagerung nötig ist, so erfolgt diese in physiologischer Mittelstellung. Dies ist die Stellung eines Gelenks in lockerer Haltung zwischen Beugung und Streckung. Dies gilt v. a. für die Ellenbogen-, Hand- und Fingergelenke, aber auch für Schulter-, Hüft-, Knie- und Fußgelenke. Beachten Sie dabei Folgendes:

- **Lagerung im Bett:** Entlasten Sie die Zehen, indem Sie die Bettdecke über den Bettrahmen hängen oder einen Bettbogen einsetzen (Spitzfußprophylaxe). Das früher häufig übliche Anziehen von knöchelhohen Schuhen stabilisiert zwar die Fußgelenke, erhöht aber die Dekubitusgefahr ↗ S. 66 und sollte daher nur mit Bedacht eingesetzt werden.
- **Lagerung im Sitzen:** Die Höhe von Tisch, Stuhl und Fußboden zueinander sollte eine physiologische Sitzhaltung begünstigen. Ein Fußbänkchen kann eine Gelenkstellung der Füße im rechten Winkel ermöglichen.
- **Lagerung der Hände:** Gerade bei Lähmungen der Arme kommt es schnell zu Kontrakturen im Handbereich. Der Einsatz von Bällen kann eine physiologische Handstellung unterstützen.

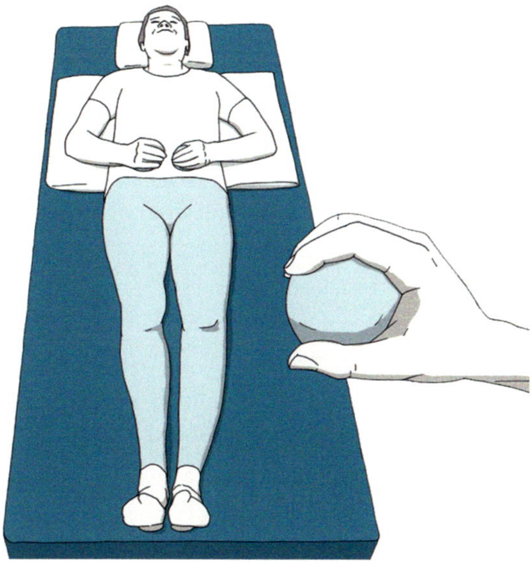

Lagerung in physiologischer Mittelstellung

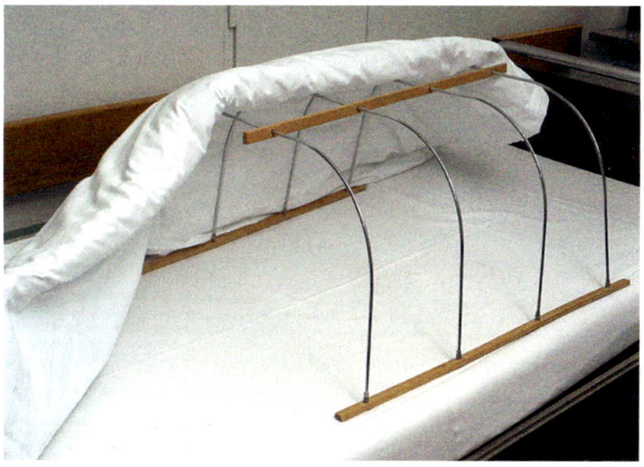

Bettbogen („Bettbahnhof")

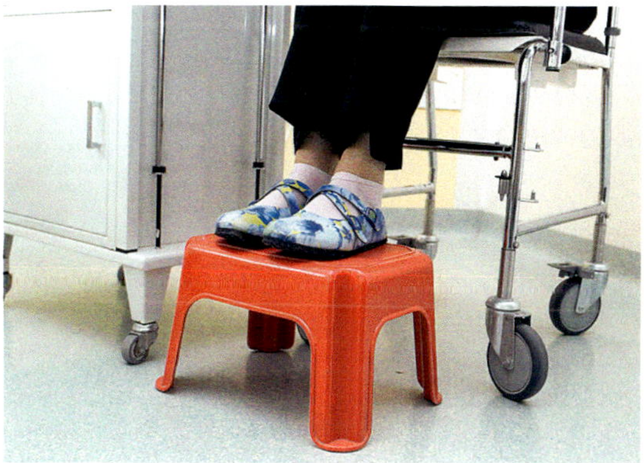

Einsatz eines Fußbänkchens

Dekubitusprophylaxe

Was ist ein Dekubitus?

Ein Dekubitus ist ein Druckgeschwür der Haut mit Verletzung einer oder mehrerer Gewebsschichten. Er wird auch als Dekubitalgeschwür bezeichnet. Die Ursache eines Dekubitus ist die Minderdurchblutung der betroffenen Haut (*Ischämie*). Dadurch wird das Gewebe nicht mehr ausreichend mit Sauerstoff und Nährstoffen versorgt und schädliche Stoffwechselendprodukte können sich ansammeln.

Je länger die Minderdurchblutung anhält, desto größer ist die Dekubitusgefahr.

Die Schwere eines Dekubitus wird in vier Grade eingeteilt.

Hinweis Es existiert ein Expertenstandard ↑ S. 317 Dekubitusprophylaxe in der Pflege. Er dient Einrichtungen als Leitlinie für die Umsetzung dekubitusprophylaktischer Maßnahmen.

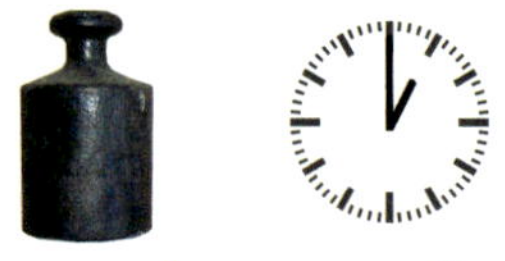

Druck ↑ x Zeit ↑ = Dekubitusgefahr ↑

Je höher der Druck und je länger dieser einwirkt, desto größer ist die Dekubitusgefahr.

Dekubitusgrade

Grad 1	umschriebene, nicht wegdrückbare Hautrötung, die Haut ist intakt, der Fingertest ergibt Minderdurchblutung
Grad 2	Hautdefekt der Oberhaut und evtl. der Lederhaut, ist als Blase, Geschwür oder Abschürfung zu sehen
Grad 3	tiefer Hautdefekt, Verletzung aller Hautschichten, Nekrosen ↑ S. 213 sind möglich
Grad 4	tiefer Hautdefekt aller Schichten, Schädigung von Muskeln, Sehnen, Bändern und Knochen

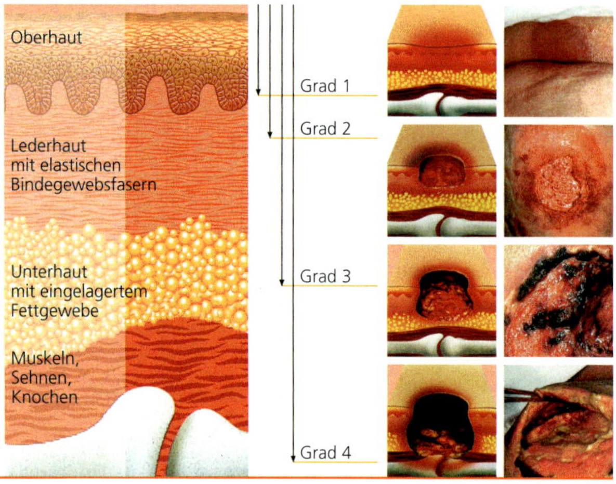

Risikofaktoren und -einschätzung

Besonders dekubitusgefährdet sind Menschen

- im höheren Lebensalter,
- in schlechtem Ernährungszustand,
- mit Bewegungseinschränkungen,
- mit Inkontinenz ↑ S. 93 oder
- mit Bewusstseinsstörungen ↑ S. 111.

Dekubitalgeschwüre entstehen zumeist an Stellen mit geringem Unterhautfettgewebe und hervorstehenden Knochen.

Zur Risikoeinschätzung wird im Expertenstandard die Braden-Skala empfohlen.

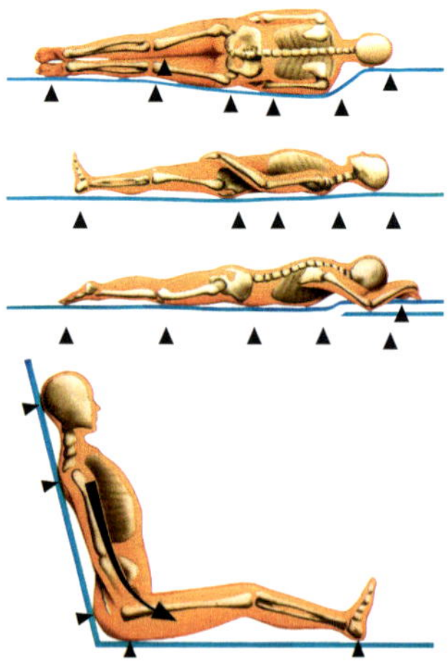

Gefährdungsstellen

Maßnahmen

Dekubitusprophylaktische Maßnahmen sollen den Druck reduzieren (Druckreduzierung) und Risikofaktoren beseitigen. Die wichtigste dekubitusprophylaktische Maßnahme ist die Mobilisation.

Druckreduzierende Maßnahmen umfassen:

- Förderung der Bewegung durch eine **aktivierende Pflege**
- Anregung der Betroffenen zu wiederholten **Mikrobewegungen**, kleinen Körperbewegungen, die die lokale Durchblutung fördern, z. B. kurzes Anheben der Schulter, der Hüfte oder der Fersen oder Mikrolagerungen
- **Lagerungswechsel** bei immobilen Pflegebedürftigen nach Bedarf bzw. im zweistündigen Wechsel nach einem Lagerungsplan. Besteht bereits ein Dekubitus, muss dieser bei jeder Lagerung entlastet sein, um die Wundheilung nicht zu stören bzw. den Haut- oder Gewebeschaden nicht zu verstärken.
- Einsatz von druckreduzierenden Hilfsmitteln, wie z. B. speziellen Antidekubitusmatratzen. Die Matratzen sollten nicht zu weich sein, um die Körperwahrnehmung nicht zu beeinträchtigen. Sie ersetzen nicht den regelmäßigen Lagerungswechsel.

Hinweis Antidekubitusmatratzen sind Medizinprodukte. Daher ist eine Unterweisung in den Gebrauch erforderlich (haftungsrechtliche Aspekte ↗ S. 310).

Sind weitere Risikofaktoren bekannt, sollten sie, wenn möglich, verringert oder beseitigt werden. Dazu gehören u. a.:

- Vermeidung von Vorschädigungen der Haut durch gute **Hautpflege** und **Inkontinenzversorgung** ↗ S. 93.
- **Verbesserung des Ernährungszustands** in Absprache mit Arzt oder Diätassistent, z. B. durch eiweißhaltige Kost

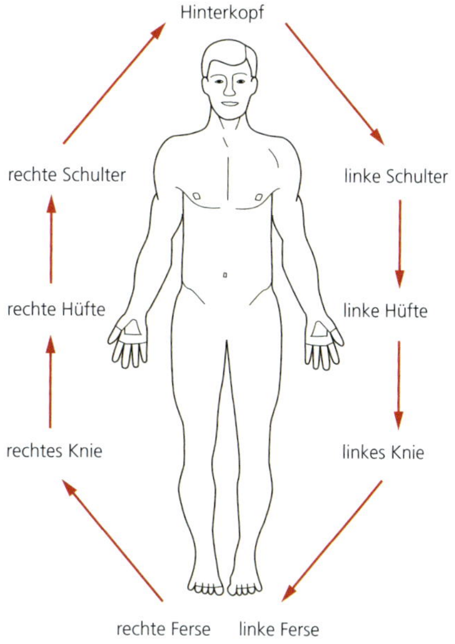

Bei Mikrolagerungen werden einzelne Körperareale kurzzeitig, z. B. mit Hilfe eines Handtuchs, höher gelagert. Damit kommt es zur wechselnden Druckentlastung von Körperpartien.

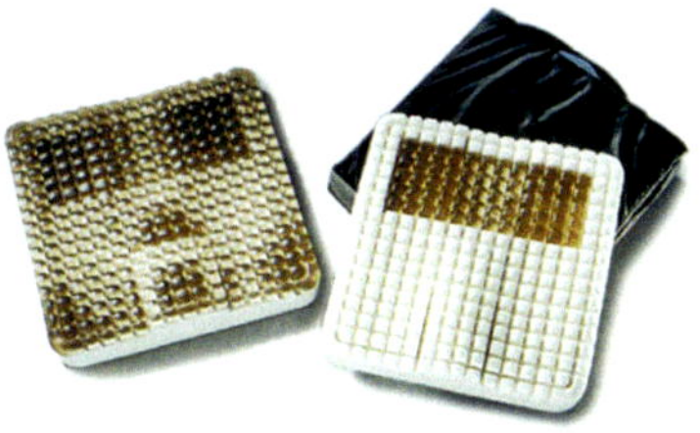

Gelkissen

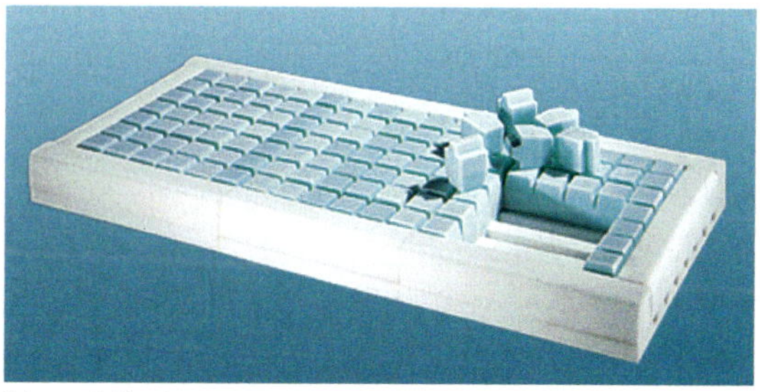

Schaumstoffmatraze

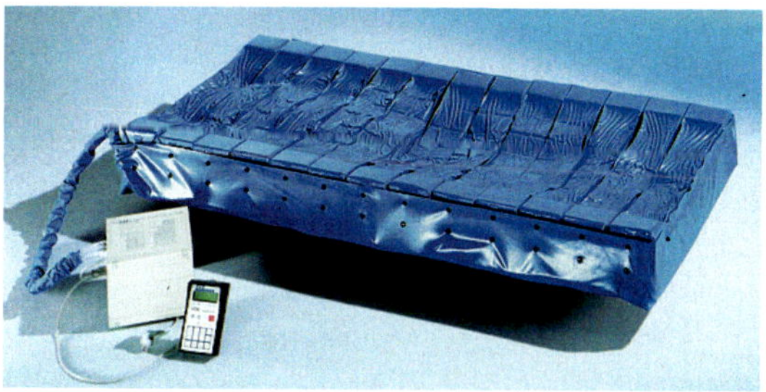

Wechseldruckmatraze

Druckreduzierende Hilfsmittel

Thromboseprophylaxe

Was ist eine Thrombose?

Eine Thrombose ist ein Blutgerinnsel in einem venösen oder arteriellen Blutgefäß, das zum teilweisen oder vollständigen Verschluss des Gefäßes führen kann. Das Blutgerinnsel wird Thrombus genannt. Löst es sich und wird mit dem Blut weggeschwemmt, nennt man es Embolus. Dieser kann in anderen Organsystemen (z. B. der Lunge) zu lebensgefährlichen Gefäßverschlüssen führen (z. B. Lungenembolie).

Die meisten Thrombosen entstehen in den tiefen Beinvenen (tiefe Beinvenenthrombose). In der Folge kommt es zu Durchblutungsstörungen, teilweise verbunden mit ziehenden Schmerzen, einer Blau-Rot-Färbung sowie Druckempfindlichkeit am betroffenen Bein.

Thrombosen entstehen, wenn

- der Blutstrom verlangsamt ist (z. B. bei Immobiliät),
- die Blutgerinnungsneigung erhöht ist (z. B. bei Aktivierung der Blutgerinnung nach Operationen) und/oder
- die Gefäßwände geschädigt sind (z. B. durch Arterioklerose ↗ S. 224).

Diese drei Ursachen werden Virchow'sche Trias genannt.

Risikofaktoren und -einschätzung

Die Virchow'sche Trias ist besonders im höheren Lebensalter und bei schweren Erkrankungen von Bedeutung. Damit steigt das Risiko, an einer Thrombose zu erkranken. Weitere Risikofaktoren sind u. a.:

- Herz-Kreislauf-Erkrankungen
- Rauchen
- Übergewicht
- Beinknochenbrüche oder Gefäßverletzungen im unteren Körperbereich (z. B. Oberschenkelhalsbruch)
- Operationen

Im ambulanten und stationären Pflegebereich wird das Thromboserisiko i. d. R. durch Ärzte eingeschätzt. Pflegefachkräfte können z. B. die Frowein-Skala zur Risikoeinschätzung verwenden.

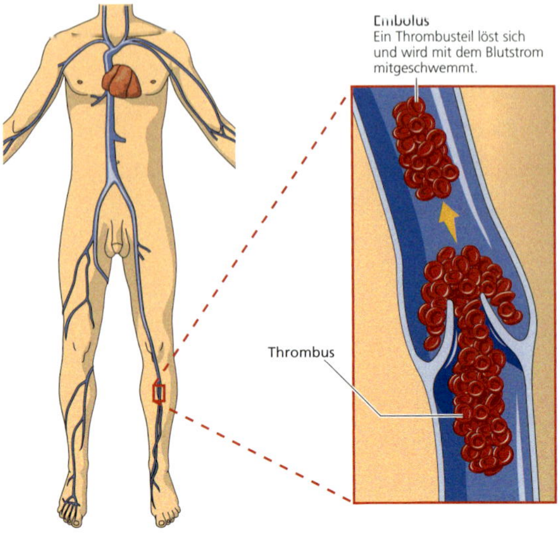

Ein Thrombus verursacht eine Thrombose, meistens in den tiefen Beinvenen. Ein Embolus verursacht Gefäßverschlüsse in höher gelegenen Organsystemen, häufig in der Lunge.

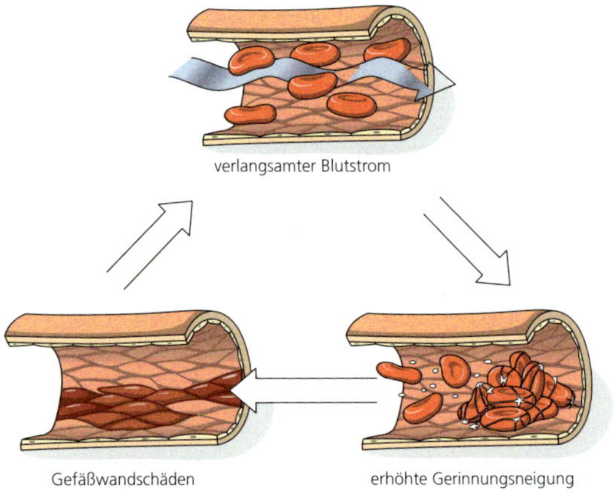

Die Einzelfaktoren der Virchow'schen Trias verstärken sich gegenseitig. So verlangsamt eine erhöhte Gerinnungsneigung häufig den Blutstrom, Schäden an den Gefäßwänden aktivieren das Gerinnungssystem und führen zu einer erhöhten Gerinnungsneigung.

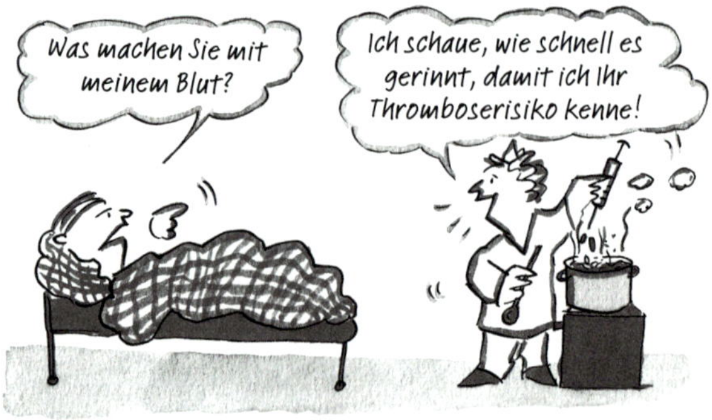

Maßnahmen

Auch beim Thromboserisiko ist die bestmögliche Prophylaxe die Mobilisation der Pflegebedürftigen. Dadurch wird die Muskelpumpe angeregt. Die **Mobilisation** wird ergänzt durch pflegerische und medizinisch-medikamentöse Maßnahmen. Auch die pflegerischen Maßnahmen müssen mit einer Pflegefachkraft abgesprochen werden, da sie bei verschiedenen Krankheitsbildern nicht angewendet werden dürfen.

Das **Ausstreichen der Beine** ist eine pflegerische Tätigkeit und kann in die Körperpflege integriert werden (z. B. beim Eincremen der Beine). Der Pflegebedürftige sollte dazu bereits 10 bis 20 Minuten gelegen haben, damit sich das Blut nicht in den Beinen gestaut hat. **Streichen Sie mit beiden Händen in Richtung des Herzens (herzwärts)**, d. h. von den Fußknöcheln zur Hüfte. Diese Maßnahme führt zu einer kurzzeitigen Entstauung der Beinvenen, was eine verbesserte Durchblutung zur Folge hat.

Die **Kompressionstherapie** wird i. d. R. ärztlich angeordnet. Sie unterstützt den venösen Blutfluss und kann entweder mit Kompressionsverbänden oder speziellen Strümpfen, den medizinischen Thromboseprophylaxestrümpfen (MTS), erfolgen. Die MTS müssen genau passen und werden daher von einer Pflegefachkraft ausgemessen. Achten Sie auf richtigen Sitz: Sie

- dürfen nicht zu fest und nicht zu locker sitzen,
- lassen die Zehen frei (um eine Zyanose erkennen zu können) und
- dürfen keine Schmerzen verursachen.

Die **medikamentöse Thromboseprophylaxe** erfolgt durch Antikoagulation, d. h., die Medikamente hemmen die Blutgerinnung. Verschiedene gerinnungshemmende Medikamente werden vom Pflegepersonal verabreicht:

- Heparin wird häufig nach Operationen subkutan ↗ S. 193 gespritzt.
- Thrombozytenaggregationshemmer und Blutgerinnungshemmer werden längerfristig eingesetzt und als Tabletten ↗ S. 189 eingenommen.

Hinweis Blutgerinnungshemmer (z. B. Marcumar®, Falithrom®) führen zu einer (gewollten) erhöhten Blutungsneigung. Vorsicht bei Nassrasur oder Stürzen!

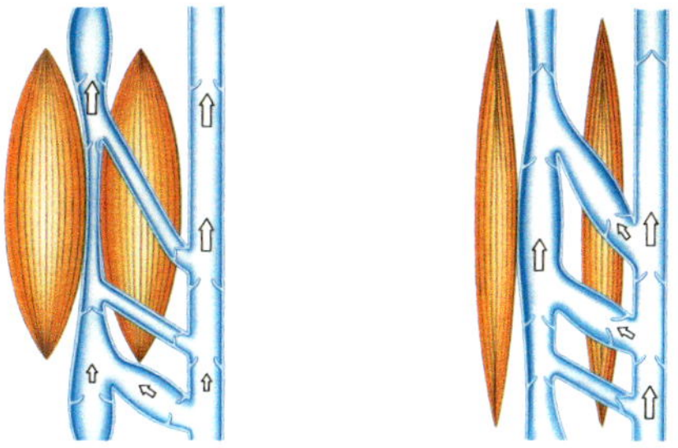

a) Bei jeder Anspannung der Beinmuskulatur werden die Venen komprimiert. Dadurch wird das Blut nach oben gedrückt.

b) Bei jeder Entspannung der Beinmuskulatur wird erneut Blut von peripher angesaugt.

Funktion der Muskelpumpe

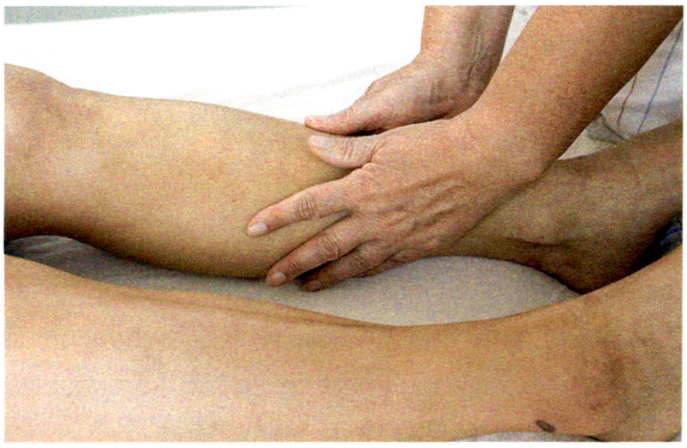

Die Beine werden herzwärts ausgestrichen. Bei Pflegebedürftigen mit einer Herzinsuffizienz, Ödemen an den Beinen oder einem Verdacht auf eine Thrombose dürfen die Beine nicht ausgestrichen werden.

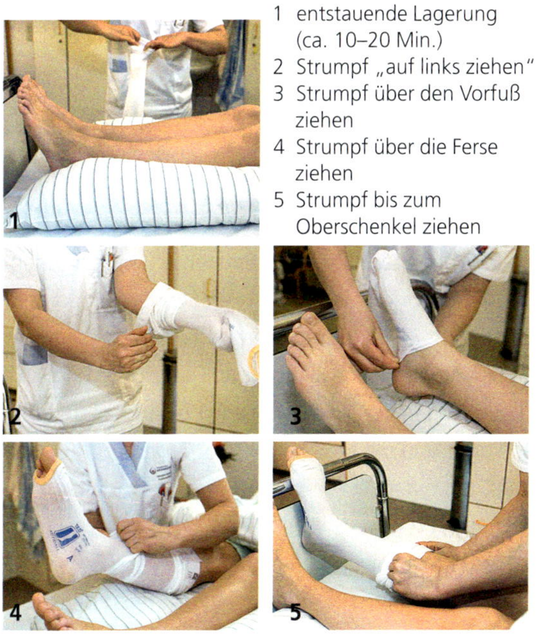

1 entstauende Lagerung (ca. 10–20 Min.)
2 Strumpf „auf links ziehen"
3 Strumpf über den Vorfuß ziehen
4 Strumpf über die Ferse ziehen
5 Strumpf bis zum Oberschenkel ziehen

Anziehen der MTS

Kompressionsverband Druckverband

Zyanose Violette bis bläuliche Verfärbung der Haut

Beobachtung und pflegerische Unterstützung sehbehinderter oder blinder Menschen

Beobachtung

Veränderungen des Auges

Veränderungen des Auges, wie z. B. Rötung oder starke Sekretbildung, können auf eine entzündliche oder allergische Augenerkrankung hinweisen und sollten durch einen Arzt untersucht werden.

Bei manchen Menschen ist die Tränenflüssigkeit verringert oder der Lidschluss funktioniert nicht oder nicht vollständig. In diesen Fällen kann es zu einem trockenen Auge kommen. In der Regel schaffen ärztlich verordnete Augensalben oder Augentropfen Abhilfe.

Bei Stürzen kommt es nicht selten zu einem so genannten „blauen Auge", auch Einblutungen im Auge können auftreten. Bei allen Verletzungen des Auges sollte auf jeden Fall ein Arzt hinzugezogen werden.

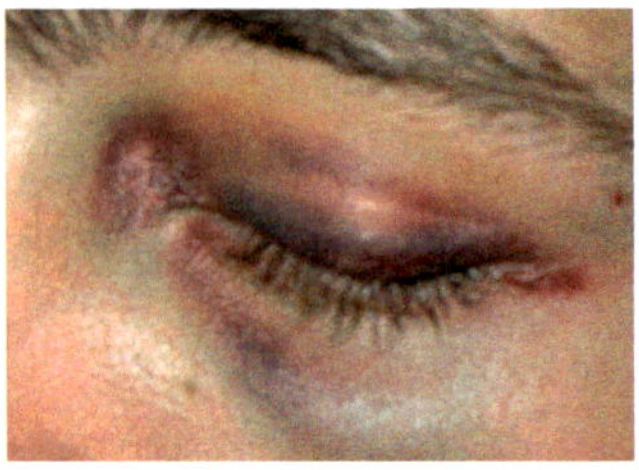

Bei einem blauen Auge, wie auch bei allen anderen Verletzungen in und um das Auge, sollte ein Arzt hinzugezogen werden.

Veränderungen der Sehfähigkeit

Geben Menschen plötzliche Veränderungen der Sehfähigkeit an, z. B. Sehfeldeinschränkungen, Flimmern vor den Augen oder Augenschmerzen, kann dies auf ein akutes Krankheitsgeschehen hinweisen und muss unbedingt, ggf. von einem Notarzt, untersucht werden.

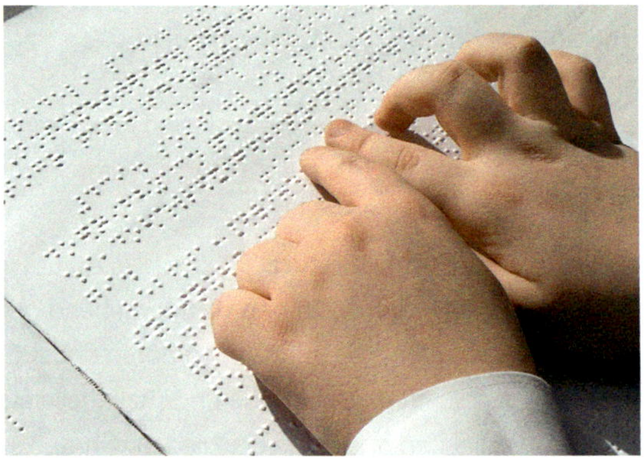

Die Braille-Schrift, auch Blindenschrift genannt, ermöglicht blinden Menschen das Lesen. Vor allem von Geburt an blinde Menschen beherrschen diese Technik.

Pflegerische Unterstützung

Prinzipien im Umgang mit sehbehinderten Menschen

Sehbehinderte Menschen haben i. d. R. eigene Wege gefunden, sich in der Welt zu orientieren. Bieten Sie Hilfestellung an, überlassen Sie es aber der sehbehinderten Person, die Hilfe anzunehmen. Erklären Sie mit Worten, was sie nicht sehen kann, führen Sie auf Wunsch Arm oder Hand der Person, um bestimmte Gegenstände zu ertasten.

Sorgen Sie dafür, dass alle notwendigen Hilfsmittel immer in greifbarer Nähe sind und alle persönlichen Dinge immer an denselben und dem sehbehinderten Menschen bekannten Orten bereitliegen.

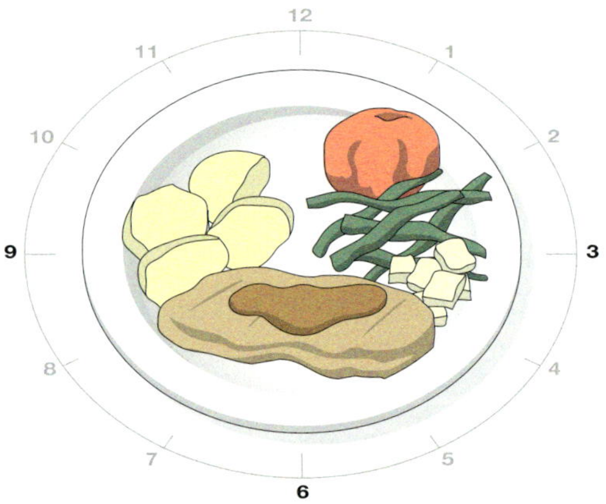

Sie können die Lage von Gegenständen genau beschreiben, indem Sie das Ziffernblatt einer Uhr als Orientierungshilfe nutzen. Auf diesem Teller liegt das Fleisch z. B. „auf sechs Uhr".

Umgang mit Sehhilfen

Sehhilfen (Brillen oder Kontaktlinsen) korrigieren einige Augenkrankheiten und ermöglichen eine weitgehend normale Sehfähigkeit.

Brillen bestehen aus einem Brillengestell und Brillengläsern. Beide können leicht zerbrechen, daher ist ein sorgsamer Umgang mit Brillen unumgänglich, ein Brillenetui bietet guten Schutz in der Zeit des Nichttragens. Damit der Brillenträger gut sehen kann, sollten die Brillengläser immer gut durchsichtig, also geputzt sein. Dies geschieht mindestens einmal täglich unter fließendem, warmem Wasser, das Abtrocknen erfolgt mit einem fusselfreien Tuch. Für eine Reinigung zwischendurch eignen sich spezielle Brillenputztücher. Die Brille sollte stabil auf der Nase sitzen und die Bügel sollten nicht an der Schläfe oder hinter den Ohren drücken. Lassen Sie ggf. einen Optiker das Brillengestell nachkorrigieren.

Kontaktlinsen sitzen direkt auf der Hornhaut. Um eine Reizung der Hornhaut zu vermeiden, sollten Kontaktlinsen nachts herausgenommen und in einem speziellen Reinigungsbad gesäubert werden. Beachten Sie dabei die Herstellerangaben.

Kontaktlinsen werden häufig aus ästhetischen Gründen einer Brille vorgezogen, es gibt aber auch medizinische Gründe für das Tragen von Kontaktlinsen.

Hinweis So weit wie möglich sollten Pflegebedürftige mit Sehhilfen oder Augenprothesen selbstständig umgehen. Beachten Sie aber, dass der Pflegebedürftige ohne Sehhilfe wenig oder gar nichts sehen kann und daher beim Nichttragen der Sehhilfe auf zusätzliche Unterstützung angewiesen sein kann.

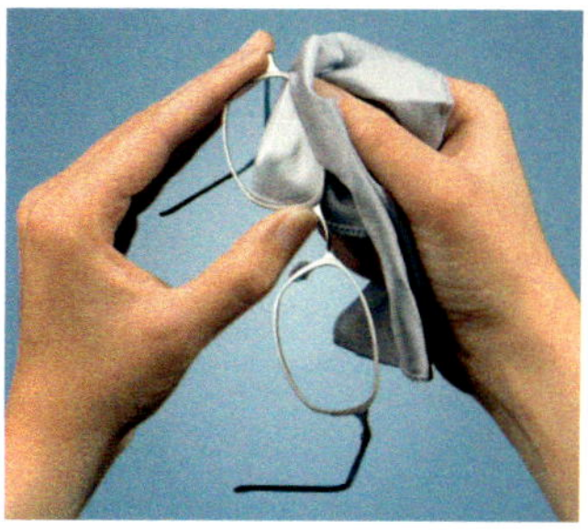

Fusselfreie Tücher oder spezielle Brillenputztücher sorgen auch zwischendurch für eine einwandfreie Sicht.

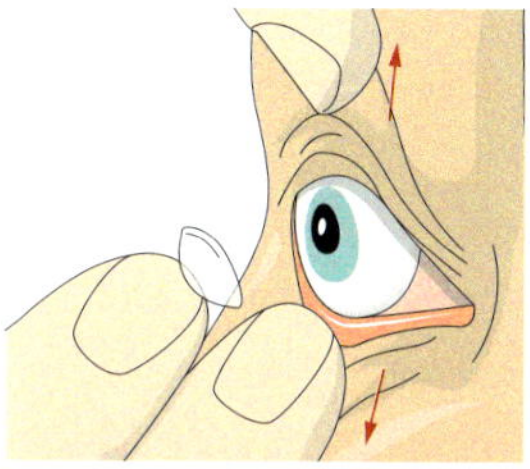

Einsetzen von Kontaktlinsen	Herausnehmen von Kontaktlinsen
1 Hände gründlich mit Seife reinigen	1 Hände gründlich mit Seife reinigen
2 Linse auf dem Zeigefinger platzieren	2 Oberlid nach oben und Unterlid nach unten ziehen
3 Oberlid nach oben und Unterlid nach unten ziehen	3 Linse vorsichtig zwischen Daumen und Zeigefinger greifen
4 Linse auf Augapfel/Hornhaut aufsetzen	4 Linse sanft abziehen
5 Pflegebedürftigen zum Blinzeln auffordern	5 Linse in richtiges Fach des Linsenbehälters legen
6 Fragen, ob die Linse richtig sitzt	6 Linse reinigen

Umgang mit Augenprothesen

Augenprothesen füllen die Augenhöhle bei Fehlen des Augapfels aus, sie haben keine Sehfunktion. Die so genannten Glasaugen werden einmal täglich herausgenommen und unter fließendem, warmem Wasser gereinigt.

Hinweis Augenprothesen sind nicht, wie vielleicht zu erwarten wäre, kugelrund, sondern schalenförmig mit kleinen runden Ausbuchtungen. Somit können Sie sich optimal an die Augenhöhle anpassen.

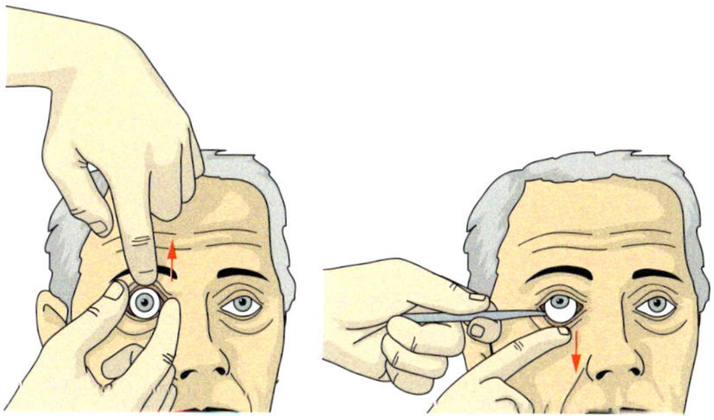

Beim Einsetzen der Augenprothese (links) blickt der Pflegebedürftige nach oben, das Oberlid wird leicht nach oben gezogen, die Augenprothese in die Augenhöhle eingesetzt und anschließend das Unterlid vorsichtig nach unten gezogen, bis die Prothese in den Bindehautsack gleitet.

Beim Herausnehmen der Augenprothese (rechts) blickt der Pflegebedürftige nach oben, das Unterlid wird leicht nach vorne gezogen und Zeigefinger oder ein spezielles Glasstäbchen unter die Augenprothese geschoben. Nun kann die Prothese entnommen werden.

Beobachtung und Unterstützung schwerhöriger und gehörloser Menschen

Beobachtung

Veränderungen des Ohrs

Am Ohr treten häufiger Hautveränderungen ↑ S. 36 auf. Bei Sekretaustritt aus dem Ohr sollte eine Pflegefachkraft oder ein Arzt hinzugezogen werden. Verstärkter Austritt von Ohrenschmalz bedarf meistens nur einer häufigeren Ohrenpflege ↑ S. 45. Der Austritt von eitrigem Sekret hingegen kann Hinweis auf den Riss des Trommelfells bei einer Mittelohrentzündung ↑ S. 71 sein. Tritt Blut aus dem Ohr aus, ist dies ein Notfall.

Veränderungen der Hörfähigkeit

Gerade im Alter ist die Abnahme der Hörfähigkeit, insbesondere in höheren Tonlagen, ein physiologischer Abbauprozess. Aber auch die Verlegung des Trommelfells durch einen Schmalzpfropf oder eine starke Erkältung können zu Einschränkungen der Hörfähigkeit führen. Jede zunehmende Schwerhörigkeit sollte ärztlich untersucht werden. Plötzlich auftretende starke Ohrgeräusche ↑ S. 71 oder Taubheit können auf einen Tinnitus oder Hörsturz ↑ S. 71 hinweisen und sind Notfälle.

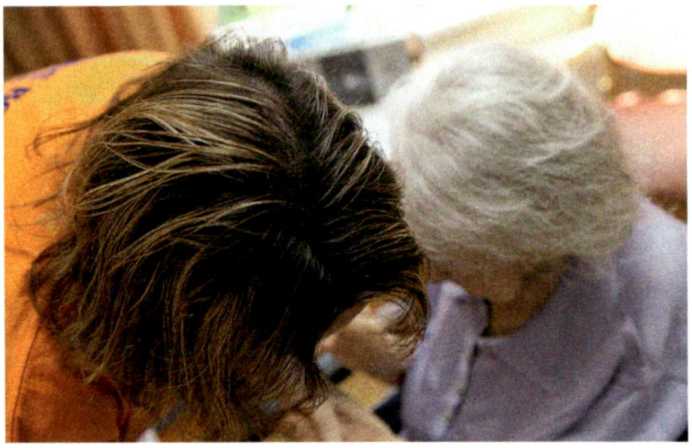

Manche von Altersschwerhörigkeit betroffene Menschen möchten ihre Einschränkung nicht wahrhaben und reagieren wütend oder gar depressiv, wenn sie das Gesagte nicht verstehen. Hier ist viel Einfühlungsvermögen gefragt.

Pflegerische Unterstützung

Prinzipien im Umgang mit hörbehinderten Menschen

Viele hörbehinderte Menschen haben gelernt, ihre fehlende Hörfähigkeit durch Lippenlesen auszugleichen. Daher ist es wichtig, langsam, deutlich und möglichst tief zu sprechen und die Betroffenen immer von vorn anzusprechen. Vermeiden Sie bei Altersschwerhörigkeit zu lautes Sprechen, da laute Stimmen sich eher im hohen Frequenzbereich befinden und daher nicht besser verstanden werden. Achten Sie ggf. auf funktionierende und eingesetzte Hörgeräte ↑ S. 75. Vergewissern Sie sich, dass das Gesagte verstanden wurde. Beherrscht der Betroffene die Gebärdensprache, kann ein Gebärdendolmetscher hinzugezogen werden.

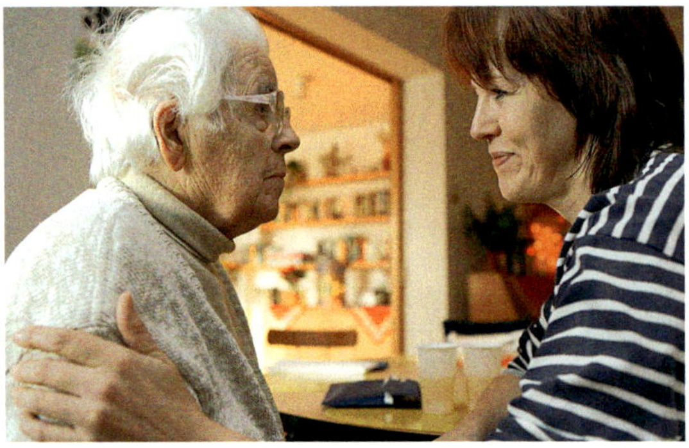

Kommunikation mit schwerhörigen Menschen: erst Blickkontakt aufnehmen, dann sprechen

Hinweis Vereinbaren Sie Sichtzeichen, wenn Sie in das Zimmer eines hörbehinderten Menschen eintreten. Das Anklopfen wird i. d. R. nicht gehört. Eine Lichtklingel kann hier helfen, aber auch das kurze Ein- und Ausschalten des Deckenlichts gibt dem Betroffenen die Möglichkeit, sich auf Ihre Anwesenheit einzustellen.

Umgang mit Hörhilfen

Es gibt zahlreiche verschiedene Formen von Hörgeräten, daher sollten Sie sich von dem Pflegebedürftigen, einem Angehörigen oder Hörgeräteakustiker in den Gebrauch des jeweiligen Gerätes einweisen lassen.

Häufig gebräuchlich sind Im-Ohr-Geräte (IO-Geräte) und Hinter-dem-Ohr-Geräte (HdO-Geräte). Beide benötigen eine Energieversorgung durch Batterien und können ein- und ausgeschaltet werden. Beachten Sie im Umgang mit den Geräten Folgendes:

- Das funktionstüchtige Gerät pfeift beim Anschalten in der Hand. Schalten Sie die Geräte immer erst nach dem Einsetzen an. So verhindern Sie das für den Pflegebedürftigen sehr unangenehme Pfeifen.
- Die Reinigung erfolgt nach Herstellerangaben, i. d. R. mit einem weichen, trockenen Tuch. Spezielle Mittel reinigen IO-Geräte sowie das im Ohr sitzende Ohrpassstück bei HdO-Geräten.
- Erfragen Sie die individuellen Tragegewohnheiten der Betroffenen. Die meisten bevorzugen das Herausnehmen des Gerätes während des Schlafens. In diesen Fällen muss das Gerät ausgeschaltet werden. Bei längerem Pausieren sollten die Batterien entnommen werden.
- Die meisten Hörgeräte sind nicht wasserfest und werden beim Duschen, Baden oder Haarewaschen herausgenommen, ebenso beim Haarefönen.
- Die Geräte müssen regelmäßig nach Herstellerangaben entfeuchtet werden. Hierzu gibt es spezielle Sets.

Inzwischen existiert eine Vielzahl technischer Geräte auf dem Markt, die hörbehinderten Menschen den Alltag erleichtern. Informieren Sie sich am besten im Sanitätshaus oder bei einem Hörgeräteakustiker.

Ein einfach einzusetzendes Hilfsmittel ist eine kleine Tafel, auf der Sie wichtige Informationen, z. B. Telefonnummern oder schwer verstehbare Namen und Adressen, schriftlich festhalten können.

Hinweis Manche Hörgeräte enthalten spezielle Programme, die z. B. zum Telefonieren oder zur Unterdrückung von Nebengeräuschen auf der Straße gewählt werden können.

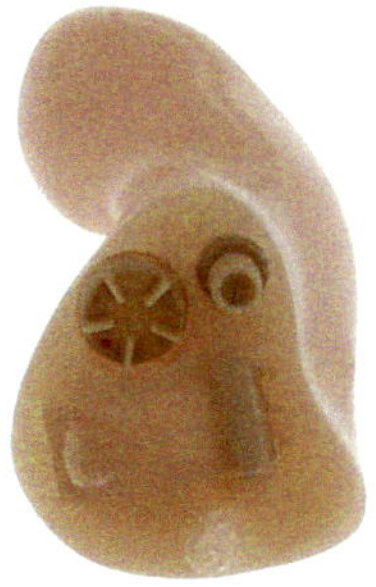
IO-Gerät

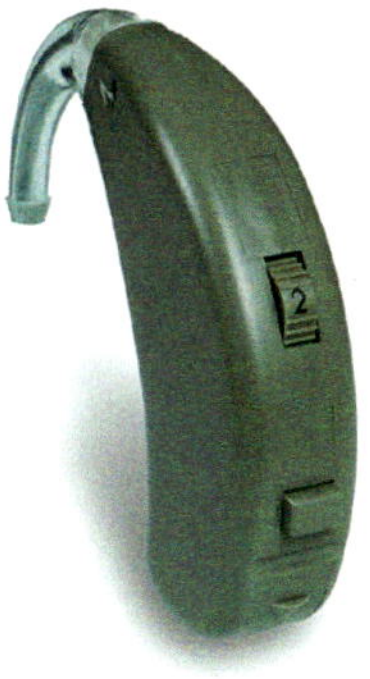
HdO-Gerät

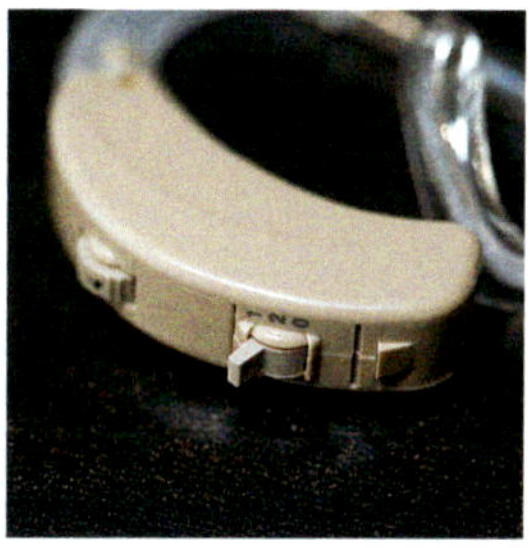
eingeschaltetes Hörgerät

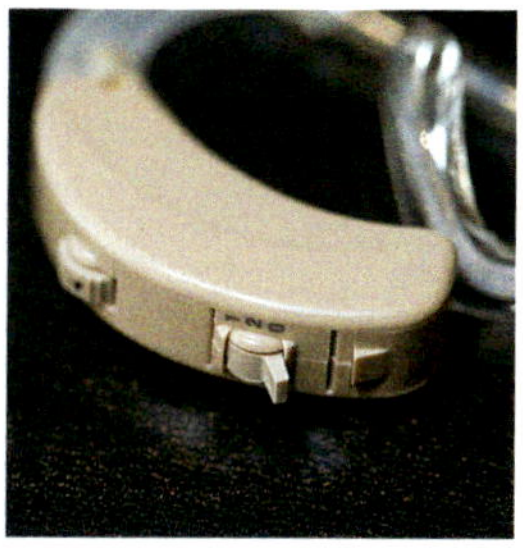
ausgeschaltetes Hörgerät

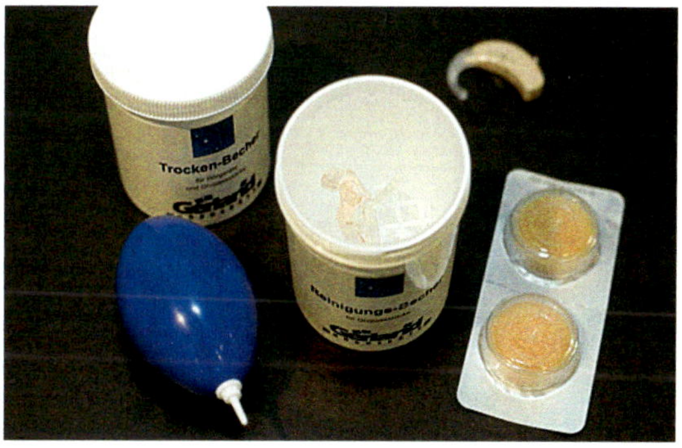

Entfeuchtungsset für Hörgeräte

www.schwerhoerigen-netz.de
> Service
> DSB-Ratgeber
Hier sind zahlreiche Ratgeber des Deutschen Schwerhörigenbundes, z. B. zu Lärm, Tinnitus, Verständigung mit Schwerhörigen oder technischen Hilfen, abrufbar.

Bestandteile der Nahrung

Energiegehalt der Nahrungsmittel und Energiebedarf des Körpers

Jedes Nahrungsmittel hat einen eigenen **Energiegehalt**. Dieser wird physiologischer Brennwert genannt. Die Einheit für Energie ist das Joule (J). In der Ernährungslehre findet man häufig auch noch die veraltete Maßeinheit Kalorie (cal). Dabei entspricht eine Kalorie ungefähr 4,19 Joule. Diese Energiemengen sind sehr klein, häufiger sind daher die Bezeichnungen Kilojoule (kJ) oder Kilokalorie (kcal), die entsprechend 1000-fache Menge. Die einzelnen Nährstoffe verfügen immer über folgenden Energiegehalt:

- 1 g Kohlenhydrate 17 kJ ~ 4 kcal
- 1g Fett 39 kJ ~ 9 kcal
- 1g Eiweiß 17 kJ ~ 4 kcal

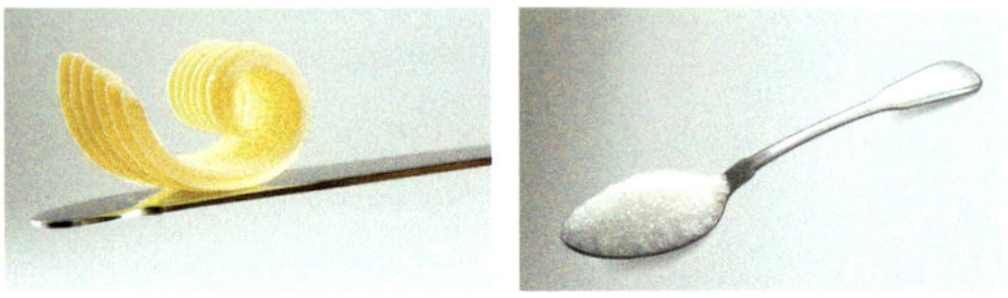

Die gleiche Menge Fett hat einen mehr als doppelt so hohen Energiegehalt wie Kohlenhydrate oder Eiweiß.

Der Mensch benötigt Energie für die Aufrechterhaltung aller Lebensfunktionen. Diese Energie bezieht er aus den in der Nahrung enthaltenen Kohlenhydraten, Eiweißen und Fetten. Sie werden vom Körper aufgenommen, unter Sauerstoffverbrauch „verbrannt" und zu Kohlendioxid und Wasser abgebaut. Das Kohlendioxid wird über die Lunge abgeatmet, das Wasser über die Nieren ausgeschieden.

Der **Energiebedarf** des Menschen setzt sich zusammen aus Grundumsatz (abhängig von Alter, Geschlecht, Körpergewicht und -größe) und Leistungsumsatz (abhängig von der körperlichen Aktivität). Grundsätzlich ist der Grundumsatz

- bei Frauen niedriger als bei Männern,
- in der Kindheit und Jugend höher als im Alter,
- bei großen oder schweren Menschen höher als bei kleinen oder leichten Menschen.

Täglicher Energie- und Nährstoffbedarf

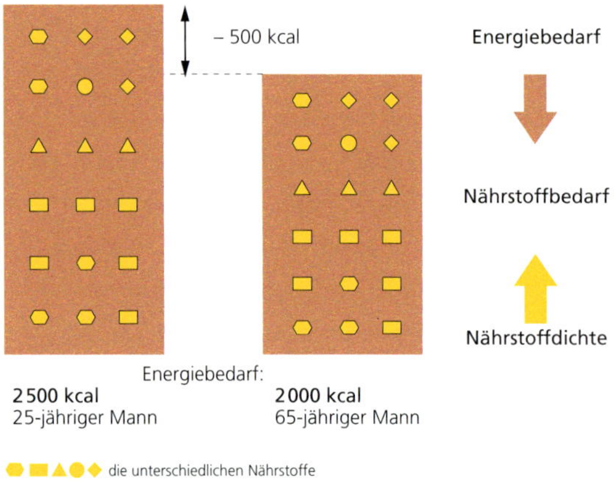

Im Alter sinkt der Energiebedarf. Der Bedarf an hochwertigen Nährstoffen wie Eiweißen, ungesättigten Fettsäuren und Vitaminen bleibt jedoch bestehen. Daher ist eine sorgfältige Auswahl der Nahrungsmittel von besonderer Wichtigkeit.

Je geringer die körperliche Aktivität, desto geringer der Leistungsumsatz. Daher kann es keine generelle Empfehlung für die notwendige Energiezufuhr geben.

Hinweis Der persönliche Energiebedarf setzt sich aus Grund- und Leistungsumsatz zusammen. Zahlreiche Programme im Internet bieten die Möglichkeit, diesen zu berechnen.

Joule nach einem britischen Physiker benannte Maßeinheit, ausgesprochen „dschuhl"

Nährstoffe aus chemischer Sicht

Nahrungsmittel decken den Nährstoff- und Energiebedarf unseres Körpers. Man kann die Nährstoffe in Nährstoffgruppen unterteilen.

Kohlenhydrate

Kohlenhydrate sind die idealen Energielieferanten und hauptsächlicher Bestandteil pflanzlicher Nahrungsmittel. Umgangssprachlich kennen wir sie als Stärke und Zucker. Man unterscheidet Kohlenhydrate nach der Anzahl ihrer chemischen Grundbausteine in Einfach-, Doppel- und Vielfachzucker.

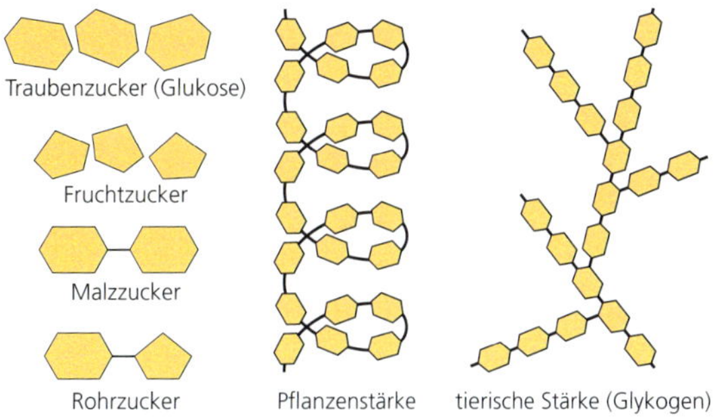

In unterschiedlichen Kombinationen bauen Einfachzucker sowohl Doppelzucker als auch Vielfachzucker auf. Alle Kohlenhydrate bestehen aus den chemischen Elementen Kohlenstoff, Wasserstoff und Sauerstoff.

Eiweiße

Eiweiße (*Proteine*) dienen dem Körper als Bau- und Betriebsstoff. Die Bausteine der Eiweiße sind Aminosäuren. In ihrer langkettigen Form spielen Eiweiße als Aufbau- und Ersatzmaterial im Baustoffwechsel fast aller Organstrukturen eine wichtige Rolle. In kugeliger Form kommen sie z. B. als Hormone oder Enzyme vor.

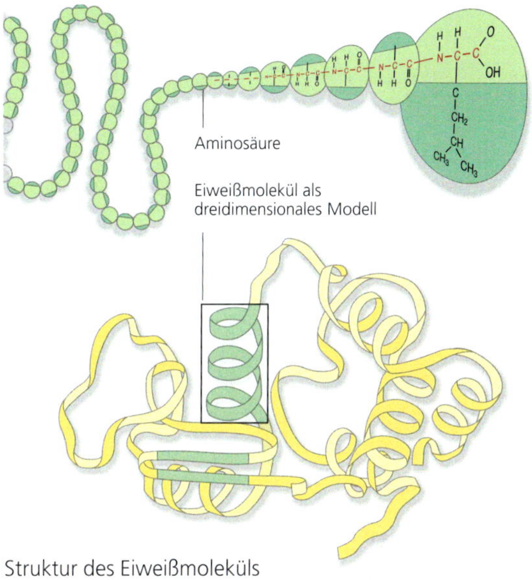

Struktur des Eiweißmoleküls

Fette

Die Hauptaufgabe der Fette (*Lipide*) ist die Energieversorgung, sie sind aber auch notwendig, damit der Körper fettlösliche Vitamine aufnehmen kann. Fette bestehen aus Glyzerin und Fettsäuren, man unterscheidet nach ihren chemischen Eigenschaften gesättigte (meist tierische) Fettsäuren von ungesättigten (meist pflanzlichen) Fettsäuren. Einige Fettsäuren sind lebensnotwendig und heißen daher essenzielle Fettsäuren. Sie werden mit der Nahrung aufgenommen.

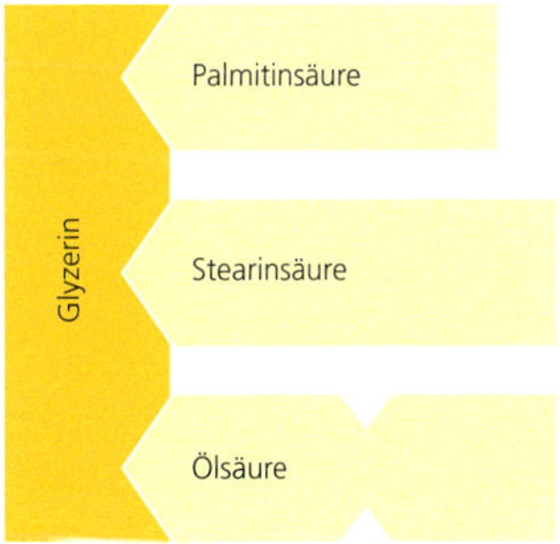

Fette bestehen aus den gleichen chemischen Elementen wie Kohlenhydrate, bilden aber andere Molekülstrukturen. Fettmoleküle bestehen aus einem Glyzerinmolekül und meist drei Fettsäuremolekülen.

Nicht Energie liefernde Nährstoffe

Fette, Kohlehydrate und Eiweiße liefern dem Körper Energie. Daneben gibt es noch folgende Nährstoffgruppen:

- **Ballaststoffe:** unverdauliche Kohlenhydrate
- **Vitamine:** lebenswichtige Nahrungsbestandteile, die der Körper nicht selbst herstellen kann
- **Mineralstoffe:** anorganische Nahrungsbestandteile, z. B. Natrium oder Magnesium
- **sekundäre Pflanzenstoffe:** pflanzliche Schutz- und Abwehrstoffe

anorganisch „unbelebt", chemische Stoffe ohne Kohlenstoffanteil

Ausgewogene Ernährung, Kostformen und Diäten

Ernährungsgewohnheiten

Bestimmten früher die regionalen Angebote, aber auch wirtschaftliche Zwänge unsere Ernährung, scheint heute in Ernährungsfragen „alles möglich". Heutige Ernährungsgewohnheiten sind beeinflusst von

- **regionalen und kulturellen Einflüssen:** viele Menschen lieben die Speisen aus ihrer Heimatregion, ob Spätzle aus Süddeutschland oder das türkische Pide,
- **religiösen Vorschriften:** die meisten Glaubensrichtungen und Religionen beinhalten bestimmte Essregeln, z. B. ist es bei gläubigen Christen verpönt, freitags Fleisch zu essen,
- **Lebens- und Arbeitsstil:** körperlich schwer arbeitende Menschen benötigen kalorienreichere Lebensmittel als Menschen, die im Büro arbeiten sowie
- **persönlichen Vorlieben und Abneigungen:** häufig verbunden mit bestimmten Lebenserinnerungen: „Nach dem Krieg gab es nur Margarine, seitdem kann ich keine Margarine mehr sehen."

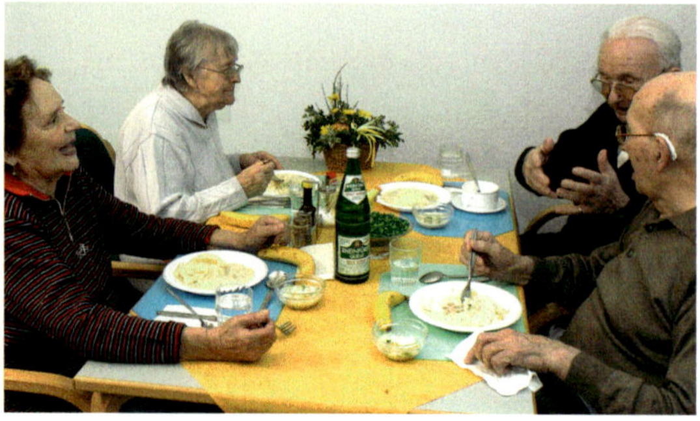

Für viele ältere Menschen gilt bis heute der meist samstags gereichte Eintopf aus verschiedenen regionalen und saisonalen Gemüsesorten, reichlich Fleischeinlage und Kartoffeln als Inbegriff der gewohnten „Hausmannskost".

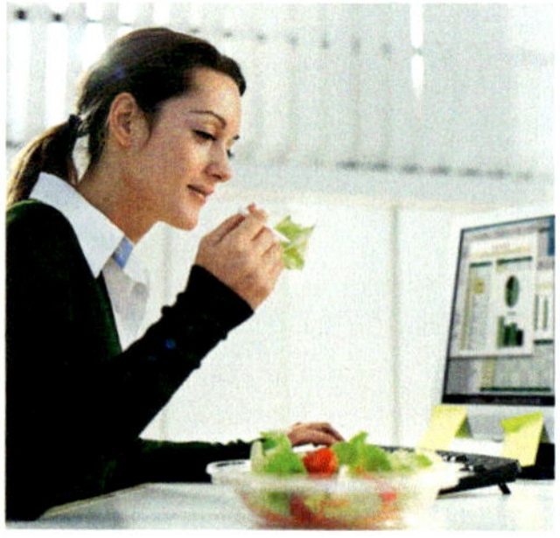

Bei sitzenden Tätigkeiten werden wenig Kalorien verbrannt. Um sich gesund zu halten, sollten daher im Büro tätige Menschen häufig eine leichte Kost vorziehen.

Zusammensetzung einer ausgewogenen Ernährung

Die Deutsche Gesellschaft für Ernährung (DGE) empfiehlt eine Zusammensetzung des Speiseplans anhand eines Ernährungskreises und zehn einfacher Regeln:

1. vielseitig essen
2. reichlich Getreideprodukte und Kartoffeln
3. Gemüse und Obst: Nimm „5" am Tag!
4. täglich Milch und Milchprodukte; ein- bis zweimal Fisch pro Woche; Fleisch, Wurst und Eier in Maßen
5. wenig Fett und fettreiche Lebensmittel
6. Zucker und Salz in Maßen
7. reichlich Flüssigkeit: rund 1,5 l Wasser oder kalorienarme Getränke täglich
8. Essen schmackhaft und schonend zubereiten
9. sich Zeit nehmen, das Essen genießen
10. aufs Gewicht achten, in Bewegung bleiben

Vollwertig essen – und gesund bleiben

Der Ernährungskreis nach den zehn Regeln der Deutschen Gesellschaft für Ernährung (DGE)
Empfohlene Zusammensetzung des Speiseplans*

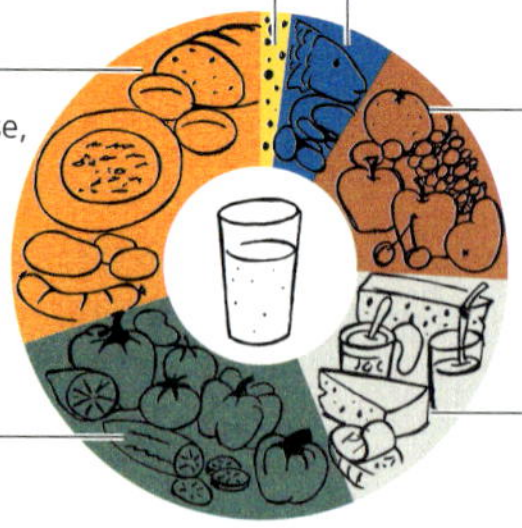

*Mengenverhältnis

www.dge.de
Auf der Seite der Deutschen Gesellschaft für Ernährung finden sie zahlreiche Informationen und Hinweise zu Ernährungsfragen.

Kostformen

Unter Kostform versteht man die generelle Nahrungszusammensetzung. Die allgemeine Ernährung im mitteleuropäischen Bereich wird als Mischkost, im Krankenhaus auch als Vollkost bezeichnet. Verschiedene gesundheitliche, ethische oder religiöse Gründe veranlassen Menschen dazu, andere Kostformen zu bevorzugen, dazu gehören z. B.:

- **Schonkost:** salz- und gewürzarme, besonders bekömmliche Mischkost
- **Vollwerternährung:** Kostform auf Basis ursprünglicher, unbehandelter Lebensmittel
- **vegetarische Ernährung:** Kostform auf Basis pflanzlicher Nahrungsmittel, ggf. ergänzt durch Milch- und Eiprodukte
- **schweinefleischfreie Ernährung:** in vielen Religionen gilt Schweinefleisch als unrein

Hinweis Im Krankenhaus werden häufig noch die passierte Kost (für Menschen mit Kau- oder Schluckstörungen ↗ S. 109) sowie die Wunschkost (zur Appetitanregung) unterschieden.

Immer mehr Menschen entscheiden sich aus gesundheitlichen, politischen oder Umweltschutzgründen für Lebensmittel aus ökologischem Landbau. Das Angebot biologisch bzw. ökologisch erzeugter Lebensmittel ist inzwischen sehr groß, und sie sind auch im Supermarkt erhältlich.

Diätetische Ernährung

Versteht man umgangssprachlich unter Diät eine kalorienreduzierte Ernährung zum Zwecke des Abnehmens, umfasst eine Diät aus medizinischer Sicht Ernährungsgrundsätze, die Therapien (bei bestimmten Erkrankungen) unterstützen oder das Auftreten bestimmter Erkrankungen vermeiden sollen. Dazu gehören Nahrungsmittelallergien und -unverträglichkeiten (z. B. gegen Nüsse) oder spezielle Diäten bei:

- **Diabetes mellitus** ↗ S. 220: Besonderheiten bei der Aufnahme von Kohlenhydraten
- **Gicht**: Besonderheiten bei der Aufnahme bestimmter Eiweiße
- **Herz-Kreislauf-Erkrankungen**: Besonderheiten bei der Aufnahme bestimmter Fette und Salz

Hinweis Alle Kostformen und Diäten sollten trotz aller Einschränkungen oder Regeln den Grundsätzen einer ausgewogenen Ernährung entsprechen.

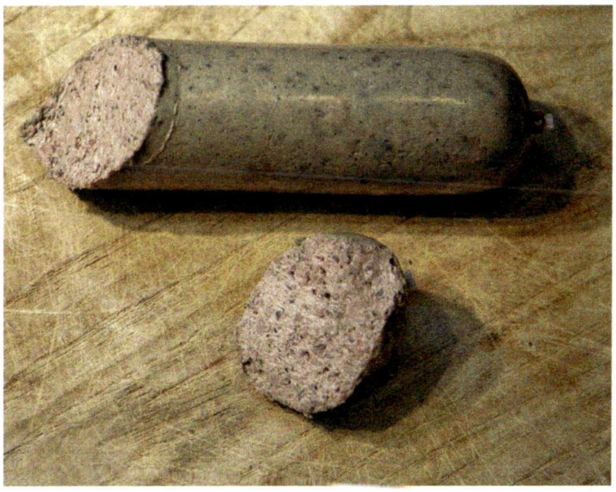

Menschen mit Gicht können ihre Gesundheit positiv durch eine purinarme Ernährung beeinflussen. Purine sind Eiweiße, die v. a. in Innereien wie Leber oder Nieren enthalten sind. Leberwurst sollte daher nicht auf dem Speiseplan stehen, kann aber auf Wunsch durch andere Streichwurst oder Käse ersetzt werden.

Beobachtung der Ernährung

Ernährungszustand

Der Ernährungszustand (EZ) kann über Beobachtung und über die Erhebung des Körpergewichts sowie dessen Einschätzung mit Hilfe des Body-Mass-Index (BMI) beurteilt werden.

Liegen keine anderen Störungen vor, ist ein **normaler Ernährungszustand** als Normalgewicht definiert. Dies liegt nach der Broca-Formel bei „Körpergröße in cm minus 100" oder einem BMI zwischen 18,6 und 25 kg/m².

Als **untergewichtig** gelten Menschen, deren Körpergewicht 20 % unter dem Normalgewicht bzw. deren BMI < 18,5 kg/m² ist. Ihr Aussehen wird häufig als mager, dünn und ausgezehrt (*kachektisch*) beschrieben, da sie über wenig bis keine Fettpolster verfügen, Knochen und Sehnen stark unter der Haut hervortreten. Man spricht auch von einem reduzierten Ernährungszustand.

Als **übergewichtig** werden Menschen bezeichnet, die 10% über dem Normalgewicht liegen bzw. einen BMI zwischen 25 und 29,9 kg/m² aufweisen.

Als **fettleibig** (*adipös*) werden Menschen bezeichnet, deren Körpergewicht 20–30 % über dem Normalgewicht bzw. deren BMI über 30 kg/m² liegt. Bei fettleibigen Menschen kann i. d. R. ein erhöhter Bauchumfang (bei Frauen > 88 cm, bei Männern > 102 cm) gemessen sowie eine übergroße Menge an gleichmäßig am Körper verteiltem Fettgewebe beobachtet werden.

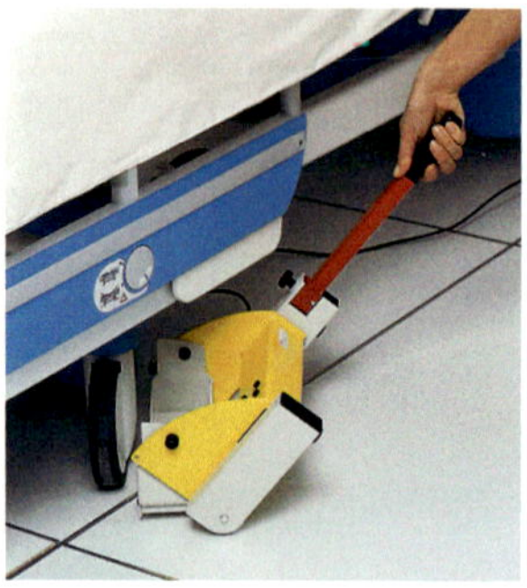

Die Gewichtskontrolle kann mit einer handelsüblichen Körperwaage oder speziellen Sitz- oder Bettwagen (wie hier im Bild) durchgeführt werden. Zur besseren Vergleichbarkeit sollte das Körpergewicht immer zur selben Tageszeit (am besten morgens vor dem Frühstück) und unbekleidet bzw. in Unterwäsche durchgeführt werden.

BMI	Kategorie
18,5–24,9	Normalgewicht
25–29,9	Übergewicht
30–34,9	Adipositas I
35–39,9	Adipositas II
>40	Adipositas III

$$BMI = \frac{kg}{m^2}$$

Der BMI setzt das Körpergewicht ins Verhältnis zur Körperoberfläche (Körpergröße im Quadrat) und ist daher genauer als die Körpergewichtsformel nach Broca.
Der BMI verschiebt sich mit steigendem Alter nach oben.

Ernährungsverhalten

Das Ernährungsverhalten kann Ursache des Ernährungszustands sowie von Störungen bei der Nahrungsaufnahme sein oder auch ihre Folge. Bei der Beobachtung des Ernährungsverhaltens wird eingeschätzt:

- Anzahl, Umfang und Zusammenstellung von Mahlzeiten und Zwischenmahlzeiten
- Steuerung des Essverhaltens, z. B. Appetitlosigkeit, Heißhunger, Widerwillen oder Ekel
- Essgewohnheiten, z. B. Ort der Nahrungsaufnahme, Rituale vor, bei oder nach dem Essen

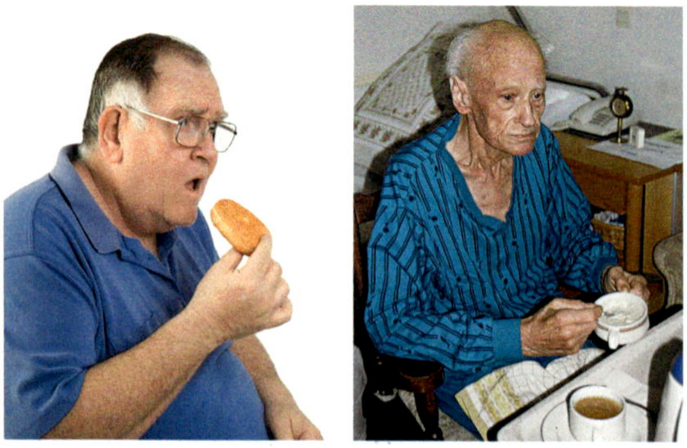

Adipöse Menschen (links) nehmen i. d. R. mehr Energie durch Nahrungsmittel auf, als ihr Körper benötigt. Kachektische Menschen (rechts) nehmen weniger Energie auf, als ihr Körper benötigt oder können, wie z. B. bei Tumorerkrankungen, die aufgenommenen Nährstoffe nicht verwerten.

Störungen bei der Nahrungsaufnahme

Veränderungen des Ernährungszustandes oder des Ernährungsverhaltens können unterschiedliche Ursachen haben. Diese muss der Pflegende durch genaues Fragen und Beobachten erkennen, in der Dokumentation festhalten und zur Abklärung eine Fachkraft bzw. einen Arzt hinzuziehen. Es kann eine Anpassung der Pflegeplanung, aber auch eine medizinische Behandlung notwendig werden.

Erkrankungen des Verdauungsapparats führen häufig zu Appetitlosigkeit, aber auch zu Unwohlsein oder Schmerzen im Bauchbereich, die Menschen vom Essen abhalten können.

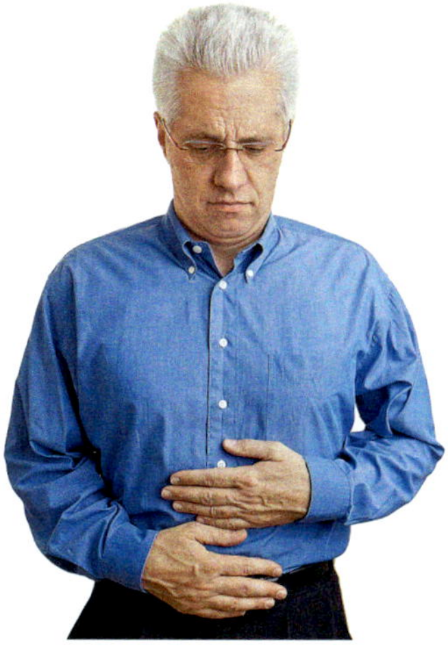

Bauchschmerzen wirken sich meistens negativ auf das Essverhalten aus.

Erkrankungen der Mundhöhle und des Zahnapparats führen zu Einschränkungen beim Kauen und Schlucken. Dies können z. B. eine Gingivitis ↗ S. 51 oder Parodontitis ↗ S. 51 sein, auch Mundtrockenheit oder eine nicht passende Zahnprothese können bei der Nahrungsaufnahme hinderlich sein.

Seelische Belastungen wie Trauer oder Angst können den Appetit stark hemmen, Frust kann zu Heißhungerattacken führen.

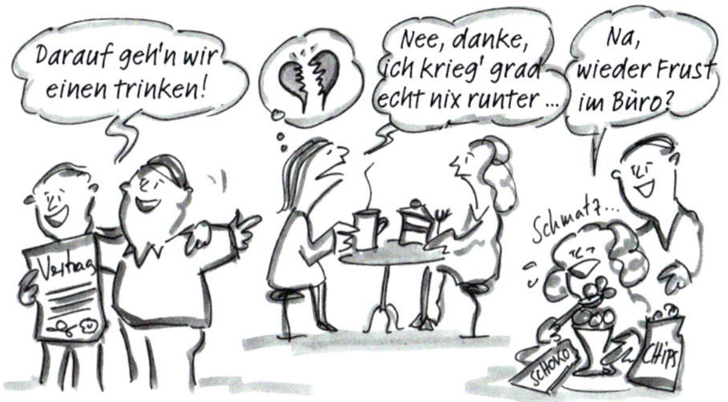

Unser seelisches Befinden beeinflusst unser Ess- und Trinkverhalten.

Veränderungen des Umfelds sind oft die Ursache für die Verschlechterung des Appetits. Das kann die neue Situation im Speisesaal nach einem Heimeinzug ↗ S. 282 sein, die Notwendigkeit, das Mittagessen im Bett zu sich zu nehmen, aber auch der schmatzende Mitbewohner am gegenüberliegenden Tischplatz.

Störungen des Bewusstseins oder kognitive Einschränkungen können dazu führen, dass Menschen nicht mehr selbstständig Essen zubereiten oder zu sich nehmen können. Vor allem bei demenziellen Erkrankungen ↗ S. 305 benötigen die Betroffenen häufig Unterstützung beim Essen und Trinken. Zum Beispiel weil Hunger und Durstgefühl fehlen oder Abläufe verlorengehen und z. B. das Weiter- oder Fertigessen vergessen wird.

Körperliche Einschränkungen, z. B. Sehschwäche, Lähmungen der Extremitäten, Schluckstörungen oder fehlende Muskelkoordination, können dazu führen, dass Menschen sich nicht mehr selbstständig ernähren können. Hier kann der Einsatz von Hilfsmitteln ↗ S. 84 sinnvoll sein.

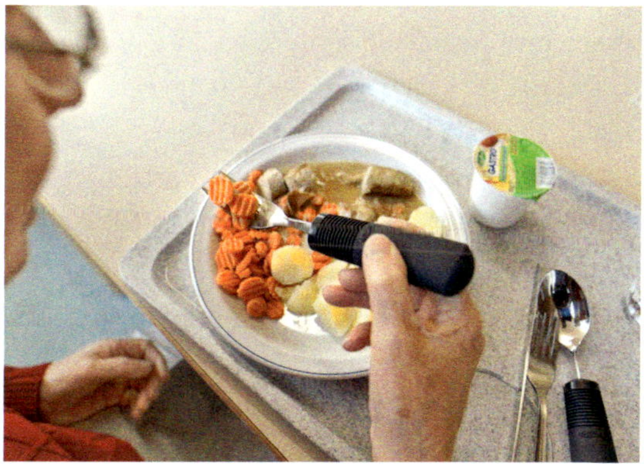

Es gibt inzwischen zahlreiche Hilfsmittel zum Essen, die körperliche Einschränkungen kompensieren können.

Unterstützung beim Essen und Trinken

Essen und Trinken – mehr als nur Ernährung

In vielen Medien wird ein Bild von Nahrungsaufnahme gezeichnet, das v. a. auf die „gesunde" Ernährung ausgerichtet ist, die über die „richtige" Zusammensetzung von Nährstoffen verfügt. Aus naturwissenschaftlich-medizinischer Sicht mag es angemessen erscheinen, die Bestandteile der Nahrung zu messen und zu „zählen". Auch in der Pflege spielt natürlich eine ausreichende Versorgung der Patienten oder Pflegebedürftigen gerade in Zeiten der Rekonvaleszenz eine große Rolle. In den meisten Fällen pflegerischer Betreuung geht es aber gar nicht primär um Fragen der Ernährung, also der ausreichenden Versorgung mit Nährstoffen, sondern um die Unterstützung beim Essen und Trinken. Dies sind alltägliche Handlungen, die von vielen kulturellen und sozialen Faktoren beeinflusst sind.

Den Unterschied zwischen Ernährung und „Essen und Trinken" wird jeder sofort verstehen, der zum Zwecke der Gewichtsreduktion schon einmal eine Formula-Diät gemacht hat: „Drei Shakes am Tag enthalten alle notwendigen Nährstoffe für den Körper." Das körperliche und seelische Befinden der Diätbeflissenen ist spätestens am dritten Tag am Nullpunkt angekommen. Es fehlen der Genuss, der Geschmack sowie das soziale Miteinander beim Essen und Trinken.

Essen und Trinken als kulturelles Gut

Menschen entwickelten in allen Kulturen sehr früh Gebräuche und Regeln rund um das Essen und Trinken. Die Art und Auswahl der Speisen, deren Zubereitung, aber auch die Formen des sozialen Zusammenseins während des Essens und Trinkens können von Kultur zu Kultur sehr unterschiedlich sein.In vielen Religionen entwickelten sich Regeln, die die Gesundheit schützen und die Gemeinschaft aufrechterhalten sollen und die teilweise noch bis heute gültig sind (z. B. Fastenzeit, Verzicht auf Schweinefleisch in heißen Ländern).

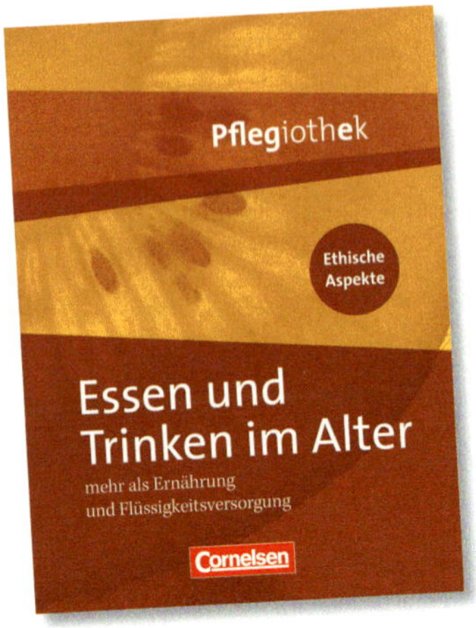

Vertiefende Inhalte zu ethischen Fragen in Zusammenhang mit Essen und Trinken finden Sie in dem Buch „Essen und Trinken im Alter" aus der Cornelsen-Reihe „Pflegiothek"

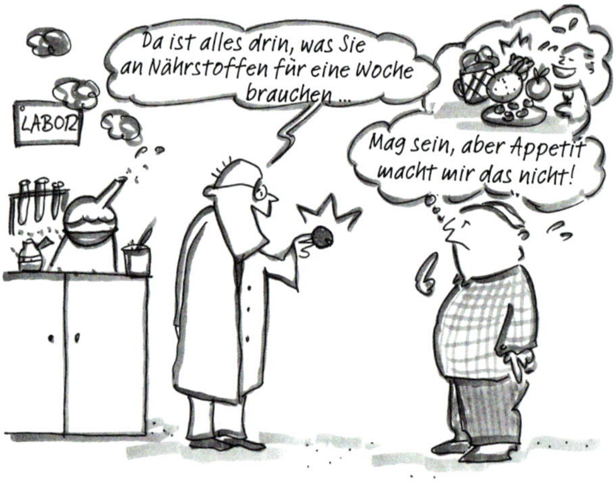

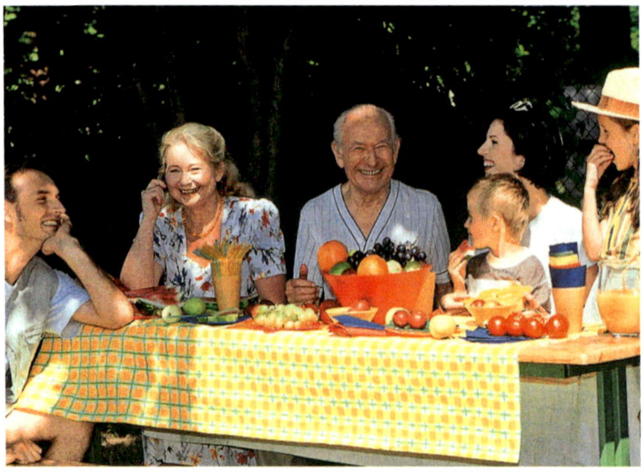

Zum geselligen Beisammensein gehört fast überall auf der Welt gutes Essen und Trinken.

Rekonvaleszenz Gesundung

Gestaltung einer essförderlichen Umgebung

Die meisten Menschen nehmen Essen in Gesellschaft und zu festen Zeiten bzw. an bestimmten Orten zu sich. Familien essen gemeinsam am Esstisch, die Zeiten der Nahrungsaufnahme folgen einem festen Tagesrhythmus.

Viele ältere Menschen halten an diesen Gepflogenheiten auch dann fest, wenn die Kinder aus dem Haus sind oder gar der Partner verstirbt. Erst wenn sie auf die Hilfe anderer angewiesen sind, kann es passieren, dass bestimmte Rahmenbedingungen (z. B. Essenszeiten in einem Pflegeheim) diese Gewohnheiten durchbrechen. Aber auch in neuen Umgebungen oder bei Bettlägerigkeit können kleine Handgriffe eine essförderliche Umgebung schaffen:

- Ermöglichen Sie das Essen am Tisch oder in aufrecht sitzender Haltung.
- Sorgen Sie für einen aufgeräumten und gelüfteten Raum, bemühen Sie sich um eine angenehme Atmosphäre, dekorieren Sie den Essplatz z. B. mit einer kleinen Blumen oder Serviette.
- Setzen Sie Hilfsmittel ↗ S. 84 nur ein, wenn Sie benötigt werden – nicht jeder Pflegebedürftige benötigt einen Schnabelaufsatz zum Trinken.

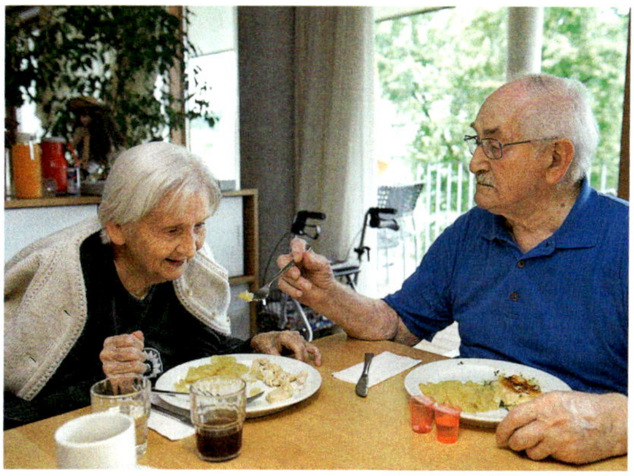

Auch bei Pflegebedürftigkeit halten viele Ehepaare an den gemeinsamen Mahlzeiten fest.

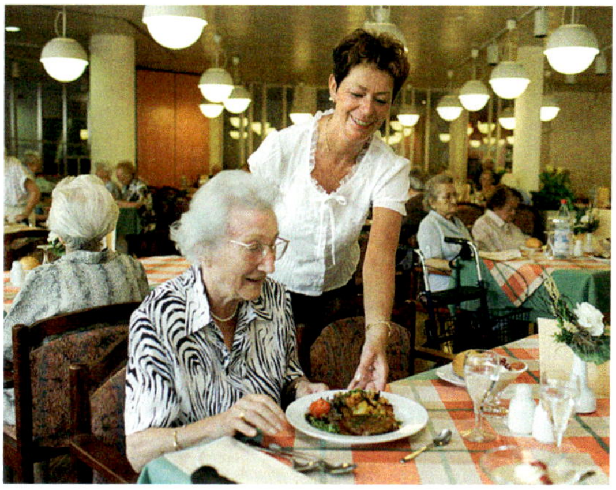

Ein schön eingerichteter Speisesaal sowie die Gesellschaft von anderen Menschen wirken appetitanregend.

Ethische Aspekte

Insbesondere demenziell erkrankte Menschen ↗ S. 305 können häufig ihre Wünsche oder Bedürfnisse nicht mehr äußern. Wenn Pflegebedürftige Speisen und Getränke ablehnen, ist oft unklar. Die Anlage einer PEG-Sonde ↗ S. 88 wirft insbesondere am Lebensende Fragen und Probleme auf. Folgende Vorgehensweisen im Team können in solchen Situationen hilfreich sein:

- Einigen Sie sich im Team auf eine einheitliche Vorgehensweise und diskutieren Sie ggf. die Notwendigkeit von Anordnungen wie „Trinkmenge mind. 1 l täglich" mit dem Arzt.
- Auch wenn ein Pflegebedürftiger mehrfach Essen oder Trinken ablehnt, sollten weiterhin kleine Speisen und Getränke angeboten werden.
- Eine Nahrungsablehnung ist meist eine Willensbekundung. Zwangsmaßnahmen sind daher i. d. R. aus ethischen und auch rechtlichen Gründen nicht zu rechtfertigen ↗ S. 312.

Hinweis Die weit verbreitete Bezeichnung „Nahrungsverweigerung" enthält bereits eine Wertung, so als verweigere der Pflegebedürftige etwas, zu dem er eigentlich verpflichtet sei. Die Ablehnung zu essen oder zu trinken kann jedoch auch eine letzte Möglichkeit der Willensbekundung sein. Dies sollte aus Respekt vor der Autonomie und den Eigenheiten der Pflegebedürftigen durch die angemesseneren Ausdrücke „Ablehnung" oder „Zurückweisung" gewürdigt werden.

Unterstützung bei eingeschränkter Ess- und Trinkfähigkeit

Hilfsmittel zur Förderung der Selbstständigkeit

Bei bestimmten körperlichen Einschränkungen können Hilfsmittel die Selbstständigkeit beim Essen und Trinken unterstützen bzw. fördern. Es gibt eine Vielzahl solcher Hilfsmittel, eine Übersicht können Ergotherapeuten oder Mitarbeiter von Sanitätshäusern geben. Häufig eingesetzt werden:

- Fixierschneidebrett
- gebogene Messerklinge
- Tellerranderhöhung
- Trinkbecher mit Halterung
- Griffband für Spezialbesteck
- Schneideapparaturen

Hinweis In der Regel verfügen die Betroffenen nur über ein Exemplar eines Hilfsmittels. Sorgen Sie dafür, dass es nach jeder Mahlzeit sofort gespült wird und für die nächste Mahlzeit zur Verfügung steht.

Hilfen beim Essen und Trinken

Können Pflegebedürftige bestimmte Einzelhandlungen nicht mehr ausführen, sollten diese übernommen werden. Dazu können z. B. gehören:

- Öffnen von Essenspackungen
- Zerkleinern von Nahrungsmitteln
- Hand zum Mund führen

Eine besondere Situation besteht bei Bettlägerigkeit. Grundsätzlich sollte es den Pflegebedürftigen ermöglicht werden, außerhalb des Bettes zu essen. Ist dies nicht möglich, unterstützen folgende Maßnahmen das Essen und Trinken:

- Kopfteil wenn möglich in 90°-Stellung bringen, Knierolle o. Ä. nutzen, um ein Herunterrutschen im Bett zu verhindern
- nach dem Essen dem Pflegebedürftigen die Möglichkeit zum Reinigen von Mund und Händen geben
- nach dem Essen die Pflegebedürftigen in die gewünschte bzw. notwendige Position bringen (Lagerung ↗ S. 60)

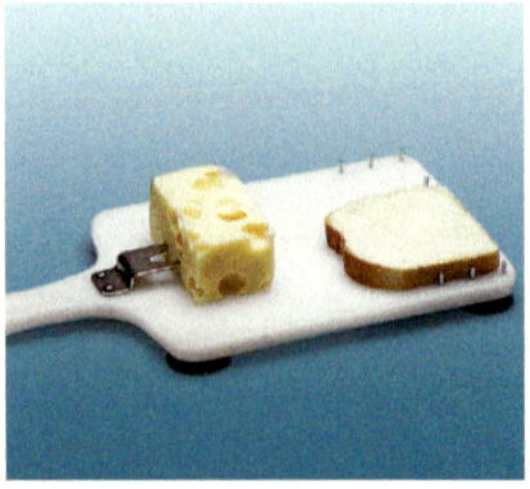

Fixierschneidebrett zur Förderung der selbstständigen Nahrungszubereitung

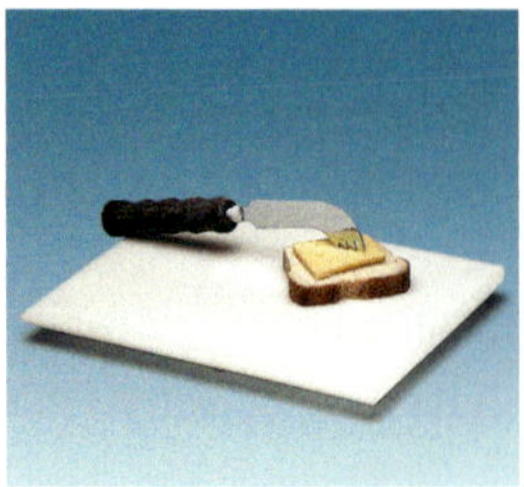

Die gebogene Messerklinge kann durch ihre Zinken gleichzeitig als Gabel verwendet werden.

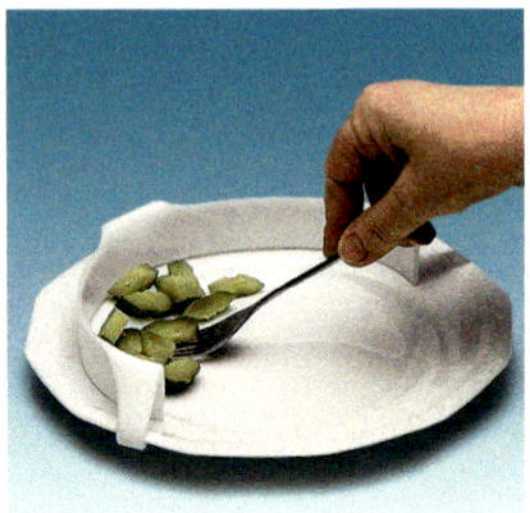

Tellerranderhöhung

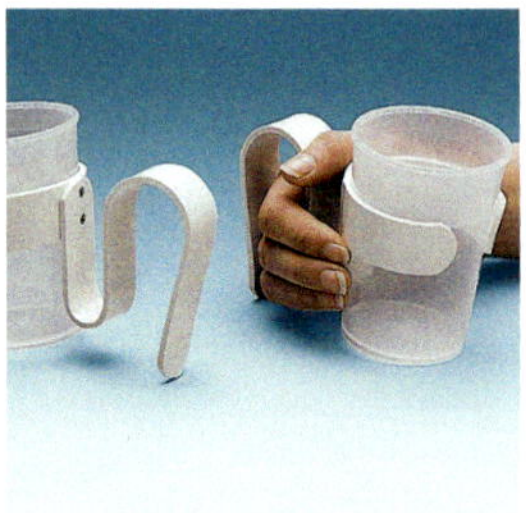

Trinkbecher mit Halterung für Pflegebedürftige mit gestörter, aber noch erhaltener Restgreiffunktion

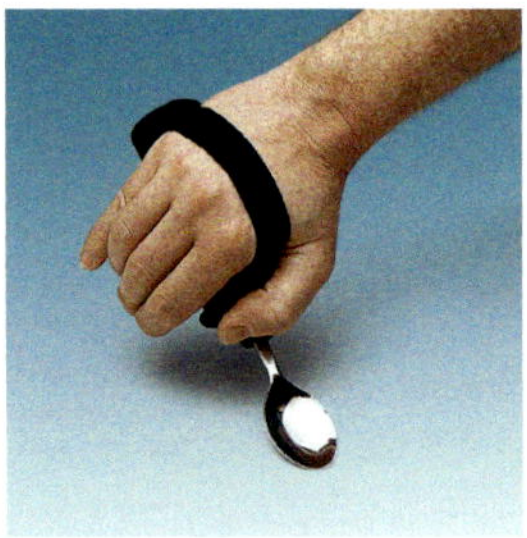

Das Griffband bietet einen sicheren Halt für das Spezialbesteck.

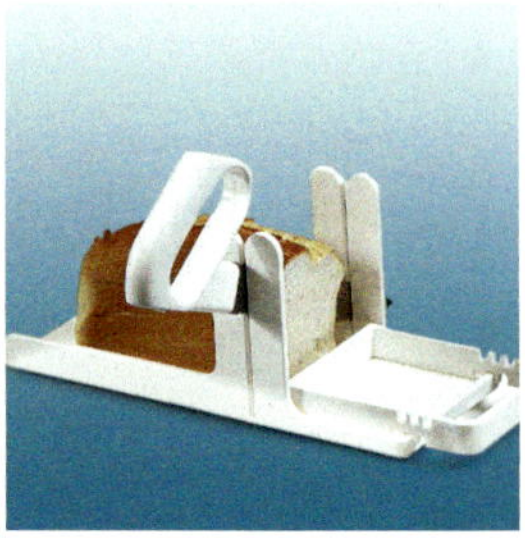

Die senkrechten Ständer leiten das Messer, um Personen mit Greifschwäche oder mit zitternden Händen die relativ schwierige Tätigkeit des Scheibenschneidens zu ermöglichen.

Hilfsmittel für die Förderung der Selbstständigkeit beim Essen und Trinken

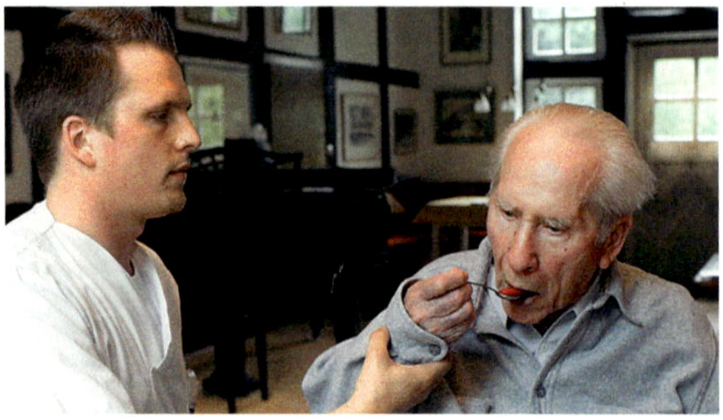

Unterstützung der Armführung beim Essen

Essen anreichen

Kann eine Person das Essen auch mit Hilfsmitteln nicht mehr selbstständig zu sich nehmen, dann übernehmen Pflegende das Anreichen des Essens.

Das Anreichen von Speisen und Getränken ist kein technischer Akt, dessen fester Ablauf vorgegeben ist. Im Gegenteil ist sehr viel Einfühlungsvermögen nötig, um das gewünschte Esstempo des Pflegebedürftigen zu erkennen und darauf zu reagieren. Folgende Prinzipien sollten beim Anreichen von Essen und Trinken berücksichtigt werden:

- Sitzen Sie möglichst auf **gleicher Höhe** mit dem Pflegebedürftigen.
- Sorgen Sie mit Thermobehältern oder erneutem Anwärmen in der Mikrowelle für eine angemessene Essenstemperatur, lauwarmes Mittagessen schmeckt den wenigsten Menschen.
- Signalisieren Sie Ruhe – Hektik und Zeitdruck hemmen den Pflegebedürftigen.
- Zerkleinern Sie – wenn nötig – das Essen vor den Augen des Pflegebedürftigen. Bereits im Vorfeld zerkleinerte Nahrung sieht schnell unappetitlich aus.
- Ist es z. B. bei Schluckstörungen nötig, das Essen zu **pürieren**, sollten die einzelnen Lebensmittelbestandteile getrennt püriert werden, damit sie anhand der Farbe und des Aromas noch zu erkennen sind.
- Versichern Sie sich, dass der Pflegebedürftige die Speise oder das Getränk mag.
- Reduzieren Sie die Kommunikation auf die Momente, in denen der Pflegebedürftige kein Essen im Mund hat (Aspirationsgefahr ↗ S. 109).
- Auch angereichtes Essen sollte appetitlich angerichtet sein. Ein Tablett mit einer farbigen Serviette oder eine Tomate zum belegten Brot setzen **Farbakzente**, die appetitanregend wirken.

Hinweis Sprache kann sehr viel über Machtverhältnisse aussagen. So widerspricht es dem Respekt vor dem Pflegebedürftigen, in der Tier- oder Säuglingspflege übliche Begriffe wie „Füttern" oder „Lätzchen" zu gebrauchen. Auch gut gemeinte Motivationsversuche wie „Noch ein Löffelchen für Annegret!" sollten – wenn überhaupt – der Kinderbetreuung überlassen bleiben.

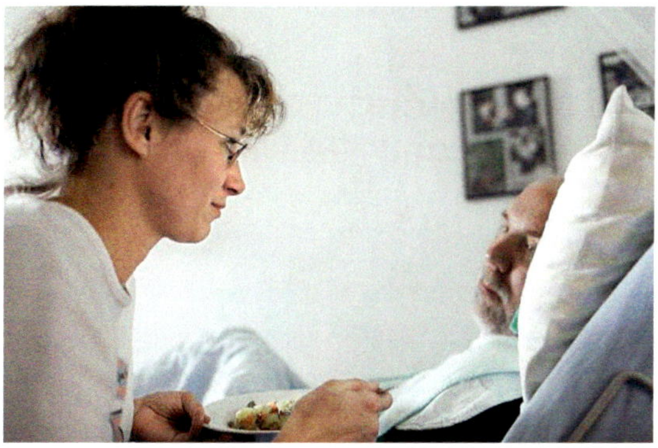

Einem bettlägerigen Bewohner wird das Essen angereicht.

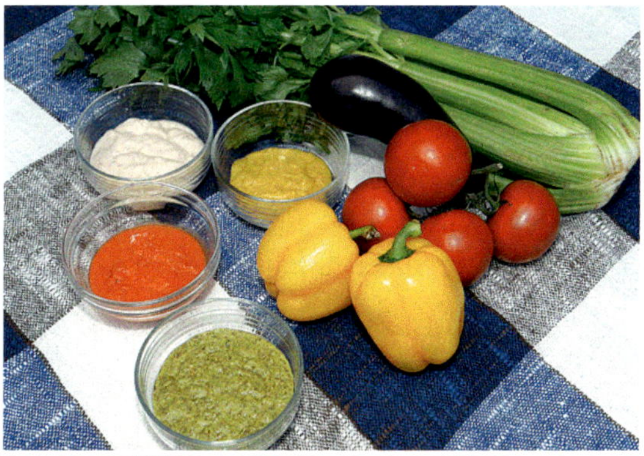

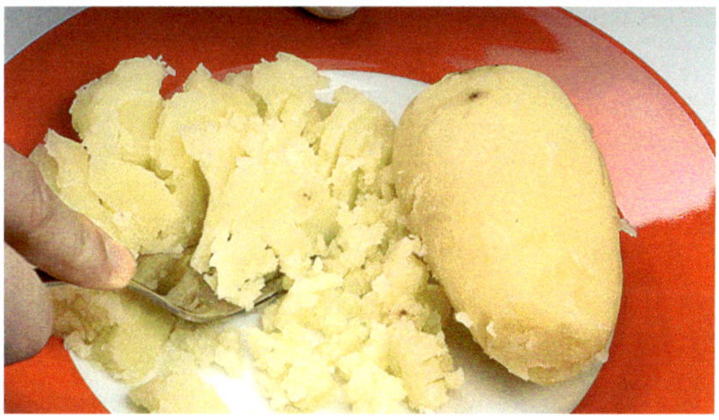

Bei Schluckstörungen sollten feste Lebensmittel püriert (oben) und weiche zerdrückt (unten) werden.

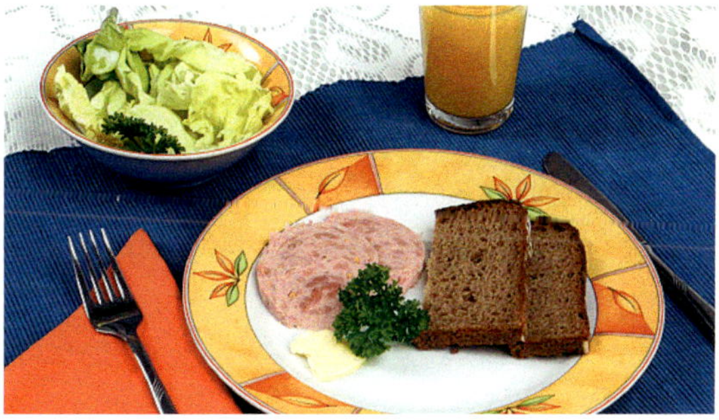

Durch Farbkontraste können Pflegebedürftige die einzelnen Komponenten besser erkennen.

Unterstützung bei therapeutisch veränderter Nahrungs- und Flüssigkeitszufuhr

Reduktionsdiät

Eine Reduktionsdiät dient der Gewichtsabnahme bei übergewichtigen Menschen und ist in der täglichen Energiezufuhr auf ca. 1 500 bis 2 000 kcal beschränkt. Motivieren Sie die Pflegebedürftigen mit realistischen Zielen, z. B. Gewichtsabnahme von einem Kilo in zwei Wochen. Spielen Sie nicht den Moralapostel, der jedes Stück Schokolade verbietet. Ein hübsch zubereiteter Obstteller kann hilfreich und motivierend sein.

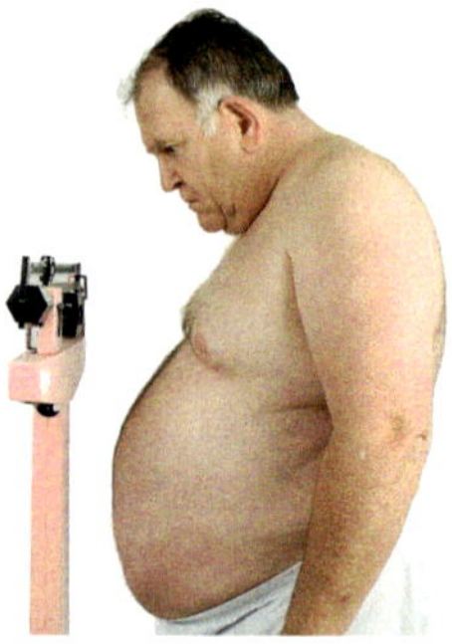

Vermeiden Sie tägliche Gewichtskontrollen. Ist das Ziel, 1 kg pro Woche abzunehmen, reicht auch eine Gewichtskontrolle einmal pro Woche aus. Ist dann das Ziel erreicht, ist die Motivation zum Durchhalten gleich viel größer.

Aufbaukost

Bei stark untergewichtigen Pflegebedürftigen kann eine Aufbaukost nötig werden. Nicht selten wird ärztlicherseits bestimmte Trinknahrung verordnet, die über eine erhöhte Kalorien- oder Eiweißmenge verfügt. Vielen Pflegebedürftigen schmeckt die Trinknahrung gekühlt am besten, da sie sehr süß ist.

Die meisten Pflegebedürftigen verlieren den Appetit, wenn sie allzu große Essensportionen sehen. Reichen Sie lieber kleinere Mengen, die dafür hochkalorisch sind. So bringt ein Stückchen Butter im Gemüse bereits ca. 100 kcal mehr auf den Speiseplan. Dokumentieren Sie, was und wie viel gegessen und getrunken wurde.

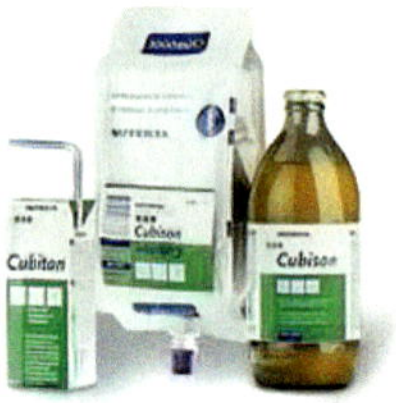

Hochkalorische Energiedrinks sind immer nur Nahrungsergänzung. Sie ersetzen weder den Geschmack noch den Gehalt einer vollwertigen Mahlzeit. Es gibt sie unabhängig von den Geschmackssorten in verschiedenen Zusammensetzungen, daher darf den Pflegebedürftigen immer nur die Sorte gegeben werden, die vom Arzt empfohlen bzw. verordnet wurde.

Einschränkung der Trinkmenge

Vor allem bei Herz- oder Nierenerkrankungen kann eine Einschränkung der Trinkmenge nötig werden. Erstellen Sie einen Trinkplan mit über den Tag verteilten Einzelrationen. Nutzen Sie dementsprechend kleinere Trinkgefäße (z. B. 150 ml). Eine genaue Dokumentation der Trinkmenge (Bilanzierung ↗ S. 90) ist unerlässlich. Gegen den Durst können flache Eisstückchen zum Lutschen oder zuckerfreie Kaugummis helfen.

Erhöhung der Trinkmenge

Viele ältere Menschen nehmen zu wenig Flüssigkeit zu sich, was sich negativ auf Kreislauf und Stoffwechsel auswirken kann. Auch hier unterstützt ein Trinkplan sowie eine Auswahl von Lieblingsgetränken die täglichen Zielmengen.

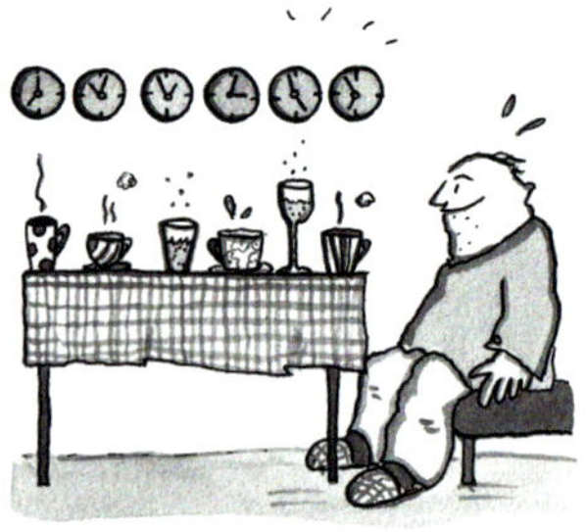

Frühstück	1 Becher Kaffee	150 ml
vormittags	1 Becher Tee	200 ml
Mittagessen	1 Glas Wasser	150 ml
nachmittags	1 Becher Tee	200 ml
Abendessen	1 Glas Wasser	150 ml
abends	1 Glas Wasser	150 ml
gesamt		**1 000 ml**

Ein gemeinsam erstellter Trinkplan ist Kontrolle und Motivation in einem.

Exsikkoseprophylaxe

Exsikkose ist der Fachbegriff für einen Flüssigkeitsmangel des Körpers, teilweise auch als Dehydration oder Dehydratation bezeichnet. Exsikkose verschiebt den Wasser-Salz-Haushalt des Körpers, dadurch kann es zum Verlust lebensnotwendiger Körperfunktionen kommen. Erste Anzeichen einer Exsikkose sind ein geringer Hauttonus ↗ S. 36, Verwirrtheit bis hin zum Delirium und ggf. eine erhöhte Körpertemperatur.

Eine Exsikkose ist die Folge entweder einer zu geringen Flüssigkeitsaufnahme oder eines zu hohen Flüssigkeitsverlusts. Besonders betroffen sind ältere oder psychisch erkrankte Menschen, die keinen ausreichenden **Durst** verspüren. Zu einer weiteren Risikogruppe gehören Menschen, die aufgrund bestimmter Erkrankungen (z. B. Durchfall ↗ S. 245) mehr Flüssigkeit verlieren als sie zu sich nehmen. Auch starkes Schwitzen (z. B. durch hohe Außentemperatur oder große körperliche Anstrengung) kann bei bereits geschwächten Menschen zu einer Exsikkose führen.

Maßnahmen der Exsikkoseprophylaxe sind:

- Beobachten des Trinkverhaltens
- Erstellen einer Flüssigkeitsbilanz
- Pflegebedürftige zum Trinken motivieren, indem immer Getränke **verfügbar** sind und ggf. zum Trinken aufgefordert wird
- bei Bedarf **Unterstützen beim Trinken**, z. B. durch geeignete Becher oder Einsatz von Strohhalmen
- Erstellen und Überwachen eines Trinkplans

Sind bereits Anzeichen einer Exsikkose vorhanden, muss eine Pflegefachkraft oder ein Arzt verständigt werden, um mit Hilfe parenteraler Infusionen ↗ S. 190 Abhilfe zu schaffen.

Hinweis Eine verminderte Flüssigkeitsaufnahme und die daraus resultierende Exsikkose sind Teil des Sterbeprozesses ↗ S. 247. Maßnahmen zur Exsikkoseprophylaxe bedürfen in dieser Situation einer sorgfältigen Abwägung und Absprache zwischen Angehörigen, Pflegefachkräften und Ärzten.

Viele Menschen verspüren im Alter oder bei bestimmten psychischen Erkrankungen keinen Durst. Diese sind die Hauptzielgruppe der Exsikkoseprophylaxe.

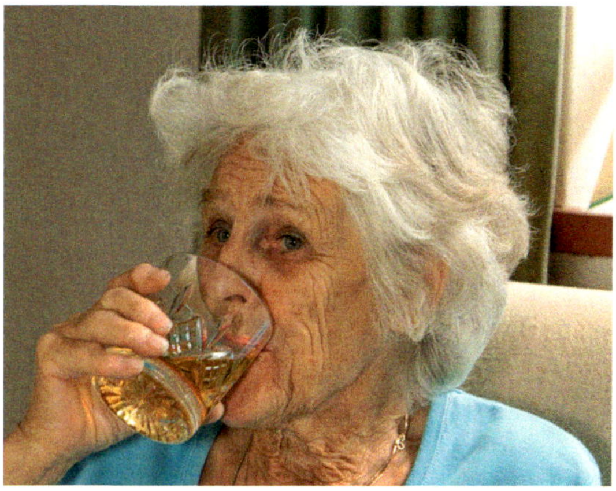

Gerade ältere Menschen sollten, wenn möglich, immer ein Getränk in greifbarer Nähe haben, um das Trinken nicht zu vergessen.

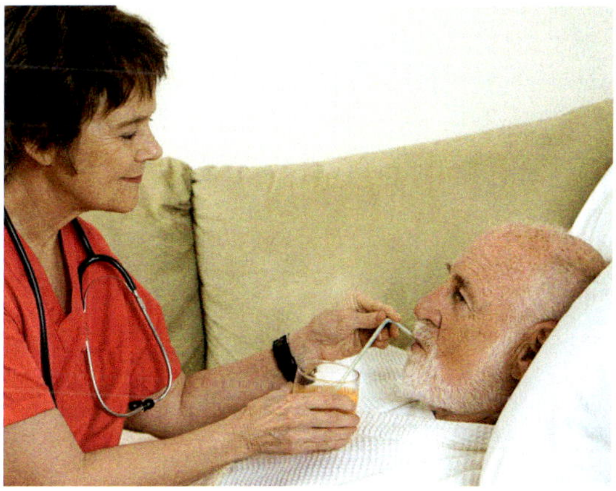

Sind Menschen, z. B. durch eine Erkrankung, stark geschwächt, müssen sie beim Trinken unterstützt werden.

Delirium Starke Verwirrtheit

Enterale Ernährung

Begriffsklärung und Gründe

Als enterale Ernährung bezeichnet man die Ernährung über eine Sonde. Im Gegensatz zur parenteralen Ernährung mit Hilfe einer Infusion durchläuft die Nahrung den Verdauungstrakt. Eine enterale Ernährung kann notwendig werden bei

- Kau- und Schluckstörungen, z. B. bei einer fortgeschrittenen Parkinsonerkrankung ↑ S. 232,
- Bewusstseinsstörungen, z. B. bei komatösen Menschen sowie
- kognitiven Einschränkungen, z. B. bei fortgeschrittener Demenz.

Verschiedene Formen der enteralen Ernährung

Ernährungssonden können entweder durch die Nase (*nasal*) oder den Mund (*oral*) in den Magen führen oder durch die Bauchdecke (*perkutan*) in Magen (PEG-Sonde) bzw. Dünndarm (PEJ-Sonde) gelegt sein. Die perkutanen Sonden werden unter lokaler Betäubung von Ärzten gelegt.

Versorgung über eine Sonde

Die Sonden werden mit Sondennahrung sowie Flüssigkeit bestückt. Die Sondennahrung besteht aus einer speziell auf die Ernährungsbedürfnisse des Betroffenen abgestimmten Nährstoffzusammensetzung. Sie muss den Herstellerangaben entsprechend gelagert und verabreicht werden. Die Sondennahrung deckt nicht den Flüssigkeitsbedarf, dieser wird durch Tee oder abgekochtes Wasser ergänzt (ca. 1 Liter pro Tag). Im Langzeitpflegebereich wird meist eine Ernährungspumpe eingesetzt. Eine leichte Oberkörperhochlagerung ist empfehlenswert.

Sprechen keine medizinischen Gründe dagegen, können Pflegebedürftige mit PEG/PEJ normale Speisen und Getränke zu sich nehmen. Die zusätzlichen Mengen müssen ebenso wie alle verabreichten Sondenkost- und Flüssigkeitsmengen dokumentiert werden.

Hinweis Kamillen- oder Fencheltee haben sich bei der Sondenbestückung bewährt, da ihnen eine verdauungsfördernde Wirkung zugeschrieben wird, Früchtetee beinhaltet zu viel Säure. Manche Einrichtungen bevorzugen abgekochtes Wasser, um die Ablagerungen und Verfärbungen in der Sonde zu vermeiden.

Hinweis Die „schnellere" Versorgung von Pflegebedürftigen mit Nahrung ist KEINE Indikation, eine Sonde zu legen.

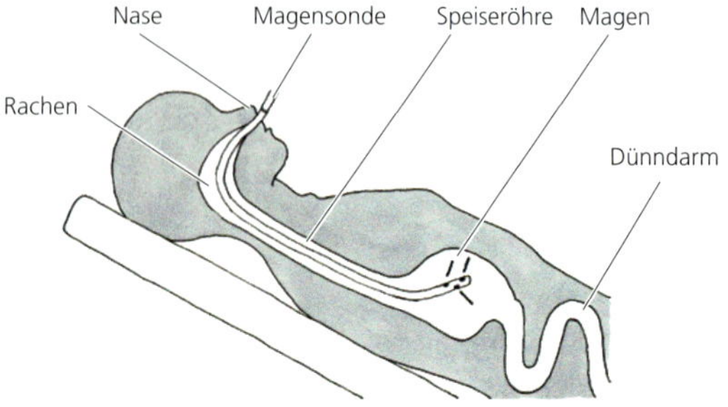

Nasogastrale Sonde: Als Lagerung ist eine leichte Oberkörperhochlagerung empfehlenswert.

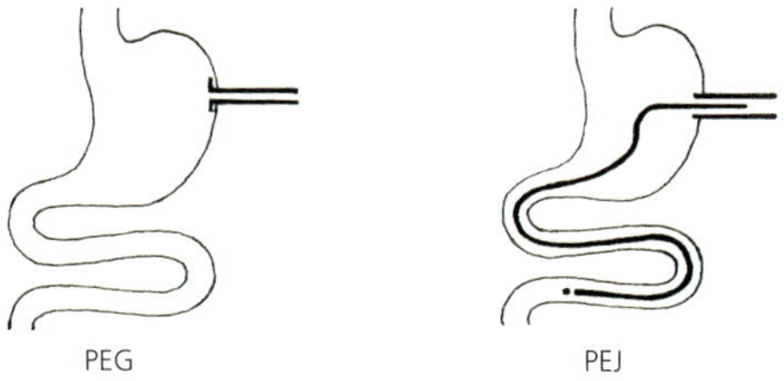

PEG-Sonde und PEJ-Sonde (Prinzip)

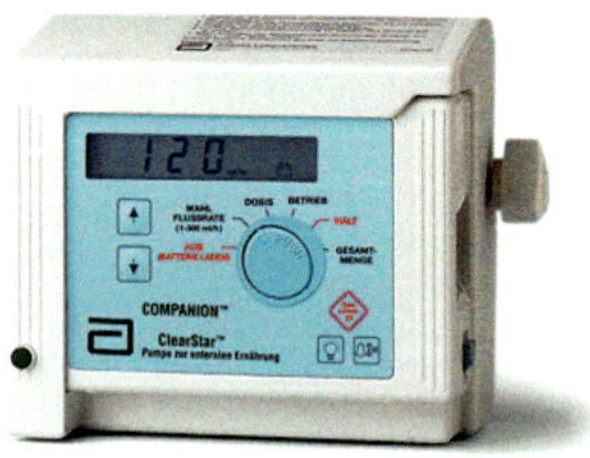

Ernährungspumpe

enteral über den Verdauungstrakt
parenteral unter Umgehung des Verdauungstrakts
PEG perkutane endoskopisch kontrollierte Gastrostomie, mit Hilfe einer Magenspiegelung durch die Haut gelegter Magenzugang
PEJ perkutane endoskopisch kontrollierte Jejunostomie, mit Hilfe einer Dünndarmspiegelung durch die Haut gelegter Dünndarmzugang
bestücken mit etwas, z. B. Flüssignahrung, ausstatten

Pflege der liegenden Sonden

Nasale oder orale Sonden werden nur kurzfristig eingesetzt. Die Eintrittsstellen müssen von Krusten und Belägen gereinigt werden und die umliegende Haut sorgfältig auf Druckstellen überprüft werden.

Hinweis Die Pflege der Sonde, die Bestückung der Sonde mit Sondenkost sowie der Umgang mit der Ernährungspumpe sind i. d. R. Pflegefachkräften vorbehalten. Dies gilt auch für den Verbandwechsel der Sondeneintrittsstelle.

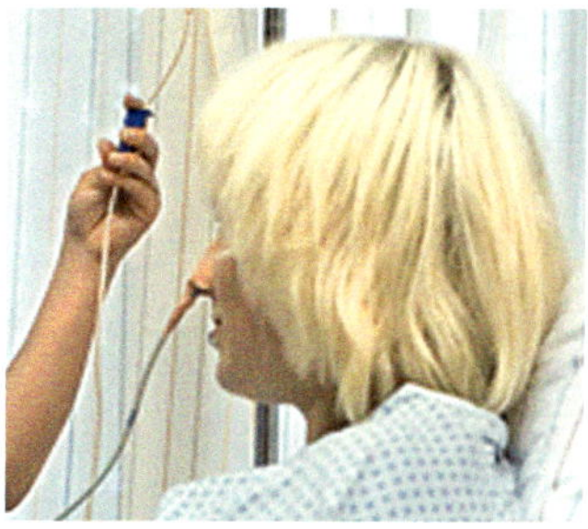

Durch die Befestigung mit Pflasterstreifen auf der Haut wird die Sonde gegen die Nase und die Nasenschleimhaut gedrückt. Dies begünstigt die Entstehung eines Dekubitus.

Perkutane Sonden erfordern einen regelmäßigen Verbandwechsel sowie die Beobachtung der Eintrittsstelle auf Entzündungszeichen ↗ S. 241. Die Eintrittsstelle einer perkutanen Sonden ist eine Wunde und damit eine Eintrittspforte für Keime. Ziel des Verbandwechsels ist die Vermeidung einer Wundinfektion. Es gelten alle Prinzipien eines aseptischen Verbandwechsels. Sie benötigen folgende Materialien:

- Hautdesinfektionsmittel (Sprühflasche)
- sterile Tupfer
- sterile Schlitzkompresse
- sterile Kompresse
- Pflasterverband, ggf. Pflasterstreifen

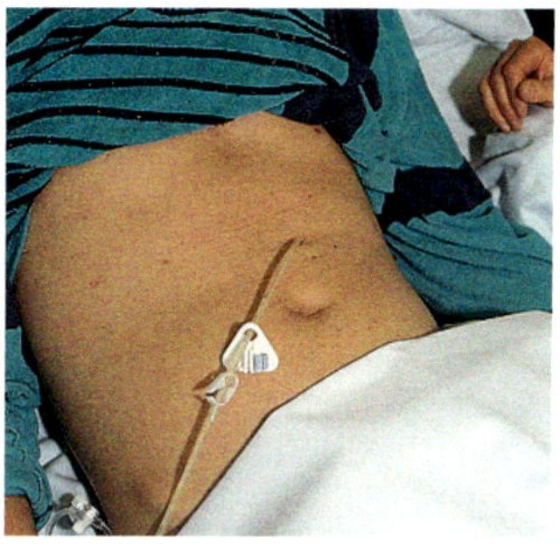

PEG-Anlage nach Entfernen des alten Verbandes und dem Öffnen der Halteplatte (Dreieck)

Zum Verbandwechsel entfernen Sie den alten Verband und öffnen die Befestigung an der Halteplatte. Führen Sie nun folgende Schritte durch:

- Desinfizieren Sie Einstichstelle, Sonde und Halteplatte mit einem Hautdesinfektionsmittel.
- Reinigen Sie die Halteplatte mit einem sterilen Tupfer von innen nach außen und überprüfen Sie durch leichte Bewegungen die Beweglichkeit der Sonde.
- Legen Sie eine sterile Schlitzkompresse um die Sonde.
- Decken Sie die Halteplatte mit einer Kompresse ab und befestigen Sie die Kompressen mit einem Stretchpflaster.
- Zum Schluss befestigen Sie die Sonde auf der Bauchdecke.

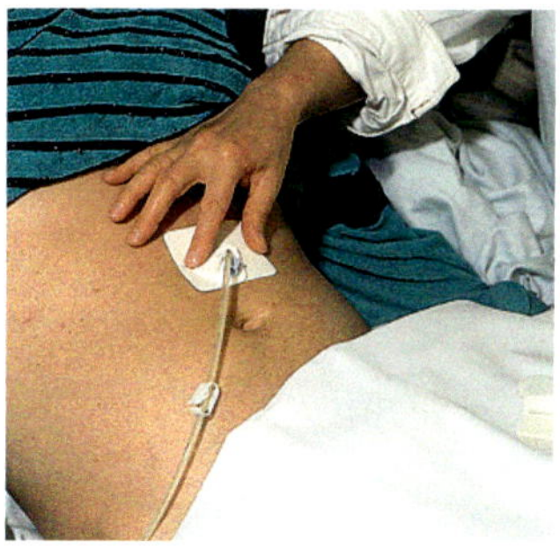

Anlegen der Schlitzkompresse

Neben der Sondeneintrittsstelle muss auch die Sonde selbst gepflegt werden. Um eine Verstopfung der Sonde zu verhindern, spülen Sie sowohl die transnasale als auch die perkutane Sonde nach jeder Nahrungs- oder Arzneimittelgabe mit ca. 30–50 ml Tee (kein Schwarz- oder Früchtetee) oder abgekochtem Wasser.

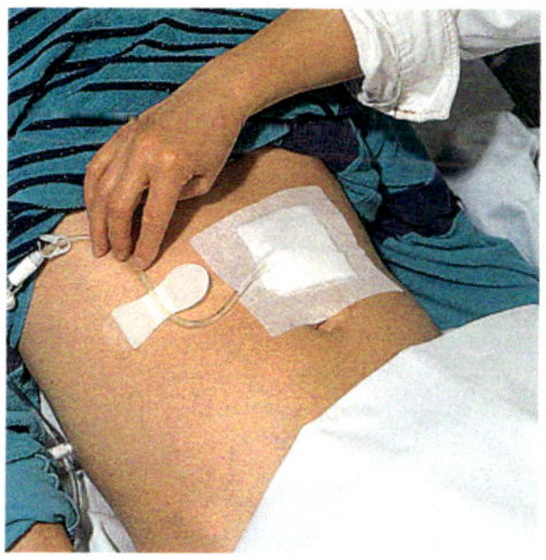

Die PEG-Anlage nach dem Verbandwechsel

Beobachtung der Ausscheidung

Beobachtung der Urinausscheidung

Die portionsweise Ausscheidung von Urin wird **Miktion** genannt. Beobachtet werden Häufigkeit, Zeitpunkt und Menge. Beim gesunden Menschen verteilen sich abhängig von der Trinkmenge ca. 4–6 Miktionen mit jeweils 200–400 ml über den Tag sowie maximal ein bis zwei nächtliche Miktionen. Abweichungen von Häufigkeit und Menge können auf Erkrankungen hindeuten und werden mit Fachbegriffen bezeichnet.

Veränderung	Beschreibung
Nykturie	häufiges, nächtliches Wasserlassen
Pollakisurie	häufiges Wasserlassen in kleinen Mengen
Dysurie	erschwertes und schmerzhaftes Wasserlassen
Algurie	schmerzhaftes Wasserlassen
Anurie	weniger als 100 ml am Tag
Oligurie	100 bis 400 ml am Tag
Polyurie	Mehr als 10 l am Tag

Störungen der Urinausscheidung

Urinbeschaffenheit

Normaler, frischer Urin ist klar, leicht gelblich und fast geruchlos. Nach längerem Stehen entwickelt Urin einen typischen, stechenden **Geruch**. Riecht Urin nach Nagellackentferner (*Azeton*), ist dies ein Hinweis auf eine Stoffwechselstörung. Nach „fauligen Eiern" riecht der Urin bei Harnwegsinfekten oder Krebserkrankungen. **Farbveränderungen** des Urins werden durch Nahrungsmittel, bestimmte Erkrankungen oder Medikamente ausgelöst. Die **Lichtdurchlässigkeit** kann z. B. bei Harnwegsinfekten durch Beimengungen wie Schleim oder Zellen getrübt sein.

Farbveränderung	Mögliche Ursache
rot	Blutbeimengungen (*Hämaturie*), Rote Beete, bestimmte Abführmittel und Antibiotika
rotviolett	Rhabarber
dunkelgelb	konzentrierter Urin auf Grund zu geringer Trinkmenge, bestimmte Antibiotika und Medikamente gegen Morbus Parkinson ↗ S. 232
grün	Medikamente zur Malariaprophylaxe, Methylenblau
braun	Leber- und Gallenerkrankungen, bestimmte Antibiotika

Physiologische und pathologische Farbveränderungen des Urins

Flüssigkeitsbilanz

Pflegende unterstützen die Erstellung einer Flüssigkeitsbilanz unter Anleitung einer Pflegefachkraft i. d. R. nach ärztlicher Anordnung. Dabei werden unter **Einfuhr** alle zugeführten Flüssigkeitsmengen (z. B. Getränke) in ml aufgeführt und unter **Ausfuhr** die ausgeschiedene Urinmenge in ml festgehalten, ggf. auch die Menge von Erbrochenem oder Durchfall. Einmal täglich zu einer festen Uhrzeit werden Ein- und Ausfuhrmengen einzeln zusammengezählt und voneinander abgezogen: Einfuhr – Ausfuhr = Flüssigkeitsbilanz. Ist die Differenz größer als 0, ist die Flüssigkeitsbilanz positiv, ist sie kleiner als 0, negativ. Ist ein Zielwert für die Bilanz vorgegeben (z. B. „+ 500 ml"), muss bei Abweichungen ein Arzt oder eine Pflegefachkraft informiert werden.

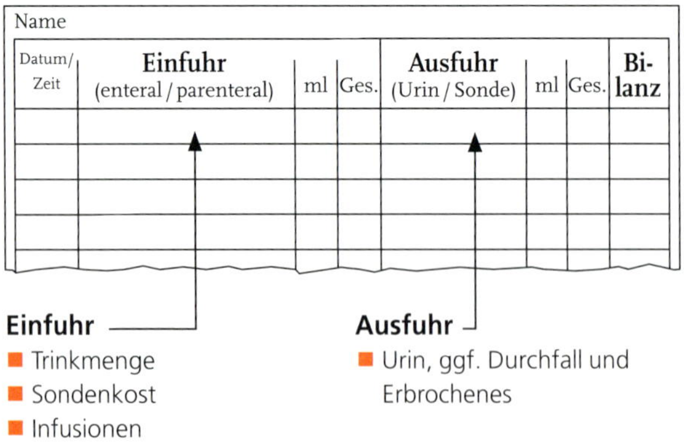

Beispiel einer Flüssigkeitsbilanzierung

Beobachtung der Stuhlausscheidung

Die Stuhlausscheidung wird Stuhlgang oder Defäkation genannt. Die normale **Stuhlmenge** beträgt zwischen 100 und 500 g täglich, wird aber i. d. R. nicht erfasst.

Die **Häufigkeit** variiert zwischen dreimal täglich und dreimal pro Woche. Mehr als drei dünnflüssige Stuhlentleerungen täglich werden als Durchfall (*Diarrhö*) bezeichnet, weniger als drei Stuhlentleerungen pro Woche als Verstopfung (*Obstipation*). Ein längeres Ausbleiben kann auf einen Darmverschluss (*Ileus*) hinweisen, eine lebensbedrohliche Situation, die auch mit Koterbrechen (*Miserere*) einhergehen kann.

Die **Stuhlfarbe** ist normalerweise hell- bis dunkelbraun. Bestimmte Nahrungsmittel, aber auch Erkrankungen können zu Farbveränderungen führen. Die Stuhlkonsistenz wird unterschieden zwischen sehr hart, fest, weich, breiig und flüssig.

Nicht selten finden sich im Stuhl **Beimengungen**, z. B. aus unverdauten Nahrungsresten. Bestimmte Beimengungen können auf Erkrankungen hinweisen: Bei Magen-Darm-Blutungen kommt es zu sichtbaren Beimengungen aus Blut und Schleim, bei Wurmerkrankungen können die beweglichen Eingeweidewürmer häufig mit bloßem Auge beobachtet werden.

Hinweis Durch Befragen der Pflegebedürftigen oder ihrer Angehörigen kann sich der Pflegende über die Häufigkeit der Stuhlausscheidung informieren. Auf Grund der heute weit verbreiteten Tiefspültoilettenbecken ist eine alltägliche Stuhlbeobachtung nicht mehr üblich. Bei Verdacht auf Stuhlveränderungen muss z. B. ein Steck- oder ein anderes Auffangbecken genutzt werden, um den Stuhl beobachten zu können. Dies ist auch der Fall, wenn Stuhlproben für ärztliche Untersuchungen entnommen werden sollen.

Farbveränderung	Mögliche Ursache
schwarzbraun	Rotwein, Blaubeeren, rohes Fleisch, Eisenpräparate, medizinische Kohle (wird bei Durchfall gegeben)
schwarz	so genannter Teerstuhl durch Blutungen im oberen Verdauungstrakt
grünbraun	Spinat, grüner Salat und Gemüse
rotbraun	Rote Beete
gelbbraun	Ei- und Milchprodukte in großen Mengen
weiß	Kontrastmittel bei bestimmten Röntgenuntersuchungen
grau-lehmfarben	Lebererkrankungen
grünlich (flüssig)	Salmonellose ↗ S. 216

Physiologische und pathologische Farbveränderungen des Stuhls

Beobachten von Erbrochenem und der betroffenen Person

Das Erbrochene wird beobachtet hinsichtlich:

- **Zeitpunkt und Häufigkeit:** wann und wie oft
- **Menge:** ungefähre Angabe in ml
- **Art:** im Schwall oder (häufiger) nach vorangegangener Übelkeit und Würgen
- **Zusammensetzung:** (unverdaute) Nahrungsbestandteile, Schleim, Blut, Galle (grünlich), frischblutig, schwarzes Blut (kaffeesatzartig), Koterbrechen

Die betroffene Person zeigt häufig Anzeichen einer Kreislaufschwäche (Blässe, Schwitzen, beschleunigter Puls und Atmung) und äußert Übelkeit. Eine enge Kreislaufkontrolle sollte im Anschluss erfolgen.

Hinweis Meistens kündigt sich Erbrechen durch Übelkeit an. Schwallartiges Erbrechen ohne vorherige Übelkeit kann auf Schädigungen des zentralen Nervensystems, z. B. durch Verletzungen oder Vergiftungen, hindeuten. Nicht selten kommt es in diesem Zusammenhang auch zu Bewusstseinsstörungen. In diesem Fall müssen alle notwendigen Erste-Hilfe-Maßnahmen eingeleitet werden und sofort ein Arzt gerufen werden. Die betroffene Person darf auf keinen Fall allein gelassen werden.

Unterstützung beim Ausscheiden

Allgemeine Maßnahmen

In bestimmten Situationen benötigen Pflegebedürftige Unterstützung bei der Ausscheidung. Dazu gehören Pflegebedürftige

- mit Bettruhe,
- mit starker Einschränkung ihrer Beweglichkeit,
- mit Bewusstseinsstörungen oder
- mit Störungen der Ausscheidungsfunktion.

Können die Pflegebedürftigen aufstehen und gehen, werden sie zur Toilette begleitet (Toilettengang). Bei starker Gangunsicherheit oder zur Nacht kann ein im Zimmer aufgestellter **Toilettenstuhl** mit einem eingehängten Toiletteneimer oder Steckbecken längere Wege verkürzen.

Bei stark immobilen oder bettlägerigen Pflegebedürftigen kommen Steckbecken oder Urinflasche als Hilfsmittel in Frage. Das Steckbecken wird beim Stuhlgang sowie bei Frauen zum Wasserlassen eingesetzt. Bei Männern empfiehlt sich zur Unterstützung beim Wasserlassen der Einsatz der Urinflasche. Es gibt **verschiedene Möglichkeiten** des Einsatzes.

Hinweis In vielen Einrichtungen sind „Spitznamen" wie z. B. „Egon" für Toilettenstuhl oder „Ente" für Urinflasche üblich. Bei „neuen" Pflegebedürftigen sollten die korrekten Namen genannt und ggf. der Zweck der Hilfsmittel erläutert werden.

Nach der Benutzung werden die Ausscheidungen beobachtet. In stationären Einrichtungen werden sie im Anschluss in speziellen **Fäkalienspülen** gereinigt. Im Privathaushalt erfolgt die Entleerung in die Toilette. Nach der anschließenden Reinigung mit haushaltsüblichen Mitteln folgt eine Sprühdesinfektion ↗ S. 176. Saubere Urinflaschen und Steckbecken sollten nahe am Bett zu jeder Zeit verfügbar sein. Hierfür gibt es spezielle Halterungen.

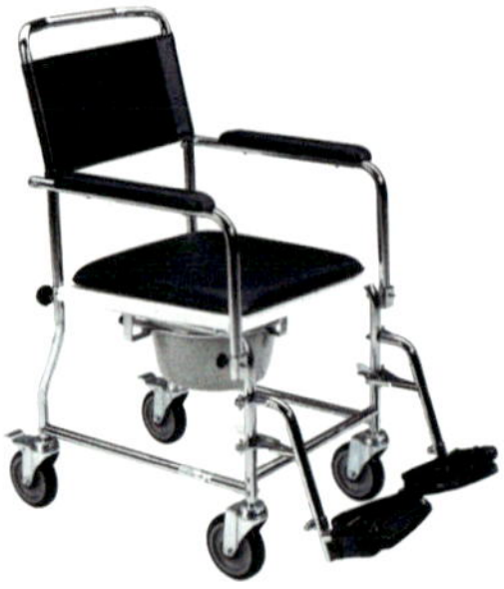

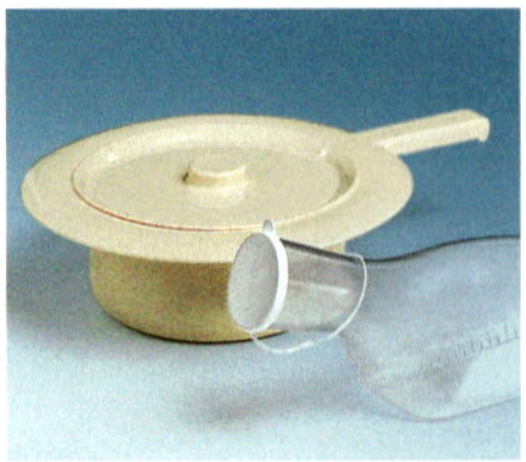

Toilettenstuhl mit Toiletteneimer (links) sowie Steckbecken und Urinflasche (rechts)

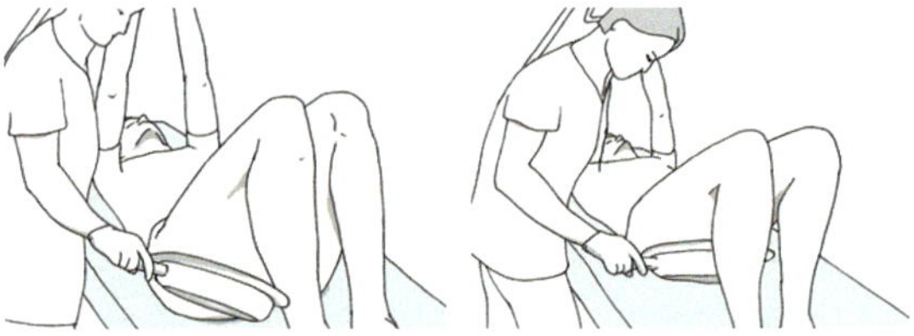

Unterschieben des Steckbeckens (1. Möglichkeit)

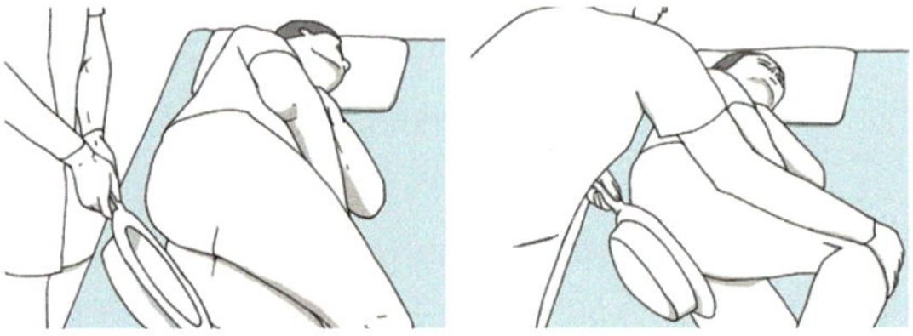

Unterschieben des Steckbeckens (2. Möglichkeit)

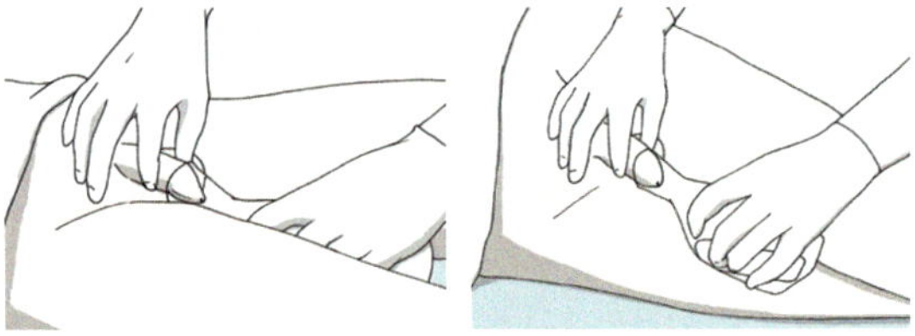

Anlegen der Urinflasche auf dem Rücken liegend — seitlich

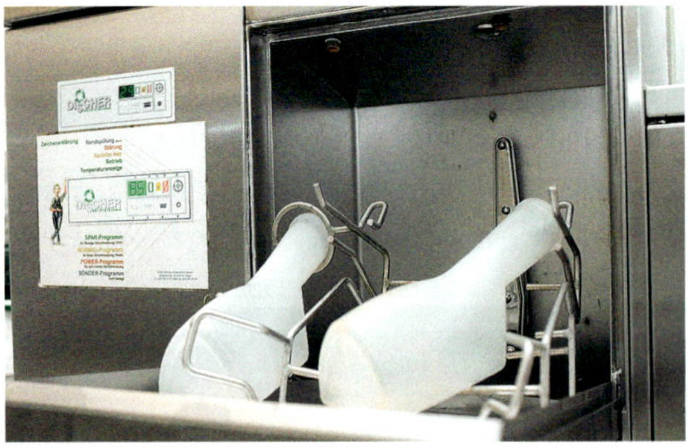

Fäkalienspüle

Unterstützung bei Harninkontinenz

Harninkontinenz (Urininkontinenz) ist die Unfähigkeit, Harn in der Blase zu halten oder kontrolliert auszuscheiden. Ziel der Unterstützung ist es in erster Linie, den Betroffenen die Teilhabe am gesellschaftlichen Leben zu ermöglichen. Der Umgang mit der Inkontinenz ist für viele schambesetzt und erfordert Diskretion.

Den unwillkürlichen Urinabgang können verschiedene Inkontinenzmaterialien auffangen. Sie müssen ärztlich verordnet werden. Die Kosten werden i. d. R. von der Krankenkasse erstattet. Man unterscheidet:

- **aufsaugende Systeme:** Vorlagen oder Inkontinenzslips, Netzhosen dienen der Fixierung, Inkontinenzunterlagen schützen die Bettwäsche oder ggf. auch Polstermöbel.
- **ableitende Systeme:** Kondomurinal oder Penistasche, sie werden selten und ausschließlich bei Männern eingesetzt.

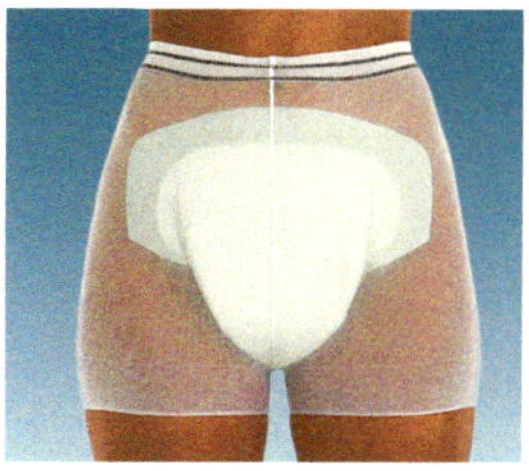

Inkontinenzeinlage mit Netzhose

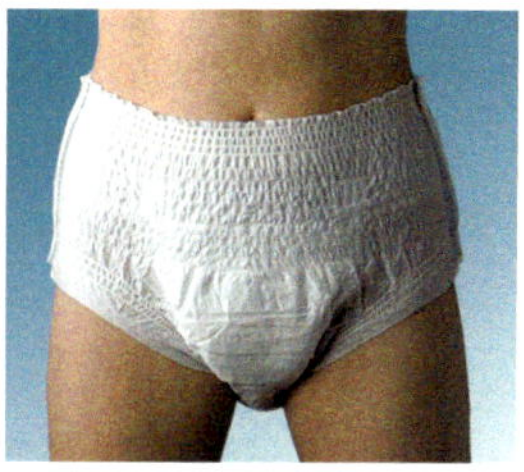

Inkontinenzslip

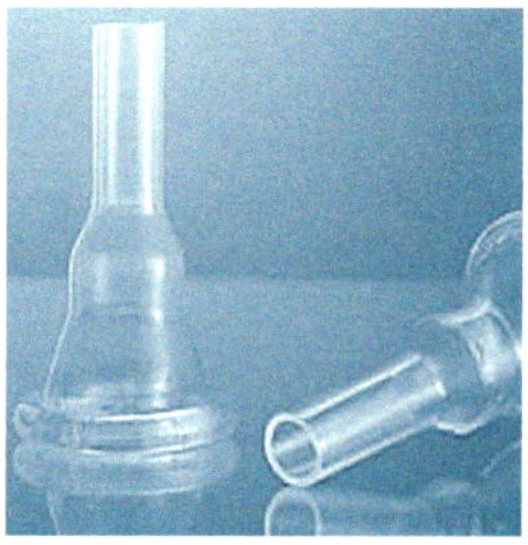

Kondomurinal

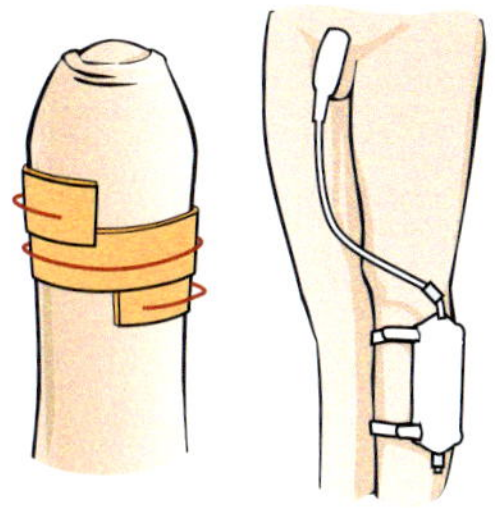

Anlegen des Kondomurinals

Bei Einschränkungen der Beweglichkeit oder des Bewusstseins benötigen Pflegebedürftige häufig Unterstützung beim Anlegen oder Wechsel der Inkontinenzmaterialien. Inkontinenzslips können entweder geschlossen wie Unterhosen oder offen mit Klebestreifen wie Windelsysteme gewechselt werden. Kann der Pflegebedürftige stehen, können Sie beim Wechsel von Vorlagen wie folgt vorgehen:

1. Stellen Sie sich hinter den Pflegebedürftigen.
2. Ziehen Sie Hose bzw. Unterhose oder Strumpfhose und im Anschluss die Netzhose bis auf Kniehöhe herunter.
3. Falten Sie die neue Einlage wie ein „Schiffchen" und ziehen Sie sie von vorn nach hinten ein.
4. Falten Sie die Einlage am Bauch und am Gesäß auseinander.
5. Fixieren Sie die Einlage am Gesäß vorübergehend mit ihrem eigenen Körper, bis sie die Netzhose hochgezogen haben.
6. Kleiden Sie nun den Pflegebedürftigen fertig an und entsorgen Sie die gebrauchte Vorlage.

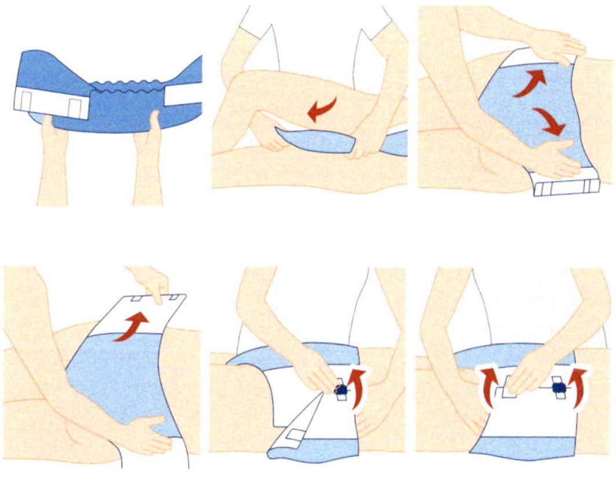

Wechsel von Inkontinenzslips im Liegen; um eine Keimverschleppung von der Analregion zur Harnröhrenmündung zu vermeiden, werden Inkontinenzslips, aber auch Vorlagen immer von vorne nach hinten sowohl entfernt als auch neu eingezogen.

Diskretion verschwiegener oder vertraulicher Umgang mit einem Thema

Unterstützung bei Urinprobengewinnung

Anhand des Urins können im Labor Hinweise auf Erkrankungen z. B. des Stoffwechsels oder der Nieren gefunden werden. Um geeignete Ergebnisse zu erzielen, gibt es verschiedene Methoden der Urinprobengewinnung, die gemeinsam mit der Untersuchung ärztlich angeordnet werden und i. d. R. durch Pflegefachkräfte durchgeführt wird:

- **Spontanurin:** Urin wird zu einer beliebigen Tageszeit aufgefangen und eine Probe entnommen.
- **Mittelstrahlurin:** Wie Spontanurin, aber der erste Teil des Urinstrahls wird verworfen.
- **Morgenurin:** Wie Spontanurin, er wird aber nüchtern direkt nach dem Aufstehen gewonnen.
- **Katheterurin:** Steriler Urin, er wird entweder aus liegendem Blasenverweilkatheter oder durch Einmalkatheterisierung gewonnen.
- **Sammelurin:** Über 24 Stunden ausgeschiedener und in *einem* Gefäß gesammelter Urin, aus dem die Probe entnommen wird.

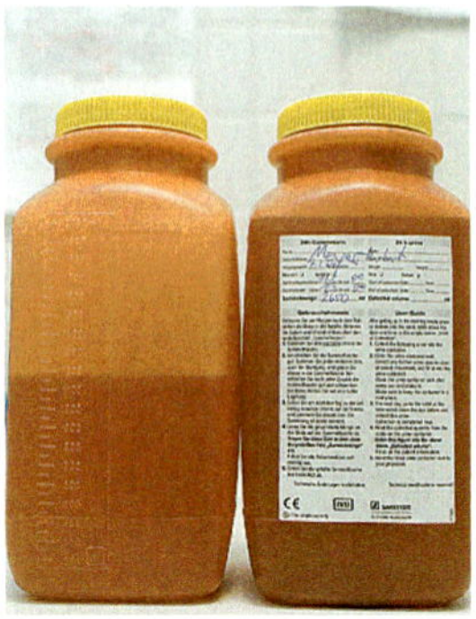

Behälter für Sammelurin

Hinweis Ist die Gewinnung einer Urinprobe angeordnet, informiert der Arzt oder die Pflegefachkraft den Pflegebedürftigen oder seine Angehörigen über diese Maßnahme. Besprechen Sie gemeinsam mit einer Pflegefachkraft, ob und welche Form der Unterstützung der Pflegebedürftige benötigt wird (z. B. Bereithalten eines Steckbeckens oder Sammelbechers zum Auffangen des Urins).

Unterstützung bei Stuhlinkontinenz

Stuhlinkontinenz ist die Unfähigkeit, Stuhlgang willkürlich zu entleeren oder den Stuhldrang zu kontrollieren. Neben organischen Ursachen (z. B. bei Störungen des zentralen Nervensystems) können auch Bewusstseinsstörungen ↗ S. 111 zu Stuhlinkontinenz führen. Stuhlinkontinenz ist für die Betroffenen sehr belastend und bedarf einer eingehenden Beratung und ggf. zielgerichteten medizinischen Therapie.

Zum Auffangen des Stuhls können verschiedene Hilfsmittel eingesetzt werden:

- **aufsaugende Systeme** ↗ S. 93: werden im Pflegebereich am häufigsten eingesetzt
- **Analtampon:** wird in das Rektum eingeführt und kann über einen gewissen Zeitraum (festen) Stuhl zurückhalten
- **Fäkalkollektor:** Auffangbeutel, der mit einem speziellen selbsthaftenden Plattensystem in der Analregion befestigt wird; er ist für mobile Pflegebedürftige eher nicht geeignet.

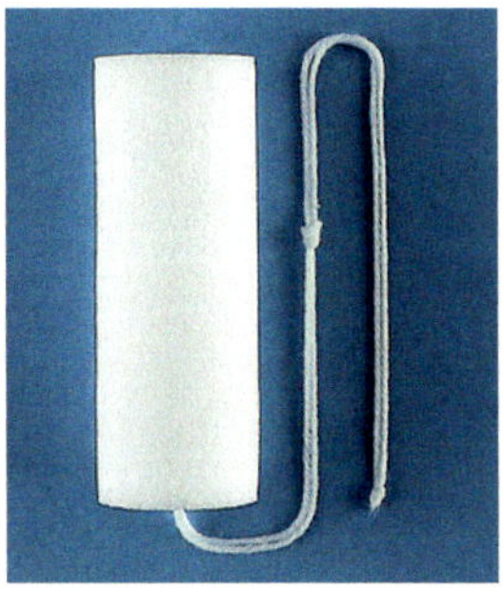

Analtampon

Hinweis Sowohl bei Urin- als auch bei Stuhlinkontinenz müssen beim Wechsel von Inkontinenzmaterialien eine gründliche Reinigung, z. B. mit lauwarmem Wasser, sowie die Pflege der Haut erfolgen, da Urin und Stuhl hautaggressive Stoffe enthalten. Die Hautbeobachtung ↗ S. 36 sollte im gesamten Intimbereich besonders sorgfältig und regelmäßig erfolgen (Intertrigoprophylaxe ↗ S. 49).

Unterstützung bei Obstipation

Obstipation liegt vor, wenn weniger als drei Stuhlgänge in einer Woche zu verzeichnen sind. Ist dies der Fall, erfolgen in Absprache mit der Pflegefachkraft oder nach ärztlicher Anordnung folgende, i. d. R. durch Pflegefachkräfte durchgeführte Maßnahmen:

- Einsatz medikamentöser Abführmittel (*Laxanzien*)
- Einlauf: Eine mit bestimmten Wirkstoffen versetzte Flüssigkeit wird mit Hilfe eines Klistiers oder eines Irrigators in den Enddarm eingeführt.
- digitale Ausräumung: Im Enddarm vorhandener sehr fester Stuhl (Kotsteine) wird mit den Fingern entfernt.

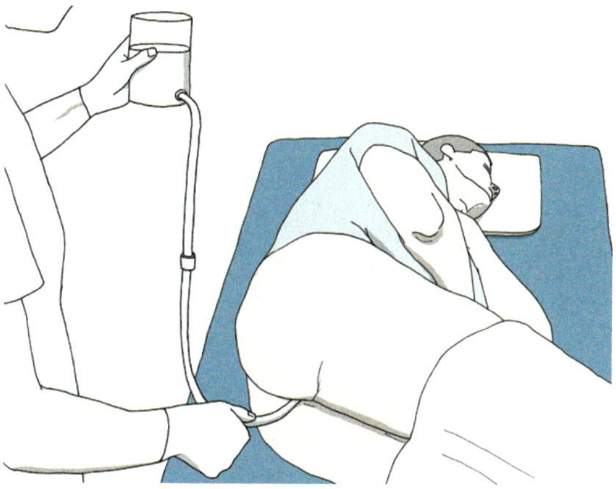

Einlauf mit Hilfe eines Irrigators

Unterstützung bei Durchfall

Vor allem bei länger anhaltenden Durchfällen sind die Betroffenen geschwächt und benötigen daher Unterstützung bei den Toilettengängen. Bei stark geschwächtem Allgemeinzustand sollten Toilettenstuhl, Steckbecken oder Inkontinezmaterialien eingesetzt werden. Kontrollieren Sie in engen Abständen Kreislauf und Bewusstsein sowie ggf. die Flüssigkeitsbilanz. Der starke Wasserverlust kann zu Austrocknung (*Exsikkose* ↑ S. 87) und in der Folge zu Kreislauf- und Bewusstseinsstörungen führen. Es besteht Sturzgefahr (↑ S. 62 Sturzprophylaxe).

Durchfall	Erbrechen
Begleitung zur Toilette/ Toilettenstuhl/Steckbecken	Bereithalten eines Auffangbehältnisses
ggf. Unterstützung bei der Reinigung der Analregion	Unterstützung bei der Mundpflege
Beobachtung des Stuhlgangs	Beobachtung des Erbrochenen
Beobachtung des Betroffenen (Allgemeinzustand, Vitalzeichen)	

Pflegerische Maßnahmen bei Durchfall und Erbrechen

Unterstützung bei Erbrechen

Muss ein Pflegebedürftiger erbrechen, wird er zur Toilette begleitet oder ein Behältnis (z. B. Spuckbeutel oder Nierenschale) bereitgehalten. Stützen Sie den Oberkörper. Bieten Sie im Anschluss eine Mundspülung an. Auf das Zähneputzen sollte in der ersten halben Stunde nach dem Erbrechen verzichtet werden, da die Magensäure den Zahnschmelz angreift und das zusätzliche Zähneputzen dies noch verstärken kann. Der Betroffene braucht anschließend Ruhe. Überwachen Sie in den ersten zwei Stunden in regelmäßigen Abständen den Kreislauf und Allgemeinzustand des Betroffenen.

Klistier im heutigen Sprachgebrauch: fertig hergestellte Tubenspritze mit kleiner Flüssigkeitsmenge zur Reinigung des Enddarms

Blasenkatheterpflege

Was ist ein Blasenkatheter?

Als Katheter werden alle im medizinischen Bereich eingesetzten weichen, biegsamen Röhren bezeichnet, die in den Körper hineinführen und Flüssigkeiten ein- oder ableiten. Ein Blasenkatheter leitet den Urin aus der Harnblase ab. Er wird im Krankenhaus durch Pflegefachkräfte gelegt, im stationären und ambulanten Pflegebereich häufig durch einen Arzt. Patienten können die Technik des Selbstkatheterismus erlernen

Gründe für das Legen eines Blasenkatheters

Im Krankenhaus werden Katheter häufig kurzfristig zur Flüssigkeitsbilanzierung ↑ S. 90 sowie zur Vermeidung bzw. Behebung eines Harnverhalts ↑ S. 244 nach einer Operation eingesetzt.

Im Langzeitpflegebereich werden Blasenverweilkatheter v. a. bei besonderen Inkontinenzformen (*Reflexinkontinenz*) verwendet oder bei einem chronischen Harnverhalt sowie bei Pflegebedürftigen, deren Ausscheidung kontinuierlich überwacht werden muss.

Katheterarten

Grundsätzlich werden Einmal- von Blasenverweilkathetern unterschieden. Einmalkatheter werden entweder zu diagnostischen Zwecken eingesetzt oder gezielt zur regelmäßigen Blasenentleerung, z. B. bei chronischem Harnverhalt. Blasenverweilkatheter, auch Dauerkatheter genannt, werden in der Blase durch einen kleinen mit Flüssigkeit gefüllten Ballon fixiert, sodass sie über einen längeren Zeitraum (bis zu acht Wochen) im Körper verweilen können.

Einmal- und Blasenverweilkatheter werden durch die Harnröhre eingeführt. Im Gegensatz dazu werden suprapubische Blasenkatheter durch die Bauchdecke operativ angelegt. Dies geschieht v. a., wenn die Urinableitung über einen längeren Zeitraum nötig sein wird.

Hinweis Ein Blasenverweilkatheter birgt das höchste Zystitisrisiko. Daher sollte nach Möglichkeit einem suprapubischen Katheter bzw. der regelmäßigen Blasenentleerung mit Hilfe von Einmalkathetern (*intermittierender Blasenkatheterismus*) der Vorzug gegeben werden.

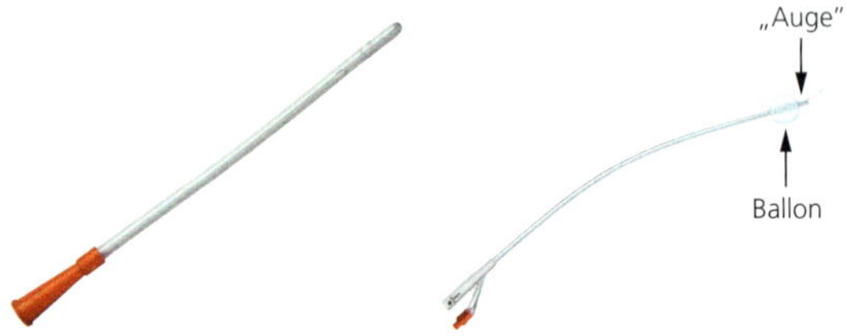

Blasenverweilkatheter (rechts) unterscheiden sich von Einmalkathetern (links) durch einen Ballon an der Katheterspitze, durch dessen Füllung mit Flüssigkeit der Katheter in der Blase fixiert wird.

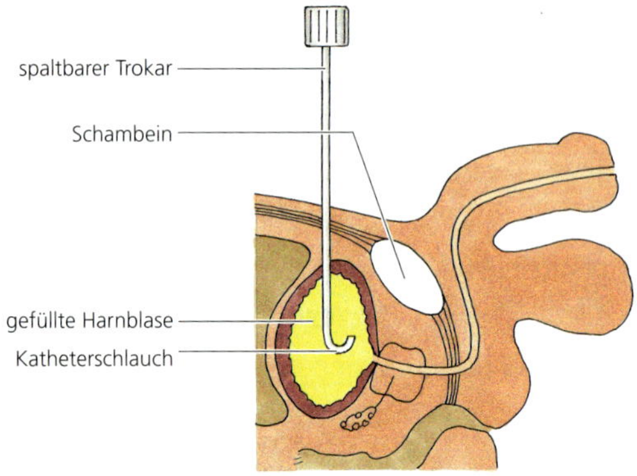

Legen eines suprapubischen Blasenkatheters

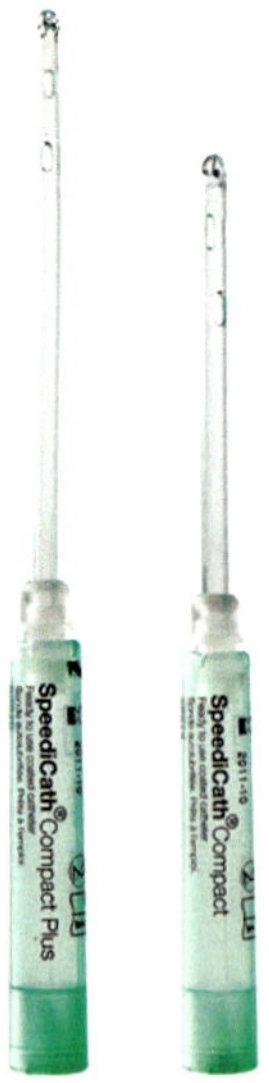

Gebrauchsfertiger Einmalkatheter zur intermittierenden Katheterisierung, hier für Frauen

suprapubisch oberhalb des Schambeins

Urinauffangsysteme

Bei dauerhaft liegenden Blasenkathetern fließt der Urin über eine Urindränage (Schlauch) in ein Urinauffangsystem. Die verschiedenen Produkte unterscheiden sich in ihrer Handhabung und Messgenauigkeit.

Viele Menschen schämen sich, wenn sie und andere einen mit Urin gefüllten Katheterbeutel sehen. Für diese Situationen, aber auch zwecks verbesserter Mobilität können spezielle, am Oberschenkel zu befestigende Beinbeutel eingesetzt werden, die jedoch weniger Urin auffangen können als die gewöhnlichen Systeme.

Hinweis Alle Urinauffangsysteme müssen unter Blasenniveau befestigt sein, um den Urinabfluss zu gewährleisten. Sind die Systeme am Bett oder Stuhl befestigt, müssen sie vor jeder Mobilisation gelöst werden.

Entleeren eines Urinauffangsystems

Die meisten Urinauffangsysteme besitzen ein Ventil, über das der Urin in einen Behälter (z. B. ein Steckbecken) abgelassen werden kann. Dies erfolgt unter hygienischen Bedingungen mit Einmalhandschuhen mehrmals täglich nach Plan.

Körperpflege bei liegendem Blasenkatheter

Die Intimpflege bei einem Blasenverweilkatheter geschieht wie gewohnt. Verkrustungen am Katheterschlauch werden mit Mullkompressen gereinigt, die in 3 %-iger Wasserstoffperoxidlösung getränkt sind. Antiseptische Produkte sollten zum Schutz des natürlichen Schleimhautmilieus nicht eingesetzt werden.

Die Eintrittstelle des suprapubischen Blasenkatheters wird genauso versorgt wie die einer transkutanen Ernährungssonde ↑ S. 88.

Spezielle Maßnahmen zur Katheterpflege

Ziel aller Maßnahmen ist die Vermeidung von aufsteigenden Harnwegsinfekten ↑ S. 244. Neben den allgemeinen Maßnahmen zur Zystitisprophylaxe ↑ S. 99 müssen die Urinauffangsysteme alle zwei Wochen oder nach Hausstandard gewechselt werden. Dazu wird die Konnektionsstelle zwischen Katheterschlauch und Urindränagesystem desinfiziert, der Blasenkatheter oberhalb der Konnektionsstelle abgeklemmt und das System ausgetauscht.

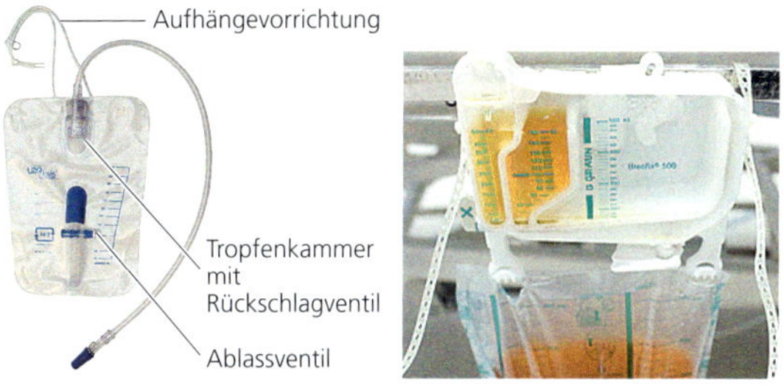

Urinauffangbeutel (links) verfügen i. d. R. über eine gröbere Flüssigkeitsmessskala als Urinstundenmessungen (rechts).

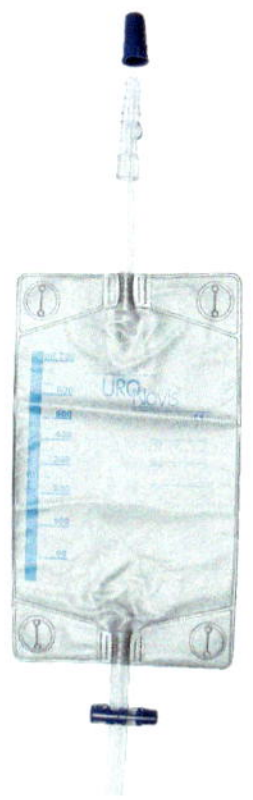

So genannte Beinbeutel ermöglichen den Betroffenen einen diskreten Umgang mit ihrer Ausscheidung.

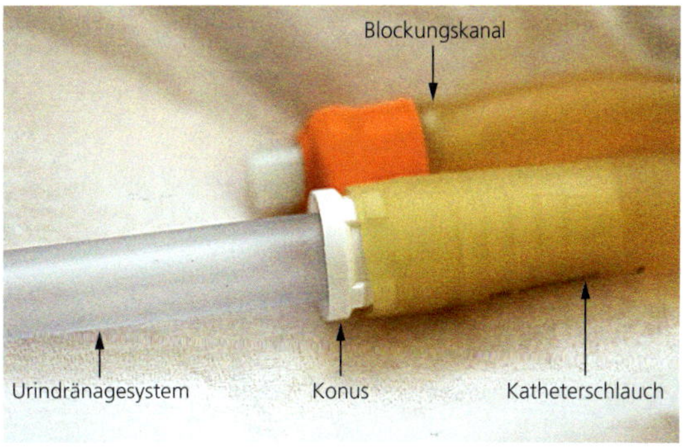

Konnektionsstelle zwischen Urinbeutel und Katheterschlauch

Konnektion Verbindung

Prophylaxen

Kontinenzförderung

Ziel

Kontinenzförderung hat zum Ziel,

- eine drohende Harninkontinenz zu verhindern,
- die Symptome einer bestehenden Harninkontinenz zu lindern,
- die Harnkontinenz wiederherzustellen oder
- bestehende Harnkontinenz zu erhalten.

Risikofaktoren

Verschiedene organische Probleme erhöhen das Risiko einer Harninkontinenz. Dazu gehören z. B.

- die Senkung der Beckenorgane bei der Frau,
- eine Prostatavergrößerung beim Mann,
- eine ständige Belastung der Beckenbodenmuskulatur durch starkes Heben oder Husten sowie durch Übergewicht oder Verstopfung.

Hinzu können Risikofaktoren, die durch die Umgebung entstehen, wie ein erschwerter Zugang zu Toiletten, die Symptome einer Harninkontinenz verstärken. Auch kognitive Beeinträchtigungen (z. B. Demenz ↗ S. 305) und Bewusstseinsstörungen führen zu Harninkontinenz.

Maßnahmen

Die Planung erfolgt mit einer Pflegefachkraft nach Assessment entsprechend des „Expertenstandards Förderung der Harnkontinenz in der Pflege". Allgemeine Maßnahmen umfassen:

- ausreichende Flüssigkeitszufuhr, da stark konzentrierter Urin den Harndrang verstärkt
- Obstipationsprophylaxe
- Förderung der Selbstständigkeit und Mobilität
- ggf. Gewichtsreduktion bei Übergewicht

Die speziellen Maßnahmen sind von der jeweiligen Inkontinenzform abhängig, werden im Beisein von Pflegefachkräften oder Physiotherapeuten geübt und umfassen Blasen- oder Toilettentraining mit Hilfe eines Miktionsprotokolls sowie Beckenbodentraining.

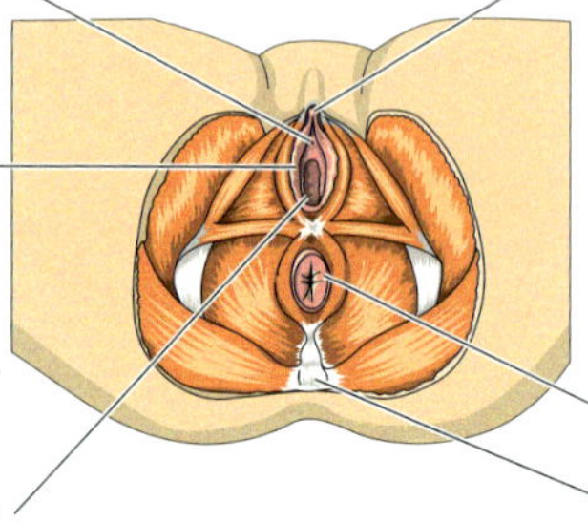

Die Beckenbodenmuskulatur (im Bild die der Frau) beeinflusst die Schließmuskulatur von Harnblase und Anus. Sie kann durch bestimmte Übungen gestärkt werden (Beckenbodentraining).

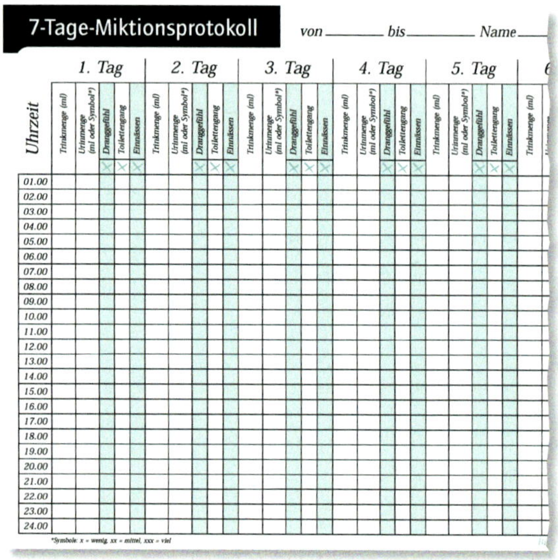

In einem Miktionsprotokoll können Toilettengänge geplant und dokumentiert werden. Beim Blasentraining ist das Ziel, die Blase auf feste Entleerungszeiten zu „trainieren". Hier ist die genaue Einhaltung der Blasenentleerungszeiten von großer Wichtigkeit. Das Toilettentraining ist auch für Menschen mit kognitiven Einschränkungen geeignet. Ihnen wird immer zur selben Zeit ein Toilettengang angeboten, auch wenn die Miktion zu einer anderen Zeit stattfindet.

www.dieblase.de
>Service
>Beckenbodengymnastik
Hier finden Sie Übungen zur Stärkung des Beckenbodens.

www.dnqp.de
Auf dieser Seite können Sie den „Expertenstandard Förderung der Harnkontinenz in der Pflege" bestellen.

Assessment Systematische Gewinnung von Information

Zystitisprophylaxe

Die Zystitisprophylaxe dient der Verhinderung von Harnwegsinfekten ↗ S. 244, im engeren Sinne der Blasenentzündung (*Zystitis*).

Frauen haben auf Grund ihrer kürzeren Harnröhre ein höheres Risiko für Harnwegsinfekte als Männer. Im pflegerischen Berufsfeld tragen insbesondere Menschen mit **Blasenverweilkathetern** ein besonders hohes Risiko, da die natürliche „Bakterienbarriere" durch den Katheterschlauch durchbrochen ist.

Die Maßnahmen zur Zystitisprophylaxe umfassen:

- Intimpflege ↗ S. 44
- ausreichende Trinkmenge, ggf. mit harntreibenden oder antibaktieriell wirkenden Getränken (z. B. Blasentee oder **Cranberrysaft**)
- regelmäßige Blasenentleerung
- Vermeiden eines feuchten Milieus bei Menschen mit Inkontinenz durch regelmäßigen Wechsel aufsaugenden Inkontinenzmaterials
- Beachtung aller hygienischer Prinzipien im Umgang mit Blasenverweilkathetern (Katheterpflege ↗ S. 96)

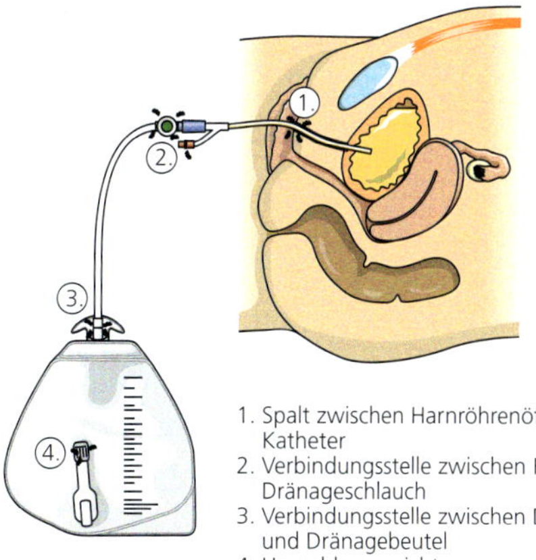

1. Spalt zwischen Harnröhrenöffnung und Katheter
2. Verbindungsstelle zwischen Katheter und Dränageschlauch
3. Verbindungsstelle zwischen Dränageschlauch und Dränagebeutel
4. Harnablassvorrichtung

Eintrittspforten für Bakterien beim liegenden Blasenverweilkatheter

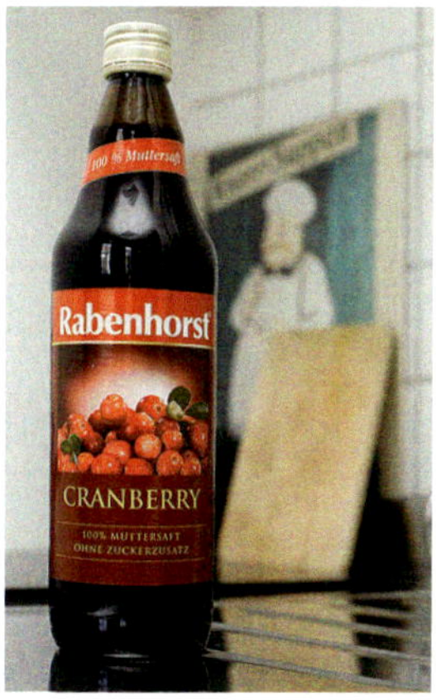

Cranberrysaft ist in vielen Drogerien und Supermärkten oder im Reformhaus erhältlich.

Obstipationsprophylaxe

Ziel der Obstipationsprophylaxe ist ein regelmäßiger, möglichst weicher und schmerzfreier Stuhlgang. Auf Grund der fehlenden Bewegung besteht bei pflegebedürftigen oder kranken Menschen ein erhöhtes Obstipationsrisiko. Dies wird durch geringe Trinkmengen und ballaststoffarme Ernährung verstärkt.

Die Maßnahmen der Obstipationsprophylaxe umfassen eine eigehende Beratung durch Pflegefachkräfte oder Ärzte hinsichtlich der

- Einhaltung einer ausreichenden Trinkmenge (ca. 1,5–2 l pro Tag),
- Bewegungsförderung,
- Ernährungsumstellung sowie
- Einhaltung regelmäßiger Darmentleerungszeiten.

Weiterhin können Pflegefachkräfte oder Physiotherapeuten versuchen, durch **Kolonmassagen** die Darmtätigkeit.

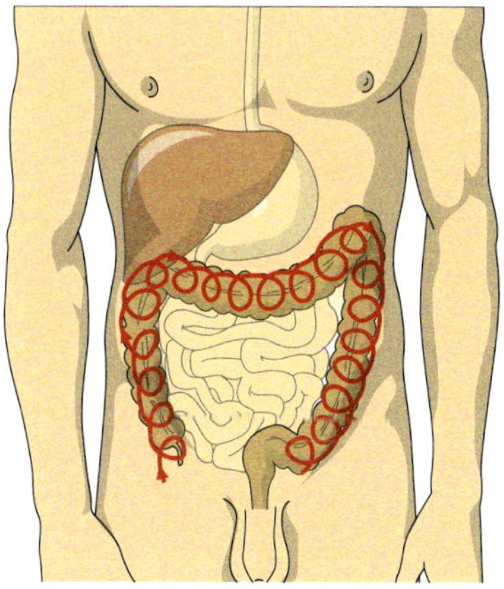

Die Kolonmassage gehört zum Aufgabengebiet der Physiotherapie. Dabei wird der Dickdarm abschnittsweise mobilisiert. Pflegende können die Darmbewegung mittels einer Streichmassage im Uhrzeigersinn anregen.

Beobachtung der Atmung, des Hustens und des Sputums

Die Atmung gehört zu den Vitalzeichen des Menschen. Die normale Atmung wird **Eupnoe** genannt.

Atemfrequenz

Die Atemfrequenz beschreibt die Atemzüge pro Minute, bestehend aus Ein- und Ausatmung. Sie werden gezählt, indem beim liegenden Menschen das Anheben des Brustkorbs beobachtet wird. Bei geschwächten Menschen kann es zur Atemfrequenzermittlung nötig sein, die Hand auf den Brustkorb zu legen. Die normale Atemfrequenz in Ruhe beträgt bei Erwachsenen ca. 12–16 Atemzüge pro Minute. Eine erhöhte Atemfrequenz wird als **Tachypnoe**, eine niedrige Atemfrequenz als **Bradypnoe** bezeichnet.

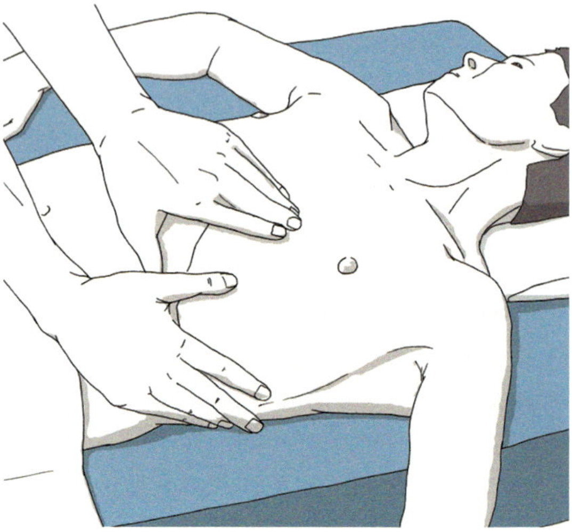

Atemfrequenzermittlung bei flacher Atmung

Atemtiefe

Die Atemtiefe (auch Atemintensität genannt) ist abhängig von der ein- bzw. ausgeatmeten Luftmenge. Bei einer normalen Atemtiefe erfolgt die Atmung gleichmäßig, ruhig und bei geschlossenem Mund.

Eine zu flache Atmung wird als **Hypoventilation** bezeichnet und kommt vor bei Menschen mit

- Erkrankungen des zentralen Nervensystems,
- Schock,
- Schonatmung bei Schmerzen oder stark geschwächtem Allgemeinzustand.

Eine übermäßig gesteigerte Atemtiefe wird als **Hyperventilation** bezeichnet. Sie kann in Stresssituationen auftreten und führt zu Kribbeln im Gesicht sowie verkrampften Händen (Pfötchenstellung). Bei bestimmten Stoffwechselerkrankungen sowie Störungen des zentralen Nervensystems kann es ebenfalls zur vertieften Atmung kommen.

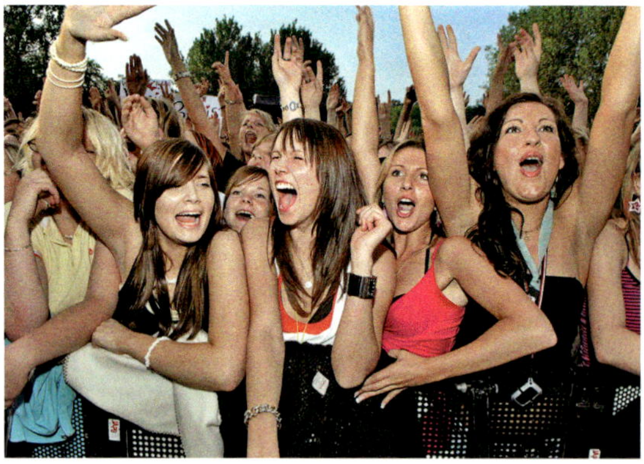

Hyperventilation taucht nicht selten bei Popkonzerten auf, bei denen die Fans beim Anblick ihrer Idole in Ekstase geraten. Erste Hilfe kann das wiederholte Aus- und Einatmen in eine Tüte leisten.

Hinweis Sowohl bei Hypo- als auch bei Hyperventilation kommt es durch die Veränderungen der Blutgaszusammensetzung zu Stoffwechselstörungen, die bei Nichtbehandlung lebensbedrohlich sein können.

Atemgeräusche

Die normale Atmung ist geräuschfrei. Veränderungen der Atemgeräusche werden Stridor genannt. Abhängig davon, ob sie bei der Ein- oder Ausatmung zu hören sind, spricht man von inspiratorischem oder exspiratorischem Stridor. Ein Stridor ist i. d. R. die Folge einer Verlegung der Atemwege. Die unterschiedlichen Atemgeräusche hängen von der Lage der Hindernisse ab.

Husten

Husten ist die Folge eines Reizes durch eingeatmete Fremdkörper (z. B. Staub) oder einer Erkrankung der Atemwege. Durch das Husten sollen der Fremdkörper bzw. das durch die Erkrankung verursachte Sekret nach außen befördert werden. Beobachtungskriterien können die Dauer, die Häufigkeit und der Zeitpunkt des Hustens sein. Man unterscheidet generell:

- **produktiver Husten:** Es ist Sekret vorhanden, das abgehustet werden kann.
- **trockener Husten:** Es ist kein Sekret vorhanden.

Auswurf

Als Auswurf (*Sputum*) wird Sekret bezeichnet, das in den Bronchien produziert wird. Beim gesunden Menschen ist nur wenig Sputum vorhanden, das glasig hell aussieht und geruchlos ist. Bei bestimmten Erkrankungen tauchen Abweichungen auf von

- **Farbe**, z. B. gelb-grünlich oder rötlich-braun,
- **Konsistenz**, z. B. zäh, Fäden ziehend,
- **Menge**, z. B. große Mengen („maulvoll") und
- **Geruch**, z. B. faulig.

Hinweis Sputum kann zum Zweck einer Laboruntersuchung in speziellen Sputumbechern gesammelt werden. Zur täglichen Beobachtung reicht es, den Pflegebedürftigen den Auswurf in ein Taschentuch husten zu lassen.

Atemmuster

Ein normales Atemmuster bildet eine regelmäßige Atemkurve aus Ein- und Ausatmung. Verschiedene Atemmuster können auf Erkrankungen hinweisen.

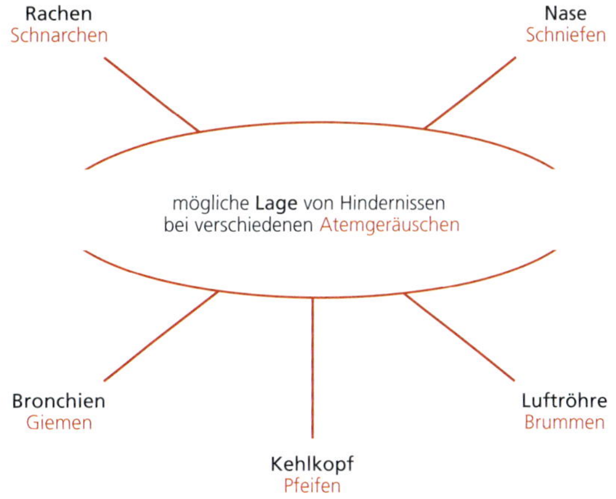

Lage von Hindernissen bei Atemgeräuschen

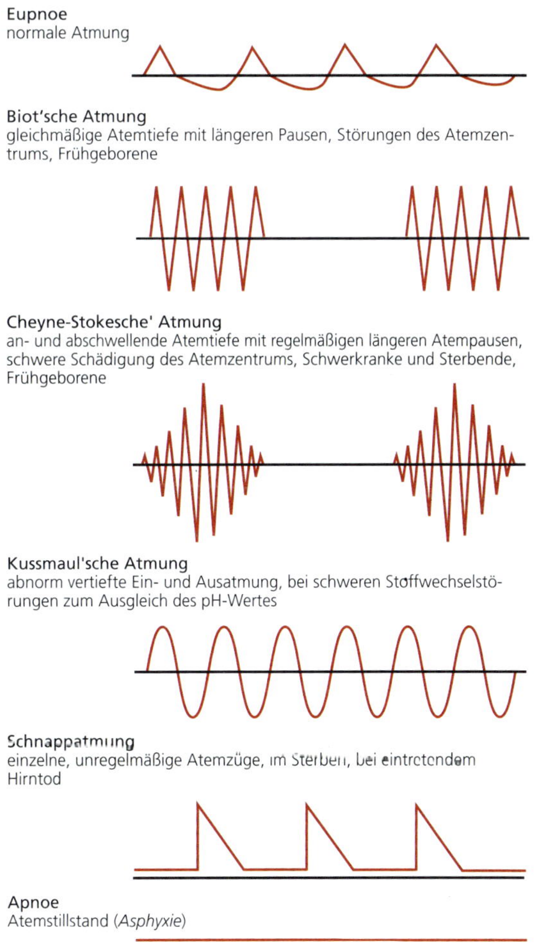

Atemmuster

Störungen und ausgewählte Erkrankungen der Atemwege

Dyspnoe

Dyspnoe bedeutet erschwerte Atmung oder Atemnot. Sie ist ein Leitsymptom von Atemwegserkrankungen und Folge

- einer Verringerung der Atemfläche, z. B. bei einer Pneumonie ↗ S. 109,
- einer Verengung der Atemwege, z. B. bei COPD ↗ S. 207 oder
- eines eingeschränkten Sauerstofftransports, z. B. bei Herzinsuffizienz ↗ S. 222.

Eine plötzlich auftretende Dyspnoe führt bei den Betroffenen zu starker Angst bis hin zu Todesangst. Damit startet ein **Teufelskreis**, da Angst Tachypnoe und Hyperventilation und damit eine ineffektive Atmung auslöst, die wieder die Dyspnoe verstärkt.

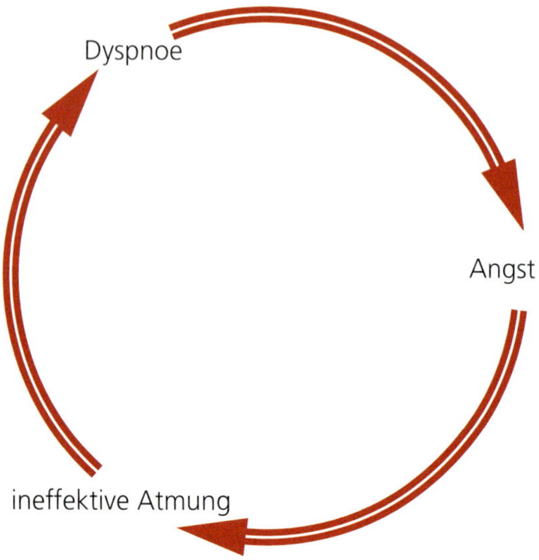

Teufelskreis der Atemnot (*Dyspnoe*)

Obstruktion

Eine **Obstruktion** der Atemwege bedeutet deren Behinderung durch eine generelle oder örtlich begrenzte Verlegung der Atemwege, z. B. durch eine Schwellung der Schleimhaut oder einen Bronchospasmus. In der Folge kommt es beim Ausatmen zu einem erhöhten Luftströmungswiderstand, meistens zu erkennen an einem exspiratorischen Stridor ↗ S. 101. Dieser Widerstand führt wiederum zu einer zusätzlichen Belastung der Atemwege, die die Entstehung weiterer Erkrankungen wie Bronchitis ↗ S. 206 oder Pneumonie begünstigt.

Restriktion

Als Restriktion bezeichnet man die Einschränkung der Lungenelastizität, i. d. R. durch Vermehrung von Bindegewebe, z. B. bei Lungenfibrose ↗ S. 210, oder durch die Erstarrung des knöchernen Brustkorbs, z. B. bei bestimmten rheumatischen Erkrankungen. In der Folge werden bestimmte Bereiche der Lunge nicht mehr ausreichend belüftet, es kommt zum Sauerstoffmangel.

	Dyspnoe	Obstruktion	Restriktion
Begriffsbestimmung	**Atemnot**	**Verlegung der Atemwege**	**Einschränkung der Lungenelastizität**
Ursache	■ Verringerung der Atemfläche ■ Verengung der Atemwege ■ eingeschränkter Sauerstofftransport	■ Schwellung der Schleimhaut ■ Bronchospasmus	■ Vermehrung von Bindegewebe
mögliche Erkrankungen	■ Bronchitis ↗ S. 206 ■ COPD ■ Herzinsuffizienz	■ COPD ■ Pneumonie ↗ S. 109	■ Lungenfibrose ↗ S. 210

Störungen der Atemfunktion (Übersicht)

Bronchospasmus Verkrampfung der Atemwegsmuskulatur

Lungenkrebs

Entstehung von Tumoren

Der Begriff Tumor bedeutet Schwellung. Im engeren Sinne ist ein Tumor eine Gewebsneubildung, die auf einem fehlgesteuerten Zellwachstum beruht. Die verschiedenen sind in der medizinischen Fachsprache an der Endung *-om* erkennbar und werden in gutartig (*benigne*) und bösartig (*maligne*) unterschieden. Karzinome (Tumoren des Epithelgewebes) und Sarkome (Tumoren des Binde- und Stützgewebes) sind Beispiele für bösartige Tumoren, umgangssprachlich auch Krebs genannt. Sie unterscheiden sich in ihren **Eigenschaften** wesentlich von gutartigen Tumoren.

Gutartige Tumoren müssen (operativ) entfernt werden, wenn sie entweder anderes Körpergewebe in seiner Funktion behindern (z. B. ein wichtiges Blutgefäß abdrücken) oder wenn die Gefahr besteht, dass sie bösartig werden (Entartung). Bösartige Tumoren schaden durch die Verdrängung gesunden Gewebes, sodass die Organe ihre ursprüngliche Funktion nicht mehr wahrnehmen können. Sie können am besten in ganz frühen Stadien bekämpft und geheilt werden, in denen sie noch keine Metastasen gebildet haben. Metastasen sind Tochtergeschwülste, die sich über die Blut- oder Lymphbahn im Körper ausbreiten können.

Bösartige Tumoren werden durch Bestrahlung, Chemotherapie oder eine operative Entfernung des betroffenen Gewebes und seiner Umgebung behandelt.

Bronchialkarzinom

Das Bronchialkarzinom ist ein bösartiger Tumor des **Lungengewebes**. Am häufigsten sind die Epithelzellen der Bronchien betroffen (Plattenepithelkarzinom). Als Hauptursache gilt das **Rauchen**, weitere Ursachen können andere Schadstoffe der Luft sein (z. B. Asbest). Das Bronchialkarzinom ist im Frühstadium kaum zu erkennen, da die Hauptsymptome Husten, leicht blutiger Auswurf und Dyspnoe erst im fortgeschrittenen Stadium auftreten. Um ein Bronchialkarzinom heilen zu können, ist es entscheidend, das betroffene Lungengewebe i. d. R. operativ zu entfernen. Dies ist jedoch nur bei einem Drittel der Betroffenen möglich.

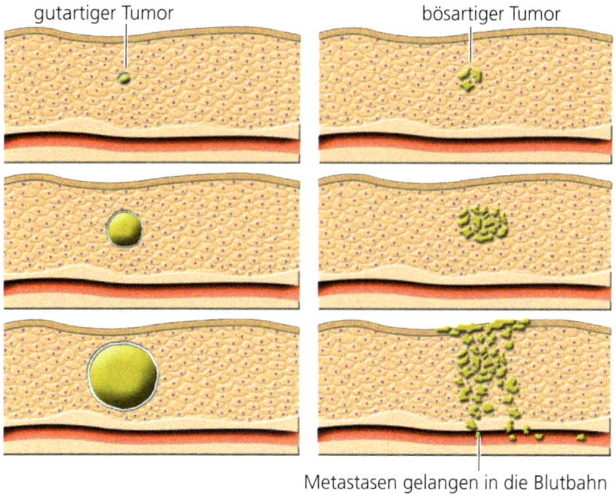

Gutartige Tumoren sind vom umliegenden Gewebe abgegrenzt und wachsen langsam (links). Bösartige Tumoren wachsen häufig schneller und in das gesunde Gewebe hinein und bilden Metastasen, die über das Blut oder das Lymphsystem im Körper verteilt werden. Daher kann die Erkrankung auch nach operativer Entfernung des Ursprungstumors weiterbestehen (rechts).

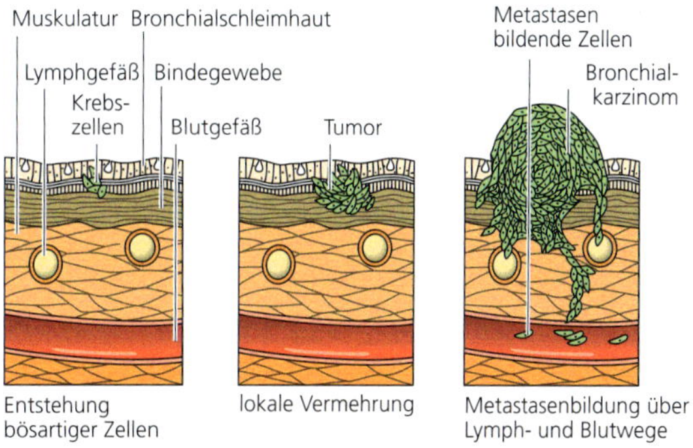

Entwicklung des Bronchialkarzinoms (schematisch)

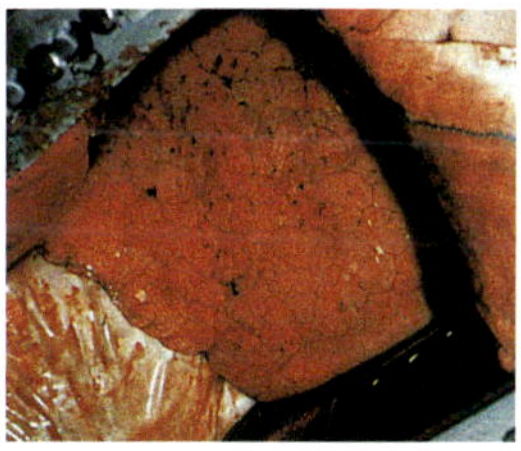

Lunge eines Nichtrauchers

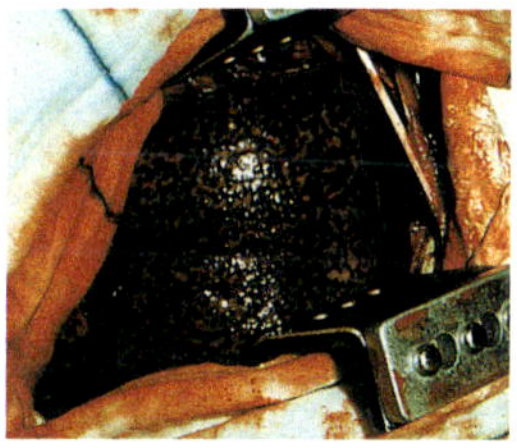

Raucherlunge: 30 Zigaretten am Tag, Krebstod mit 40 Jahren

Lunge eines Nichtrauchers (links) und eines Rauchers (rechts); die Inhaltsstoffe des Rauches führen zu Veränderungen des Lungengewebes und begünstigen dessen bösartige Entartung und damit die Krebsentstehung.

Chemotherapie Einsatz von Medikamenten, die u. a. Tumorzellen zerstören können (*Chemotherapeutika*); diese wirken auch auf andere Zellen sehr aggressiv und können bei Patienten starke Nebenwirkungen auslösen. Dies gilt auch für Pflegende, die Hautkontakt mit dem Medikament oder Kontakt mit Patientenausscheidungen haben.

Unterstützung bei der Atmung

Eine Unterstützung der Atmung wird notwendig, wenn Pflegebedürftige an den Atemwegen erkrankt oder im Allgemeinzustand so geschwächt sind, dass sie nicht effizient genug atmen (Pneumonieprophylaxe ↗ S. 109).

Förderung der Lungenbelüftung

Eine ausreichende Lungenbelüftung ist Voraussetzung für eine gute Sauerstoffversorgung des Körpers. Dies setzt voraus, dass die Raumluft eine gute Qualität aufweist. Lüften Sie daher die Aufenthaltsräume von Pflegebedürftigen regelmäßig.

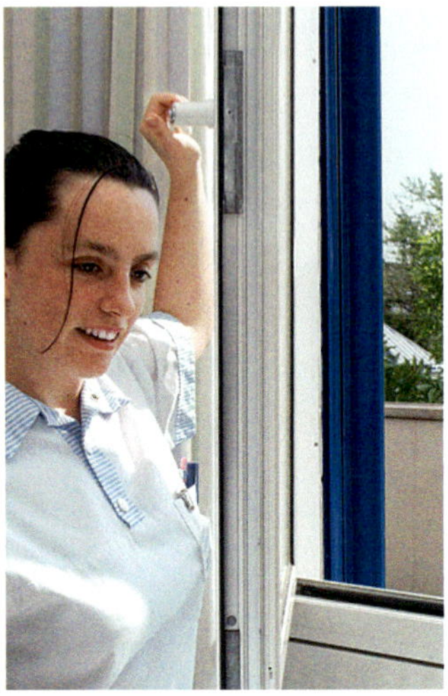

Das regelmäßige Stoßlüften der Patientenzimmer sorgt für eine gute Luftqualität.

Lagerungen

Durch das Einsetzen von Lagerungshilfsmitteln können bestimmte Lungengebiete gezielt gedehnt und damit belüftet werden. Diese Lagerungsformen müssen mit einer Pflegefachkraft abgesprochen und dem Allgemeinzustand des Pflegebedürftigen angepasst sein.

Ventilationsfördernde Lagerungen

V-Lagerung

Wirkung
Dehnung im Bereich der Lungenbasis und der Flanken und dadurch bessere Belüftung

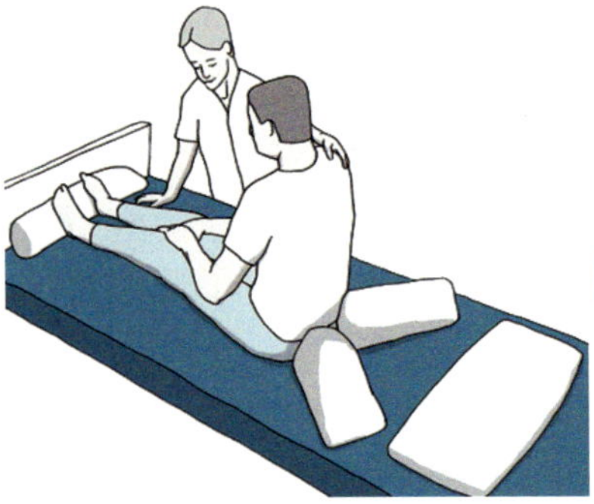

A-Lagerung

Wirkung
Dehnung im Bereich der Lungenspitzen und der Flanken und dadurch bessere Belüftung

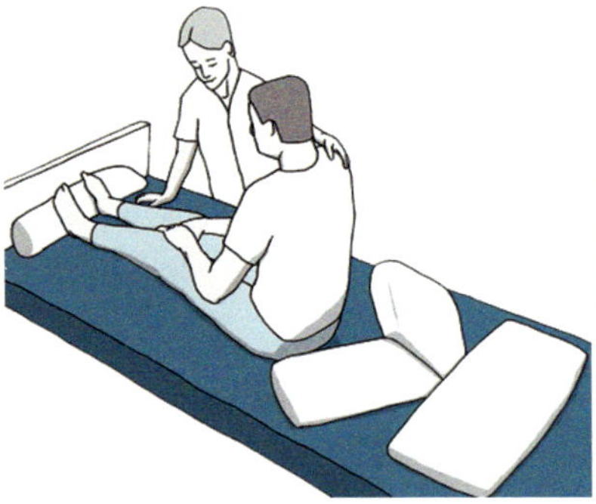

T-Lagerung

Wirkung
Dehnung im Bereich der Lungenspitzen und dem mittleren Lungenbereich und dadurch bessere Belüftung

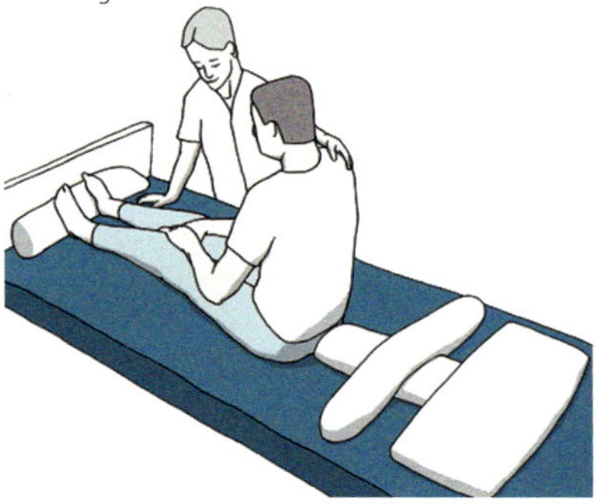

Sitzen oder Oberkörperhochlagerung

Wirkung
Brustkorb hat insgesamt mehr Freiheit und bessere Dehnungsmöglichkeiten; bessere Belüftung von Lungenbasis und Lungenspitzen

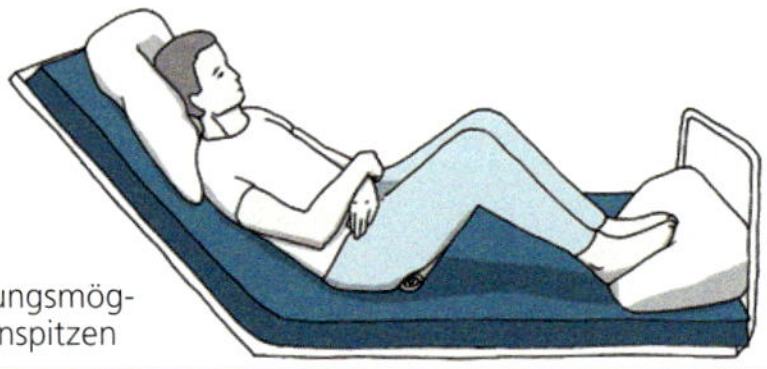

Atemgymnastische Übungen

Atemgymnastische Übungen erfolgen i. d. R. unter der Anleitung von Physiotherapeuten. Beherrschen die Pflegebedürftigen die Übungen, können Sie unterstützend tätig werden. Sprechen Sie ggf. mit einer Pflegefachkraft oder dem zuständigen Physiotherapeuten. Alle Übungen dienen

- dem Training der Atemmuskulatur,
- der Vergrößerung des Lungenvolumens und
- der vollständigen Belüftung der Lungen.

Ein zur Atemgymnastik häufig eingesetztes Hilfsmittel ist der SMI-Trainer, der die anhaltende tiefe Einatmung (im Englischen ***s****ustained* ***m****aximal* ***i****nspiration*) trainiert.

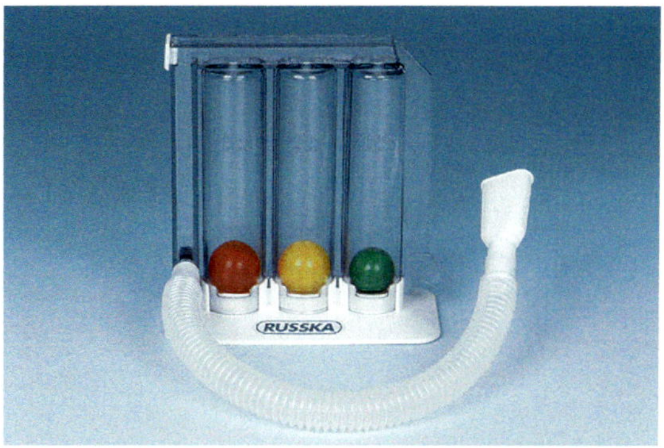

Die Pflegebedürftigen sollen durch das Mundstück ein- und ausatmen. Durch den Sog bei der Einatmung werden die Kugeln bewegt und die Pflegebedürftigen können anhand der aufsteigenden Kugeln erkennen, ob sie tief genug eingeatmet haben.

Atemstimulierende Einreibung

Ziel: Die atemstimulierende Einreibung (ASE) kann das Wohlbefinden und die Atmung positiv beeinflussen. Sie ist Teil des Konzepts der Basalen Stimulation®. Sie sollte intensiv und unter fachlicher Anleitung geübt werden, bevor sie bei Pflegebedürftigen eingesetzt wird.

Materialien: Nach Absprache mit dem Pflegebedürftigen können Sie Pflegelotion oder Massageöl, ggf. Aromaöle und Lagerungshilfsmittel verwenden.

Vorbereitung: Sorgen Sie für eine ruhige Umgebung und lassen Sie den Pflegebedürftigen eine bequeme Position einnehmen bzw. lagern Sie ihn bei Bedarf. Rücken bzw. Oberkörper müssen entblößt sein.

Durchführung: Lotion in den Händen anwärmen und mit streichenden Bewegungen vom Nacken zum Steiß verteilen. Führen Sie die Bewegungen der Atmung entsprechend durch: Abwärtskreis = Ausatmung, Aufwärtskreis = Einatmung. Atmen Sie gemeinsam mit dem Pflegebedürftigen, das Zeitverhältnis zwischen Ein- und Ausatmung sollte ca. 1:2 betragen. Während der gesamten Einreibung sollte der Kontakt zwischen Ihren Händen und dem Pflegebedürftigen nicht abbrechen.

Nachbereitung: Unterstützen Sie den Pflegebedürftigen beim Ankleiden und lagern Sie ihn, wenn es notwendig ist Ermöglichen Sie ihm ausreichend Ruhe, beobachten Sie den Rücken auf eventuelle Hautreizungen. Diese können ein Hinweis auf eine Unverträglichkeit des Massage- bzw. Aromaöls sein.

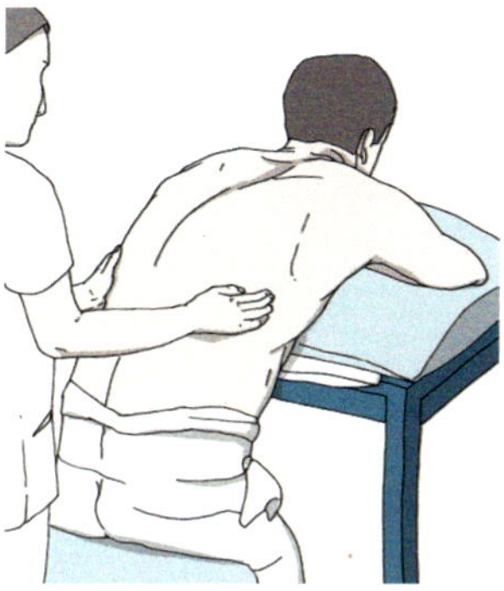

Sitzende Position zur atemstimulierenden Einreibung

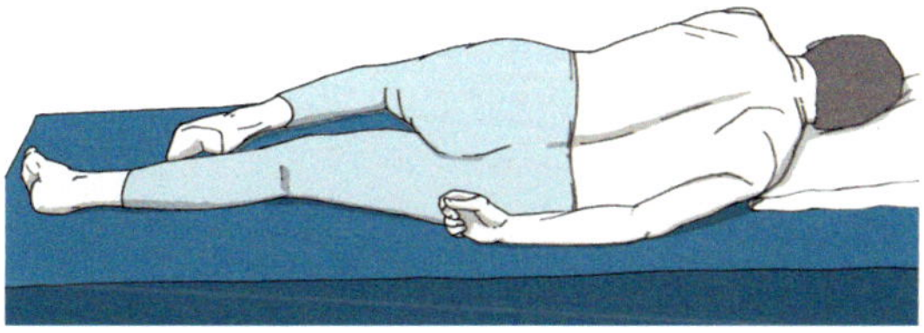

Liegende Position in 135°-Lagerung zur atemstimulierenden Einreibung

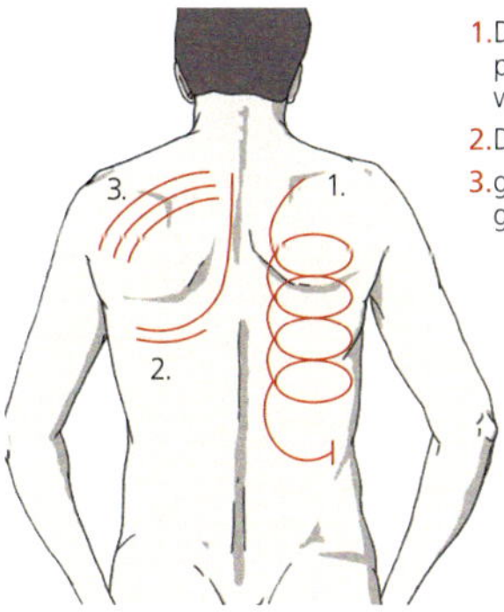

1. Druck in Daumen und Zeigefinger parallel zur Wirbelsäule; Druck wandert innerhalb der Hand.
2. Druck mit Kleinfingerkante
3. gleichmäßiger, geringer Druck der gesamten Hand

Massagerichtung zur atemstimulierenden Einreibung

Sekretlösung

Bei fast allen Erkrankungen der Atemwege ist eine vermehrte Sekretbildung vorhanden. Verbleibt das Sekret in den Bronchien, bietet es einen guten Nährboden für Krankheitserreger (Pneumonieprophylaxe ↑ S. 109) und verhindert eine ausreichende Lungenbelüftung.

Hinweis Nur lockeres, flüssiges Sekret kann gut abgehustet werden. Eine ausreichende Flüssigkeitsversorgung und Raumluftfeuchtigkeit können daher zur Sekretlösung beitragen.

Lagerungen

Bei bestimmten Erkrankungen, z. B. einer chronischen Bronchitis ↑ S. 206, kann eine gezielte Lagerung den Abfluss (*Dränage*) von Sekret aus den einzelnen Lungenabschnitten unterstützen. Die Lagerungen werden nach ärztlicher Anordnung im Beisein einer Pflegefachkraft oder eines Physiotherapeuten durchgeführt.

Unterstützung beim Abhusten

In ihrem Allgemeinzustand geschwächte oder schmerzkranke Pflegebedürftige schaffen es häufig nicht aus eigenem Antrieb, das Sekret produktiv abzuhusten. Es bleibt bei einem Hüsteln, das Sekret kann nicht nach außen befördert werden. Unterstützen Sie das Abhusten, indem Sie den Pflegebedürftigen aufrecht sitzen lassen. Halten Sie ein Taschentuch zum Ausspucken des Sekrets bereit und beobachten Sie den Auswurf ↑ S. 101.

Inhalation

Beim Inhalieren werden Medikamente in Tröpfchenform direkt in die Atemwege eingebracht. Hierzu gibt es verschiedene Hilfsmittel, die im Allgemeinen Inhalatoren genannt werden. Am wirkungsvollsten sind Ultraschall- und Düsenvernebler (z. B. PariBoy®), da sie die Tröpfchengröße so verkleinern, dass die Wirkstoffe bis in die Lungenbläschen gelangen können.

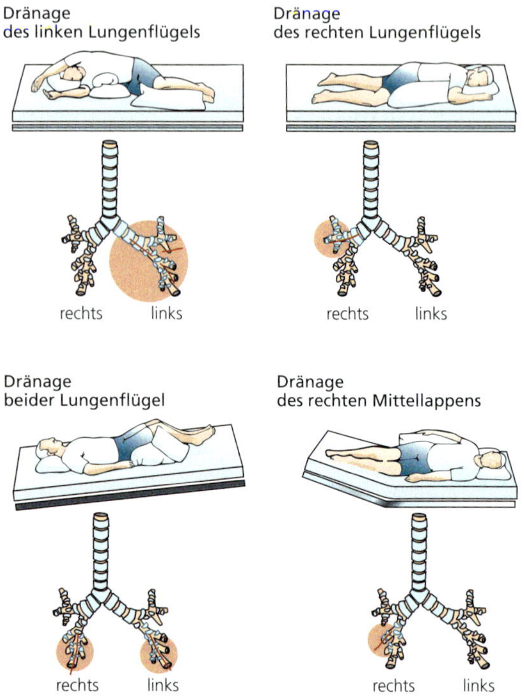

Lagerungsschema zur Ableitung von Atemsekret

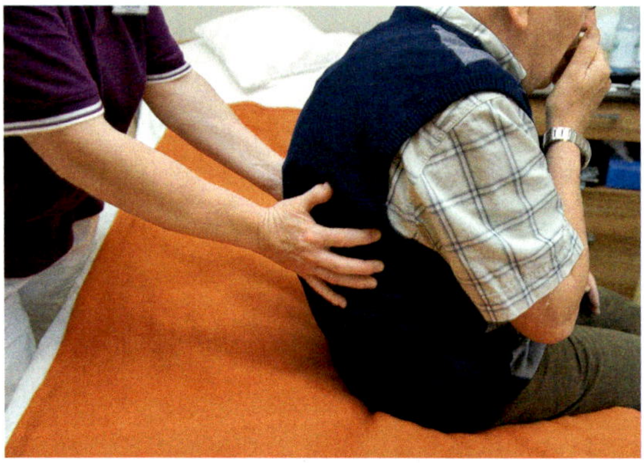

Eine Kompression des Brustkorbs durch Ihre oder die Arme des Pflegebedürftigen kann die Atemmuskulatur unterstützen.

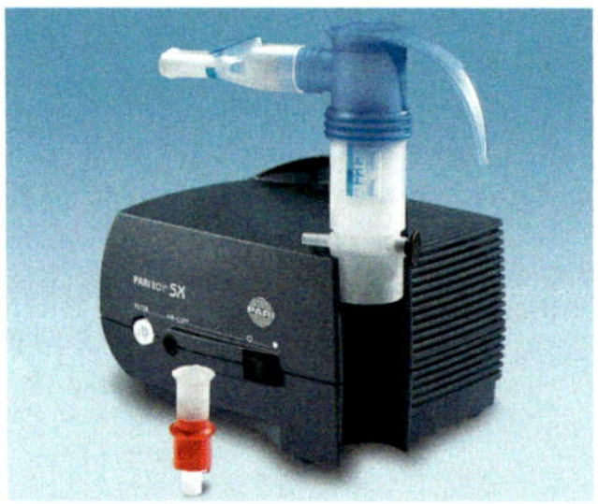

PariBoy® zur Inhalation von Medikamenten; werden sekretlösende Medikamente verabreicht, sollten ausreichend Taschentücher zum anschließenden Abhusten bereitliegen.

Sauerstoffgabe

Leidet ein Pflegebedürftiger unter Sauerstoffmangel, z. B. durch Atemwegserkrankungen, kann die Einatemluft mit Sauerstoff angereichert werden. Dies erfolgt ausschließlich auf ärztliche Anordnung unter Aufsicht einer Pflegefachkraft.

Der Sauerstoff kann entweder aus weißen Sauerstoffflaschen oder aus Sauerstofftanks mit Wandanschluss (meist nur in spezialisierten Einrichtungen) kommen und wird über Sauerstoffbrillen, -sonden oder -masken verabreicht.

Hinweis Der Sauerstoff ist unter Druck abgefüllt und ist ein explosives Gasgemisch. Offenes Feuer und Rauchen ist in der Nähe von Sauerstoffflaschen oder -armaturen zu vermeiden.

Im ambulanten Bereich verfügen viele Pflegebedürftige über mobile Sauerstoffkonzentratoren, die den Sauerstoffgehalt aus der Umgebungsluft konzentrieren.

Bei Sauerstoffgabe muss Folgendes beobachtet werden:

- **Hautfarbe:** Eine Blaufärbung von Lippen oder Fingerkuppen (*Zyanose*) weist auf eine Minderversorgung mit Sauerstoff hin.
- **Hautzustand:** Sauerstoffsonden, -brillen oder -masken können Druckstellen verursachen.
- **Atmung:** Eine Tachypnoe kann ein Hinweis auf einen Sauerstoffmangel sein.
- **Apparatur:** Die ärztlich angeordnete Sauerstoffmenge darf auf keinen Fall eigenmächtig verändert werden. Kontrollieren sie bei stark pflegeabhängigen Klienten gerade im ambulanten Bereich vor dem Verlassen der Wohnung den Feinregler sowie den Luftanfeuchter.

Bei allen Auffälligkeiten muss sofort eine Pflegefachkraft informiert werden.

Hinweis Zu hohe Sauerstoffdosen können v. a. bei Menschen mit chronischen Atemwegserkrankungen den Atemantrieb hemmen und zum Atemstillstand führen. Dies erkennt man daran, dass sie unter Sauerstoffgabe schläfrig werden.

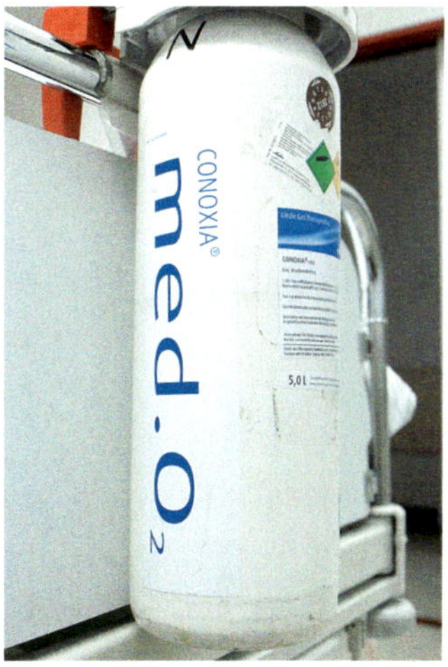

Sauerstoffflaschen sind international durch ihre weiße Farbe zu erkennen. Leere Flaschen werden als solche gekennzeichnet.

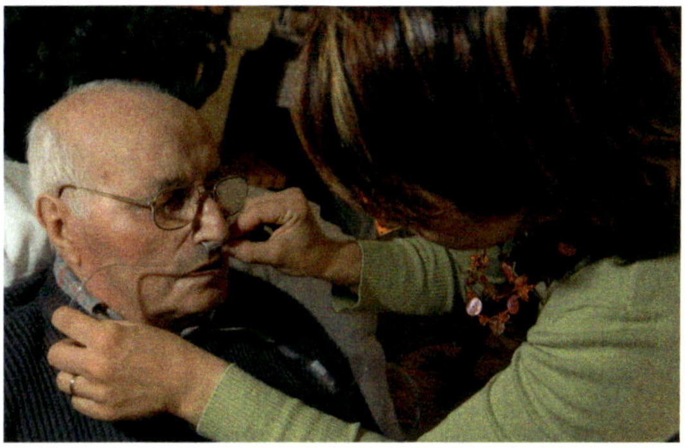

Sauerstoffverabreichung über eine Sauerstoffbrille, hier bei einem Pflegebedürftigen zu Hause

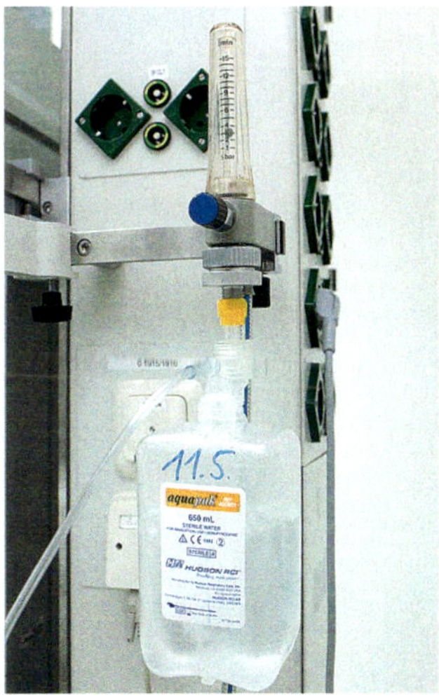

Feinregler und Luftanfeuchter bei einem Wandanschluss

Tracheostomapflege

Ein Tracheostoma ist eine künstliche Öffnung der Luftröhre. Die Anlage eines Tracheostomas wird bei bestimmten Erkrankungen der oberen Atemwege (z. B. Kehlkopfkrebs) oder bei einer dauerhaften maschinellen Beatmung nötig. Um eine dauerhafte Atmung über das **Tracheostoma** zu ermöglichen, werden Trachealkanülen in verschiedenen Formen eingesetzt:

- Trachealkanüle mit **Blockung (*Cuff*)**
- **zweiteilige Trachealkanüle** mit einer herausnehmbaren Innenkanüle
- **Sprechkanüle** mit speziellem Aufsatz.

Die Trachealkanülen sind i. d. R. mit einem **Halteband** um den Hals befestigt. Zum Schutz der umliegenden Haut wird eine geschlitzte (Metalline-)Kompresse um den Wundrand gelegt. Verbandwechsel, Kanülenwechsel sowie das Absaugen der unteren Atemwege dürfen i. d. R. nur Pflegefachkräfte durchführen.

Beachten Sie im Umgang mit einem Tracheostoma Folgendes:

- Bei der Körperpflege darf weder Seife noch Wasser in die Trachealkanüle geraten. Um dies und das Eindringen anderer Fremdkörper zu vermeiden, können spezielle **Filter** aufgesetzt werden, die auch die Einatemluft anwärmen und befeuchten.
- Schnäuzen und Abhusten von Sekret aus den oberen Atemwegen sind häufig nicht möglich. Eine sorgfältige Mund- und Nasenpflege ist notwendig.
- Die Betroffenen dürfen nur nach ausdrücklicher ärztlicher Genehmigung Nahrung oral zu sich nehmen. Ist dies nicht der Fall, sind sie auf Sondenernährung ↗ S. 88 angewiesen.
- Die Betroffenen haben häufig große Angst vor dem Ersticken bei Verlegung der Kanüle. Daher ist eine sorgfältige Kanülenpflege durch den Betroffenen bzw. eine Pflegefachkraft von größter Wichtigkeit.
- Die Betroffenen müssen in vielen Fällen neue Formen der Kommunikation erlernen, häufig mit Hilfe eines Logopäden.

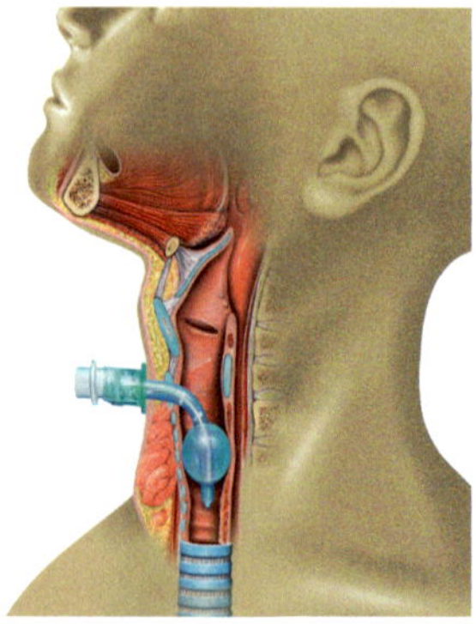

Tracheostoma mit eingelegter und geblockter Trachealkanüle; der Cuff wird mit Luft gefüllt und verhindert damit ein Verrutschen der Kanüle sowie ein Austreten von Ausatemluft an der Kanüle vorbei.

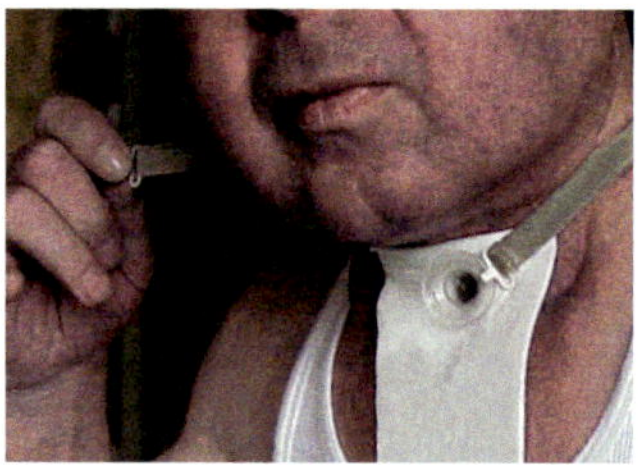

Trachealkanüle mit Halteband und Kompresse

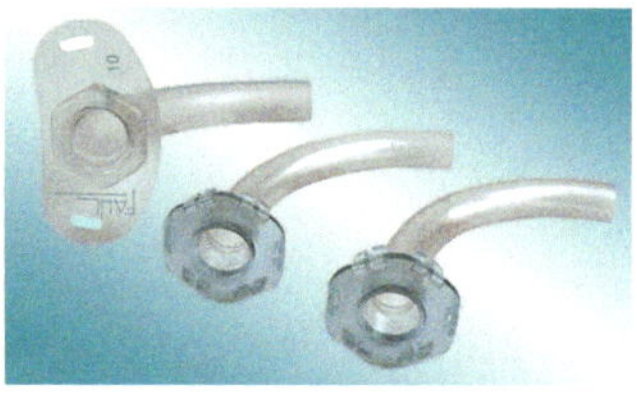

Zweiteilige Trachealkanülen bestehen aus einer Außen- sowie einer Innenkanüle („Seele“), die „Seele“ kann zur Reinigung herausgenommen werden.

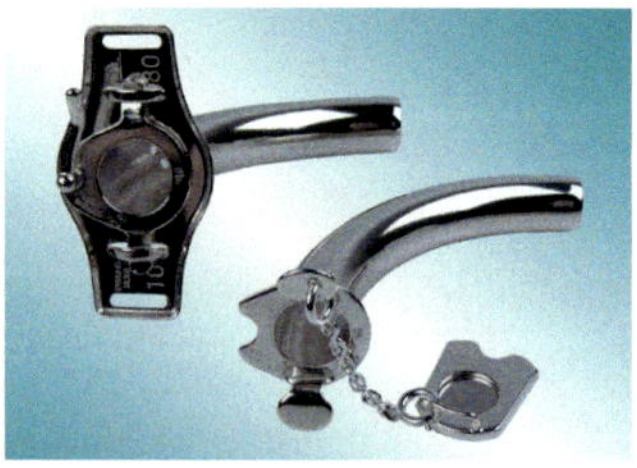

Sprechkanülen ermöglichen bei intaktem Kehlkopf das Sprechen.

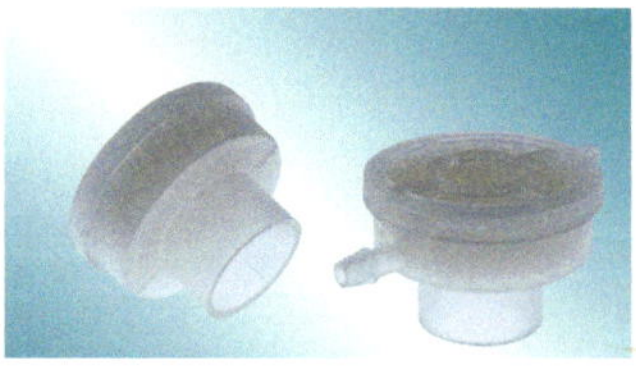

Filteraufsätze gibt es in verschiedenen Ausführungen. Sie vermeiden das Eindringen von Fremdkörpern, wärmen und befeuchten die Einatemluft und können mit zusätzlichen Anschlüssen für eine Sauerstoffzufuhr versehen sein.

Prophylaxen

Pneumonieprophylaxe

Eine Pneumonie (Lungenentzündung) ist eine akute oder chronische Entzündung der Lungenbläschen und des Lungengewebes. Sie wird meistens durch Krankheitserreger, wie z. B. Pneumokokken, verursacht, in selteneren Fällen durch chemische oder physikalische Reizungen (z. B. nach Rauchvergiftungen). Der Allgemeinzustand der Betroffenen verschlechtert sich innerhalb weniger Stunden, unbehandelt kann eine Lungenentzündung zum Tod führen. Ein besonders hohes Erkrankungsrisiko haben Menschen mit einem geschwächten Immunsystem bzw. Allgemeinzustand, bettlägerige Pflegebedürftige, Patienten nach Operationen sowie maschinell beatmete Patienten.

Das vorrangige Ziel der Pneumonieprophylaxe ist eine möglichst vollständige Lungenbelüftung. Dazu dienen alle Maßnahmen zur Förderung der Lungenbelüftung ↑ S. 104 sowie der Sekretlösung ↑ S. 106.

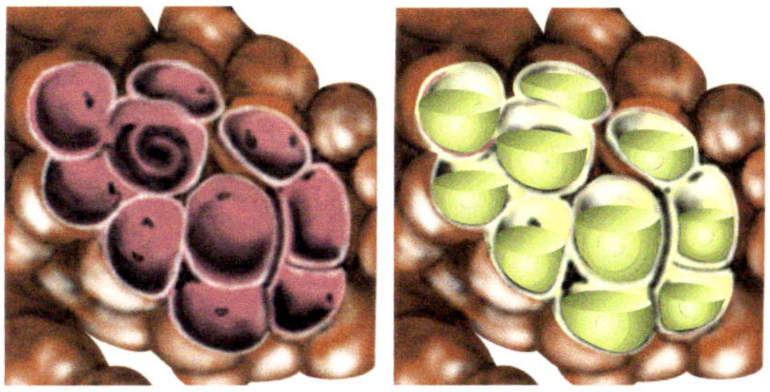

Normale Lungenbläschen (*Alveolen*) (links); Pneumonie mit Entzündung der Alveolen, in denen sich je nach Erreger ein klares oder eitriges Sekret bildet (rechts).
Durch die Entzündung kann an den betroffenen Lungenbläschen kein Gasaustausch mehr stattfinden, dies führt zum lebensbedrohlichen Sauerstoffmangel bzw. Kohlendioxidüberschuss im Blut.

Aspirationsprophylaxe

Aspiration ist das Eindringen fester oder flüssiger Substanzen in die Luftröhre („sich verschlucken"). In der Folge kann es zur lebensgefährlichen Verlegung der Atemwege kommen. Ein besonderes Risiko haben Menschen mit Schluckstörungen (z. B. Menschen nach einem Schlaganfall ↑ S. 228), bettlägerige Pflegebedürftige oder Menschen mit einem Tracheostoma ↑ S. 108.

Bei diesen Pflegebedürftigen muss die Nahrungsaufnahme besonders vorsichtig erfolgen. Folgende Maßnahmen können eine Aspiration verhindern:

- nach Möglichkeit zur Nahrungsaufnahme eine aufrecht sitzende Position einnehmen
- beim Essenanreichen auf kleine Portionen und ein langsames Esstempo achten
- Menschen mit kognitiven Beeinträchtigungen (z. B. bei Demenz ↑ S. 305) zum sorgfältigen Kauen und Schlucken motivieren
- gründliche Mundpflege ↑ S. 53 nach dem Essen durchführen, insbesondere die Wangentaschen auf Nahrungsreste inspizieren

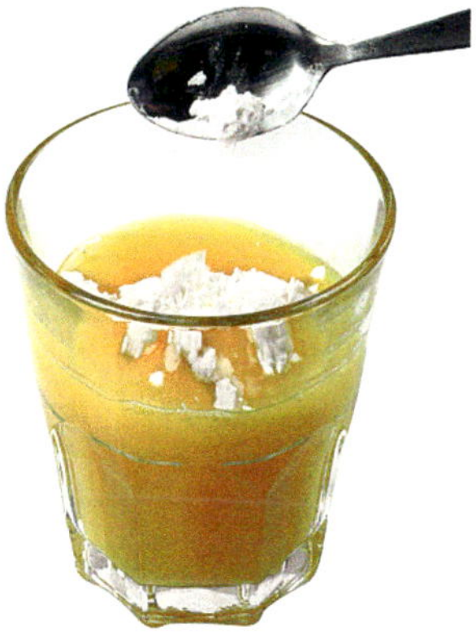

Menschen mit Schluckstörungen haben häufig besondere Probleme bei wässrigen Speisen und Getränken. Diese können mit bestimmten Spezialprodukten angedickt werden.

Hinweis Wenn Sie bei Pflegebedürftigen Schluckstörungen beobachten, sollten Sie mit einer Pflegefachkraft sprechen. Unter ihrer Anleitung sowie ggf. einem Ergo- oder Physiotherapeuten kann ein spezielles Schlucktraining durchgeführt werden.

Schlafunterstützende Pflegemaßnahmen

Pflegebett und Krankenhausbett

Das **Pflegebett** unterscheidet sich vom typischen **Krankenhausbett** v. a. im Material. Das Krankenhausbett besteht zur besseren Reinigung und Desinfektion aus Metall. Das Pflegebett soll eine wohnliche Atmosphäre schaffen und ist daher in verschiedenen Holzvarianten erhältlich. Beide Bettentypen sind sowohl am Kopf- als auch am Fußteil kippbar und insgesamt höhenverstellbar. Während die meisten Krankenhausbetten immer noch hydraulisch verstellt werden müssen, verfügen Pflegebetten i. d. R. über einen mit Fernbedienung ausgestatteten Motor. Pflegebetten können, wenn die Voraussetzungen vorhanden sind, als Hilfsmittel von der Krankenkasse finanziert werden.

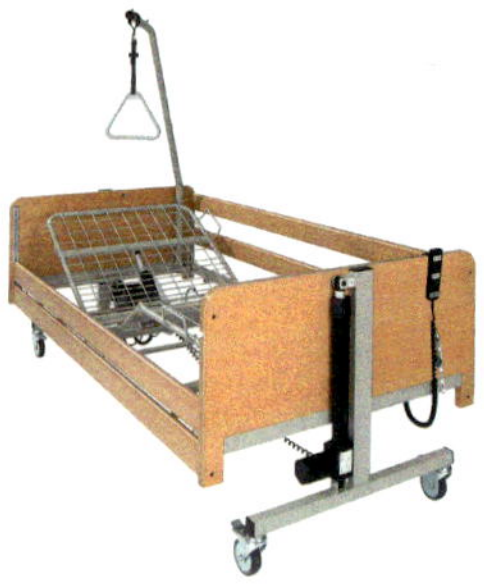

Pflegebetten werden in Einrichtungen der Altenhilfe sowie in der häuslichen Pflege eingesetzt.

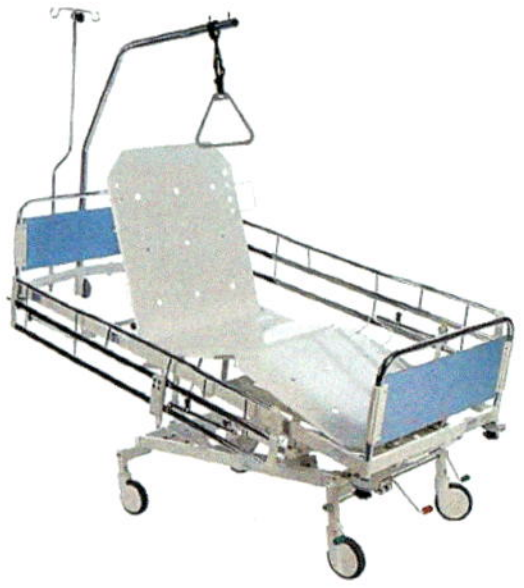

Krankenhausbett

Im Privathaushalt möchten viele Pflegebedürftige nicht auf ihre herkömmliche Bettwäsche verzichten. Demgegenüber wird in stationären Pflegeeinrichtungen meist funktionelle, v. a. gut zu reinigende **Bettwäsche** eingesetzt. Neben Schonbezug und Bettlaken schützen Bettschutzeinlage und ggf. ein Stecklaken die Matratze vor Flüssigkeiten und Verunreinigungen.

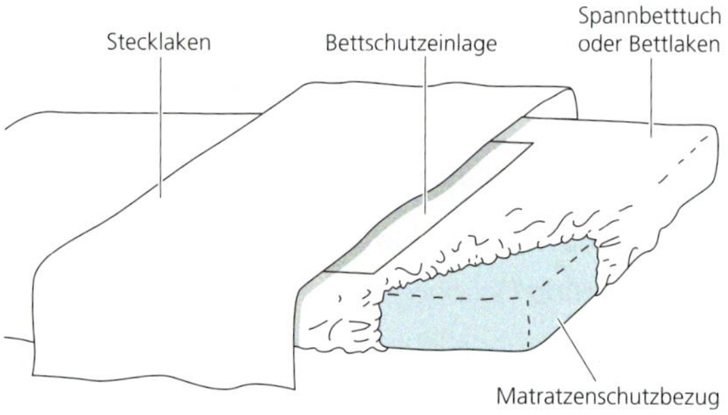

Bettwäsche zum Schutz der Matratze; bei zur Dekubitusprophylaxe eingesetzten Wechseldruckmatratzen sollten die Bettlaken nur aufliegen und nicht eingespannt werden – auf Stecklaken und Spannbettlaken sollte verzichtet werden, um die druckmindernde Wirkung nicht einzuschränken.

Richten des Bettes

Können Pflegebedürftige ihr Bett tagsüber verlassen, wird das Bett nach dem Aufstehen gerichtet. Hierzu gehören

- Aufschütteln, ggf. Lüften von Bettdecke und Kopfkissen,
- Straffziehen des Bettlakens,
- ggf. Austausch von Bettschutzeinlagen oder Stecklaken und
- ggf. **Wechsel der Bettwäsche** bei Verunreinigungen oder nach Plan.

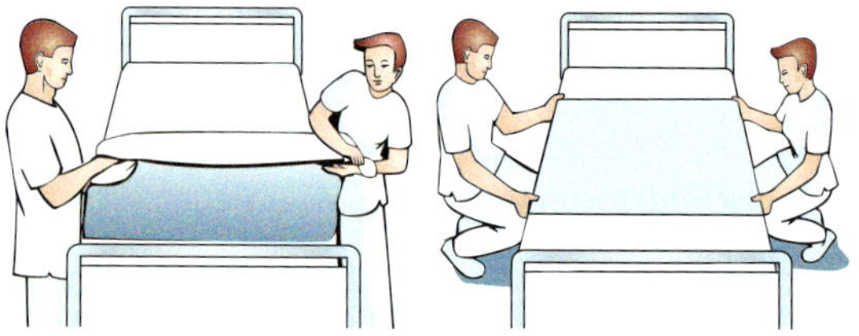

Einspannen von Bett- und Stecklaken

Stellen Sie sich nach Möglichkeit das Bett auf Arbeitshöhe ein und arbeiten Sie zu zweit. Arbeiten Sie sich beim Beziehen des Lakens vom Kopf- zum Fußende des Bettes vor und legen Sie währenddessen Kissen und Decke auf einen Sessel oder eine Ablage.

hydraulisch mit Flüssigkeitsdruck oder Wasserantrieb arbeitend und mit Körperkrafteinsatz verstellbar

Wäschewechsel am belegten Bett

Sind Pflegebedürftige bettlägerig und verbringen einen großen Teil des Tages im Bett, bestehen besondere Anforderungen an Bett, Bettwäsche und Bettstandort. Für das Richten des Bettes sowie den Bettwäschewechsel sind spezielle Techniken notwendig. Häufig wird in diesem Zusammenhang auch vom „Betten des Pflegebedürftigen" gesprochen.

Das Betten ist für den bettlägerigen Pflegebedürftigen, aber auch für die Pflegenden sehr anstrengend. Berücksichtigen Sie folgende Grundsätze:

- Die (gefühlte) Sicherheit des Pflegebedürftigen ist von äußerster Wichtigkeit, arbeiten Sie nach Möglichkeit zu zweit und halten Sie immer mindestens eine Hand am Körper des Pflegebedürftigen sowie eine Klingel oder ein Handy griffbereit.
- Halten Sie auch beim Richten des Bettes immer Wechselwäsche sowie ggf. frisches Inkontinenzmaterial ↗ S. 93 bereit.
- Lösen bzw. lockern Sie vor dem Wäschewechsel alle am Bett befestigten Schläuche oder Zugänge (z. B. Blasenverweilkatheter ↗ S. 96, Magensonde ↗ S. 88) und sichern Sie diese.
- Bringen Sie das Pflegebett vor dem Betten auf Arbeitshöhe, um ein rückenschonendes Arbeiten zu ermöglichen. Nach Abschluss aller pflegerischen Maßnahmen stellen Sie die normale Betthöhe wieder ein. Legen Sie alle für den Pflegebedürftigen notwendigen Pflegemittel und Alltagshilfsmittel in für ihn erreichbare Nähe.

Prinzipiell kann der Wäschewechsel am belegten Bett von oben nach unten oder von der Seite erfolgen. Der Wäschewechsel von oben nach unten erfordert jedoch eine weitgehende Mobilität des Pflegebedürftigen sowie nach Möglichkeit einen Patientenaufrichter.

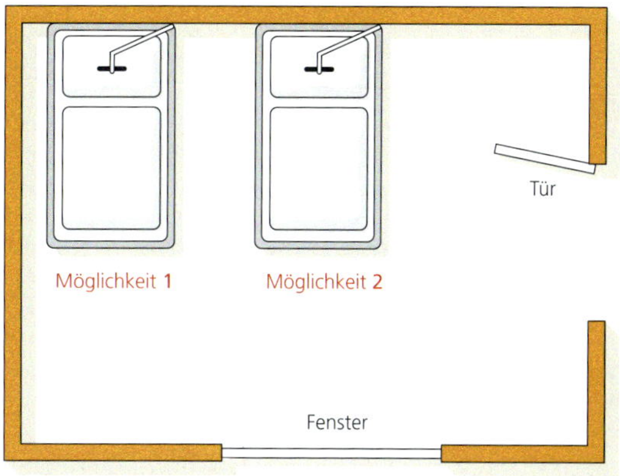

Der Bettstandort in einem Raum kann das Wohlbefinden des Pflegebedürftigen, aber auch die Arbeitsmöglichkeiten der Pflegenden maßgeblich beeinflussen. Vermittelt Möglichkeit 1 durch den Eckplatz eher ein Gefühl von Geborgenheit für den bettlägerigen Pflegebedürftigen, bietet Möglichkeit 2 den Zugang zum Pflegebett von beiden Seiten. Grundsätzlich sollte das Bett wenn möglich so stehen, dass der Pflegebedürftige sowohl aus dem Fenster blicken als auch zur Tür hereinkommende Personen erkennen kann.

Wäschewechsel von oben nach unten

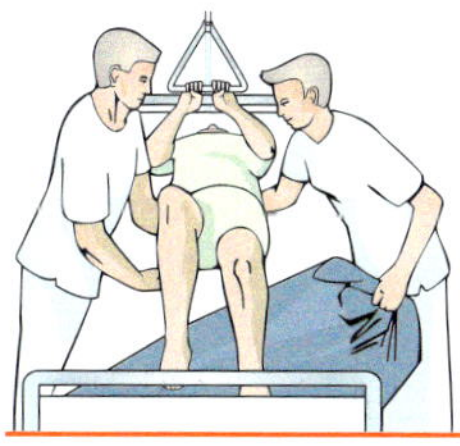

Während der Pflegebedürftige den Oberkörper aufrichtet, wird von oben das schmutzige Bettlaken (blau) entfernt und ein frisches (weiß) eingezogen. Im Anschluss hebt der Pflegebedürftige das Becken an und die Bettlaken können nach unten ab- bzw. aufgezogen werden.

Wechsel der Bettwäsche von der Seite

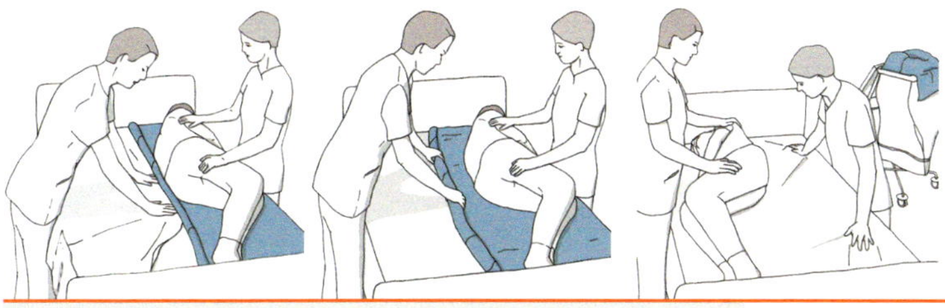

Um den Pflegebedürftigen nicht unnötig zu belasten, wird er nur jeweils einmal auf eine Seite gedreht, notwendige Pflegemaßnahmen (z. B. Rückenwaschen, Wechsel von Inkontinenzmaterialien) können mit integriert werden. Während die schmutzige Bettwäsche (blau) entfernt wird, wird die saubere Bettwäsche (weiß) gleich eingezogen.

Allgemeine schlaffördernde Maßnahmen

Erholsamer Schlaf ist für unser Wohlbefinden von größter Bedeutung. Im Alter und bei bestimmten Krankheiten können sich jedoch der Schlafbedarf und das Schlafverhalten verändern. Viele Pflegebedürftige leiden unter Schlafstörungen ↑ S. 111, die ärztlich diagnostiziert und behandelt werden.

Pflegende können durch einfache Maßnahmen dafür sorgen, dass Pflegebedürftige ihr gewohntes Schlafverhalten beibehalten oder wiederherstellen. Dazu gehören folgende allgemeine Maßnahmen:

- Alle planbaren pflegerischen Maßnahmen sollten vor der individuellen Schlafenszeit beendet sein.
- Der Spätdienst sollte bei seiner letzten Runde ausstehende Wünsche oder Bedürfnisse erfragen und bei Bedarf das Bett richten.
- Bündeln Sie nach Möglichkeit alle in den Nachtstunden notwendigen Maßnahmen (z. B. Lagerungswechsel) und führen Sie sie so geräuscharm wie möglich durch. Vermeiden Sie grelles Deckenlicht, sondern verwenden Sie vielmehr Taschenlampen oder ein Nachtlicht.
- Stellen Sie notwendige Utensilien (z. B. Urinflasche, Klingel) in Reichweite des Bettes.

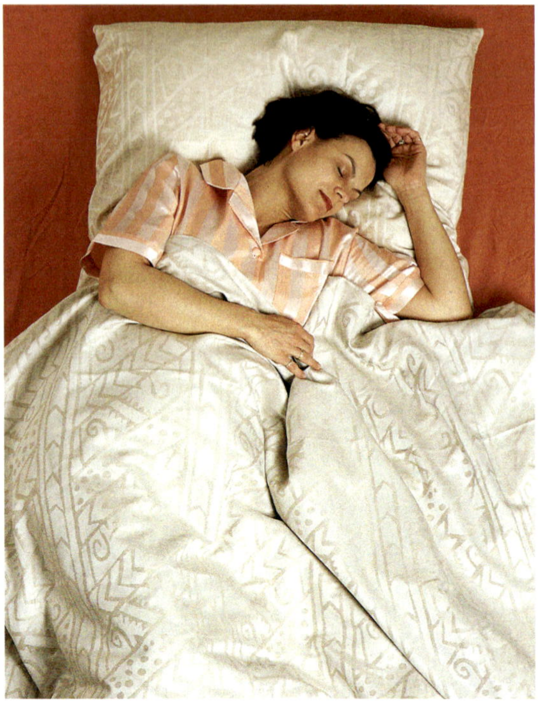

Schlaf dient der Erholung von Körper und Geist. Ist der Schlaf gestört, fühlt sich jeder Mensch müde und unwohl.

Hinweis Schlaffördernde Medikamente, so genannte Schlaftabletten, dürfen nur auf ärztliche Anordnung eingenommen werden. Auch pflanzliche, nicht rezeptpflichtige Präparate ↑ S. 190 können bei alten oder kranken Menschen zu unerwünschten Wirkungen führen. Beobachten Sie häufiger eine morgendliche, starke Übermüdung, informieren Sie eine Pflegefachkraft oder einen Arzt. Haben Pflegebedürftige am Abend eine Schlaftablette eingenommen, können sie unter Umständen beim Erwecken in der Nacht verwirrt sein und unter Gleichgewichtsstörungen leiden. Es besteht Sturzgefahr ↑ S. 62.

Entspannende Maßnahmen

Ein häufiger Grund für Schlafstörungen sind seelische oder körperliche Anspannungen. In Absprache mit einer Pflegefachkraft und mit Einverständnis der Pflegebedürftigen können bestimmte entspannende Maßnahmen Abhilfe schaffen. Erfragen Sie ggf. bereits vorhandene Entspannungsrituale, wie z. B. Lesen, Beten, ein bestimmtes warmes Getränk oder Musikhören, und unterstützen Sie den Pflegebedürftigen bei der Einhaltung der gewohnten Rituale. Weitere entspannende Maßnahmen sind z. B.:

- warmes Fußbad
- atemstimulierende Einreibung ↑ S. 105
- spezielle Entspannungsübungen, die man erlernen und trainieren muss, wie z. B. autogenes Training

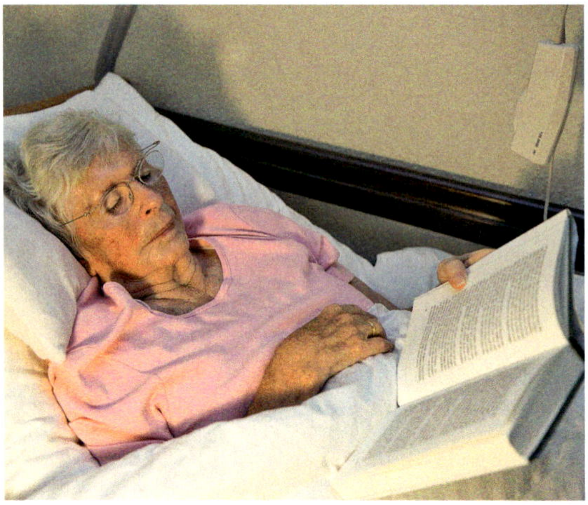

Entspannungsrituale, wie z. B. das abendliche Lesen, fördern den Schlaf.

Tagesstrukturierende Maßnahmen

Für berufstätige Menschen ist der Tag i. d. R. klar strukturiert. Zwischen Aufstehen und Insbettgehen findet sich keine Zeit für ein Nickerchen. Verlieren Menschen im Alter ihre Tagesstruktur, z. B. durch den Umzug in ein Pflegeheim oder den Tod des zu versorgenden Lebenspartners, kann dies dazu führen, dass sie die nicht mehr vorhandene Beschäftigung durch Schlaf ersetzen. Dies führt wiederum dazu, dass sie in den Nachtstunden nicht schlafen können. Am Morgen fühlen sie sich so übermüdet, dass sie wieder tagsüber schlafen, es entsteht ein Teufelskreis.

Generell ist es sinnvoll, Pflegebedürftigen während der Tagesstunden ein abwechslungsreiches Programm aus körperlicher und geistiger Betätigung anzubieten, sodass sie in den Abendstunden langsam müde werden. Finden Freizeitangebote, aber auch Essenszeiten und mögliche Therapien immer zur gleichen Zeit statt, kann sich der Körper auf diesen Rhythmus einstellen.

Hinweis Insbesondere zeitlich desorientierte Menschen benötigen tagesstrukturierende Maßnahmen.

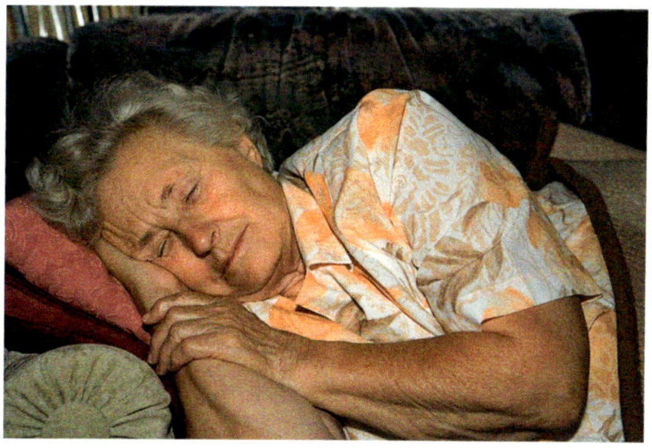

Zu viel Schlaf am Tag kann Schlafstörungen in der Nacht verursachen.

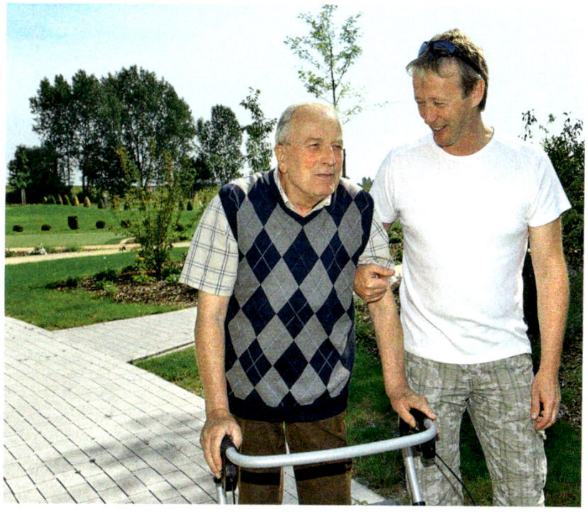

Körperliche Betätigung an der frischen Luft fördert die abendliche Müdigkeit.

Führen eines Schlafprotokolls

Das persönliche Empfinden des Schlafs ist nicht immer deckungsgleich mit dem tatsächlichen Schlafverhalten bzw. Schlafbedürfnis. Um dies und darüber hinaus Faktoren herauszufifinden, die den Schlaf beeinträchtigen, können Ärzte oder Pflegefachkräfte ein Schlafprotokoll führen lassen. Unterstützen Sie den Pflegebedürftigen dabei, das Schlafprotokoll zu führen. Folgende Punkte können in ein Schlafprotokoll aufgenommen werden:

- alle Schlaf- und Ruhezeiten (auch Mittagsschlaf und andere Tagesschlafzeiten)
- Qualität des Schlafes, z. B. „häufig aufgewacht"
- Zeiten und Mengen der zu sich genommenen Speisen und Getränke
- Einnahmezeiten und -dosen von (schlaffördernden oder schlafhemmenden) Medikamenten oder Genussmitteln

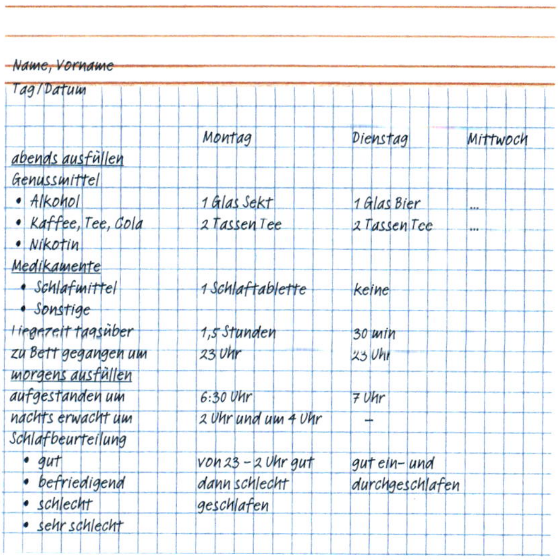

Name, Vorname

Tag/Datum	Montag	Dienstag	Mittwoch
abends ausfüllen			
Genussmittel			
• Alkohol	1 Glas Sekt	1 Glas Bier	...
• Kaffee, Tee, Cola	2 Tassen Tee	2 Tassen Tee	...
• Nikotin			
Medikamente			
• Schlafmittel	1 Schlaftablette	keine	
• Sonstige			
Liegezeit tagsüber	1,5 Stunden	30 min	
zu Bett gegangen um	23 Uhr	23 Uhr	
morgens ausfüllen			
aufgestanden um	6:30 Uhr	7 Uhr	
nachts erwacht um	2 Uhr und um 4 Uhr	–	
Schlafbeurteilung			
• gut	von 23 – 2 Uhr gut	gut ein- und	
• befriedigend	dann schlecht	durchgeschlafen	
• schlecht	geschlafen		
• sehr schlecht			

Schlafprotokoll

Grundlagen der Interaktion

Ohne Beziehung geht es nicht

Menschen sind nicht gern allein. Beziehungen mit anderen zu pflegen, gehört zu den Grundelementen menschlichen Lebens. Dabei ist nicht entscheidend, dass wir uns im selben Raum aufhalten. Sich zu hören oder voneinander zu lesen, zeigt uns genauso, dass wir in Kontakt zu anderen stehen. Immer wenn zwei oder mehr Menschen im Kontakt miteinander sind, geschieht etwas zwischen den beteiligten Personen. Dieses wechselseitige Geschehen nennt man Interaktion.

Wir sind alle mit sehr verschiedenen Menschen in Beziehung, doch diese Beziehungen unterscheiden sich stark durch ihr Maß an Nähe und Sympathie.

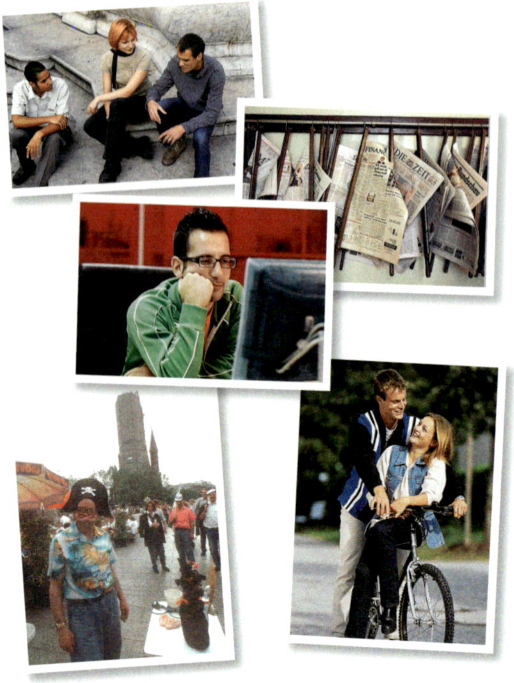

Es gibt viele Möglichkeiten, miteinander in Beziehung (Kontakt) zu treten.

Die Sach- und Beziehungsebene

Wenn wir mit anderen Menschen im Austausch sind bzw. interagieren, sind immer zwei Ebenen betroffen. Die (sichtbare) **Sachebene** bezieht sich auf konkrete Inhalte, gemeinsame Arbeitsaufträge usw. Auf der (unsichtbaren) **Beziehungsebene** geht es um die Wünsche, Erwartungen und Gefühle der Beteiligten.

Die Beziehungsebene wird umso wichtiger, je länger und intensiver der Kontakt zwischen den Beziehungspartnern ist. Das spielt z. B. eine wichtige Rolle in einem Stationsteam, das längere Zeit zusammenarbeitet und eine gemeinsame Aufgabe zu erfüllen hat.

Das Verhältnis von Sach- zu Beziehungsebene lässt sich sehr anschaulich mit dem Eisberg-Modell zeigen. Charakteristisch für einen Eisberg ist, dass nur etwa 15 % des Eises (Sachebene) aus dem Wasser herausragten, während sich etwa 85 % (Beziehungsebene) unterhalb der Wasseroberfläche befinden.

Störungen in der Interaktion spielen sich oft nur scheinbar auf der Sachebene ab. Häufiger sind Konflikte auf der Beziehungsebene, die dann auf der vermeintlich neutralen Sachebene diskutiert werden.

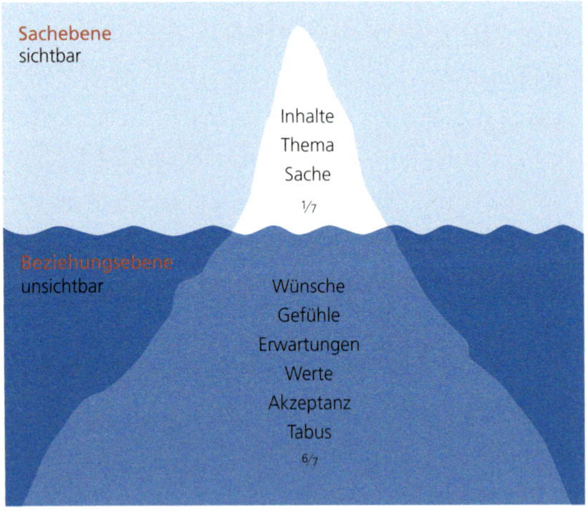

Das Eisberg-Modell zeigt, dass etwa 85 % der Interaktion auf der (unsichtbaren) Beziehungsebene liegen.

Hinweis Oft liegt einem scheinbar einfachen Sachkonflikt ein unausgesprochener Beziehungskonflikt zugrunde, der eine Lösung des Sachkonflikts behindert.

Beziehungen wollen gestaltet werden

In der Pflegearbeit treten wir mit vielen Menschen in engen Kontakt. Das ergibt sich aus der körpernahen Tätigkeit. Dabei sind die Kontakte i. d. R. nicht freiwillig gewählt. Weder können sich die pflegebedürftigen Menschen aussuchen, von wem sie betreut werden, noch haben beruflich Pflegende die Wahl, welche Menschen sie versorgen wollen und welche nicht.

Viele pflegebedürftige Menschen sind aus Krankheits- oder Altersgründen nicht mehr in der Lage, die Beziehung zu anderen Menschen bewusst zu formen. Daher gehört es zu den zentralen Aufgabe der Pflegenden, die Beziehungen zu den Pflegebedürftigenso zu gestalten, dass sich beide Seiten **wohlfühlen** können. Das bedeutet für den beruflichen Alltag, Gefühle von Sympathie und Antipathie zu kontrollieren und eine innere Haltung der Wertschätzung und Empathie zu entwickeln.

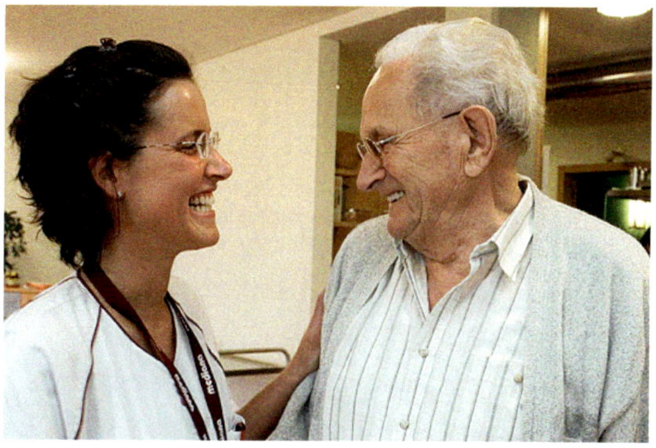

Eine offene und freundliche Begrüßung ebnet den Weg für alle künftigen Begegnungen.

Hinweis Eine wertschätzende und empathische Haltung gegenüber anderen Menschen ist die wichtigste Grundlage für eine positive Gestaltung der zwischenmenschlichen Beziehungen.

Personenzentrierte Interaktion

Der Psychotherapeut **Carl Rogers** nennt drei Elemente der Beziehungsgestaltung, die besonders geeignet sind, eine vertrauensvolle Interaktion zu fördern:

- **Akzeptanz** bedeutet wertschätzende Anteilnahme und bedingungsfreie Zuwendung. Die Person wird auch dann respektiert, wenn ihr Verhalten befremdlich wirkt. Das heißt nicht, dass man alles für gut befinden muss, aber man achtet den anderen als Menschen mit all seinen Eigenheiten.
- **Empathie** bedeutet ein nicht wertendes Sich-Einfühlen in die andere Person, um diese besser verstehen zu können. Dann kann ihr auch leichter ein entsprechendes Feedback gegeben werden.
- **Echtheit** oder Kongruenz bedeutet die Übereinstimmung mit sich selbst. In der Interaktion auftauchende Gefühle werden wahrgenommen und – falls Beziehungsstörungen drohen – auch zum Thema gemacht. Die Sach- und Beziehungsebene haben beide ihren Platz im Gespräch. Die eigene Position wird vertreten.

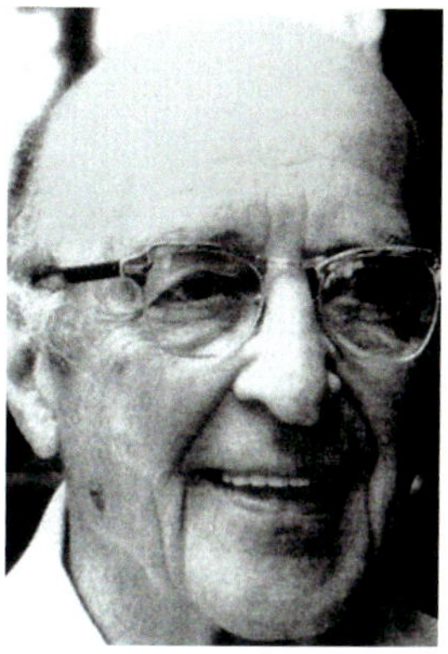

Carl Rogers (1902–1987), amerikanischer Psychotherapeut

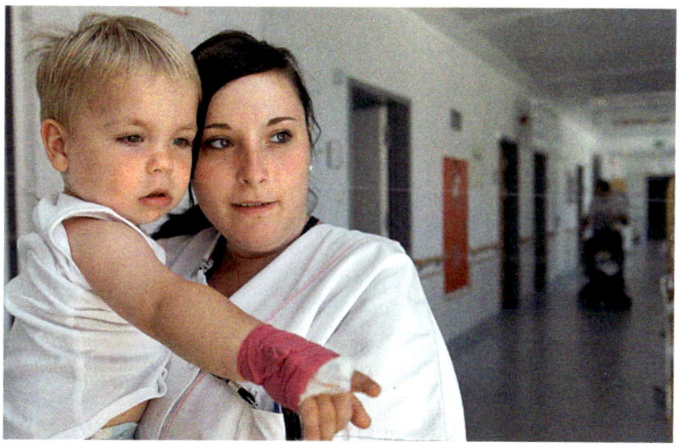

Kleinere Kinder zeigen i. d. R. deutlich, was sie fühlen und was ihnen Probleme macht. Sie sind kongruent. Erst mit fortschreitenden Erfahrungen lernen wir, unsere Gefühle zu verbergen – und verändern damit auch unsere Kommunikation.

Antipathie Abneigung, Widerwille
Feedback Rückmeldung
Kongruenz Übereinstimmung

Grundlagen der Kommunikation

Miteinander kommunizieren heißt: sich mitteilen und verständigen

Das menschliche Zusammenleben hängt ganz entscheidend davon ab, wie wir uns verständigen. Wo immer Menschen miteinander in Kontakt sind, sei es privat, in der Arbeit, beim Public Viewing oder in der trauten Zweierbeziehung, da **kommunizieren** wir.

Hinweis Man kann nicht nicht kommunizieren!

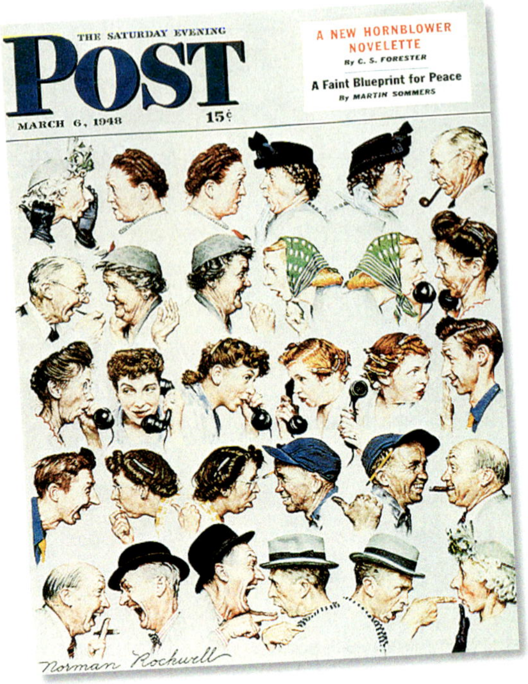

Titelbild der Zeitschrift „Saturday Evening Post", 1948, hier werden die zahlreichen Möglichkeiten menschlicher Kommunikation deutlich.

Allerdings liegen erhebliche Unterschiede darin, wie wir uns mit wem verständigen. Mit Vorgesetzten kommunizieren wir anders als mit Kollegen. Auch verhalten wir uns Kindern gegenüber anders als gegenüber Erwachsenen, und bei alten Menschen ist es wieder anders. Kommunikation geschieht also einerseits dauernd und überall, andererseits ist die Art und Weise sehr von der Situation abhängig.

Formen der Kommunikation

Kommunizieren heißt nicht nur, miteinander zu reden, sich in Worte zu fassen (*verbal*), sondern es gibt auch die umfassendere **wortlose** (*nonverbale*) Kommunikation. Die folgende Übersicht zeigt die wesentliche Merkmale unserer verbalen und nonverbalen Sprache.

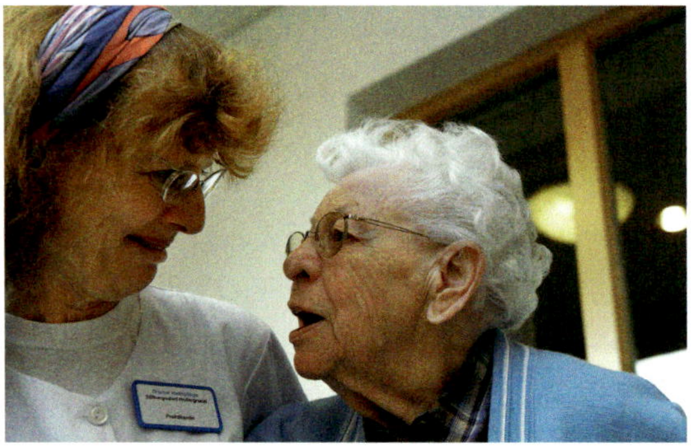

Das Bild lässt uns auch ohne Worte die Beziehung zwischen den beiden Damen erkennen.

Kommunikation

- sprachlich/verbal
  - Sprache
    - geschrieben
    - gesprochen
      - Lautstärke
      - Sprechgeschwindigkeit
      - Sprechpausen
      - Stimmvariation
- nicht sprachlich/nonverbal
  - Körper
    - Körperhaltung (Gestik)
    - Körperkontakt
    - Blickkontakt
    - Gesichtsausdruck (Mimik)
  - Objekt
    - Kleidung
    - Statussymbole
  - Raum
    - räumliche Distanz zwischen den Kommunikationspartnern

Nonverbale Kommunikation

Die nonverbale Kommunikation umfasst alle Ausdrucksmöglichkeiten, die ohne Worte erfolgen. Dazu gehören:

- Mimik (Gesichtsausdruck, Blickkontakt, Mund)
- Gestik (Bewegungen mit Armen, Händen, Kopf)
- Körperhaltung (Oberkörper, Beine, Arme)
- Verhalten im Raum (Abstand zu anderen)
- Berührungen

Der wichtigste nonverbale Ausdruck erfolgt also über unsere Körpersprache – sie ist die ursprünglichere und oft auch die ehrlichere Sprache, weil wir unseren Körperausdruck nur schwer kontrollieren können.

Verbale Kommunikation

Die verbale Kommunikation ist an das mündliche oder schriftliche Wort gebunden. Mit Worten, sofern sie aus derselben Sprache stammen, können wir uns gegenseitig informieren, können beraten, erklären, anleiten, trösten, argumentieren oder uns Wissen aneignen. Worte ermöglichen es uns, Dinge zu benennen, Zusammenhänge zu erkennen sowie unsere Gedanken und Gefühle auszudrücken.

Die verbale Sprache hat den Vorteil, dass wir uns dazu nicht sehen müssen. Wir können auch per SMS, E-Mail, Telefon oder Brief miteinander kommunizieren.

Verschiedene Aspekte beeinflussen die verbale Kommunikation und haben einen zusätzlichen Einfluss auf unser Hör- und Leseverständnis:

- Sprechtempo
- Aussprache und Sprachmelodie
- Stimmlage und Lautstärke
- Wortwahl und Satzbau
- Ausdrucksweise

Hinweis Gesprächspartner brauchen eine gemeinsame Sprache, um sich zu verstehen. Pflegebedürftigen Menschen ist die pflegerisch-medizinische Fachsprache (z. B. Dekubitus) zumeist nicht bekannt.

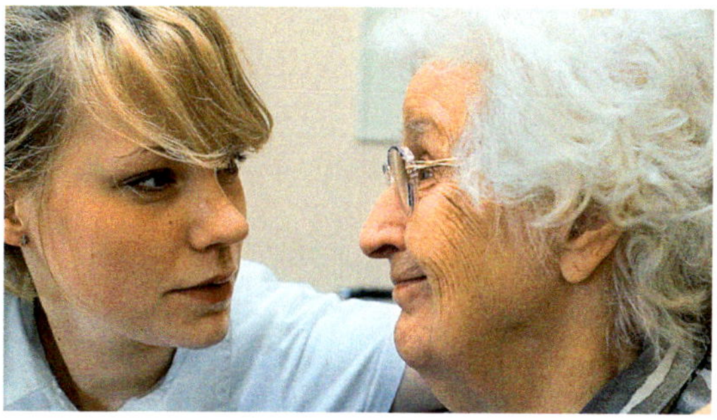

Unsere Mimik ist grundlegender Bestandteil der Kommunikation und sagt oft mehr als Worte.

Hinweis Wenn unsere Körpersprache und unsere Worte verschiedene Dinge ausdrücken, dann wirken wir nicht glaubwürdig.

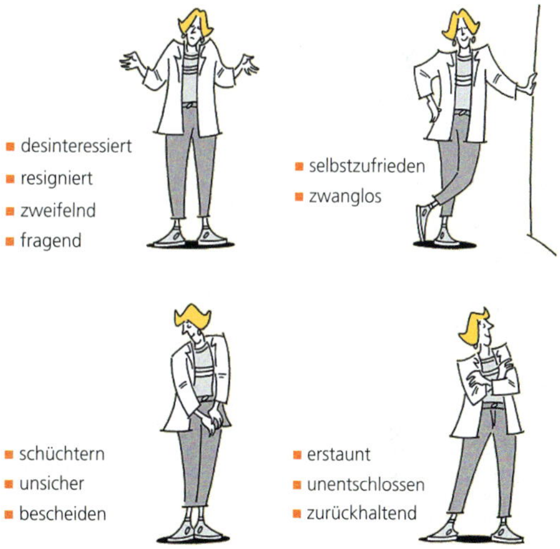

Was sagt uns die Körperhaltung?

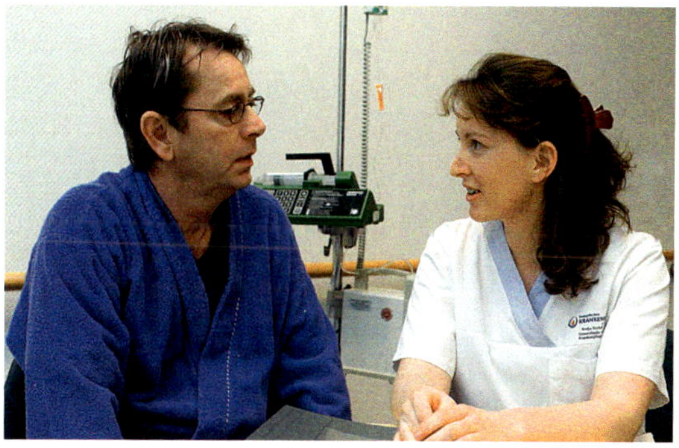

Beratungsgespräch durch eine Pflegefachkraft

Kommunikationsmodelle

Sender-Empfänger-Modell

Modelle sind eine vereinfachte Darstellung der Wirklichkeit. Kommunikationsmodelle erleichtern es uns, gelingende oder gestörte Kommunikation besser zu verstehen und Kommunikationsbeziehungen bildlich darzustellen.

Nach dem **Grundmodell** der Kommunikation gehören zu dieser immer drei Elemente: eine Nachricht, ein Sender (der die Nachricht verschickt) und ein Empfänger (der sie entgegennimmt). Da jeder Sender eine Antwort oder **Reaktion** erwartet, wird er automatisch selbst auch zum Empfänger und jeder Empfänger zum Sender. Auch wenn jemand keine Antwort gibt, sendet er etwas aus. Jeder Mensch ist also immer gleichzeitig Sender und Empfänger, Kommunikation beruht auf Gegenseitigkeit.

Wir können kaum wirklich eindeutig kommunizieren, unsere Nachrichten sind i. d. R. **codiert**, d. h. verschlüsselt. Der Empfänger hat die Aufgabe, diesen Code zu entschlüsseln (*decodieren*), um die Botschaft zu verstehen.

Wegen der unterschiedlichen Kommunikationsebenen – verbal und nonverbal – kann dieselbe Nachricht von unterschiedlichen Empfängern unterschiedlich interpretiert, also verstanden werden.

Missverständnisse gehören zum Alltag in der Kommunikation. Das liegt daran, dass Menschen auf der Basis ihrer je eigenen Erfahrungen kommunizieren, die anders sind als die Erfahrungen anderer. Die Stolpersteine der Kommunikation beschreiben nebenstehende Zeilen, zitiert nach dem Verhaltensforscher Konrad Lorenz.

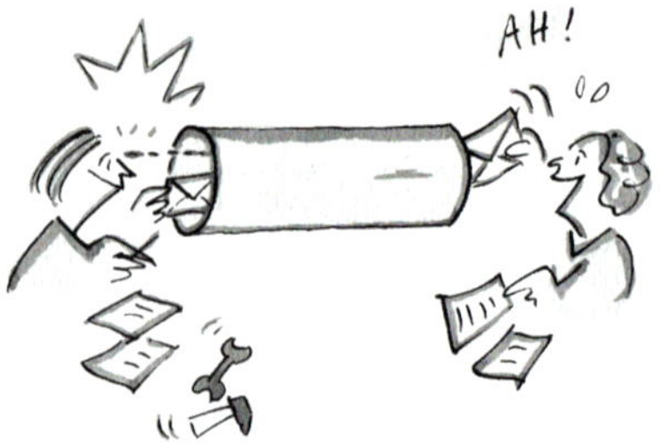

Sender-Empfänger-Modell

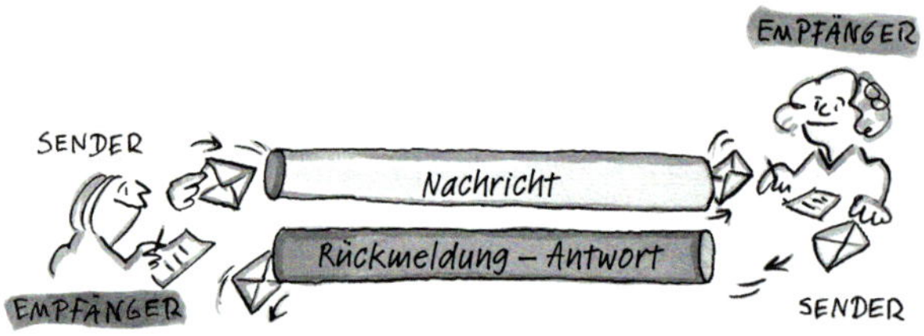

Auf jede Nachricht erfolgt eine Rückmeldung. Auch keine Antwort ist eine Antwort.

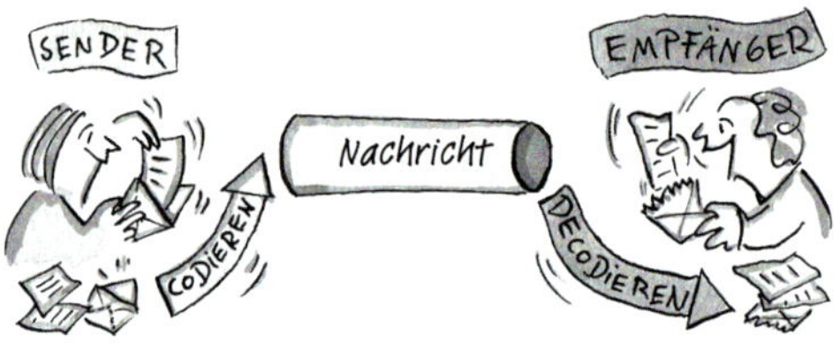

Codieren und Decodieren von Nachrichten

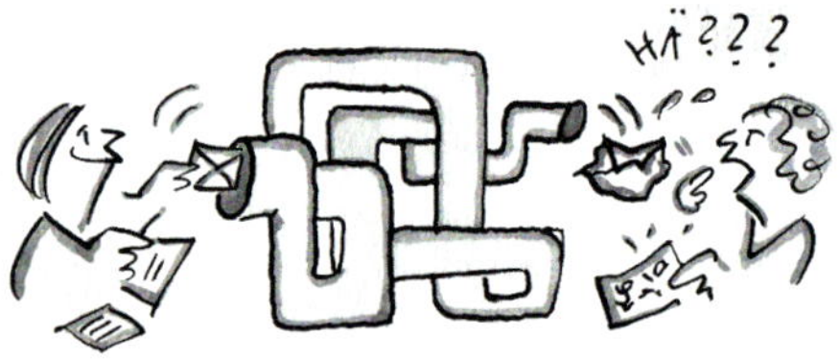

Missverständnis

„Gemeint ist nicht gleich gesagt,
gesagt ist nicht gleich gehört,
gehört ist nicht gleich verstanden,
verstanden ist nicht gleich einverstanden,
einverstanden ist nicht gleich ausprobiert,
ausprobiert ist nicht gleich beibehalten,
beibehalten ist nicht gleich gekonnt."

(nach Konrad Lorenz)

Kommunikationsquadrat

Nach dem Modell des Psychologen Friedemann Schulz von Thun enthält jede Nachricht **vier Seiten**:

- **Sachinhalt**: „Darüber informiere ich dich."
- **Selbstoffenbarung**: „Das lasse ich dich über mich wissen."
- **Beziehungshinweis**: „So stehen wir zueinander."
- **Appell**: „Ich möchte, dass du das tust."

Hinweis Nachrichten werden auf vier verschiedenen Ebenen des Verstehens gesendet und empfangen.

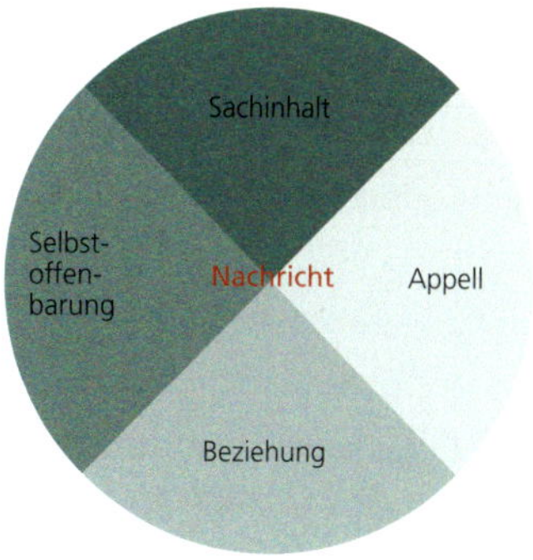

Vier Seiten einer Nachricht

Anteile der Nachricht

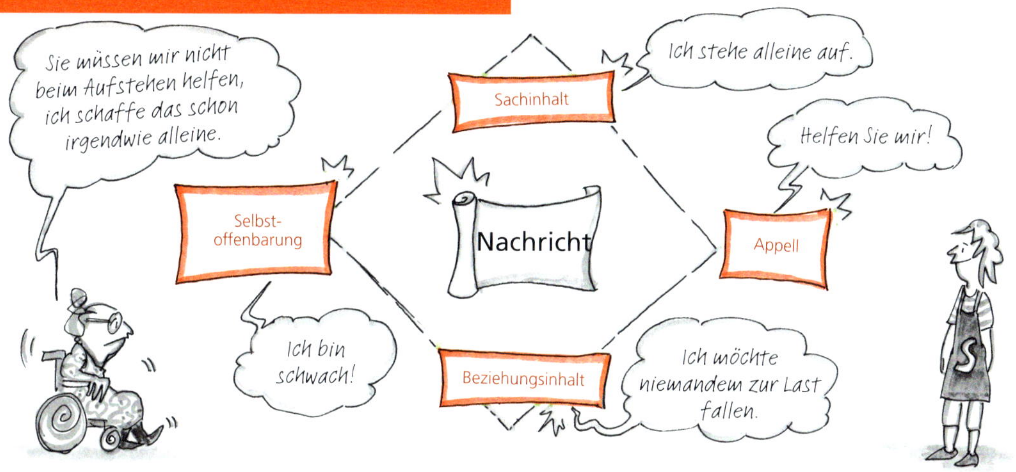

Nachrichten sind nie wirklich neutral, da sie immer von konkreten Menschen in einer ganz bestimmten Situation mitgeteilt werden. Das gilt für den Sender, aber auch für den Empfänger. Entsprechend der vier verschiedenen Bedeutungsmöglichkeiten „hört" der Empfänger sie auch mit vier verschiedenen „Ohren":

- **Sachohr:** „Was willst Du mir sagen?"
- **Selbstoffenbarungsohr:** „Wer und wie bist Du?"
- **Beziehungsohr:** „Was denkst Du über mich?"
- **Appellohr:** „Was willst Du von mir?"

Die „**vier Ohren**" des Empfängers sind nicht alle gleich stark auf Empfang geschaltet, manche Nachricht wird unbewusst sehr einseitig gedeutet. Einmal hören wir mit dem einen „Ohr" mehr, dann wieder mit dem anderen. Der unterschiedliche Einsatz der „Ohren" kann auch Ursache für Kommunikationsstörungen oder Konflikte sein.

Selbstoffenbahrungsohr
Was ist das denn für Eine?
Was ist mit ihr?

Sachohr
Wie ist das denn zu verstehen?

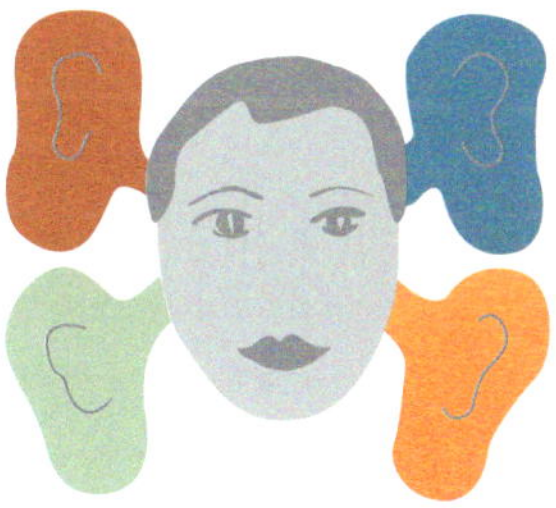

Beziehungsohr
Wen glaubt sie wohl, vor sich zu haben?

Appellohr
Was soll ich denn nun tun, denken oder fühlen?

Vier-Ohren-Modell

Hinweis Die gesendete und die empfangene Nachricht sind nie ganz identisch.

Gute Kommunikation wächst mit der sozialen Kompetenz

Unter sozialer Kompetenz verstehen wir die Fähigkeit, die Beziehungen zu anderen Menschen bewusst und angemessen zu gestalten. Sie besteht aus einer erlernbaren Menge persönlicher Fertigkeiten und Einstellungen, die uns hilft, eine Beziehung zwischen unseren eigenen Vorstellungen und den Einstellungen und Werten anderer Menschen herzustellen, sie zu respektieren und auch zu beeinflussen.

Hinweis Soziale Kompetenz fällt einem nicht in den Schoß. Ihre **Entwicklung** beginnt im frühen Kindesalter, wird durch soziales Lernen gefördert und ist Teil eines lebenslangen Lernprozesses. Man geht heute sogar davon aus, dass Kinder bereits vorgeburtlich durch die **Kontaktaufnahme** der Eltern geprägt werden.

Soziale Kompetenz zeichnet sich durch folgende Fähigkeiten und Haltungen aus:

- Achtung vor jedem anderen Menschen
- Respekt vor dem Anderssein der anderen
- Bereitschaft, sich auf den anderen empathisch ↑ S. 117 und wertschätzend einzulassen
- Fähigkeit, sich in der Kommunikation und Interaktion auf die Ebene des anderen einzustellen
- **Aufgeschlossenheit** und die Bereitschaft, dem anderen zuzuhören
- Fähigkeit, sich auf Kompromisse einzulassen
- Fähigkeit, Situationen auch dann auszuhalten, wenn die eigenen Bedürfnisse nicht befriedigt werden (*Frustrationstoleranz*)
- Bereitschaft und Fähigkeiten, mit anderen zusammenzuarbeiten (Kooperation im Team)
- Kritikfähigkeit ↑ S. 131
- mit Konflikten konstruktiv umzugehen
- die eigenen Kommunikationsmöglichkeiten zu vergrößern und gezielt einzusetzen
- Feedback ↑ S. 130 geben und annehmen zu können

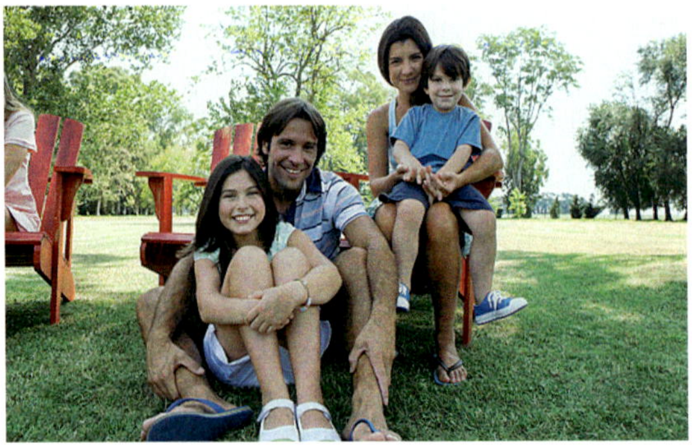

In der Familie wird der Grundstock für die soziale Kompetenz gelegt.

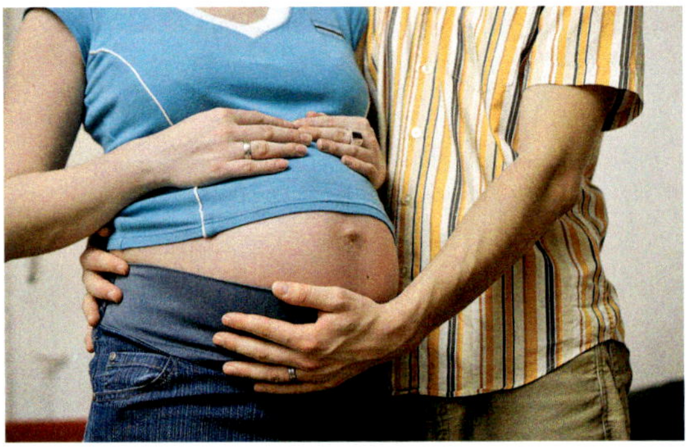

Schon vorgeburtlich beginnen wir zu kommunizieren.

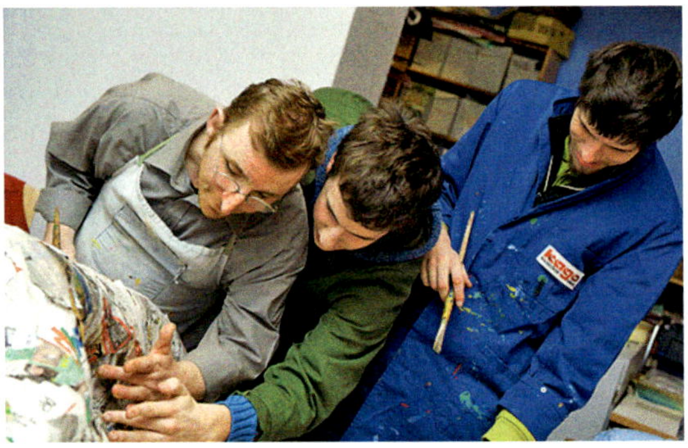

Soziale Kompetenz zeigt sich in der Bereitschaft, sich auf die Lebenswelt und die Möglichkeiten eines anderen einzulassen.

Kommunikationsstörungen

Immer wieder kann man feststellen, dass die Interaktion und Kommunikation zwischen zwei oder mehreren Menschen nicht richtig funktioniert. Das hat verschiedene Gründe, mangelnde soziale Kompetenz ist einer davon. Einen weiteren zeigt das folgende Beispiel.

Beispiel

Eine Schülerin will für das Examen lernen, das bald beginnt. Sie hat schon alles vorbereitet, es fehlt ihr nur ein Buch. Die Sitznachbarin aus der Schule hat das Buch.

Also beschließt sie, in der Schule zu ihr zu gehen und das Buch auszuleihen. Sie packt ihre Sachen und macht sich auf den Weg. Doch da kommen ihr Zweifel: Was, wenn die Mitschülerin ihr das Buch nicht leihen will? „Schon gestern hat sie kaum mit mir gesprochen. Vielleicht war sie in Gedanken. Aber vielleicht war das Nachdenken auch nur gespielt und sie hat was gegen mich? Und was? Ich habe ihr nichts getan; die bildet sich da was ein. Wenn jemand von mir ein Buch borgen wollte, ich gäbe es ihm sofort. Und warum sie nicht? Wie kann man einem Mitmenschen einen so einfachen Wunsch nicht erfüllen? Leute wie diese vergiften einem das Leben. Und dann denkt sie noch, ich sei auf sie angewiesen. Bloß weil sie das Buch hat. Jetzt reicht es mir wirklich." – Kaum in der Schule angekommen, stürmt sie durchs Klassenzimmer und baut sich vor dem Tisch der Mitschülerin auf. Diese blickt auf, doch bevor sie „Guten Morgen" sagen kann, schreit sie unsere Schülerin an: „Behalt doch dein blödes Buch, du Egoistin!"

frei nach Paul Watzlawick

In diesem Fall wird aus der Fantasie der Schülerin ein Konflikt regelrecht selbst gebastelt. In anderen Fällen treffen unterschiedliche Wertvorstellungen oder Lebensweisen aufeinander, die zu heftigen Auseinandersetzungen führen können (z. B. verschiedene Glaubensüberzeugungen). Ein wesentlicher Grund liegt auch in der Verwendung der Sprache: Manchmal scheint es, als wenn zwei Menschen unterschiedliche Sprachen sprechen würden, so sehr reden sie aneinander vorbei.

Hinweis Menschen bauen sich ihre Wirklichkeit teilweise selbst, setzen sie zusammen aus Träumen, Erwartungen, Ängsten, Wünschen und Erfahrungen. Diese selbst gebastelte Wirklichkeit bestimmt unser Handeln oft mehr als die Orientierung an der realen Außenwelt.

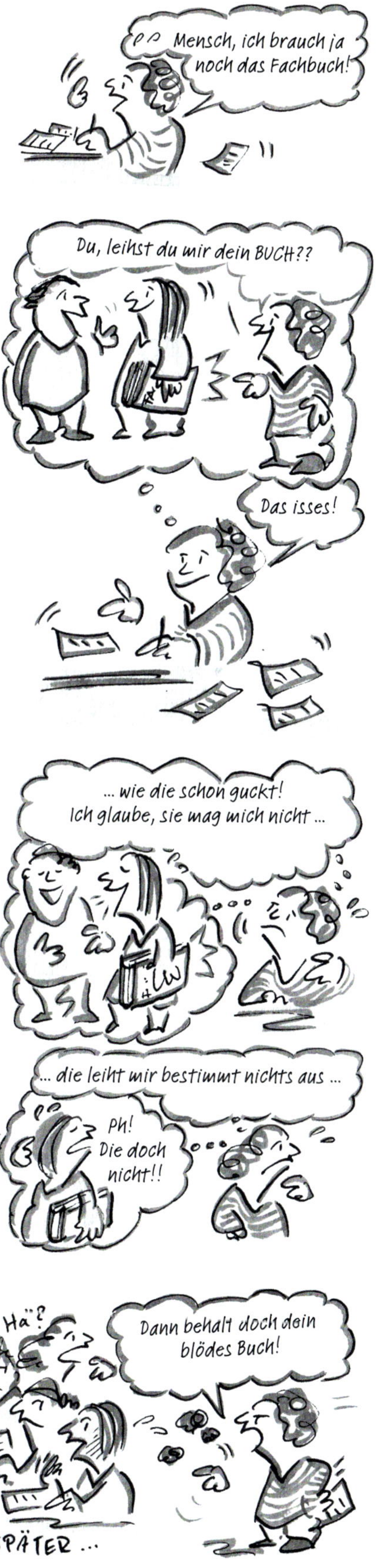

Rollenverständnis

Was ist eine Rolle?

Der Begriff Rolle bezeichnet die Verhaltensweisen, die von einer Person in einem bestimmten Umfeld erwartet werden. Die Rolle hängt also von den Erwartungen ab, die man normalerweise in einer Gesellschaft oder Gruppe mit einem bestimmten Beruf, einer bestimmten Position oder einer Tätigkeit verbindet.

Hinweis Rollenerwartungen sind oft gesellschaftlich vordefiniert. So gibt es klare Vorstellungen, wie eine beruflich Pflegende zu sein hat (einfühlsam, geduldig, kompetent, hilfsbereit, jederzeit ansprechbar usw.).

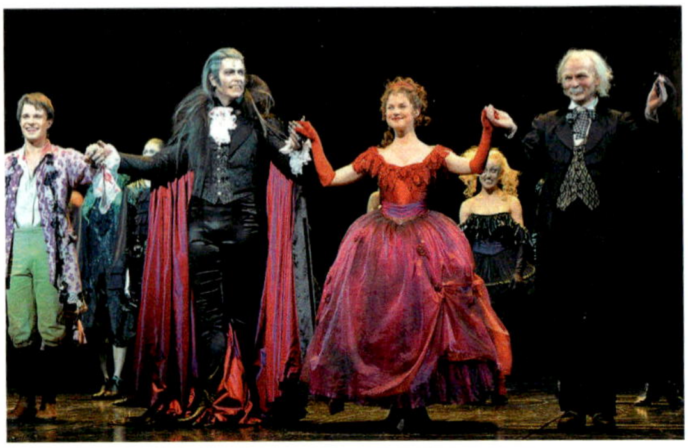

Wie Schauspieler auf der Theaterbühne nehmen alle Menschen im Alltag verschiedene Rollen ein.

Beispiel

Frau Wasner ist Pflegefachkraft und arbeitet halbtags in einem Pflegeheim. Zu ihren Aufgaben gehört auch die Praxisanleitung für neue Kollegen.

Frau Wasner ist verheiratet, hat zwei schulpflichtige Kinder und lebt mit der Familie in einem Doppelhaus, das sie mit den Schwiegereltern teilen.

Mit ihren zwei Freundinnen trifft sie sich regelmäßig zum Sport. Die drei verstehen sich sehr gut und helfen sich bei Problemen gegenseitig. Manchmal meint ihr Mann, die beiden seien ihr wichtiger als er.

Seit die Kinder in der Schule sind, ist Frau Wasner auch im Elternbeirat der Schule und organisiert dort die Festivitäten. Von den anderen Eltern wird sie schon mal um Rat gefragt, wenn es um Krankheiten oder Pflege geht.
Vor Kurzem hat sie begonnen, Pflegepädagogik zu studieren, damit sie für die Zeit, wenn die Kinder sie nicht mehr brauchen, eine neue Perspektive hat.

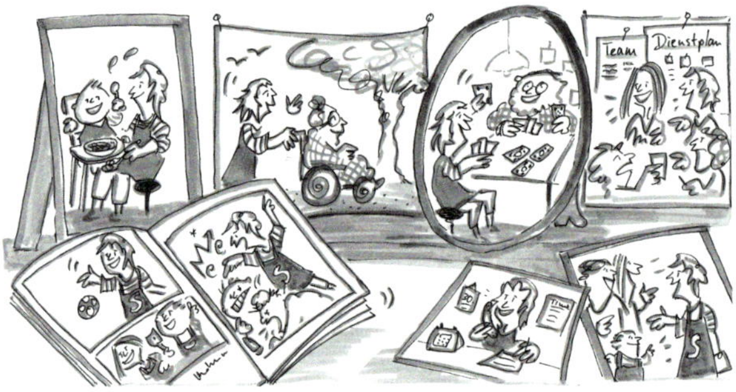

Rollenerwartungen

An dem Beispiel von Frau Wasner kann man erkennen, dass Menschen im Allgemeinen mehrere Rollen übernehmen. Schwierig wird es, wenn entweder zu viele Rollen aufeinandertreffen oder zwei Rollen zu Reibungen führen (Ehefrau, beste Freundin).

Generell lassen sich Rollen unterteilen in private (Mutter, Ehefrau), berufliche (Pflegefachkraft) und gesellschaftliche (ehrenamtliche Elternbeirätin) Rollen.

Wann ein Mensch welche Rollen übernimmt, wird oft bestimmt durch Lebensalter, Berufswahl und Tradition.

Rollen von Frau Wasner	Beispielhafte Zuschreibungen
Pflegefachkraft	kompetent, verbindlich, freundlich, aufmerksam
Praxisanleiterin	kompetent, pädagogische Fähigkeiten, wohlwollend, strukturiert
Kollegin	kompetent, kollegial, aufgeschlossen, ehrlich
Mutter	fürsorglich, verständnisvoll, lenkend, jederzeit ansprechbar
Ehefrau	liebevoll, verständnisvoll, organisiert
Schwiegertochter	ansprechbar, mithelfend, zugewandt
Freundin	tolerant, aufgeschlossen, hilfsbereit
Elternvertreterin	aktiv, engagiert, organisierend
Studentin	aufnahmebereit, motiviert, kritisch

Rollenkonflikte

Die verschiedenen Rollenerwartungen führen nicht selten zum Konflikt, weil es nicht immer möglich ist, allen Erwartungen auf gleiche Weise gerecht zu werden. Man unterscheidet zwei Formen von Rollenkonflikten.

Intrarollenkonflikt
Damit wird ein Konflikt bezeichnet, der sich aus Situationen innerhalb einer Rolle ergibt:

Beispiel
Frau Wasner vertritt als Pflegerfachkraft die Überzeugung, dass Menschen am Lebensende besondere Begleitung brauchen. Andererseits weiß sie, dass sie, wenn sie mehr Zeit bei einem sterbenden Bewohner verbringt, entweder die anderen Bewohner vorübergehend vernachlässigen muss oder ihre Kollegen noch mehr Arbeit übernehmen müssen.

Interrollenkonflikt
Damit wird ein Konflikt zwischen zwei Rollen bezeichnet, an die jeweils unterschiedliche Erwartungen geknüpft sind.

Beispiel
Die Kolleginnen erwarten von Frau Wasner, dass sie häufiger einspringt, wenn jemand krank wird. Frau Wasner arbeitet bewusst nur halbtags, um noch hinreichend Zeit für ihre Familie und Freunde zu haben. Die Familie wiederum beschwert sich, dass sie dauernd für andere einspringen würde.

Rollendistanz, Spannungstoleranz

Rollen lassen sich nicht einfach ablegen oder auflösen. Aber wir können unsere Rollen quasi von außen betrachten und mitentscheiden, welche damit verbundenen Erwartungen wir erfüllen wollen (können) und welche nicht (Rollendistanz).

Besonders hilfreich ist das Erarbeiten einer gewissen Spannungstoleranz: Da wir praktisch immer mehrere Rollen besetzen, geht es darum, dass wir lernen, Unklarheiten und sich widersprechende Erwartungen in einer Situation auszuhalten und das nicht Veränderbare so zu akzeptieren, wie es ist.

Rollenkonflikte

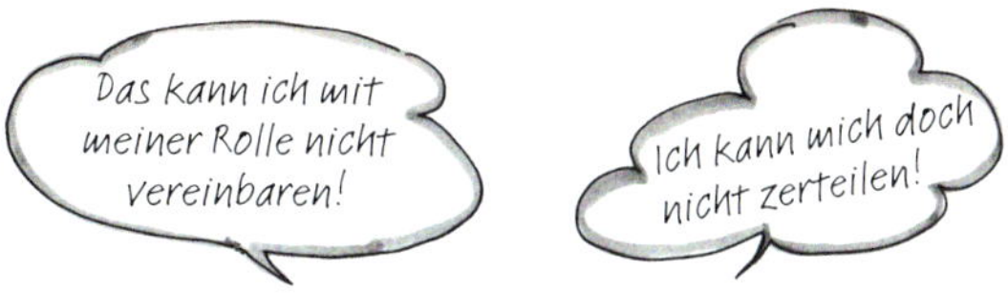

Intrarollenkonflikt | Interrollenkonflikt

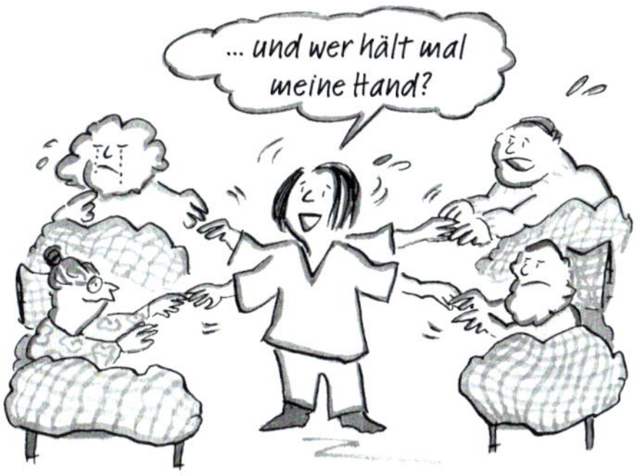

Intrarollenkonflikt

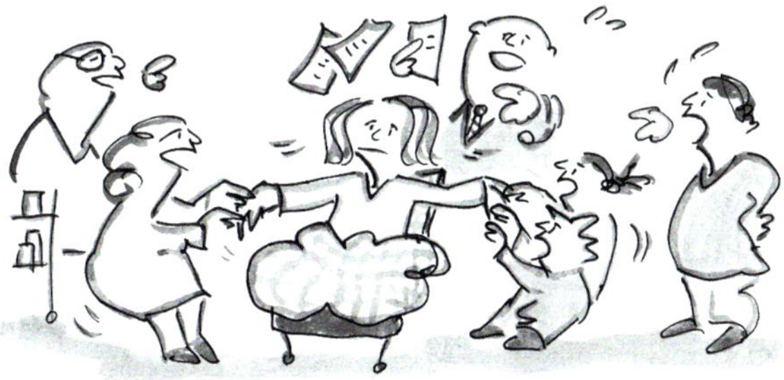

Interrollenkonflikt

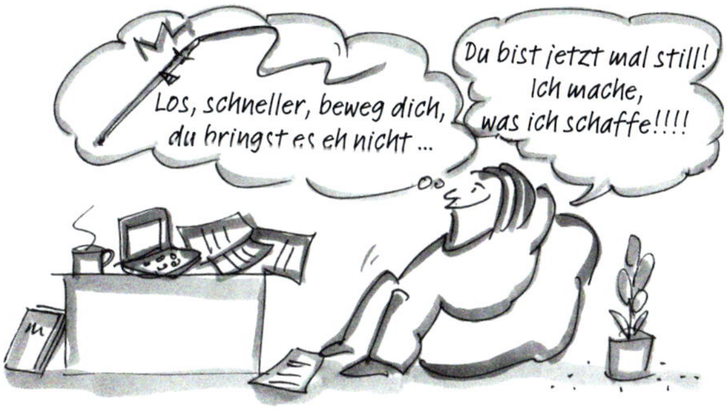

Spannungstoleranz

Gesprächsführung

Miteinander reden verbindet ...

Gespräche sind verbale Kommunikation ↗ S. 119 und **sozialer Kontakt**. Die Art des Gespräches wird bestimmt durch die jeweilige Rolle ↗ S. 124, die wir gerade einnehmen. Das berufliche Gespräch als Pflegeassistentin mit einem Bewohner wird anders aussehen als das private Gespräch mit den Freundinnen. Form und Inhalt eines Gespräches werden also mitbestimmt von der jeweiligen Rolle und von der Umgebung, in der es stattfindet.

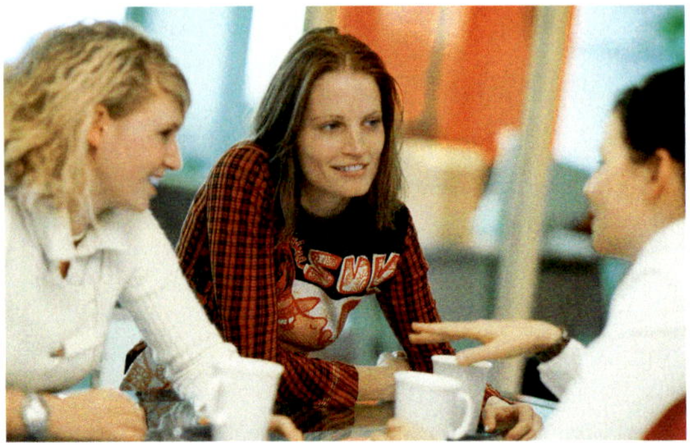

Aufmerksames Zuhören schafft privat wie beruflich eine positive Atmosphäre.

Hinweis Private und berufliche Gespräche unterscheiden sich durch Rolle, Inhalt und Vorbereitung.

Grundlegende Gesprächsformen

Bis vor wenigen Jahrzehnten gab es nur das persönliche Gespräch – also den direkten Kontakt mit dem Gegenüber. Heute werden Gespräche auch über Telefon, Video oder Internet geführt.

Der **Dialog**, der Austausch zwischen zwei oder mehreren Personen in Rede und Gegenrede ist die Urform des persönlichen Gesprächs.

Als **Smalltalk** bezeichnen wir Gespräche über alltägliche Dinge wie das Wetter, das Essen usw. Sie sind inhaltlich nicht entscheidend. Smalltalk dient dazu, Kontakt herzustellen und Vertrauen aufzubauen.

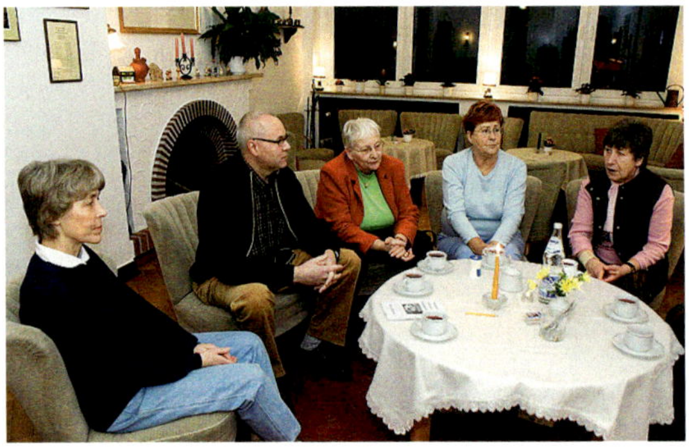

Gemütliche Runde beim Smalltalk

Eine **Diskussion** dient dem Austausch unterschiedlicher Standpunkte und Meinungen. Positiv gestaltet, respektieren die Diskussionspartner einander, auch wenn sie verschiedene Meinungen vertreten. Muss eine Entscheidung getroffen werden, spricht man von ergebnisorientierter Diskussion, durch die alle gemeinsam eine vertretbare Lösung suchen.

Diskussionen werden oft moderiert, d. h. eine Person übernimmt die Diskussionsleitung und achtet auf die Einhaltung gemeinsam verabredeter Regeln.

Zu den **berufsspezifischen Gesprächsformen** zählen das Informations-, Beratungs- und Anleitungs- sowie das Beschwerde- und Kritikgespräch ↗ S. 131.

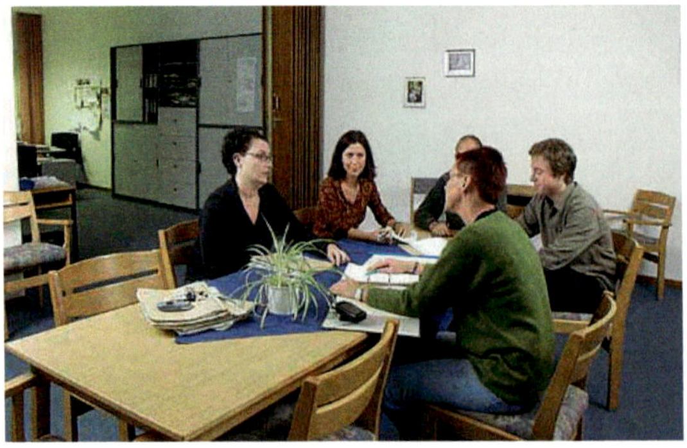

Diskussion, in diesem Fall über die Dienstplangestaltung

Informieren, beraten, anleiten

Im Umgang mit pflegebedürftigen Menschen haben Pflegende die Aufgabe, diesen zu unterschiedlichen Themen hilfreiche Informationen zu geben und sie bei bestimmten Maßnahmen anzuleiten. Auch Pflegeassistentinnen haben im Rahmen ihrer Verantwortung diese Aufgabe.

Informationen sind Daten, die dem Empfänger helfen, eine Wissenslücke zu schließen. Informieren heißt also, konkrete Inhalte so weiterzugeben, dass der Empfänger sie verstehen und verwenden kann.

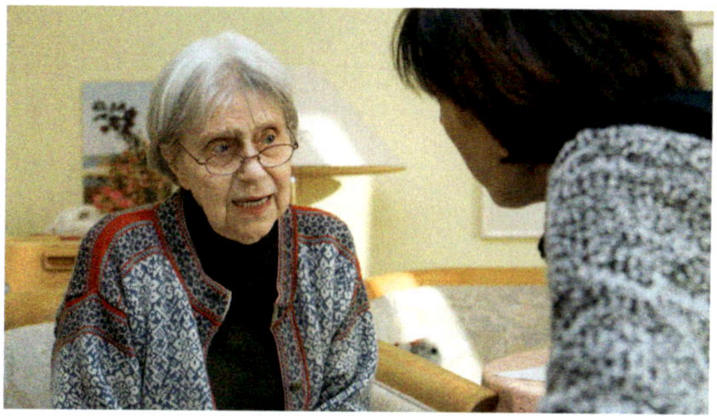

Informationen sollen möglichst kurz und verständlich ausgedrückt werden.

Beispiel
Herr Notker fragt die Pflegeassistentin Frau Ammer, ob sie weiß, wo er einen Toilettenaufsatz bekommen könne. Frau Ammer nennt ihm das nahe gelegene Sanitätshaus, von dem ihr bekannt ist, dass es dieses Hilfsmittel hat.

Die **Beratung** geht deutlich über eine reine Information hinaus. In der Pflegebeziehung hat die Beratung die Funktion, den betroffenen Menschen sowie deren Angehörigen bei einer Problemlösung zu helfen. Der Ratsuchende bekommt Hilfe bei der Klärung seiner Fragen und gewinnt dadurch an Entscheidungssicherheit. Das Beratungsgespräch gehört zum Aufgabenbereich von Pflegefachkräften.

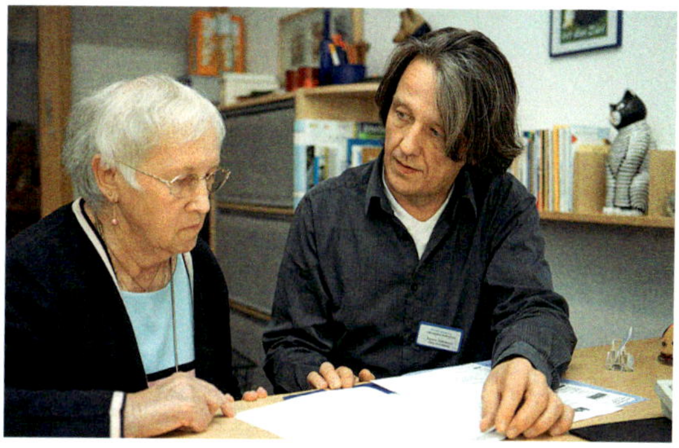

Ratsuchende und Berater im Gespräch

Beispiel
Herr Notker ist unschlüssig, ob er auf Dauer zu Hause leben kann. Die Pflegefachkraft Frau Löser erläutert ihm die verschiedenen Vor- und Nachteile von Alten-Wohngemeinschaften, betreutem Wohnen und Seniorenheim.

Anleiten kann sich sowohl auf Pflegebedürftige als auch auf neue Mitarbeiter beziehen. Es bedeutet in erster Linie, einem anderen Menschen dabei zu helfen, eine neue Fertigkeit zu entwickeln.

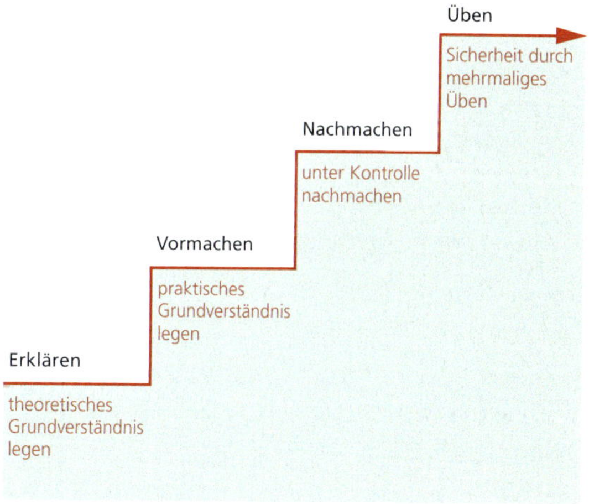

Ein Modell der Anleitung ist das der Vier-Stufen-Methode.

Beispiel
Frau Ammer macht ihre Arbeit schon viele Jahre sehr zuverlässig. Von der Pflegedienstleitung bekommt sie den Auftrag, den neuen Pflegeassistenten Herrn Paso in die Arbeit einzuweisen und ihn anzuleiten, damit er seine Aufgaben selbstständig erledigen kann.

Hinweis Wer informiert, berät oder anleitet, muss wissen, wie weit seine Kompetenzen tatsächlich reichen.

Gesprächstechniken

Berufliche Gespräche gestalten

Gespräche werden durch ihren Anlass bestimmt, also durch die Frage: „Warum führe ich dieses Gespräch und mit welchem Ziel?" Ein Mensch, der gerade einen Angehörigen verloren ha t, braucht ein ganz anderes Gespräch als jemand, der sich über einen unaufmerksamen Kollegen beschwert.

Neben dem Anlass gibt es eine Reihe weiterer Faktoren, die den Verlauf eines Gesprächs beeinflussen. Dazu zählen z. B.:

- der Zeitpunkt und die Dauer
- die Vorbereitung
- der Raum und die Sitzordnung
- die Teilnehmenden

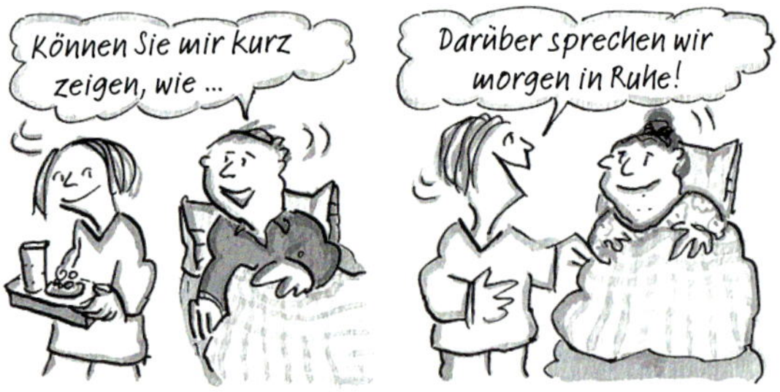

Manchmal ist es besser, ein Gespräch zu verschieben, um Zeit und Ruhe dafür zu haben.

Wenn möglich, sollten berufliche Gespräche mit Mitarbeitern oder Pflegebedürftigen gut vorbereitet werden. Folgender Aufbau kann hilfreich sein:

Phase	Erläuterung
Vorbereitung	Klären Sie für sich den Anlass und Ihr Ziel dieses Gespräches und überlegen Sie sich Ihre Argumente.
Kontaktaufnahme und Anfrage	Sprechen Sie die Person an, mit der Sie ein Gespräch führen wollen. Informieren Sie Ihren Gesprächspartner über Ihr Anliegen und fragen Sie nach, ob und wann diese zu einem gemeinsamen Gespräch bereit ist.
Informationsaustausch	Tauschen Sie mit dem Gesprächspartner die anstehenden Informationen, Meinungen und Fragen aus, bleiben Sie eng am Thema.
Beendigung	Fassen Sie die Ergebnisse, Ziele und noch offenen Fragen zusammen und verabreden Sie – falls nötig – weitere Gesprächszeiten.
Abschluss und Ausklang	Gestalten Sie freundliche Rituale der Verabschiedung, z. B. etwas Plauschen zum Ausklingen.
Reflexion und Auswertung	Überlegen Sie im Nachhinein, ob alle relevanten Punkte besprochen wurden und ob das Gespräch zu einem guten Abschluss geführt hat. Wenn nicht, dann bedenken Sie, was beim nächsten Mal besser vorbereitet werden könnte.

Nicht alle Gespräche können und müssen immer vorbereitet werden, zumal sich viele Gespräche aus der Situation heraus ergeben. Aber bei wichtigen Gesprächsinhalten oder zur Klärung möglicher Missverständnisse ist es besser, einen Gesprächstermin zu vereinbaren.

Hinweis Gespräche sollten nicht zu sehr in die Länge gezogen werden, das weckt Ungeduld und Langeweile.

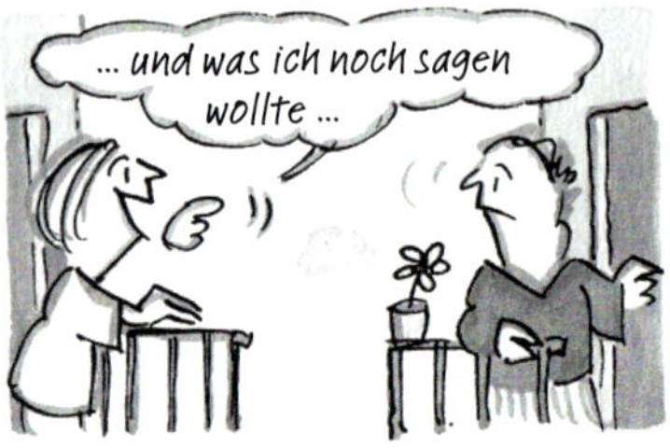

Ausgewählte Gesprächsförderer und Gesprächshemmer

Zu einer gelingenden und erfolgreichen Kommunikation gehören das gegenseitige Sichwahrnehmen und das Zuhören der Gesprächspartner. Keine Technik kann diese grundlegende Bereitschaft ersetzen.

Die Bereitschaft dazu wird gefördert durch eine offene und klare Gesprächsführung, die deutlich macht, dass die Meinungsäußerung aller Teilnehmenden ehrlich erwünscht ist. Einladende Fragen unterstützen diesen Prozess.

In der folgenden Tabelle werden Verhaltensweisen beschrieben, die ein Gespräch positiv (Gesprächsförderer) oder negativ (Gesprächshemmer) beeinflussen.

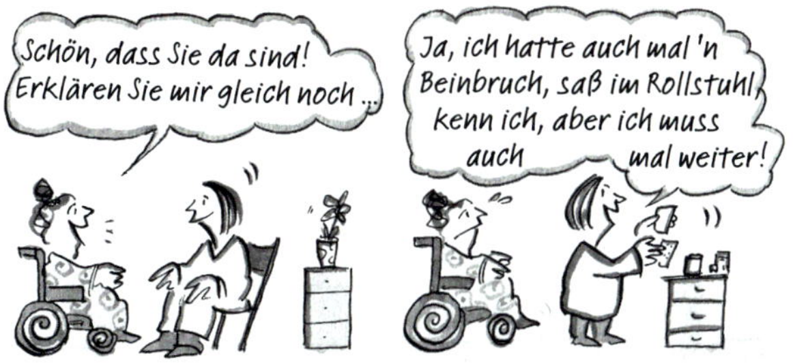

Die Bereitschaft wirklich zuzuhören zeigt sich in der Körpersprache und dem Vermeiden eigener Geschichten, die von dem Anliegen des Gesprächspartners ablenken.

Hinweis Aufmerksam zuhören und aktiv am Gespräch teilnehmen sind die wichtigsten Regeln.

Gesprächsförderer	Gesprächshemmer
Aktiv zuhören. Hören Sie Ihrem Gesprächspartner zunächst einfach nur zu, achten Sie auf seine Worte und Ansichten, geben Sie ihm Gelegenheit ins Gespräch zu kommen.	**Störungen**. Vermeiden Sie, Ihren Gesprächspartner nonverbal (Augen verdrehen) oder verbal (unterbrechen) zu stören, weil er nicht „auf den Punkt" kommt.
Ich-Botschaften verwenden. Formulieren Sie persönliche Ansichten, Gefühle und Wünsche in der Ich-Form. „Ich wünsche mir, dass du mir mehr zuhörst."	**Du-Botschaften**. Du-Botschaften wirken schnell verletzend und vorwurfsvoll und führen leicht zu Streit. „Du hörst mir nie zu."
Feedback geben. Geben Sie konstruktive und wertschätzende Rückmeldungen an den Gesprächspartner, wie Sie die Situation wahrnehmen.	**Herunterspielen**. Hinweise darauf, dass andere es noch schlechter hätten, zeigen dem Gesprächspartner, dass sein Anliegen für nicht wichtig erachtet wird.
Paraphrasieren und Respekt zeigen. Wiederholen Sie die wichtigsten Punkte in eigenen Worten. Damit sichern Sie das Verständnis ab und zeigen, dass Sie das Gesprochene bewusst aufgenommen haben.	**Eigene Erfahrungen in den Vordergrund stellen**. Jeder Mensch hat seine eigenen Erfahrungen.
Rückfragen stellen. Fragen Sie bei Verständnisproblemen rechtzeitig nach, um Missverständnisse zu vermeiden. Fragen zeigen auch das eigene Interesse.	**Bewerten statt akzeptieren**. Hinweise, wonach eine Sicht- oder Verhaltensweise falsch sei, entwerten den Gesprächspartner und blockieren das Gespräch.
Zugewandt sein. Konzentrieren Sie sich auf den Gesprächspartner und seine Aussagen.	**Unkonzentriert sein**. Ablenkungen während eines Gesprächs, wie z. B. Telefonate führen oder E-Mails lesen, geben dem Gesprächspartner das Gefühl, er oder sein Anliegen seien zu unwichtig, um sich darauf einzulassen.
Ausreden lassen. Um sich gegenseitig zu verstehen, hilft es, wenn nur ein Gesprächspartner spricht.	**Ins Wort fallen**. Unterbrechungen stören den Gedankenfluss. Sie sind nur dann erlaubt, wenn jemand durch langes Reden das Gespräch völlig dominiert oder wenn nur noch sehr wenig Zeit für das Gespräch vorhanden ist.

Hinweis Es gibt weitere Gesprächshemmer wie Befehle, Drohungen, Belehrungen usw. Ihre größte negative Wirkung besteht in der Zerstörung von Vertrauen.

konstruktiv aufbauend, zusammensetzend
paraphrasieren einen Sachverhalt erklärend umschreiben

Hilfreiche Kommunikationsweisen

Ich-Botschaften

Für die Klärung von Arbeits- und Beziehungsstörungen sind Ich-Botschaften hilfreich. Mit Ich-Botschaften bringt der Sender ↑ S. 120 zum Ausdruck, wie er selbst eine Situation erlebt und was er (vielleicht) ändern möchte. Damit können Missverständnisse und Ungereimtheiten aufgelöst werden.

Ich-Botschaften werden in Gesprächen eingesetzt, um

- eine Situation konkret zu beschreiben („Während ich mit Ihnen spreche, scheint bei Ihnen dauernd das Telefon zu klingeln." statt „Es ist aber laut bei Ihnen."),
- das eigene Gefühl auszudrücken („Ich werde zunehmend unruhiger und unkonzentrierter." statt „Man versteht ja gar nichts."),
- den Wunsch nach Veränderung auszudrücken („Ich möchte gern in Ruhe mit Ihnen sprechen." statt „So rede ich nicht mit Ihnen.") und
- Grenzen zu setzen und eine konkrete Veränderung anzukündigen („Bitte rufen Sie mich zurück, wenn wir ungestört sprechen können.").

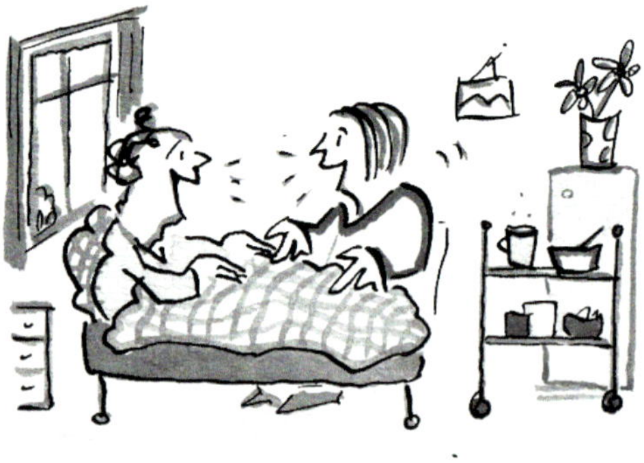

Aktiv zuhören heißt, sich auf den anderen einlassen.

Aktives Zuhören

Aktives Zuhören bedeutet:

- sich der Person konzentriert zuzuwenden und keine Störung entstehen zu lassen
- das Gehörte mit eigenen Worten zu wiederholen und damit dem Gegenüber die Chance zu geben, etwas zu korrigieren

Beispiel

„Ich will nicht mehr leben." „Meinen Sie, dass das Leben für Sie nicht mehr lebenswert ist?" „Nein, aber ich habe oft solche Schmerzen, dann mag ich nicht mehr." „Habe ich richtig verstanden, dass Sie sehr starke Schmerzen haben?" „Ja, manchmal meine ich, verrückt zu werden."

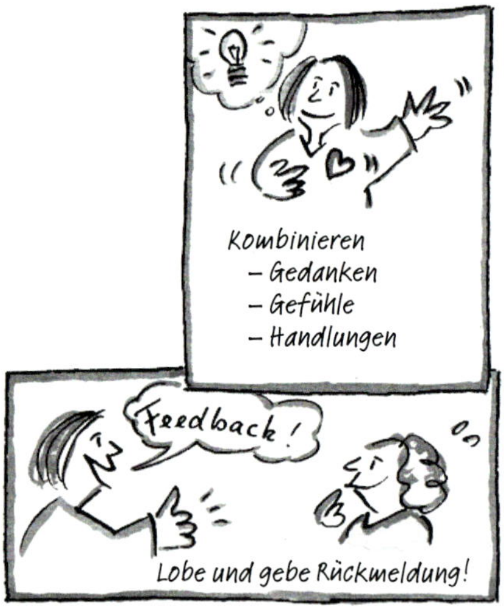

Beim Feedback werden im Idealfall Gedanken, Gefühle und Handlungen in Bezug zueinander gesetzt. Eine positive Haltung wirkt sich dabei hilfreich aus.

Feedback geben

Feedback bezeichnet die Rückmeldung auf Aussagen oder ein bestimmtes Verhalten einer oder mehrerer Personen. Das kann nonverbal (Kopf nicken, Augen verdrehen, Lächeln usw.) oder verbal geschehen.

Hinweis Ein konstruktives Feedback zeichnet sich aus durch Wertschätzung, Klarheit und zeitnahe Ansprache.

Schwierige Gespräche führen

Zu den nicht ganz einfachen Lernaufgaben in der Pflege gehört der Umgang mit Kritik und Beschwerden. Man braucht dazu die Fähigkeit, sich selbst zu reflektieren. Das ist eine Kompetenz, die im Verlauf der Ausbildung erlernt und im Laufe des Lebens verfeinert werden kann.

Kritikfähigkeit und Kritikgespräch

Kritikfähig sein bedeutet:

- Kritik zulassen
- selbst angemessen kritisieren
- fragen, um herauszufinden, was genau kritisiert wird und warum etwas kritisiert wird

Ein konstruktives Kritikgespräch zeichnet sich durch folgende Aspekte aus:

- Es wird ein passender Zeitpunkt ausgewählt.
- Der Respekt vor dem Gegenüber wird gewahrt.
- Trotz emotionaler Belastung wird sachlich und in Ich-Botschaften formuliert.
- Der eigentliche Kritikpunkt wird so genau wie möglich herausgearbeitet.
- Es wird gemeinsam nach einer Lösung gesucht.

Beschwerdegespräch

Menschen, die sich nicht verstanden oder nicht ausreichend betreut fühlen, beschweren sich möglicherweise. Auch wenn Beschwerden unangenehm sind, geht es hier nicht um Verteidigung der eigenen Position, sondern v. a. um Zuhören und Finden einer akzeptablen Lösung. Für ein Beschwerdegespräch mit Pflegebedürftigen und deren Angehörigen gibt es ebenfalls Regeln:

- Jede Beschwerde wird zeitnah und mit den richtigen Gesprächspartnern bearbeitet.
- Die sich beschwerende Person kann zuerst ihre Beschwerde und ihren Ärger ohne Unterbrechung zum Ausdruck bringen.
- Konzentrieren Sie sich auf die wichtigsten Punkte und wiederholen Sie sie, um sicher zu sein, dass Sie alles richtig verstanden haben.
- Es werden Lösungen des Problems vorgeschlagen und eine rasche Bearbeitung zugesichert und durchgeführt.
- Zum Abschluss des Gesprächs sollten Sie Ihr Bedauern darüber ausdrücken, dass eine Beschwerde überhaupt notwendig war.

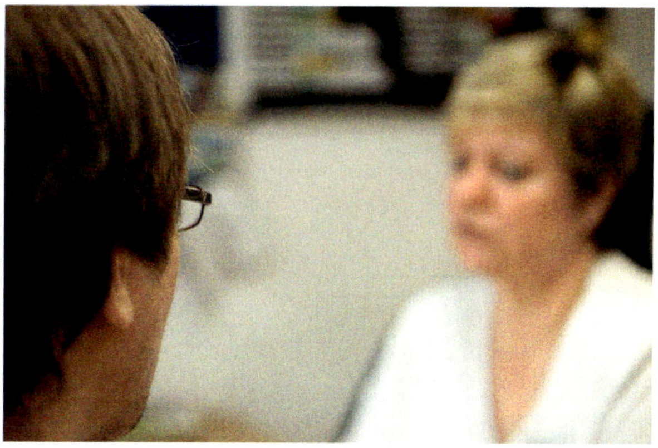

Kritik kann erst einmal betroffen machen; der kompetente Umgang mit ihr kann jedoch erlernt werden

Hinweis Kritisieren bedeutet nicht, etwas schlechtmachen, sondern zu unterscheiden zwischen richtig und falsch, angemessen und nicht angemessen, gut oder schlecht.

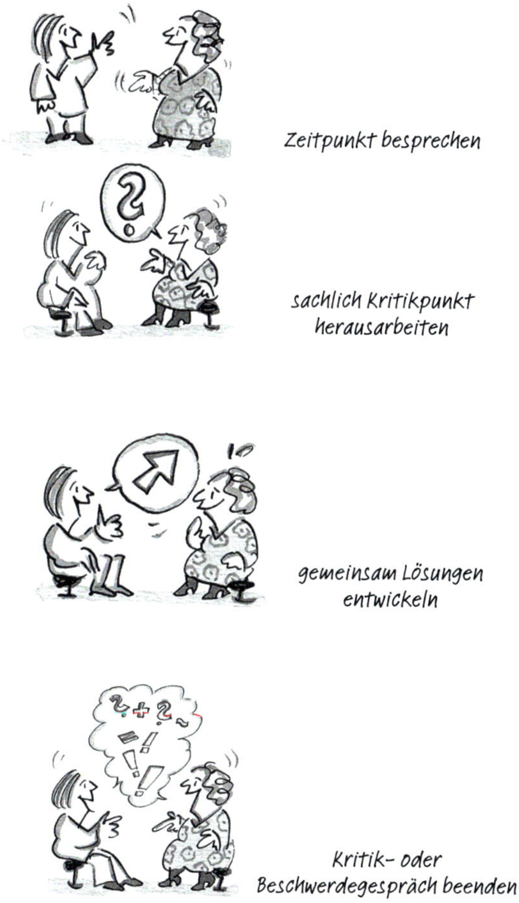

Idealer Ablauf eines Kritikgesprächs

Verstehen und kommunizieren

Was geschieht mit mir?

Die Situation akut erkrankter Menschen

Menschen, die krank werden, befinden sich in einer Krise. Sie sind mit ihrer Krankheit und den möglichen oder tatsächlichen Folgen beschäftigt. Diese Auseinandersetzung macht Angst, die Menschen werden manchmal mutlos, traurig oder aggressiv, oder sie verdrängen ihre Situation, weil sie ihnen unerträglich scheint.

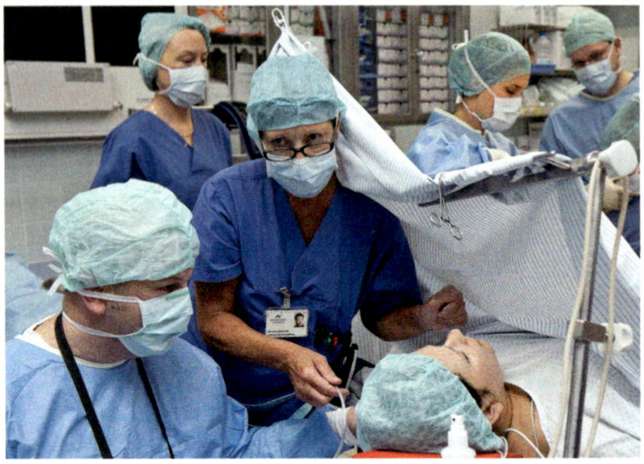

Krank, allein und voller Angst unter lauter Unbekannten

Die Situation zunehmend pflegebedürftiger Menschen

Ähnliches gilt für pflegebedürftige Menschen, die z. B. auf Grund ihres Alters mit dem Alltag nicht mehr zurechtkommen. Sie machen sich Sorgen, wie es weitergehen soll, müssen manchmal das Zuhause aufgeben, um in ein Heim zu gehen. Geldsorgen spielen eine nicht geringe Rolle und auch die Angst, vom vertrauten Umfeld Abschied nehmen zu sollen. Der Gedanke an den Tod rückt unaufhaltsam näher.

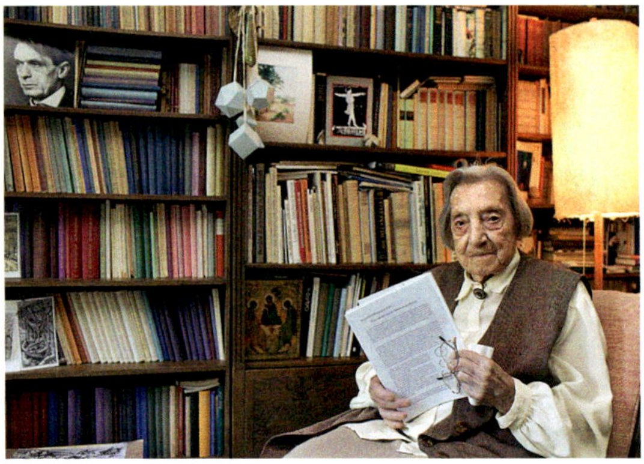

„Ich will nicht ohne meine Bücher sein."

Vieles ist zu bewältigen

Alle Menschen, die pflegebedürftig werden, müssen lernen, vorübergehend oder dauerhaft Hilfe von fremden Menschen anzunehmen, obwohl sie bisher ihr Leben selbstständig gemeistert haben. Das ist für manche Menschen schwer zu ertragen und sie reagieren oft niedergeschlagen. Hinzu kommen die fremde Umgebung und die meist verlangte Anpassung an die Abläufe im Krankenhaus oder Altenheim, die sich wenig an den individuellen Bedürfnissen der Menschen orientieren.

Alle auftauchenden Gefühle, die Verstimmung und Verzweiflung, die Mutlosigkeit und der übertriebene Optimismus, die Verdrängung und der Zorn sind ganz und gar berechtigt und brauchen ihren Platz. Den Raum bieten Pflegende, indem sie für entlastende und orientierende Gespräche (Informieren ↗ S. 127) oder auch wortlose Kommunikation ↗ S. 119 zur Verfügung stehen.

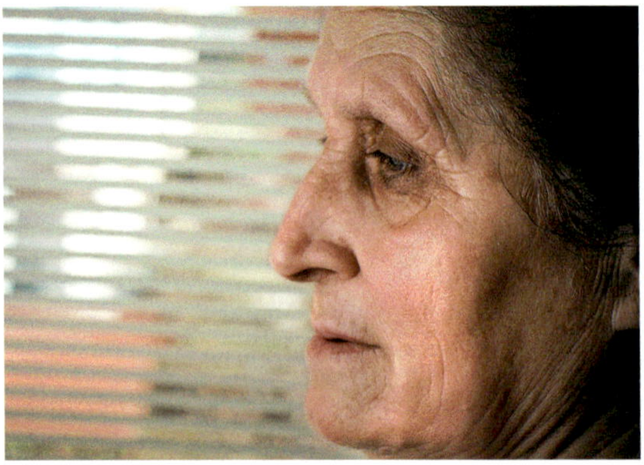

Pflegebedürftigkeit geht bei vielen Menschen mit einer tiefen Niedergeschlagenheit einher, die nicht mit „Undankbarkeit" verwechselt werden sollte.

Mit wem spreche ich?

Pflegende sprechen mit Menschen aus verschiedenen Kulturen in unterschiedlichen Lebensaltern und mit vielfältigen Lebenswegen. Auch die Gründe, warum es pflegerischer Unterstützung bedarf, unterscheiden sich teilweise erheblich. Menschen mit chronischer Krankheit befinden sich in einer anderen Situation als jene, die eine schwere akute Krankheit, z. B. ein Herzinfarkt, aus der Bahn wirft. Junge Menschen mit Behinderung reagieren anders als alte Menschen, die mit 80 Jahren erstmals Unterstützung brauchen. Menschen, die immer allein gelebt haben, reagieren anders als jene, die die meiste Zeit ihres Lebens eine Familie um sich hatten. Wer es gewohnt ist, immer mit wenig Geld zurechtzukommen, reagiert anders als jener, der es gewohnt ist, Geld zu haben. All dies sind nur angedeutete Beispiele für die Unterschiedlichkeit menschlicher Lebenszusammenhänge, die auch bei Pflegegesprächen eine Rolle spielen.

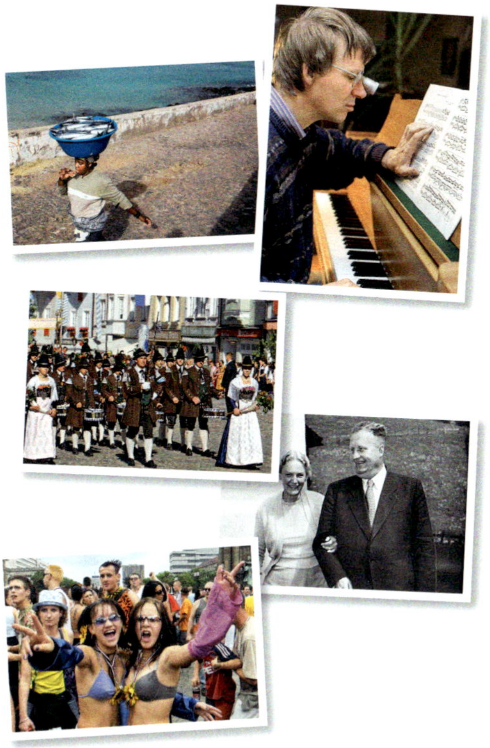

Menschen sind und leben unterschiedlich.

Welches Ziel hat das Gespräch?

Inhalte der Pflegegespräche unterscheiden sich zB. abhängig vom Gesprächspartner oder der Situation. Bei der morgendlichen Grundpflege kann die persönliche Befindlichkeit des Pflegebedürftigen im Vordergrund stehen oder die Wettervorhersage für die kommende Woche. Beim Richten des Bettes kommentieren politisch interessierte Pflegebedürftige das Tagesgeschehen, während andere lieber vom neu geborenen Enkelkind erzählen.

Sie werden schnell feststellen, dass Sie nicht immer die Meinungen der Pflegebedürftigen teilen oder ihren Gedanken folgen können. Versuchen Sie dennoch, im Gespräch aufmerksam zu sein und sich in aller Höflichkeit an dem Gespräch zu beteiligen. Zeigen Sie durch Nachfragen Ihr Interesse und nehmen Sie sich in Ihrer eigenen Meinung – nach Möglichkeit – zurück. Über einen längeren Zeitraum können die vielen einzelnen Gesprächsinhalte möglicherweise eine spannende Lebensgeschichte ergeben.

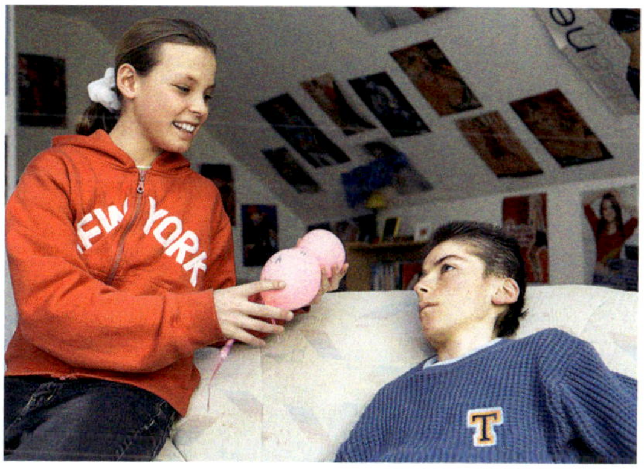

Je entspannter die Gesprächssituation ist, desto unkomplizierter verläuft ein Gespräch.

Hinweis Ziel von Pflegegesprächen ist die Begleitung und Unterstützung der Menschen in ihrem selbstverantwortlichen Denken und Handeln.

Mit alten Menschen kommunizieren

Die Kommunikation mit alten Menschen unterscheidet sich nicht grundlegend von der Kommunikation mit Menschen anderer Altersgruppen. Allerdings können das Nachlassen der Sinnesleistungen (Sehen und Hören) sowie Veränderungen auf Grund von Krankheiten die Kommunikation beeinträchtigen. Eine Folge ist, dass sich dadurch oft die Sozialkontakte und auch das Kommunikationsverhalten wandeln. Demenzielle Veränderungen ↗ S. 305 oder **Medikamente** können Beziehungsgestaltung und Gesprächsmöglichkeiten beeinflussen. Daher sind einige Dinge besonders zu beachten:

- Suchen Sie immer den **Blickkontakt**, bevor Sie jemanden ansprechen.
- Vermeiden Sie Nebengeräusche und Ablenkung.
- Sprechen Sie deutlich, aber nicht zu laut.
- Bilden Sie kurze Sätze. Lange Sätze können oft nicht voll erfasst werden.
- Zeigen Sie Geduld und Verständnis, wenn es etwas länger dauert, bis Ihr Gegenüber sein Anliegen formuliert oder seine Geschichte erzählt hat.
- Akzeptieren Sie den Gesprächsinhalt, lassen Sie auch Klagen zu, ohne sie durch hilflose Floskeln („Das wird schon wieder.") abzubrechen.
- Beschönigen Sie nicht die Verluste an geliebten Menschen oder der eigenen Gesundheit.
- Machen Sie den Pflegebedürftigen Mut, ihre Gefühle von Angst, Scham, Zorn, Trauer und Schmerz in Worte zu fassen.
- Informieren Sie in klaren Worten, z. B. über mögliche Hilfsangebote.
- Regen Sie zu **Erinnerung** und Erzählung an.
- Sprechen Sie in der Ich-Form.
- Zeigen Sie Ihrem Gegenüber Respekt vor dessen Lebensleistung.
- Lernen Sie, auch längere Gesprächspausen auszuhalten, gerade bei Trauer- und Trostgesprächen.

Hinweis Geduld zeigen ist bei alten Menschen besonders wichtig.

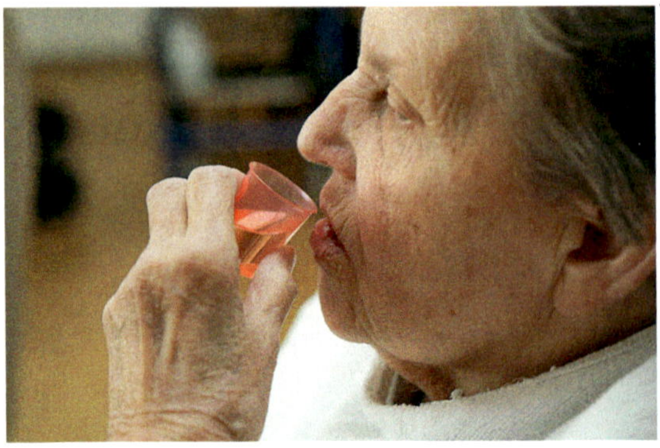

Die Wirkungen von Medikamenten können die Kommunikation erschweren.

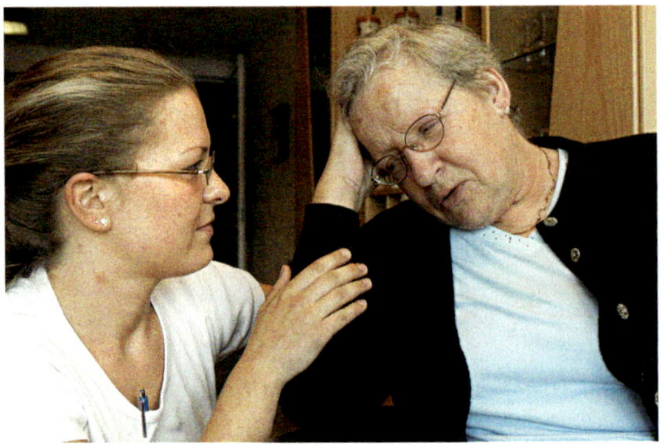

Der direkte Blickkontakt und manchmal auch der Körperkontakt können das Gespräch unterstützen.

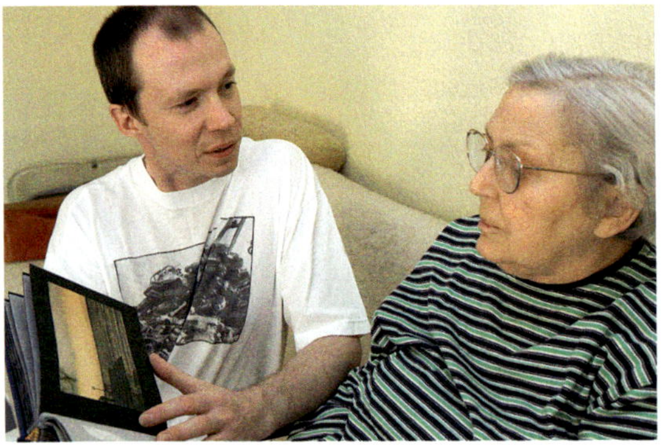

Fotos unterstützen die Erinnerung und regen zum Erzählen an. Sie sind wichtiger Bestandteil der Biografiearbeit ↗ S. 293.

Und wer redet mit den Angehörigen?

Menschen, die krank oder pflegebedürftig sind, haben in den meisten Fällen ein starkes Bedürfnis danach, ihnen nahestehende Menschen um sich zu spüren.

Hinweis Es gibt immer mehr Menschen, die kaum Angehörige, also Verwandte haben, dafür aber gute Freunde und Bekannte. So wird mittlerweile auch von Zugehörigen gesprochen, um Angehörige und sonstige Bezugspersonen gleichermaßen zu umfassen.

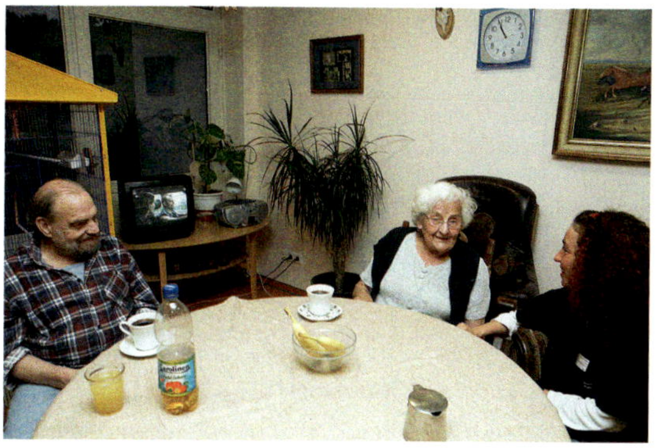

Die Anwesenheit von Angehörigen mildert das Gefühl der Einsamkeit und stärkt die Lebensfreude.

Gleichzeitig sind die Angehörigen jene Menschen, die die Betroffenen versorgen und pflegen, sich um Haushalt und Arztbesuche usw. kümmern.

Hinweis Angehörige sind die wichtigsten Menschen der zu betreuenden Personen und sollten als solche auch von den Pflegenden wahrgenommen und respektiert werden.

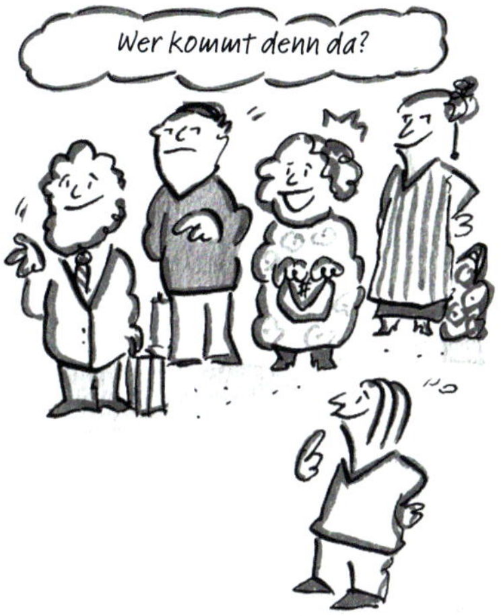

Angehörige kommen manchmal in großer Anzahl. Klären Sie möglichst bald, wer für die Pflegende die konkrete Ansprechperson sein wird.

Bei der Integration der Angehörigen stellt sich die Frage, welche Unterstützung sie leisten können und wollen. Vielfach möchten sie etwas tun, haben aber keine Vorstellung und kein Wissen davon, was sie neben der emotionalen Unterstützung einbringen könnten.

Es zählt zu den Aufgaben der Pflegenden, die Angehörigen als gleichberechtigte Partner in die Betreuung mit einzubinden, ohne sie durch bloße Delegation zu überfordern. Folgende Aspekte sind hilfreich:

- Stellen Sie sich den Angehörigen vor und klären Sie zusammen mit den Pflegefachkräften, mit wem Sie über den Zustand des Patienten sprechen dürfen, ohne die Schweigepflicht ↗ S. 313 zu verletzen.
- Bemühen Sie sich, sich empathisch in die Situation der Angehörigen einzufühlen, die oft von Hilflosigkeit, Angst und weiteren heftigen Gefühlen begleitet wird.
- Schaffen Sie eine vertrauensvolle Atmosphäre, die zu Gesprächen einlädt.
- Klären Sie zusammen mit der Pflegefachkraft, welche gegenseitigen Wünsche und Erwartungen es gibt und welche davon umgesetzt werden könnten.
- Informieren Sie die Angehörigen über bestehende organisatorische Abläufe sowie über die verschiedenen Beratungsangebote im Haus.
- Ermöglichen Sie großzügige Besuchszeiten.

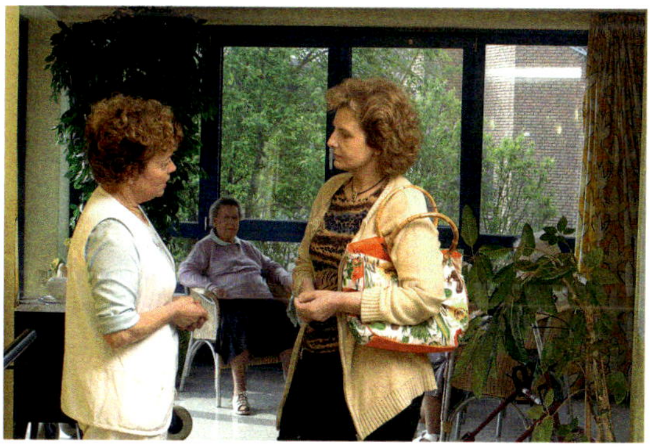

Gut informierte Angehörige sind nicht nur für die Pflegebedürftigen eine wertvolle Unterstützung.

Gute Zusammenarbeit erfordert gute Kommunikation

Gespräche mit Kollegen

Die wichtigste und regelmäßige Gesprächsform unter Kollegen ist die **Dienstübergabe**. Sie dient der Weitergabe aktueller Informationen über alles, was die Pflegebedürftige betrifft. Die häufigste Variante der Übergabe ist die Informationsweitergabe im Besprechungsraum zu einer festgelegten Zeit. Manchmal wird sie auch im Bewohnerzimmer unter Einbeziehung des Pflegebedürftigen durchgeführt. Grundlage der Übergabe sind die Dokumentationsunterlagen, in denen alle wichtigen Daten und Informationen über die Pflegebedürftigen vermerkt sind.

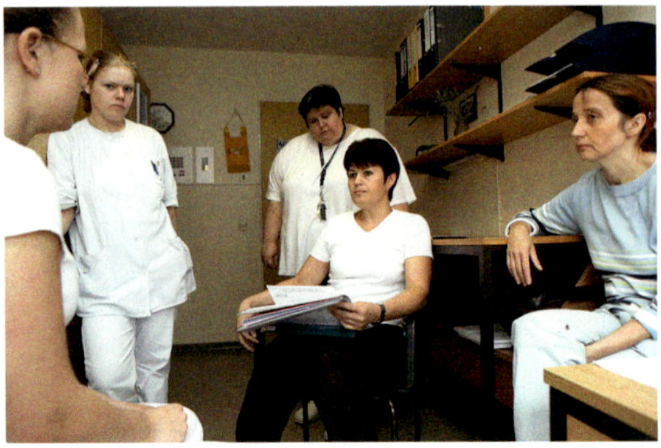

Dienstübergaben bieten die Möglichkeit, die wichtigsten Informationen über die Pflegebedürftigen auszutauschen.

Hinweis Das Ziel der Dienstübergabe besteht darin, alle Mitglieder des Pflegeteams aktuell über die Patienten bzw. Bewohner sowie über Arbeitsabläufe zu informieren.

Zur **Teambesprechung** (mancherorts auch als Dienstbesprechung bezeichnet) treffen sich alle Mitglieder des Teams regelmäßig, z. B. einmal im Monat zu einer festgelegten Zeit. Vorbereitet und durchgeführt wird die Teambesprechung von der Teamleitung. Die wichtigsten Themen der Teambesprechung sind:

- alle Teammitglieder über dienstliche Belange auf den gleichen Informationsstand bringen
- Neuerungen vorstellen (z. B. Pflegestandards) und gemeinsam in die bisherige Pflegearbeit integrieren bzw. überarbeiten
- Dienstplanfragen und Urlaubsplanung
- Eingliederung neuer Mitglieder
- Teamentwicklung ↗ S. 135
- Fallbesprechung

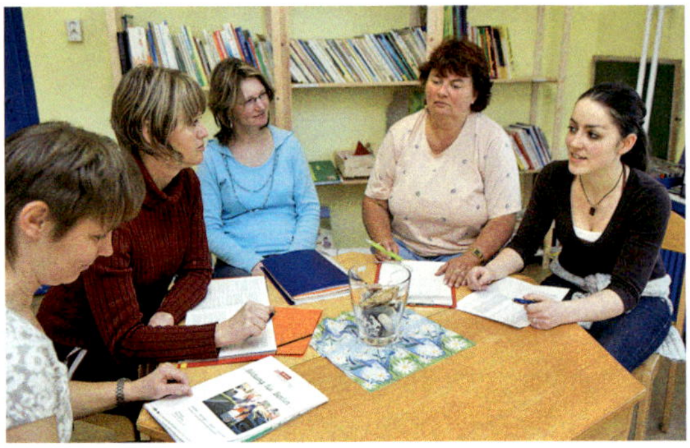

Teambesprechungen sind der richtige Ort, um anstehende Fragen und Probleme zu klären.

Fallbesprechungen dienen dazu, pflegerische, ethische, soziale oder bedürfnisorientierte Fragen zu einzelnen Pflegebedürftigen ausführlicher zu beraten und gemeinsam nach einer Lösung zu suchen.

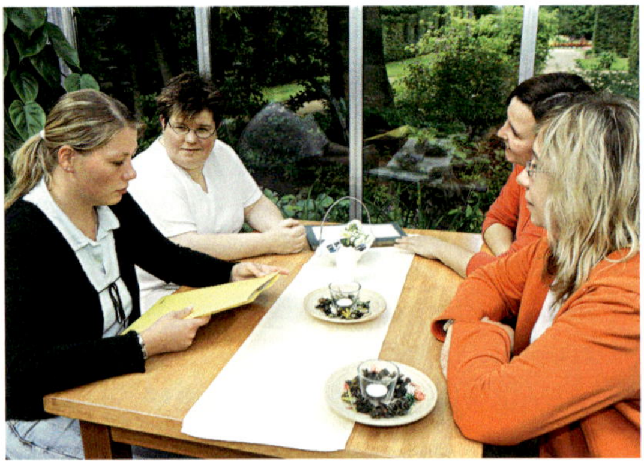

Bei Fallbesprechungen sollte der Pflegebedürftige im Mittelpunkt stehen. Sie zeichnen sich häufig dadurch aus, dass verschiedene Berufsgruppen daran teilnehmen.

Gespräche mit Vorgesetzten

Vorgesetzte haben vier Hauptaufgaben zu erfüllen:

- **Leiten:** Pflegerichtlinien festlegen und Zielvereinbarungen treffen, die Abläufe planen und kontrollieren
- **Führen:** Zielvorstellung (Leitbild) entwickeln sowie die gesamte Personalplanung und -führung verantworten
- **Verwalten:** alle Aufgaben im Bereich der Abrechnung, Buchführung und Arbeitsorganisation durchführen
- **Beraten:** Mitarbeitergespräche und Maßnahmen der Teamentwicklung durchführen.

In Abhängigkeit von Art und Größe einer pflegerischen Einrichtung kann es sein, dass alle Aufgaben in der Hand der Pflegedienstleitung (PDL) liegen. Es kann aber auch sein, dass sich eine Geschäftsführung (oder Heimleitung) die Aufgaben mit der Pflegedienstleitung teilt. Das ist insofern von Bedeutung, weil beide weisungsbefugte Vorgesetzte sind. Dabei ist die PDL immer für Pflegefachfragen zuständig.

In den letzten Jahren hat das so genannte Mitarbeitergespräch an Bedeutung gewonnen. Das ist ein offizielles Gespräch, das ein Vorgesetzter i. d. R. jährlich mit jedem Mitarbeiter führt. Die Inhalte werden in einem Protokoll festgehalten und von beiden unterschrieben. Mitarbeitergespräche können je nach Anlass unterschieden werden in:

- Zielvereinbarungsgespräch
- Beurteilungsgespräch
- Kritikgespräch ↗ S. 131
- Konfliktgespräch

Ziele der Mitarbeitergespräche sind

- das Besprechen der Ziele, die der Betrieb, aber auch der Mitarbeiter haben,
- eine individuelle Einschätzung des Mitarbeiters sowie
- das Anregen von Entwicklungsprozessen und strategischer Karriereplanung.

Mitarbeitergespräche sollten in einer offenen Gesprächsatmosphäre stattfinden, die ein vertrauensvolles Gespräch ermöglicht.

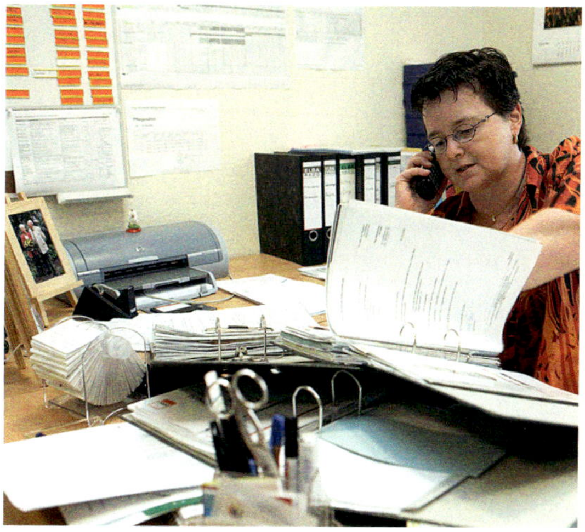

Pflegedienstleitungen haben sehr viel Organisations- und Verwaltungsarbeit zu leisten.

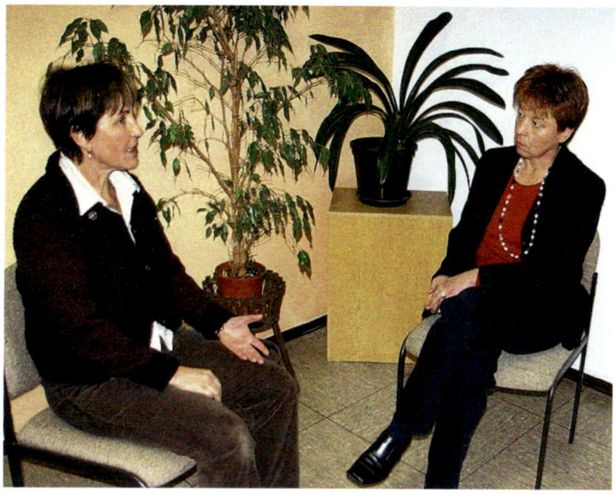

Mitarbeitergespräche können das Vertrauen fördern und Raum für neue Ideen schaffen.

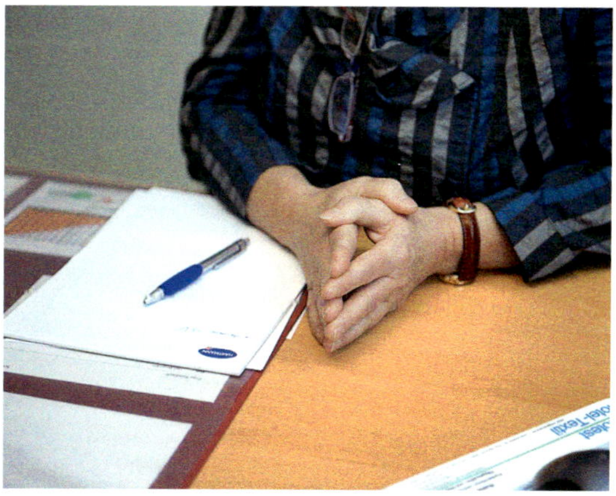

Die Inhalte des Mitarbeitergesprächs werden in einem Protokoll festgehalten.

Gefühls- und Emotionsarbeit

Pflegende arbeiten mit Gefühlen

Pflege ist ein Beruf, der ganz entscheidend von der Interaktion ↗ S. 116 zwischen Menschen geprägt ist. Dabei spielen Gefühle eine wichtige Rolle, und Pflegende leisten ein hohes Maß an Gefühls- und Emotionsarbeit.

Gefühlsarbeit

Gefühlsarbeit ist die Arbeit, die Pflegende im Hinblick auf die Gefühle anderer erbringen. Zur Gefühlsarbeit gehören z. B.:

- Vertrauen herstellen, Sicherheit geben,
- Angst abbauen, Zuversicht geben,
- Mut machen, Traurigkeit zulassen,
- trösten und Leid durch Zuwendung verringern.

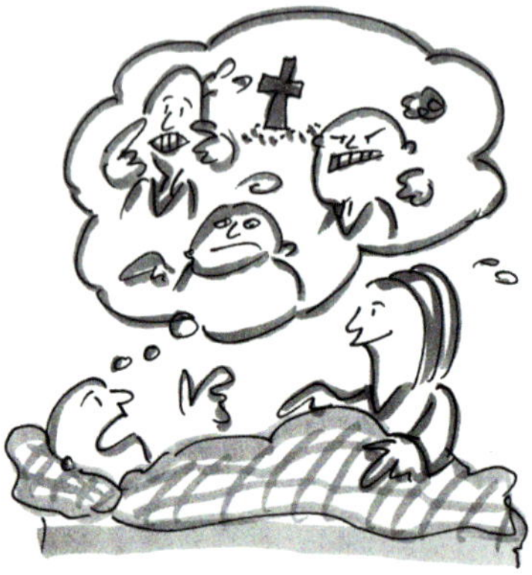

Gefühlsarbeit

Beispiel

Frau Werner hatte ihre Mutter nach einem schweren Sturz zu sich in ihre Wohnung geholt und dort mehrere Monate mit Unterstützung eines ambulanten Pflegedienstes gepflegt. Die Pflegende Frau Malcik hat Frau Werner immer wieder Mut zugesprochen und sie in ihrem Tun unterstützt. Als die Mutter im Sterben liegt, hilft es Frau Werner sehr, wenn Frau Malcik anwesend ist und ihr Beistand leistet.

Emotionsarbeit

Emotionsarbeit ist die Arbeit, die Pflegende im Blick auf die eigenen Gefühle erbringen. Zur Emotionsarbeit gehört im Wesentlichen, eigene, „negative" Gefühle (z. B. Ekel, Angst, Aggression, Ärger, Hilflosigkeit, Scham) zu kontrollieren und dem anderen gegenüber „positive" Gefühle (z. B. Freundlichkeit, Zugewandtheit, Zuversicht) zu zeigen.

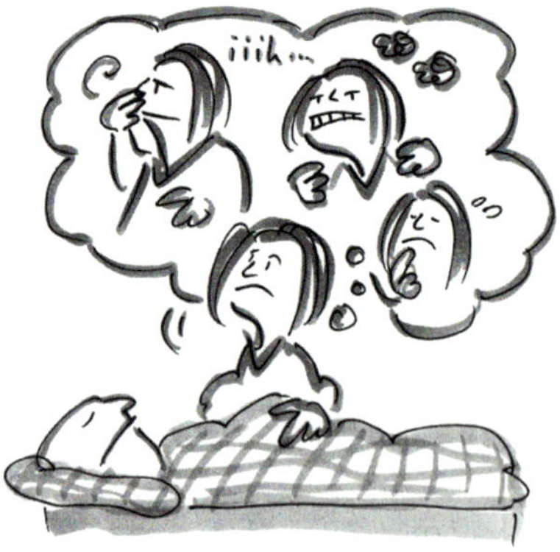

Emotionsarbeit

Beispiel

Frau Malcik fällt es nicht leicht, die Mutter von Frau Werner zu betreuen. Zu sehr erinnert es sie an das Sterben ihrer eigenen Mutter und sie fühlt sich oft hilflos. Dennoch spricht sie Frau Werner und ihrer Mutter Mut zu und lässt sich ihre Hilflosigkeit nicht anmerken.

Formen emotionaler Selbstkontrolle

Wer beruflich mit schwierigen Situationen zurechtkommen muss, braucht die emotionale Selbstkontrolle. Diese ist auf drei Ebenen möglich (körperlich, expressiv, kognitiv). An einem „Ekel"-Beispiel wird das ausgeführt:

Beispiel

Die 86-jährige Frau Brettig leidet unter fortgeschrittener Demenz. Sie spielt mit ihrem eigenen Kot und steckt ihn auch in den Mund.

Die **körperliche** Ebene: Manfred Rentig hat so etwas noch nie erlebt. Als er ins Zimmer tritt, braucht er seine ganze Selbstbeherrschung, um seine aufsteigende Übelkeit angesichts der Kot essenden Frau zu kontrollieren.

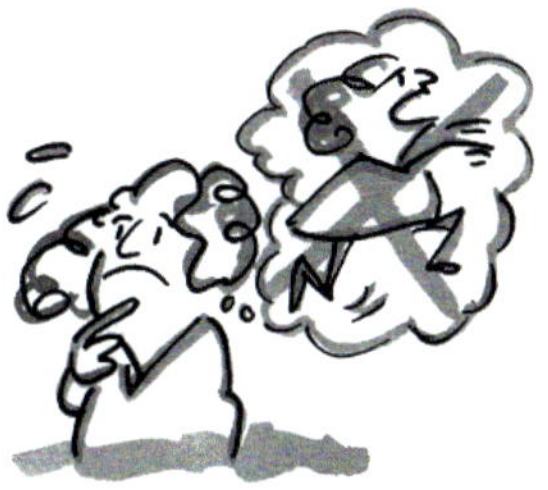

körperliche Ebene

Die **expressive** Ebene, das „**Surface-Acting**" oder „Oberflächenhandeln": Mascha Brenner sind ähnliche Situationen nicht neu, sie hat inzwischen aber gelernt, ihre Gefühle nicht zu zeigen. So wendet sie sich Frau Brettig freundlich lächelnd zu, um die unangenehme, evtl. peinliche Situation zu entschärfen. Ihre Mimik (freundlich-warmer Blick) und der Körper (der Patientin zugewandt) werden als Ausdruckswerkzeuge eingesetzt. Diese Variante ist auf Dauer die beste, weil die eigenen Gefühle noch wahrgenommen werden.

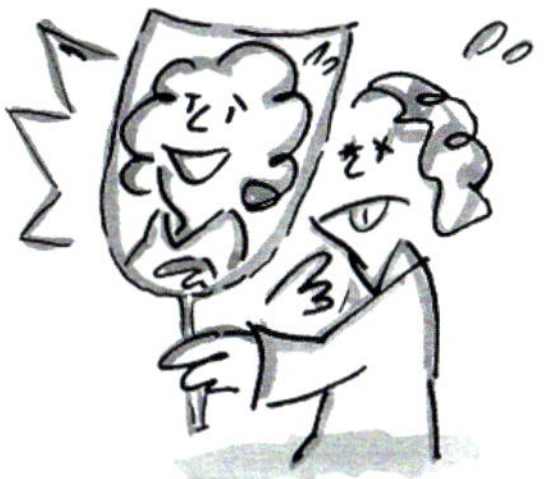

expressive Ebene

Die **kognitive** oder **innere** Ebene, das „**Deep-Acting**" oder „Tiefenhandeln": Die Situation wird so interpretiert, dass sich nicht nur die äußere Reaktion, sondern auch das innere Gefühl verändert. Britta Neuwirth hat als Altenpflegerin schon öfter erlebt, wie Menschen mit demenziellen Veränderungen mit ihrem Kot spielen, ihn auch in den Mund stecken. In einer Fortbildung hat sie gelernt, dass die Betreffenden Kot als etwas ihnen Zugehöriges erleben (wie Kleinkinder) und daher gern damit spielen, ihn „probieren". Entsprechend greift sie auf ihre empathischen („Die arme Frau, sie kann ja nichts dafür. Ob sie sich wohl einsam fühlt?") oder medizinischen („Hoffentlich aspiriert sie nicht!") Ressourcen zurück.

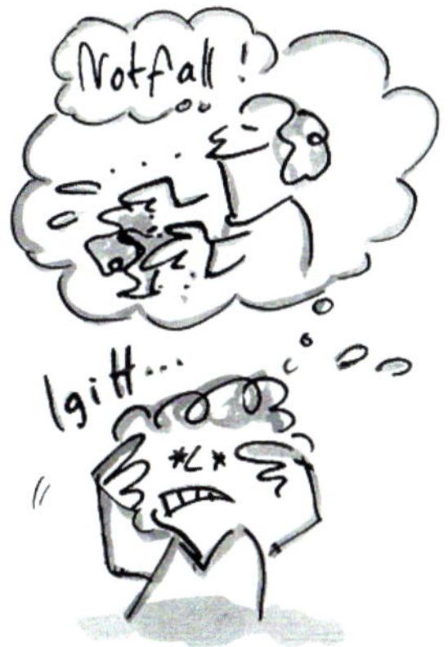

innere Ebene

Hinweis Wer über einen langen Zeitraum die eigenen Gefühle nur kontrolliert, aber sie nicht reflektiert, nimmt sie irgendwann nicht mehr wahr. Das kann zum Burnout ↗ S.154 führen. Daher sollten schwierige Gefühle regelmäßig in einer Supervision oder im Rahmen einer kollegialen Beratung besprochen werden.

Umgang mit Ekel

Ekel – eine gewaltige Emotion

Mit **Ekel** bezeichnen wir eine starke Abneigung, einen heftigen Widerwillen gegen bestimmte Substanzen. Die Fähigkeit, Ekel zu empfinden, ist angeboren. Es gibt kaum Menschen, die sich nicht ekeln. Ausnahmen sind kleine Kinder bis zu drei Jahren und Menschen mit bestimmten Hirnschäden. Konkrete Ekelgefühle werden jedoch erst durch Auslöser von Ekel im Laufe der Sozialisation erlernt.
Ekelgefühle sind von Kultur zu Kultur unterschiedlich. Psychologen vermuten, dass sich das Ekelgefühl kulturell ausgeweitet hat zu einer Art „Schutzengel der Seele", etwa wenn wir bestimmte Verhaltensweisen (z. B. Kindesmissbrauch) oder Personen (z. B. Triebtäter) als widerlich bezeichnen.

Weltweit am häufigsten als **Ekel erregend** bezeichnet werden Leichen, offene Wunden, Körperprodukte wie Kot, Urin oder Eiter, der Geruch verdorbener Lebensmittel und bestimmte Tiere wie Maden oder Parasiten. Individuelle Unterschiede werden deutlich beim Essen: Was dem einen eklig ist, gilt dem anderen als Delikatesse, z. B. Austern. Assoziationen spielen dabei eine entscheidende Rolle.

Über alle Kulturen hinweg gibt es einen **typischen Gesichtsausdruck** für den Ausdruck von Ekel: Die Nase wird gerümpft und die Oberlippe hochgezogen, während die Mundwinkel nach unten gehen. Körperliche Reaktionen sind Würgereflex, Speichelfluss, Übelkeit mit Brechreiz und Schweißausbrüche.

Feindseligkeitstrias

Der amerikanische Psychologe Carroll Izard versteht unter Ekel eine grundlegende selbstständige Emotion, die oft in Verbindung mit zwei weiteren starken Emotionen – Zorn und Geringschätzung – auftritt, die wiederum Widerwillen, Reizbarkeit und Distanz auslösen. Diese bezeichnet er als **Feindseligkeitstrias**, die sich sowohl gegen andere wie auch gegen sich selbst richten kann.

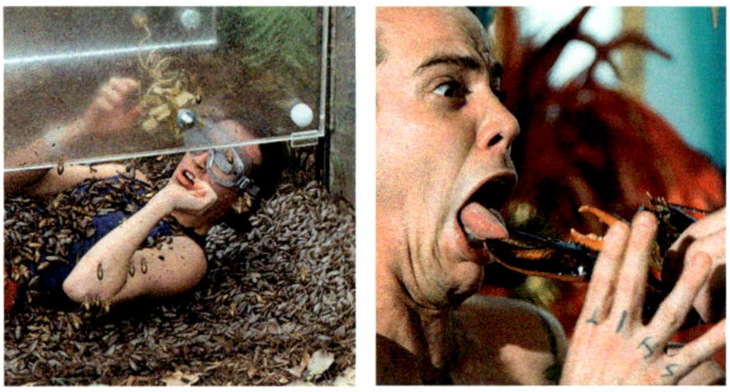

In den Medien dient Ekel als Quotenfänger, Ekel erregende Vorgänge dienen auch als Mutproben.

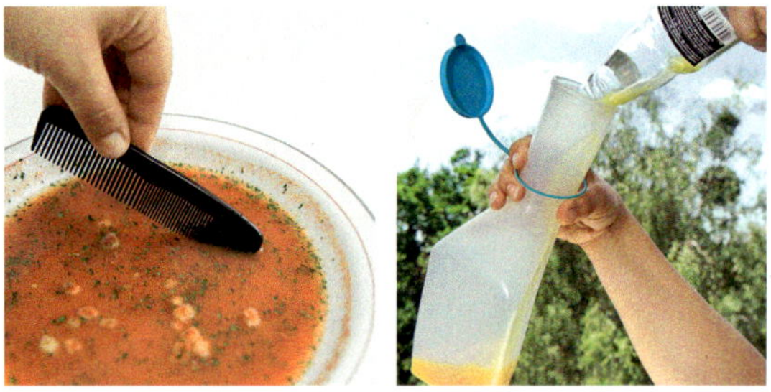

Ekelassoziationen: Viele Teilnehmer einer Studie zum Thema Ekel weigerten sich, Suppe zu essen, die mit einem fabrikneuen Kamm umgerührt wurde oder Orangensaft aus einer neuen, sterilen Urinflasche zu trinken.

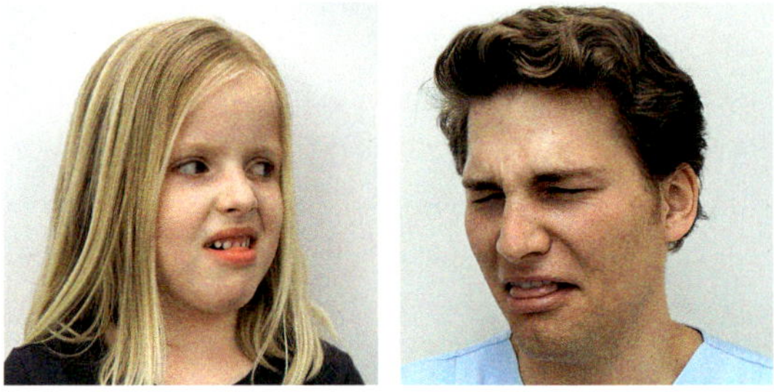

Der typische Gesichtsausdruck für Ekel

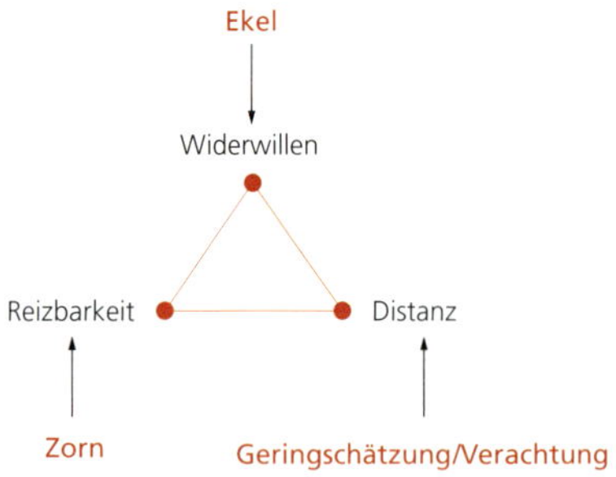

Die Feindseligkeitstrias (Ekel, Zorn, Geringschätzung/Verachtung) wurde z. B. im Nationalsozialismus ausgenutzt, um die Tötungshemmung gegenüber anderen Menschen herabzusetzen. So wurden Juden als Parasiten oder Ratten beschimpft, Tiere, vor denen sich die meisten Menschen ekeln.

Assoziation (gedankliche) Verbindung
Trias Dreierfigur

Ekel in der Pflege

Pflegende kommen in ihrem Beruf mit vielen Dingen in Kontakt, die die bei vielen Menschen Ekelgefühle hervorrufen. Als **ekelerregend** gelten sehr oft Körperausdünstungen, Körperausscheidungen oder schwere Hauterkrankungen und Wunden. Menschen reagieren unterschiedlich, jeder Mensch hat andere Ekelschranken, das heißt, was für manche unerträglich ist, ist für andere ziemlich harmlos. Tatsächlich gewöhnt man sich im Laufe der Zeit an vieles, was einem zunächst unerträglich erschien – und es geht recht schnell.

Besonders am Berufsanfang helfen Gespräche mit Kollegen, denen es häufig ähnlich geht. Man erfährt dann, dass man nicht allein Probleme mit Ekelgefühlen hat. Manchmal führt der im Gespräch entstehende „Galgenhumor" auch zu einem befreienden Lachen – und die Ekelschwelle wird wieder etwas höher.

Manche reagieren mit einem übermäßigen Gebrauch an Pflegehilfsmitteln, z. B. **Handschuhen**, Desinfektionsmitteln, Raumspray. Das erhält die Arbeitsfähigkeit, wirkt aber manchmal für die Pflegebedürftigen sehr befremdlich. Außerdem werden allergische Reaktionen begünstigt.

Belastende Tätigkeiten können mit Kollegen getauscht werden, gerade weil die Ekelschwelle unterschiedlich ist. Es gibt aber auch Situationen, in denen alle an ihre Grenzen kommen – dann sollte man grundsätzlich **zu zweit** daran arbeiten, den Widerwillen zu mindern.

Eine weitere Entlastung kann sein, zwischendurch Arbeiten ohne große Nähe zum Pflegebedürftigen durchzuführen, damit eine vielleicht verloren gegangene professionelle Distanz ↑S. 143 wiedergefunden werden kann.

Auch die Besprechung in der Supervision oder der kollegialen Beratung bietet eine deutliche Entlastung. Das hilft, mit den eigenen schwierigen Gefühlen wieder besser klarzukommen.

Hinweis Welche Strategie zur Entlastung eine Pflegende letztlich auswählt, hängt davon ab, was ihr hilft, mit Ekel umzugehen.

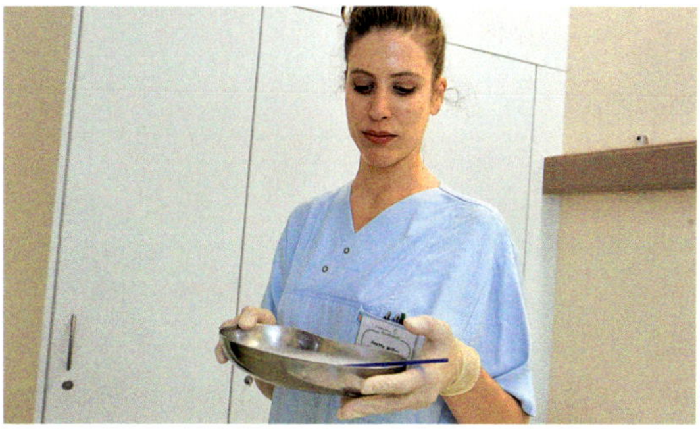

Der Umgang mit dem Speichel fremder Menschen oder Geräusche im Zusammenhang mit der Mundpflege lösen bei vielen Menschen Ekel aus, gehören jedoch zum Alltag von Pflegenden.

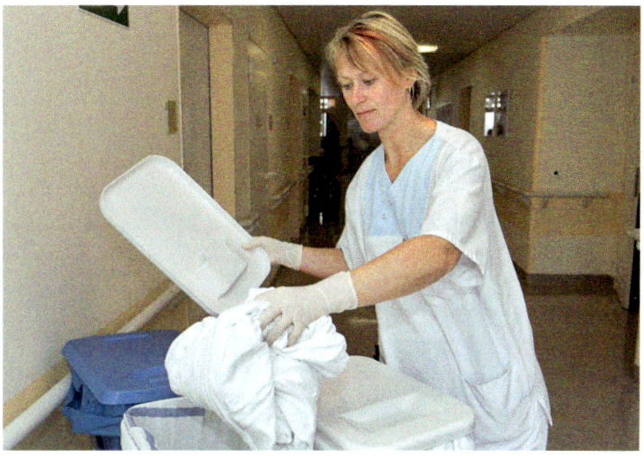

Der Einsatz von Handschuhen dient zum einen dem (hygienischen) Selbstschutz, kann aber auch ein hilfreiches Mittel gegen die eigenen Ekelgefühle sein.

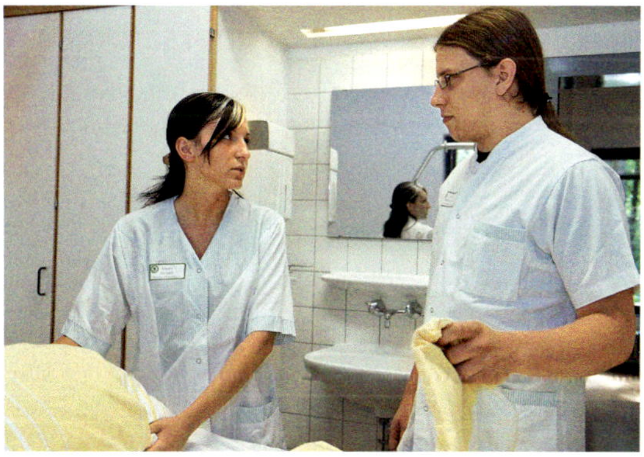

Zu zweit lässt sich vieles leichter ertragen.

Grenzüberschreitungen

Balance suchen und halten

Im professionellen Umgang mit Menschen ist eine stimmige Nähe notwendig. Die richtige Balance zwischen Nähe und Distanz zu finden, gehört zu den wichtigsten Lern- und Entwicklungsaufgaben in der Pflege. Die Balance muss in der Begegnung mit jedem Menschen immer wieder neu gesucht werden. Es ist ein Zeichen von Professionalität, trotz der körperlichen Nähe die richtige Distanz zu halten.

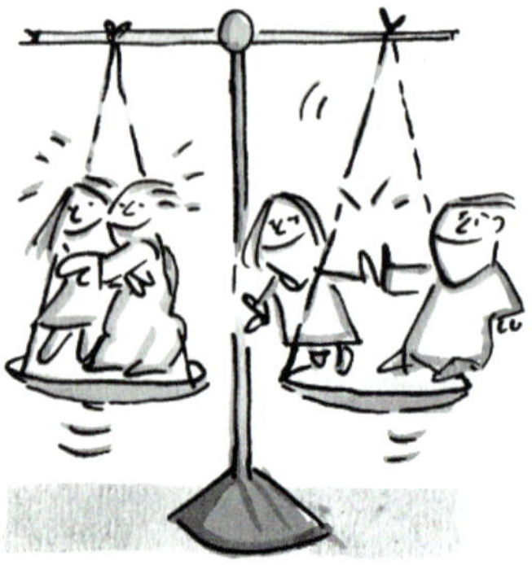

Die Balance muss immer neu gesucht werden.

Räumliche Distanzzonen	
Intimdistanz (bis ca. 45 cm)	Wahrnehmung von Körpergeruch und Wärme der Haut
persönliche Distanz (45–120 cm)	Ausdehnung einer Armlänge: Kontakt zu Freunden
soziale Distanz (120–170 cm)	keine Körperberührung, Kontakt zu Bekannten oder Fremden

Körperliche Nähe zu Fremden

Einander fremde Menschen halten normalerweise einen gewissen Abstand ein. Familienmitglieder und Freunde kommen sich auf Grund ihrer engeren Beziehung deutlich näher.

In der beruflichen Pflege kommen Pflegende den Pflegebedürftigen sehr nahe, obwohl keine enge Beziehung besteht. Die körperliche Nähe ist ein zentraler Punkt in der Pflegearbeit, weil Pflege ein Berührungsberuf ↑S. 28 ist. Damit greifen Pflegende auch umfassend in das körperliche und emotionale Selbstverständnis anderer Menschen ein.

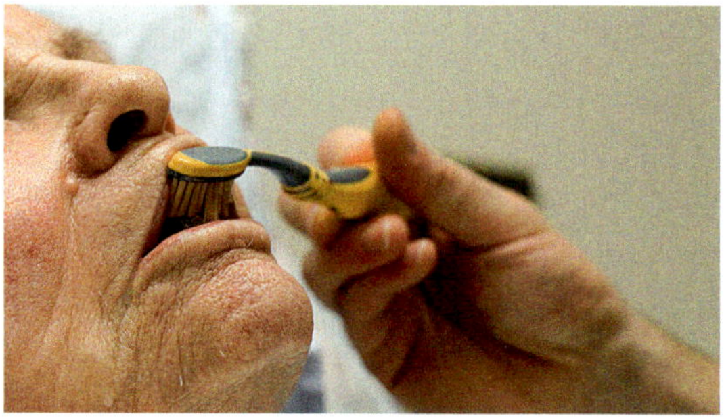

Mundpflege ist für Pflegebedürftige wie Pflegende wegen der Überschreitung der Intimdistanz nicht ganz einfach.

Pflegearbeit ist grenzüberschreitend

Körperliche Pflege ist nur möglich, wenn die normale Distanz zu Fremden überschritten wird, sie ist also notwendig grenzüberschreitend. Das gilt für die Pflegebedürftigen, aber auch für die Pflegenden selbst. Auch Pflegende müssen lernen, ihre eigenen Scham- und Kontaktgrenzen zu überwinden, weil sonst z. B. eine Waschung im Intimbereich nicht möglich ist.

Wenn einerseits die Grenzen auf beiden Seiten regelmäßig überschritten werden müssen, um überhaupt pflegen zu können, braucht es andererseits ebenso notwendige Grenzen, die eingehalten werden müssen, damit die körperliche Nähe überhaupt erträglich wird. Entscheidende „Luftkissen“ im Umgang damit sind Höflichkeit, Freundlichkeit und Respekt.

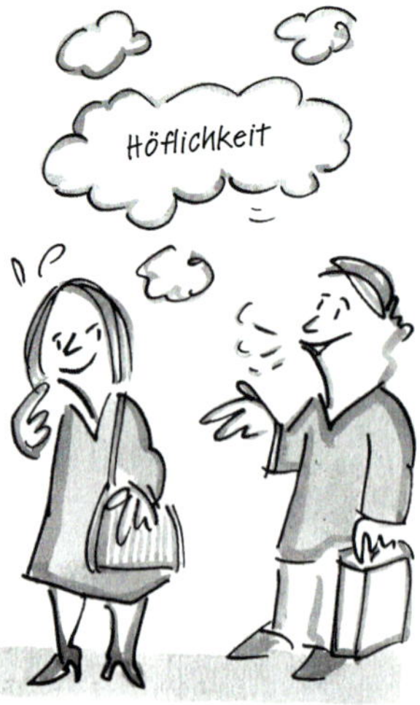

Höflichkeit ist das Luftkissen in der Beziehung.

Die Stachelschweine – Ein Text zum Nachdenken

„Eine Gesellschaft Stachelschweine drängte sich, an einem kalten Wintertage, recht nahe zusammen, um sich durch die gegenseitige Wärme vor dem Erfrieren zu schützen. Jedoch empfanden sie bald die gegenseitigen Stacheln; welches sie dann wieder voneinander entfernte. Wenn nun das Bedürfnis der Erwärmung sie wieder näher zusammenbrachte, wiederholte sich jenes zweite Übel; sodass sie zwischen beiden Leiden hin- und hergeworfen wurden, bis sie eine mäßige Entfernung voneinander herausgefunden hatten, in der sie es am besten aushalten konnten.

So treibt das Bedürfnis der Gesellschaft, aus der Leere und Monotonie des eigenen Inneren entsprungen, die Menschen zueinander; aber ihre vielen widerwärtigen Eigenschaften und unerträglichen Fehler stoßen sie wieder voneinander ab. Die mittlere Entfernung, die sie endlich herausfinden, und bei welcher ein Beisammensein bestehen kann, ist die Höflichkeit und feine Sitte. Dem, der sich nicht in dieser Entfernung hält, ruft man in England zu: keep your distance! Vermöge derselben wird zwar das Bedürfnis gegenseitiger Erwärmung nur unvollkommen befriedigt, dafür aber der Stich der Stacheln nicht empfunden."

Arthur Schopenhauer, Parerga und Paralipomena: kleine philosophische Schriften.

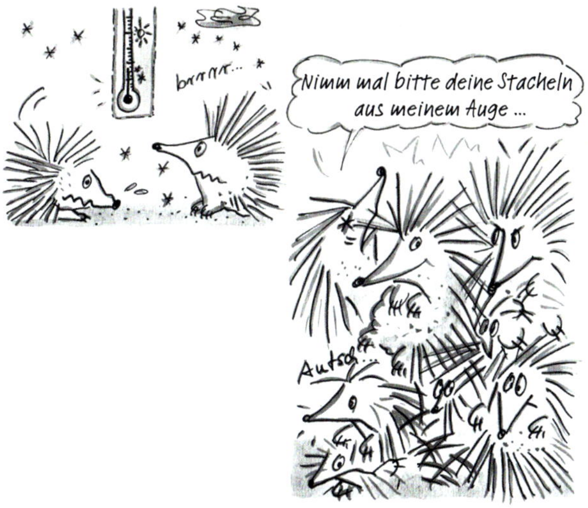

Hinweis **Professionelle Nähe und Distanz** beschreibt einerseits das Zusammenspiel von körperlicher Nähe und Empathie. Andererseits ist die Fähigkeit gemeint, zu den eigenen Gefühlen innerlich vorübergehend in Distanz zu treten. Beide Fähigkeiten können durch Reflexion und Erfahrung gelernt werden.

Empathisch sein heißt, sich zeitlich begrenzt in die Situation einer anderen Person einzufühlen. Empathie darf nicht mit Identifikation verwechselt werden. Wer sich identifiziert, glaubt an sich selbst zu erleben, was die andere Person fühlt – das zeugt eher von Respektlosigkeit.

Grenzen einhalten

Professionelle Nähe und Distanz erfordern emotionale Sensibilität sowie den Mut, sich sowohl auf einen Menschen einzulassen als sich auch von ihm abzugrenzen. Es geht um die Einhaltung von Grenzen, die die Pflegebedürftigen ebenso brauchen wie die Pflegenden selbst.

Die größte Schwierigkeit liegt in einer empathischen, nicht kalt wirkenden Abgrenzung bei gleichzeitiger körperlicher Nähe. Dieser Balanceakt gelingt nicht immer, auch weil die Nähe- bzw. Abgrenzungswünsche auf beiden Seiten oft sehr verschieden sind. Darum ist ein ständig neues Ausbalancieren wie bei den Stachelschweinen notwendig. Auch sie müssen versuchen, einen Abstand zu finden, der sie einerseits wärmt, ohne dass sie sich andererseits mit ihren verschiedenen Eigenheiten (Stacheln) gegenseitig verletzen.

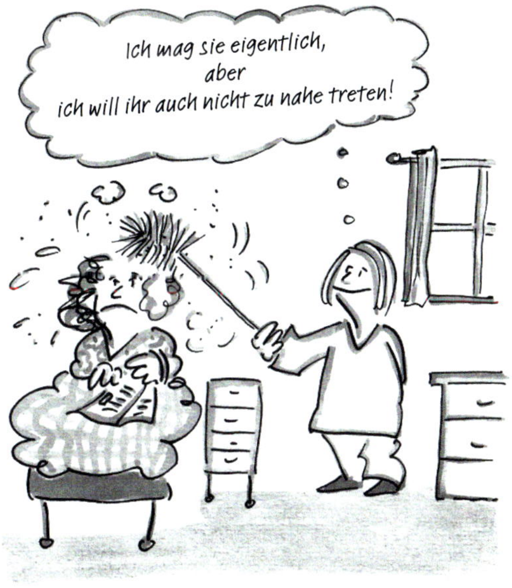

Distanzlosigkeit

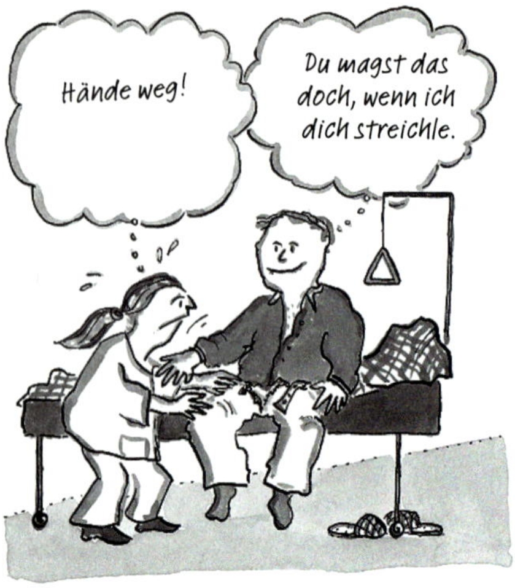

Wie zeigt sich Distanzlosigkeit?

Wo Grenzen nicht eingehalten werden, spricht man von Distanzlosigkeit. Sie gibt es sowohl auf Seiten der Pflegebedürftigen wie auch der Pflegenden. Sie zeigt sich in

- enger Kontaktsuche, ohne dass gefragt wird, ob dieser soziale Kontakt überhaupt gewünscht ist,
- übergriffigen Kommunikationsformen, die der Stellung gegenüber dem anderen nicht angemessen sind, z. B. sofortiges Duzen, nicht erlaubte Anrede mit „Oma" oder „Schwesterchen", ungefragtes Umarmen,
- dem Erzwingen von Nähe trotz Zurückweisung oder
- ungefragter Verletzung der Intimsphäre.

Ach, Schwesterchen ...

Auf **Distanzlosigkeit** von pflegebedürftigen Menschen reagieren Pflegende oft sehr empfindlich mit massiver Abgrenzung. Doch es gibt verschiedene – auch krankheitsbedingte – Gründe für derartiges Verhalten, wie z. B.

- eine genetisch oder unfallbedingte Schädigung bestimmter Hirnregionen,
- demenzielle Veränderungen,
- bestimmte psychiatrische Krankheitsbilder oder
- medikamentös bedingte Enthemmung (z. B. bei manchen Psychopharmaka).

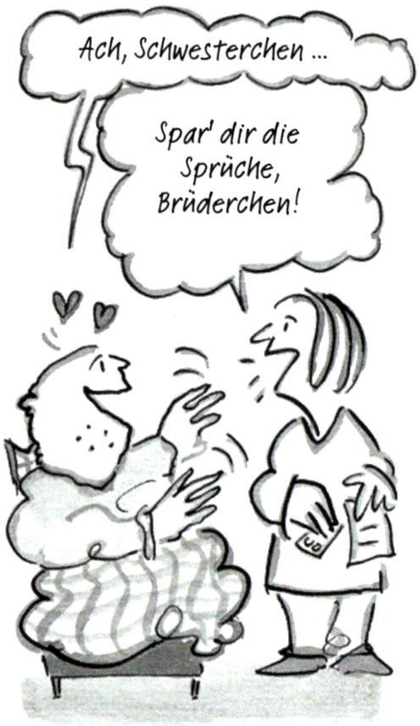

Distanzlosigkeit und sexuelle Belästigung gehen manchmal nahtlos ineinander über.

Nicht krankheitsbedingte Distanzlosigkeit kann verschiedene Ursachen haben. Hintergründe könnten sein,

- der Versuch, die eigene Einsamkeit mit Hilfe Pflegender zu lindern oder
- der falsche Gedanke: „Wenn eine Pflegerin in meinen Intimbereich eingreift, dann muss ich das umgekehrt auch dürfen."

Hinweis Pflegende dürfen und sollen Pflegebedürftige freundlich darauf aufmerksam machen, wenn ihnen die gesuchte Nähe zu groß wird. Eine aggressive oder gewalttätige Zurückweisung ist nicht angebracht.

Na, Opa, wie geht's uns denn heute?

Auch manche Pflegende kennen ihre Grenzen nicht immer. Vielleicht auch gefördert durch die beruflich notwendige körperliche Grenzüberschreitung, verlieren sie das Gefühl für unbedingt zu respektierende Grenzen. Beispiele sind:

- die unangebrachte Anrede älterer Damen und Herren mit „Oma" oder „Opa"
- ins Zimmer platzen, ohne vorher anzuklopfen (bzw. die Antwort abzuwarten)
- ungefragt über das Gesicht oder Haar zu streicheln, übertrieben zu umarmen
- das Durchsuchen persönlicher Sachen ohne Erlaubnis

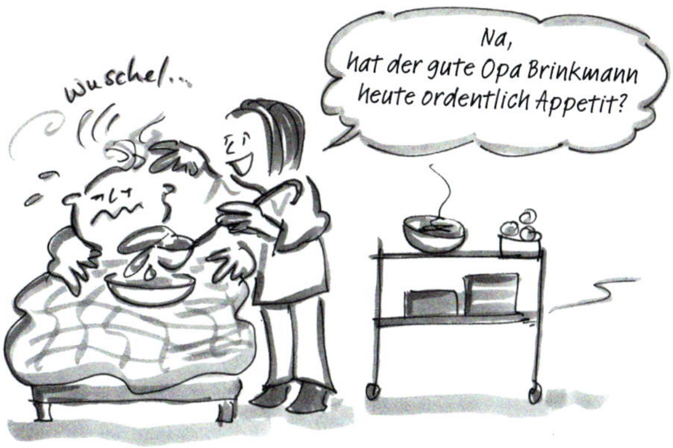

Im **ambulanten** Dienst halten sich Pflegende in der Wohnung von Pflegebedürftigen auf. Dabei kann es zu zusätzlichen Grenzüberschreitungen kommen:

- Betreten von Räumen, die nicht für die Pflege benötigt werden
- ungefragtes bzw. nicht erlaubtes Durchsuchen von Schränken und Schubladen nach Wäsche
- neugieriges Ausfragen des privaten Umfeldes
- Kommentare zur Einrichtung, zu persönlichen Gegenständen in der Wohnung, ohne dass der Pflegebedürftige darum gebeten hat
- nicht erbetenes Aufräumen der Wohnung

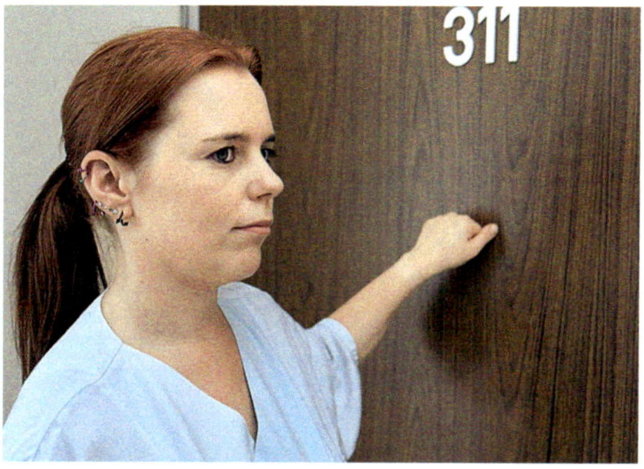

Das Patientenzimmer bietet den einzigen etwas geschützten Raum für Patienten im Krankenhaus und Heim. Deshalb sollte es selbstverständlich sein, anzuklopfen und ein „Herein" abzuwarten, bevor man das Zimmer betritt.

Die **häusliche 24-Stunden-Pflege** findet rund um die Uhr in der Wohnung der Betroffenen und ihrer Angehörigen statt. Den Angehörigen bleibt oft nur das eigene Schlafzimmer als Rückzugsraum. Sie müssen aushalten, dass fremde Menschen im eigenen Zuhause anwesend sind. Besonders schwer erträglich wird es, wenn Pflegende sich „wie zu Hause fühlen" und sich in der fremden Wohnung verhalten, als wäre es ihre eigene. Das ist übergriffig und löst Gefühle von Unwohlsein bis zu Aggressionen insbesondere bei den Angehörigen aus.

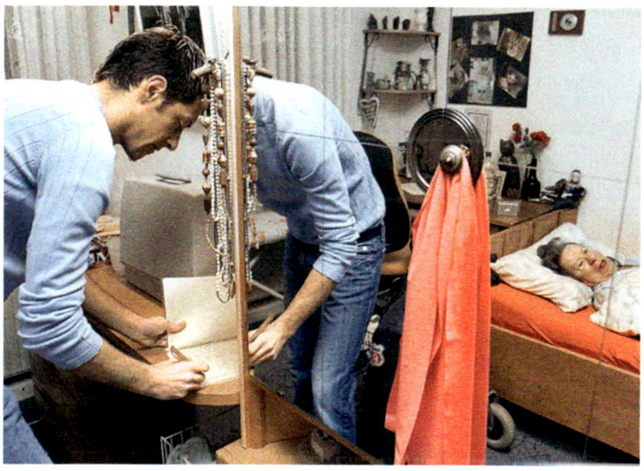

Pflegende sind Besucher in der Wohnung von Klienten. Es versteht sich von selbst, dass nicht ungefragt Gegenstände weggenommen oder verrückt werden. Auch ungefragtes Aufräumen zeugt von distanzlosem Verhalten. Jeder Mensch hat ein Recht auf seine „eigene Ordnung".

Hinweis „My home is my castle." Das Zuhause ist den meisten von uns sehr kostbar, es bietet Schutz und Zuflucht. Pflegende achten diesen Schutzraum.

Sag beim Abschied leise …

Abschied bedeutet Trennung

Wer sich von jemandem oder etwas verabschiedet, der lässt etwas zurück; manchmal gerne („Das Thema bzw. der Mensch ist für mich gestorben."), manchmal unter großen Schmerzen („Wie konntest du mir das antun?"). Abschied nehmen heißt immer, loslassen müssen, sich trennen, etwas sterben lassen.

Junge Menschen erfahren das in doppelter Weise: Sie verlassen die vertraute Schule, oft auch Elternhaus und Wohnort, um an einem fremden Ort mit der Ausbildung zu beginnen. In der Pflege arbeiten sie tagtäglich mit Menschen, die ihre Gesundheit verloren haben, alt oder krank sind, leiden und auch **sterben**. Das bedeutet, sie sind nicht nur mit ihren eigenen Abschieden (z. B. Heimweh) beschäftigt, sondern werden zusätzlich mit existenziellen Verlustängsten der Pflegebedürftigen konfrontiert.

Etwas hergeben müssen oder verlieren ist eine schmerzhafte Angelegenheit. **Elisabeth Kübler-Ross** hat in ihrer Arbeit mit Sterbenden fünf so genannte Sterbephasen ↑ S. 249 (Leugnung, Aggression, Verhandlung, Depression, Annahme) aufgezeigt. Allerdings gelten diese Phasen nicht nur in Bezug auf das Sterben, sondern auch für viele Abschiedssituationen. Die meisten Menschen haben selbst irgendwann einmal erlebt, welches **Gefühlschaos** mit Abschieden verbunden sein kann, z. B. bei Liebeskummer.

Abschied bedeutet Entwicklung

Nur wer Vertrautes aufgibt, kann Neues beginnen. Das ist das Gesetz des Lebens. Kinder werden zu Jugendlichen, Jugendliche zu Erwachsenen, Erwachsene zu Alten, sofern der Tod nicht dazwischenfährt. Diese Übergänge sind normal – aber funktionieren nicht immer reibungslos. Die neuen Abschnitte gelingen jedoch nur, wenn man **das Vergangene loslassen** lernt. Auch wenn jemand freiwillig geht, spürt oft den dazugehörigen Trennungsschmerz.

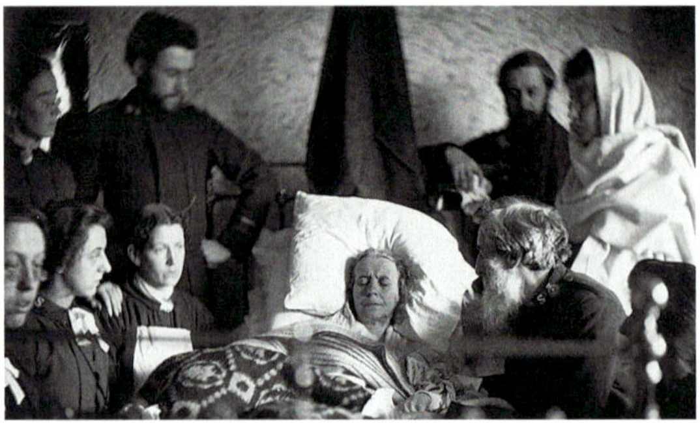

Bis ins 20. Jahrhundert hinein war es üblich, dass Menschen zu Hause im Kreise ihrer Angehörigen starben.

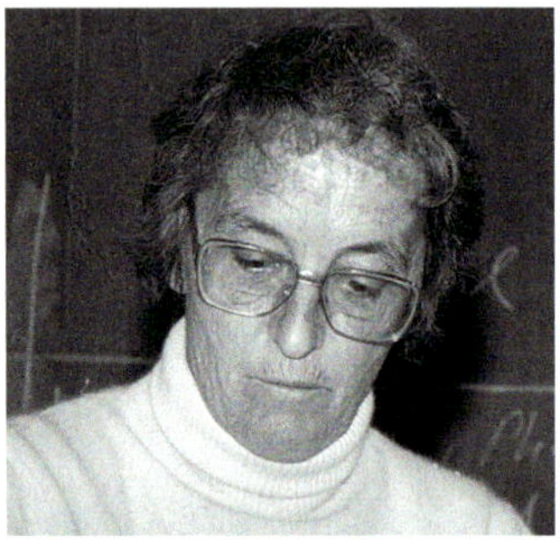

Die Schweizerin Elisabeth Kübler-Ross war eine der bedeutendsten Sterbeforscherinnen. Mit dem Buch „Interviews mit Sterbenden" warb sie weltweit um ein neues Verständnis für Sterbende und ihre Bedürfnisse.

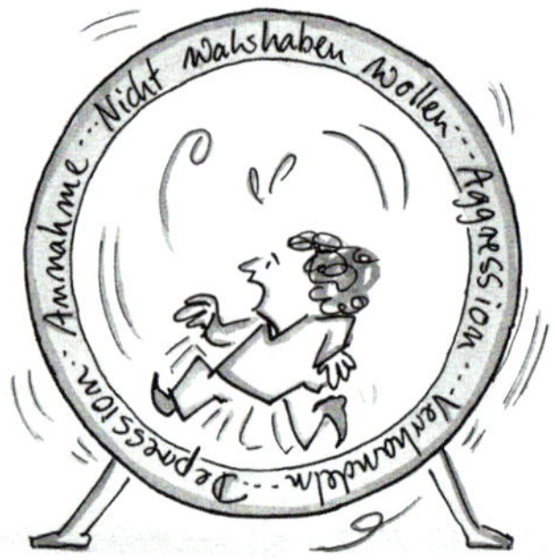

Der Wechsel der Gefühle ähnelt zeitweilig dem endlosen Treten im Laufrad.

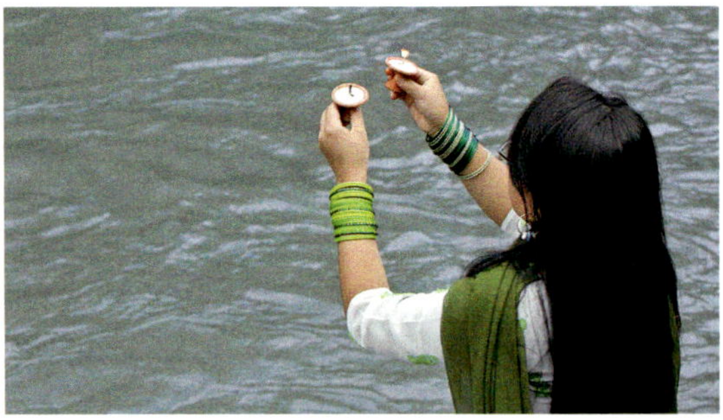

Es gibt zahlreiche Rituale des Abschiednehmens – hier eine junge Hindu, die eine Kerze am Ganges entzündet.

Abschied als Verlust

Deutlich schmerzhafter sind Verlusterfahrungen. Verlust kommt von Verlieren. Wir gestalten keine vorbereitete Trennung, sondern etwas oder jemand Wichtiges im Leben kommt uns abhanden.

Einen symbolhaften Gegenstand zu verlieren (z. B. die Uhr vom geliebten Großvater), tut weh. Der Verlust eines langjährigen Haustieres schmerzt manche Menschen ebenso wie der Verlust eines Menschen. Manchmal verlieren wir befreundete Menschen aus den Augen – und stellen fest, die Freundschaft ist verloren gegangen. Manchmal verlieren wir das Vertrauen in uns oder andere und manchmal verlieren wir unsere körperliche oder seelische Gesundheit. Wir alle haben Verluste im Leben erfahren, auch wenn wir nicht immer darüber nachdenken. Darüber nachzudenken kann aber helfen, andere Menschen in solchen Situationen besser zu verstehen.

- Um was für einen Verlust handelt es sich und in welchem Alter wurde er erlebt?
- Welche Bedeutung hat der Verlust für das weitere Leben (positiv und negativ)?
- Was half bei der Verarbeitung des Verlustes und was behinderte die Verarbeitung?

Besonders schwer wird es, wenn nahestehende Menschen sterben – und mit ihnen oft ein Teil unserer Lebensgeschichte und unseres Selbstverständnisses. Dies zeigt sich insbesondere in langjährigen Partnerbeziehungen, wenn plötzlich „die bessere Hälfte" fehlt. Das kann durch Tod geschehen, aber auch durch Trennung. Die Betroffenen fühlen sich neben dem eigentlichen Verlust oft zusätzlich in ihrer eigenen Identität bedroht, sie wissen zeitweise nicht mehr so genau, wer sie sind und wofür sie leben.

Hinweis Verluste gehören zum Leben, doch der Umgang damit ist nicht immer einfach. Manchmal möchten wir lieber vor ihnen weglaufen statt sie auszuhalten und zu verarbeiten.

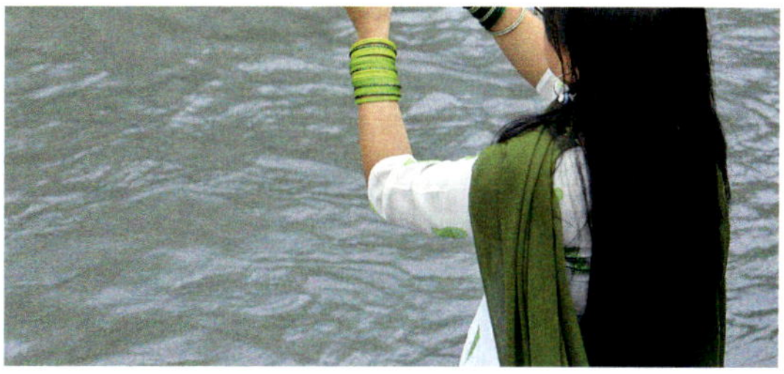

Trennungsschmerz, das „gebrochene Herz", kann Menschen in existenzielle Krisen stürzen.

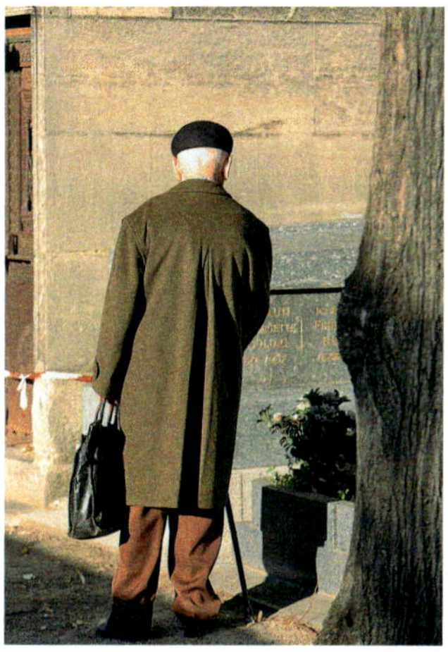

Der regelmäßige Besuch des Grabes eines geliebten Menschen dient der Trauerbewältigung.

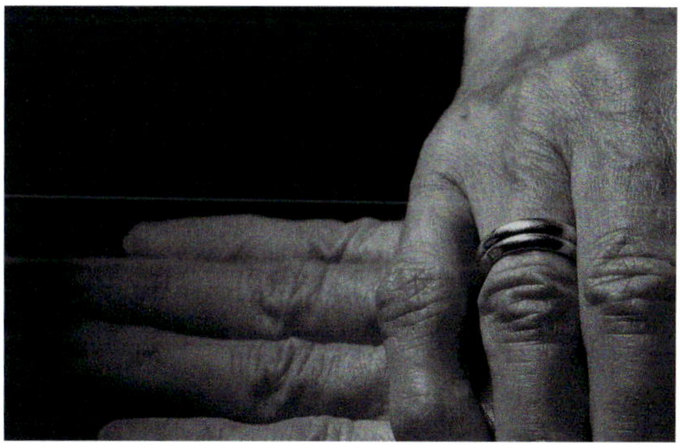

Alte Menschen sind häufig über viele Jahrzehnte verheiratet gewesen. Stirbt der Ehepartner, vermissen sie nicht nur ihn, sondern es scheint ihnen auch der Sinn ihres Lebens abhanden gekommen zu sein.

Identität Übereinstimmung mit sich selbst

Abschied im Leben – Trauer

Trauer ist keine Krankheit

Trauer ist eine Form des Abschiednehmens, die es erlaubt, irgendwann am Leben wieder neu teilzunehmen. Der Trauernde selbst befindet sich irgendwo zwischen dem „nicht mehr" und dem „noch nicht".

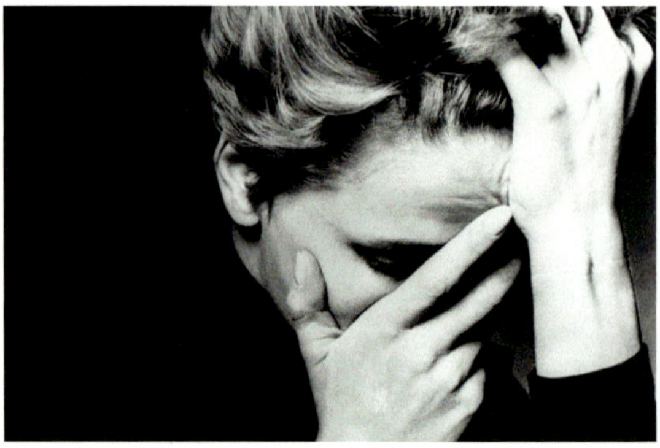

Einen geliebten Menschen zu verlieren, ist eine sehr intensive Form des Schmerzes.

In der nebenstehenden Zeichnung ist ein Paar dargestellt. Die beiden leben seit vielen Jahren zusammen. Sie reden und streiten miteinander, gehen gemeinsam ihren Lebensweg, halten sich manchmal an der Hand. Sie sind sich Gesprächspartner, Freunde und Geliebte. Zeitweise sind sie böse aufeinander, dann wieder liegen sie sich versöhnt in den Armen. Sie geben einander Sicherheit, trösten sich, machen sich Mut. Sie lieben sich, ärgern sich und manchmal hassen sie sich auch. Sie haben Kinder, gemeinsame Freunde und Interessen, sind sich einig in der Ablehnung mancher Menschen und manchmal auch sehr uneins. Sie verbindet ein bunter, vielfältiger Strang gemeinsamen Erlebens. Nun geht einer der beiden, stirbt oder trennt sich, und es entsteht folgende Situation:

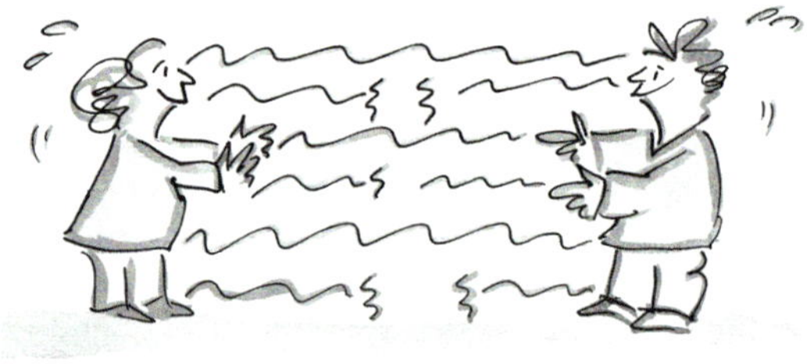

Zwei gehören zusammen, die Bindungslinien finden einen Halt.

Für den Menschen, der zurückbleibt, heißt das, im Beziehungsfeld klafft eine riesige Wunde. Alle Fäden, die ihn mit dem anderen verbunden haben, laufen jetzt ins Leere – es ist keiner mehr da, der die Fäden aufnimmt. Auch wenn auf anderen Seiten noch Bindungsstränge (Freunde, Kinder, Hobbys) existieren: Selten sind sie so stark, dass sie die zurückbleibende Person direkt im Gleichgewicht halten können. Die vielfältigen Beziehungsfäden, die im Laufe der Jahre geknüpft wurden, ziehen nach unten, weil sie keinen Anknüpfungspartner mehr finden. Der Zurückgebliebene verliert „den Boden unter den Füßen", erlebt sich teilweise seiner Identität beraubt und vom Leben abgeschnitten.

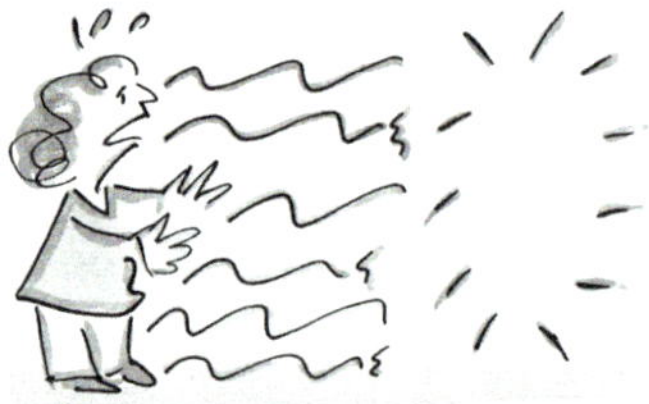

Das aufnehmende Gegenüber fehlt plötzlich, die Bindungen laufen ins Leere.

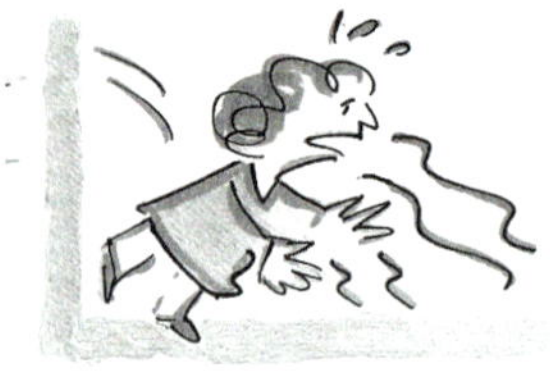

Es scheint, als verliere man jeglichen Halt.

Hinweis Trauern ist schmerzhaft, aber notwendig, um wieder einen neuen Bezug zum Leben zu finden.

Trauerarbeit

Trauerarbeit besteht darin, die Verbindungen zu dem Verlorenen zu lösen und alle Lebenskraft, die in der Bindung zu dem anderen steckte, in sich selbst zurückzuholen. Trauerarbeit leisten ist ein mehr oder weniger langer Entbindungs- und Reintegrationsprozess. Nur langsam können im Rahmen der Erinnerungsarbeit die nach außen gerichteten Beziehungsfäden Stück für Stück eingeholt und im Inneren als Schatz des gemeinsamen Lebens aufbewahrt werden. Wieder und wieder werden in der Erinnerung bestimmte Ereignisse, gemeinsame Erfahrungen nacherlebt. Scheinen sie anfangs wie in Stein gehauen, verändert sich in der vielfachen Wiederholung, der „Nacherzählung" ganz allmählich die Perspektive, die Sichtweise. Es ist ein prozesshaftes Geschehen.

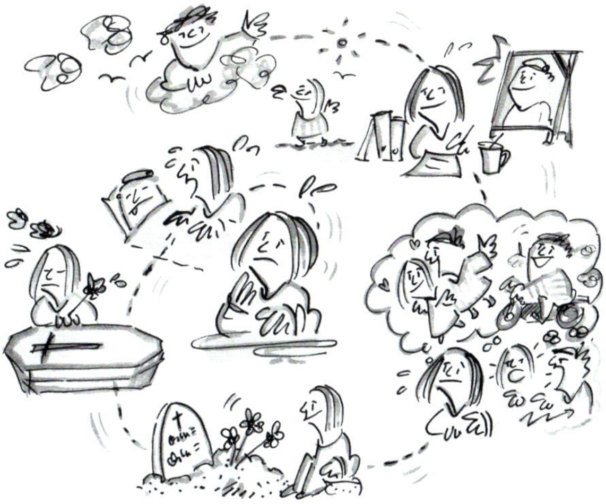

Das Sicherinnern gleicht einer nach oben sich öffnenden Spirale, die immer wieder dieselben Stellen umkreist und dabei allmählich den Blick für das neue Leben weitet.

Der Trauerprozess

Stellvertretend für diverse Modelle werden hier die Trauerphasen nach Verena Kast vorgestellt.

- Schock – **Die Phase des Nichtwahrhaben-Wollens**: „Nein, es kann nicht sein, ich habe ihm doch eben noch zugewunken ..." Die Schockstarre, das Nichtaufnehmen-Können des Ungeheuerlichen dauert wenige Stunden bis Tage. Diese Zeit wird wie im Nebel erlebt.
- Aufbrechende Emotionen – **Gefühlschaos**: An die Stelle der Empfindungslosigkeit treten heftige Gefühle wie Verlassenheit, Protest, Wut, Verzweiflung, Sehnsucht, Selbstvorwürfe, Schuldzuweisungen, Orientierungslosigkeit, Angst und Einsamkeit. Diese Phase wechselt sich ab mit
- Klärung durch Erinnerung – **Suchen und sich trennen**: Der trauernde Mensch erinnert sich wieder und wieder und durchlebt das Gewesene so lange, bis sich allmählich herausschält, was bleibende Erinnerungen sind und was losgelassen, vergessen werden darf.
- Phase des neuen Selbst- und Weltbezugs: Der Mensch entwickelt einen neuen Zugang zu seinem Leben und lernt, „abschiedlich" zu leben, er akzeptiert, dass Verluste zum Leben gehören.

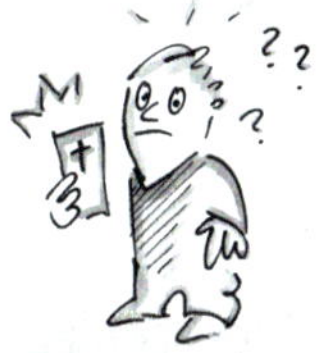

Schockphase

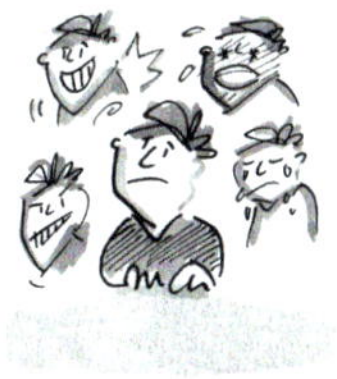

Phase des Gefühlschaos

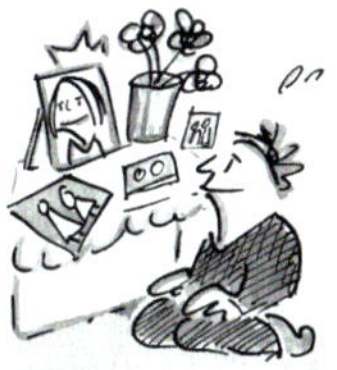

Phase der Klärung durch Erinnerung

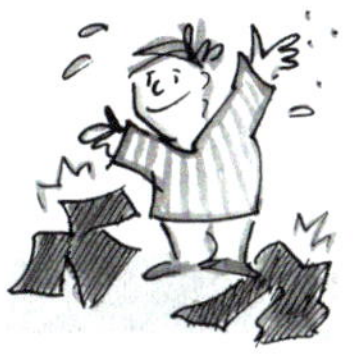

Phase des neuen Selbst- und Weltbezugs

Professionelles und nicht professionelles Helfen

Die Bedeutung von Helfen in der Gesellschaft

Zu allen Zeiten und in allen Kulturen hat Helfen eine hohe Bedeutung für das Zusammenleben. Jeder Mensch kennt aus eigener Erfahrung Situationen, in denen er von anderen abhängig und auf deren Hilfe angewiesen war. Das ist im Kindesalter besonders augenfällig, gilt aber grundsätzlich das ganze Leben. Traditionell gilt die nicht professionelle Hilfe primär Familienmitgliedern, Nachbarn oder einer selbst ausgewählten Gruppe von Menschen. Diese Hilfe ist spontan und eng an die Situation gebunden, sie kann auch unterlassen werden.

Helfen ist v. a. ein Akt der Solidarität, ein Verhalten aus gegenseitiger Verbundenheit und Mitverantwortung für die Mitglieder einer sozialen Gruppe oder Gemeinschaft und wird als Altruismus bezeichnet. Solidarische Hilfsbereitschaft ist der Kitt, der eine Gesellschaft zusammenhält.

Gesellschaftliche Veränderung

Wegen einer veränderten Gesellschaftsstruktur mit vielen verschiedenen Lebenswelten (Kleinfamilie, Berufstätigkeit der Frauen, wirtschaftlich geforderte Mobilität, alternde Bevölkerung) verändert sich auch die Helferstruktur. Ehrenamt allein reicht nicht, soziale Unterstützungssysteme müssen organisiert werden. Das heißt, viele Dienste, die in früheren Zeiten in Familie und Nachbarschaft geleistet wurden, müssen heute von professionell Helfenden als bezahlte Hilfe übernommen werden. Zwar gibt es schon lange bezahlte Helferberufe, doch ihre Bedeutung nimmt zu.

Hinweis Ehrenamtliche Unterstützung und professionelle Hilfsangebote schließen sich nicht aus, sondern sollen sich vielmehr ergänzen.

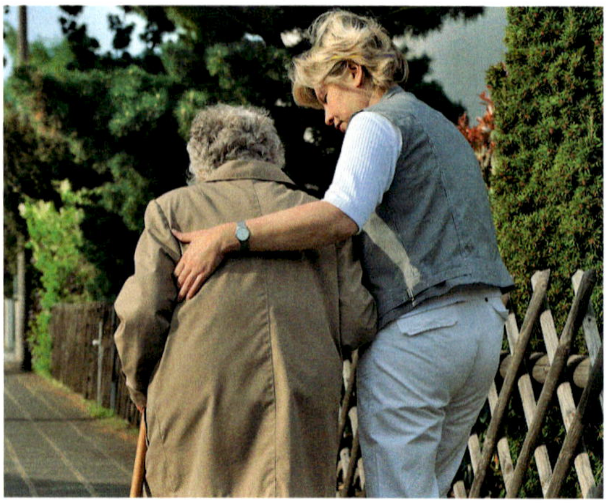

In Deutschland sind ca. 23 Millionen Menschen ehrenamtlich tätig, hier ein Beispiel aus der Seniorenbetreuung

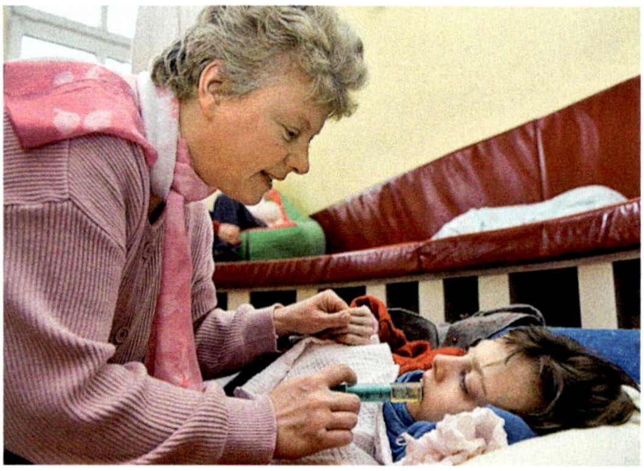

Ehrenamtliche Hospizhilfe

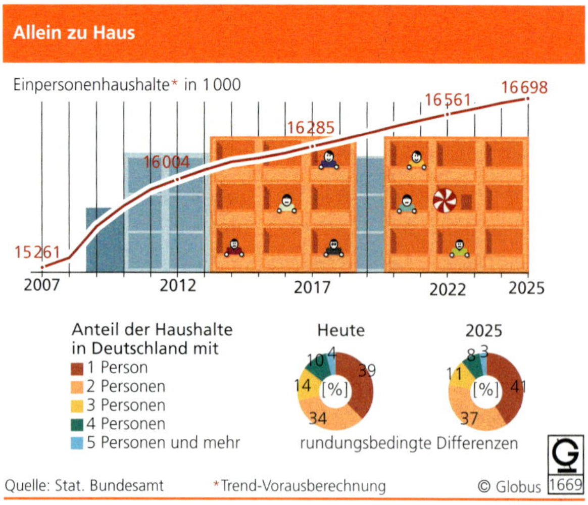

Solidarität Haltung der Verbundenheit

Altruismus Uneigennützigkeit, ein dem Egoismus entgegengesetztes Handeln

Helfen als Beruf

Zu den Helferberufen zählen alle Gesundheits- und Sozialberufe. Zu ihrer Professionalität gehört, dass

- sie generell mit Menschen arbeiten, die in irgendeiner Form Unterstützung benötigen,
- es grundsätzlich um Hilfe zur Selbsthilfe geht,
- das nötige Wissen und Können vorhanden ist,
- die Hilfe dauerhaft und stabil organisiert wird,
- die Helfenden einen klaren Arbeitsauftrag haben und ihre Berufsrolle geklärt ist,
- sie dafür angemessen bezahlt werden,
- die Helfenden gegenüber ihren Auftraggebern rechenschaftspflichtig sind,
- ihr beruflicher Einsatz zeitlich begrenzt ist und
- es eine klare Trennung zwischen beruflichem und privatem Einsatz gibt.

Die Aufgabe der Helfenden in allen Bereichen besteht darin, unterstützungsbedürftigen Menschen so viel Unterstützung und Fürsorge zukommen zu lassen, wie sie brauchen, um möglichst bald wieder selbstständig leben zu können. Das erklärte Ziel professioneller Hilfe besteht also darin, die eigene Leistung so schnell wie möglich überflüssig zu machen. In manchen Fällen geht das nicht – etwa wenn ein Mensch keinesfalls mehr gesund bzw. selbstständig werden kann. Dann besteht die Hilfe v. a. im Aushalten und Begleiten.

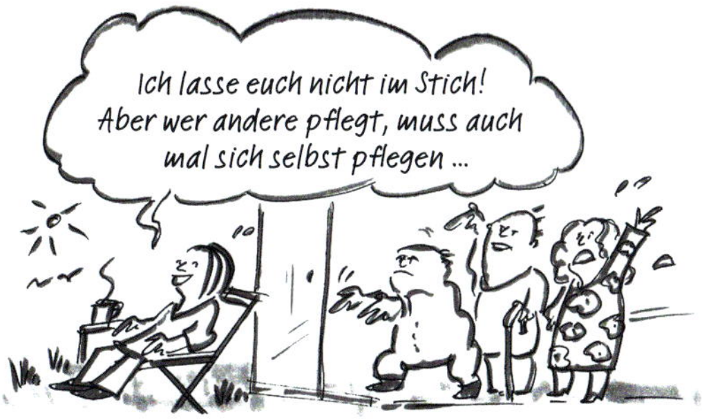

Die Trennung zwischen Beruf und Privatleben dient auch dem Selbstschutz. Dies bewahrt Pflegende davor, den Beruf als Lebensaufgabe misszuverstehen.

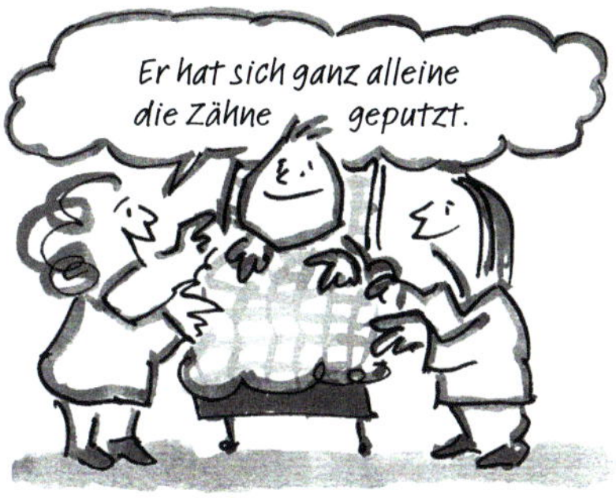

Ressourcen erkennen und fördern ist hilfreicher als mit übertriebener Fürsorge jede Eigenständigkeit zu ersticken.

Hilflosigkeit der Helfenden

Alle Helfenden machen irgendwann die Erfahrung, dass sie sich selbst hilflos fühlen. Obwohl man zum Helfen ausgebildet wird, gibt es Situationen, in denen man nichts mehr ändern kann. In der Pflege wird die eigene Hilflosigkeit besonders häufig im Umgang mit Sterbenden erlebt. Das ist belastend und doch ganz wichtig, weil wir in diesem Moment ein Gefühl dafür entwickeln können, wie sich die Betroffenen selbst fühlen mögen. Auch die Sterbenden und ihre Angehörigen sind dem Tod letztlich hilflos ausgeliefert. In solchen Momenten die eigene und fremde Hilflosigkeit nicht durch sinnlose Beschäftigung zu übergehen, sondern gemeinsam durchzustehen, ist ein wesentlicher Akt professioneller Unterstützung.

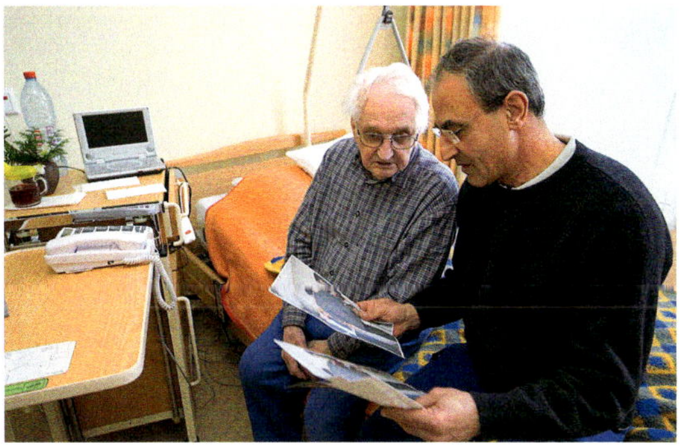

Sich Zeit nehmen ist oft hilfreicher als unruhiger Aktionismus.

Helfersyndrom

Was ist ein Helfersyndrom?

Als Helfersyndrom bezeichnet man ein Hilfeverhalten, das nicht spontan und solidarisch angelegt ist, sondern das eigene schwierige Gefühle abwehren soll. Menschen mit Helfersyndrom bevorzugen soziale Berufe, um Ängste vor eigener Abhängigkeit und Schwäche abzuwehren. Der „Helfersyndrom-Mensch" meidet alle sozialen Beziehungen, in denen er nicht der Gebende und Versorgende ist. Personen mit Helfersyndrom neigen dazu, sich Partner mit Schwierigkeiten (z. B. Alkohol) zu suchen, um diese zu retten.

Im Gegenzug erwarten sie dafür Dankbarkeit und Anerkennung. Bleibt diese aus, reagieren sie oft mit massiver Abwertung und Aggression gegen diejenigen, die ihnen die Anerkennung versagen.

Eine **schwache Ausprägung** des Helfersyndroms ist weit verbreitet und lässt sich gut kontrollieren. Problematischer ist eine **starke Ausprägung** des Syndroms, das krankhafte Züge enthält. Diese Menschen erleben ihre eigene Schwäche nicht nur als unangenehm, sondern als Ausdruck ihrer Wertlosigkeit. Daraus entsteht ein emotionaler Zwang zu helfen, Helfen wird zur Sucht, um Anerkennung zu erhalten. Das verhindert eine vernünftige Auseinandersetzung mit den eigenen Grenzen (Burnout-Risiko ↑ S. 154) und den Grenzen anderer. Sich durch Helfen stärker als andere zu fühlen, gibt ihnen ein Gefühl von Sicherheit. Das gilt besonders für idealistische Menschen, für die Gutsein bedeutet, anderen, schwächeren, kranken, benachteiligten oder bedürftigen Menschen zu helfen. Gleichzeitig haben Helfersyndrom-Menschen viel Mitgefühl und Empathie für die Schwächen anderer.

Hinweis Die Hilfe (Pflege) von Helfersyndrom-Menschen ist nicht vorrangig an den Bedürfnissen des Patienten orientiert, sondern an den eigenen Wünschen und Bedürfnissen.

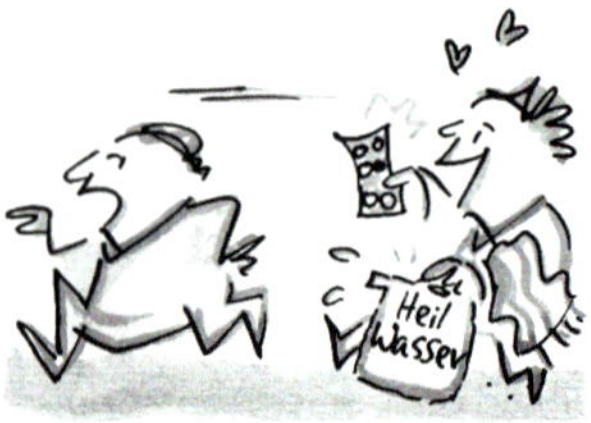

„Der Fürsorgliche
Nicht, weil er bös ist, nein: zu gut:
quält uns oft einer bis aufs Blut.
Selbst Wünsche, die wir gar nicht hatten,
erfüllt er, ohne zu ermatten,
in einem Übermaß von Hulden
und: ohne Widerspruch zu dulden."

Eugen Roth,
Ernst und Heiter (München 1969)

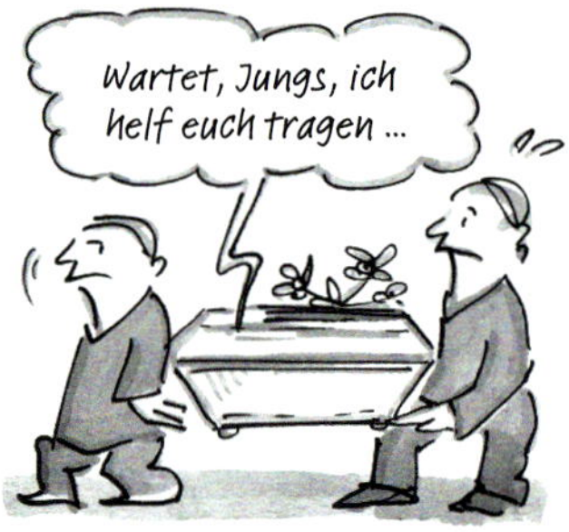

„Wirklich, er war unentbehrlich!
Überall, wo was geschah zu dem Wohle der Gemeinde,
er war tätig, er war da.

(...)

Ohne ihn war nichts zu machen, keine Stunde hatt' er frei.
Gestern, als sie ihn begruben, war er richtig auch dabei."

Wilhelm Busch

idealistisch sein hier: nach vollkommen empfundenen Vorbildern und Ideen streben

Vorbeugende Maßnahmen

Wer einen Helferberuf anstrebt, hat in der Regel mehrere Motive, manche sind klar, andere eher unbewusst. Schwierig sind die unbewussten Anteile, wie sie im Helfersyndrom angelegt sind. Daher ist die wichtigste präventive Maßnahme die Reflexion der eigenen Wünsche und Bedürfnisse. Dazu können folgende Überlegungen hilfreich sein:

- Warum will ich diesen Beruf machen?
- Der Wunsch zu helfen reicht allein nicht für eine stabile Motivation. Wichtiger ist die Entwicklung einer klaren Berufsrolle.
- Helfen bedeutet nicht, alle Menschen zu retten, sondern die eigene Arbeit nach den Regeln der Kunst durchzuführen.
- Gute Pflegearbeit ist auch dann gut, wenn ein Pflegebedürftiger keine Anerkennung gibt, nicht dankbar ist oder „trotzdem" stirbt.
- Nur wer für sich selbst gut sorgt, kann auch für andere sorgen. Dazu gehört ein Privatleben, das der Selbstsorge dient.
- Helfende müssen einen angemessenen Umgang mit Stress erlernen, das Erlernen von Bewältigungsstrategien (↗S. 155) gehört dazu.
- Hoher persönlicher Einsatz kann eine schlechte Organisation nicht dauerhaft ausgleichen.
- Pflegearbeit ist ähnlich wie Familienarbeit nie zu Ende – sie wird nur durch die Arbeitszeit begrenzt. Diese sollte eingehalten werden.
- Manche Menschen wollen keine Hilfe – das ist zu akzeptieren und nicht als persönliche Kränkung zu deuten.
- Eigene Schwächen sind kein Zeichen von Wertlosigkeit, sondern Teil des Menschseins.

Hinweis Die Pflegearbeit ist ein sehr anspruchsvoller Beruf, in dem Denken, Fühlen und Handeln gleichermaßen gefordert sind. Das ist auch für starke und leistungsfähige Menschen nicht immer einfach.

Starke Menschen wissen, dass auch sie Unterstützung brauchen. Sie holen sich diese zur rechten Zeit, z. B. in Form von Supervision.

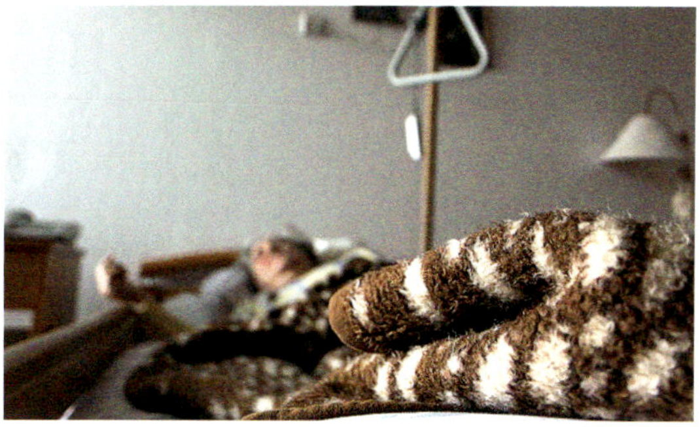

Häufig sind Pflegende betroffen von der Einsamkeit ihrer Klienten. Es ist in diesen Situationen wichtig, die eigenen Möglichkeiten nicht zu überschreiten, sondern bei Bedarf andere Hilfsangebote zu organisieren.

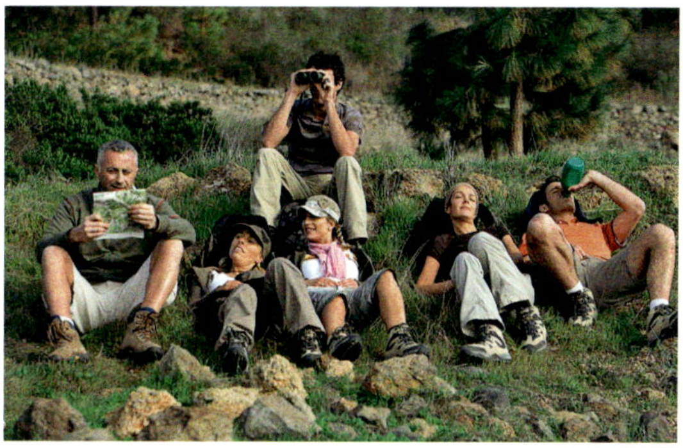

Mit vertrauten Menschen zu wandern, eignet sich gut, um den Kopf von der Arbeit freizubekommen und neue Energie zu tanken.

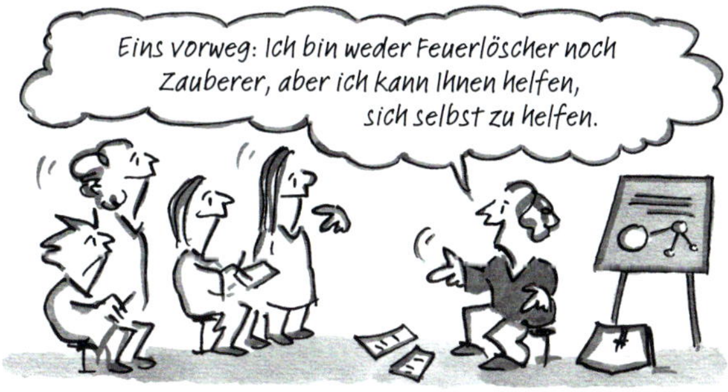

Auch bei der Supervision steht die Hilfe zur Selbsthilfe im Vordergrund.

präventiv vorbeugend

Burnout-Syndrom

Beschreibung und Ursachen

Das **Leitsymptom** von Burnout ist die emotionale Erschöpfung. Sie ist verbunden mit dem Gefühl, die beruflichen Aufgaben nicht mehr zu schaffen, „nicht mehr zu können und zu wollen". Gefühle der Überforderung, der inneren Leere und einer chronischen Ermüdung machen sich breit. Das zeigt sich in zunehmender Gleichgültigkeit, starker Ablehnung, achsendem Widerwillen und Ärger gegenüber den Pflegebedürftigen. Familie und Freunde werden als zusätzliche Verpflichtung erlebt. In den Ferien gelingt es nicht, sich wirklich zu erholen. Reizbarkeit und Nervosität stellen sich nach Arbeitsbeginn schnell wieder ein.

Die **Ursachen** für Burnout liegen v. a. in den beruflichen Belastungen, denen eine Person über längere Zeit ausgesetzt ist. Die Belastung kann in der Arbeitsaufgabe (Überforderung), am (schlechten) Teamklima und an den Arbeitsbedingungen liegen. Ungenügender Entscheidungsspielraum und mangelnde Anerkennung fördern die Entwicklung von Burnout. Eine persönliche Disposition, wie ausgeprägtes Selbstbewusstsein oder Helfersyndrom ↗ S. 152, kann die Entwicklung von Burnout ebenso hemmen wie begünstigen.

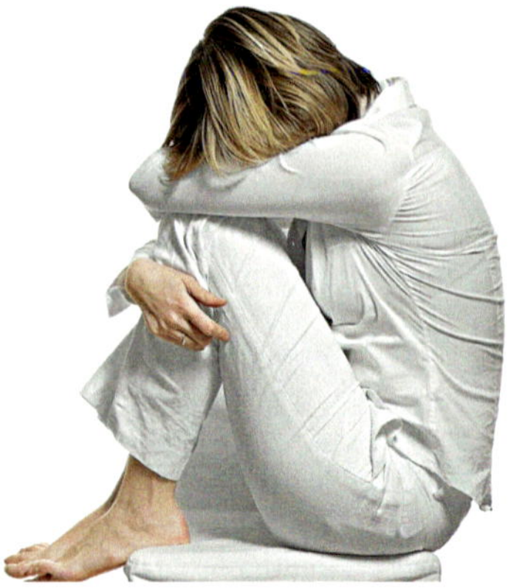

Menschen mit Burnout fühlen sich ausgebrannt, verzweifelt und leer sowie den täglichen Anforderungen nicht mehr gewachsen.

Stadien des Burnouts

Das Burnout ist durch vier Stadien gekennzeichnet, die nacheinander oder auch wiederholt auftreten können.

Überhöhter Energieeinsatz: Er zeigt sich in hohen Idealen in Verbindung mit Ehrgeiz und Leistungsdruck.

Stagnation (Einbruchphase): Die Freude an der Arbeit geht verloren, die Betreffenden fühlen sich ausgenutzt und erlauben sich schon mal „krankzufeiern".

Frustration (Abbauphase): Sie greifen zu Suchtmitteln, erleben eine deutliche Persönlichkeitsveränderung, bauen in ihrer Leistungsfähigkeit ab und werden häufiger krank.

Apathie und Verzweiflung: Die Betroffenen resignieren, werden depressiv und zynisch. Es besteht ein gesteigertes Risiko für Selbsttötung (*Suizid*).

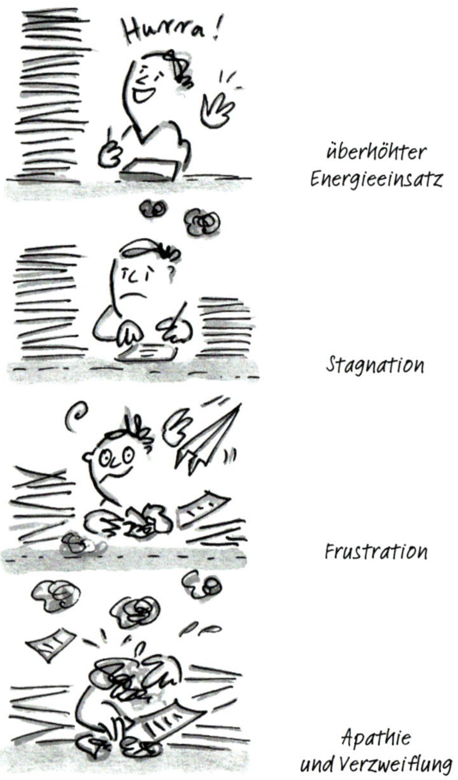

Stadien des Burnouts

Burnout engl. = ausgebrannt sein; als Syndrom bezeichnet es im medizinischen Sinne eine Vielzahl von auftretenden Symptomen
Disposition Anfälligkeit für die Ausbildung von Krankheiten
zynisch bissig-spöttisch, verächtlich

Stressreaktionen als Warnsignale

Stressreaktionen treten in vier Bereichen auf.

- **Muskuläre Reaktionen:** Schulter- und Nackenverspannungen, Kopfschmerz, Zähneknirschen („Stress zermalmen")
- Kognitive **Reaktionen:** Konzentrationsstörungen, wachsende Vergesslichkeit, die Gedanken drehen sich im Kreis, man sieht nur noch das nächste Problem. Nachts wird in Träumen „weitergearbeitet".
- **Emotionale Reaktionen:** Unruhe, Verunsicherung, Anspannung, Unzufriedenheit, Ärger, Gereiztheit, Aggressivität oder Misstrauen. Konflikte werden nicht gelöst, sondern verdrängt. Das Selbstwertgefühl leidet, Versagensgefühle verstärken sich.
- **Vegetative Reaktionen:** Sie zeigen sich neben Müdigkeit, Schlafstörungen und Abgeschlagenheit in Symptomen, die Krankheitswert bekommen können.

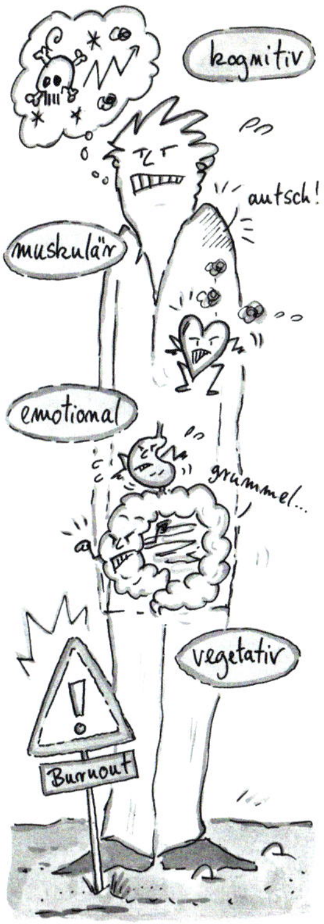

Organsystem	Symptome
Immunsystem	Abwehrschwäche, häufige Erkältungen
Herz-Kreislauf	Herzklopfen, erhöhter Blutdruck
Atmung	Kurzatmigkeit, Enge in der Brust
Magen, Darm	flaues Gefühl im Magen, Übelkeit, Durchfall, Magenschmerzen
Innenohr	Tinnitus ↗ S. 71, Hörsturz, Schwindel

Beispiele für vegetative Reaktionen

Vorbeugung und Bewältigung

Burnout ist nicht nur ein individuelles Problem, sondern auch ein Gesellschaftsphänomen. Insofern müssen Veränderungen und vorbeugende Maßnahmen auf mehreren Ebenen ansetzen:

- **Politisch** – durch eine neue Arbeitskultur
- **Organisatorisch** – durch Strukturen in der Einrichtung, die den Mitarbeitern Wertschätzung und Anerkennung zukommen lässt

Dazu gehören:

- Förderung der Mitbestimmung und Autonomie
- flache Hierarchien, klare Arbeitsaufträge
- gerechte Entlohnung
- Gewährung angemessener Rückzugszeiten
- Angebote für Fort- und Weiterbildung, insbesondere für Supervision und Teamentwicklung

Hinweis Auf der **individuellen Ebene** kann ein angemessenes Verhältnis zwischen Arbeit und Privatleben, auf Englisch Work-Life-Balance genannt, einem Burnout vorbeugen. Im fortgeschrittenen Stadium bedarf es i. d. R. einer Psychotherapie.

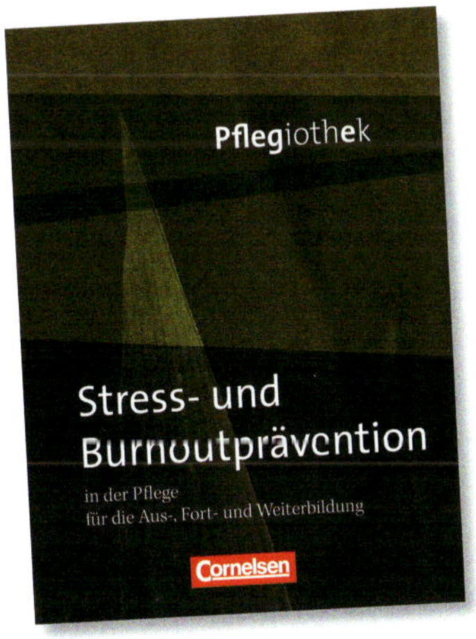

Dieses Buch aus der Reihe Pflegiothek enthält zahlreiche Hinweise zur Vorbeugung von Burnout.

kognitiv das Denken und Erkennen betreffend

„Angst essen Seele auf"

Die Bedeutung von Angst

Angst ist ein elementares Lebensgefühl, das zur seelischen Grundausstattung jedes Menschen gehört. Sie ist das Hauptmotiv für unterschiedlichste Verhaltensweisen. Vor Angst „wie gelähmt sein" ist eine Erfahrung, die die meisten Menschen kennen. Umgekehrt kann die Angst, z. B. vor drohendem Verlust, Grundlage äußerst mutiger Verhaltensweisen sein.

Angst spüren wir häufig als negatives Gefühl von Enge, Erregung und Beklemmung. Sie wird begleitet von qualvoller innerer Unruhe bis hin zu Verzweiflung und Handlungsunfähigkeit. Die Bewegungsfreiheit ist eingeschränkt, das eigene Selbstvertrauen fast zerstört, Hilflosigkeit macht sich breit. Körperlich zeigt sich Angst in deutlichen Stressreaktionen (↗ S. 20): Puls, Blutdruck, Blasen- und Darmtätigkeit verändern sich, es kommt zu Schweißausbrüchen oder Zittern, die Atmung wird oberflächlich, der Brustkorb eng, der ganze Organismus wird durch die Freisetzung von Stresshormonen in Hochspannung versetzt.

Gefühle der Angst

Während umgangssprachlich immer von Angst die Rede ist, kann man im psychologisch-medizinischen Sinne zwischen verschiedenen Formen von Angst unterscheiden:

- **Angst:** sinnvolles Gefühl der Bedrohung in gefährlichen Situationen, das die Sinne schärft und Energie freisetzt
- **Ängstlichkeit** (generalisierte Angst): oft grundlose Befürchtung, es könnte etwas Schlimmes passieren
- **Panik** (Angstattacke): plötzliches Erschrecken, das die Vernunft ausschaltet und zu unkontrollierten Fluchtreaktionen führt
- **Phobie:** sich unkontrolliert aufdrängende Angst vor bestimmten „Objekten" (Spinnen, Platzangst, Flugangst) ohne tatsächliche Bedrohung

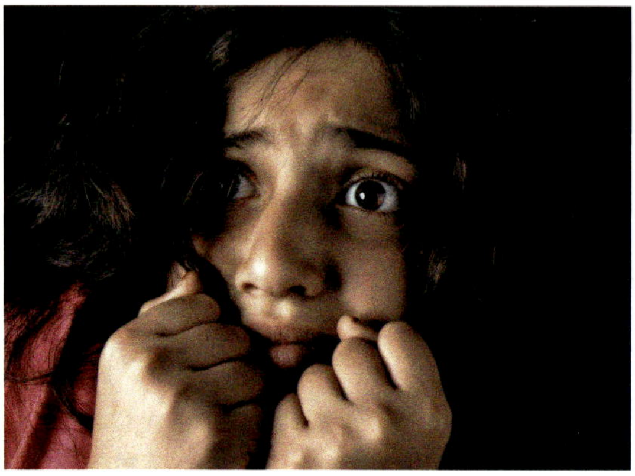

Vor allem Kinder haben häufig Angst. Im Zuge des Erwachsenwerdens lernen die meisten Menschen, mit den kindlichen Ängsten (z. B. vor Monstern oder der Dunkelheit) umzugehen.

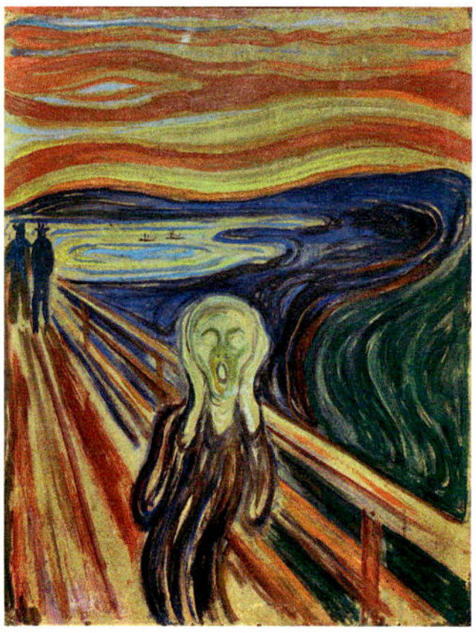

„Der Schrei" von Edvard Munch (1863–1944) zeigt einen zutiefst verängstigten, schreienden Menschen. Dieses Gemälde ist auf Grund seiner Eindrücklichkeit weltberühmt.

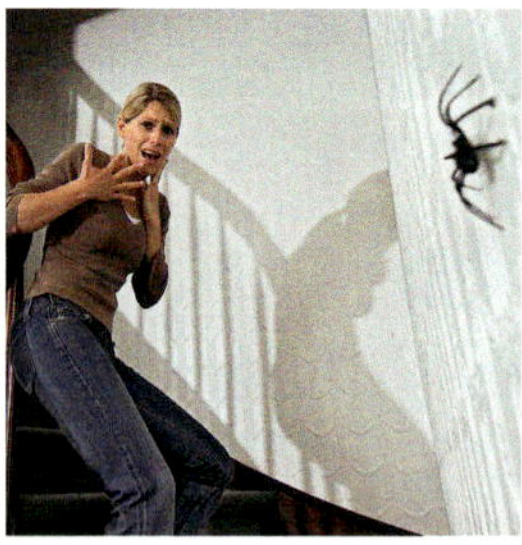

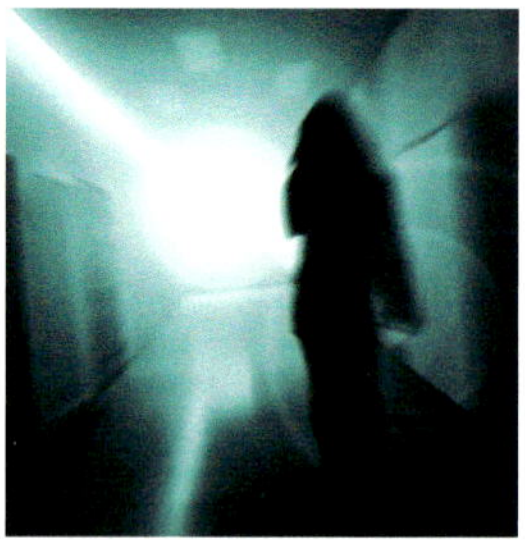

Phobien oder Panik können z. B. durch den Anblick einer Spinne oder einer etwas gruseligen Umgebung ausgelöst werden.

Hinweis Ältere Menschen sind oft ängstlicher als junge, weil sie glauben, sich nicht mehr so gut wehren zu können. Kranke und pflegebedürftige Menschen sind generell angstanfälliger, weil sie sich in einer schwachen, abhängigen Position befinden.

Ängste kranker, pflegeabhängiger Menschen und ihrer Angehörigen

Die oft unbestimmte Angst vor Krankheit, Leid und Sterben nimmt deutlich zu, sobald jemand wirklich krank und aus seinem normalen Lebensrhythmus geworfen wird. Ebenso wachsen die Ängste von Angehörigen. Der Gedanke an den möglichen Verlust eines nahestehenden Menschen ist ebenso schwer wie die Sorge, wie es weitergehen soll.

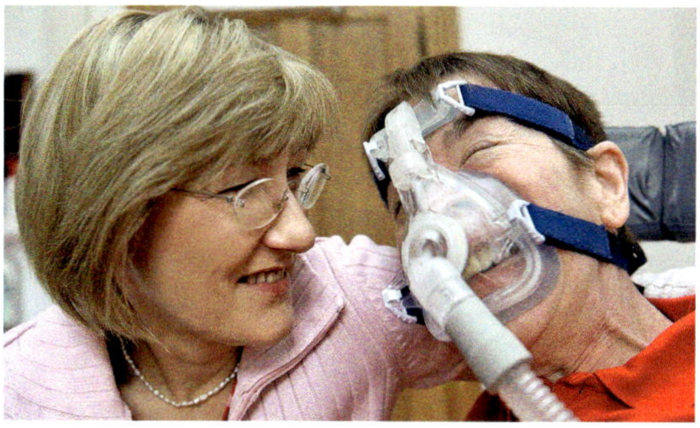

Atemnot macht Angst. Eine angenehme Atmosphäre und ruhige Begleitung lindern Panik und Atemnot.

Ängste der Pflegenden

Pflegende haben mit ihren eigenen, auch berufsbedingten Ängsten zu kämpfen:

- Die Angst vor Ansteckung kommt von dem nahen (körperlichen) Kontakt mit Krankheit, Leid und Tod.
- Die Angst, „aufgefressen" zu werden, ist eine Reaktion auf die mitunter nicht endenden Bedürfnisse pflegebedürftiger Menschen.

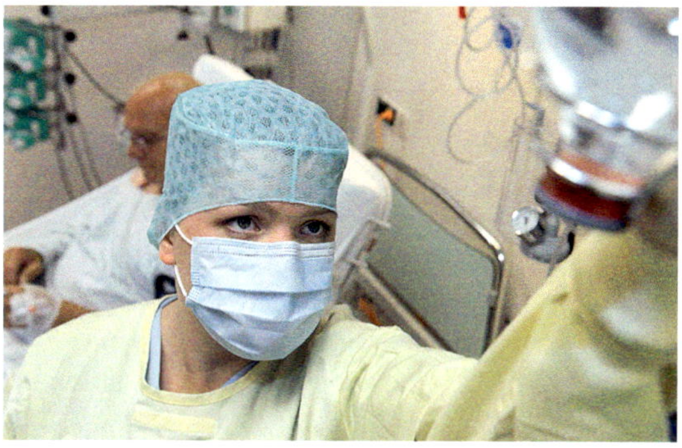

Pflegende versuchen nicht nur andere, sondern auch sich selbst vor Ansteckung zu schützen.

Umgang mit Angst

Professionell arbeiten bedeutet nicht, über die eigenen Ängste hinwegzugehen oder sie „wegzustecken". Hilfreicher ist es, die eigenen Ängste anzuerkennen und zu lernen, sie zu kontrollieren. Das ist ein permanenter Lernprozess. Wissen und Erfahrung helfen dabei, Situationen besser einzuschätzen. Wer noch nie Fahrrad gefahren ist, hat anfangs Angst. Mit Hilfe einer anderen Person lernt es sich leichter – und nach einiger Zeit, wenn man sich sicher fühlt, kommt die Freude über eigene Können.

Ähnlich ist es mit der Pflegearbeit. Es ist mutiger zu sagen, „ich habe Angst davor, einen Sterbenden zu begleiten" als „wir haben keine Zeit für Sterbebegleitung, die Station muss laufen". Die erste Aussage bedeutet, dass ich zu mir stehe, die zweite ist v. a. eine Ausrede. Im ersten Fall werde ich versuchen, die Angst mit Hilfe einer erfahrenen Kollegin zu überwinden, im zweiten Fall stirbt die Person unbegleitet.

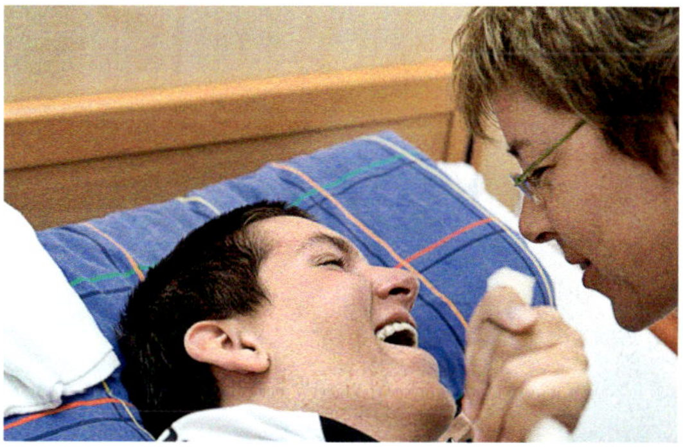

Bei jeder Begleitung geht es immer wieder um das Ausloten von gewünschter und erträglicher Nähe und Distanz.

Hinweis Wer die eigenen Ängste anerkennen kann, dem fällt es auch leichter, auf die Ängste anderer einzugehen, das heißt, sie ernst zu nehmen statt wegzureden.

Aggressionen – Manchmal möcht' ich schreien …

Aggression verstehen lernen

Konstruktive ↗S. 129 Aggression ist ein Gefühl positiver Lebenskraft und Energie: für ein Handeln auf ein Ziel hin, zur Abgrenzung, Selbstbehauptung und zum Selbstschutz. Die Grenze zur destruktiven Aggression ist nicht deutlich, der Übergang ist fließend. Destruktive Aggression ist ein beabsichtigtes Verhalten, um einen anderen Menschen zu schädigen. Zu den destruktiven Formen zählt auch die Autoaggression, ein sich selbst schädigendes Verhalten, das von verschiedenen Suchtformen über Essstörungen und „Ritzen" bis hin zum Suizid reichen kann. **Aggressivität** meint die Bereitschaft, sich aggressiv zu verhalten.

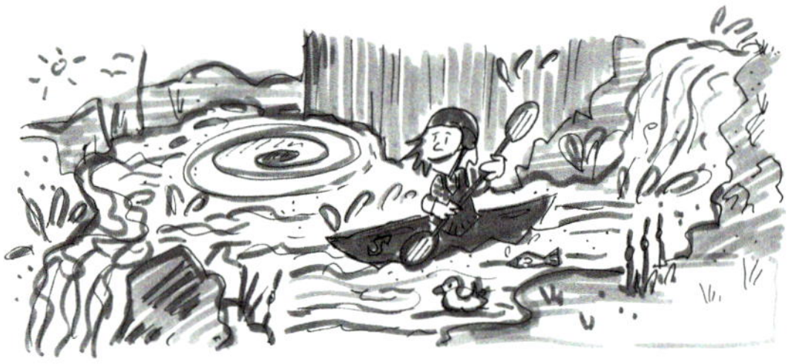

Es tut gut, die eigene Kraft zu spüren.

Ursachen und Auslöser

Häufig treffen viele Ursachen für Agressionen zusammen: Angst, Neid, Konkurrenz, geringes Selbstwertgefühl, Eifersucht, Abweisung. Dann muss nur noch ein scheinbar kleiner Auslöser dazu kommen, damit jemand „explodiert".

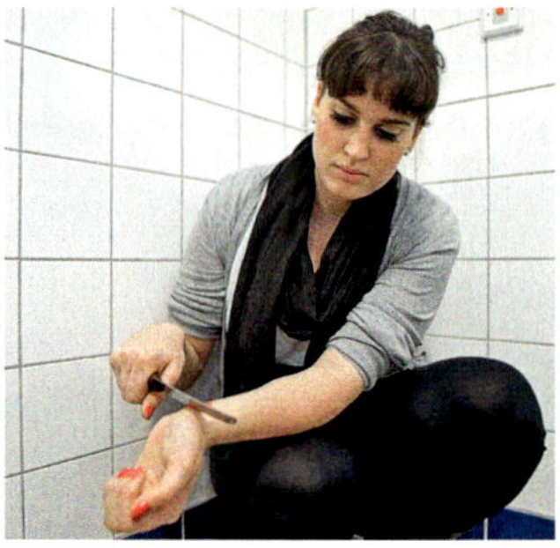

Sich selbst zu schädigen ist oft Ausdruck von Unsicherheiten im eigenen Selbstbild, von Minderwertigkeitsgefühlen.

Äußerungen von Aggression

- spontane Unmutsäußerung, Schimpfen
- Machtdemonstration
- Selbstschutz und Verteidigung
- Vergeltung oder Rache
- jemanden „wegekeln" (Mobbing ↗S. 164)

Sie zeigen sich in verschiedenen Formen:

- körperliche Anspannung, roter Kopf
- Stimme wird lauter, manchmal auch leiser, Argumente werden nicht gehört
- falsche Freundlichkeit und verbale „Giftspritzen"
- stechender Blick, gereizter Ton, Ungeduld, aufreizendes Grinsen, ausgestreckter Finger
- abweisendes Verhalten, Rückzug, Unruhe
- Wutanfall, körperlicher Angriff, Zerstörungswut, Verletzung von Personen oder Tieren

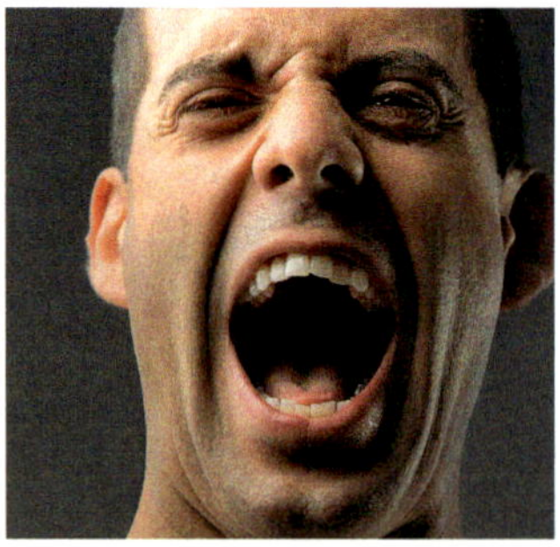

Aggressives Verhalten ist häufig von einem bestimmten Mienenspiel, bestehend aus aufgerissenen Augen und Mund sowie von einer extremen Anspannung der Hals- und Oberkörpermuskulatur begleitet.

destruktiv zerstörerisch

Aggressionsverstärkende oder -mindernde Faktoren

Aggressionsverstärkende Faktoren	Agressionsverringernde Faktoren
■ aggressive Vorbilder und Gruppennormen	■ gewaltfreie Vorbilder
■ eigene Erfolge mit Aggression	■ Stärken des Selbstwertgefühls durch Anerkennung
■ mangelndes Selbstwertgefühl	■ Besprechen aggressiver Gefühle und ihrer Auslöser
■ eigene unbearbeitete Ängste	■ Unterstützung durch professionelle Hilfe (z. B. Supervision)
■ Gefühl, immer Opfer zu sein	■ Stärken des Empathievermögens
■ Vorurteile gegen andere	■ eigene Gefühle und die Gefühle anderer ernst nehmen
■ Provokation, Langeweile	■ autonome Gestaltungsmöglichkeiten in Beruf und Freizeit
■ abgewiesen werden	■ Entwickeln von Gelassenheit und Toleranz
■ nicht ernst genommen werden	■ Überwinden von Vorurteilen
■ Neid, Eifersucht und Habgier	■ sinnvolle Beschäftigung und echte Freunde
■ Überforderung, Dauerstress	■ spielerische Freude und Humor
■ ausgeprägtes Konkurrenzdenken	■ Abreagieren an Ersatzobjekten
■ (zu) hohe Ziele setzen	
■ Bevormundung, Zwang	
■ Suchtkrankheiten	

Umgang mit Aggressionen

Damit sich Aggressionen nicht verstärken, sollten sie – wenn möglich in einem vertrauten Umfeld – offen ausgesprochen und reflektiert werden. Dabei können folgende Gesichtspunkte die Reflexion unterstützen:

- Ethische Prinzipien: Respekt vor der Würde und Autonomie jedes Menschen (auch von Kollegen)
- Aufrichtigkeit im Umgang miteinander
- Fairness und solidarisches Verhalten
- sich nicht nur als Opfer, sondern auch als Täter erkennen
- verstehen lernen, dass Aggression häufig ein Zeichen von Selbstschutz ist
- die eigene Aggression bewusst annehmen und allmählich in positive Energie verwandeln
- lernen, das Energiepotenzial in Aggressionen auch bei Patienten wahrzunehmen und konstruktiv zu nutzen
- Verringerung agressionsfördernder Tätigkeiten, Abläufe und Zwänge im Stationsbetrieb
- zwischen Ursache und Auslöser unterscheiden lernen

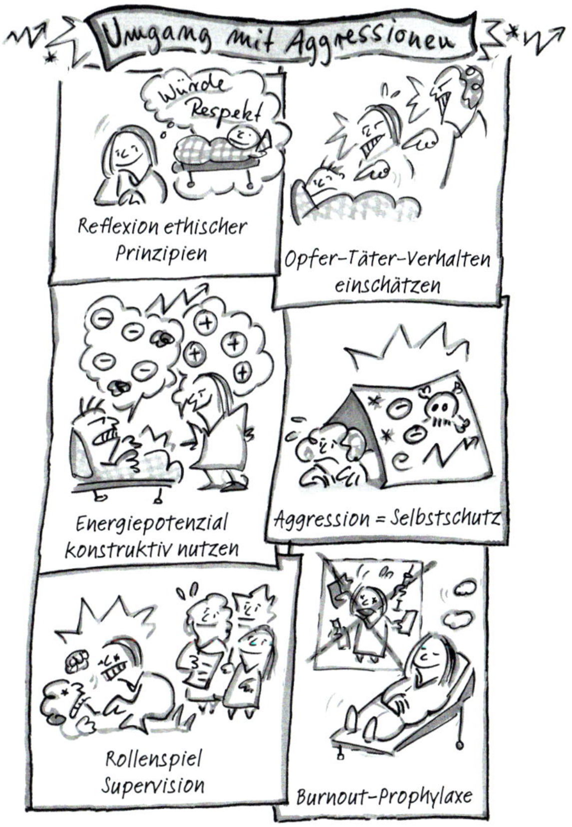

Gewalt erkennen

Definition von Gewalt

Definieren heißt: das Wesentliche benennen. Der folgende Definitionsansatz dient zunächst als allgemeine Grundlage: Gewalt ist

- jede einmalige oder dauerhafte Handlung bzw. Unterlassung,
- die den Willen oder Widerstand eines anderen Menschen überwinden oder brechen will und
- ihm in seiner leiblichen Integrität Schaden zufügt.

Schnell scheint man sich einig, dass Gewalt in der Pflege nicht geschehen darf. Dass dies nicht ganz einfach ist, machen zwei Gesichtspunkte deutlich:

- Nicht jede Form von Gewalt ist offensichtlich. Manchmal muss sich der Pflegende erst selbst dafür sensibilisieren, dass bestimmte Tätigkeiten, Handlungen, Umstände oder Maßnahmen eine Gewaltanwendung bedeuten.
- In der Pflege kann es notwendig und damit ethisch und rechtlich legitimiert sein, bestimmte Zwangsmaßnahmen durchzuführen (z. B. Fixierung ↑ S. 314), die gegen den Willen der betroffenen Person geschehen und damit Gewalt darstellen.

Man kann also zwischen ethisch und rechtlich gerechtfertigter und nicht gerechtfertigter Gewalt unterscheiden, wie die folgende Übersicht zeigt.

> „Es gibt viele Arten zu töten.
> Man kann einem ein Messer in den Bauch stecken,
> einem das Brot entziehen,
> einen von einer Krankheit nicht heilen,
> einen in eine schlechte Wohnung stecken,
> einen zum Selbstmord treiben,
> durch Arbeit zu Tode schinden,
> einen in einen Krieg führen usw.
> Nur weniges davon ist in unserem Staat verboten."
>
> *Bertolt Brecht*

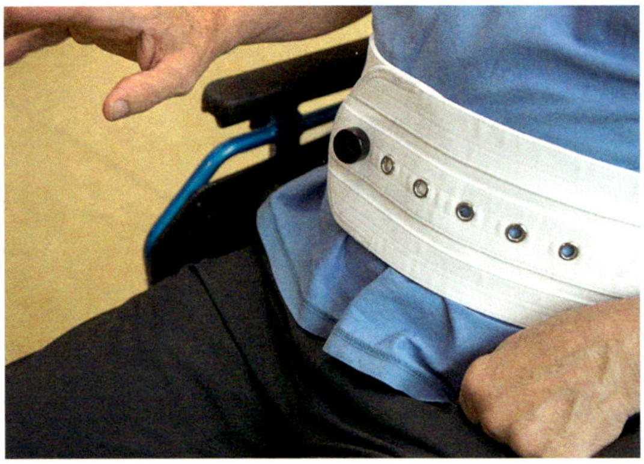

Die Fixierung mit dem Bauchgurt ist eine Form von Gewalt. Ob sie gerechtfertigt ist oder nicht, hängt von den Begleitumständen ab.

leibliche Integrität individuelle Unversehrtheit der Einheit von Körper, Geist und Psyche eines Menschen

Ethisch nicht zu rechtfertigende Gewalt	Kriterien, unter deren Beachtung Gewaltanwendung ethisch und rechtlich legitimiert sein kann
▪ Einer Person werden absichtlich physische oder psychische Schmerzen zugefügt. ▪ Verbale (Anschreien) oder psychische Gewalt (Demütigung, Nötigung, Beschämung usw.) wird angewendet. ▪ Körperliche Gewalt wird ohne Rechtsgrundlage eingesetzt. ▪ Autonomie und Menschenwürde werden verletzt. ▪ Die Verhältnismäßigkeit zwischen Anlass und Maßnahme wird nicht gewahrt. ▪ Nicht angepasstes Verhalten wird bestraft („kalte Dusche"). ▪ Wichtige Informationen werden verschwiegen, es kommt zu Lügen und Verleumdung. ▪ Mobbing ↑ S. 164 wird als gezielte Aktion eingesetzt, um jemanden „loszuwerden"	▪ Menschen sollen vor sich und anderen geschützt werden ▪ Das Ziel einer Zwangsmaßnahme wird vorher geklärt, die Maßnahme ist verhältnismäßig. ▪ Der Respekt vor der Person wird gewahrt. ▪ Das zu Grunde liegende Krankheitsbild wird berücksichtigt. ▪ Vor Einsatz einer Zwangsmaßnahme werden mögliche Alternativen erwogen. ▪ Körperliche Zwangsmaßnahmen werden so schonend wie möglich und ohne verbale Entgleisungen (z. B. Beschimpfung) durchgeführt. ▪ Alle Zwangsmaßnahmen orientieren sich strikt an der Einhaltung der Menschenrechte und den staatlichen Rechtsgrundlagen.

Formen von Gewalt

Gewalt tritt in verschiedenen Formen auf, die sich gegenseitig verstärken können.

Indirekte Gewalt wirkt wie ein unsichtbares Netz von Strukturen und Verbindlichkeiten, das das Leben der Menschen beeinflusst. Unter **direkter** Gewalt werden alle unmittelbaren Gewalthandlungen verstanden.

Strukturelle und **kulturelle** Gewalt wirken indirekt über Gesetze, Normen und Organisationsformen, also Strukturen. Alle Beteiligten sehen sich „durch die Umstände" gezwungen, so zu handeln, wie sie es tun.

Die Kultur eines Hauses (**Leitkultur**) ist durch eine Vielzahl meist ungeschriebener Normen geprägt. Wer sich nicht anpassen will oder kann, wird auch das als gewalttätig erleben.

Beispiel
Ein Pflegeheim ist stolz darauf,, dass täglich alle Bewohner geduscht werden. Der zunächst gute Gedanke, jedem Bewohner eine gründliche Körperpflege zu ermöglichen, wird dann zu einer gewalttätigen Handlung, wenn das Duschen gegen den Willen des Bewohners erfolgt.

Personale Gewalt trifft den anderen ganz konkret und ohne Umweg. Sie geschieht durch Misshandlung (Beschimpfen, Drohen, Beschämen, Demütigen, zwangsweise Essen oder Medikamente eingeben, Fixieren, grobes Anfassen, Ruhigstellung mit Medikamenten) und Vernachlässigung (bewusstes Unterlassen nötiger Hilfeleistungen, Ausstellen der Klingel, Schmerzen oder Bedürfnisse nicht ernst nehmen, „Vergessen" versprochener Hilfeleistung, mangelnde Pflege wegen Unwissenheit, Ignorieren benötigter Hilfestellung).

Funktionale (fürsorgliche) Gewalt entsteht aus Fürsorge (z. B. notwendige Inkontinenzversorgung), aber gegen den Willen des Pflegebedürftigen. Sie wird mit einem Behandlungs- oder Pflegeziel begründet. Funktionale Gewalt wird i. d. R. ausgeübt, um Schaden für die Pflegebedürftigen zu vermeiden, und so oft nicht als Gewalt verstanden. Das erhöht das Risiko, gedankenlos die notwendigen Grenzen zu missachten.

Hinweis Funktionale Gewalt ist die häufigste Form von Gewalt in der Pflege – und die am wenigsten erkannte.

Formen der Gewalt

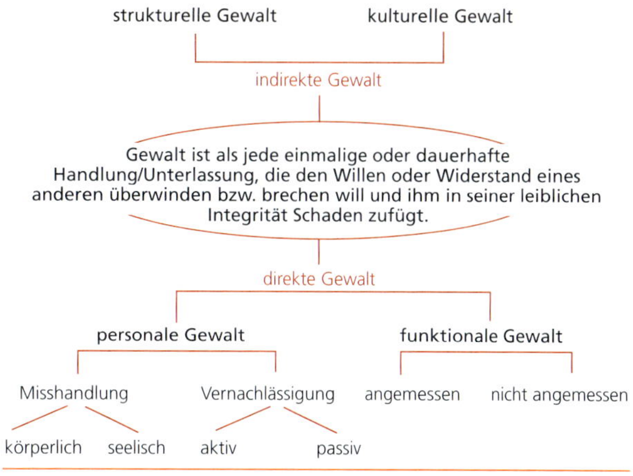

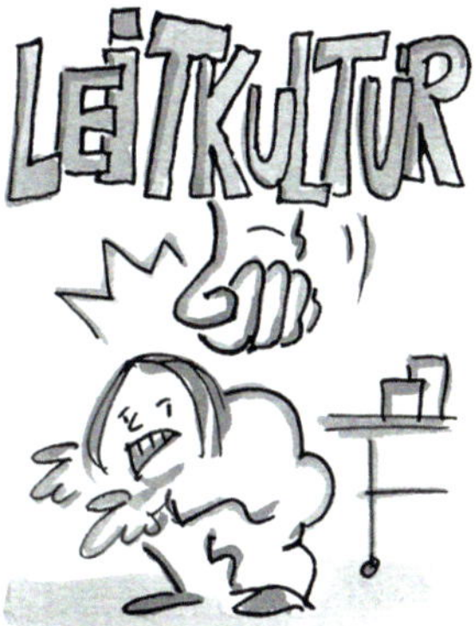

Auch die Leitkultur eines Hauses kann Gewalt fördern.

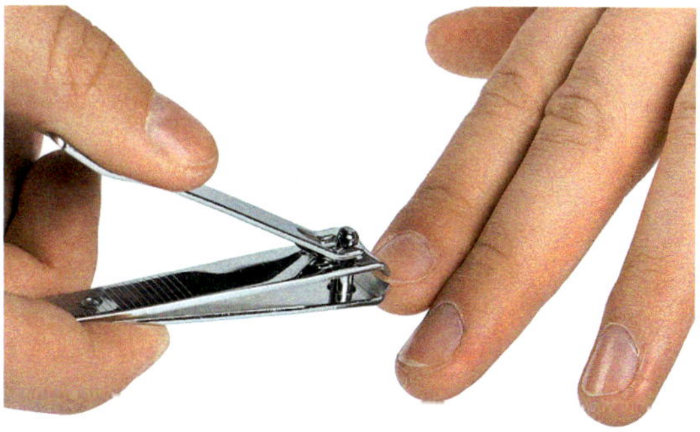

Gerade bei der Körperpflege kann es zu funktionaler Gewalt kommen, wenn unterschiedliche Vorstellungen über einen „gepflegten" Körper aufeinander treffen. Ein Beispiel ist die Nagelpflege: Der Pflegebedürftige möchte seine immer schon langen Fingernägel behalten, die Pflegende möchte sie mit der Begründung kürzen, dass sich unter den Fingernägeln Bakterien sammeln.

Faktoren, die Gewalt begünstigen

Persönliche Faktoren: Helfersyndrom ↗ S. 152, falsch verstandene Fürsorge, emotionale Verschlossenheit

Berufliche Faktoren: Stress durch ständige Nähe zu abhängigen Menschen mit ihren vielfältigen Bedürfnissen, mangelhafte berufliche Autonomie

Institutionelle Faktoren: zu wenig Personal, zu geringer Anteil an Fachkräften, Konzentration auf bestimmte Bewohner- oder Patientengruppen, tristes, schlecht ausgestattetes Umfeld

Gesellschaftliche Faktoren: Zunahme schwieriger Pflegesituationen bei gleichzeitig öffentlicher Ausgrenzung von Krankheit, Alter, Demenz, Gebrechlichkeit, Behinderung und Sterben

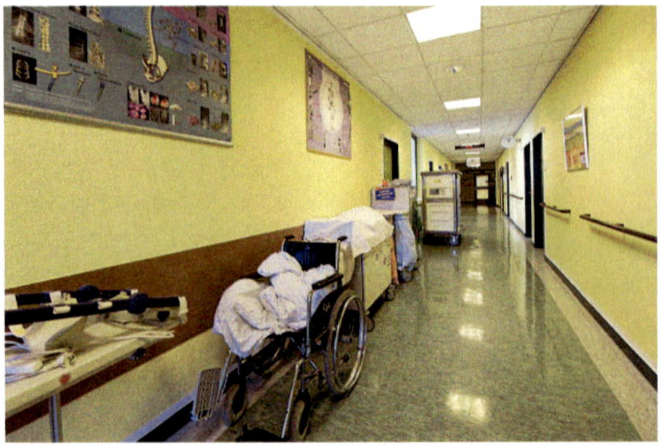

Trister Krankenhausflur

Gewalt gegen Pflegende

Auch pflegebedürftige Menschen können Gewalt ausüben: weil sie sich bedroht fühlen, Schmerzen haben, ihre eigene Abhängigkeit von anderen nicht aushalten, Pflegende als Servicedienstleister sehen oder ungeduldig sind. Die Abwehr- und Gewaltreaktionen reichen von Schreien, Spucken, Kratzen, Beschimpfen bis Schlagen.

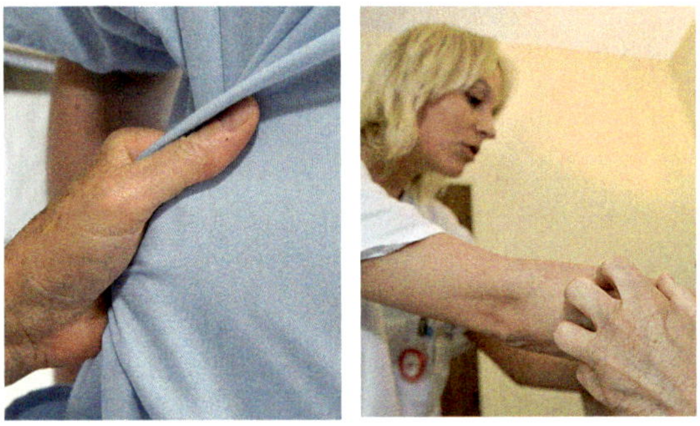

Gewalt Pflegebedürftiger gegen Pflegende

Gewalt durch pflegende Angehörige

Etwa 70 % der Pflegebedürftigen werden zu Hause von ihren Angehörigen gepflegt. Das bedeutet für diese, dass sie häufig über viele Jahre bis zu 24 Stunden am Tag, 365 Tage im Jahr gefordert sind. Das ist eine ungeheure Leistung, die an den Kräften zehrt.

Vor diesem Hintergrund mag es verständlich sein, dass auch Angehörige manchmal gewalttätig werden, aber es darf nicht ignoriert oder entschuldigt werden. Gleichzeitig sind die Angehörigen die engsten Bezugspersonen der Pflegebedürftigen – eine sehr heikle Situation.

Pflegende sollten hier grundsätzlich das Gespräch suchen, wenn möglich im Pflegeteam oder auch mit den überforderten Angehörigen – ohne allerdings die Schweigepflicht ↗ S. 313 zu verletzen.

In schweren Fällen muss evtl. die Polizei oder das Betreuungsgericht ↗ S. 314 informiert werden.

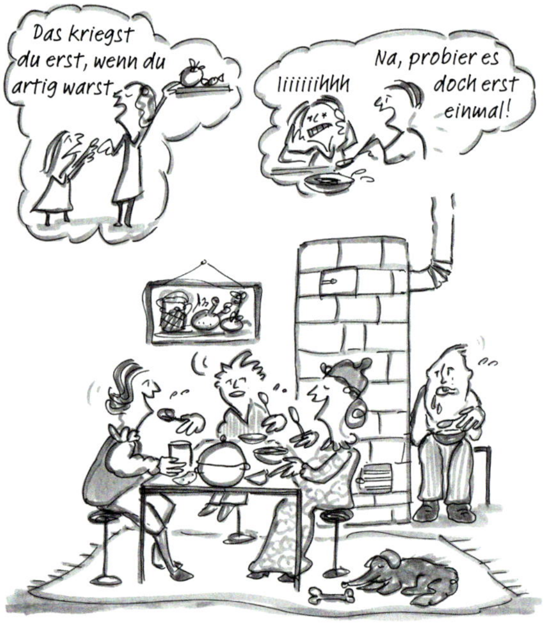

Es ist schmerzhaft, von den engsten Bezugspersonen ausgegrenzt zu werden.

Folgen von Gewalterfahrung

Wer Gewalt erfährt, wer Opfer wird, kann ein Trauma erleben. Betroffene Menschen können je nach individueller Sensibilität und je nach der Intensität der Erfahrung mit unterschiedlich ausgeprägten Symptomen reagieren – den posttraumatischen Stresssymptomen (PTS).

- Schock, Unglaube, Nichtwahrhaben-Können
- Verlust der Selbstachtung und des Vertrauens in die eigene Kompetenz
- Gefühle wie Wut, Scham, Schuld, Angst, Panikattacken
- Beeinträchtigung persönlicher Beziehungen, Vermeidungsverhalten
- Muskelverspannungen, Kopf- oder Bauchschmerzen, höhere Krankheitsanfälligkeit
- Burnout ↗ S. 154

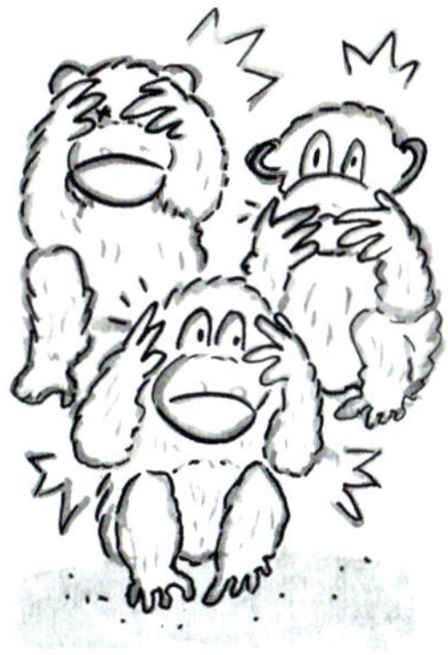

Die drei Affen zeigen sinnbildhaft, dass sie oder wir etwas nicht sehen, nicht hören und nicht aussprechen können oder wollen. Es sind Zeichen der Abwehr und Vermeidung möglicher Konflikte.

Umgang mit Gewalt

Gewalt kann nur reduziert und vermieden werden, wenn die Pflegenden bereit sind, Anzeichen von Gewalt zur Kenntnis zu nehmen. Was nicht als real wahrgenommen wird, kann auch nicht bearbeitet werden.

Ist es erst einmal zu einem Gewaltvorfall gekommen, sollte dieser systematisch aufgearbeitet werden, um auslösende Faktoren herauszuarbeiten. Damit können diese Faktoren und damit auch die Gewalt in der Zukunft vielleicht vermieden werden.

Bei der Reflexion nach einem Gewaltvorfall können folgende Fragen hilfreich sein:

- Was kann die Gewalt ausgelöst haben?
- Gab es Hinweise, die nicht beachtet wurden?
- Gibt es krankheitsbedingte Einflüsse?
- Gegen wen oder was richtete sich die Aggression?
- Wie zeigte sich die Gewalt?
- Wer war daran beteiligt?
- Welche Interpretationen des Vorfalls gibt es?
- Ist eine ähnliche Situation schon öfter aufgetreten?
- Gibt es eine Art Muster?
- Wurde im Team darüber gesprochen und mit welchem Ergebnis für die Zukunft?
- Gibt es eine begleitete Täter-Opfer-Konfrontation?

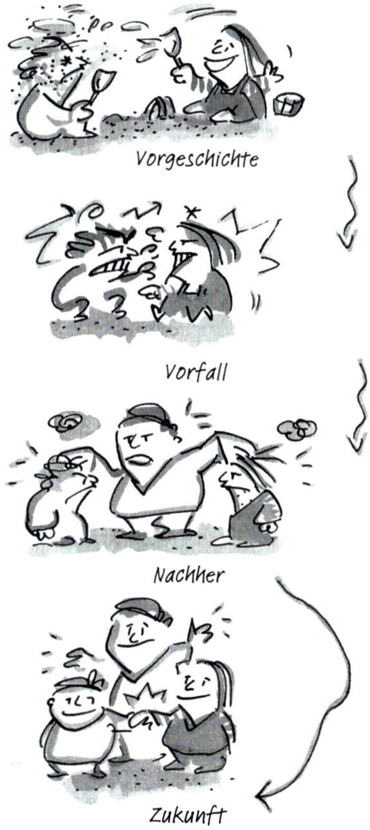

Zur systematischen Aufarbeitung eines Gewaltvorfalls gehört die Analyse der Vorgeschichte und des Vorfalls im Anschluss des Geschehens (Nachher), um für die Zukunft vorzubeugen.

Hinweis Gewalt lässt sich nur reduzieren, wenn man gemeinsam darüber spricht.

Trauma seelische Erschütterung bzw. körperliche Verletzung durch die Einwirkung von Gewalt

Mobbing – Gewalt gegen Kollegen

Definition

Bei Mobbing handelt es sich um schädigende oder verletzende Handlungen gegen eine bestimmte Person über mehrere Monate und mindestens einmal pro Woche. Es ist ganz konkret Gewalt gegen eine Person.

Besonders in Schulen ist Mobbing sehr weit verbreitet. In Deutschland sind vermutlich mehrere Millionen Arbeitnehmer von Mobbing betroffen – mit hohen Gesundheitskosten für die Gesellschaft.

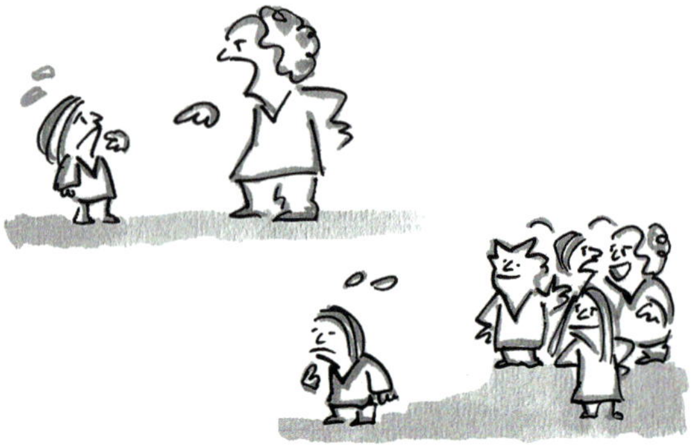

Beschreibung und Ziel

Mobbing ist die gezielte Schikane oder Ausgrenzung einer (unerwünschten) Person. Es bezieht sich auf ein Verhaltensmuster und nicht auf einzelne Handlungen. Mobber haben ein Ziel: die betreffende Person loszuwerden. Die Vorgehensweise ist unterschiedlich, sie kann verbal (beschimpfen), nonverbal (Informationen nicht weitergeben), physisch (jemanden einfach „stehen lassen") oder psychisch (demütigen) erfolgen.

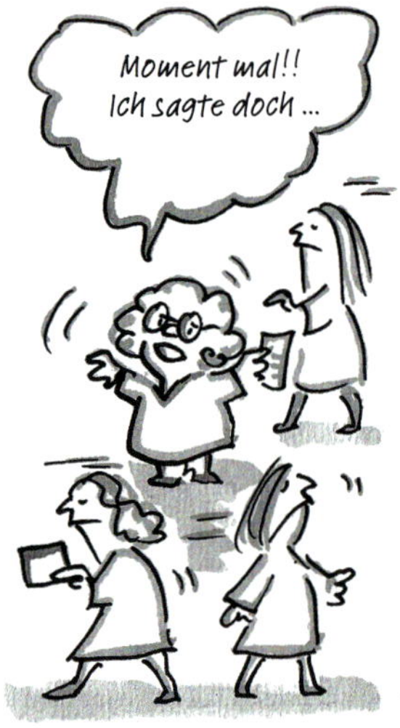

Mobbing verläuft in vier Phasen:

Phase 1: Ein ungelöster Konflikt steht im Raum. In diesem Zusammenhang kommt es zu vereinzelten Angriffen und Schuldzuweisungen.

Phase 2: Der Psychoterror beginnt. Der ursprüngliche Konflikt wird nebensächlich, die betroffene Person wird immer häufiger Opfer von Konflikten und von den anderen isoliert.

Phase 3: Die Situation eskaliert. Die betroffene Person wird immer unsicherer, kann sich nicht mehr konzentrieren, begeht Fehler. Vorgesetzte reagieren mit Abmahnung oder Androhung der Kündigung.

Phase 4: Der Ausschluss wird vollzogen. Die betroffene Person kündigt von sich aus oder es wird ihr gekündigt.

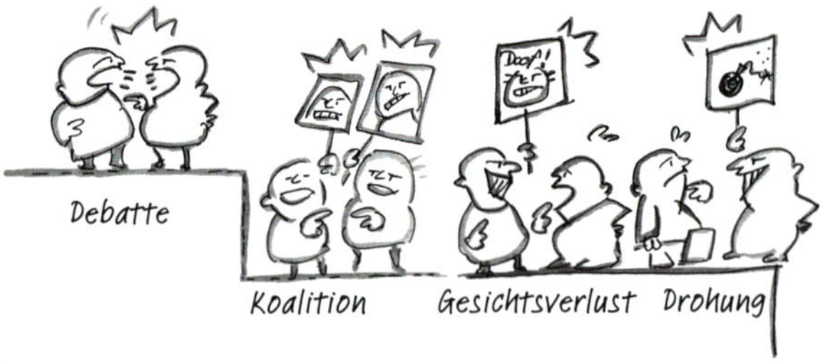

Bei Mobbing wird ein Konflikt gerne damit „gelöst", dass man sich Verbündete sucht, die mithelfen, den „Schuldigen" aus dem Team zu entfernen.

eskalieren steigern, verschärfen von Mitteln
Schikane mutwillig verursachte Erschwernis

Hintergründe und Alarmsignale

Mobbing passiert nicht einfach, sondern wird i. d. R. von einer Person (Mobber) gezielt in Gang gesetzt, indem z. B. **Gerüchte gestreut** oder Unwahrheiten verbreitet werden. Dies gelingt allerdings nur dann, wenn die Atmosphäre schon angespannt ist. Das heißt, ein Mobber baut auf vorbereitetem Boden auf. Anzeichen und Vorboten lassen sich wie folgt erkennen:

- Jedem Mobbingprozess gehen unterschwellige, nicht gelöste Konflikte im Team voraus.
- Mobbingopfer dienen oft als **Ersatzobjekt** zum Abreagieren von Aggression und Unzufriedenheit.
- Ein **autoritärer Führungsstil** und konkurrenzförderndes Verhalten von der Leitungsseite („Es gibt genügend andere …") erzeugen Angst und Druck.
- Wenig transparente Informations- und Entscheidungsstrukturen, Monotonie oder Langeweile verführen zu Klatsch, Gerüchten und Intrigen, sie bieten zunächst einen gewissen „Unterhaltungswert".
- Kritik wird destruktiv, verallgemeinernd und persönlich kränkend mitgeteilt.
- Die Zahl der Krankmeldungen steigt und es findet zunehmend häufiger ein Personalwechsel (Fluktuation) statt.
- Die Bereitschaft, an neuen Aufgaben und wichtigen Sachthemen mitzuarbeiten, sinkt.
- Die Fehlerquote steigt, damit verbunden verschlechtert sich das Arbeitsklima, es kommt zu erneuten Schuldzuweisungen, der Teufelskreis schließt sich.

Mobbing wirkt sich in den Arbeitsbereichen besonders fatal aus, in denen ein professioneller empathischer Umgang mit Pflegebedürftigen die Basis des Berufes ist. Damit wird aus der notwendigen gegenseitigen Unterstützung, die einen sehr belastenden und teilweise auch schweren Beruf erleichtern könnte, ein zusätzliches „Berufsbeendigungsprogramm". Mobbingopfer leiden an massivem Stress und geraten leicht in einen Burnout ↗ S. 154.

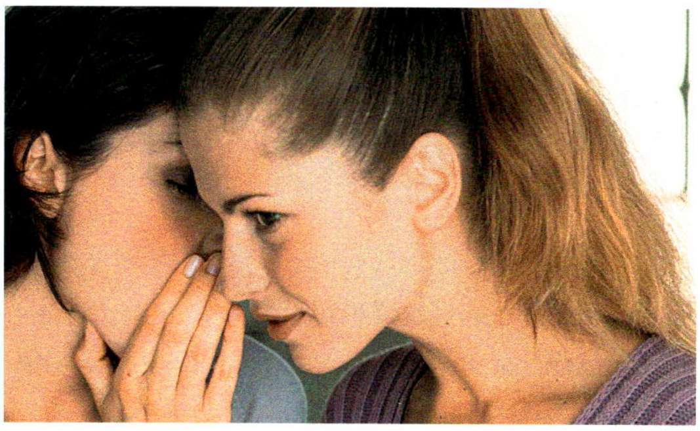

Mobbing beginnt häufig mit Getuschel hinter dem Rücken der Betroffenen.

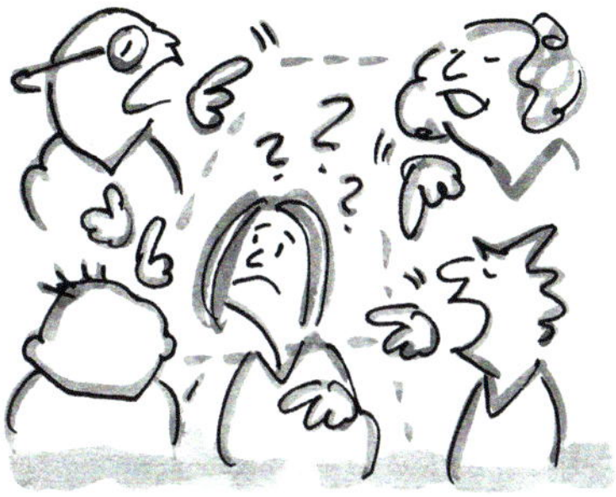

Eine Person wird zum Sündenbock für allgemeine Unzufriedenheit gemacht

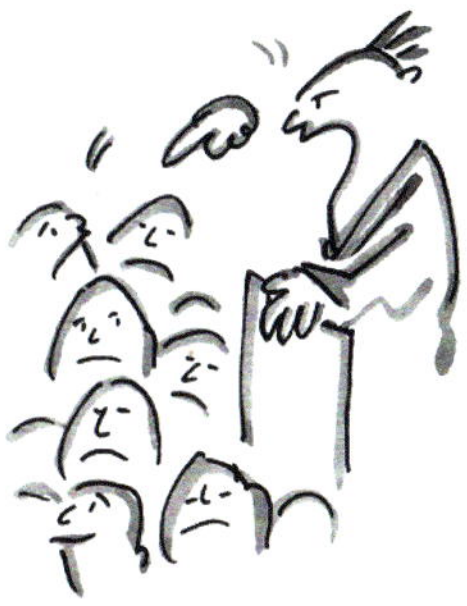

autoritärer Führungsstil

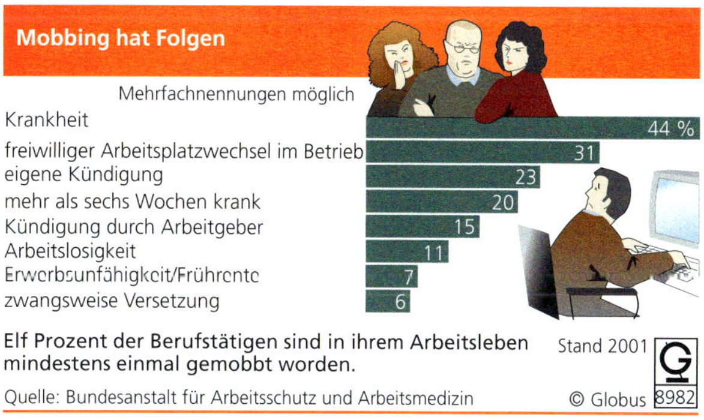

www.berufsinformation.org
> Mobbing
> Mobbing Beratungsstellen und Selbsthilfegruppen
Auf dieser Seite finden Sie eine Liste mit Mobbingberatungsstellen in Deutschland.

Infektionserkrankungen

Den Erregern entsprechend kann man prinzipiell zwischen bakteriellen und viralen Infektionserkrankungen unterscheiden. Im Folgenden finden Sie eine Auswahl pflegerelevanter Infektionserkrankungen.

Bakterielle Infektionen

Nur ca. ein Prozent aller bekannten Bakterien lösen beim Menschen Erkrankungen aus. Diese bakteriellen Infektionen werden i. d. R. mit Antibiotika behandelt.

Staphylokokkeninfektion

Unter den vielen verschiedenen Staphylokokkenstämmen gehört der Staphylococcus aureus zu den häufigsten Eitererregern, der Abszesse und Wundinfektionen verursacht. Eine besondere Form sind multiresistente Staphylococcus-aureus-Stämme, die gegen die meisten gängigen Antibiotika resistent sind und in vielen Einrichtungen des Gesundheitswesens ein großes Hygieneproblem darstellen. Dazu gehören methicillinresistente bzw. oxacillin- oder vancomycinresistente Stämme (MRSA, ORSA, VRSA), die mit Vorliebe chronische Wunden oder den Nasen-Rachen-Raum besiedeln.

Streptokokkeninfektion

Streptokokken besiedeln zumeist unsere Schleimhaut und bilden im Normalfall dort ein gesundes Milieu. Bestimmte Streptokokken können jedoch verschiedene Krankheitsbilder, wie z. B. Wundinfektionen, Mandelentzündung oder Scharlach, hervorrufen.

Enterobakterielle Infektionen

Enterobakterien besiedeln den menschlichen Darm und können unter Umständen schwere Durchfallerkrankungen auslösen. Dazu gehören z. B. die Salmonellen, häufig über Nahrungsmittel übertragen (v. a. Geflügel, Eier und wiederaufgetaute Tiefkühlprodukte). Escheria-coli-Bakterien (E. coli) leben im Darm, können aber außerhalb des Darms schwere Infektionen hervorrufen (häufig Harnweginfekte ↗ S. 244).

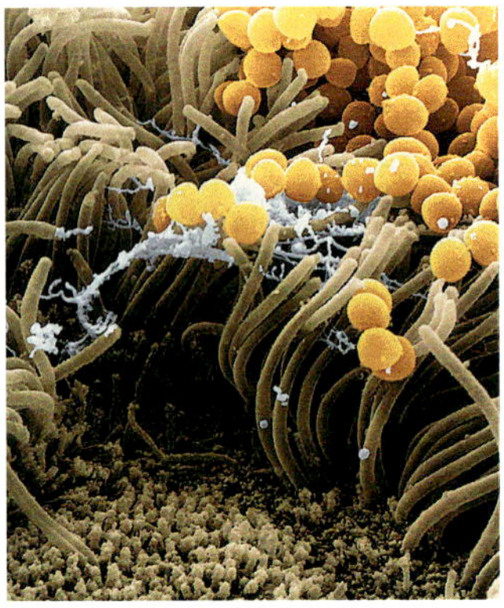

Staphylococcus aureus
(auf der Nasenschleimhaut)

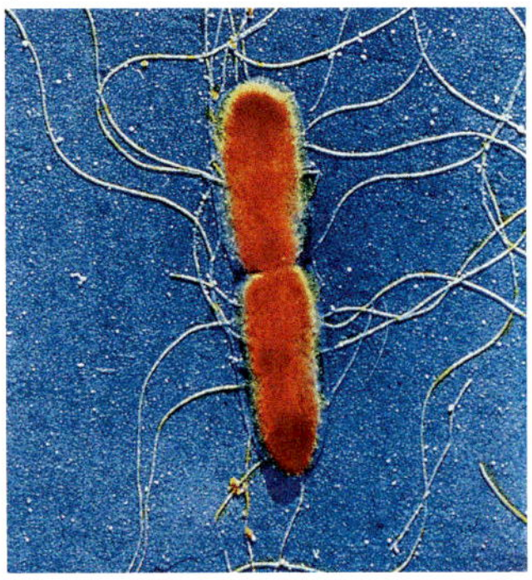

Salmonella typhi ruft Typhus hervor, eine Infektionserkrankung, die unbehandelt zum Tode führt.
Sie wird hauptsächlich durch verunreinigtes Wasser übertragen und ist daher ein Hauptproblem in Katastrophengebieten und Dritte-Welt-Ländern.

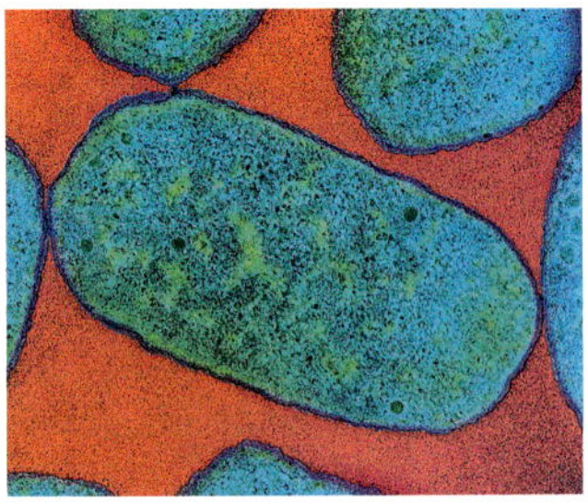

E. coli wird meistens über eine Schmierinfektion übertragen.

Resistenz Körperliche Widerstandsfähigkeit

Virale Infektionen

Virale Infektionen treten sehr viel häufiger auf als bakterielle. Die meisten Erkältungskrankheiten, aber auch die so genannten Kinderkrankheiten (z. B. Masern, Mumps, Röteln) sind Viruserkrankungen. Bestimmte Viren können die Entstehung von Tumoren ↑ S. 103 begünstigen (z. B. humane Papillomaviren bei Gebärmutterhalskrebs). Da Viren keine eigenständigen Zellen sind, können sie nicht wie Bakterien mit Antibiotika behandelt werden. Medikamente, die die Vermehrung bestimmter Viren stoppen können (*Virostatika*), haben aber häufig starke unerwünschte Wirkungen und kommen nur bei wenigen, schwerer Virusinfektionen zum Einsatz. Die meisten Virusinfektionen werden symptomatisch behandelt (z. B. Senkung des Fiebers, körperliche Schonung).

Influenza

Influenzaviren (das so genannte Grippevirus) lösen schwere Erkrankungen der Luftwege aus, zusammen mit hohem Fieber und stark reduziertem Allgemeinzustand, die v. a. bei geschwächten Menschen bis zum Tod führen können. Aus diesem Grund wird eine jährliche Grippevirusimpfung für Risikogruppen (Menschen über 60, chronisch Kranke, Personen in medizinisch-pflegerischen Einrichtungen) empfohlen.

Herpes

Das **Herpes**-simplex-Virus löst den Lippenherpes ↑ S. 240 sowie den Genitalherpes aus. Auch Windpocken und Gürtelrose werden durch ein Herpesvirus, das Varizellenvirus, hervorgerufen. Das Besondere der Herpesviren ist, dass sie nach der Erkrankung im Körper bestehen bleiben und immer wieder ausbrechen können. Viele Herpesinfektionen können mit Virostatika erfolgreich behandelt werden.

Gastroenteritis

Zahlreiche Durchfallerkrankungen werden durch Viren ausgelöst. Die bekanntesten sind Rotaviren und Noroviren. Sie führen regelmäßig, häufig im Herbst oder Winter, zu epidemieartigen Ausbrüchen in stationären Einrichtungen.

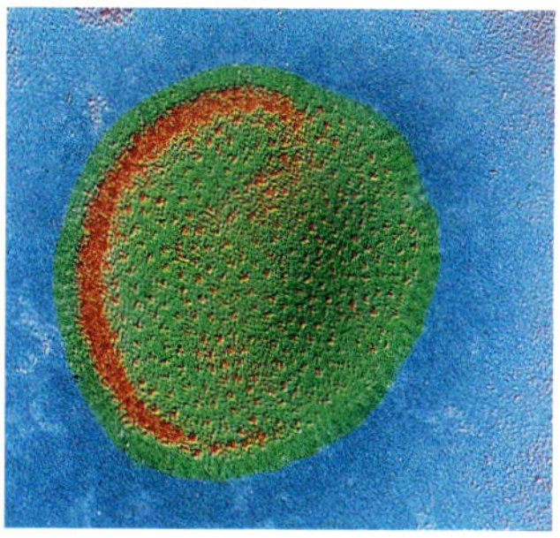

Influenzavirus („Grippevirus")

Grippezeit

Verbreitung
- Grippeviren verbreiten sich beim Sprechen, Niesen und Husten durch Tröpfcheninfektion

Vorbeugung
- jährliche Schutzimpfung
- Immunsystem stärken durch
  - viel Bewegung an frischer Luft
  - gesunde vitaminreiche Ernährung
  - viel trinken (zwei bis drei Liter täglich)
  - Wechselduschen (kalt-warm)
- Meiden von Menschenansammlungen

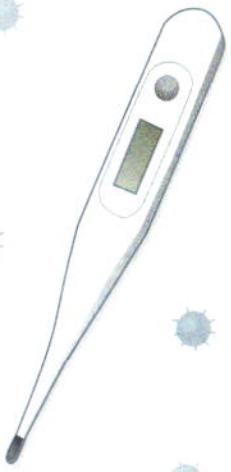

Krankheitszeichen
- plötzliches hohes Fieber
- starke Kopf- und Gliederschmerzen
- starker Husten

Besonders gefährdete Menschen
- ältere Menschen ab 60 Jahren
- chronisch Kranke
- Kinder mit Asthma oder Bronchitis
- Berufstätige mit vielen menschlichen Kontakten

S0033

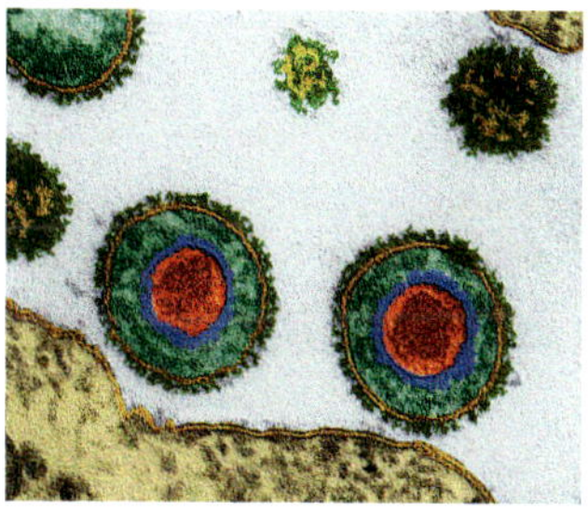

Herpesviren sind hochinfektiös. In der bei einer Herpesinfektion in den Hautbläschen befindlichen Flüssigkeit ist die Viruskonzentration am höchsten. Daher sollte der direkte Hautkontakt gemieden werden.

Epidemie zeitliche und örtliche Häufung einer (Infektions-)Krankheit

Besondere Maßnahmen bei Menschen mit Infektionserkrankungen

Als Pflegende müssen Sie alles dafür tun, dass sich eine Infektionskrankheit in Ihrer Einrichtung nicht weiter ausbreitet. Deshalb sind alle, die Kontakt mit dem betroffenen Pflegebedürftigen haben (könnten), über die Ansteckungsgefahr zu informieren. Üblicherweise wird die Tür zum Bewohnerzimmer deshalb mit dem **Hinweis**: „Angehörige bitte vor Betreten des Zimmers beim Pflegepersonal melden" versehen. Bei Verlegungen müssen Sie das Krankenhaus bzw. die Pflegeeinrichtung vorab über die Ansteckungsgefahr in Kenntnis setzen.

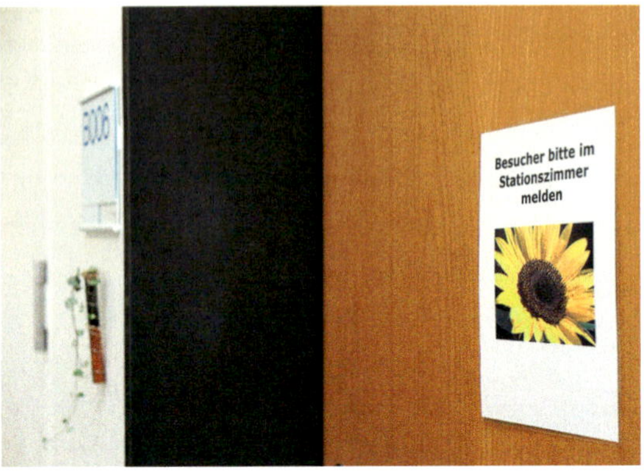

Besteht die Gefahr, dass ein Pflegebedürftiger andere mit seiner Infektionskrankheit ansteckt, wird an seinem Zimmer ein Hinweisschild angebracht. Auf diese Weise hat das Pflegepersonal die Möglichkeit, Besucher über die Ansteckungsgefahr zu informieren.

Prinzip der Distanzierung

Menschen mit Infektionskrankheiten werden im Krankenhaus in Einzelzimmern untergebracht, in Pflegeheimen in ihren eigenen Zimmern versorgt. Dies erfordert besondere Schutzvorkehrungen, damit die Infektion sich nicht weiter ausbreiten kann. Zur Vorbeugung der Keimübertragung hat sich das Prinzip der Distanzierung bewährt: Zwischen der Infektionsquelle (dem infektiösen Material) und der gefährdeten Person (Pflegekraft) wird eine Barriere aufgebaut.

www.rki.de
Auf den Seiten des Robert Koch-Institutes finden Sie viele Informationen zu Infektionserkrankungen und Infektionsschutz.

Schutzkittel Einweg oder Mehrweg	Mund-Nasen-Schutz Maske	Kopf-Haar-Schutz Kopfhaube	Augenschutz Schutzbrille oder Augenschild	Schutzschuhe
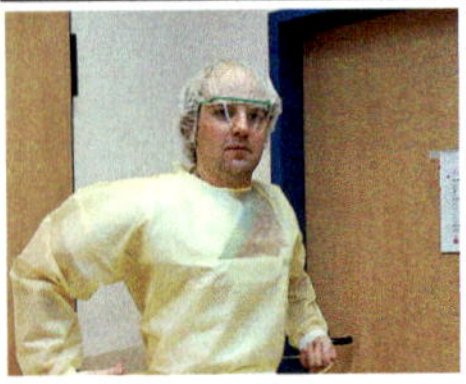	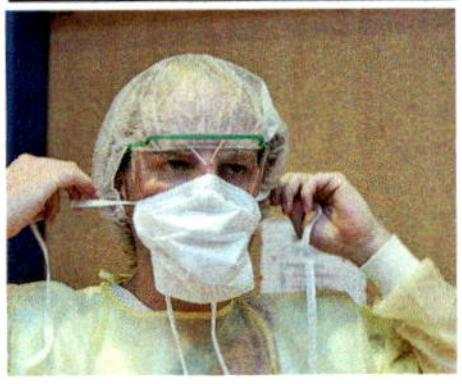	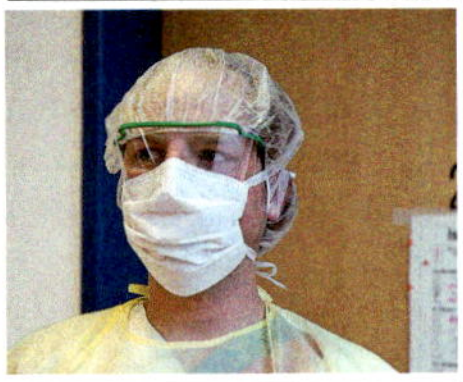	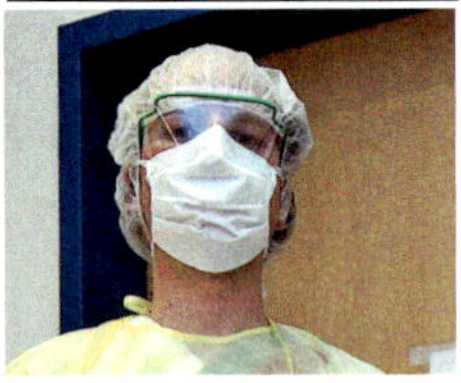	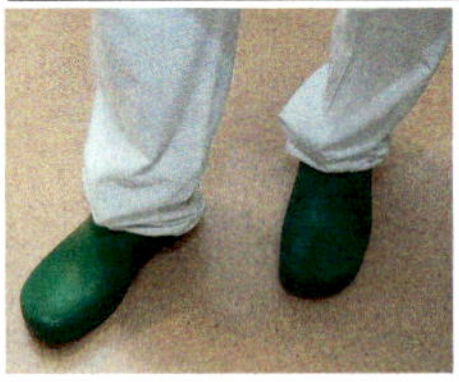
Personal- und Patientenschutz, flüssigkeitsabweisend, steril oder unsteril: Der Kittel ist sofort zu wechseln bzw. abzulegen nach Kontamination, Beendigung der Arbeit am Patienten oder Patientenwechsel.	zum Personal- und Patientenschutz vor Tröpfcheninfektionen oder flüssig-infektiösem Material	zum Schutz des Personals vor Kontamination, nur in definierten Bereichen	zum Schutz des Personals vor Kontamination mit infektiösem Material oder chemischen Gefahrstoffen	nur in definierten Bereichen

[Tab. 1] Schutzkleidung zum Eigen- und Fremdschutz

Maßnahmen zur Isolierung

Ein anderes Prinzip ist die Isolierung, die sowohl für den Pflegebedürftigen, als auch das Personal weitreichende Folgen im Alltag hat. Die Pflegebedürftigen sind in ihrer Bewegungsfreiheit eingeschränkt und leiden unter dem fehlenden Kontakt zu anderen. Telefon und Fernseher tragen dazu bei, dass der Kontakt zur Außenwelt erhalten bleibt. Auch sollten Sie selbst den Pflegebedürftigen nicht aus Gründen der Bequemlichkeit meiden (Angst vor Ansteckung).

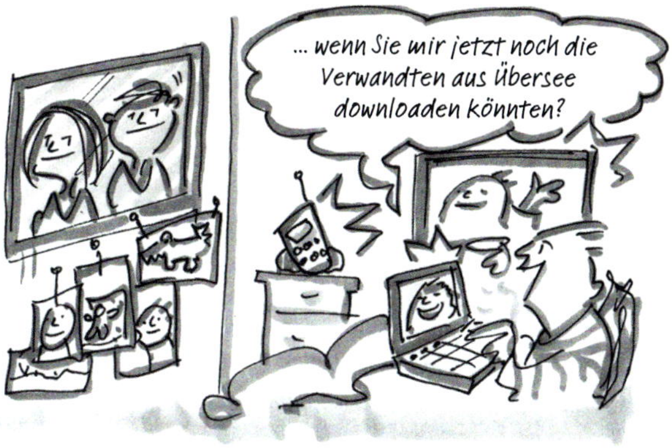

Standardisolierung	Strikte Isolierung	Protektive (Umkehr-)Isolation
für Menschen mit einer meldepflichtigen Erkrankung zur Vermeidung von Infektionsübertragung durch – direkten Kontakt – infektiöse Körperflüssigkeiten oder Ausscheidungsprodukte	bei meldepflichtigen Erkrankungen mit hohem Infektionsrisiko bei direktem Kontakt, Kontakt mit infektiösen Körperflüssigkeiten und aerogenem ↗ S. 167 Übertragungsrisiko	Schutz des Betroffenen vor Gefährdung durch andere (Personal, Besucher), für Menschen mit geschwächter Immunabwehr: AIDS-Erkrankung, Einnahme von Immunsuppressiva, nach Organtransplantation und bei Verbrennungen
Der Pflegebedürftige darf sein Zimmer jederzeit verlassen.	Der Pflegebedürftige darf sein Zimmer nur zu diagnostisch-therapeutischen Zwecken mit Mundschutz verlassen; Mundschutz anschließend entsorgen.	
Besuch von Angehörigen und Freunden möglich, korrekte Anwendung der Schutzmaßnahmen	Besuch nur von engsten Angehörigen möglich, bei strikter und korrekter Anwendung der vorgeschriebenen Schutzmaßnahmen	
bei patientennahen Tätigkeiten sowie bei Kontakt mit patienteneigenen Utensilien oder Sekreten Schutzkittel und Handschuhe tragen	**Eigenschutz** vor Betreten des Zimmers immer Schutzkittel, Handschuhe, Mundschutz, Haube und evtl. Schutzbrille anziehen	**Patientenschutz** vor Betreten des Zimmers immer Schutzkittel, Handschuhe, Mundschutz und Haube anziehen
Vor dem Betreten ebenso wie nach dem Verlassen des Zimmers immer hygienische Händedesinfektion durchführen!		
Der Schutzkittel wird mit der **äußeren Seite nach außen im Zimmer** aufgehängt.		Der Schutzkittel wird mit der **inneren Seite nach außen vor dem Zimmer** aufgehängt.
Der Betroffene wird immer am Ende einer Pflegerunde betreut.		Der Betroffene wird immer zu Beginn einer Pflegerunde betreut.
Patienteneigene Toilette, Nachtstuhl oder Steckbecken/Urinflasche bleiben im Zimmer bis zur Entlassung.		
Thermometer und Blutdruckmessgeräte sowie Pflegeutensilien (z. B. Kämme, Waschschüssel) sind nur von dem Erkrankten zu benutzen und müssen bis zur Entlassung im Zimmer bleiben.		
Wäsche nur bei **massiver Kontamination** durch Sekrete und Exkremente in gekennzeichneten Säcken im Doppelsackverfahren mit der Aufschrift „Infektionswäsche" entsorgen	**gesamte Wäsche** in farblich gekennzeichneten Säcken im Doppelsackverfahren mit der Aufschrift „Infektionswäsche" entsorgen	normale Entsorgung
Abfall nur bei **massiver Kontamination** nach Abfallschlüssel 180103 entsorgen	**sämtliche Abfälle** nach Abfallschlüssel 180103 entsorgen	normale Entsorgung

[Tab. 2] Isolationsformen

Immunsupressiva Medikamente, die das Abwehrsystem gezielt schwächen, z. B. nach Organtransplantation

Abfallschlüssel Kategorie zur Einteilung der Abfallentsorgung

Rahmenbedingungen

Das Infektionsschutzgesetz

Ziel der Hygiene in Gesundheitseinrichtungen ist es, durch bestimmte Verhaltensrichtlinien Patienten vor Infektionen zu schützen. Die Rechtsgrundlagen hierzu sind im **Infektionsschutzgesetz** (IfSG) sowie den Krankenhaushygiene- und Infektionshygieneverordnungen der Länder niedergeschrieben. Der Schutz der Beschäftigten im Gesundheitswesen ist dagegen im Arbeitsschutzgesetz (ArbSchG) geregelt.

Auf Grund des Infektionsschutzgesetzes wird Einrichtungen im Gesundheitswesen vorgeschrieben, welche baulichen und organisatorischen Maßnahmen zu erfüllen sind, damit ein hygienisches Arbeiten möglich ist. Die Bestimmungen legen z. B. fest,

- wie groß die einzelnen Fachabteilungen sein müssen und wie sie auszustatten sind,
- dass es Lagerräume geben muss,
- dass es Arbeitsflächen zum Vorbereiten von Medikamenten geben muss,
- wie Klimaanlagen betrieben werden sollen,
- dass Mitarbeiter geschult werden müssen und
- dass vom Arbeitgeber Arbeits- und **Schutzkleidung** in ausreichender Anzahl zur Verfügung gestellt werden muss.

Infektionsschutzgesetz

- Zuständigkeiten auf Bundes- und Länderebene
- meldepflichtige Krankheiten und der Umgang damit
- Verhütung übertragbarer Krankheiten
- Bekämpfung übertragbarer Krankheiten
- Vorschriften für Gemeinschaftseinrichtungen

Wichtige Inhalte des Infektionsschutzgesetzes

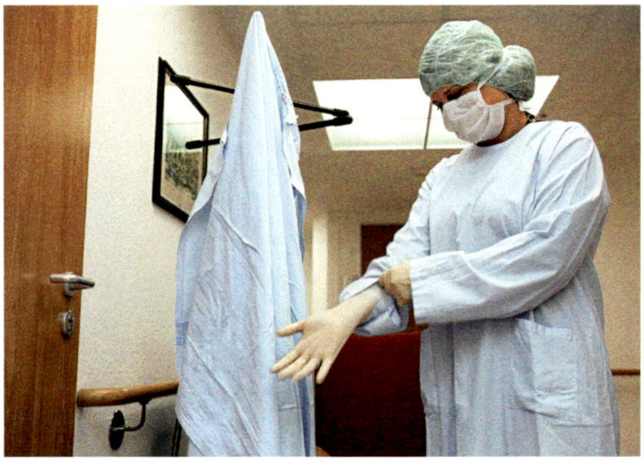

Schutzkleidung bei Infektionserkrankungen ist eine Maßnahme, die im Hygieneplan aufgeführt und ggf. von der Hygienekommission überprüft wird.

www.bundesrecht.juris.de
> Gesetze/Verordnungen
> IfSG
Hier finden Sie genaue Informationen zu Infektionskrankheiten, Infektionsschutz, Meldepflicht usw.

Die Hygienekommission

In Einrichtungen mit vielen unterschiedlichen Arbeitsbereichen (z. B. Krankenhäuser) ist es nicht einfach, den Überblick über alle Vorschriften des Infektionsschutzgesetzes zu behalten. Deshalb wird dort eine so genannte **Hygienekommission** eingesetzt.

Die Mitglieder der Hygienekommission überarbeiten die Hygienepläne einer Einrichtung und organisieren in regelmäßigen Abständen Routinekontrollen innerhalb eines Betriebs, um zu überprüfen, inwieweit Hygienemaßnahmen umgesetzt werden.

Mitglieder einer Hygienekommission in einer Pflegeeinrichtung

- Vertreter des Trägers
- Vertreter der Verwaltung
- Arzt und Pflegefachkraft, jeweils mit Hygienefachausbildung
- Vertreter der Bewohner
- evtl. Vertreter der Angehörigen

Zusammensetzung einer Hygienekommission

www.hygnet.de
Hygieneinformationsnetz von Hygienefachkräften für Hygienefachkräfte

Kommission Gruppe von Personen mit speziellen Sachkenntnissen und Befugnissen

Hygienepläne

Jede Gesundheitseinrichtung ist verpflichtet, Hygienepläne zu erstellen, die von allen Mitarbeitern beachtet und umgesetzt werden müssen. Sie beschreiben, durch welches Verhalten ein Verschleppen von unerwünschten Keimen vermieden werden kann.

Hygienepläne werden immer genau passend für die jeweilige Einrichtung erstellt. Sie sollen übersichtlich und möglichst einfach zu verstehen sein.

Hinweis Hygienepläne müssen von den Verantwortlichen einer Gesundheitseinrichtung stets auf dem neusten Stand gehalten werden. Die gesetzlichen Grundlagen hierzu finden sich in § 36 Absatz 1 Infektionsschutzgesetz, in der Unfallverhütungsvorschrift Gesundheitsdienst und in den berufsgenossenschaftlichen Regelwerken.

LAGetSi Berlin

Landesamt für Arbeitsschutz, Gesundheitsschutz und technische Sicherheit Berlin

Muster für Hygieneplan

Bei der Erarbeitung des Hygieneplanes sollten als Grundlagen beachtet werden:

ArbSchG	vom 07.08.96, BGBl. I S. 1246, zuletzt geändert durch Artikel 15 Abs. 89 des Gesetzes vom 5. Februar 2009, BGBl. I S. 160
BioStoffV	vom 27.01.99, BGBl. I S. 50, zuletzt geändert durch Artikel 3 der Verordnung vom 18. Dezember 2008 (BGBl. I S. 2768)
ArbmedVV	Verordnung zur Arbeitsmedizinischen Vorsorge vom 18. Dezember 2008 (BGBl. I S. 2768)
TRBA 500	Allgemeine Hygienemaßnahmen, Mindestanforderungen (Ausgabe 06/99, Bundesarbeitsblatt 06/99, S. 81-82)
TRBA 250	Biologische Arbeitsstoffe im Gesundheitswesen und in der Wohlfahrtspflege BArbBl. 11/03, S. 53, zuletzt geändert und ergänzt durch GMBl. Nr. 4 vom 14. Februar 2008, S. 83
GefStoffV	vom 23.12.04, BGBl. I S. 3758, zuletzt geändert durch Artikel 3 der Verordnung vom 18. Dezember 2008 (BGBl. I S. 2768)
TRGS 525	Umgang mit Gefahrstoffen in Einrichtungen zur humanmedizinischen Versorgung (BArbBl. 5/98, S. 99)
TRGS 401	Gefährdung durch Hautkontakt – Ermittlung, Beurteilung, Maßnahmen Ausgabe Juni 2008, GMBl. Nr. 40/41 vom 19. August 2008 S. 818, berichtigt am 4. Februar 2010, GMBl. 2010 Nr. 5 - 6 S. 111
IfSG	vom 20.07.00, BGBl. I S. 1045, zuletzt geändert durch Art. 2 a des Gesetzes vom 17. Juli 2009 (BGBl. I S. 2091)

Was	Wann	Womit	Wie	Wer
Hände desinfizieren	nur nach infektionssensiblen Tätigkeiten (zum Beispiel: Kontakt zu Blut)	Händedesinfektionsmittel aus Spender Präparat	ca. 3 ml alkoholische Desinfektionslösung in den Händen verreiben, mind. 30 Sekunden einwirken lassen	Beschäftigte im Pflegebereich
Hände Waschen **erst Desinfektion, dann Reinigung**	vor dem Essen und Rauchen bei sichtbaren oder spürbaren Verschmutzungen	pH-neutrale Seife aus Spender Präparat ...	Einseifen, gründlich abspülen und abtrocknen	alle Beschäftigten
Hände pflegen	nach jedem Händewaschen	Hautpflegepräparat ...	haselnussgroßen Cremeklecks vom Handrücken aus gut verteilen (Fingerzwischenräume, -kuppen und Handgelenk beachten)	alle Beschäftigten
Handschuhe	bei infektionssensiblen Eingriffen (zum Beispiel: Kontakt zu Blut), Reinigungs- und Desinfektionsarbeiten	ungepuderte Latex- oder Vinylhandschuhe, Haushalthandschuhe ggf. mit Baumwollinnenstrick	nur mit trockenen, sauberen Händen benutzen, je nach Tätigkeit Einmalhandschuhe oder Haushalthandschuhe anlegen	Beschäftigte im Pflege- und Reinigungsbereich
Fußböden Oberflächen	täglich und bei Bedarf Reinigung, Desinfektion bei Kontamination mit infektiösem Material	Reinigungsmittel Flächendesinfektionsmittel Präparat ...	Haushaltshandschuhe anlegen, feucht wischen	Beschäftigte im Pflege- und Reinigungsbereich
Geräte, Gegenstände (Glaspipetten, Zentrifugen)	täglich und bei Bedarf Reinigung, Desinfektion bei Kontamination mit infektiösem Material	Präparat ... ...%ige Lösung Autoklav in Raum ...	Wischen, nur in Hohlräume sprühen, mind. 5 Min. einwirken lassen, im Pipettenspüler mind. über Nacht einwirken lassen	jeder Nutzer
Abfall	Sammeln und Transport (kontaminierter Abfall nach Desinfektion) Entsorgung mit Hausmüll	stabile Einwegsäcke	innerhalb der Einrichtung in sicher verschlossenen Behältnissen bis zum Abfallsammelplatz	Beschäftigte im Pflege-, Reinigungs- und Transportbereich
Arbeitskleidung	Sammeln und Transport zur Wäscherei (kontaminierte Wäsche nach Desinfektion)	stabile Einwegsäcke	innerhalb der Einrichtung in verschlossenen Behältnissen	Beschäftigte im Pflege-, Reinigungs- und Transportbereich

Als Arbeitsanweisung in Kraft am:

Unterschrift / Einrichtungsstempel

Impressum:
Herausgeber: Landesamt für Arbeitsschutz, Gesundheitsschutz und technische Sicherheit Berlin - LAGetSi -
Turmstraße 21, 10559 Berlin, Tel. (030) 902545 - 490
www.lagetsi.berlin.de

V.i.S.d.P.:
Dr. Robert Rath

© LAGetSi Referat III C

Stand 09/2010

Persönliche Hygiene

Die persönliche Hygiene umfasst die Körperpflege, aber auch Kleidung oder Körperschmuck. Die Vorstellungen darüber variieren von Mensch zu Mensch stark. In der Pflege kommen wir den uns anvertrauten Menschen jedoch sehr nahe und diese können uns nicht ausweichen. Daher versteht es sich von selbst, dass wir als Pflegende unsere Körperpflege nicht vernachlässigen dürfen und unser Körper weder zu stark riechen (Schweiß oder Parfüm) noch abstoßend aussehen sollte (ungepflegte Zähne, fleckige Kleidung).

Ein anderer Gesichtspunkt sind die Bereiche der persönlichen Hygiene, die für den Pflegebedürftigen gefährlich werden könnten:

Haare: Haare sind Brutstätten für Keime aller Art. Wenn sie ausfallen und in eine Wunde gelangen, kann dies zu schweren Infektionen führen. Haare, die ständig ins Gesicht fallen, streichen viele gerne mit den Händen hinter die Ohren. Dadurch gelangen die Keime an die Hände, mit denen wiederum andere berührt werden. Daher sollen lange Haare hochgesteckt oder in Zöpfen zusammengefasst werden.

Fingernägel: Unter langen Fingernägeln sammelt sich mehr Schmutz als unter kurzen Nägeln. Abbröckelnder Nagellack kann in Wunden gelangen.

Schmuck an Fingern und Händen: Unter Ringen, Kettchen und Uhren herrscht ein feuchtes Klima, welches einen ausgezeichneten Nährboden für Keime bietet.

Ohrringe und andere Piercings: Neben der Gefahr des Herausreißens bei ungeschickten Bewegungen, ist die Umgebung auch von abgeheilten Piercings eine Brutstätte für körpereigene Bakterien. Sie können dies schnell feststellen, wenn Sie einmal ein Piercing herausnehmen und daran riechen: Dieser Geruch ist typisch für bestimmte Bakterien und ihre Zersetzungsprodukte. Bei abwehrgeschwächten Menschen können diese Bakterien Krankheiten hervorrufen.

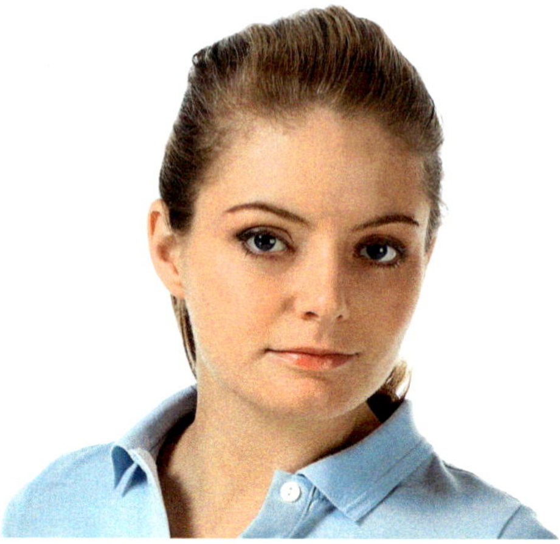

Haare sollten regelmäßig gewaschen werden, lange Haare zusammengebunden sein.

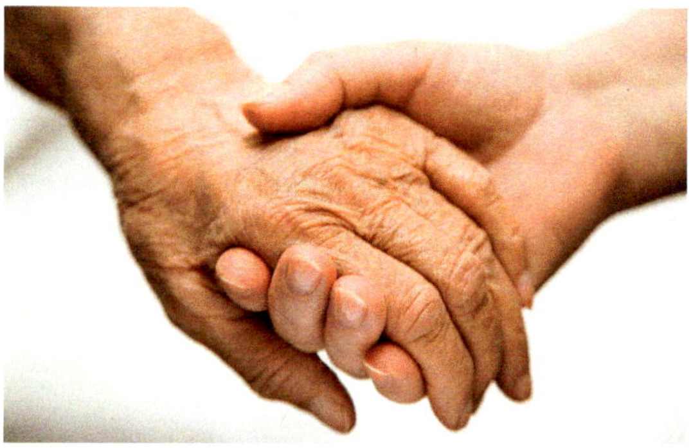

Halten Sie die Fingernägel kurz und verzichten Sie auf Nagellack sowie Ringe und Armbanduhren.

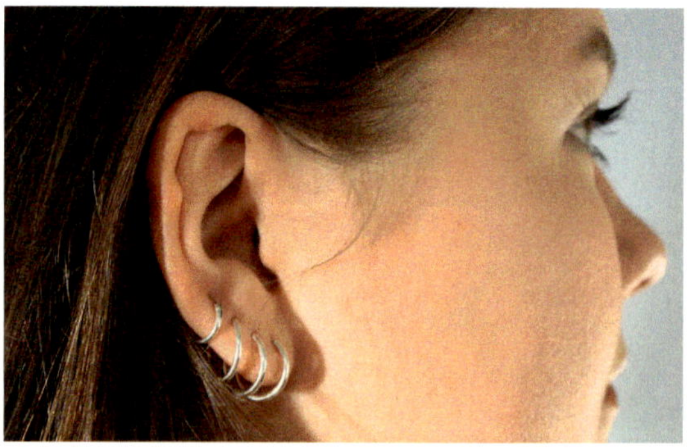

Verzichten Sie auf Ohrringe und Gesichtspiercings.

Händehygiene

Händereinigung

Durch das Waschen der Hände mit **Seife** unter fließendem Wasser werden Verschmutzungen abgelöst und die Keimzahl erheblich verringert. Zum Abtrocken werden Einwegtücher benutzt. Die Hände werden vor Dienstbeginn und nach Dienstende gewaschen.

Durch die Pflege mit pH-regulierenden Pflegemitteln ↑ S. 38 werden Hautaustrocknungen vermieden.

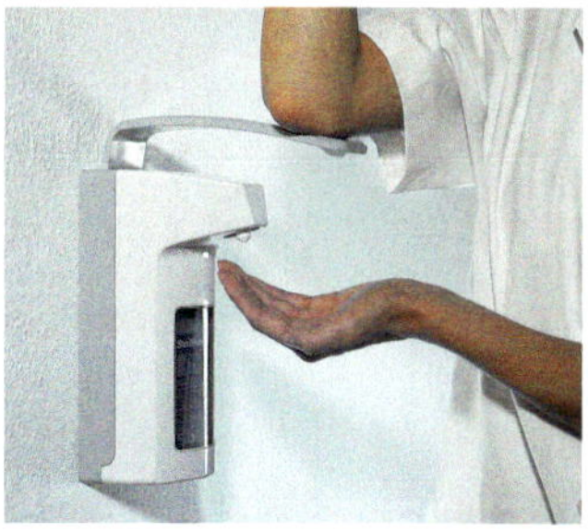

Seifenspender sollten mit dem Ellenbogen oder dem Fuß bedient werden können, hier ein Unteramspender.

Händedesinfektion

Die **hygienische Händedesinfektion** verringert die Anzahl der Keime auf den Händen. Sichtbare Verschmutzungen werden vor der Desinfektion mit Seife abgewaschen. Sie erfolgt erst nach vollständiger Trocknung und wird mit einem speziellen Händedesinfektionsmittel durchgeführt, dessen Einwirkzeit i. d. R. 30 Sekunden beträgt. Sie erfolgt

- nach jedem Umkleiden, zu Arbeitsbeginn,
- nach jedem Gang zur Toilette,
- nach jedem Niesen, Nasenputzen und Husten,
- vor und nach jedem direkten Kontakt mit Pflegebedürftigen,
- vor dem Umgang mit Medikamenten,
- vor dem Kontakt mit Nahrungsmitteln und dem Verabreichen von Nahrung,
- vor jedem Verbandwechsel,
- nach dem Ablegen von Schutzhandschuhen und
- nach dem Kontakt mit möglicherweise keimbefallenen Gegenständen oder Flächen.

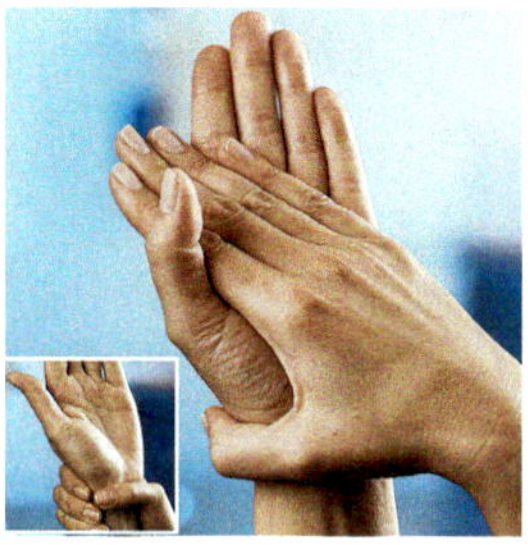

1. Schritt: beide Handflächen einreiben

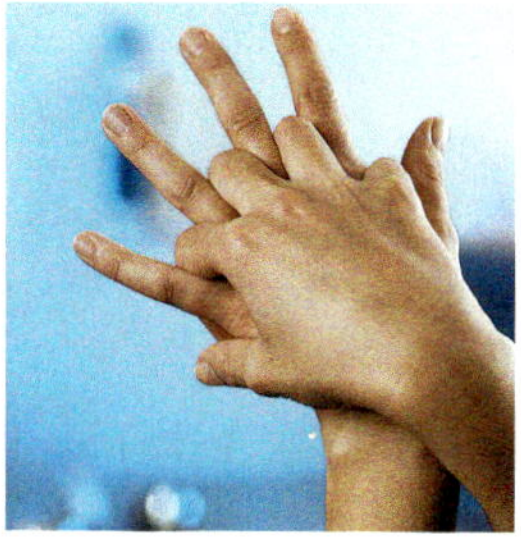

2. Schritt: den rechten und linken Handrücken einreiben

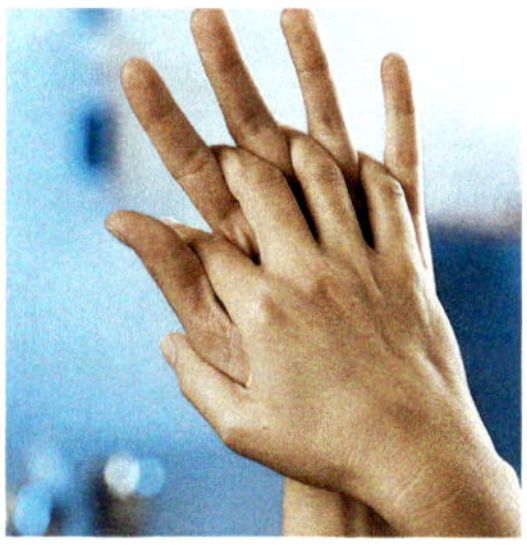

3. Schritt: die Fingerzwischenräume einreiben

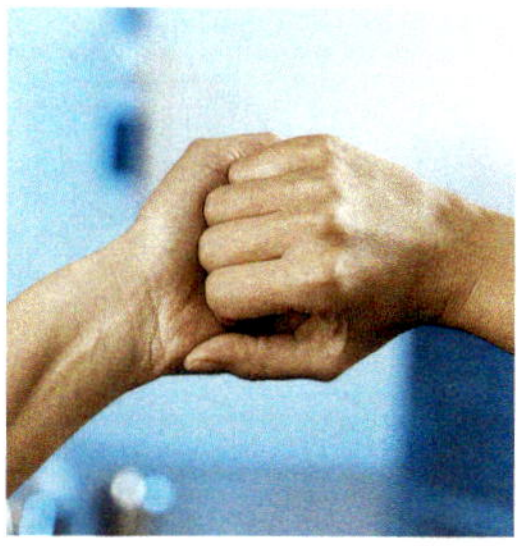

4. Schritt: die Außenseite der Finger der rechten und linken Hand jeweils auf der Handfläche der anderen Hand mit verschränkten Fingern einreiben

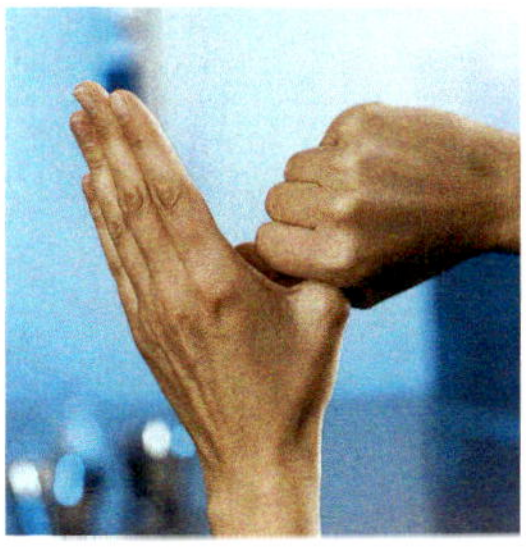

5. Schritt: den rechten und linken Daumen einreiben

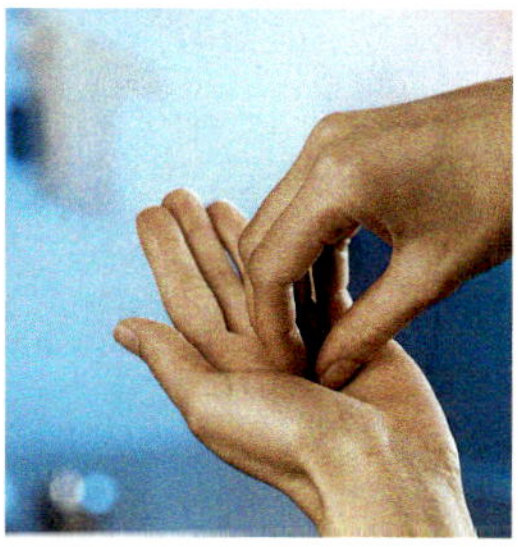

6. Schritt: die Fingerkuppen in der Handfläche einreiben

Schrittweise Händedesinfektion mit Händedesinfektionsmittel

Schutzhandschuhe

Schutzhandschuhe aus Latex oder Vinyl sind zum Eigenschutz bei allen Tätigkeiten erforderlich, bei denen ein Kontakt mit Körperflüssigkeiten oder Ausscheidungen möglich ist.

Hinweis Von einem generellen Gebrauch von Schutzhandschuhen sollten Sie absehen, da die Berührungsqualität durch Handschuhe verschlechtert wird.

Desinfektion

Begriffsklärung

Zur Vermeidung von Infektionen müssen in Gesundheitseinrichtungen alle Oberflächen möglichst keimarm oder in bestimmten Fällen sogar keimfrei gehalten werden. Reinigung, Desinfektion und Sterilisation sind Methoden, die hierbei mit unterschiedlicher Wirkung zur Anwendung kommen.

Hinweis Die Hände spielen in der Pflege eine herausragende Rolle. Es ist ein Beruf, der von Berührung ↗ S. 28 lebt. Die Hände sind ständig in Bewegung. Sie sind nicht nur in direktem Kontakt mit den Patienten, sondern auch mit Pflegeutensilien oder Hilfsmitteln. Hier wird ein Wäschewagen aus dem Weg geräumt, dort wird eine Wasserflasche beiseite gestellt oder ein Infusionsständer neben einem Patienten hergeschoben. Auf diese Weise gelangen Keime von einer Türklinke auf die Hände der Pflegenden und von dort in die Wunde des Patienten.

	Anwendungsgebiet	Wirkung
Reinigung	Entfernen von Staub, chemischen und organischen Substanzen mittels Wasser und zugesetzten reinigungsverstärkenden Substanzen	Entfernen von Verunreinigungen, keine Inaktivierung bzw. Abtötung von Mikroorganismen
Desinfektion	Gegenstände bzw. Bereiche in einen Zustand versetzen, sodass von ihnen keine Infektionsgefährdung ausgehen kann	Reduktion der Anzahl vermehrungsfähiger Mikroorganismen durch Inaktivierung bzw. Abtötung
Sterilisation	Erreichen von Keimfreiheit	Abtötung praktisch aller Mikroorganismen einschließlich Sporen

Überblick über Desinfektionsverfahren

Es gibt zwei Arten, eine Desinfektion durchzuführen: mit **physikalischen Verfahren** (unter Einsatz von trockener und feuchter Hitze) und **chemischen Verfahren** (unter Einsatz von Desinfektionsmitteln).

Hinweis Beim Versprühen von Desinfektionslösung gefährdet sich die durchführende Person durch herumfliegende Tröpfchen selbst und ihre Wirkung ist nur begrenzt. Deshalb sollten Sie die Sprühdesinfektion nur dann durchführen, wenn eine Wischdesinfektion nicht möglich ist.

Thermische Desinfektionsverfahren	Temperatur	Anwendungsbeispiele	Einwirkzeit
Desinfektion durch Auskochen	100 °C	Inhalationsmaterial	ca. 3 min.
Desinfektion mit Reinigungs- und Desinfektionsspülmaschinen	60–90 °C	temperaturbeständige Instrumente, Steckbecken, Urinflaschen	ca. 1–10 min.
Dampfdesinfektion (gesättigter Wasserdampf)	75–105 °C	Textilien, Betten, Matratzen	ca. 5–20 min.

Chemische Desinfektionsverfahren	Anwendungsbeispiele
Einlegemethode: Die Gegenstände werden vollständig in die Desinfektionslösung eingelegt.	Schläuche, Instrumente
Wischmethode: Die Gegenstände werden nass bzw. feucht abgewischt.	Fußböden
Sprühmethode: Die Gegenstände werden mit Desinfektionsmittel besprüht.	schlecht zugängliche Flächen (z. B. Stethoskop)

Desinfektionsmittel

Anforderungen an Desinfektionsmittel

Ein Desinfektionsmittel soll in geringen Mengen gegen möglichst viele Keime wirken. Gegen welche Keime ein Desinfektionsmittel eingesetzt werden kann, ist auf dem Etikett zu lesen:

- bakterizid = Bakterien abtötend
- tuberkulozid = gegen Tuberkelbazillen wirksam
- viruzid = wirkt gegen Viren
- sporozid = wirkt gegen Sporen
- fungizid = dämmt Pilze ein

Darüber hinaus soll ein Desinfektionsmittel nicht unangenehm riechen, haut- und schleimhautfreundlich sowie wasserlöslich sein und die Oberflächenstrukturen nicht angreifen.

Hinweis Die Herstellerhinweise über Einwirkzeit und -temperatur sowie Dosierung und Anwendungsbereich müssen unbedingt befolgt werden.

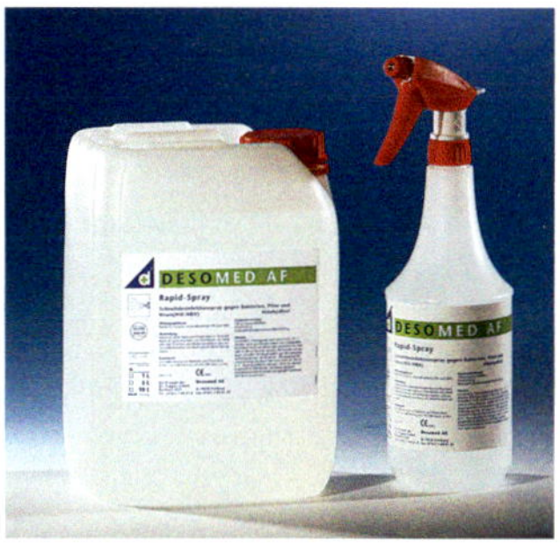

Desinfektionsmittel

Dosierung von Desinfektionsmitteln

In den meisten Einrichtungen sind Dosiergeräte für Desinfektionsmittel installiert. Die Dosierung der Desinfektionslösung kann aber auch von Hand geschehen. Die Berechnung erfolgt anhand einer Dosiertabelle oder wie folgt: Menge der Desinfektionslösung = Desinfektionsmittelmenge + Differenzmenge an Wasser.

Beispiel

Für 10 l einer 1 %-igen Desinfektionslösung benötigt man 0,1 l (1 % von 10 l) Desinfektionsmittel und 9,9 l (10 l minus 0,1 l) Wasser.

Lösung	Desinfektionsmittel	Wasser
0,5 %	5 ml	995 ml
1,0 %	10 ml	990 ml
1,5 %	15 ml	985 ml
2,0 %	20 ml	980 ml
3,0 %	30 ml	970 ml
4,0 %	40 ml	960 ml
5,0 %	50 ml	950 ml
10,0 %	100 ml	900 ml

Dosiertabelle für 1 Liter Desinfektionslösung

Grundregeln im Umgang mit Desinfektionsmitteln

Im Umgang mit Desinfektionsmitteln müssen Sie ein paar Grundregeln beachten, um sich selbst zu schützen und die gewünschte Wirkung erreichen.

Fünf Grundregeln im Umgang mit Desinfektionsmitteln

1 Handschuhe zum Selbstschutz tragen (bei der Flächen- und bei der Instrumentendesinfektion)
2 Desinfektionsmittellösungen immer mit kaltem Wasser ansetzen. Bei der Verwendung von warmem Wasser verdampft ein Teil des Wirkstoffes in die Raumluft, es kommt zu unangenehmer Geruchsbildung.
3 Die richtige Konzentration verwenden; eine zu hohe Konzentration kann Haut und Atemwege schädigen und ist unwirtschaftlich, eine zu geringe Konzentration zeigt keine Wirkung.
4 Die genaue Einwirkzeit beachten; eine zu kurze Einwirkzeit zeigt keine Wirkung.
5 Den sachgemäßen Einsatzbereich berücksichtigen; nicht jedes Desinfektionsmittel eignet sich für alles. Verschiedene Desinfektionsmittel dürfen nicht vermischt werden; es sind unterschiedliche Wirkungsbereiche zu berücksichtigen.

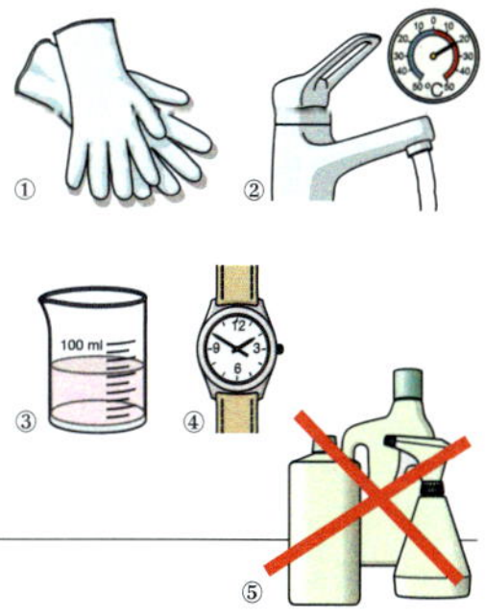

Pulskontrolle

Die Pulsfrequenz

Jedes Zusammenziehen des Herzens verursacht eine Druckwelle, die durch den Körper zieht. Das Anschlagen des Blutes an die Arterienwände ist an oberflächlich liegenden Arterien als so genannter Puls tastbar.

Mal schneller, mal langsamer

Als Pulsfrequenz bezeichnet man die Anzahl der tastbaren Pulsschläge pro Minute. Sie gibt also an, wie schnell das Herz pro Minute schlägt. Wenn das Herz schneller schlägt, also über dem Normbereich liegt, spricht man von Tachykardie, schlägt es langsamer als erwartet, wird dies als Bradykardie bezeichnet.

Hinweis Wer regelmäßig joggt oder einer anderen Sportart regelmäßig nachgeht, trainiert damit den Herzmuskel. Infolgedessen haben diese Menschen in Ruhe eine niedrigere Pulsfrequenz als Untrainierte.

Eine vorübergehende Erhöhung der Pulsschlagzahl kann verschiedene Gründe haben, z. B. wenn ein Mensch körperlich aktiv ist, seinen Durst mit koffeinhaltigen Getränken (Cola, Kaffee) löscht, raucht oder große Gefühle wie Angst oder Freude empfindet.

Ein beschleunigter Puls kann jedoch auch auf Krankheiten und eine falsche Dosierung von Medikamenten hinweisen. Dies ist z. B. bei Schilddrüsenüberfunktion, Fieber, Schock, Vergiftungen oder Blutverlust der Fall.

Langsamer wird der Puls beim gesunden Menschen in Schlaf- oder Hungerphasen. Er kann sich auch auf Grund einer Krankheit verlangsamen, z. B. bei einem Herzmuskelschaden oder einer zu hohen Dosis von Herzmedikamenten.

Aus dem Takt gekommen

Normalerweise schlägt das Herz gleichmäßig, so wie der Pendel einer Standuhr. Man sagt, es schlägt rhythmisch. Wenn es allerdings aus dem Takt gerät, sagt man, das Herz schlägt arrhythmisch oder man spricht von Herzrhythmusstörungen.

Neugeborene	120–140	Pulsschläge pro Minute
Kleinkinder	120	Pulsschläge pro Minute
Schulkinder	100	Pulsschläge pro Minute
Jugendliche	80	Pulsschläge pro Minute
Erwachsene	60–80	Pulsschläge pro Minute
Alte Menschen	70–90	Pulsschläge pro Minute

Normalwerte der Pulsfrequenz in verschiedenen Lebensaltern

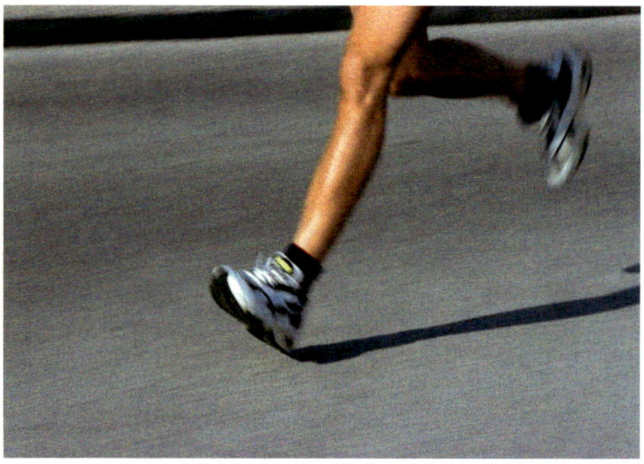

Wenn sich ein Mensch bewegt, benötigt sein Körper mehr Sauerstoff. Das Herz pumpt schneller, um den Sauerstoffbedarf zu decken. Die Folge ist ein schnellerer Puls.

	Ursachen einer Tachykardie	Ursachen einer Bradykardie
physiologisch	■ körperliche Aktivität ■ Erregung	■ Schlaf ■ Meditation
pathologisch	■ Fieber ■ Schilddrüsenüberfunktion ■ Herzinsuffizienz ↗ S. 222 ■ Schock ↗ S. 256	■ Herzrhythmusstörungen ■ Hirndruckerhöhungen, z. B. bei einem Hirntumor ■ Vergiftungen

Das Messen des Pulses

Der Puls wird gemessen:

- routinemäßig bei allen Patienten, z. B. immer morgens (überwiegend im Krankenhaus üblich)
- auf ärztliche Anordnung im Rahmen der Vitalzeichenkontrolle, z. B. bei Menschen mit Herzerkrankungen
- im Notfall (Erste Hilfe ↑ S. 254) bzw. bei plötzlicher Verschlechterung des Allgemeinzustands
- bei jeder Neuaufnahme

Um vergleichbare Werte zu erzielen, ist eine standardisierte Vorgehensweise wie folgt notwendig:

- Stellen Sie sicher, dass der Patient keine körperliche Anstrengung hinter sich hat, d. h., er soll kurz vorher keine Treppen gestiegen sein oder sich aufgeregt haben. Das Messen des Pulses erfolgt in Ruhe.

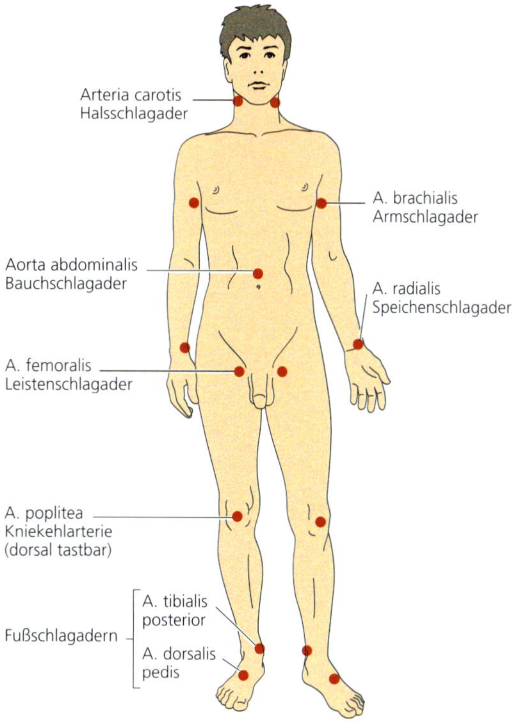

Grundsätzlich kann der Puls an allen Stellen gemessen werden, wo Arterien oberflächlich liegen und sich gegen Knochen drücken lassen.

Hinweis Nehmen Sie nicht Ihren Daumen zum Pulsmessen, weil Sie dann Ihren eigenen Puls spüren und zählen.

- Tasten Sie mit Zeige-, Ring- und Mittelfingerkuppe die Daumenseite des Handgelenks, bis Sie ein leichtes Klopfen spüren können.
- Zählen Sie die Pulsschläge 15 Sekunden lang und nehmen Sie diese Zahl mal vier. Das Ergebnis gibt an, wie oft das Herz pro Minute schlägt.

Beispiel

Sie spüren Herrn Peters Puls in 15 Sekunden 17 Mal gegen Ihre Fingerkuppen schlagen. Nehmen Sie die Zahl 17 mit vier Mal. Sie erhalten den Wert 68. Herr Peters hat demnach eine Herzfrequenz von 68.

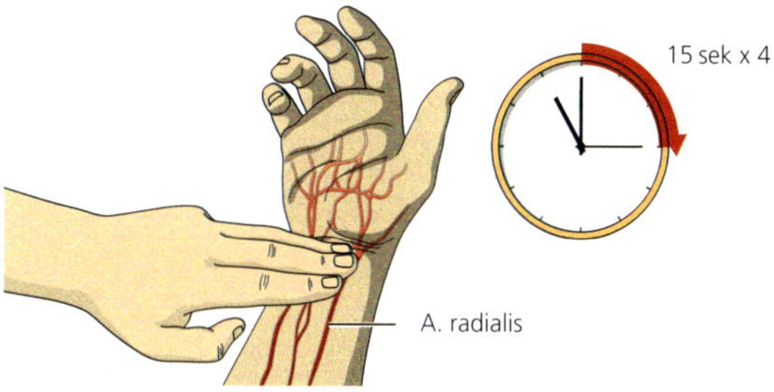

In der Regel wird der Puls dort gemessen, wo er leicht zu ertasten ist.

- Gleich nach dem Messen des Pulses wird der Wert in der Kurve eingezeichnet. Auf diese Weise können die Werte miteinander verglichen werden. Der Puls wird mit einem rotem Stift eingetragen und die einzelnen Werte miteinander verbunden.

Hinweis Bei langsamem oder unregelmäßigem Herzschlag zählt man eine Minute lang, da das Ergebnis sonst zu ungenau ist.

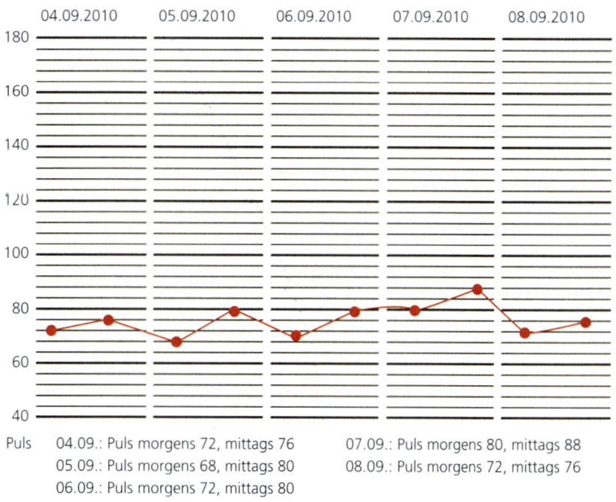

Pulskurve

Blutdruckkontrolle

Blutdruckwerte

Als Blutdruck wird die Kraft beschrieben, mit der das Blut gegen die Gefäßwände drückt.

Wenn sich das Herz während der Systole zusammenzieht, erreicht der Druck in den Gefäßen einen Spitzenwert (systolischer Blutdruck). Den tiefsten Wert erreicht er während der Diastole (diastolischer Blutdruck). Der diastolische Blutdruckwert ist immer niedriger als der systolische Wert und wird immer als zweiter genannt. Der obere (systolische) Blutdruck beim Erwachsenen beträgt normalerweise 120, der untere (diastolische) Wert 80.

Hinweis In der Kurve werden die beiden Werte so angegeben: 120/80 mmHG (ausgesprochen: Millimeter HaGe; Hg steht für Quecksilbersäule).

Blutdruckwerte und ihre Fachbegriffe	
Normotonie, normaler Blutdruck	■ beim Erwachsenen 120/80 ■ beim Säugling 90/60 ■ beim Schulkind (10 Jahre) 105/70
Hypotonie	zu niedriger Blutdruck ≤ 100/60
Hypertonie	zu hoher Blutdruck ≥ 140/90

Ein normaler Blutdruck wird Normotonie, ein zu hoher Blutdruck Hypertonie und ein zu niedriger Blutdruck Hypotonie genannt.

Die Höhe des Blutdrucks ist vom Alter, der Situation, in der sich jemand befindet, und seiner körperlichen Verfassung abhängig. Mit dem Alter steigt der Blutdruck, weil die Gefäßwände dicker werden und dadurch nicht mehr so nachgiebig sind. Der Gefäßwiderstand ist dadurch deutlich erhöht und insbesondere der systolische Blutdruck steigt.

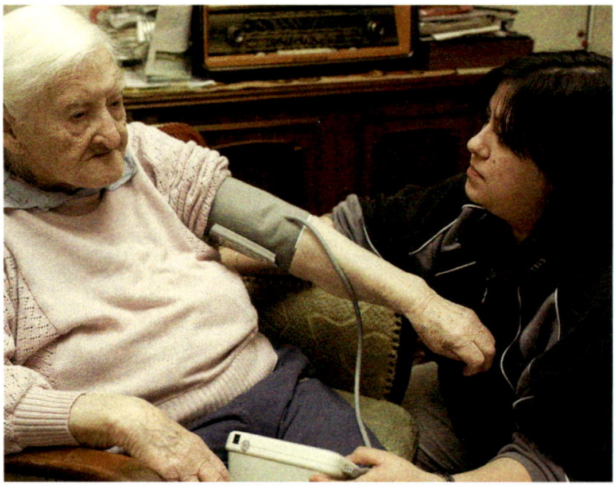

Ältere Menschen leiden häufiger unter hohem Blutdruck.

Anzeichen für einen hohen Blutdruck sind eine rote Gesichtsfarbe, Kopfschmerzen, „Klopfgefühle" im Hals und Kopf, Ohrensausen, Augenflimmern und Schwindelgefühle.

Beim gesunden Menschen ist der Blutdruck in Momenten der Ruhe am niedrigsten, besonders im Schlaf. Bei Aufregung, Ärger oder Freude steigt er an. Zu niedriger Blutdruck kann sich durch Müdigkeit, Schwindel, Schwäche und Übelkeit bemerkbar machen

Hinweis Der Blutdruck wird grundsätzlich am selben Arm und unter denselben Bedingungen (z. B. immer im Sitzen) gemessen. Bei brustamputierten Patientinnen wird auf der gesunden Seite gemessen, um eine Lymphstauung zu vermeiden.

Das Messen des Blutdrucks

Die in der pflegerischen Praxis gängige Methode des **Blutdruckmessens** wurde von dem Italiener Riva-Rocci entwickelt. Die beiden Anfangsbuchstaben seines Namens „RR" geben dem durch diese Methode ermittelten Blutdruck seinen Namen. Systolischer und diastolischer Blutdruck werden mit Hilfe einer Blutdruckmanschette mit einem **Manometer** (Druckmesser) und einem **Stethoskop** ermittelt. Bei korrektem Anwendung können zwischen dem systolischen und dem diastolischen Wert Geräusche gehört werden, die so genannten Korotkow'schen Geräusche, die häufig mit den Herztönen verwechselt werden.

Um vergleichbare Werte zu erzielen, ist eine standardisierte **Vorgehensweise** wie folgt notwendig:

- 3–4 Minuten Ruhe im Sitzen, Arm in Herzhöhe lagern, Messung am Arm mit dem höheren Blutdruck
- Blutdruckmanschette anlegen, Unterrand 2,5 cm über der Ellenbeuge, Rechtshänder i. d. R. am linken Arm
- Membran an der Innenseite des Oberarms über der Schlagader platzieren
- Manschette bis 30 mmHg über dem systolischen Druck aufpumpen (beim systolischen Druck verschwindet der Puls am Handgelenk)
- Manschettendruck langsam um 2–3 mmHg pro Sekunde ablassen
- beobachten, bei welchem Druck der erste Ton erscheint (= systolischer Blutdruck) und bei welchem Druck der letzte Ton (= diastolischer Blutdruck) wahrzunehmen ist; Werte auf 2 mmHg genau ablesen; bei automatischen Geräten werden die Blutdruck- und Pulswerte als Ziffern angezeigt
- Werte im Blutdruckpass bzw. in der Kurve eintragen
- Wiederholungsmessung frühestens nach einer halben Minute

Hinweis Ist der Ton zu hören, bis die Manschette entleert ist, zeigt das deutliche Leiserwerden die Höhe des diastolischen Blutdruckes an. Bei digitalen Blutdruckmessgeräten werden systolischer und diastolischer Wert jeweils als Zahl im Display angezeigt.

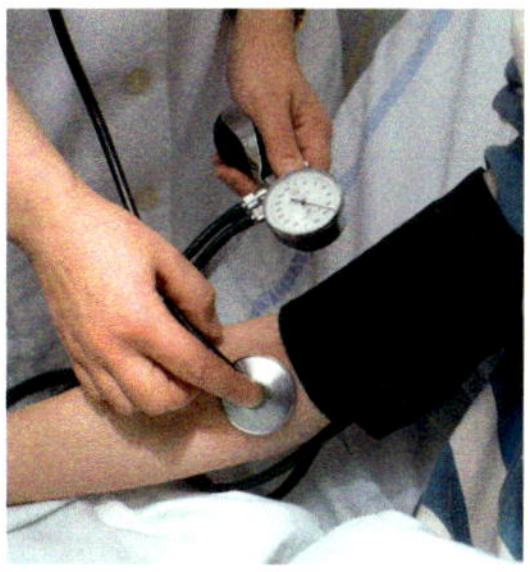

Blutdruckmessen nach dem Prinzip von Riva-Rocci

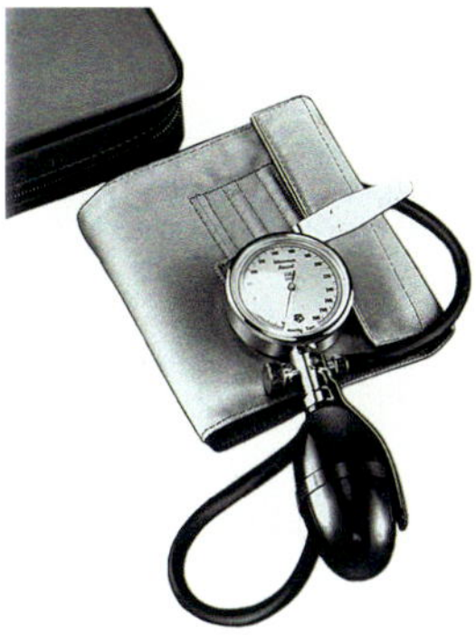

Blutdruckmessgerät mit Manometer

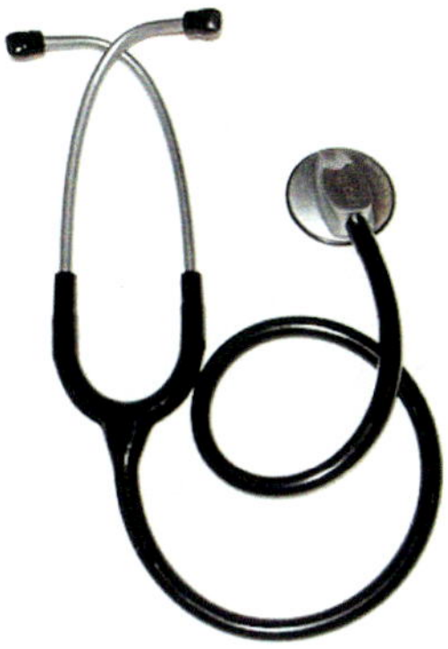

Stethoskop

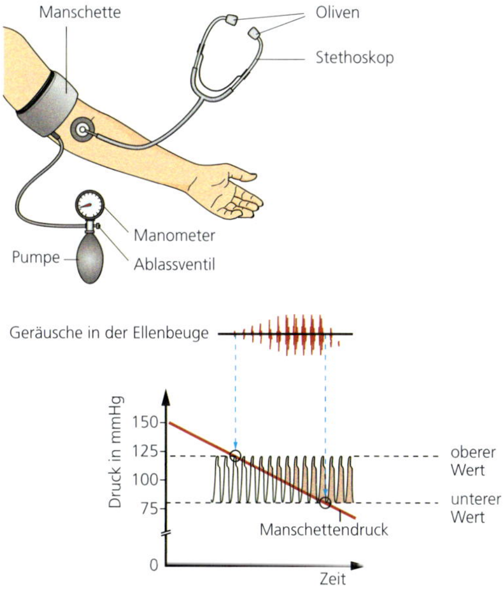

Technik des Blutdruckmessens

Temperaturkontrolle

Temperaturregulation

Der Mensch zählt zu den Lebewesen, die in ihrem Körper genügend Wärme produzieren, um ihre Körpertemperatur konstant gleich hoch bzw. gleich warm halten zu können. Das hat den Vorteil, dass sie unabhängig von ihrer Umgebungstemperatur aktiv sein können und nicht in Winterstarre verfallen.

Damit alle Stoffwechselvorgänge im menschlichen Körper optimal funktionieren, ist im Inneren des Körpers eine konstante Temperatur von 36,5–37 °C notwendig. Bei Körpertemperaturen über 37 °C spricht man von erhöhter Körpertemperatur, bei über 38,5 °C von Fieber.

Die Körpertemperatur regelt der Hypothalamus verantwortlich. Dort messen Temperaturfühler (*Thermorezeptoren*), ob der Soll-Wert von 37 °C erreicht wird.

Ist dies nicht der Fall und die gemessene Temperatur beträgt z. B. nur 35 ° C, beginnen die Muskeln zu arbeiten, um dadurch mehr Wärme zu erzeugen. Daneben stehen dem Menschen noch weitere Möglichkeiten zur Verfügung, um die Temperatur zu regulieren:

- Kleidung an- bzw. ausziehen
- sich bewegen bzw. die Bewegung reduzieren
- eine Heizung aufdrehen bzw. sich im Wasser abkühlen
- warme bzw. kühle Getränke trinken

Beispiel

Wenn Sie zu lange bei eisigen Außentemperaturen an einer Bushaltestelle warten, fangen Sie an zu zittern oder Sie beginnen damit, sich zu bewegen. Wenn der Bus dann endlich kommt, aber überheizt und außerdem noch überfüllt ist, schlagen die Temperaturfühler im Hypothalamus Alarm. Sie fangen an zu schwitzen und dadurch Wärme abzugeben.

Die Temperatur im Inneren des Körpers wird als Kerntemperatur bezeichnet und ist unabhängig von den Außentemperaturen nur minimalen Schwankungen unterworfen. Die Oberflächentemperatur, auch Schalentemperatur genannt, ändert sich mit der Umgebungstemperatur.

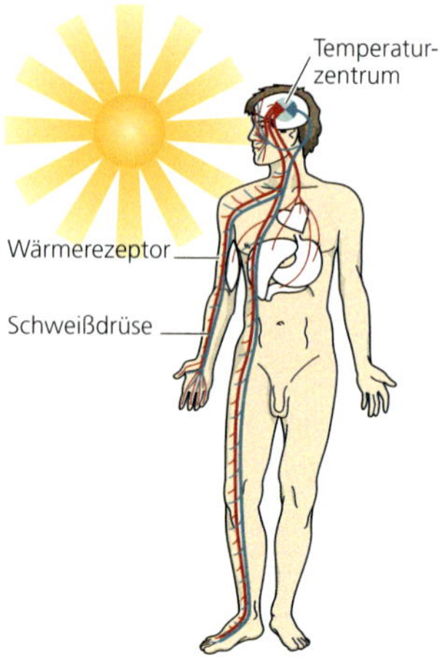

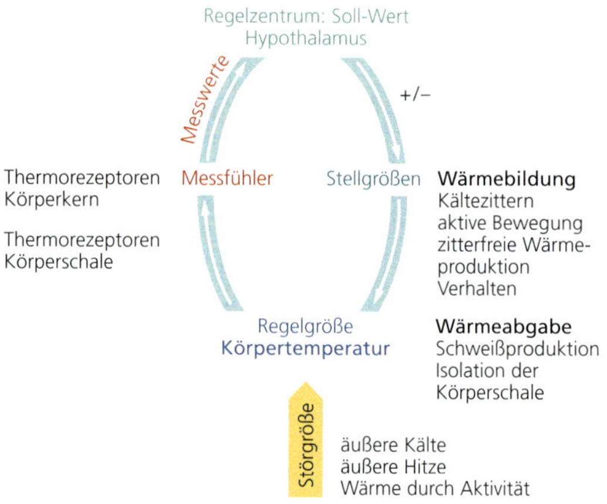

Oben: Regelung der Köpertemperatur über Temperaturzentrum (Regelzentrum), Wärmerezeptoren (Messfühler) und Schweißdrüse (Stellgrößen); unten: Darstellung als Regelkreis

Hinweis Bei Frauen steigt die Temperatur nach dem Eisprung um 0,5 °C an. Die regulären Tagesschwankungen bleiben dennoch bestehen.

Das Messen der Körpertemperatur

Die Körpertemperatur wird routinemäßig bei der Aufnahme von Patienten ermittelt. Dafür stehen unterschiedliche Thermometer zur Auswahl.

Thermometerarten

Das Quecksilberthermometer wird im Klinikalltag kaum noch verwendet, in der häuslichen Pflegeversorgung kann es durchaus noch vorkommen. Das Digitalthermometer verkürzt die Messzeit, ist bruchsicher und wasserdicht. Noch schneller lässt sich die Körpertemperatur mit einem Ohrthermometer feststellen. Es misst die Körperkerntemperatur über Infrarotstrahlen im Ohr.

Messorte

Die Temperatur kann an unterschiedlichen Orten gemessen werden:

- in der Achselhöhle (axillare Messung)
- unter der Zunge (sublinguale oder orale Messung)
- im After (rektal)
- bei sehr korpulenten Menschen in der Leiste (inguinal)

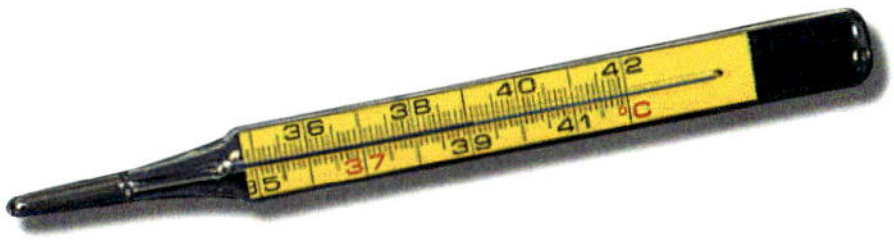

Vor dem Messen muss das Quecksilber in der Säule „heruntergeschüttelt" werden. Aus hygienischen Gründen wird es mit einer Schutzhülle bezogen. Da das Thermometer aus Glas ist und zerbrechen kann, stellt es eine Gefahr für den Patienten dar. Die kleinen Quecksilberkügelchen dürfen beim Aufsammeln nicht mit bloßen Händen berührt werden. Quecksilberdämpfe sind giftig.

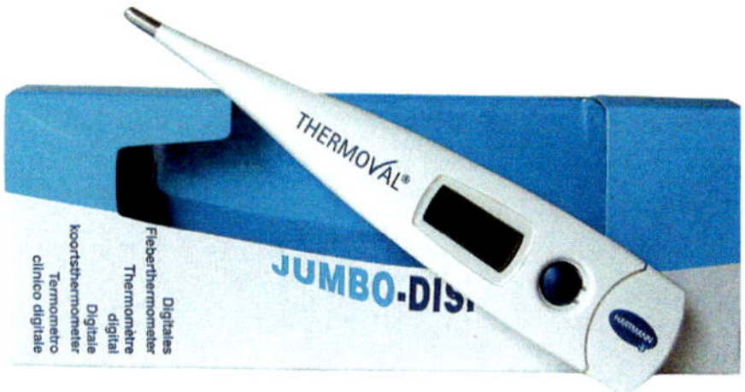

Digitalthermometer

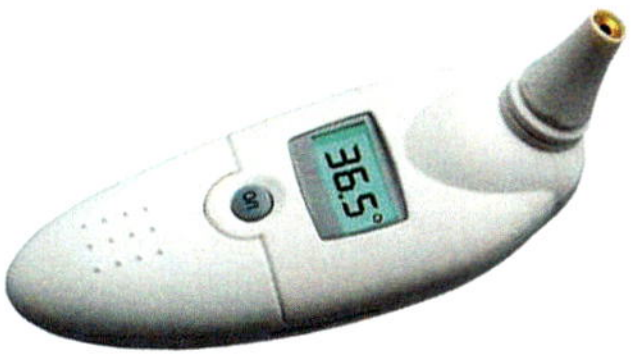

Ohrthermometer

Messdauer	Durchführung	Vorteile	Nachteile	Fehlerquellen
axillare Messung, Messwert ist ca. 0,5 °C niedriger als bei rektaler Messung				
5–8 Minuten	Thermometerspitze wird in die trockene Achselhöhle eingelegt, evtl. Schweiß vorher entfernen (lassen).	■ hygienisch ■ nicht unangenehm für den Patienten	■ lange Messzeit ■ ungenaue Werte	■ feuchte Achselhöhlen ■ Kleidungsstoff zwischen Thermometer und Haut ■ falsche Lokalisation ■ zu kurze Messdauer
rektale Messung, misst die Körperkerntemperatur				
2–4 Minuten	Patient nimmt eine Bauch- oder Seitenlage ein. Thermometer wird in der Schutzhülle unter sanften Drehbewegungen in den Enddarm eingeführt. Bei unruhigen Patienten muss das Thermometer während der Messung festgehalten werden.	■ kurze Messdauer	■ unangenehm ■ Verletzungsgefahr ■ Keimverschleppungsgefahr	■ Zäpfchenrückstände ■ zu kurze Messdauer
orale/sublinguale Messung, Messwert ist ca. 0,3 °C höher als bei der axillaren Messung				
5–6 Minuten	Bei der sublingualen Methode wird die Thermometerspitze unter die Zunge gelegt. Der Mund ist während der Messung geschlossen.	■ einfache Durchführung	■ nicht einsetzbar bei Patienten mit Unruhe, Atemnot, Hustenreiz und Munderkrankungen	■ Mund nicht geschlossen ■ Entzündungen in der Mundhöhle ■ Nahrungsaufnahme (kalt/heiß) vor der Messung ■ zu kurze Messdauer

[Tab. 1] Durchführung sowie Vor- und Nachteile der verschiedenen Messtechniken

Blutzucker

Vom Zucker zum Blutzucker

Kohlenhydrate ↗ S. 77 sind der wichtigste Energielieferant des Körpers. Sie werden über die Nahrung aufgenommen und mit Hilfe von Enzymen der Verdauungssäfte in kleine Zuckermoleküle zerteilt, die man Glukose nennt. An den Darmwänden wird die Glukose mit vielen anderen Stoffen in die Blutbahn aufgenommen. Über die Blutbahn kann sie zu den Organzellen transportiert werden. Damit die Zellen die Glukose nutzen können, benötigen sie einen weiteren Stoff, das Insulin. Es ist ein in der Bauchspeicheldrüse produziertes Hormon, das als Schlüssel für die Glukose auftritt: Er öffnet ihr den Zugang zu den Organzellen.

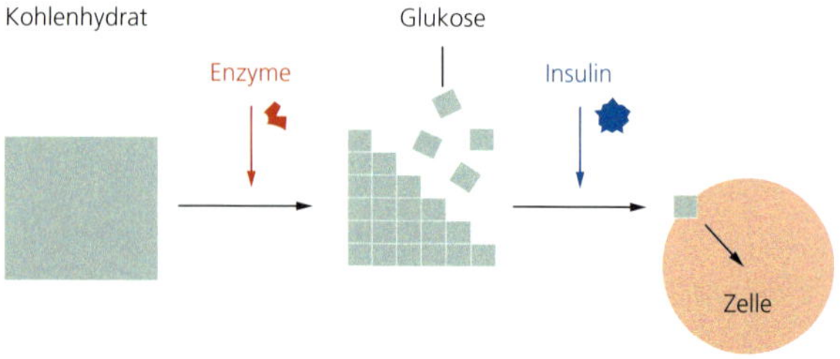

Damit die Energie der Kohlenhydrate in die Zelle aufgenommen werden kann, müssen diese aufgespalten werden und mit Hilfe des Insulins die Zellwände überschreiten.

Auf und ab, immer wieder – der Blutzuckerspiegel

Der Blutzuckerspiegel bezeichnet die Menge der im Blut gelösten Glukose und wird umgangssprachlich auch BZ genannt. Der Wert wird in verschiedenen Maßen gemessen, in Deutschland gebräuchlich sind mmol/l oder mg/dl (auch mg% genannt).

Durch die Nahrungsaufnahme und -verdauung wird der Blutzuckerspiegel erhöht. Sobald das Insulin die Glukose aufgespalten hat, nehmen die Zellen sie auf und der Blutzuckerspiegel sinkt wieder. So schwankt der Blutzuckerspiegel bei einem gesunden Menschen immer zwischen 4,4 und 7,3 mmol/l.

Hinweis In Deutschland sind zwei verschiedene Angaben für Blutzuckerwerte gebräuchlich: die traditionell verwendete Einheit mg/dl und die international festgelegte Einheit mmol/l. Die Umrechnung erfolgt mit Hilfe von Formeln oder einer Tabelle. Als Eselsbrücke können Sie sich merken: Zahlenwerte kleiner 25 deuten auf „mmol/l", Zahlenwerte größer als 25 auf „mg/dl" hin. Sowohl in „größer" als auch in „mg/dl" finden Sie ein „g".

… mg/dl × 0,056 = … mmol/l
… mmol/l × 18 = … mg/dl

mg/dl (mg%)	→	mmol/l	mmol/l	→	mg/dl (mg%)
40	~	2,2	2	~	36
50	~	2,8	3	~	54
60	~	3,3	4	~	72
70	~	3,9	5	~	90
80	~	4,4	6	~	108
90	~	5,0	7	~	126
100	~	5,6	8	~	144
120	~	6,7	9	~	162
140	~	7,8	10	~	180
160	~	8,9	11	~	198
180	~	10,0	12	~	218
200	~	11,1	13	~	234
220	~	12,2	14	~	252
240	~	13,3	15	~	273
260	~	14,4	16	~	288
280	~	15,5	17	~	306
300	~	16,7	18	~	324
350	~	19,4	19	~	342
400	~	22,2	20	~	364
450	~	25,0	25	~	450

Umrechnungstabelle für Blutzuckerwerte

mmol/l gesprochen: Millimol pro Liter
mg/dl gesprochen: Milligramm pro Deziliter
mg% gesprochen: Milligramm Prozent

Glukose in der Zelle

Die Zellen stellen die von ihnen benötigte Energie durch den Abbau der Glukose her. Ist im Blut mehr Glukose als Energiebedarf vorhanden, wird die Glukose gespeichert. Dazu wird sie in das Speichermolekül Glykogen oder in Speicherfett (Depotfett) umgewandelt.

- Glykogen wird in der Leber und im Muskelgewebe erzeugt und ist ein kurz- bis mittelfristiger Energiespeicher. Es kann bei Bedarf schnell herangezogen werden.
- Speicherfett wird im Fettgewebe erzeugt und ist ein langfristiger Energiespeicher.

Hinweis Bevor die Glukose in den Zellen zu Energie oder zu Speichermolekülen umgewandelt werden kann, muss Insulin die Zelle „geöffnet" haben.

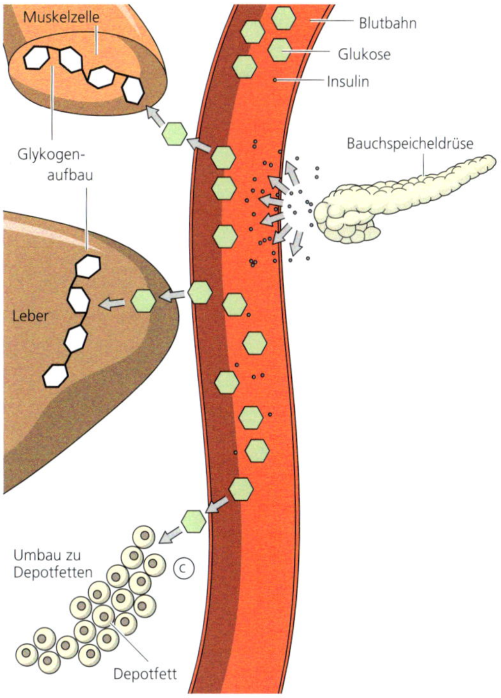

Abbau der Glukose im Körper

Veränderungen des Blutzuckerspiegels

Ist der Blutzuckerspiegel sehr niedrig (nüchtern BZ < 3,3 mmol/l), spricht man von Unterzuckerung (*Hypoglykämie*). Beim gesunden Menschen kann eine Unterzuckerung nach starker körperlicher oder geistiger Betätigung oder bei fehlender Nahrungsaufnahme kurz vorhanden sein. Die betroffenen Menschen bemerken Hungergefühl, leichtes Zittern der Hände, weiche Knie oder starkes Herzklopfen. In der Regel reagiert der Körper schnell mit der Aktivierung der Energiespeicher. Bei kranken Menschen kann die Unterzuckerung im schlimmsten Fall einen lebensbedrohlichen hyperglykämischen Schock mit Bewusstlosigkeit zur Folge haben.

Ist der Blutzuckerspiegel erhöht (nüchtern BZ > 5,5 mmol/l), spricht man von Überzuckerung (*Hyperglykämie*). Dies geschieht, wenn das Hormon Insulin nicht ausreichend zur Verfügung steht (Diabetes mellitus ↗ S. 220). Eine Überzuckerung zeigt sich durch ein verstärktes Durstgefühl und Müdigkeit. Bei sehr hohen Werten (> 20 mmol/l) kann es zu Bewusstseinseintrübungen bis hin zum lebensbedrohlichen Koma ↗ S. 111 kommen.

	Unterzuckerung (Hypoglykämie) BZ < 3,3 mmol/l	**Überzuckerung** (Hyperglykämie) BZ > 9 mmol/l
Symptome	– Hunger – Zittern – Herzklopfen	– Durst – Müdigkeit
Komplikation bei Diabetes mellitus	– hyperglykämischer Schock	– diabetisches Koma

Symptome der Über- und Unterzuckerung sowie Komplikationen bei Diabetes mellitus

Hinweis Bei Anzeichen einer Über- oder Unterzuckerung müssen Sie eine Fachkraft oder einen Arzt verständigen und bei Bedarf Erste-Hilfe-Maßnahmen einleiten.

Depot Lager, Ablagerung

Blutzuckerbestimmung

Ziel

Eine Blutzuckerbestimmung wird vorgenommen:

- **im Notfall**: bei Bewusstseinseintrübung oder Symptomen einer Über- oder Unterzuckerung ↗ S. 185
- **nach ärztlicher Anordnung**: bei Verdacht auf oder Verlaufskontrolle bei Diabetes mellitus sowie bei der Einnahme bestimmter Medikamente (z. B. Prednisolon)
- **täglich oder vor bzw. nach den Mahlzeiten**: bei Diabetikern, deren Blutzuckerwerte stark schwanken oder die Insulin spritzen müssen

Materialien

Es ist sinnvoll, die Materialien auf einem kleinen Tablett vorzubereiten und v. a. in der häuslichen Pflege als Set ständig zur Verfügung zu halten. Sie benötigen:

- Blutzuckergerät und passende Testreifen
- Hautdesinfektionsmittel oder Tupfer mit Desinfektionsmittel
- Stechhilfe oder Lanzette
- Tupfer oder kleines Pflaster
- ggf. Abwurfbehälter

Vorbereitung

Informieren Sie den Patienten über Ihr Vorhaben. Das Blut zur Blutzuckermessung wird aus den Blutkapillaren ↗ S. 185 abgenommen. Die kleinen Blutmengen werden am Ohrläppchen oder an den seitlichen Fingerkuppen entnommen. Wichtig ist, dass die Entnahmestelle gut durchblutet ist. Sie bemerken dies an einer rosigen Farbe sowie einer warmen Hauttemperatur. Fragen Sie, an welcher Stelle der Patient die Blutentnahme bevorzugt. Eine leichte Massage der Entnahmestelle fördert den Blutfluss.

Hinweis Jedes Blutzuckergerät funktioniert etwas anders. Informieren Sie sich im Voraus über die Funktionsweise oder lassen Sie sich in die Bedienung des Gerätes einweisen.

In einer solchen Kurve kann ein Blutzuckertagesprofil erstellt werden.

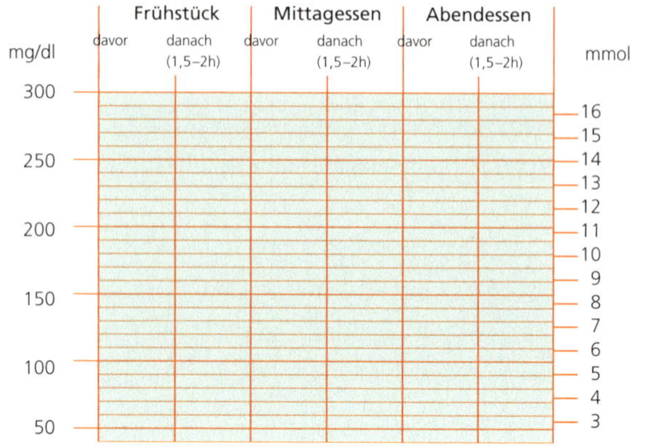

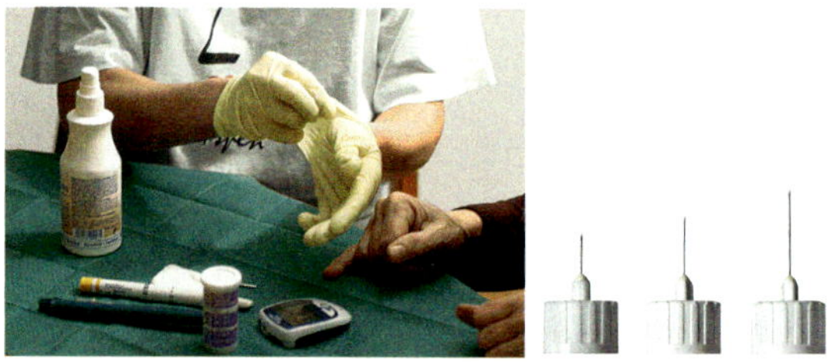

Legen Sie sich die Materialien auf einem gereinigten Tablett oder Tisch zurecht.

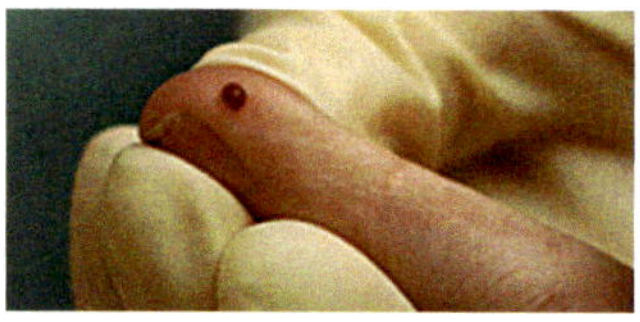

Als Blutentnahmestellen für die Blutzuckerkontrollen sind die seitliche Fingerbeere sowie das untere Ohrläppchen gut geeignet.

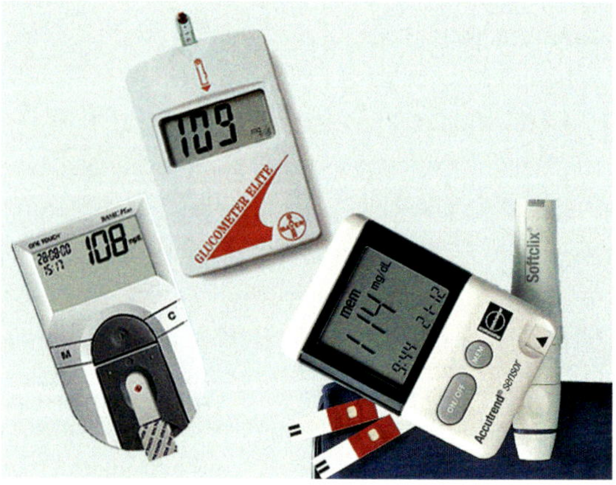

Verschiedene Schnelltestgeräte zum Blutzuckernachweis bei Diabetikern

Durchführung

Schalten Sie das Gerät an und stecken Sie den Teststreifen in das Gerät. Überprüfen Sie die **Funktionsfähigkeit**.

Desinfizieren Sie die Blutentnahmestelle und ziehen Sie während der Einwirkzeit die Handschuhe über. Das Desinfektionsmittel muss vollständig eingewirkt sein. Eventuell vorhandene Reste werden mit einem Tupfer entfernt, damit das Ergebnis nicht verfälscht wird. In vielen Einrichtungen und in der häuslichen Pflege wird oft auf eine vorherige Hautdesinfektion verzichtet, bei einer Blutentnahme aus dem Finger sollten sich die Patienten zumindest vorher die Hände waschen.

Stechen Sie mit der Stechhilfe oder der Lanzette in die Haut ein. Je schneller Sie dabei vorgehen, desto angenehmer für den Patienten. Unterstützen Sie den Blutfluss durch **leichtes Drücken** und wischen Sie den ersten Blutstropfen ab.

Halten Sie nun die hierfür vorgesehene Stelle des **Teststreifens** an die Einstichstelle. Das Blut wird automatisch „eingezogen" und das Gerät signalisiert Ihnen, wenn eine ausreichende Blutmenge aufgenommen wurde. Legen Sie nun das Blutzuckergerät zur Seite und drücken Sie einen Tupfer auf die Einstichstelle.

Nachbereitung

Lesen Sie den Blutzuckerwert ab und dokumentieren Sie ihn (auch wenn der Patient die Messung selbst vorgenommen hat).

Entsorgen Sie die Verbrauchsmaterialien und überprüfen Sie, ob die Einstichstelle noch blutet. Ist dies doch der Fall, muss die Einstichstelle so lange komprimiert werden, bis der Blutfluss aufhört.

Bereiten Sie das Materialtablett so vor, dass bei der nächsten Blutzuckermessung alles griffbereit ist.

Hinweis Viele Menschen mit Diabetes mellitus können die Blutzuckermessung selbstständig vornehmen. Gerade im Alter benötigen sie aber vielleicht Unterstützung bei der Messung, z. B. beim Öffnen der Teststreifendose oder beim Ablesen des Blutzuckergerätes.

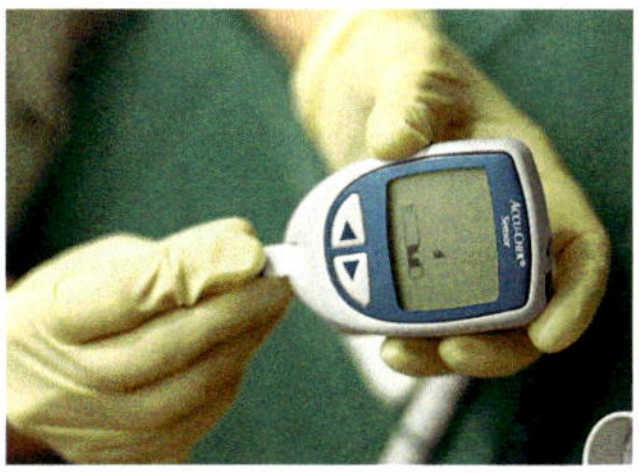

Beim Einstecken des Teststreifens in das Blutzuckergerät zeigt Ihnen ein bestimmtes Symbol auf dem Display oder ein Signalton an, dass das Gerät funktionsbereit ist.

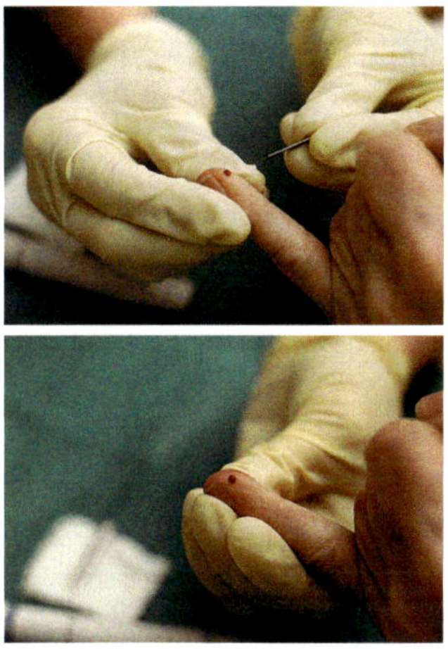

Schnelles Einstechen in die Haut, anschließende Unterstützung des Blutflusses durch vorsichtiges Drücken

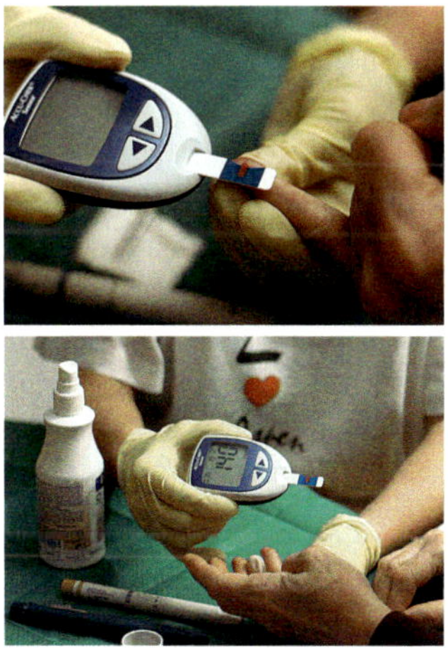

Blutentnahme durch den Teststreifen, Ablesen des Blutzuckerwertes

komprimieren zusammendrücken

Arzneimittel

Arzneimittel sind Stoffe oder Stoffgemische, die
- Krankheiten heilen oder verhüten,
- Körperfunktionen beeinflussen, wiederherstellen oder korrigieren oder
- für die medizinische Diagnostik benötigt werden.

Arzneimittel werden auch Arzneien, Medikamente oder mit ihrem lateinischen Fachbegriff Pharmaka genannt. Sie können natürlichen oder künstlichen (synthetischen) Ursprungs sein.

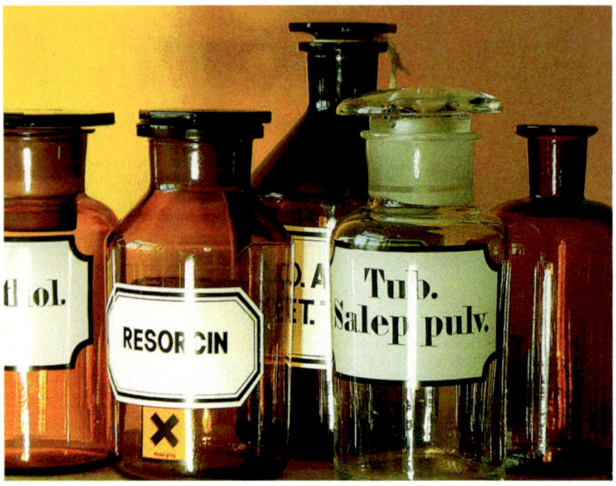

Seit alters her bereiten Menschen Stoffe und Stoffgemische zur Heilung von Krankheiten zu.

Arzneimittelnamen

Arzneimittel verfügen über verschiedene Namen, die bei den Gebrauchsinformationen angegeben sind:
- Handelsname, unter dem das Arzneimittel verkauft wird, z. B. Aspirin®
- internationaler Freiname, von der WHO vergebener, international gültiger Name des Wirkstoffs, z. B. Acetylsalicylsäure (ASS)
- chemische Bezeichnung des Wirkstoffs, z. B. 2-Acetoxybenzoesäure

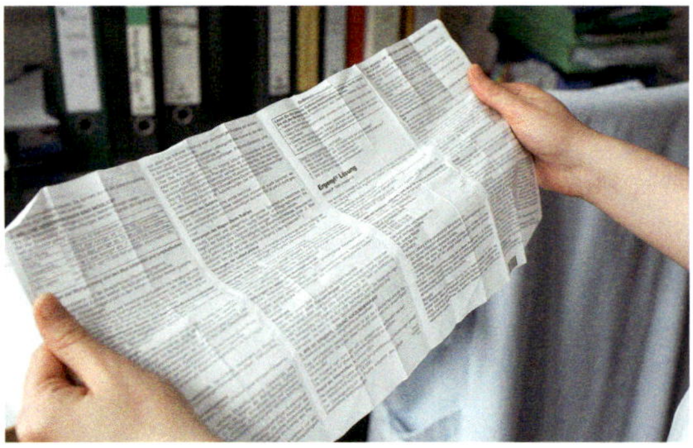

Gebrauchsinformationen zu einem Arzneimittel

Arzneimittelgruppen

Medikamente, welche die gleiche Wirkung erzielen, werden zu Arzneimittelgruppen zusammengefasst, deren Namen lateinischen bzw. griechischen Ursprungs sind.

Häufig verabreichte Arzneimittelgruppen sind:

anti gegen

Arzneimittelgruppe	Beschreibung	Beispiel
Analgetika	Schmerzmittel, hemmen die Schmerzempfindung	Aspirin®, Voltaren®
Anästhetika	Narkosemittel, wirken betäubend bzw. bewusstseinsdämpfend	Lachgas, Benzocain
Spasmolytika	krampflösende Mittel	Buscopan®
Psychopharmaka	Mittel zur Behandlung psychischer Erkrankungen	Haldol®, Atosil®
Muskelrelaxanzien	führen zur Erschlaffung der Skelettmuskulatur	Valium®, Musaril®
Gerinnungshemmer	verlangsamen den Gerinnungsprozess	Heparin, Aspirin®
Laxanzien	Abführmittel, beschleunigen die Stuhlentleerung	Bifiteral®
Antibiotika	zur Bekämpfung von bestimmten Krankheitserregern	Penicillin
Antazida	neutralisieren überschüssige Magensäure	Maaloxan®

Erwünschte und unerwünschte Wirkungen sowie Wechselwirkungen

Nachdem ein Medikament eingenommen wurde, werden die Wirkstoffe vom Körper aufgenommen und können am Zielort ihre Wirkung entfalten. Die meisten Arzneimittel wirken in verschiedener Form auf den Körper. Man unterscheidet die erwünschte von der unerwünschten Wirkung (früher auch Nebenwirkung genannt).

Beispiel
Aspirin® ist ein weit verbreitetes Schmerzmittel. Es setzt an bestimmten Hirnstrukturen an und verhindert die Weiterleitung der Schmerzinformation (erwünschte Wirkung). Gleichzeitig fördert der Wirkstoff auch die Säurebildung im Magen, es kann zur Übersäuerung des Magens und bei langfristiger Einnahme sogar zur Magenentzündung kommen (unerwünschte Wirkung).

Unerwünschte Wirkungen können auch dann auftreten, wenn die verordnete Dosierung (Menge) nicht eingehalten wurde. Im schlimmsten Fall kann es zu Vergiftungserscheinungen ↑ S. 264 kommen.

Werden zwei Medikamente gleichzeitig oder zeitnah zueinander eingenommen, können sie sich gegenseitig in ihrer Wirkung beeinflussen, z. B. schneller oder langsamer, stärker oder schwächer, kürzer oder länger wirken. Dies nennt man Wechselwirkung.

Äußert ein Pflegebedürftiger unerwünschte oder Wechselwirkungen, sollten Sie unmittelbar eine Pflegefachkraft und den behandelten Arzt informieren.

Arzneimittelformen

Arzneimittel werden in verschiedenen Formen angeboten:

- Arzneimittel in fester Form: Tablette, Dragee, Kapsel, Pulver, Zäpfchen (*Suppositorien*). Die Inhaltsstoffe werden zu einer festen Form gepresst und meistens mit einer verdaubaren Hülle überzogen.
- Arzneimittel in halbfester Form: Gel (z. B. Diclac®), Salbe, Paste, Creme
- Arzneimittel in flüssiger Form: Tinktur, Suspension (z. B. Maaloxan®), Emulsion, Lösung

Hinweis Erwünschte und unerwünschte Wirkungen sowie Wechselwirkungen müssen in der Gebrauchsinformation (auch Beipackzettel oder Waschzettel genannt) beschrieben sein. Unerwünschte Wirkungen sind abhängig von Alter, Geschlecht, Organfunktion und der Empfindlichkeit des Patienten und müssen nicht auftreten.

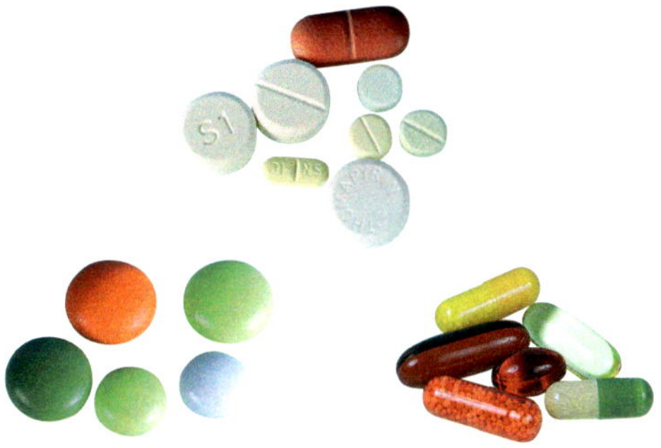

Tabletten (oben), Dragees (links) und Kapseln (rechts) enthalten Wirkstoffe in fester Form.

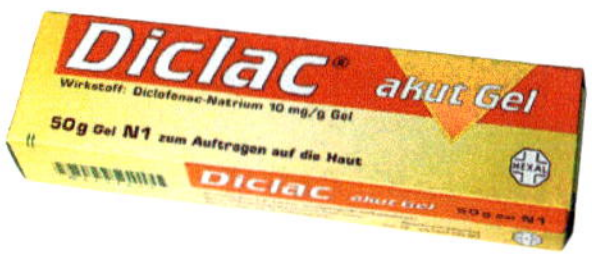

Bei halbfesten Arzneimitteln sind die Wirkstoffe in eine wasser- oder fettlösliche Grundlage eingebettet.

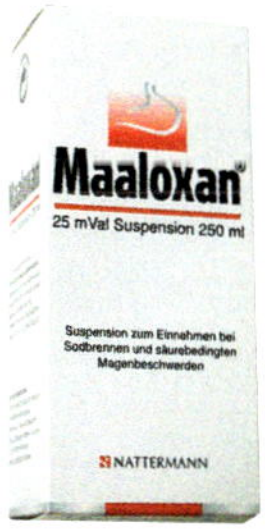

Bei flüssigen Arzneimitteln sind die Wirkstoffe in Flüssigkeiten (Wasser oder Alkohol) gelöst oder liegen als Suspension/Emulsion vor.

Umgang mit Arzneimitteln

Arzneimittelgesetz

Das Arzneimittelgesetz (AMG) regelt die Herstellung, das Inverkehrbringen, die Zulassung, Kontrolle, Verschreibung, Abgabe und den Verkauf von Arzneimitteln. Es soll die Gesundheit der Bevölkerung schützen.

Arzneimittel müssen nach dem Arzneimittelgesetz auf der Packung gekennzeichnet sein. Die Informationen müssen gut lesbar, allgemeinverständlich und in deutscher Sprache **gekennzeichnet** sein.

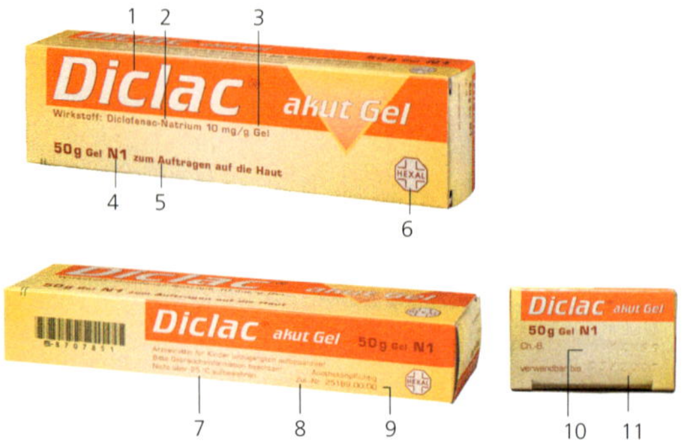

Kennzeichnung auf einer Medikamentenpackung
1 = Name des Herstellers, 2 = Name des Arzneimittels, Stärke, Darreichungsform und Personenkreis (Erwachsene, Säuglinge, Kinder), 3 = Zulassungsnummer, 4 = Chargenbezeichnung oder Herstellerdatum, 5 = Darreichungsform, 6 = Inhalt oder Stückzahl, 7= Art der Anwendung, 8 = Wirkstoffe, 9 = Verfallsdatum, 10 = Abgabeart, 11 = bei Mustern Hinweis auf unverkäufliches Muster

Rezept-, apothekenpflichtig oder frei verkäuflich

Abhängig davon, wer die Arzneimittel an den Patienten abgeben darf, werden Arzneimittel unterschieden in:

- frei verkäuflich, Verkauf überall, auch außerhalb von Apotheken
- apothekenpflichtig, Verkauf nur durch **Apotheken** und speziell ausgebildetes Personal erlaubt
- verschreibungspflichtig, Verkauf nur durch Apotheken nach Vorlage eines ärztlichen Rezepts
- Betäubungsmittel, Verkauf nur durch Apotheken und nach Vorlage eines speziellen Betäubungsmittelrezepts

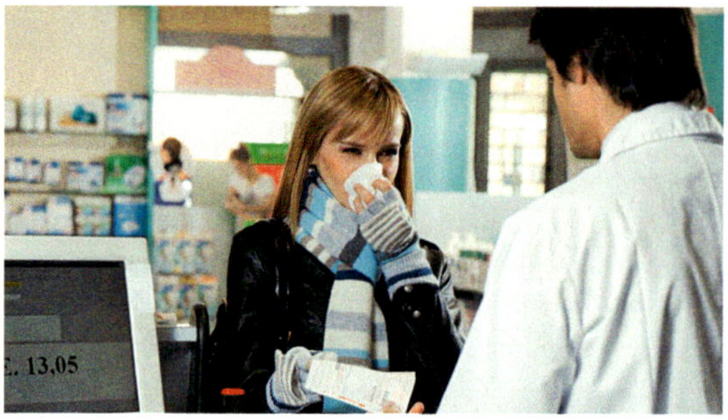

Die weitaus meisten Arzneimittel dürfen nur von Apotheken an den Endverbraucher abgegeben werden. Damit soll eine fachkundige Beratung der Verbraucher sichergestellt werden.

Lagern von Arzneimitteln

Medikamente müssen so gelagert werden, dass sie in ihrer Wirkung und Qualität nicht beeinträchtigt werden. Sie benötigen Schutz vor Licht, Feuchtigkeit und Wärme. Fremde dürfen keinen Zugang zu ihnen haben. Manche Medikamente müssen kühl gelagert werden. Hinweise hierzu finden Sie auf der Verpackung oder der Packungsbeilage.

In Einrichtungen werden Medikamente in speziellen **Medikamentenschränken** gelagert. Betäubungsmittel müssen in verschlossenen Schränken gelagert werden und die Entnahme muss in einem Betäubungsmittelbuch dokumentiert werden.

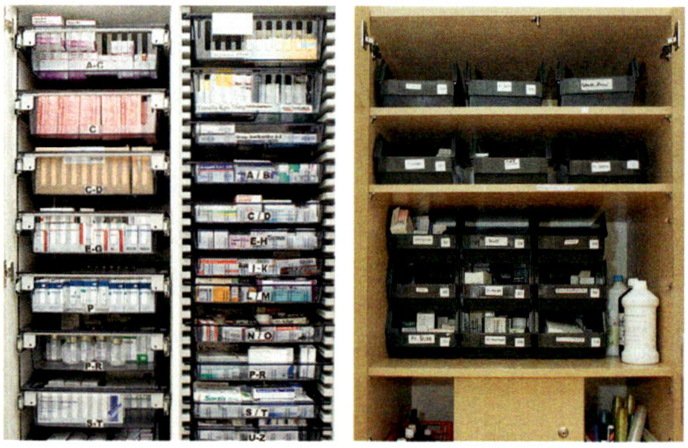

Im Krankenhaus werden die Medikamente nach ihrem Namen sortiert (links), in Pflegeeinrichtungen nach Bewohnern (rechts).

Betäubungsmittel Stoffe oder Stoffgemische, die im Betäubungsmittelgesetz gelistet sind; dazu gehören illegale Drogen (z. B. Cannabis) oder stark wirksame Medikamente, die auch missbräuchlich genutzt werden könnten (z. B. Morphin).

Verabreichen von Arzneimitteln

Verteilen von Arzneimitteln

Das Vorbereiten von Arzneimitteln vor der Einnahme, das so genannte „Stellen von Medikamenten", ist eine Aufgabe, die Konzentration, Feinmotorik und gute Sehkraft erfordert. Häufig ist dies die erste Tätigkeit, bei der Menschen im Alter oder bei Krankheit Unterstützung benötigen. Pflegende stellen die Medikamente nach ärztlicher Anordnung, die schriftlich in der Pflegedokumentation festgehalten sein muss.

- Feste Medikamente werden entweder für einen Tag oder für eine Woche in Medikamentendispensern gestellt.
- Flüssige Medikamente werden kurz vor der Einnahme in Tropfenbechern gestellt und zur besseren Einnahme mit stillem Wasser aufgefüllt.

Hinweis Die Verabreichung von Medikamenten ist grundsätzlich eine behandlungspflegerische Maßnahme und muss ärztlich verordnet sein. Wer welche Tätigkeiten im Bereich der Medikamentenverabreichung übernimmt bzw. übernehmen darf, ist in den Einrichtungen unterschiedlich geregelt. muss aber immer den Prinzipien der Delegation ↗ S.315 entsprechen.

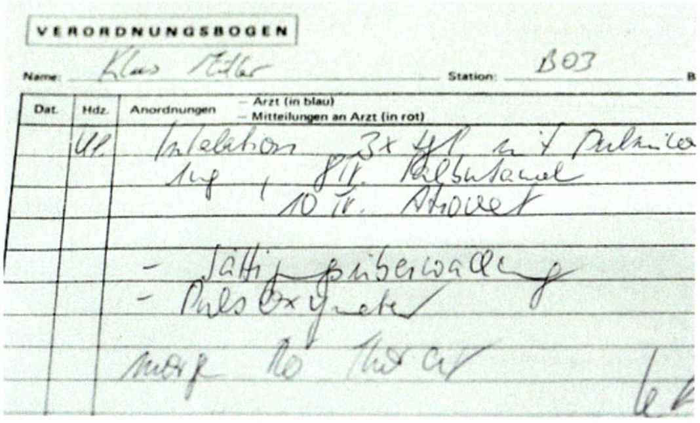

Ärztliche Anordnung

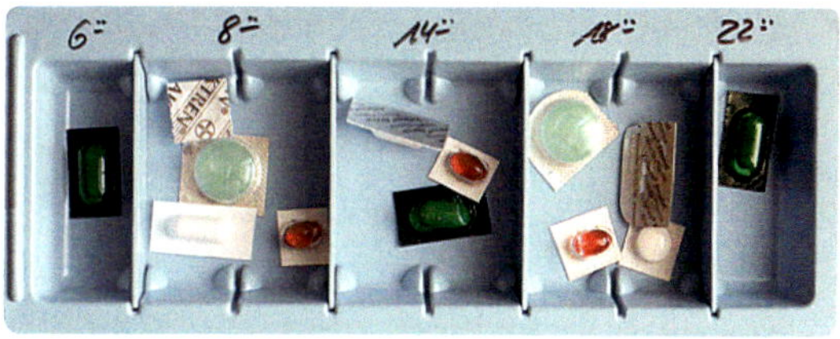

Medikamentendispenser

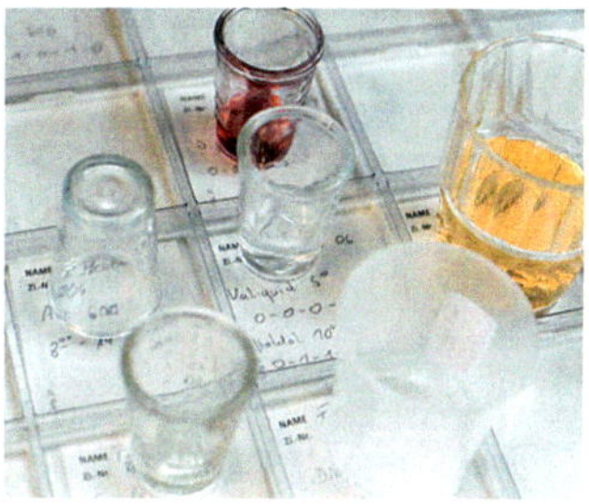

Tropfentablett

Die 5-R-Regel

Bevor einem Patienten ein Medikament verabreicht wird, muss sich die Pflegende sicher sein, dass es der ärzlichen Anordnung entspricht. Dies geschieht anhand der 5-R-Regel.

5-R-Regel

Richtiger Patient?	Stimmt der Name des Patienten mit dem Namen in der Patientenakte überein?
Richtiges Medikament?	Entspricht der Name des Medikaments dem Namen in der Patientenakte?
Richtige Dosis?	Entspricht die Dosierung der ärztlichen Anordnung?
Richtige Verabreichungsform?	Entspricht die Verabreichungsform der vom Arzt gewünschten?
Richtiger Zeitpunkt?	Ist für die Medikamentengabe eine bestimmte Uhrzeit angesetzt oder müssen besondere Zeiten eingehalten werden?

Verabreichungsformen

Grundsätzlich kann man Medikamente entweder auf der Haut oder Schleimhaut auftragen (meistens Salben oder andere flüssige oder halbfeste Arzneimittelformen) oder in das Körperinnere aufnehmen. Zur Medikamentenaufnahme in das Körperinnere gibt es verschiedene Verabreichungsformen, u. a.:

- **oral:** in den Mund (auch p.o. abgekürzt für per os, lat. = durch den Mund)
- **rektal:** in den Enddarm
- **parenteral:** unter Umgehung des Magen-Darm-Trakts
- **inhalativ:** über die Schleimhaut der Atemwege

Bei der parenteralen Verabreichung müssen die Medikamente mit Hilfe einer Spritze in den Körper injiziert werden. Dies erfolgt

- **subkutan** (s.c.): unter die Haut,
- **intramuskulär** (i.m.): in den Muskel oder
- **intravenös** (i.v.): in die Vene.

Hinweis Medikamente dürfen immer nur der Anweisung auf der Verpackung entsprechend verabreicht werden.

Orale Verabreichung

Die häufigste Verabreichungsform ist die orale. Das Medikament muss geschluckt werden. Um den Schluckvorgang zu erleichtern, sollte das Medikament mit einem Schluck stillen Wassers hinuntergespült werden. Die orale Medikamentengabe ist nicht für Personen geeignet, deren Schluckvorgang beeinträchtigt ist (z. B. bei Bewusstlosigkeit oder nach einem Schlaganfall). Bei Durchfallerkrankungen oder Erbrechen wird die Aufnahme negativ beeinflusst, das Arzneimittel kann nicht seine volle Wirkung entfalten.

Hinweis Achten Sie bei der oralen Medikamentengabe auf den Hinweis des Herstellers, ob das Medikament vor, mit oder nach den Mahlzeiten eingenommen werden muss, weil der Füllungszustand des Magens die Aufnahme und die Verträglichkeit beeinflusst.

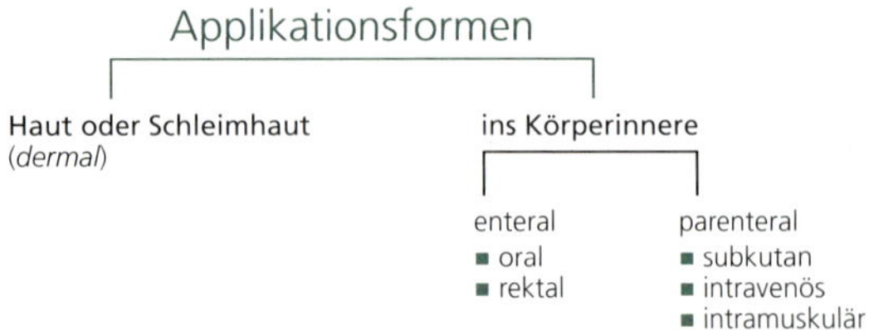

Die Verabreichung (*Applikation*) von Medikamenten kann auf verschiedene Weise erfolgen.

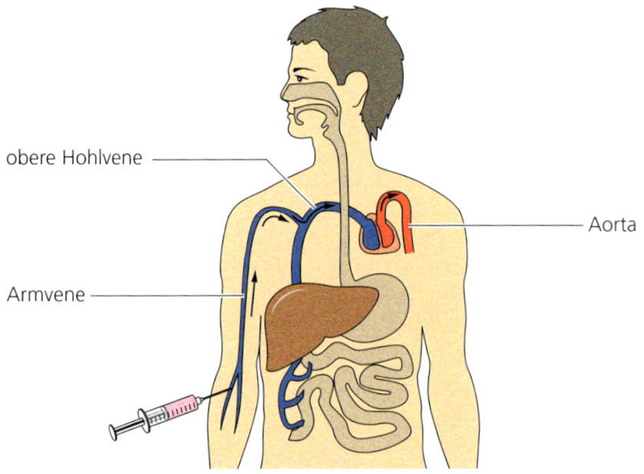

Weg, den ein Medikament bei einer intravenösen Injektion nimmt: Das Medikament wird in eine Vene, meistens am Arm, gespritzt und von dort über das Gefäßsystem im Körper verteilt. Die Wirkung tritt dadurch schnell ein.

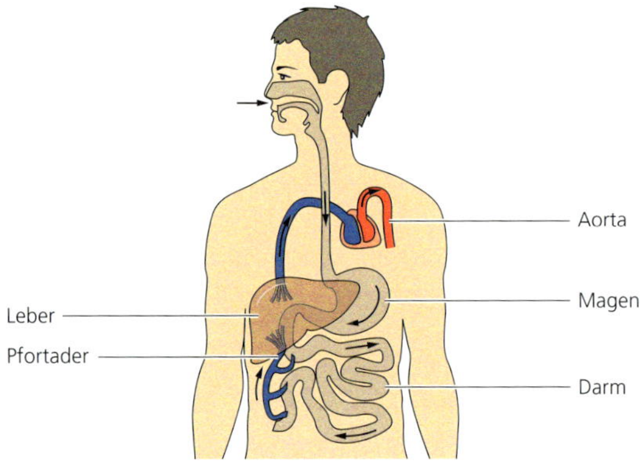

Weg, den ein Medikament nach Einnahme durch den Mund nimmt: Das Medikament wird von der Schleimhaut des Magen-Darm-Trakts aufgenommen (*resorbiert*) und gelangt über die Pfortader in die Leber, wo es verarbeitet wird. Von dort aus werden die Wirkstoffe im Körper verteilt.

Rektale Verabreichung

Zäpfchen (*Suppositorien*) und Einläufe ↗ S. 95 werden über die Darmschleimhaut des Enddarms (*Rektum*) vom Körper aufgenommen und über den Blutkreislauf verteilt. Diese Verabreichungsform wird als **rektale** Medikamentengabe bezeichnet. Diese Verabreichungsform wird angewandt, wenn ein Patient nicht schlucken kann oder man den Weg über die Leber vermeiden möchte.

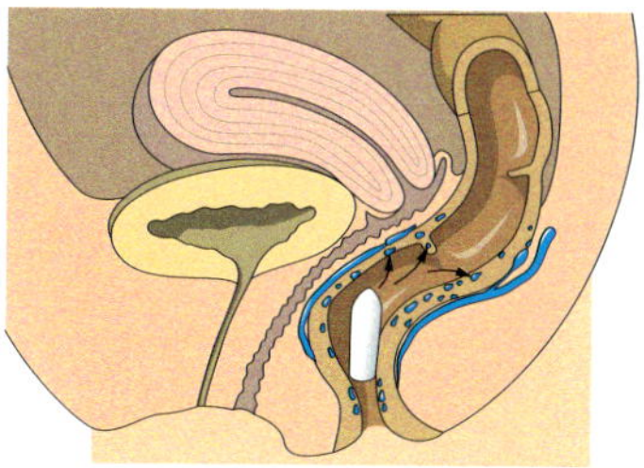

Rektale Verabreichung: Ein Suppositorium wird über den After in den Enddarm eingeführt. Die Trägersubstanz schmilzt durch die Körperwärme und setzt den Wirkstoff frei. Das Arzneimittel kann dann von der Schleimhaut aufgenommen werden. Die Aufnahme des Medikamentes kann durch Stuhlgang beeinträchtigt werden.

Hinweis Es gibt auch spezielle Zäpfchen, die in die Scheide eingeführt werden (Vaginalsuppositorien).

Subkutane Verabreichung

Bei der subkutanen Injektion wird das Medikament in das Unterhautfettgewebe gespritzt. Sie benötigen für die Injektion Tupfer, Hautdesinfektionsmittel und die Fertigspritze mit dem Medikament. Gehen sie wie folgt vor:

- Suchen Sie sich einen geeigneten **Injektionsort** und desinfizieren Sie die Einstichstelle entsprechend dem Hygieneplan bzw. den Herstellerangaben des Desinfektionsmittels. Entnehmen Sie die Fertigspritze aus der Verpackung und ziehen Sie die **Kappe** ab.
- Bilden Sie mit Daumen und Zeigefinger der einen Hand eine **Hautfalte** und halten Sie diese bis zum Ende der Injektion fest. Mit der anderen stechen Sie die Kanüle senkrecht, ca. 1–2 cm tief, in das Unterhautfettgewebe.
- Drücken Sie den Stempel der Spritze langsam hinunter, bis sich kein Medikament mehr in der Spritze befindet. Ziehen Sie die Kanüle heraus, lassen Sie die Hautfalte los und drücken Sie einen trockenen, sterilen Tupfer auf die Einstichstelle. Bei Blutungen aus dem Einstichkanal kleben Sie ein Pflaster auf die Stelle.
- Am Ende der Injektion wird das **Sicherheitssystem** ausgelöst. Dabei springt eine Hülse aus dem Spritzenkörper und bedecken die verwendete Nadel.

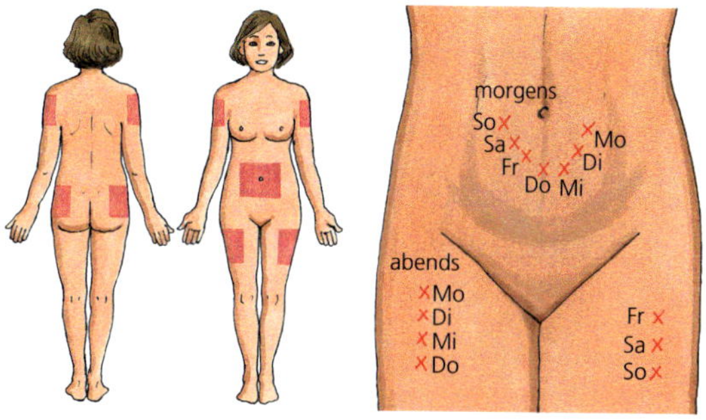

Einstichstellen für die subkutane Injektion (links), Bauch oder Oberschenkel werden bevorzugt. Der Injektionsort sollte regelmäßig, z. B. nach einem Injektionskalender (rechts), gewechselt werden.

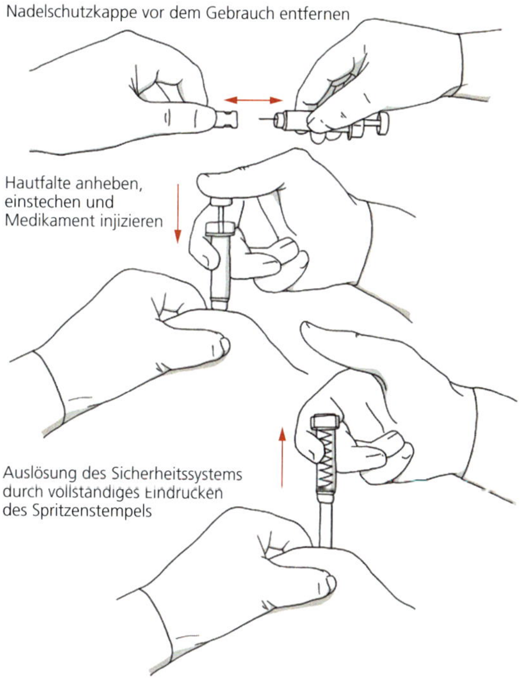

Subkutane Injektion

Physikalische Therapie

Die physikalische Therapie hat zum Ziel, mit natürlichen Maßnahmen einen günstigen Einfluss auf die Körperfunktionen zu nehmen. Physiotherapeuten setzen eine große Bandbreite solcher Maßnahmen ein. In der Pflege kommen ebenfalls einige davon regelmäßig zum Einsatz. Mit deren Hilfe lassen sich u. a. folgende Therapieziele erreichen bzw. unterstützen:

- Schmerzbekämpfung
- Erhaltung und Verbesserung der Beweglichkeit und Muskelkraft
- Verbesserung der Durchblutung und Nährstoffversorgung körpereigener Gewebe
- Verbesserung der Reaktionsfähigkeit und der allgemeinen körperlichen Fitness

Nicht alle Therapieformen sind für jeden Menschen geeignet. Das Grundprinzip lautet: „Erlaubt ist, was guttut." Gerade bei älteren oder chronisch kranken Menschen können bestimmte Maßnahmen kontraindiziert, also der Gesundheit nicht förderlich sein.

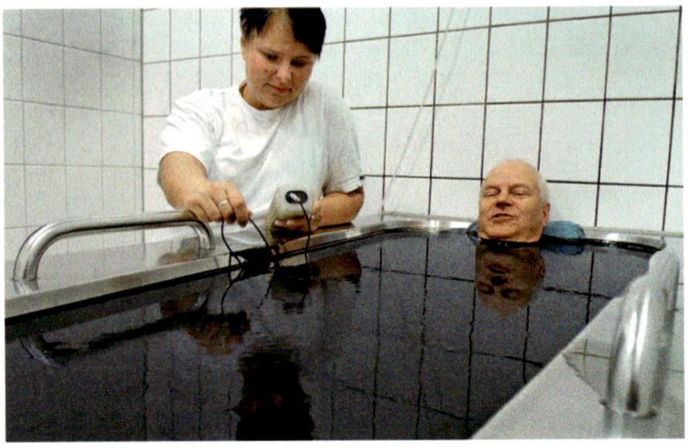

Die meisten physikalischen Maßnahmen dürfen nur von Physiotherapeuten durchgeführt werden.

Therapieform und Wirkungsweise	Indikation	Kontraindikation
feuchte Wärme wirkt durchblutungsfördernd, krampflösend, sekretlösend, schmerzlindernd, hat einen schnellen Wirkungseintritt	■ Schmerzen und Krämpfe des Magen-Darm-Traktes ■ Muskelschmerzen, Erkrankung der oberen Atemwege	Verstärkung der Beschwerden, unklare Bauchbeschwerden, Entzündung des Wurmfortsatzes (*Appendizitis*), Durchblutungs- und Sensibilitätsstörungen, Varizen, frisches Trauma mit Ödembildung und/oder Hämatom
trockene Wärme wirkt durchblutungsfördernd, krampflösend, schmerzlindernd, resorptionsfördernd bei chronischen Entzündungen und hat eine lokal begrenzte Wirkung	■ Schmerzen und Krämpfe des Magen-Darm-Traktes, Menstruationsbeschwerden ■ Muskelschmerzen, Gelenkbeschwerden, chronische Entzündungen,	Verstärkung der Beschwerden, unklare Bauchbeschwerden, Entzündung des Wurmfortsatzes (*Appendizitis*), Durchblutungs- und Sensibilitätsstörungen, Varizen
feuchte Kälte wirkt durchblutungsmindernd, abschwellend, entzündungshemmend, schmerzlindernd, temperatursenkend, nach der Anwendung der Kälte kommt es zur reaktiven Steigerung der Durchblutung, die Anwendung kalter Güsse wirkt kreislaufanregend	■ Fieber, Insektenstiche, Kopfschmerzen, Hypotonie, orthostatische Kreislaufbeschwerden	Verstärkung der Beschwerden, Unterkühlung, Erfrierungen, Durchblutungs- und Sensibilitätsstörungen, akute Blasen- oder Nierenentzündungen
trockene Kälte wirkt durchblutungsmindernd, abschwellend, entzündungshemmend, schmerzlindernd, nach der Anwendung der Kälte kommt es zur reaktiven Steigerung der Durchblutung	■ Apppendizitis, Entzündung und Schwellung von Operationsnähten, Insektenstiche ■ Verletzungen von Muskeln und Gelenken, rheumatische Erkrankungen	Verstärkung der Beschwerden, Erfrierungen, Unterkühlung, Durchblutungs- und Sensibilitätsstörungen

Wärme- und Kälteanwendungen

Wärme weitet die Gefäße, erhöht die Durchblutung und wirkt damit entspannend, krampflösend und schmerzlindernd. Kälte führt zu einer Verengung der Gefäße, vermindert dadurch die Durchblutung und kann Entzündungsreaktionen verlangsamen.

Infrarotlichttherapie

Das wärmende Infrarotlicht wird in so genannten Rotlichtlampen eingesetzt. Es lindert Muskelverspannungen, örtlich begrenzte Entzündungsprozesse (z. B. Abszess, Nasennebenhöhlenentzündung) und rheumatische Beschwerden. Bei Anwendung im Gesichtsbereich müssen die Augen geschlossen bleiben oder durch eine Schutzbrille abgeschirmt werden.

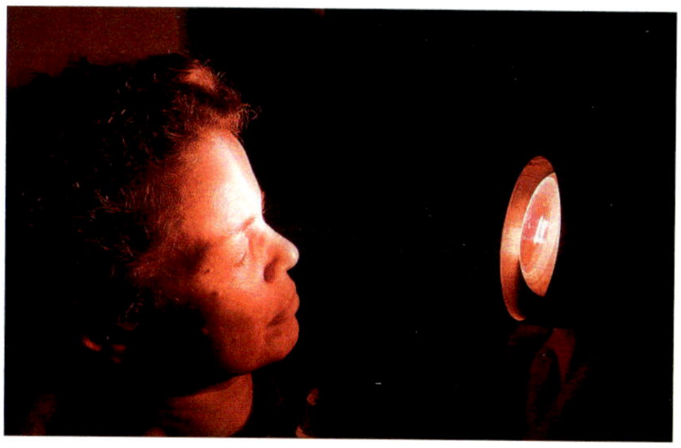

Rotlicht wirkt sich positiv auf entzündetes Gewebe aus, schädigt jedoch die Augen, weshalb diese während der Behandlung geschlossen bleiben müssen.

Wärmflasche

Wärmflaschen kommen vor allem bei Bauchbeschwerden zum Einsatz. Sie werden mit heißem Wasser gefüllt, fest verschlossen und auf die betroffene Körperregion gelegt. Um Verbrennungen und Verbrühungen zu vermeiden, dürfen Wärmflaschen nie mit kochendem Wasser gefüllt und müssen in ein Handtuch oder speziellen Stoffbeutel gewickelt werden.

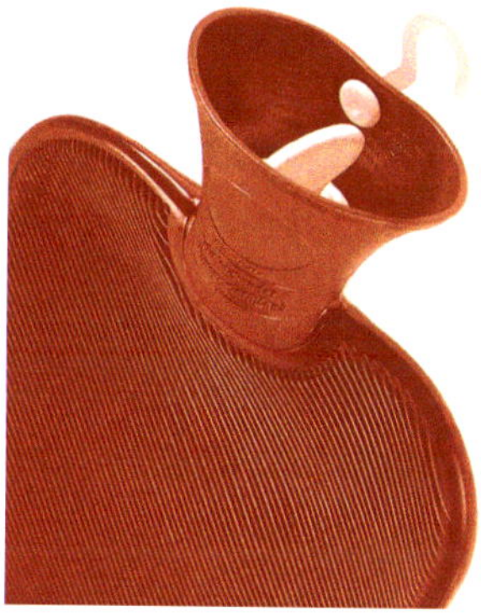

Neben der Anwendung bei Bauchbeschwerden schätzen viele die Wärmflasche auch als allgemeinen Wärmespender z. B. bei kalter Raumtemperatur.

Körnerkissen

Körnerkissen sind mit Obstkernen (z. B. Kirsche) oder Getreidekörnern (z. B. Dinkel) gefüllte Stoffsäckchen. Sie werden z. B. im Backofen erwärmt und wie Wärmflaschen eingesetzt. Körnerkissen können bei zu starker Erwärmung Feuer fangen.

Eispackungen

Eispackungen sind mit Eiswürfeln gefüllte Plastik- oder spezielle Textilbeutel oder auch mit einer Gelmasse gefüllte „Coolpacks“. Sie wirken schmerzlindernd und abschwellend.

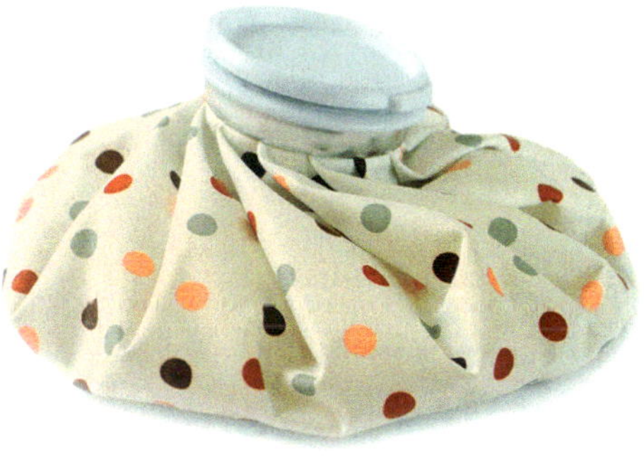

Textilbeutel für eine Eispackung

Hinweis Eispackungen müssen immer in ein Handtuch o. Ä. gewickelt werden, um Erfrierungen der Haut zu vermeiden.

Bäder und Waschungen

Mögliche Wasserzusätze

Verschiedene Zusätze können die Wirkung von Bädern und Waschungen auf unterschiedliche Weise unterstützen. Pflanzliche Wirkstoffe können entweder als Aufgüsse zubereitet werden oder in Form von ätherischen Ölen vorliegen. Für Aufgüsse werden die Zusätze (z. B. getrocknete Kräuter) mit kochendem Wasser übergossen und müssen im Anschluss 10–15 Minuten ziehen. Dieser Aufguss kann nun dem Wasch- oder Badewasser zugegeben werden. Ätherische Öle werden zusammen mit einem Emulgator (z. B. Kaffeesahne) dem Wasser zugeführt.

Der Einsatz ätherischer Öle erfordert Erfahrung oder spezielle Fortbildungen. Ätherische Öle können v. a. bei Menschen mit Heuschnupfen allergische Reaktionen auslösen.

Wirkungsweisen von ätherichen Ölen im Waschwasser

erfrischend und belebend	entspannend	entzündungshemmend, desinfizierend
▪ Basilikum	▪ Geranium	▪ Kamille
▪ Bergamotte	▪ Jasmin	▪ Thymian
▪ Eukalyptus	▪ Lavendel	▪ Arnika
▪ Grapefruit	▪ Mandarine	▪ Rosmarin
▪ Krauseminze	▪ Melisse	▪ Salbei
▪ Pfefferminz	▪ Orange	
▪ Wacholder	▪ Sandelholz	
▪ Zitrone	▪ Zedernholz	

Belebende und beruhigende Waschungen

Waschungen im Sinne physikalischer Maßnahmen können in die Körperpflege (Ganzkörperwaschung ↗ S. 41) integriert werden. Ihre Wirkung ist abhängig von

- Wassertemperatur,
- Wasserzusätzen,
- Waschrichtung und
- Waschlappen.

Belebende Waschungen eignen sich für Menschen mit niedrigem Blutdruck, depressiven Verstimmungen, Antriebslosigkeit oder allgemeiner Müdigkeit. Die Wassertemperatur sollte höchstens 30 °C betragen. Die belebende Waschung erfolgt entgegengesetzt der Haarwuchsrichtung mit einem rauen Waschlappen.

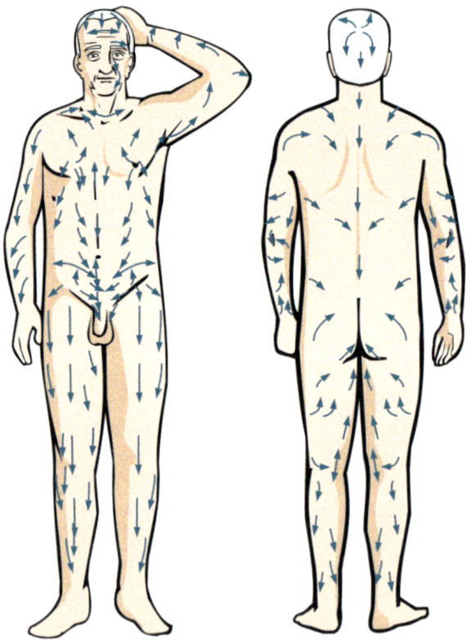

Die Haarwurzeln sind von sensiblen Nerven umgeben. Abhängig von der Waschrichtung wird über diese Nerven ein beruhigender oder belebender Reiz gesetzt.

Beruhigende Waschungen kommen bei Menschen mit hohem Blutdruck, Schlafstörungen oder Schmerzen zum Einsatz. Die Wassertemperatur beträgt 37–38 °C. Es wird langsam mit der Haarwuchsrichtung mit einem weichen Waschlappen gewaschen

Emulgator festigt die Mischung zwischen eigentlich nicht mischbaren Flüssigkeiten, z. B. Öl und Wasser

Kühlende Waschung

Kühlende Waschungen werden bei Fieber ↗ S. 182 angewendet. Ziel ist die Senkung der Körpertemperatur um maximal 1 °C. Die Wassertemperatur sollte ca. 10 °C geringer als die Körpertemperatur sein. Der Pflegebedürftige darf bei der Waschung nicht frieren, eine ausreichende Raumtemperatur sowie ggf. warme Socken können das verhindern. Im Anschluss an die Waschung wird der Pflegebedürftige nicht abgetrocknet, um den kühlenden Effekt der Verdunstung ↗ S. 33 zu nutzen

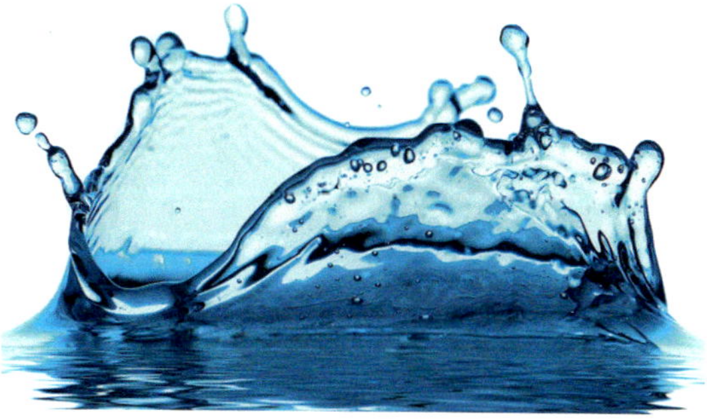

Kühlende Waschungen dürfen auf keinen Fall mit kaltem Wasser durchgeführt werden, da nach dem kälteverursachten Zusammenziehen die Gefäße mit Weitstellung reagieren. In der Folge kann es zu einem Blutdruckabfall kommen.

Teilbäder

Im Gegensatz zu einem Vollbad, bei dem der gesamte Körper gebadet wird, beziehen sich Teilbäder immer nur auf bestimmte Körperregionen, z. B. **Arm-, Fuß-, Sitz- oder Halbbad**. Mit Teilbädern will man unterschiedliche Ziele erreichen. Bei der Durchführung ist auf die Wassertemperatur und die Dauer des Bades zu achten.

Für Teilbäder kommen weitgehend die gleichen Hilfsmitel und Arbeitschritte vor wie bei der Unterstützung beim Waschen ↗ S. 38.

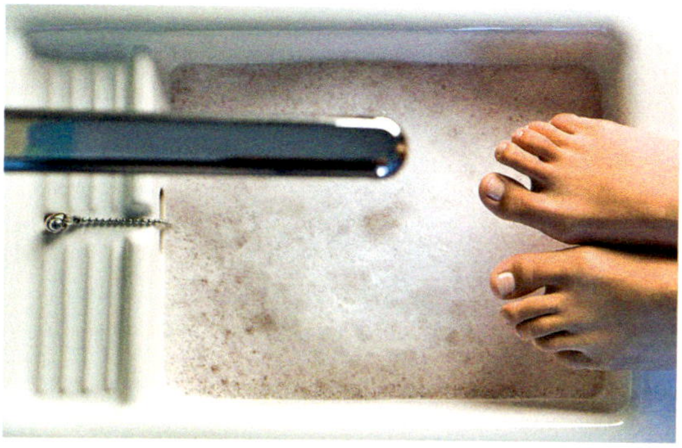

Fußbäder lassen sich am einfachsten in Fußbadewannen durchführen, können aber auch in jeder ausreichend großen Schüssel erfolgen.

Teilbäder	Ziel	Durchführung
kaltes Armbad	Anregung und Belebung des Kreislaufs	15 °C Eintauchen der Unterarme für 3 Sekunden, wiederholen jeweils mit doppelter Eintauchzeit
warmes Armbad	Schmerzlinderung, z. B. bei Arthrose	35–38 °C Badedauer ca. 15–20 Minuten hinterher Bettruhe
ansteigendes Armbad	Erwärmung der Körpertemperatur, z. B. bei leichtem Frösteln	30 °C Arme ins Wasser und heißes Wasser zulaufen lassen für 20 Minuten, bis Temperatur auf knapp 40 °C gestiegen ist, hinterher ausruhen
Wechselfußbad	Förderung der Durchblutung	38–40 °C Beine 2–3 Minuten hineinhalten anschließend Beine in Gefäß mit kaltem Wasser (15 °C) hineinstellen Vorgang mehrmals wiederholen Anfang: warmes Wasser Ende: kaltes Wasser
Sitzbad	Behandlung des Genital-/Analbereiches oder der Beckenorgane, z. B. bei Blasenentzündung, Hämorriden	Sitzbadewanne mit 36–39 °C Anwendungsdauer: 10–20 Minuten Wasserzusätze: z. B. Kamillelösungen (Tee oder Extrakt)
Halbbad	zur Reinigung und Entspannung, z. B. bei Herzschwäche, wenn ein Vollbad kontraindiziert ist	35–38 °C Wasser nur bis Nabelhöhe in die Wanne füllen

Wickel

Wickel sind mehrere um einen Körperteil angelegte, Tücher, i. d. R. mindestens ein angefeuchtetes Innentuch aus Seide, Leinen oder Baumwolle und einem größeren Außentuch aus Frottee oder Wolle. Ihr Wirkprinzip ist das der feuchten Wärme. Das Innentuch kann mit einem zusätzlichen Wirkstoff versehen sein. Die Verträglichkeit der verwendeten Zusatzstoffe sollte vorher geprüft werden, indem der Wirkstoff auf eine Kompresse gestrichen wird und für zehn Minuten auf die Innenseite des Unterarms aufgelegt wird. Tritt keine Hautrötung, Juckreiz oder Unwohlsein auf, kann der Zusatzstoff eingesetzt werden.

Quark	schleimlösend, Hustenreiz lindernd, krampflösend
Zwiebel	stoffwechselanregend, rasch schleimlösend
Kartoffeln	schleimlösend, Hustenreiz lindernd
Leinsamen	stoffwechselsteigernd
Senfmehl	nur bei intakter Haut: stark hautreizend, durchblutungsfördernd, ableitend, beruhigend
Heublumen	durchblutungsfördernd, stoffwechselsteigernd
Kneipp-wickel	entzündungshemmend, fiebersenkend, abwehrsteigernd

Wirkungsweise der einzelnen Zusatzstoffe

Ohrwickel

Ohrwickel werden bei Mittelohrentzündungen ↗ S. 71 v. a. bei Kindern eingesetzt. Dazu werden Zwiebeln zerkleinert, in ein Innentuch eingeschlagen und in heißem Wasser erwärmt. Die Auflage wird auf das Ohr gelegt und mit einer Haube oder einem zum Turban gewickelten Handtuch fixiert.

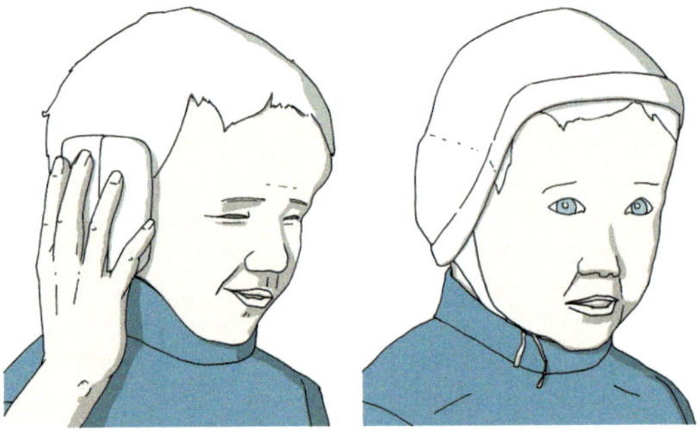

Anlegen einer Zwiebelauflage und Warmhalten der Ohren nach der Auflage

Brustwickel

Brustwickel dienen der Sekretlösung ↗ S. 106 bei Atemwegserkrankungen und der Pneumonieprophylaxe ↗ S. 109. Im Anschluss an den Brustwickel sollte der Pflegebedürftige mindestens eine halbe Stunde ruhen.

Legen Sie folgende Materialien bereit:

- ein Innentuch in der passender Größe
- ein etwas größeres Zwischentuch
- ein Außentuch aus Frottee oder Wolle, welches die beiden anderen Tücher bedeckt
- einen wasserundurchlässige Bettschutz als Unterlage
- ggf. den Wirkstoff

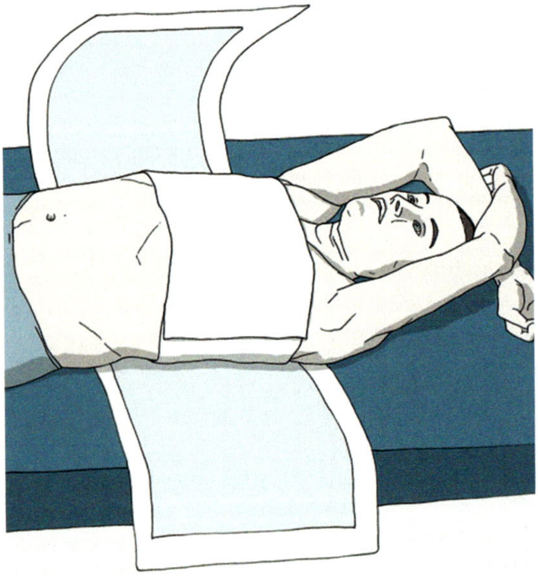

Wenn der Patient nicht in der Lage ist, sich aufzusetzen, gehen Sie beim Anlegen des Wickels vor wie beim Beziehen des Betts bei bettlägerigen Patienten.

Verteilen Sie den Wirkstoff auf das Innentuch. Bitten Sie den Pflegebedürftigen, sich mit dem Oberkörper auf die Tücher zu legen. Wickeln Sie die Tücher an und decken Sie den Pflegebedürftigen zu. Nach der Einwirkzeit (ca. 20–30 Minuten, bei Beschwerden früher) entfernen Sie den Wickel.

Wadenwickel

Wadenwickel werden zur Fiebersenkung eingesetzt. Um den Kreislauf nicht zu stark zu belasten, darf die Körpertemperatur nur um maximal 1 °C gesenkt werden. Wadenwickel dürfen nicht bei Durchblutungsstörungen der Beine oder bei Schüttelfrost angewendet werden.

Materialien

Sie benötigen folgende Materialien:

- 30 °C warmes Wasser
- ggf. kühlende oder beruhigende Zusätze
- wasserundurchlässige Bettunterlage
- zwei Leinentücher
- zwei Baumwollhandtücher

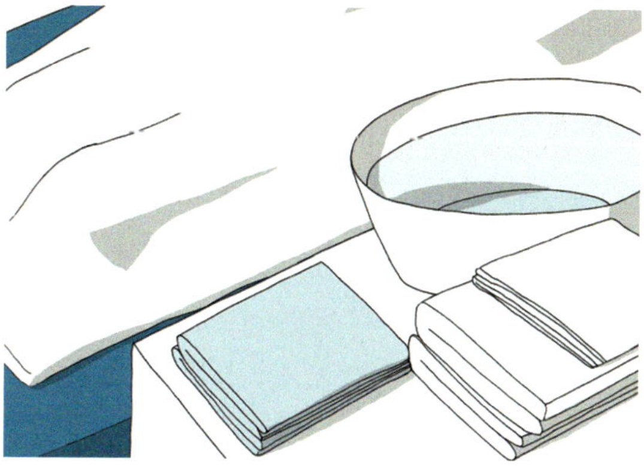

Vorbereiten der Materialien

Vorbereitung

Füllen Sie das Wasser in eine Schüssel und fügen Sie ggf. die Zusätze hinzu. Überprüfen Sie, ob die Füße des Pflegebedürftigen warm und gut durchblutet sind. Ziehen Sie dem Pflegebedürftigen ggf. warme Socken an. Schützen Sie das Bett mit der Unterlage im Fuß und Beinbereich.

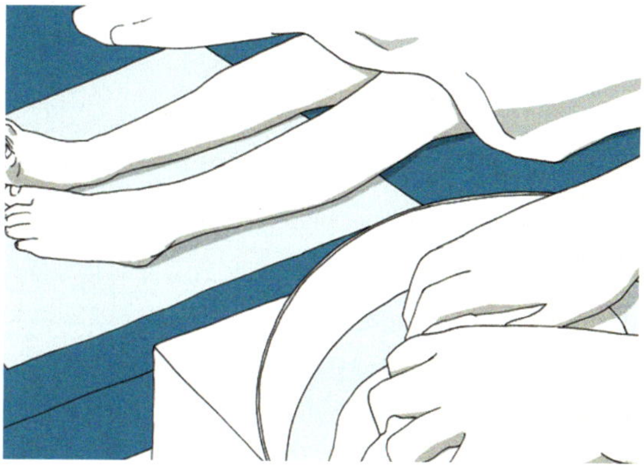

Leinentuch anfeuchten

Durchführung

Feuchten Sie ein Leinentuch in der Schüssel an, legen Sie es faltenfrei und nicht zu straff um die Waden. Legen Sie ein trockenes Baumwolltuch um das Leinentuch und wiederholen Sie das Vorgehen beim zweiten Bein. Decken Sie den Pflegebedürftigen zu. Erneuern Sie den Wadenwickel nach 10 Minuten.

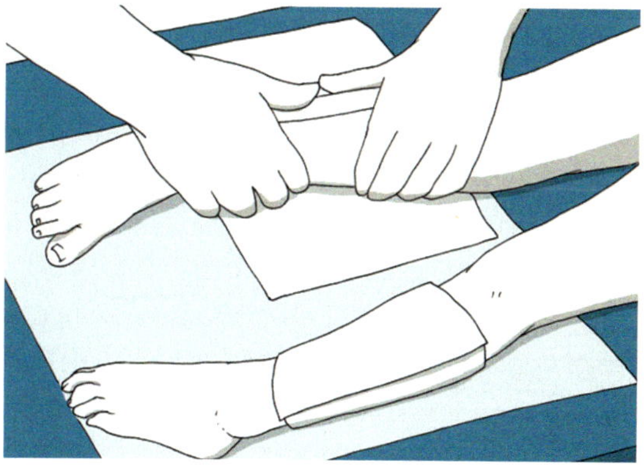

Anlegen des Wickels

Nachbereitung

Führen Sie nach dreimaliger Anwendung eine Temperaturkontrolle ↗ S. 182 durch.

Hinweis Überprüfen Sie in kurzen zeitlichen Abständen die Temperatur der Zehenspitzen. Brechen Sie die Behandlung bei kalten Zehen/Füßen ab, dies könnte auf eine Engstellung der Beingefäße oder Durchblutungsstörungen hindeuten.

Schmerzentstehung

Was ist Schmerz?

Schmerz ist ein unangenehmes Sinnes- oder Gefühlserlebnis und basiert auf einem komplexen Geschehen in unserem Körper. Man unterscheidet zwischen akutem und chronischem Schmerz.

Akuter Schmerz ist zeitlich begrenzt und hat eine Signal- und Warnfunktion. Die Betroffenen können den Ort der Schmerzen i. d. R. gut benennen.

Beispiel
Frau Rosan tritt in eine Scherbe. Sofort spürt sie einen stechenden Schmerz im Fuß.

Chronischer Schmerz dauert länger als sechs Monate an und besteht auch nach Abklingen der ursprünglich schmerzhaften Erkrankung fort. Chronischer Schmerz ist eine eigenständige Erkrankung.

Beispiel
Herr Köhler hatte bei einem Autounfall vor zwei Jahren mehrere Knochenbrüche im rechten Bein und Beckenbereich. Obwohl die Brüche alle geheilt sind, leidet er bis heute unter starken Schmerzen.

Schmerz

akuter Schmerz
- zeitlich begrenzt, <6 Monate
- Signal- und Warnfunktion
- Reaktion auf die Erkrankung
- Ort der Schmerzwahrnehmung meist eingegrenzt und gut zu benennen

chronischer Schmerz
- >6 Monate
- keine Signal- und Warnfunktion
- eigenständige Erkrankung
- häufig generalisierter Schmerz: „Es tut überall weh."

Schmerzschema

Schmerzerkennung und -bewertung

Trifft ein Schmerzreiz den Körper (z. B. Schnittverletzung), gelangt er über schnelle Nervenfasern zum Gehirn (erster Schmerz) und lässt uns den Ort der Schädigung erkennen. Wenige Sekunden danach erreichen langsame Schmerzsignale (zweiter Schmerz) das Gehirn, die länger anhaltend sind. Bei der Schmerzerkennung registrieren wir den Ort der Störung und können schnell und gezielt Gegenmaßnahmen ergreifen. Bei der Schmerzbewertung werden Emotionen, Erinnerungen und moralische Aspekte („Ein Mann heult nicht!") zu einer Schmerzreaktion verknüpft.

Der Punkt, ab dem ein Schmerzreiz wahrnehmbar ist, wird als Schmerzschwelle bezeichnet. Das Maß, ab dem dieser als unangenehm empfunden wird, beschreibt die persönliche Schmerztoleranz.

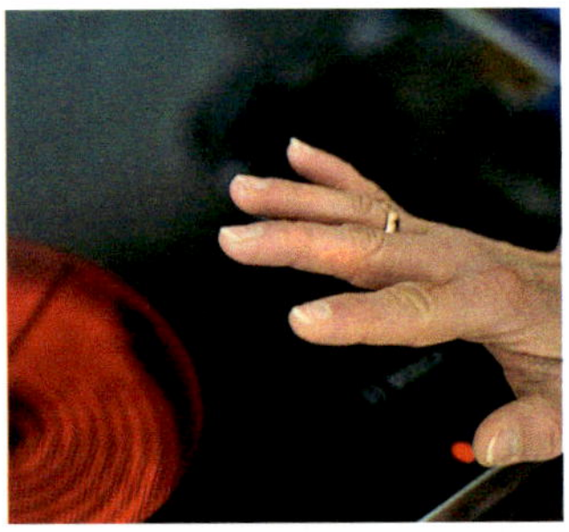

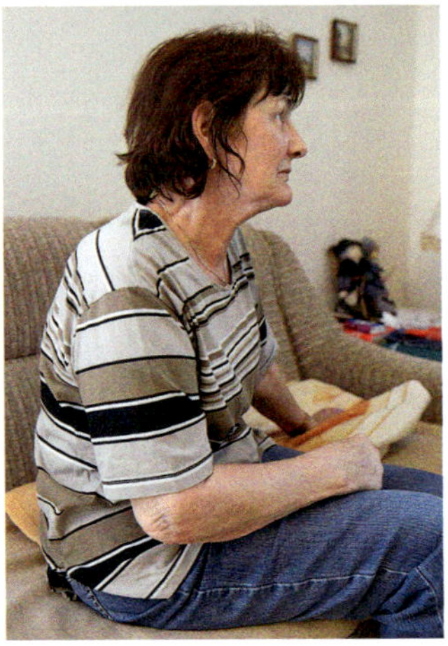

Reaktionen auf Schmerzen sind z. B. reflexhaftes Wegziehen von der Schmerz- oder Gefahrenquelle (oben) oder eine subjektiv schmerzmindernde Schonhaltung (unten).

Entstehung akuter Schmerzen

Schmerzen werden bei gewebsbedrohenden Reizen (*Noxen*) zuerst von spezifischen Rezeptoren vor Ort registriert. Diese Schmerzrezeptoren (*Nozizeptoren*), meist freie Nervenendungen, reagieren auf chemische Stoffe und physikalische Einwirkungen von außen oder innerhalb des Körpers. Die Signale dieser chemischen Stoffe werden über spezielle Nervenfasern zum Gehirn geleitet. Je nach Gewebe bzw. Organ ist der Anteil an Schmerzfasern und damit die Schmerzschwelle sehr unterschiedlich. Die Hornhaut des Auges und die Knochenhaut reagieren z. B. sehr empfindlich auf Noxen, während Leber und Gehirn (ausgenommen die Leberkapsel und die Hirnhäute) praktisch schmerzfrei sind.

Schmerzentstehung

- Noxe (gewebsbedrohender Reiz)
- Nozizeptoren (Schmerzrezeptoren)
- sensible Nervenfasern
- Gehirn

Der Reiz wird aufgenommen, die Schmerzrezeptoren reagieren und die Nervenfasern leiten weiter bis zum Gehirn.

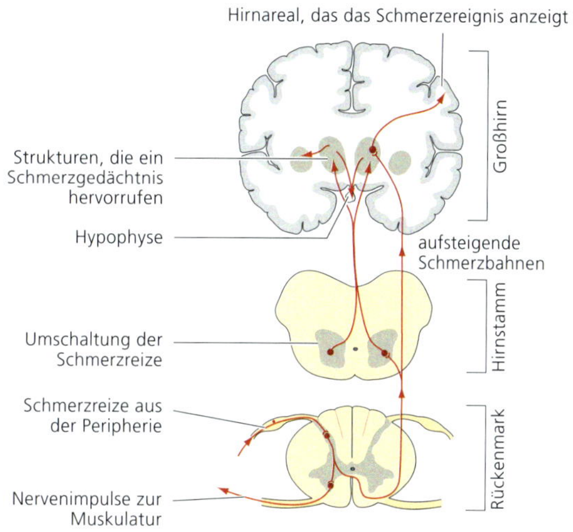

Schema der Schmerzleitung: Schmerzreize werden über das Rückenmark zu dem Hirnareal geleitet, in dem der Ort des Schmerzes erkannt wird. Ein zweiter Weg führt zu Hirnstrukturen, die ein Schmerzgedächtnis ausbilden (Thalamus, limbisches System). Verbindungen zur Hypophyse bzw. Hypothalamus führen zu hormonellen Reaktionen.

Entstehung chronischer Schmerzen

Besteht ein Schmerz über mehr als sechs Wochen, besteht die Gefahr der Chronifizierung. Das bedeutet, es kommt zu einer Schmerzempfindung, obwohl der auslösende Reiz nicht mehr existiert. Etwa 60–80 % aller Menschen über 60 Jahren leiden an chronischen Schmerzen. In vielen Fällen können keine körperlichen Ursachen dafür gefunden werden. Ein Grund ist, dass Schmerzreize zu Hirnregionen gelangen, die für die Entstehung von Gefühlen, Erfahrungen und Erinnerungen verantwortlich sind. Schmerzreize, die ständig vorhanden sind, werden mit Erlebnissen verknüpft, es entsteht ein „Schmerzgedächtnis“. Über Verbindungen mit dem Hormonsystem (*Hypothalamus*) entstehen jetzt körperliche Reaktionen (z. B. Blutdruckanstieg oder Verspannungen), die wiederum als schmerzhaft empfunden werden. Der eigentlich auslösende Schmerzreiz ist im Verlauf dieser Entwicklung immer unwichtiger geworden.

Hinweis Typische Begleitsymptome bei chronischen Schmerzpatienten sind Depressionen mit Rückzug aus sozialen Aktivitäten. Umgekehrt führen Depressionen häufig zur Entwicklung von Schmerzsyndromen bzw. zur verminderten Schmerztoleranz.

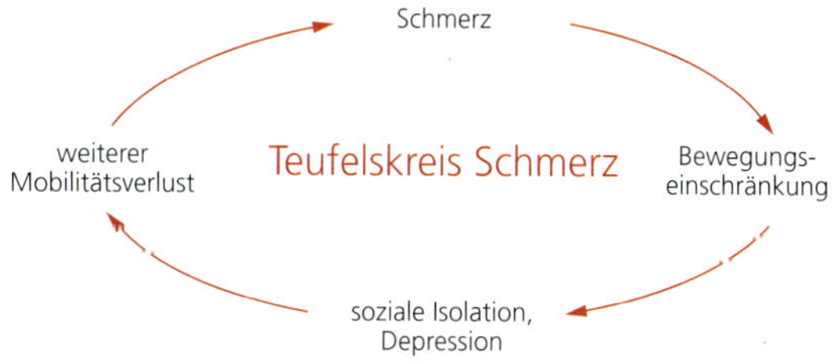

Gegenseitige Verstärkung von Schmerzleiden und Depressionsleiden

Rezeptor Organ (des Nervensystems) zur Reizaufnahme

Schmerzerfassung

Schmerzarten

Nach Ort und Art werden Schmerzen unterschiedlich eingeteilt. Grundsätzlich unterscheidet man zwischen vom Körper (*somatischen*) und von den Eingeweide (*viszeralen*) ausgehenden Schmerzen.

Somatische Schmerzen gehen vom Epithel, Binde- und Stützgewebe aus. Das Schmerzempfinden ist stechend und plötzlich und je nach Gewebstiefe gut lokalisierbar. Sie können unterteilt werden in

- Oberflächenschmerz der Haut, z. B. Stichverletzungen sowie
- Tiefenschmerz der Muskeln, Gelenke oder Sehnen, z. B. Muskelkrampf.

Viszerale Schmerzen entstehen in Eingeweiden mit einer Qualität vom dumpf bis kolikartig ↗S. 244. Zum Teil sind Panik und Todesangst damit verbunden. Sie strahlen in bestimmte Hautareale aus (*Head-Zonen*).

Weitere Schmerzarten werden nach dem Auslöser unterschieden.

Neuropathische Schmerzen werden ohne Noxen direkt vom Nervensystem ausgelöst. Es entsteht eine erhöhte Empfindlichkeit der Nervenfasern, sodass Schmerzreize selbstständig ausgelöst bzw. Schmerzorte vorgetäuscht werden, die gar nicht geschädigt sind (so genannter Phantomschmerz). Neuropathische Schmerzen kommen vor bei Schädigungen der Nerven durch

- Stoffwechselstörungen (z. B. Diabetes mellitus),
- Druck (z. B. bei Bandscheibenvorfall),
- Durchtrennung (z. B. nach Amputation) sowie
- zentrale Ausfälle (z. B. bei Schlaganfall).

Reflektorische Schmerzen beruhen auf einem unerwünschten Kreislauf, z. B. Muskelverspannungen führen zu Schmerzen, die Schmerzen verstärken die Verspannung.

Psychogene Schmerzen (z. B. Magenschmerzen bei Angst) basieren auf seelischer Belastung und können zu somatischen Störungen führen.

Schmerzarten

somatisch
- **Oberflächenschmerz**
  - Haut
  - z. B. heiße Herdplatte, Nadelstiche
- **Tiefenschmerz**
  - Muskeln
  - Gelenke
  - Sehnen

viszeral
- Eingeweide
- z. B. Gallenkolik

Schmerzarten nach dem Ort der Entstehung

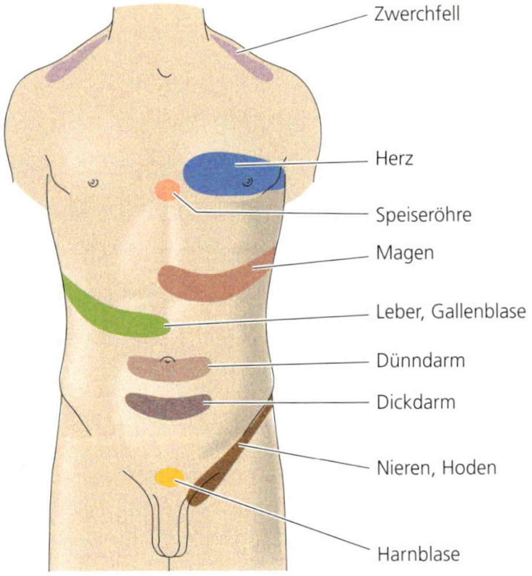

Schmerzen an bestimmten Hautarealen können auf organische Schäden hindeuten.

Epithel Deck- und Drüsengewebe, z. B. Haut, Darmschleimhaut, Schweißdrüsen
Kolik Sehr starker, krampfartiger Schmerz

Schmerzsymptome

Leidet ein Mensch unter Schmerzen, können Sie meist eines oder mehrere der folgenden Merkmale beobachten:

- veränderter Gesichtsausdruck (schmerzverzerrt, starr, maskenhaft)
- Änderungen im Bewegungsablauf (Schonhaltung, erhöhter oder verminderter Muskeltonus)
- Wesensveränderungen (eingeschränkte Wahrnehmung, abgelenktes Verhalten, Unruhe, Reizbarkeit, eingeschränktes Denkvermögen)
- Veränderungen im Bereich des vegetativen Nervensystems (Schlafstörung, kalter Schweiß, Änderung von Herz- oder Atemfrequenz).

Schmerzassessment

Bei Schmerzäußerungen des Pflegebedürftigen gilt es, diese so gut wie möglich mit Hilfe eines Beobachtungsbogens zu erfassen. Kriterien dafür sind:

Lokalisation: Bitten Sie den Betroffenen, den Ort des Schmerzes genau zu beschreiben. Dies ist wesentlich für die Beurteilung der Schmerzentstehung. Hilfreich ist es, bei sprachlichen Schwierigkeiten ein Körperschema (einfache Zeichnung des Körpers) zu verwenden.

Dauer und Verlauf: Informieren Sie sich über den zeitlichen Verlauf des Schmerzes. Darüber kann der behandelnde Arzt den Erfolg einer Therapie und die Schmerzursache einschätzen.

Intensität und Qualität: Der Betroffene kann die Schmerzintensität anhand einer Schmerzskala benennen. Die Nutzung der Schmerzsskalen dient der genaueren Beschreibung der Schmerzintensität. Es existieren verschiedene Schmerzskalen, die entsprechend der Fähigkeiten des Betroffenen Anwendung finden. Die Beschreibung der Schmerzqualität ist von der Schmerzart abhängig. Geben Sie dem Pflegebedürftigen Eigenschaftsbeschreibungen vor (z. B. dumpf, klopfend, stechend).

Hinweis Im Alter vermindert sich die Zahl der Schmerzrezeptoren und die Leitungseigenschaften der Schmerzfasern. Gewebeschädigungen werden durch die fehlende Warnfunktion des Schmerzes manchmal zu spät wahrgenommen. Beobachten Sie immer den ganzen Menschen, um körperliche Veränderungen frühzeitig zu erkennen und Folgeschäden zu vermeiden.

Schmerzarten
- ☐ Oberflächenschmerz
- ☐ Tiefenschmerz
- ☐ Eingeweideschmerz

Qualität des Schmerzes
- ☐ stark
- ☐ dumpf
- ☐ stechend
- ☐ wehenartig
- ☐ krampfartig
- ☐ spitz
- ☐ grausam
- ☐ schwach
- ☐ heftig
- ☐ brennend
- ☐ nagend
- ☐ ermüdend
- ☐ klopfend
- ☐ unerträglich

Schmerzäußerungen
- ☐ verbal geäußert
- ☐ nonverbal geäußert
- ☐ physisch erkennbar
- ☐ ____________
- ☐ ____________
- ☐ ____________
- ☐ ____________

Schmerzlokalisation
- ☐ streng lokalisierbar
- ☐ diffus (nicht klar lokalisierbar)
- ☐ ausstrahlend
- ☐ ____________
- ☐ ____________
- ☐ ____________
- ☐ ____________

Schmerzstärke

Schmerzdauer und -verlauf
- ☐ kurz
- ☐ langandauernd
- ☐ intermittierend (immer wiederkehrend)

- ☐ stärker werdend
- ☐ schwächer werdend
- ☐ ____________
- ☐ ____________

Besonderheiten: ____________________________

Beobachtungsbögen ermöglichen die aktuelle Bewertung und den zeitlichen Verlauf bzw. Entwicklung von Schmerzempfindungen.

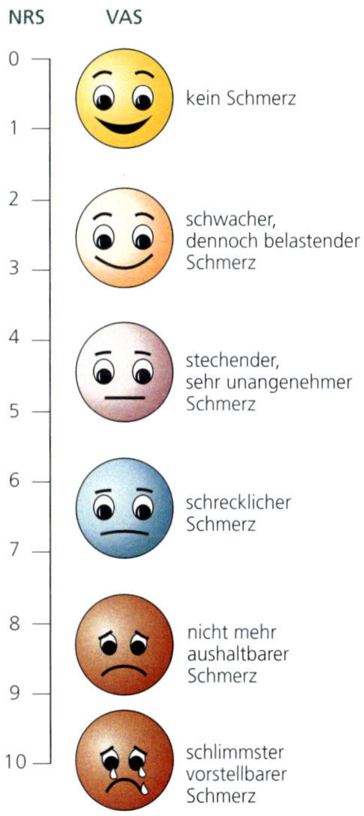

Zur Bestimmung der Schmerzintensität kann bei guter Urteils- und Sprachfähigkeit des Pflegebedürftigen eine numerische Rangskala (NRS) und bei geringer Sprachfähigkeit eine visuell analoge Skala (VAS) genutzt werden.

Skala grafische Darstellung verschiedener Werte

Therapie

Therapieziele und -möglichkeiten

Jede Schmerzbehandlung soll den Schmerz lindern, sie soll verhindern, dass sich Schmerzempfindungen verselbstständigen, und sie soll den Kreislauf der Chronifizierung durchbrechen. Neben medikamentösen Therapien zur Schmerzunterdrückung und Behandlung der Schmerzursache bedarf es häufig psychotherapeutischer Maßnahmen. Wesentlich dabei ist die Erstellung einer aussagekräftigen Dokumentation (Schmerztagebuch) mit Hilfe von Beobachtungsbögen, denn nur so bekommt man einen Überblick über die manchmal sehr lange Schmerzentwicklung und den Therapieerfolg.

Die erfolgreiche Verringerung von Schmerzen bedeutet in jeder Lebenslage eine Erhöhung der Lebensqualität.

Medikamentöse Behandlung

Die medikamentöse Behandlung von Schmerzen erfolgt mit Schmerzmitteln (*Analgetika*). Abhängig von Schmerzart, Schmerzort und Schmerzintensität werden verschiedene Analgetika eingesetzt.

Akute Schmerzen können auf bestimmte (ernsthafte) Erkrankungen hinweisen. Von einer eigenständigen Medikation ist daher dringend abzuraten. Der behandelnde Arzt wird i. d. R. eine Bedarfsmedikation verordnen, die die schnellstmögliche Beseitigung des Schmerzes zum Ziel hat.

Bei **chronischen Schmerzen** steht die Vermeidung des Schmerzes an erster Stelle. Zu diesem Zweck wird eine Medikation in festen Zeitabständen verordnet (z. B. 7 Uhr, 15 Uhr, 23 Uhr). Meist werden langwirkende Medikamente (so genannte Retard-Präparate) eingesetzt. Nur bei besonderen Erfordernissen sollte auf eine Bedarfsmedikation zurückgegriffen werden.

Viele Analgetika haben zahlreiche unerwünschte Wirkungen. Typische unerwünschte Wirkungen sind Magenschleimhautentzündungen mit Magenschmerzen bei bestimmten antipyretischen Analgetika sowie Verstopfung (Obstipation, ↗ S. 99) bei vielen narkotischen Analgetika.

Antipyretische Analgetika
Vorwiegend peripher wirksam

Wirkstoff	Merkmale
Acetylsalicylsäure, Ibuprofen	■ schwach wirksam/schnelle Wirksamkeit ■ große therapeutische Breite ■ Einsatz bei akuten Schmerzzuständen (z. B. Kopfschmerzen)
Diclofenac, Indometacin	■ stark wirksam / schnelle Wirksamkeit ■ entzündungshemmende Eigenschaften ■ Einsatz bei entzündlichen Schmerzen (z. B. chronische Polyarthitis)
Meloxicam, Piroxicam	■ stark wirksam / langsame Wirksamkeit ■ viele Nebenwirkungen ■ Einsatz bei andauernden Schmerzen (z. B. Knochenmarksmetastasen)
Metamizol, Phenazon	■ stark wirksam ■ stark fiebersenkend ■ krampflösend

Narkotische Analgetika (Opiate und Opioide)
Vorwiegend zentral wirksam

Wirkstoff	Merkmale
Codein, Tramadol	■ schwach wirksam ■ geeignet für kurzzeitige Anwendung (z. B. Gallenkolik)
Morphin, Fentanyl	■ stark wirksam ■ geeignet für langfristige Anwendung (z. B. Tumorschmerz)

Auswahl von Schmerzmitteln (mit wichtigen Merkmalen)

Hinweis Informieren Sie bei unerwünschten Wirkungen sowie bei fehlender Wirkung der verordneten Medikation eine Pflegefachkraft oder den behandelnden Arzt.

Bedarfsmedikation Medikamentenanordnung für einen akut auftretenden Bedarf; zur Anordnung von Bedarfsmedikation gehören Grund der Medikamentengabe (z. B. starker Schmerz), der kleinste Zeitabstand zur nächsten Gabe sowie die höchste Gesamtmenge am Tag (z. B. höchstens alle 4 Stunden, max. 1 g am Tag).
antipyretisch fiebersenkend
narkotisch betäubend

Besonderheiten bei der Pflege

Schmerzen sind subjektive Erlebnisse. Das bedeutet, dass jeder Mensch Schmerzen unterschiedlich wahrnimmt und auf sie reagiert. Schmerzreaktionen sind abhängig von individuellen, kulturellen, sozialen, geschlechts- und **altersspezifischen Voraussetzungen**.

Pflegende haben bei ihrer Tätigkeit häufig mit stark schmerzbelasteten Menschen zu tun. Nicht immer sind die Schmerztherapien erfolgreich, bei manchen Erkrankungen (z. B. Krebserkrankungen) nehmen die Schmerzen trotz Schmerztherapie zu. Beachten Sie im Umgang mit schmerzbelasteten Menschen Folgendes:

- Viele schmerzbelastete Pflegebedürftige wissen genau, was ihnen gegen ihre Schmerzen hilft. Diesen Erfahrungen sollte, wenn möglich, bei allen pflegerischen Maßnahmen gefolgt werden.
- Erfassen Sie in regelmäßigen Abständen die Schmerzsituation mit Hilfe einer Schmerzskala ↗ S. 203 und teilen Sie mögliche Veränderungen einer Pflegefachkraft oder einem Arzt mit.
- Schmerzbelastete Menschen neigen zu Schonhaltungen. Diese können Kontrakturen oder Dekubitalgeschwüren verursachen und müssen entsprechend prophylaktisch behandelt werden (Kontrakturprophylaxe ↗ S. 64, Dekubitusprophylaxe ↗ S. 66).
- Sowohl akute als auch chronische Schmerzen Starke Stimmungsschwankungen oder auch agressives Verhalten können sowohl die akuten als auch die chronischen Schmerzen begleiten. Achten Sie auf professionelle Distanz ↗ S. 143.
- Bei Schmerzen am Bewegungsapparat sind aktive Bewegungen besser als passive. Fordern Sie den Pflegebedürftigen zur **selbstständigen Bewegung** auf.
- Schmerzempfindungen sind Stressauslöser. Wirken Sie mit ruhigem, umsichtigem Verhalten entgegen. Setzen Sie ggf. beruhigende Pflegemaßnahmen (z. B. beruhigende Waschungen ↗ S. 196) ein und versuchen Sie, die **Lebenssituation** positiv zu beeinflussen.
- Setzen Sie nach Absprache mit einer Pflegefachkraft oder einem Arzt schmerzlindernde physikalische Maßnahmen ↗ S. 194 ein.

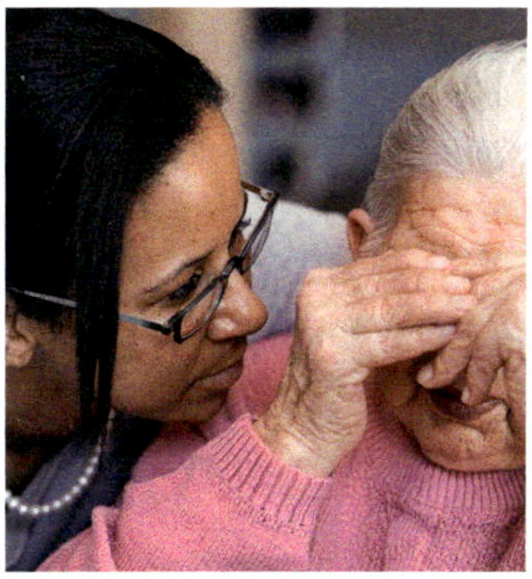

Ältere Menschen empfinden Schmerzen auf Grund von Einsamkeit oder Reizarmut oft besonders stark.

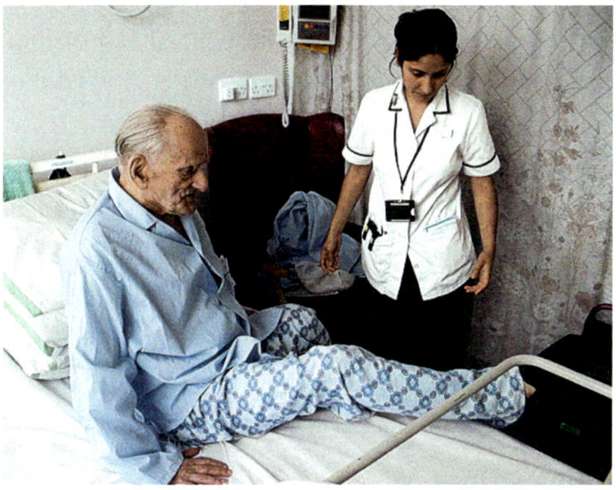

Selbstständig (aktiv) durchgeführte Bewegungen sind schmerzärmer als passive.

Hinweis Wenn bei einer Pflegebehandlung Schmerzen entstehen oder sich verstärken können und der Pflegebedürftige nicht damit rechnet, kann sein Vertrauen in die Pflegeperson und ihre Kompetenz erschüttert werden. Daher sollten Sie vor einer solchen Pflegehandlung den Pflegebedürftigen angemessen darüber informieren, dass Schmerzen entstehen bzw. sich verstärken können. Hierbei ist es angebracht, weder zu verharmlosen noch durch Übertreibung die Erwartung von Schmerz zu schüren.

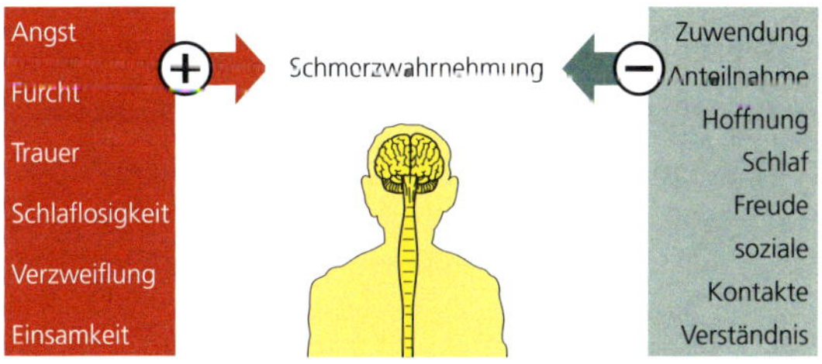

Die Lebenssituation fördert oder hemmt die Schmerzwahrnehmung.

Asthma bronchiale

Definition

Asthma bronchiale ist eine chronisch-entzündliche Erkrankung der Atemwege. Das Hauptkennzeichen der Erkrankung ist die variable, reversible Atemwegsverengung (*Obstruktion*), die das Ausströmen der Luft behindert. Auf der Grundlage einer unspezifischen Entzündungsreaktion erhöht sich die Empfindlichkeit der Atemwege auf Umweltreize.

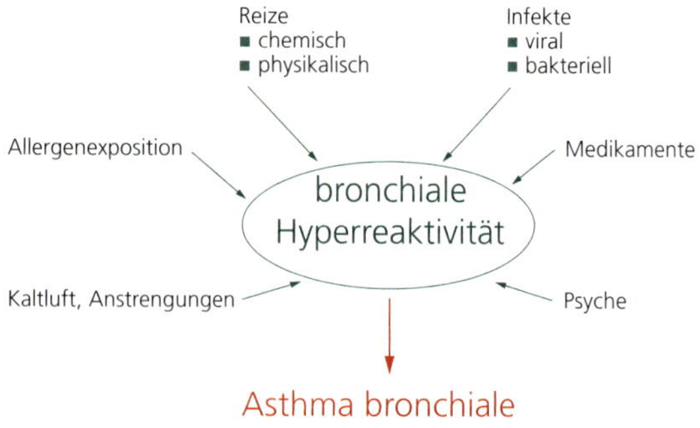

Umweltreize und -faktoren, die ein Asthma bronchiale auslösen können

Ursachen und Entstehung

Die Ursachen sind bisher nicht bekannt. Es lassen sich aber einige Faktoren bestimmen, die Asthmaerkrankungen auslösen. Neben einer genetischen Disposition ↗ S. 154 unterscheidet man das allergische und das nicht allergische Asthma.

Beim allergischen Asthma führt ein Kontakt der Bronchialschleimhaut mit einem Allergen zur Ausschüttung von Histamin. In der Folge kommt es zur massiven Schwellung und zu einem Flüssigkeitsaustritt. Auslöser des nicht allergischen Asthmas sind z. B.:

- Virusinfektionen: Noch Monate nach einer Infektion kann es zu Verkrampfungen der Bronchialmuskulatur kommen.
- körperliche Anstrengung: Der vermehrte Sauerstoffbedarf und die damit verbundene Mehratmung kühlen und trocknen die Bronchien aus. Es kommt zu einer Verengung der Bronchien.
- Umweltfaktoren: Viele chemische Stoffe (z. B. Tabakrauch, Abgase, Ozon) reizen die Bronchien und provozieren eine Verkrampfung.
- psychische Faktoren: Seelische Belastungen (z. B. Angst) erhöhen die Anfallswahrscheinlichkeit.

Asthmaformen	Auslöser
allergisches Asthma 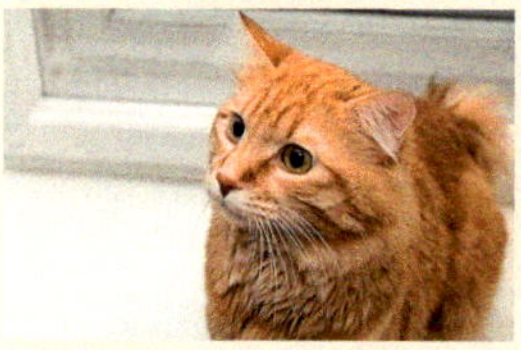	■ Hausstaub ■ Tierhaare ■ Blütenpollen ■ chemische Substanzen ■ Nahrungsbestandteile
nicht allergisches Asthma 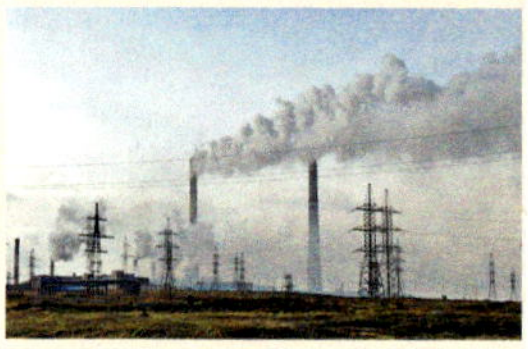	■ Atemwegsinfekte ■ Analgetika (z. B. ASS) ■ unspezifische chemische oder physikalische Reize (Abgase, Smog, Rauch, trockene Heizluft, kalte Luft, Nebel) ■ starke körperliche Belastung (Anstrengungsasthma) ■ Betablocker, Parasympathomimetika

Man unterscheidet je nach Auslöser zwischen allergischem und nicht allergischem Asthma bronchiale.

Symptome

Abhängig von Schweregrad und Verlauf der Erkrankung können verschiedene Symptome unterschiedlich stark vorhanden sein. Generell kann man den trockenen, unproduktiven Asthmahusten von einem Asthmaanfall mit akuter Dyspnoe ↗ S. 102 unterscheiden. Der Asthmaanfall ist durch einen typischen exspiratorischen Stridor ↗ S. 101 gekennzeichnet. Zwischen den Anfällen sind die Betroffenen beschwerdefrei.

Hinweis Bei einem Asthmaanfall sind die Atemwege durch den Muskelspasmus, die Schleimhautschwellung und das vermehrte Bronchialsekret deutlich verengt. Ein Anfall kann auf Grund des Sauerstoffmangels eine lebensbedrohliche Situation werden.

variabel schwankend, veränderlich
reversibel umkehrbar
irreversibel unumkehrbar

Therapie

Beim allergisch bedingten Asthma kann der Betroffene versuchen, das Allergen zu meiden oder die Toleranz gegenüber dem Allergen mit Hilfe einer spezifischen Immuntherapie (*Hyposensibilisierung*) zu steigern. Eine spezielle Kombination aus entzündungshemmenden und die Bronchien erweiternden Medikamenten kann die Lebensqualität der Betroffenen verbessern. Im Akutanfall kommen Inhalationssprays (Dosieraerosole) zum Einsatz.

Um den Krankheitsverlauf zu überwachen und die medikamentöse Therapie ggf. anzupassen, kann eine Dokumentation sinnvoll sein.

Diese sollte folgende Informationen enthalten und so weit wie möglich auch vom Betroffenen durchgeführt werden:

- Angaben über anfallsfreie Zeiten, Dauer und Häufigkeit eines Anfalls, Stärke des Anfalls
- Wirksamkeit der Medikamente, Zeit bis zum Einsetzten der Wirkung
- Hinweis über mögliche Auslöser, wenn diese nicht bekannt sind
- regelmäßige Messung des Atemwiderstandes über ein **Peak-Flow-Meter**

Pflegerische Besonderheiten

- Im Rahmen eines Asthmaanfalls kann der Betroffene mit Panik und Todesangst reagieren. Wirken Sie beruhigend auf ihn ein und atmen Sie ruhig und gleichmäßig vor.
- Durch Oberkörperhochlagerung oder **Aufsetzen** wird dem Betroffenen das Atmen erleichtert, da die Nutzung seiner Atemhilfsmuskulatur das „Auspressen" der Luft erleichtert. Entfernen Sie beengende Kleidung.
- Durch die Atemnot kann der Betroffene blass bis zyanotisch sein und eine Tachypnoe ↑ S. 100 ausbilden. Öffnen Sie ein Fenster oder geben Sie ihm Sauerstoff (nur nach Arztanordnung). Beachten Sie, dass der Sauerstoff angefeuchtet ist (50 % bei einer Sauerstoffbrille).
- Gegebenfalls unterstützen Sie den Betroffenen bei der Anwendung seiner **Dosieraerosole**.

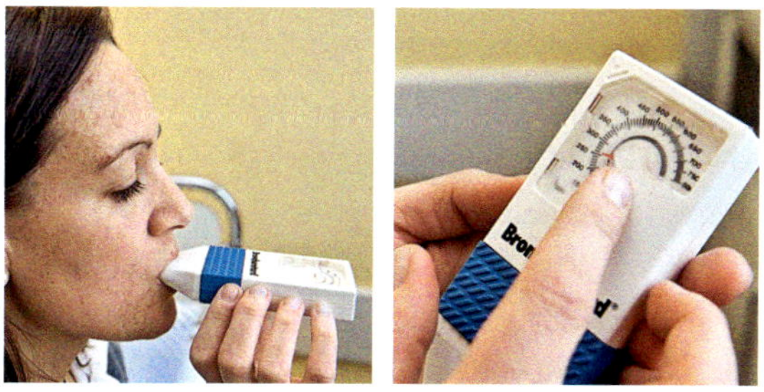

Das Peak-Flow-Meter misst in der anfallsfreien Zeit den Höchstwert des Luftstroms bei kräftiger Ausatmung. Die ermittelten Werte geben Auskunft über die Entwicklung der Obstruktion.

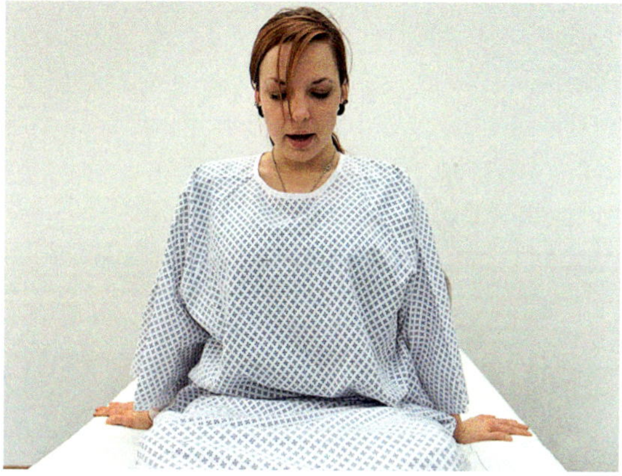

Beim Asthmaanfall kann das Aufsetzen (im Bett) die Atmung deutlich erleichtern.

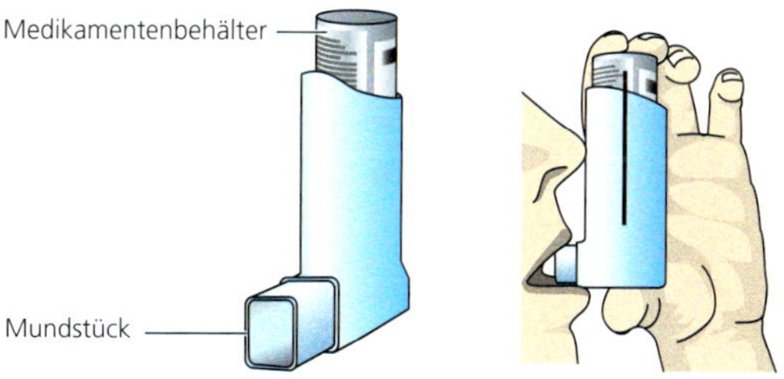

Das Mundstück wird mit dem Mund fest umschlossen. Nach einmaligem und tiefem Ein- und Ausatmen wird während des erneuten Einatmens auf den Medikamentenbehälter gedrückt, der eine exakt dosierte Menge des Medikaments abgibt. Die Luft wird dann über mehrere Sekunden angehalten und anschließend langsam ausgeatmet.

peak Spitze
flow Durchfluss

Lungenemphysem

Das Lungenemphysem ist eine nicht rückführbare (*irreversible*) Überblähung der Lungen. Es ist Endzustand chronisch obstruktiver Lungenerkrankungen. Es werden die Wände der Lungenbläschen zerstört und die Sauerstoffaufnahme verringert. Gleichzeitig verliert die Lunge an Elastizität und kann sich beim Ausatmen nicht mehr ausreichend zusammenziehen. Ausatemluft verbleibt in der Lunge, es kann weniger sauerstoffreiche Einatemluft aufgenommen werden. Die Körperzellen werden nicht mehr ausreichend mit Sauerstoff versorgt.

Die Betroffenen sind häufig an dem typischen „Fassthorax" und der zyanotischen Hautfarbe zu erkennen. Sie leiden unter Belastungs-, im Spätstadium auch unter Ruhedyspnoe. Ihr Allgemeinzustand ist meist stark geschwächt. Viele Betroffene erhalten eine dauerhafte Sauerstofftherapie. Infektionen der Atemwege müssen ausreichend behandelt werden. Schadstoffe müssen nach Möglichkeit gemieden werden.

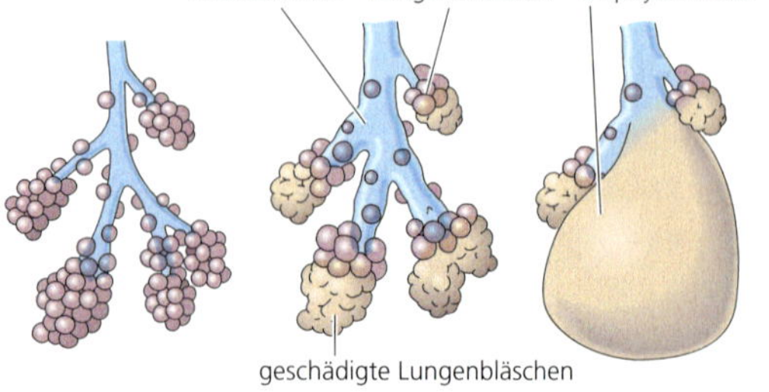

Bei einem Lungenemphysem blähen sich die Lungenbläschen und die Endbronchien auf, Lungenbläschen verschmelzen auch zu einer großen „Luftblase".

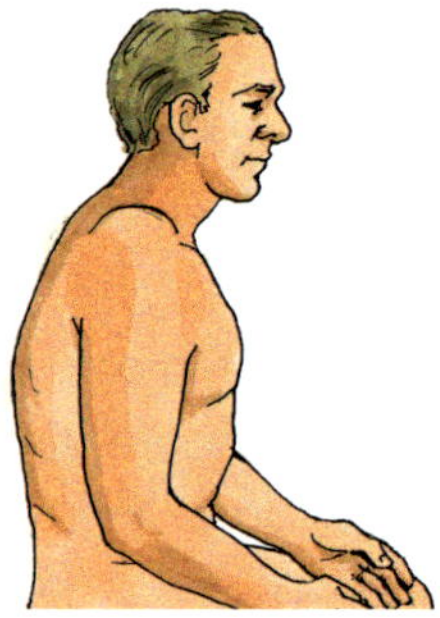

Beim „Fassthorax" ist die Einatemstellung des Brustkorbs bei Überblähung der Lungen fixiert.

Lungenfibrose

Eine Lungenfibrose ist Endzustand chronisch-entzündlicher Lungenerkrankungen, die zu einer Zunahme des Lungenbindegewebes führen. Bei dieser Erkrankung besteht zunächst eine Entzündung der Wände von Lungenbläschen und kleinen Lungengefäßen. Von dort greift die Entzündung auf das Gewebe zwischen den Lungenbläschen über. Zwischen den Lungenbläschen kommt es dann zu einer Vermehrung und Verdickung des Bindegewebes (*Fibrosierung*). Dieser Umbauprozess verändert die Wände der Lungenbläschen. Die normalerweise hauchdünnen Wände verdicken sich. Sie erschweren dadurch den Gasaustausch. Eine dauerhafte Sauerstofftherapie kann dagegen helfen. Entzündungshemmende Medikamente können das Voranschreiten der Erkrankung verlangsamen. Der Kontakt mit Schadstoffen sollte wenn möglich verhindert werden.

	Lungenemphysem	Lungenfibrose
Ursachen	■ chronisch obstruktive Lungenerkrankung ■ Alter ■ Rauchen ■ Feinstaub (z. B. Dieselruß) ■ Druckbelastung (z. B. Glasbläser) ■ Überschuss eiweißspaltender Enzyme	■ Infektionen ■ Schadstoffe ■ Systemerkrankungen ■ kreislaufbedingt bei Lungenstauung
Symptome	■ Dyspnoe ■ „Pink-puffer-Typ" (Emphysemtyp: trockener Husten, keine Zyanose) ■ „Blue-bloater-Typ" (Bronchitistyp: Husten mit Auswurf, Zyanose) ■ hohlklingendes Geräusch beim Abklopfen ■ horizontal verlaufende Rippen	■ Dyspnoe ■ trockener Husten ■ Fieber (bei Infektionen) ■ Trommelschlegelfinger ■ Uhrglasnägel ↗ S. 37 ■ Gewichtsverlust
Therapie	■ Schadstoffvermeidung ■ Infekttherapie ■ Sauerstoffzufuhr ■ ggf. Lungentransplantation	■ Schadstoffvermeidung ■ Kortisonpräparate ■ Infekttherapie ■ Sauerstoffzufuhr ■ ggf. Lungentransplantation

Erkrankungen der Pleura

Das Brustfell (*Pleura*) ist verantwortlich für die Dehnung der Lunge bei der Einatmung. Tritt Luft, Blut oder Sekret in den Pleuraspalt ein, hebt dies den Unterdruck im Pleuraspalt auf. Dadurch folgt die Lunge nicht mehr den Atembewegungen: Sie fällt in sich zusammen (kollabiert). Häufigste Beschwerden sind heftige bis dumpfe Schmerzen und Atemnot, die zu akutem Sauerstoffmangel führen kann.

Der **Pneumothorax** bezeichnet das Eindringen von Luft in den Pleuraspalt. Diese kann von außen durch eine Verletzung der Brustwand (offener Pneumothorax) oder von innen über die Atemwege in den Pleuraspalt eindringen (geschlossener Pneumothorax). Ursachen für einen geschlossenen Pneumothorax können ein Riss des Lungengewebes, der Lungenspitzen oder geplatzte Lungenbläschen auf Grund einer Vorschädigung (z. B. bei Asthma bronchiale) sein. Ein lebensbedrohlicher Sonderfall ist der **Spannungspneumothorax**, bei dem wie über ein Ventil bei jedem Atemzug Luft in den Pleuraspalt eindringt.

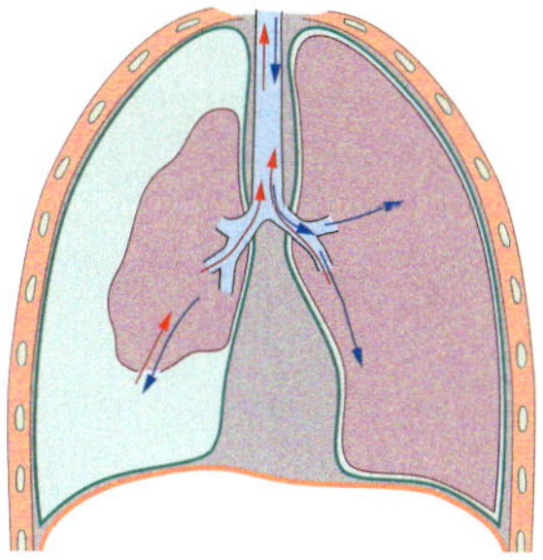

Schema eines Pneumothorax, bei dem Luft durch eine Verletzung des Brustkorbs (offener Pneumothorax) oder durch einen Riss des Lungengewebes (geschlossener Pneumothorax) in den Pleuraspalt eintritt.

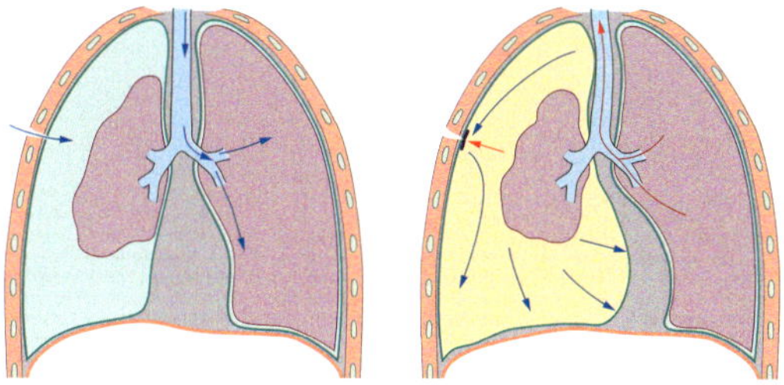

Beim Spannungspneumothorax dringt Luft bei jedem Atemzug in den Pleuraspalt und kann wie bei einem Ventil nicht mehr entweichen. Das Herz und die gegenüberliegende Lunge werden verdrängt.

Der **Hämatothorax** entsteht durch Einblutungen in den Pleuraspalt, meist als Folge eines Traumas, nach chirurgischen Eingriffen oder durch einen Riss eines Blutgefäßes. Die Folgen sind denen des Pneumothorax ähnlich, jedoch steht der Blutverlust im Vordergrund.

Der **Pleuraerguss** entsteht durch Flüssigkeitsansammlung im Pleuraspalt. Die Ursachen können z. B. Herzinsuffizienz, Entzündungen oder Tumoren sein.

Die Therapie ist bei diesen Pleuraerkrankungen im Wesentlichen gleich: Um den Unterdruck wiederherzustellen und die Flüssigkeiten abzuleiten, wird meist eine Thoraxdränage nach Bülau in den Pleuraspalt gelegt. Dadurch legen sich die Pleurablätter wieder aneinander. Die Überwachung und Pflege von Patienten mit einer Thoraxdränage erfolgt durch den Arzt bzw. durch die Pflegefachkraft.

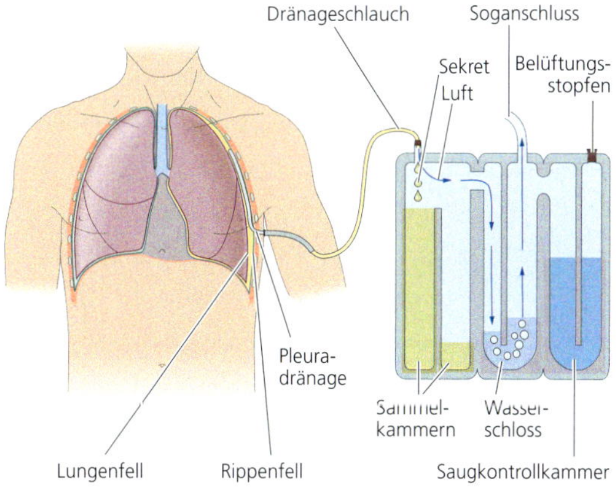

Die Thoraxdränage nach Bülau ist eine Behandlungsmöglichkeit, um Luft, Blut oder Sekret aus dem Pleuraspalt zu entfernen. Über einen kleinen Hautschnitt wird ein Dränageschlauch in den Pleuraspalt eingeführt. Über ein Flaschensystem wird Unterdruck erzeugt und die Ansammlungen so lange abgesaugt, bis die undichte Stelle ausgeheilt ist.

Erkrankungen des Verdauungs- und Stoffwechselsystems

Hepatitis

Die Hepatitis ist eine Entzündung der Leber. Zahlreiche Ursachen können dafür verantwortlich sein. Führt eine andere Erkrankung zur Leberentzündung, wird von einer Begleithepatitis gesprochen. Nach dem Verlauf unterscheidet man die akute von der chronischen Hepatitis.

Bei einer **infektiösen Hepatitis** zeigen sich im Anfangsstadium unspezifische Symptome.

Mit zunehmender Leberschädigung kommen folgende hepatitistypischen Symptome hinzu:

- Gelbsucht (*Ikterus*) als Ansammlung von Bilirubin in Haut, Blut und Urin auf Grund einer Störung des Hämoglobin- und Gallensäure-Stoffwechsels
- Juckreiz (*Pruritus*)
- dunkler Urin, Stuhlentfärbung
- Blutungsneigung
- Bauchwassersucht (*Aszites*), durch Blutstau in der Pfortader (*portale Hypertension*)

Eine akute Hepatitis kann chronifizieren. Bei chronischen Verläufen kann es zu einem Leberzellkarzinom oder zu einer Leberzirrhose kommen, die im schlimmsten Fall zum (tödlichen) Leberkoma führen.

Die Therapie hat die Leberentlastung zum Ziel. Die Betroffenen müssen auf Alkohol und leberschädigende Medikamente verzichten. Bei einer chronischen Virushepatitis kann die Viruslast mit speziellen immuntherapeutischen Medikamenten verringert werden.

Die Betroffenen sind während ihrer Erkrankung stark geschwächt. Eine immuntherapeutische Behandlung hat starke unerwünschte Wirkungen, wie z. B. Fieber und Gliederschmerzen. Alle pflegerischen Maßnahmen müssen dem Allgemeinzustand angemessen sein.

Ursachen einer Hepatitis (Auswahl)	Erkrankungen/Erreger
Infektion mit Hepatitisviren	▪ Hepatitis A–E
Infektion mit anderen Viren	▪ Epstein-Barr-Virus ▪ Mumps ▪ Röteln ▪ Herpes simplex ▪ Windpocken, Gürtelrose
Infektion mit Bakterien	▪ Tuberkulose ▪ Syphilis ▪ Salmonellen ▪ Rickettsien ▪ Borrelien
Infektion mit Parasiten	▪ Malaria ▪ Amöben-Ruhr ▪ Toxoplasmose ▪ Leberegel ▪ Spulwurm
Toxine	▪ Alkohol ▪ Medikamente ▪ Pilzgifte ▪ Lösungsmittel

Hepatitis A

- fäkal-orale Infektion (über Speisen, die von Virusausscheidern berührt bzw. zubereitet wurden)

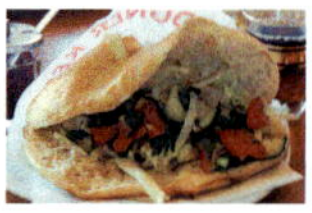

Hepatitis B und C

- sexuelle Infektion
- vertikale Infektion (vertikal = von Mutter auf Neugeborenes)
- Übertragung über Blutprodukte
- perkutane Infektion bei (vorschriftswidriger) medizinischer Tätigkeit
- bei medizinischen oder kosmetischen Eingriffen, Piercings
- Tätowierungen

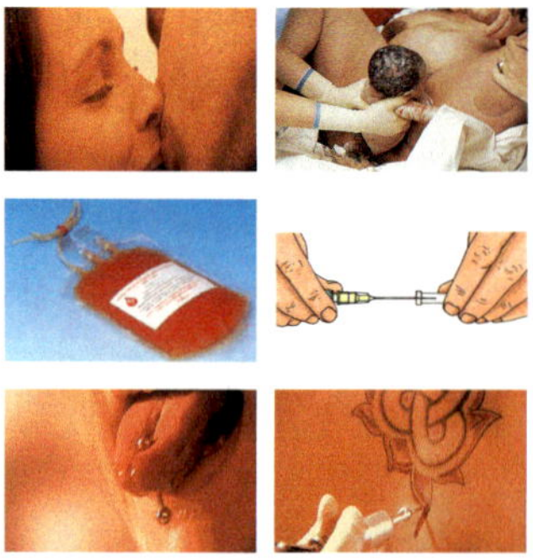

Übertragung von Hepatitisviren (A, B und C)

Fettleber

Die Fettleber ist eine häufige Erkrankung mit prinzipiell reversibler **Einlagerung von Fett** in die Leberzellen (*Fettvakuolen*). Ursachen sind Überernährung, Alkoholmissbrauch, Medikamente und Toxine, Diabetes mellitus, Schwangerschaft oder Eiweißmangel. Die Fettleber zeigt kaum Symptome außer einer tastbaren Vergrößerung. Die Therapie liegt, wenn möglich, in der Behandlung der Ursachen. Ist dies nicht möglich, kann die Fettleber zur Leberzirrhose führen.

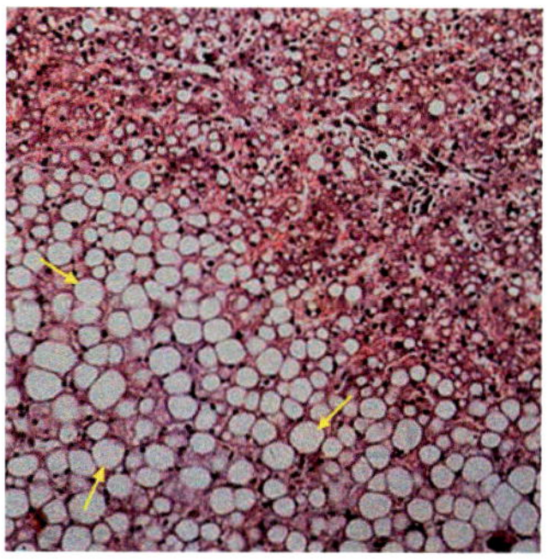

Fetteinlagerungen in den Leberzellen (Fettvakuolen; gelbe Pfeile)

Leberzirrhose

Die Zirrhose ist der Gewebsuntergang (*Nekrose*) von Leberzellen mit anschließender Vernarbung. Dabei entstehen Bindegewebsknoten, sodass sich ein Blutstau in der Pfortader bildet (*portale Hypertension*). Durch den erhöhten Druck kommt es zu Bauchwassersucht (*Aszites*) und zu Krampfadern in der Speiseröhre (*Ösophagusvarizen*).

Die Ursachen sind Alkoholmissbrauch, Hepatitis, Stoffwechsel- oder Autoimmunerkrankungen.

Die Symptome sind ähnlich wie bei einer Hepatitis. Jedoch kommen äußerliche Merkmale, so genannte Leberhautzeichen, hinzu:

- **Gefäßspinnen** (*Spider naevi*)
- Milchglasnägel (Weißverfärbung der Fingernägel)
- Juckreiz (*Pruritus*)
- Lackzunge (Rötung der Zunge)
- Hautatrophie (Atrophie ↗ S. 241, „Geldscheinhaut"), Rötung der **Handflächen** (*Palmarerythem*)

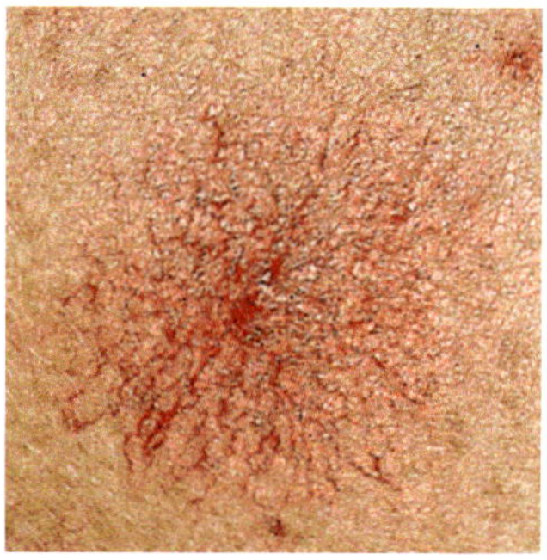

Spider naevus

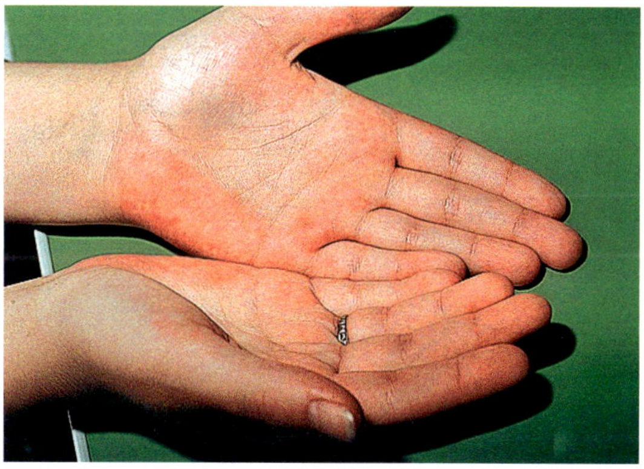

Palmarerythem

Auch die Leberzirrhose wird, wenn möglich, ursächlich behandelt. Außerdem darf der Pflegebedürftige auf keinen Fall leberschädigende Stoffe (z. B. Alkohol, bestimmte Medikamente) einnehmen. Ein weiterer Bestandteil der Therapie ist die Linderung der Symptome. Gegen den Juckreiz sind spezielle Cremes oder Abreibungen mit Essigwasser hilfreich.

Eine Aszites wird in schweren Fällen punktiert, d. h., die Flüssigkeit wird mittels Kanüle dem Bauch entzogen. Ösophagusvarizen können zu lebensgefährlichen Blutungen führen, die nur bei schneller medizinischer Hilfe gestillt werden können. Andernfalls verbluten die Betroffenen innerhalb weniger Minuten.

Erkrankungen der Gallenblase und -wege

Definition und Ursachen

Die Cholezystitis ist eine Entzündung der Gallenblase und die Cholangitis eine Entzündung der Gallengänge. Meist werden sie durch Verengung oder Verlegung der Gallenwege verursacht. Die häufigste Ursache für eine Gallenblasenentzündung sind Gallensteine. Sie bilden sich häufig, da die Gallenflüssigkeit in der Gallenblase konzentriert wird. Je nach Größe kommt es zum Gallensteinleiden (*Cholelithiasis*) mit Störung des Gallenabflusses (zumeist als Gallenkolik) und damit zur Überfüllung der Gallenblase (*Hydrops*).Auch Stenosen der Papilla vateri oder Tumoren können eine Gallenblasenentzündung auslösen.

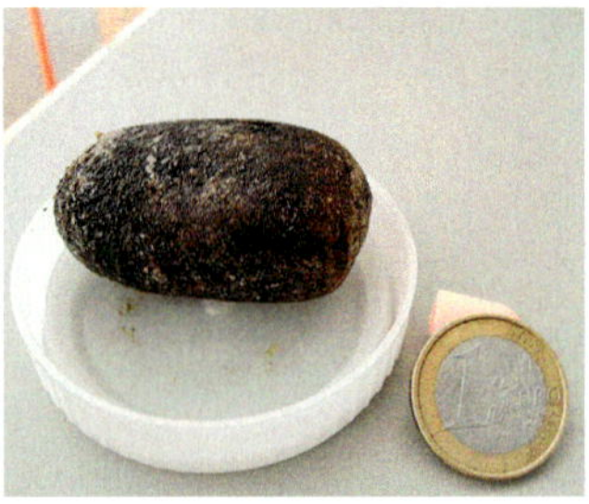

Gallensteine entstehen aus einem Ungleichgewicht in der Zusammensetzung oder bei einer Abflussbehinderung der Gallenflüssigkeit.

Symptome

Eine chronische Gallenblasenentzündung ist meist symptomlos. Die akute Form mit bakterieller Besiedelung zeigt sich durch

- kolikartige Schmerzen im rechten Oberbauch, häufig mit Ausstrahlung in die Schulter (Gallenkolik),
- Übelkeit, Hautblässe und Schweißausbrüche,
- Fieber oder Schüttelfrost (besonders bei bakterieller Infektion),
- Abneigung vor fettigen Speisen, Kaffee oder Wein (bewirkt Steigerung des Gallenflusses),
- Aufhellung des Stuhls und Verdunkelung des Urins bei Verschluss des Gallenganges oder
- Gelbfärbung der Haut (*Ikterus*) durch gestörten Abfluss der Galle.

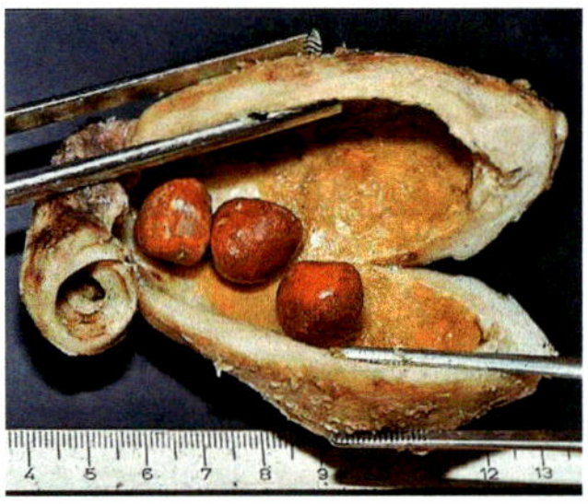

Operativ entfernte Gallenblase mit Gallensteinen

Therapie

Eine Gallenblasen- oder Gallengangsentzündung wird mit Bettruhe, Nahrungskarenz und Antibiotika behandelt. Liegen Gallensteine vor, müssen diese nach Abklingen der Entzündung operativ entfernt werden. In manchen Fällen wird auch die Gallenblase operativ entfernt.

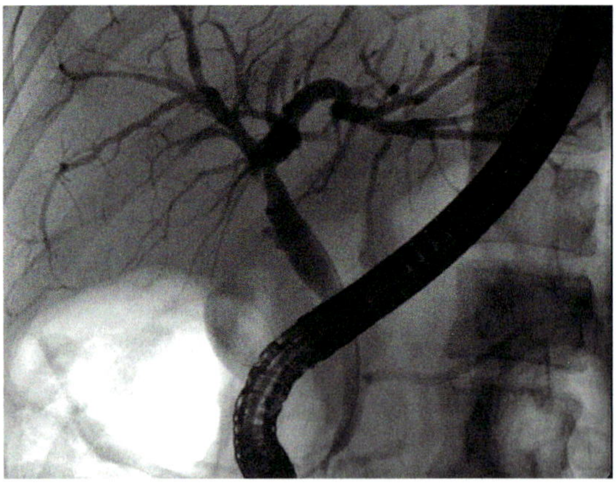

Gallensteine können heute endoskopisch entfernt werden. Dies erfolgt unter Röntgenkontrolle.

Besonderheiten bei der Pflege

Die Schmerzen einer Gallenkolik gehören zu den stärksten überhaupt. Es sollte sofort der Notarzt gerufen werden. Menschen mit Gallenleiden wissen i. d. R. sehr genau, welche Lebensmittel ihnen bekommen und welche nicht.

Stenose Verengung

Pankreatitis

Definition

Die Pankreatitis ist eine Entzündung der Bauchspeicheldrüse (*Pankreas*). Dabei werden die von ihr produzierten Verdauungsenzyme für Proteine, Fette und Kohlenhydrate nicht erst im Zwölffingerdarm (*Duodenum*) aktiv, sondern schon im Pankreas. Ihr liegt somit eine Selbstverdauung zu Grunde.

Ursachen

Zu der häufigsten Ursache zählen Gallensteine, die sich in der Mündung des Gallengangs in den Zwölffingerdarm festsetzen. Hierdurch wird ein Rückstau von Verdauungssäften ermöglicht, der dann den Selbstverdauungsprozess einleitet. Weitere Ursachen mit ähnlichen Mechanismen liegen im Alkoholmissbrauch, in Virusinfektionen, Bauchverletzungen oder Tumoren.

Symptome

Bei der Pankreatitis unterscheidet man zwischen einer akuten und chronischen Verlaufsform. Der chronischen Verlaufsform liegt meist ein missbräuchlicher Alkoholkonsum zu Grunde. Den akuten Verlauf kennzeichnen

- heftige Schmerzen im Oberbauch, die oft gürtelförmig in den Rücken ausstrahlen,
- druckschmerzhaftes Abdomen sowie
- in schweren Fällen Gelbsucht (*Ikterus*), Aszites.

Beim chronischen Verlauf kommt es zum Funktionsverlust mit nachlassender Bauchspeichel- und Insulinproduktion. Eine chronische Pankreatitis kann zu einem Pankreaskarzinom werden, das häufig schnell tödlich endet.

Therapie und Besonderheiten bei der Pflege

Die Betroffenen leiden unter starken Verdauungsbeschwerden, die man nur durch Einhalten einer strengen fettarmen Diät lindern kann. Im akuten Stadium wird Nahrungskarenz verordnet, ggf. erfolgt die Nahrungszufuhr parenteral oder über eine PEJ ↗ S. 88. Bei Insulinmangel muss eine Diabetesdiät eingehalten werden. Gegebenenfalls muss Insulin gespritzt werden. Akute Verläufe und das Pankreaskarzinom können mit äußerst starken Schmerzen einhergehen und unbehandelt zum lebensbedrohlichen Schock ↗ S. 256 führen.

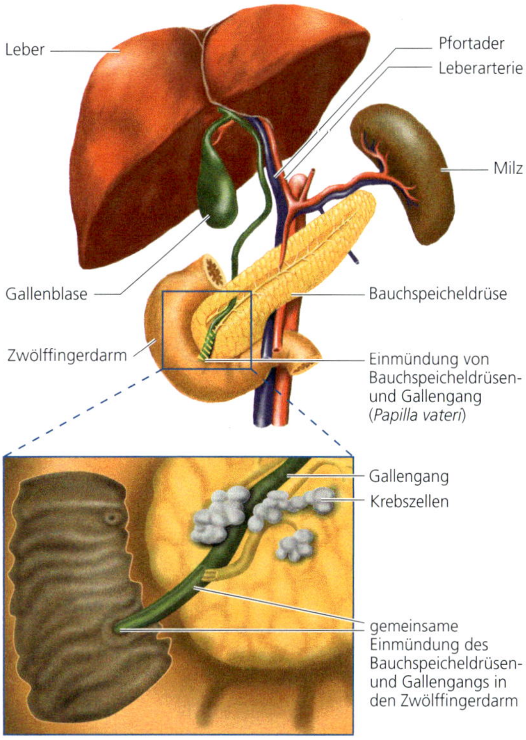

Pankreaskopfkarzinom mit Kompression des Gallengangs

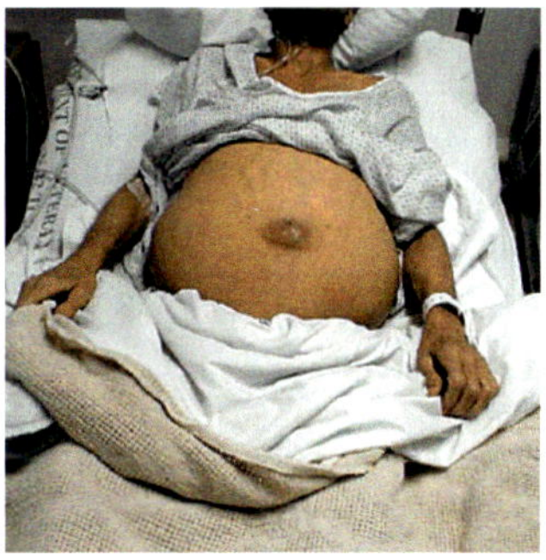

Massive Aszitesbildung mit Nabelbruch sowie Ikterus

Salmonelleninfektion

Definition und Ursachen

Eine Salmonelleninfektion (*Salmonellose*) ist ein von Salmonellen verursachter infektiöser Brechdurchfall (*Gastroenteritis*). Mangelnde hygienische Maßnahmen wie verseuchtes Trinkwasser oder Verzehr infektiöser Lebensmittel können zu einer Übertragung des Erregers auf den Menschen führen. Gefährdet sind v. a. Kinder, ältere und immungeschwächte Personen.

Entstehung

Es sind verschiedene Salmonellenstämme bekannt. Salmonella enteritidis wird direkt über tierische Produkte wie Fleisch, Milch und ganz besonders über Eier übertragen und ist für die meisten Salmonellosen in Deutschland verantwortlich. Personen, die häufig mit Lebensmitteln in Kontakt kommen (z. B. in Großküchen), können den Erreger als Ausscheider über zubereitete Nahrung auf andere Menschen übertragen (fäkal-orale Übertragung ↗ S. 169). Bei Salmonella typhi oder Salmonella paratyphi ist der Mensch der Wirt.

Symptome und Therapie

Die Symptome einer Salmonellose sind Erbrechen und Durchfall. Je nach Erreger beträgt die Inkubationszeit zwischen Stunden bis Tagen. Ebenfalls in Abhängigkeit vom Erreger verläuft die Erkrankung mit Fieber zwischen 38–41 °C, massivem Flüssigkeitsverlust, rascher Gewichtsabnahme und Bewusstseinseintrübung.

Hinweis Personen, die mit der Verarbeitung von Lebensmitteln betraut sind, müssen daraufhin untersucht werden, ob sie eine Salmonelleninfektion haben.

Besonderheiten bei der Pflege

In der Akutphase ist die Exsikkoseprophylaxe ↗ S. 87 am wichtigsten, in schweren Fällen erfolgt sie durch intravenöse Infusionen. Die Erkrankung muss beim Gesundheitsamt gemeldet werden (Meldepflicht). Dieses kann besondere hygienische Maßnahmen anweisen.

Bei manchen Salmonellenstämmen werden die Betroffenen zu Dauerausscheidern, d. h., auch ohne Krankheitsanzeichen bleibt der Stuhlgang infektiös. Dies ist beim Umgang mit den Ausscheidungen zu beachten.

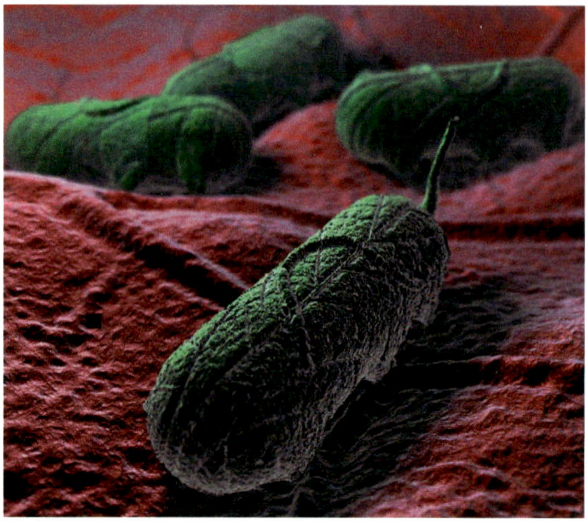

Salmonellen sind Bakterien, die sich im Magen-Darm-Trakt ausbreiten; hier eine mikroskopische Aufnahme.

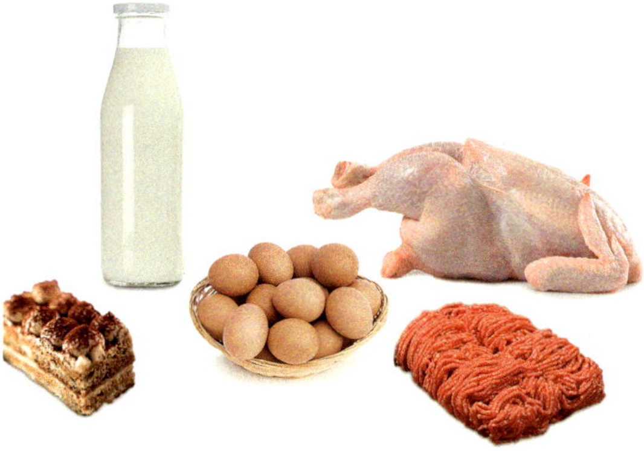

Salmonellen werden häufig über Fleisch, Eier oder Milchprodukte verbreitet. Die richtige Aufbewahrung und Kühlung bei wenigstens 7 °C ist hier besonders wichtig. Um eine Salmonelleninfektion zu vermeiden, sind die allgemeinen Hygienebestimmungen unbedingt einzuhalten.

www.rki.de
> Suche: „Salmonellose"
Hier finden Sie ausführliche Informationen zum Thema Infektionsschutz bei Salmonellose.

Inkubationszeit Zeit, die zwischen der Infektion und dem Ausbruch einer Krankheit vergeht

Stoma

Ein Stoma ist ein künstlicher, operativ angelegter Darmausgang. Es wird auch als Anus praeter bezeichnet. Man unterscheidet entsprechend des Anlageortes ein Ileostoma (künstlicher Darmausgang im Dünndarmbereich) vom Kolostoma (künstlicher Darmausgang im Dickdarmbereich).

Ein Stoma wird infolge der operativen Behandlung mancher Darmerkrankungen (z. B. Darmkrebs) angelegt. Ein **endständiges Stoma** bleibt dauerhaft (z. B. nach Entfernung des Mastdarms), ein **doppelläufiges Stoma** bleibt kurzzeitig angelegt, um eine Naht im Darmbereich zu entlasten und damit die Heilung zu fördern.

Nach Anlage eines Stomas ist die willkürliche Stuhlausscheidung nicht mehr möglich, der Stuhl wird mit Hilfe spezieller Versorgungssysteme aufgefangen. Diese werden mit Hilfe von Klebeplatten auf der Haut festgeklebt, die das Stoma umgibt. Der Stuhl wird in einem an der Platte befestigten Beutel aufgefangen. Folgende **Systeme** stehen zur Verfügung:

- einteilige Systeme mit geschlossenem Beutel
- zweiteilige Systeme mit geschlossenem Beutel
- einteilige Systeme mit Ausstreifbeutel
- Stomakappen und Irrigationssysteme zur kontrollierten Darmentleerung

Nach Möglichkeit übernimmt der Betroffene die Stomaversorgung selbst. Ist dies nicht möglich, gehören zur Stomaversorgung der regelmäßige Wechsel der Platte und des Beutels sowie die sorgfältige Hautpflege der Stomaumgebung. Diese ist auf Grund des hautaggressiven Stuhlgangs besonders entzündungsgefährdet (v. a. beim Ileostoma).

Für viele Stomaträger ist nach einer gewissen Gewöhnungsphase ein normales Alltagsleben möglich. Andere schämen sich für den empfundenen Makel und ziehen sich aus dem öffentlichen Leben zurück. Vor allem die Angst vor unwillkürlichem Stuhlverlust oder der Geruchsbelästigung hindert sie daran, ihre sozialen Kontakte zu pflegen. Ein Stomatherapeut (Pflegefachkraft mit spezieller Weiterbildung) kann in diesen Fällen beratend tätig werden. Selbsthilfegruppen ermöglichen den Austausch über die eigene Situation.

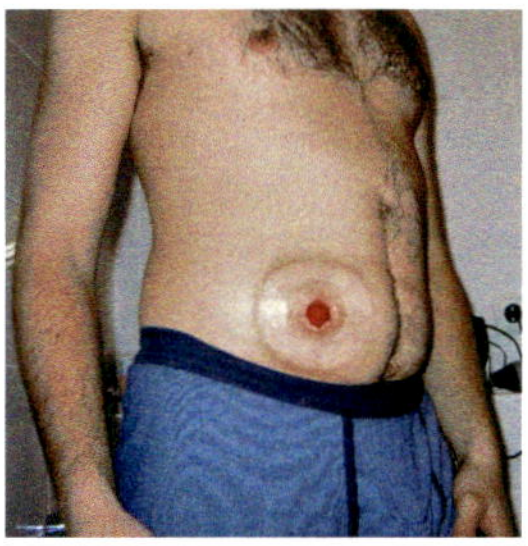

Endständiges Ileostoma

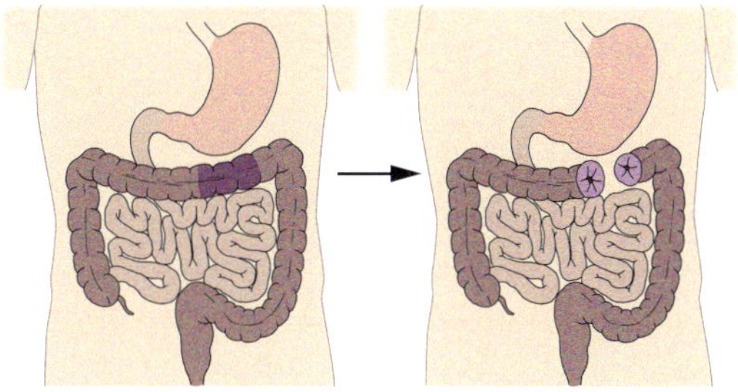

Doppelläufiges Stoma

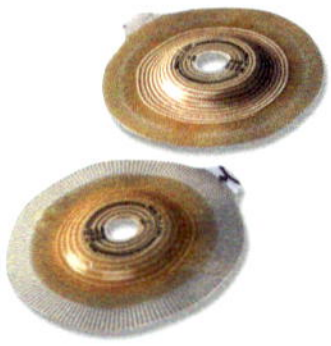

Basisplatten

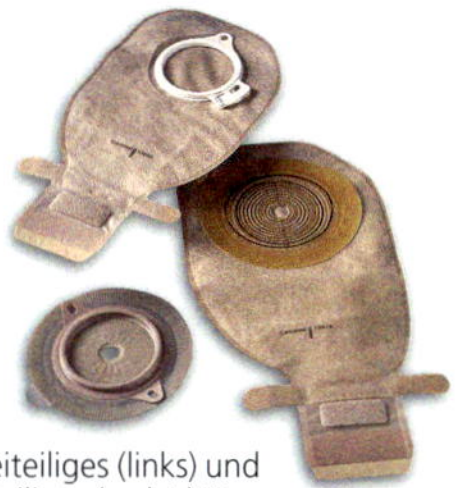

zweiteiliges (links) und einteiliges (rechts) Stomasystem

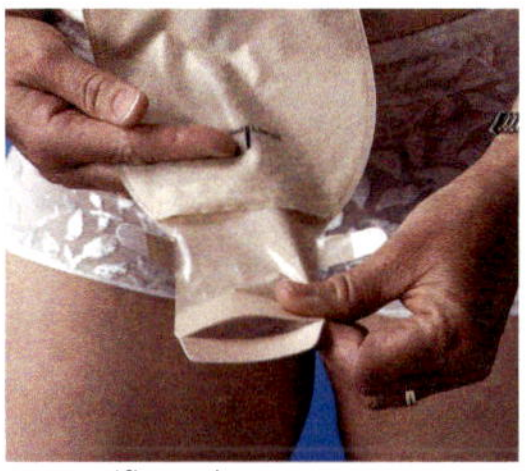

Ausstreifbeutel

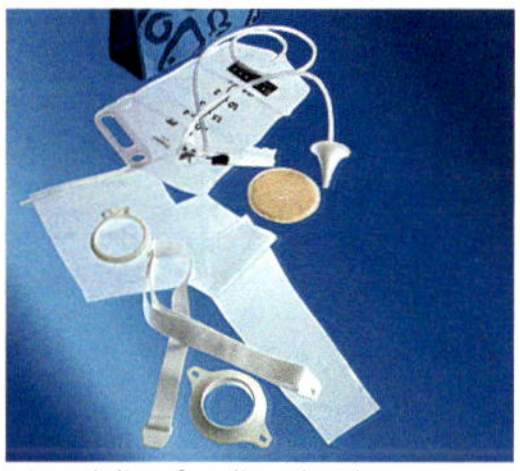

Materialien für die Irrigation

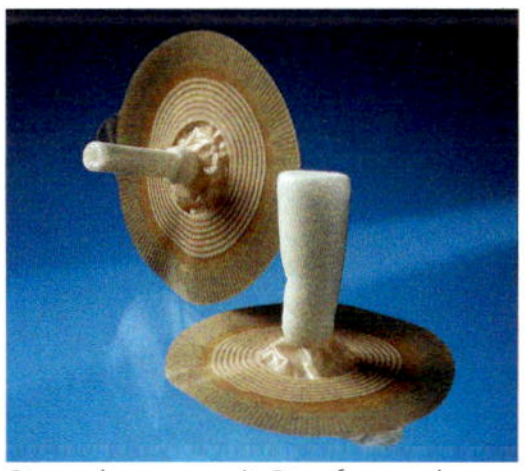

Stomakappen mit Stopfen und integriertem Filter

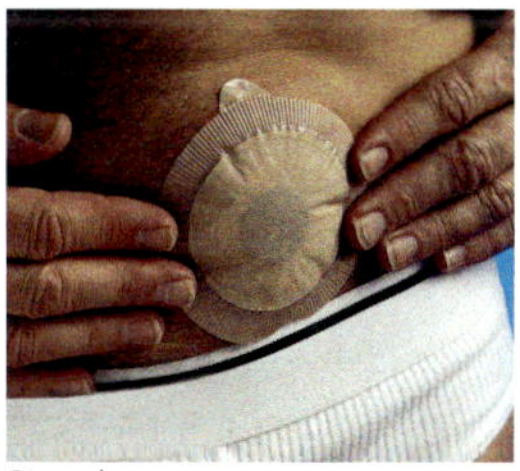

Stomakappe

Verschiedene Versorgungssysteme

`www.ilco.de`
Homepage der Deutschen ILCO e. V., Vereinigung für Menschen mit Darmkrebs

`www.stoma-forum.de`
Stomaforum für Stomaträger, Angehörige und Interessierte

Schilddrüsenerkrankungen

Anatomisch-physiologische Grundlagen

Die Schilddrüse liegt unterhalb des Kehlkopfes vor der Luftröhre und ist im gesunden Zustand von außen nicht zu sehen. Ihre Aufgabe ist die Produktion der Schilddrüsenhormone mit folgenden Funktionen:

- Beschleunigung des Stoffwechsels
- Erhöhung der Körpertemperatur
- Steigerung der Herzfunktion
- Förderung von Wachstum und Knochenentwicklung bei Kindern

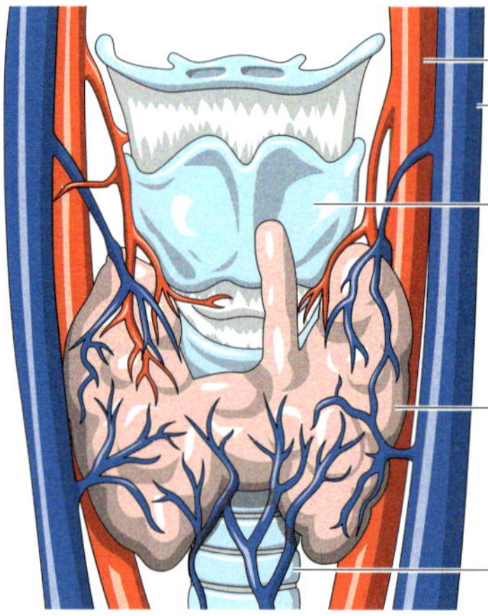

Schilddrüse

An der Schilddrüse liegen vier linsengroße Nebenschilddrüsen, die das Parathormon produzieren, das u. a. die Kalziumversorgung im Körper steuert.

Schilddrüsenvergrößerung

Die Schilddrüsenvergrößerung (*Struma*), umgangssprachlich auch Kropf genannt, beruht auf der Zunahme des Schilddrüsengewebes. Die Ursache ist meist eine zu geringe Aufnahme von Jod mit der Nahrung. Da Jod Bestandteil der Schilddrüsenhormone ist, kommt es zu einem Schilddrüsenhormonmangel. Um diesen auszugleichen, wird das Wachstum des Schilddrüsengewebes angeregt, es kommt zur Struma. Der erhöhte Halsumfang wird häufig erst bei fortgeschrittener Struma bemerkt. Wächst die Schilddrüse nach innen, kann sie auf den Kehlkopf drücken und zu Schluck- und Atemstörungen, Heiserkeit und Stimmverlust führen. Nicht selten bleibt eine Struma auch symptomlos. In diesen Fällen sollte lediglich darauf geachtet werden, ob es im weiteren Verlauf zu Symptomen einer Schilddrüsenüber- oder -unterfunktion kommt. Eine Struma wird meist medikamentös mit Jod und bei Hormonstörungen mit entsprechenden Schilddrüsenhormonen behandelt.

Hinweis Die Betroffenen fühlen sich durch geschlossene Halsausschnitte häufig eingeengt. Gleichzeitig möchten Sie den Kropf verbergen. Das Tragen von losen Tüchern oder Schals kann hier Abhilfe schaffen.

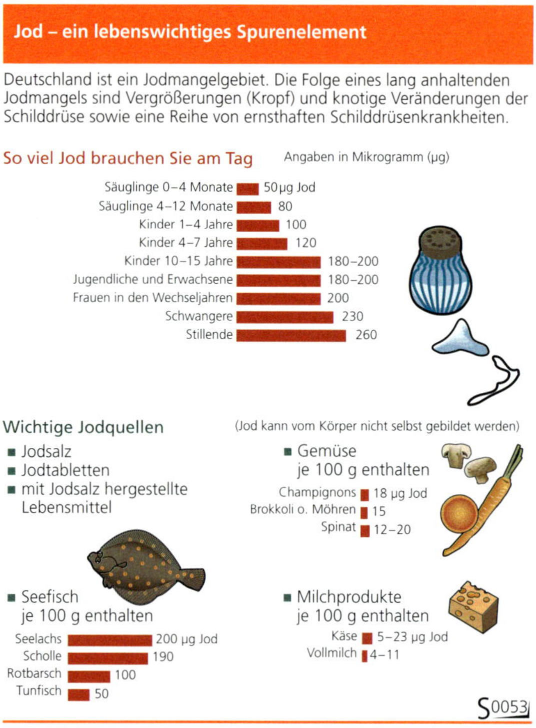

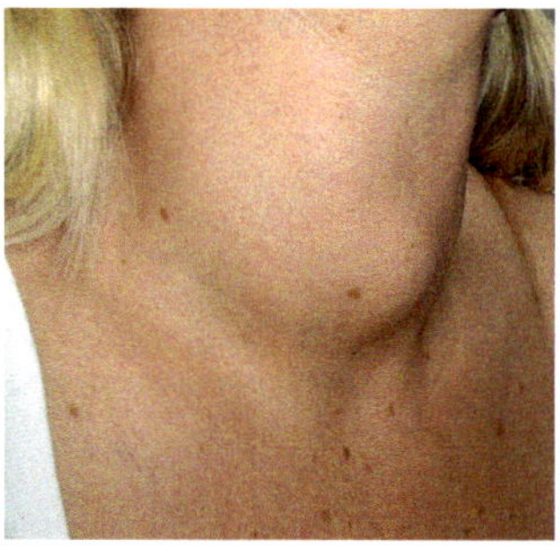

Struma

Schilddrüsenunterfunktion

Eine Schilddrüsenunterfunktion (*Hypothyreose*) führt zu einer verringerten Schilddrüsenhormonausschüttung und später zu

- Gewichtszunahme,
- Müdigkeit, Antriebslosigkeit und Kreislaufschwäche,
- Obstipation sowie
- **Myxödem**, einer typischen Einlagerung gallertartiger Substanzen in das Unterhautfettgewebe, speziell im Bereich der Augen.

Eine Schilddrüsenunterfunktion kann, muss aber nicht ein Struma begleiten.

Die Behandlung besteht aus dem medikamentösen Ersatz der fehlenden Schilddrüsenhormone. Diese Medikamente müssen i. d. R. eine halbe Stunde vor dem Frühstück bzw. auf nüchternen Magen eingenommen werden.

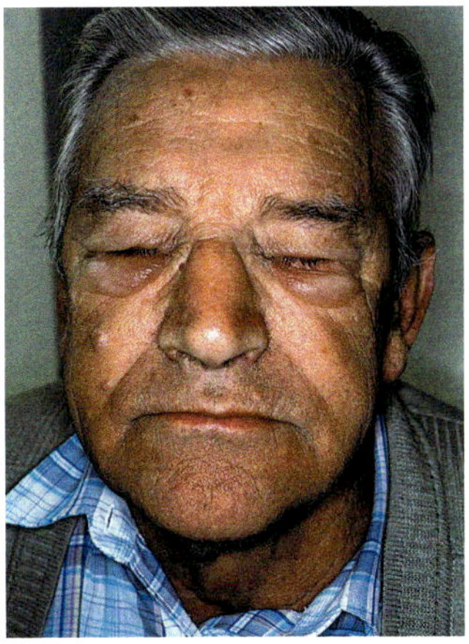

Myxödem

Schilddrüsenüberfunktion

Die Schilddrüsenüberfunktion (*Hyperthyreose*) geht mit einer Überproduktion von Schilddrüsenhormonen einher. Ursache ist meist eine Schilddrüsenautonomie, seltener die Autoimmunerkrankung **Morbus Basedow**. Bei der Schilddrüsenautonomie produziert die Schilddrüse ihre Hormone losgelöst vom Regelkreis der **Schilddrüsenhormonproduktion**.

Die Symptome sind bei allen Ursachen gleich und sind das genaue Gegenteil der Symptome einer Schilddrüsenunterfunktion.

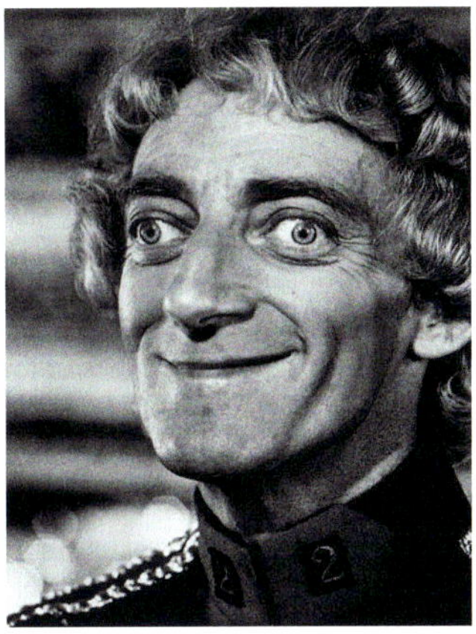

Der Morbus Basedow geht mit einem typischen Hervortreten der Augäpfel einher (*Exophthalmus*), wie hier bei der britschen Komikerlegende Marty Feldman.

Die Betroffenen

- verlieren Gewicht,
- sind überaktiv, unruhig, schlaf- und rastlos,
- leiden unter Hypertonie ↗ S. 226 und Herzrhythmusstörungen sowie
- häufigen Durchfällen.

Auch die Schilddrüsenüberfunktion wird medikamentös behandelt. Beruht die Überfunktion auf Schilddrüsengewebsveränderungen, so wird die Schilddrüse ganz oder teilweise entfernt. Die Schilddrüsenhormone müssen in der Folge medikamentös ersetzt werden.

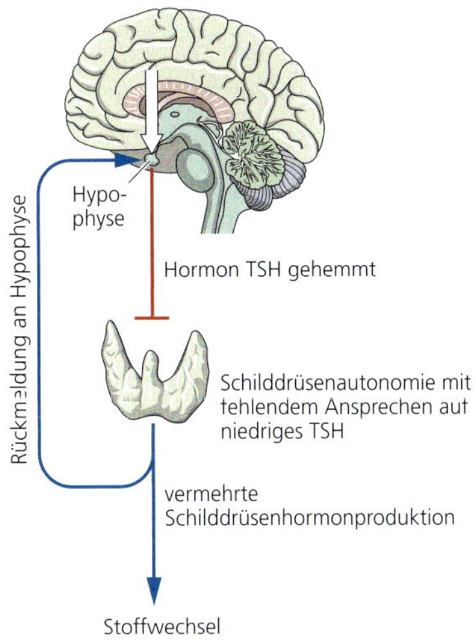

Regelmechanismus der Schilddrüsenhormonproduktion bei Schilddrüsenautonomie

Diabetes mellitus

Definition

Der Diabetes mellitus ist eine chronische Störung des Kohlenhydratstoffwechsels ↗ S. 184 mit erhöhten Blutzuckerwerten ↗ S. 184.

Ursachen und Entstehung

Man unterscheidet auf Grund der Ursachen den Diabetes mellitus Typ 1 vom Diabetes mellitus Typ 2. Die Ursache des Diabetes mellitus Typ 1 liegt in einer langsamen Zerstörung der insulinproduzierenden Bauchspeicheldrüsenzellen durch Störungen im Immunsystem (Autoimmunerkrankung). Beim Diabetes mellitus Typ 2 kommt es durch Überernährung und Bewegungsmangel zu Adipositas ↗ S. 80 und erhöhter Insulinausscheidung, was bei entsprechender genetischer Disposition ↗ S. 154 zu einer Insulinresistenz der Körperzellen führt. Die Glukose kann von den Zellen nicht verarbeitet werden, es kommt zu erhöhten Blutzuckerspiegeln, die wiederum eine erhöhte Insulinproduktion auslösen. Der erhöhte Insulinspiegel verstärkt wiederum die Insulinresistenz, es entsteht ein Teufelskreis. Im weiteren Krankheitsverlauf erschöpft sich die Insulinreserve der Bauchspeicheldrüse.

Auf Grund der unterschiedlichen Entstehungsmechanismen spricht man beim Diabetes mellitus Typ 1 auch von einem absoluten und beim Diabetes mellitus Typ 2 von einem relativen Insulinmangel.

Symptome

Beim Diabetes mellitus Typ 1 kommt es zu Müdigkeit und Leistungsabfall, starkem Durst und verstärkter Urinausscheidung (*Polyurie*). Die Betroffenen verlieren Gewicht und der Stoffwechsel entgleist zunehmend (Überzuckerung ↗ S. 185). Beim Diabetes mellitus Typ 2 sind anfangs keine Symptome festzustellen, zu Beginn kommt es sogar eher zu niedrigem Blutzuckerspiegel (Unterzuckerung ↗ S. 185) mit Heißhunger, Schwitzen und Kopfschmerzen. Im fortgeschrittenen Stadium zeigen sich die gleichen Symptome wie beim Diabetes mellitus Typ 1.

Ein auf Dauer erhöhter Blutzucker führt zu Gefäßschäden mit Folgeerkrankungen.

Typ 1
Unzureichende Insulinausschüttung der Bauchspeicheldrüse

Typ 2
Die Körperzellen der Zielgewebe sprechen nicht mehr genügend auf das ausgeschüttete Insulin an (*Insulinresistenz*).

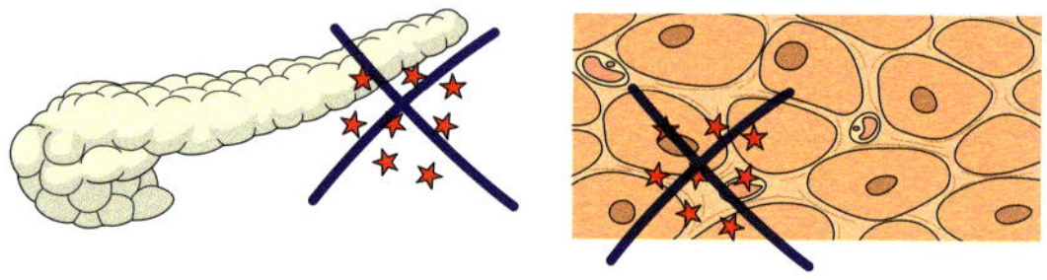

Unterschiede in der Ursache und der Entstehung des Diabetes mellitus

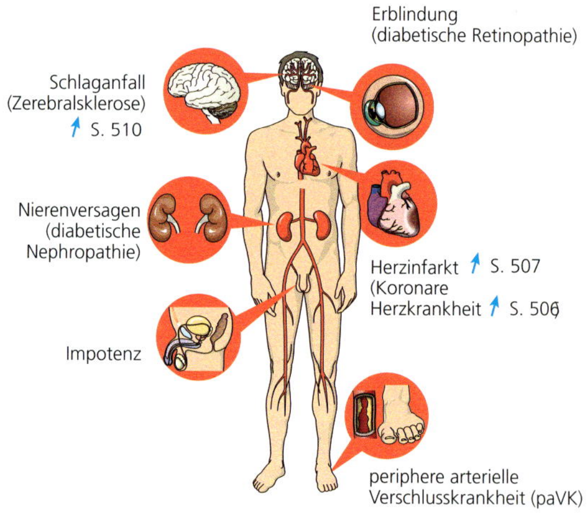

Spätfolgen eines schlecht behandelten Diabetes mellitus auf Grund der Schädigung der kleinen und großen Blutgefäße.

Therapie

Beim Diabetes mellitus Typ 1 muss das Insulin ersetzt werden. Dies geschieht durch Subkutaninjektionen ↑ S. 193. Eine kohlenhydratreduzierte Diät ist empfehlenswert, ebenso ausreichende Bewegung. Liegt ein Diabetes mellitus Typ 2 vor, können im Anfangsstadium eine kohlenhydratreduzierte Diät, Gewichtsabnahme und körperliche Bewegung den Blutzuckerspiegel regulieren. Ist dies nicht möglich, erfolgt die medikamentöse Behandlung mit oralen Antidiabetika (Tabletten). Erst wenn diese Möglichkeiten erschöpft sind oder die Blutzuckerwerte stark schwanken, kommt Insulin zum Einsatz.

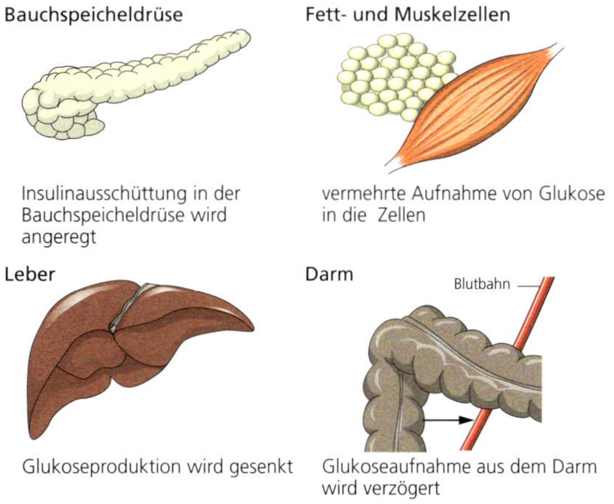

Angriffspunkte oraler Antidiabetika

Besonderheiten bei der Pflege

Der Diabetes mellitus ist eine chronische Erkrankung, der die Lebenssituation der Betroffenen stark beeinflusst. Sie müssen meist eine spezielle Diät halten oder zumindest ihre Ernährung umstellen. Prinzip dieser Nahrungsumstellung ist die Vermeidung von schnell verdaubaren Kohlenhydraten.

Die Blutzuckerspiegel müssen der ärztlichen Anordnung entsprechend regelmäßig kontrolliert und dokumentiert werden (**Blutzuckerkontrolle**, ↑ S. 186). Danach werden die Menge und die Art des Insulins bestimmt.

Die **Medikamente** müssen zu festen Tageszeiten eingenommen werden. Insulin wird heute meistens mit Hilfe so genannter Insulinpens verabreicht. Sie ermöglichen den Betroffenen eine einfache Handhabung der Subkutaninjektion. Der Gebrauch der Pens erfolgt entsprechend den Herstellerangaben.

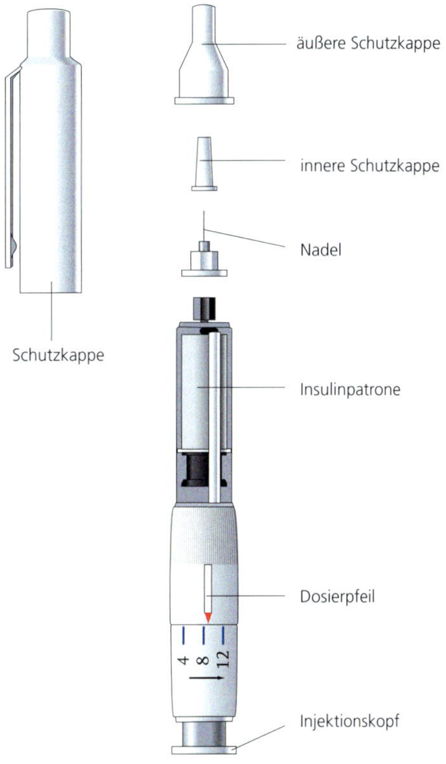

Bestandteile eines Pens

Durch die Spätfolgen kommt es zu Nervenausfällen und Gefäßschäden insbesondere an den Füßen. Schon kleinste Verletzungen können so zu chronischen Wunden führen (diabetischer Fuß). Durch die Nervenausfälle spüren die Betroffenen keinen Schmerz, eine regelmäßige **Inspektion der Füße** ist daher notwendig.

Ist die Erkrankung gerade erst festgestellt worden, haben die Betroffenen meist viele Fragen. Ermutigen Sie sie, sich von Fachleuten (Diätassistent, Pflegefachkraft) **beraten** zu lassen und bei Bedarf in Selbsthilfegruppen auszutauschen.

www.diabetikerbund.de
Auf den Seiten des Deutschen Diabetiker Bundes finden Sie u. a. aktuelle Informationen zum Thema Diabetes mellitus.

www.diabetes-deutschland.de
Dieses Portal bietet einen vertiefenden Einblick, z. B. zu den Leitlinien der Deutschen Diabetes Gesellschaft.

www.diabsite.de
Auf diesem unabhängigen Diabetesportal werden Informationen von Diabetikern für Diabetiker dargestellt.

Herz-Kreislauf- und Gefäßerkrankungen

Herzinsuffizienz

Herzinsuffizienz (Herzmuskelschwäche) ist die Unfähigkeit des Herzens, ausreichende Mengen Blut in den Kreislauf zu pumpen. Man unterscheidet die Rechts- von der Linksherzinsuffizienz. Bei der Globalinsuffizienz sind beide Herzhälften betroffen.

Ursachen

Eine akute **Herzinsuffizienz** entsteht in Folge eines Herzinfarkts oder akut auftretenden Herzrhythmusstörungen. Eine chronische Herzinsuffizienz hat verschiedene Ursachen. Dazu gehören u. a.:

- Koronare Herzkrankheit ↑ S. 224
- Hypertonie ↑ S. 226
- (entzündliche) Herzmuskelerkrankungen

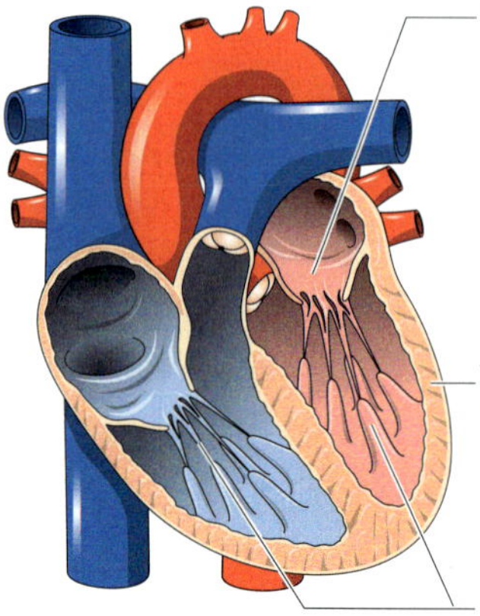

Folgen der Herzinsuffizienz

Entstehung

Eine Herzinsuffizienz führt zu typischen **Veränderungen am Herzen**. Es steigt der Druck in den zentralen venösen Gefäßen (Rückwärtsversagen) und die Herzkammer kann nicht mehr ausreichende Blutmengen auswerfen (Vorwärtsversagen). Kann der Körper diese Folgen durch Anpassungsleistungen ausgleichen, spricht man von kompensierter Herzinsuffizienz. Sind diese Mechanismen erschöpft und führen zu weiteren Herzfunktionsstörungen, dekompensiert die Herzinsuffizienz. Es kommt zur **Vergrößerung** des Herzens.

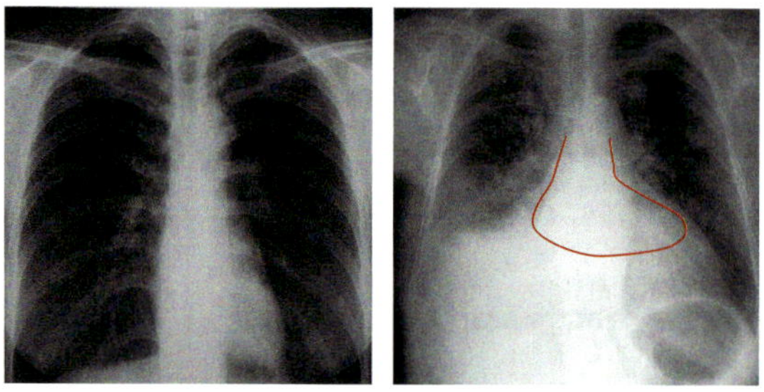

Links ein normal großes Herz im Röntgenbild, rechts ein stark vergrößertes Herz bei einer schweren Herzinsuffizienz

Symptome

Bei der Linksherzinsuffizienz stehen die Leitsymptome Dyspnoe ↑ S. 102 und Lippenzyanose im Vordergrund, bei der Rechtsherzinsuffizienz die Nykturie ↑ S. 90. Ferner führt bei der Rechtsherzinsuffizienz die Druckerhöhung im Körperkreislauf zu den typischen **gestauten Halsvenen**, zur Stauungsleber und zu einer Aszites ↑ S. 213. Bei schwerer Herzinsuffizienz kommt es zu Ödemen in den Beinen und im Bauchraum (Rechtsherzinsuffizienz) oder in der Lunge (Linksherzinsuffizienz). Die schwerste Form der Herzinsuffizienz ist der kardiogene Schock ↑ S. 256.

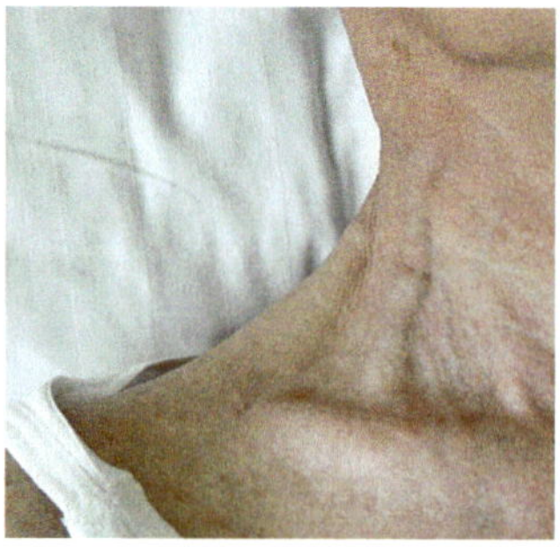

Gestaute Halsvenen sind ein typisches Anzeichen einer Rechtsherzinsuffizienz.

Therapie

Ziel der Therapie ist die Behebung der Ursachen. Dazu gehören die Senkung des Blutdrucks, operative Behandlung bei der Koronaren Herzkrankheit oder die medikamentöse Behandlung von Herzrhythmusstörungen. Zusätzlich versucht man durch Medikamente, den Teufelskreis des immer schwächer werdenden Herzens zu durchbrechen. Es kommt eine Vielzahl von Medikamentengruppen, häufig in Kombination zum Einsatz. Dazu gehören

- entwässernde Medikamente (*Diuretika*),
- herzstärkende Medikamente (*Digitalis*) sowie
- in den hormonellen und nervösen Regelkreis der Herzarbeit eingreifende Medikamente (z. B. Betablocker, ACE-Hemmer).

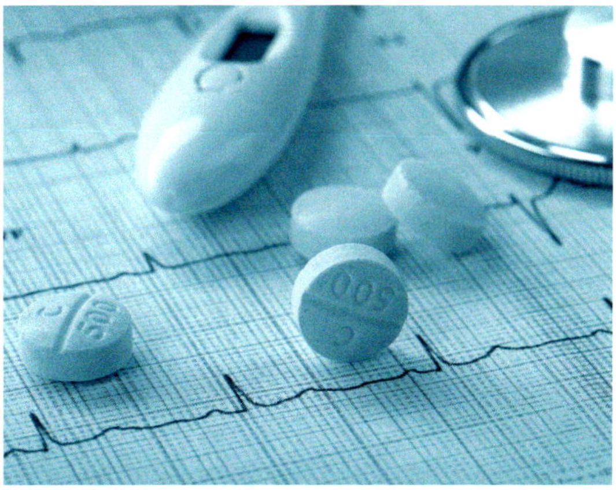

Eine komplexe medikamentöse Behandlung kann eine Herzinsuffizienz lindern.

Besonderheiten bei der Pflege

Die psychische Situation der Betroffenen ist häufig sehr angespannt. Eine schwere Herzinsuffizienz hat eine schlechte Prognose, mehr als die Hälfte aller Patienten verstirbt innerhalb der ersten fünf Jahre. Die Symptome, v. a. die Atemnot, können quälend sein.

Die Herzleistung kann bei den Betroffenen so stark vermindert sein, dass jede Anstrengung zu Komplikationen führen würde. In diesen Fällen muss eine strikte Bettruhe eingehalten werden. Überanstrengung bei Pflegemaßnahmen äußert sich in einer zunehmenden Dyspnoe. Eine Oberkörperhochlagerung erleichtert die Atmung, die so genannte Herzbettlage entlastet zusätzlich das Herz. Eine Mobilisation muss mit dem Arzt oder der Pflegefachkraft besprochen werden. Alle pflegerischen Maßnahmen werden schonend und kompensierend durchgeführt.

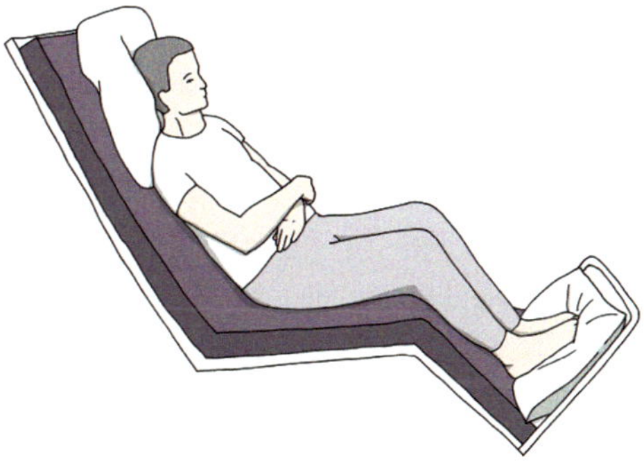

Die Herzbettlage erleichtert das Atmen und entlastet das Herz. Sie kann bei bestimmten Pflegebetten eingestellt werden. Ist dies nicht möglich, sollte zumindest eine Oberkörperhochlagerung erfolgen.

In der Regel dürfen die Betroffenen nur eine begrenzte Flüssigkeitsmenge zu sich nehmen (reduzierte Trinkmenge ↗ S. 86), eine salzarme Ernährung wird empfohlen. Die Kost sollte ballaststoffarm sein, um Blähungen zu vermeiden, die das Herz-Kreislauf-System ebenfalls schwächen können. Die reduzierte Flüssigkeitsmenge zusammen mit der ballaststoffarmen Kost und der Immobilität führen jedoch zu Obstipation, die i. d. R. nur medikamentös behandelt werden kann.

Die regelmäßige und genaue Einnahme der Medikamente ist überlebenswichtig.

Arteriosklerose

Die Arteriosklerose ist eine Systemerkrankung der Arterien, bei der es zur Ablagerung von Thromben ↗ S. 68, Blutfetten, Bindegewebe und Kalk in der inneren und mittleren Gefäßwand kommt.

Eine Arteriosklerose entsteht, wenn sich die Gefäße nicht mehr angemessen dehnen und zusammenziehen können, der Gefäßdurchmesser (*Lumen*) verringert sich immer mehr.

In der Folge kommt es zur Koronaren Herzkrankheit bei arteriosklerotischen Veränderungen herznaher Gefäße sowie zu Schwindel, vaskulärer Demenz ↗ S. 305 und Schlaganfall ↗ S. 228 bei Arteriosklerose der kopfnahen Gefäße. Auch die periphere arterielle Verschlusskrankheit (paVK) ist eine Folge arteriosklerotischer Veränderungen. Die Therapie erfolgt präventiv mit durchblutungsfördernden Medikamenten (z. B. ASS). Durch die (medikamentöse) Senkung der Blutfette kann das Fortschreiten der Erkrankung vermindert werden.

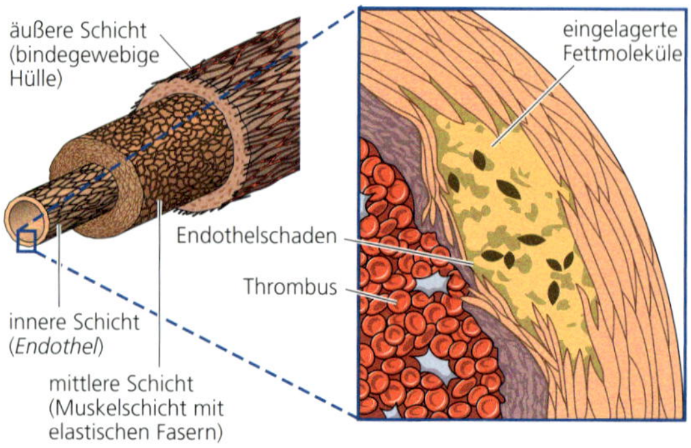

Schädigende Einflüsse führen zu einer Ablagerung von Blutzellen und einer Verdickung der Gefäßwand.

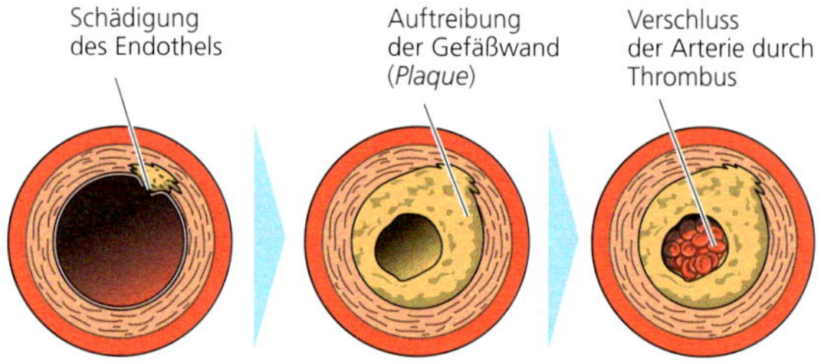

Arteriosklerotische Veränderung des Gefäßlumens

Koronare Herzkrankheit

Die Koronare Herzkrankheit (KHK) ist eine chronische Erkrankung der Herzkranzgefäße. Sie wird durch Arteriosklerose verursacht. In der Folge wird die Herzmuskulatur nicht ausreichend mit Sauerstoff versorgt. Das entstehende Missverhältnis zwischen Sauerstoffbedarf und Sauerstoffangebot wird als Ischämie oder Koronarinsuffizienz bezeichnet.

Das Leitsymptom der KHK ist die Angina pectoris, bei der die Betroffenen über dumpfe, drückende, einschnürende und häufig brennende Schmerzen typischerweise hinter dem Brustbein klagen. Hinzu kommen in fortgeschrittenen Stadium Herzrhythmusstörungen und Herzinsuffizienz.

Im Rahmen einer Herzkatheteruntersuchung (*Koronarangiografie*) können verengte Koronargefäße festgestellt, erweitert oder durch eine metallene Gefäßstütze (*Stent*) dauerhaft offen gehalten werden. Zur Prävention von Herzinfarkt und anderen Komplikationen erfolgt eine medikamentöse Therapie. In einem akuten Angina-pectoris-Anfall helfen Nitratpräparate (z. B. Nitro-Spray).

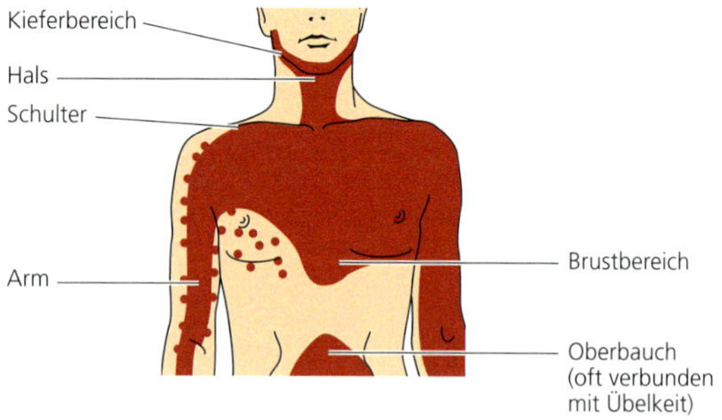

Schmerzzonen bei Angina pectoris

Herzinfarkt

Der Herzinfarkt (*Myokardinfarkt*) ist ein akutes und irreversibles Absterben von Teilen des Herzmuskels auf Grund eines Arterienverschlusses der Herzkranzgefäße.

Symptome

Einem Herzinfarkt gehen meist Symptome einer Angina pectoris voraus. Tritt ein Gefäßverschluss ein, verstärken sich die Symptome und es können Blässe, Erbrechen, Schweißausbruch und Todesangst hinzukommen. Je nach Schwere des Infarktes können Kollaps, Bewusstlosigkeit oder Herz-Kreislauf-Stillstand die Folge sein. Es können sich geringer Blutdruck, Pulsunregelmäßigkeit und Tachykardie ↗ S. 178 zeigen.

Erste Hilfe

Die ersten Minuten und Stunden eines Herzinfarktes sind von entscheidender Bedeutung für das Überleben. Daher:

- Rettungsdienst sofort benachrichtigen, niemals selber einen Transport in die Klinik übernehmen
- Oberkörper hochlagern
- beruhigend auf den Betroffenen einwirken
- wenn vorhanden, Nitro-Spray verabreichen

Bei einem Herzinfarkt werden im Krankenhaus die verschlossenen Gefäße medikamentös (*Lyse*) oder mechanisch (Herzkatheter) geöffnet. Dies muss sehr schnell stattfinden, damit kein Herzmuskelgewebe abstirbt.

Arterielle Hypotonie

Von einer Hypotonie spricht man bei anhaltendem systolischen Blutdruck von unter 100 mmHg. Er kann bei Lagewechsel vom Liegen zum Stehen eintreten oder die Folge von Herzinsuffizienz, fieberhaften Infekten oder Schilddrüsenunterfunktion (*Hypothyreose*) sein. Als Symptome treten Schwindel, Sehstörungen, Müdigkeit bis hin zur Ohnmacht auf.

Die arterielle Hypotonie hat grundsätzlich keinen Krankheitswert, kann aber sehr belastend sein. Lassen Sie den Betroffenen bei der Mobilisation ↗ S. 58 immer zuerst eine Weile an der Bettkante sitzen. Viele Betroffene benötigen morgens „ihre Tasse Kaffee", um den Kreislauf in Schwung zu bringen.

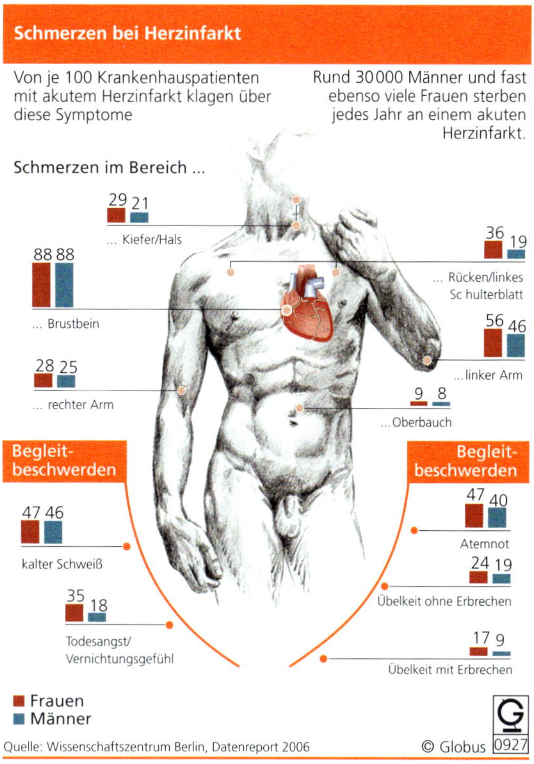

Hinweis Ein Herzinfarkt ist lebensbedrohend. Informieren Sie frühzeitig den Notarzt.

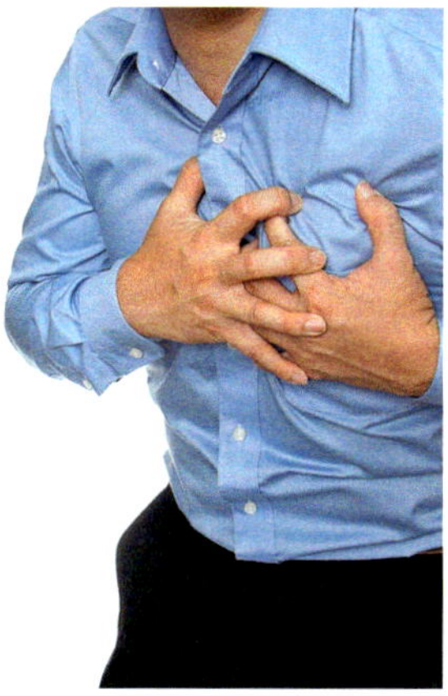

Männer sind überproportional häufiger von einem Herzinfarkt betroffen als Frauen.

Arterielle Hypertonie

Von einer Hypertonie spricht man bei anhaltendem Blutdruck von über 140/90 mmHg. Treten Blutdruckwerte von über 230/120 mmHg auf (*hypertensive Krise*), können lebensbedrohliche Folgeerkrankungen auftreten (z. B. Schlaganfall, Herzinfarkt).

Symptome

Meist wird die Hypertonie nicht bemerkt, da sie schleichend entsteht. Kopfschmerzen, Gesichtsröte, Ohrensausen, Schwindel oder Nasenbluten sind Spätsymptome

Therapie und Besonderheiten bei der Pflege

Ziel aller therapeutischen Maßnahmen ist die Senkung des Blutdrucks in den normalen Bereich. Zu diesem Zweck müssen sowohl die Ursachen bekämpft werden als auch von Beginn an eine konsequente medikamentöse Einstellung erfolgen. Dies erfolgt meistens mit einer kombinierten Therapie aus entwässernden (*Diuretika*) und in die Blutdruckregulation eingreifenden (*Antihypertensiva*) Medikamenten. Die Compliance ↑ S. 313 der Betroffenen kann dabei nur durch eine sorgfältige Aufklärung aufrechterhalten werden, da die unerwünschten Wirkungen der Blutdrucksenkung und Entwässerung häufig als unangenehm wahrgenommen werden.

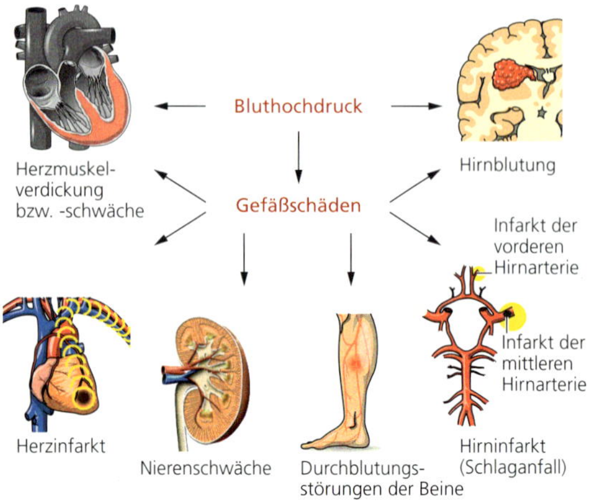

Bluthochdruck und seine Folgen (Beispiele)

Arterielle Verschlusskrankheiten

Die periphere arterielle Verschlusskrankheit (paVK) entsteht zu 90 % auf Grund einer Arteriosklerose an den (unteren) Extremitäten. Zu einem geringen Teil sind Entzündungen die Ursache. Symptome wie Schmerzen beim Gehen (Claudicatio intermittens) sind erst dann vorhanden, wenn die Gefäße zu 80 % verschlossen sind. Bei einem akuten Verschluss, meist als Folge einer Embolie ↑ S. 68, treten plötzlich heftige Schmerzen und kalte, blasse Extremitäten auf.

Bei den Betroffenen dürfen keine MTS ↑ S. 69 angelegt werden. Schon kleinste Verletzungen an den Füßen können zu chronischen Wunden und schweren Infektionen führen. Die Füße sollten regelmäßig auf Druckstellen untersucht werden.

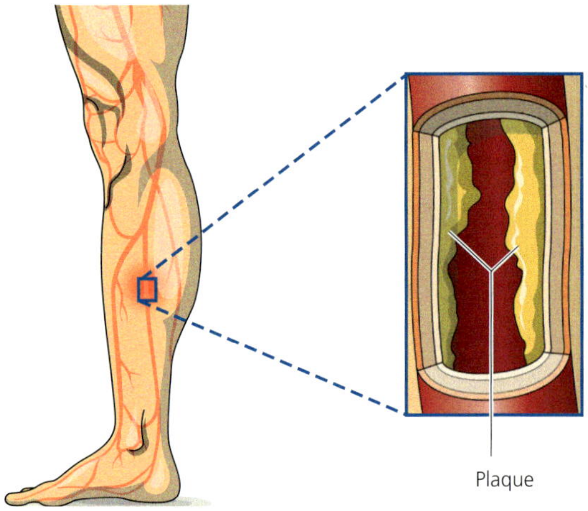

Der Verschluss einer Beinarterie kann weitreichende Durchblutungsstörungen bis hin zur Nekrose der Versorgungsgebiete zur Folge haben.

Hinweis Ein akuter arterieller Verschluss ist ein Notfall und muss umgehend zu einer Krankenhauseinweisung führen. Im Extremfall kann eine Amputation die Folge sein.

Claudicatio intermittens zeitweiliges Hinken, so genannte Schaufensterkrankheit, bei der das Laufen wegen der Schmerzen von kurzen Pausen unterbrochen wird

Ulcus cruris arteriosum

Bei arterieller Verschlusskrankheit kann zu geringe Durchblutung zu einer Hautschädigung führen, zu einem Ulcus cruris arteriosum. Die damit häufig verbundenen Schmerzen im Liegen werden durch Herabhängen des Beines gemindert. Wegen der Infektionsgefahr ist eine sorgfältige Wundversorgung erforderlich.

Gangrän

Die Ursache einer Gangrän ist eine eingeschränkte Durchblutung. Hierdurch beginnt das Gewebe zu nekrotisieren und zerfällt durch Verwesung. Es wird schwarz. Kommt es zu einem Wasserverlust an der unterversorgten Stelle, spricht man von einer trockenen Gangrän.

Bei einer feuchten Gangrän nisten sich Bakterien ein und verursachen einen fauligen Geruch. In diesem Fall muss der Arzt Antibiotika verordnen. Es besteht die Gefahr einer Sepsis.

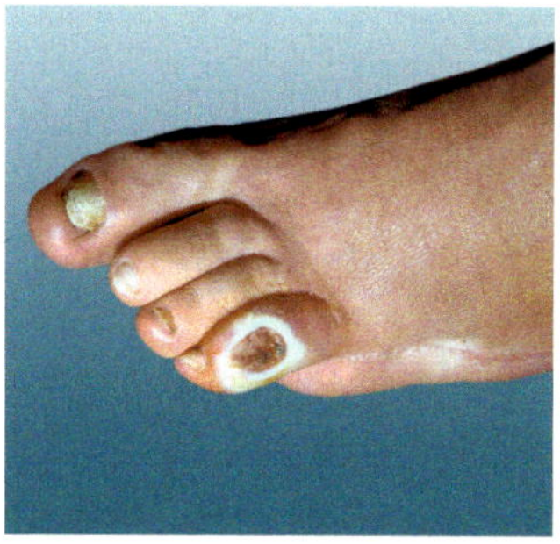

Eine feuchte Gangrän

Ulcus cruris venosum

Die Ursache des Ulcus cruris venosum (offenes Bein) ist die Hautschädigung durch eine dauerhaft eingeschränkte Venenfunktion. Durch den verminderten Blutabfluss ist das Gewebe ödematös geschwollen und wird deshalb nicht ausreichend versorgt. Das Hautgewebe beginnt, sich zu entzünden. Kleine Wunden können nicht heilen und die Gewebszerstörung weitet sich aus. Die Infektionsgefahr ist groß.

Die Behandlung dauert lange, manchmal über Monate, und wird durch Kompressionstherapien unterstützt. Durch das Anlegen eines Verbandes oder Strumpfes wird der venöse Blutabfluss gesteigert und es werden die Ödeme ↑ S. 37 verringern. Mobilisierungsmaßnahmen unterstützen den natürlichen Blutfluss. Es gelten die allgemeinen Maßgaben einer Wundbehandlung.

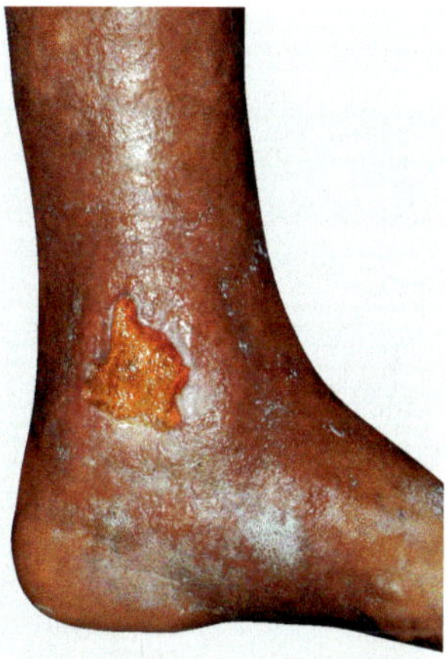

Ein Ulcus cruris am Knöchel. Die Wunde ist weißlich bis gelb, die Wundränder sind geschwollen. Das Wundumfeld ist rötlich und ödematös.

Hinweis Verminderter Blutfluss in den Venen führt beim Ulcus cruris venosum zur Nekrose. Wenn arterielle Durchblutungsstörungen vorliegen, dürfen keinesfalls Kompressionstherapien ↑ S. 69 angewendet werden.

Sepsis Ausbreitung von Krankheitserregern über den ganzen Körper, auch Blutvergiftung

Erkrankungen des Nervensystems

Schlaganfall

Definition

Der Apoplex (Schlaganfall, zerebraler Insult, Gehirnschlag) ist eine akute Durchblutungsstörung des Gehirns oder eine Blutung in das Gehirn.

Ursachen und Entstehung

Zu den Risikofaktoren, die einen Apoplex begünstigen, zählen Erkrankungen des Herz-Kreislauf-Systems, erhöhte Blutfettwerte (Cholesterin), Adipositas oder Stoffwechselstörungen (z. B. Diabetes mellitus ↗ S. 220) sowie Rauchen, Alkohol, Stress und Bewegungsmangel.

In den meisten Fällen führt ein Blutgerinnsel, das in die Hirngefäße eingeschwemmt wird zum Gefäßverschluss. Es kommt in Folge zu einer Sauerstoffunterversorgung der Nervenzellen. In ca. 20 % der Fälle ist die Blutung aus einem Aneurysma die Ursache.

Symptome

Die Symptome richten sich nach dem Ort der Schädigung. Spezifische Symptome sind

- teilweise oder halbseitige Lähmung,
- Empfindungsstörungen (Taubheit, Kribbeln),
- Sprach- und Sprechstörung,
- Unfähigkeit zu zweckgerichteten Handlungen,
- Bewusstseinseintrübung bis zu tagelanger Bewusstlosigkeit oder
- die Umgebung im Bereich der betroffenen Seite wird nicht wahrgenommen (Nichtwahrnehmen).

Unspezifische Symptome können auch Ausdruck anderer Akuterkrankungen sein (z. B. hypoglykämisches Koma ↗ S. 185, Epilepsie ↗ S. 234). Dazu gehören

- akute Verwirrtheit und Teilnahmslosigkeit,
- Harninkontinenz oder Harnverhalt,
- Sehstörungen,
- Schluckstörungen, Übelkeit und Erbrechen,
- plötzliches Hinfallen (*drop attacks*) oder
- Krampfanfälle.

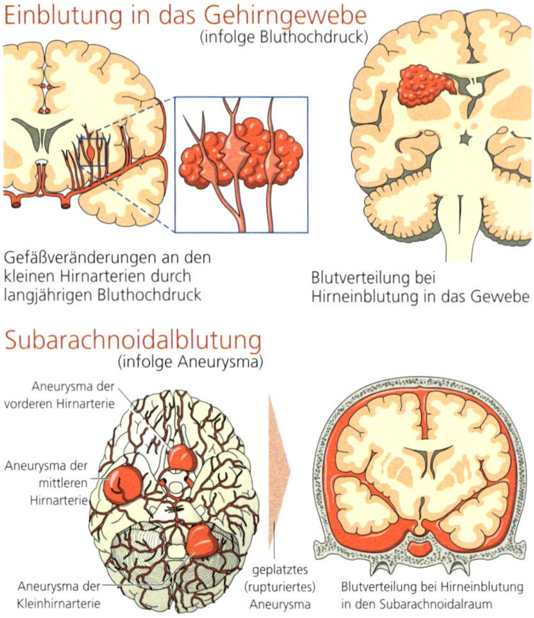

Ursachen für Hirnblutungen

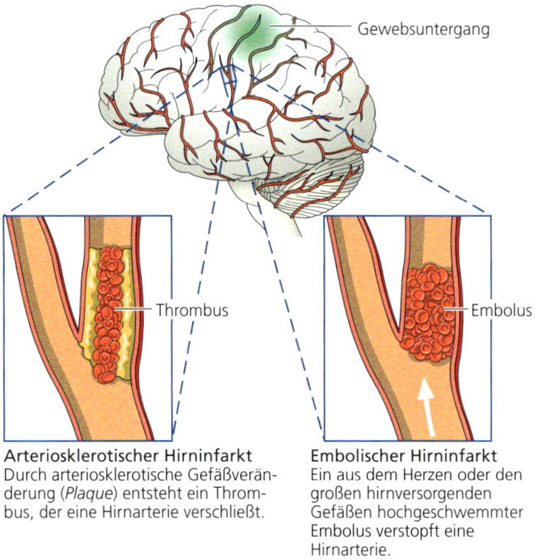

Verschluss der Gefäße kann zu einem ausgedehnten Zelluntergang der betroffenen Hirnareale führen. In vielen Fällen liegt eine Vorschädigung der Gefäße durch Arteriosklerose vor.

Hinweis Liegt der Apoplex in einer Hirnhälfte, ist die gegenüberliegende Körperhälfte von der Lähmung betroffen, da die Nerven auf dem Weg vom Gehirn zu den Muskeln auf die andere Seite kreuzen.

Aneurysma krankhafte Aussackung einer Schlagader; beim Platzen kommt es zu einer massiven Blutung

Therapie

Bei der Therapie eines Infarkts stehen die Stabilisierung der Vitalfunktionen sowie eine Abklärung und ggf. Beseitigung der Ursachen im Vordergrund. So kann unter kontrollierten Bedingungen das Blutgerinnsel medikamentös aufgelöst werden oder eine Hirnblutung operativ behandelt werden. Langfristig wird dies, bei Ursachen in der Blutgerinnung, mit blutgerinnungshemmenden Medikamenten behandelt.

Besonderheiten bei der Pflege

Akutbehandlung: Bei eindeutigen Symptomen, wie z. B. Lähmung, liegt der Verdacht auf einen Apoplex nahe. Dies ist ein Notfall, bei dem alle Erste-Hilfe-Maßnahmen ↑ S. 254 eingeleitet werden müssen und eine schnellstmögliche Einweisung in ein Krankenhaus (wenn möglich mit einer entsprechenden Abteilung) erfolgen muss. Bei uneindeutigen Symptomen (z. B. Übelkeit, Sehstörungen) sollte schnellstmöglich eine abklärende Untersuchung eingeleitet werden.

Rehabilitationsphase: Abhängig von den bestehenden Symptomen ist das Ziel aller Maßnahmen, dass der Pflegebedürftige wieder so selbstständig wie möglich handeln kann. Dies geschieht mit Hilfe physiotherapeutischer Maßnahmen und einer konsequenten, am Bobath-Konzept ausgerichteten aktivierenden Pflege. Bei dauerhaften Ausfällen erfolgt eine kompensierende Pflege. Blutverdünnende Medikamente können zu einer erhöhten Blutungsneigung führen (Vorsicht beim Rasieren und bei Stürzen).

Das Bobath-Konzept: Die Spastik lässt bei bestimmten Stellungen und Lagerungen nach. Das Bobath-Konzept basiert auf dieser Beobachtung. Seine Grundlage ist die hohe Erholungs- und Lernfähigkeit des Gehirns. Ständiges Trainieren führt zu einer Umorganisation der Nervenzellen, wodurch Hirnschaden zumindest teilweise aufgefangen werden können. Auf dieses Konzept spezialisierte Physiotherapeuten üben mit den Betroffenen entsprechende Bewegungsabläufe und Lagerungen. Wichtig ist, dass diese Bewegungsabläufe auch im Rahmen pflegerischer Tätigkeiten beibehalten werden.

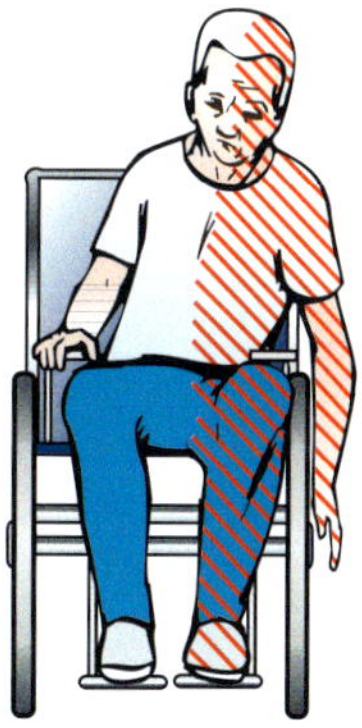

Typische Sitzposition bei linker Halbseitenlähmung. Der Betroffene hat einen starken Hang, seine Körperposition auf die erkrankte Seite zu verlagern.

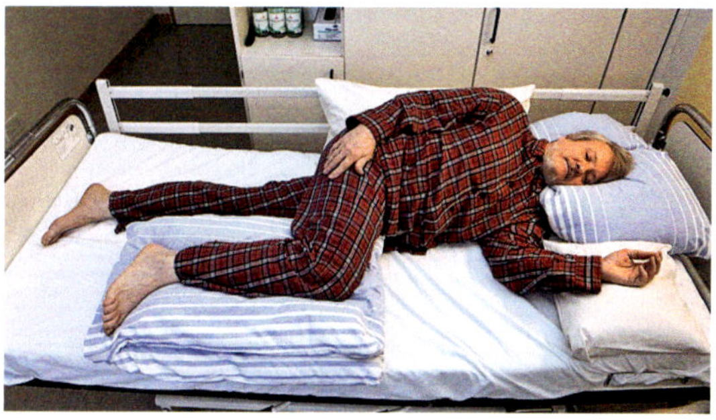

90°-Lagerung auf der betroffenen Seite nach einem Apoplex; der Pflegebedürftige kann die weniger betroffene Seite gut bewegen. Die betroffene Seite wird durch die Bettauflage sensibilisiert und besser wahrgenommen.

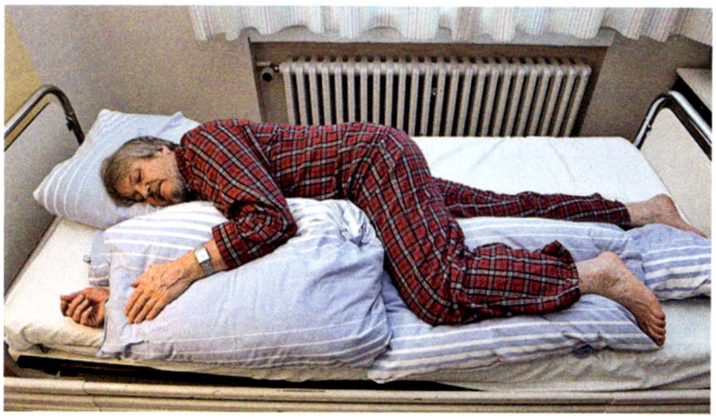

90°-Lagerung auf der weniger betroffenen Seite; durch die Hochlagerung der betroffenen Extremitäten werden diese gut entstaut, sodass sich nicht so leicht Ödeme bilden.

Hinweis Ein Apoplex ist eine Notsituation und muss so schnell wie möglich im Krankenhaus behandelt werden. Je länger die Sauerstoffunterversorgung des Hirnareals andauert, um so schwerwiegender sind die Folgeschäden.

Spastik erhöhte Spannung der Muskulatur

Pflegerische Maßnahmen richten sich unter Beachtung des Bobath-Konzeptes nach folgenden Grundsätzen.

Wahrnehmungsförderung: Da wechselnde Reize dem Gehirn einen starken Stimulus bieten, sollte eine Lagerung auf der stärker betroffenen Seite mit regelmäßigem Lagewechsel erfolgen.

Mobilisierung: Jede Bewegung wird unter Berücksichtigung des normalen, beidseitigen Bewegungsmusters durchgeführt. Die betroffene Seite wird in den Bewegungsablauf durch Führung mit einbezogen.

24-Stunden-Management: Da Lernprozesse ununterbrochen stattfinden, wird das Bobath-Konzept rund um die Uhr angewendet. Die Pflegenden sind somit wichtige Therapeuten für den Schlaganfall-Betroffenen.

Selbsthilfetraining: Das Selbsthilfetraining übt die Selbstständigkeit bei den alltäglichen Aktivitäten. Durch die Einbeziehung in regelmäßig wiederkehrende Alltagstätigkeiten wird der Lernprozess des Betroffenen besonders intensiviert.

Spastische Halbseitenlähmung: Häufig kommt es zu einer arm- und gesichtsbetonten Halbseitenlähmung. In der Folge kann es zum Syndrom der schmerzhaften Schulter und zum Schulter-Hand-Syndrom kommen. Dies beruht auf der fehlenden Stütz- und Haltefunktion der Schultermuskulatur. Der Oberarmkopf rutscht aus der Schultergelenkspfanne und verursacht starke Schmerzen. Die Betroffenen nehmen eine Schonhaltung ein, die wiederum die Blut- und nervale Versorgung von Unterarm und Hand behindert und zu Ödemen ↑ S. 37, livider Hautfarbe und Hauttemperaturveränderungen führt. Um diese Komplikationen zu vermeiden, darf auf den betroffenen Arm kein Zug ausgeübt werden und der Arm darf nicht herunterhängen. Eine Möglichkeit der Prophylaxe ist die Lagerung in einer Schlinge.

Symptome	Maßnahmen
einseitige Lähmung (*Hemiplegie*)	▪ Anwendung des Bobath-Konzeptes
Sprachstörungen (*Aphasie*)	▪ Erkrankten aussprechen lassen ▪ Sätze nicht ergänzen ▪ Blickkontakt halten ▪ Zeit lassen ▪ nonverbale Hilfsmittel nutzen (Gestik, Mimik, Schreiben)
Schluckstörungen (*Dysphagie*)	▪ Aspirationsprophylaxe ▪ Schlucktraining ▪ Flüssigkeiten andicken
Nichtwahrnehmen der Umgebung im Bereich der betroffenen Seite (*Neglect*)	▪ Betroffenen von vorn oder von der gesunden Seite aus ansprechen ▪ Essen so positionieren, dass es wahrgenommen werden kann ▪ Aufmerksamkeit auf beide Seiten lenken
psychoreaktive Phänomene wie Depression, Wut, Aggression	▪ Information über mögliche Symptomrückbildung ▪ Angehörige mit einbeziehen

Ausgewählte Pflegemaßnahmen

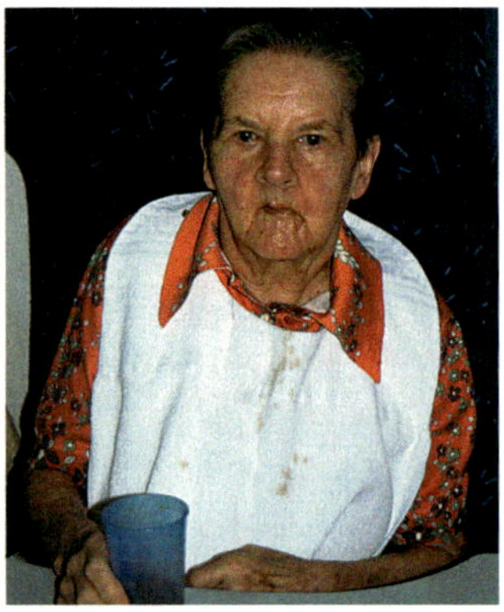

Halbseitenlähmung

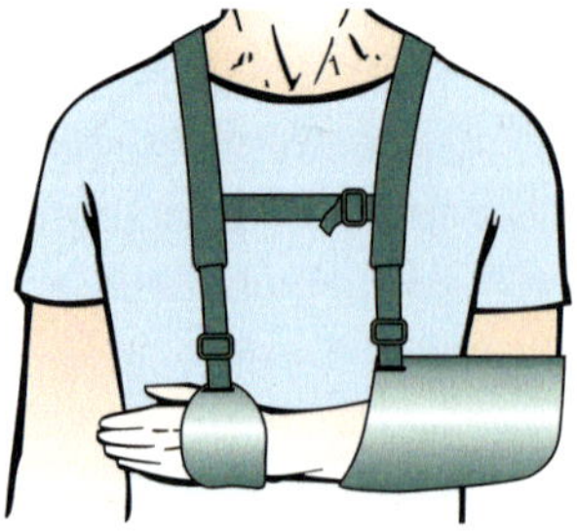

Lagerung des gelähmten Armes in einer Schlinge. Die Schulter wird dadurch stabilisiert und die Hand hochgelagert.

Multiple Sklerose

Die Multiple Sklerose (MS) ist eine chronisch-entzündliche Entmarkungserkrankung (Degeneration der Markscheiden) des zentralen Nervensystems, deren Ursache noch nicht geklärt ist. Sie ist neben der Epilepsie eine der häufigsten neurologischen Erkrankungen im jungen Erwachsenenalter. Im Verlauf der MS treten unterschiedliche Symptome auf, abhängig davon, welche Hirnareale betroffenen sind. Kennzeichen ist das periodische Auftreten von Krankheitsschüben entsprechend den spezifischen Entzündungsreaktionen.

Pflege und Therapie richten sich nach den jeweiligen Funktionsstörungen. Dies sind u. a.:

Behandlung der Spastik: Eine Physiotherapie ist bei Tonuserhöhungen der Muskulatur notwendig. Mittels des Bobath-Konzeptes lassen sich die therapeutischen Prinzipien der Spasmusminderung verwirklichen.

Schmerzbehandlung: Schmerzen haben bei MS-Patienten vielfältige Ursachen und werden medikamentös behandelt. Pflegerisch gelten allgemeine Prinzipien der Schmerzbehandlung ↗ S. 202.

Blasenfunktionsstörungen: Sie äußern sich in Harnwegsinfekten ↗ S. 244, Harnverhalt ↗ S. 244 und Inkontinenz ↗ S. 93. Nach urologischer Diagnostik kann eine entsprechende Therapie mit einer Einteilung der Flüssigkeitszufuhr, Beckenbodengymnastik, Katheterisierung oder durch Medikamente erfolgen.

Sprech- und Schluckstörungen: Sie können den Patienten erheblich belasten. Es kommen hauptsächlich logopädische Maßnahmen und bei ausgeprägten Schluckstörungen eine parenterale Ernährung ↗ S. 88 in Frage.

Depressive Störung: Sie kann medikamentös mit Antidepressiva oder durch psychologische Betreuung behandelt werden. Eine intensive Betreuung kann mit dazu beitragen, diese Krankheitsfolge besser zu bewältigen.

Hinweis Die ersten Symptome einer MS treten meist zwischen dem 15. und 40. Lebensjahr und danach in wiederkehrenden, den Allgemeinzustand verschlechternden Schüben auf.

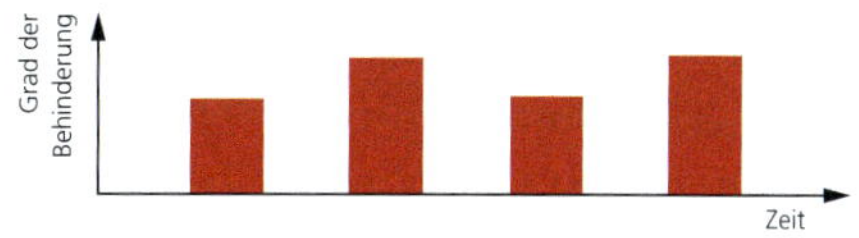

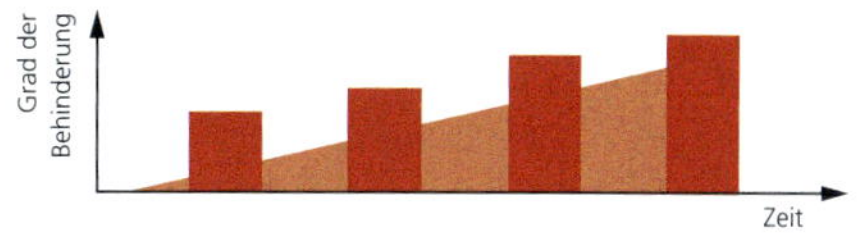

Die Multiple Sklerose verläuft häufig in Symptomschüben mit unterschiedlichen Phasen, in denen der Betroffene symptomfrei ist. Viele Verläufe sind durch eine fortschreitende Verschlechterung des Allgemeinzustandes gekennzeichnet.

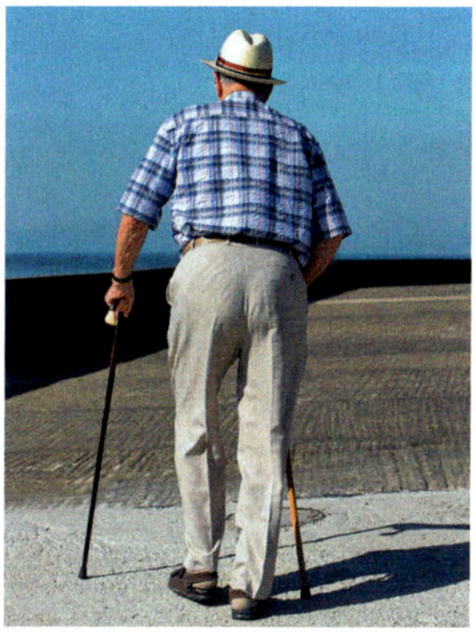

Ein typisches Symptom bei Multipler Sklerose ist das Nachziehen eines Beins beim Gehen.

Sehnerv	Sensible Bahnen
▪ Sehunschärfe ▪ milchiger Schleier	▪ Taubheit ▪ Missempfindung ▪ Schmerzen
Hirnstamm, Kleinhirn	**Vegetatives System**
▪ Nystagmen ▪ Schluckstörung ▪ Schwindel ▪ Sprechstörung ▪ Bewegungsstörung	▪ Miktionsstörung ▪ Durchfall ▪ Obstipation
Motorische Areale	**Psyche**
▪ Lähmung ▪ Spasmus	▪ Depression ▪ Störung der Sexualität

Symptome bei Multipler Sklerose in Abhängigkeit von den betroffenen Hirnarealen

Markscheide Umhüllung von Nervenzellenteilen, Ort der Reizübertragung im Nervengewebe
Nystagmus Zittern der Augäpfel

Morbus Parkinson

Definition

Morbus Parkinson (Parkinson'sche Krankheit, Schüttellähmung oder Zitterlähmung) ist eine langsam fortschreitende degenerative Erkrankung. Sie ist gekennzeichnet durch Absterben von Nervenzellen in der Substantia nigra (ein für die Bewegungssteuerung verantwortliches Hirnareal). In der Folge kommt es zu einem Ungleichgewicht von Neurotransmittern, insbesondere Dopamin und Azetylcholin.

Ursachen und Entstehung

Am häufigsten tritt Morbus Parkinson ohne erkennbare Ursache auf, sehr selten als vererbte Krankheit. Entzündungen, Traumata (z. B. Boxen) und Gifte können zum sekundären Parkinson führen. Die Erkrankung beginnt schleichend und schreitet danach zeitlebens fort. Als Frühzeichen gilt z. B. das reduzierte Mitschwingen eines Armes beim Laufen. Nicht selten treten Schulterschmerzen und Muskelverspannungen auf.

Symptome

Das Parkinson-Syndrom ist definiert durch das Vorliegen einer so genannten Trias ↗ S. 140 aus Akinese, Rigor und Tremor.

Akinese (Bewegungslosigkeit): Kennzeichen sind ein starrer Gesichtsausdruck, undeutliches und leises Sprechen, verzögertes Schlucken und nachlassende Geschicklichkeit der Hände, besonders bei schnellen Bewegungen (das Schriftbild wird kleiner). Weiterhin ist die Rumpfbewegung erschwert, das Gangbild kleinschrittig und schlurfend. Im Spätstadium kann eine totale Bewegungsblockade auftreten (*akinetische Krise*).

Rigor (Muskelsteifheit): Auf Grund einer Steigerung des kommt es zu Muskelschmerzen und einer leichten Beugung der Ellenbogengelenke, des Rumpfs und des Nackens sowie später der Kniegelenke. Bei passiver Bewegung der Gelenke tritt das so genannte Zahnradphänomen (ruckartige Bewegung) auf.

Tremor (Zittern): Durch eine wechselseitige Anspannung gegenwirkender Muskeln, kommt es zu einem langsamen Zittern, das bei Bewegung abnimmt. Auffällig ist das Zittern der Finger, dem man die Bezeichnung „Pillendrehen" gegeben hat.

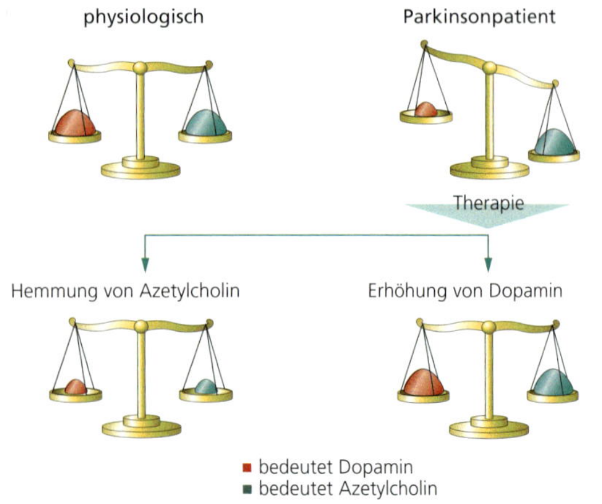

Relatives (Un)Gleichgewicht von Dopamin und Azetylcholin

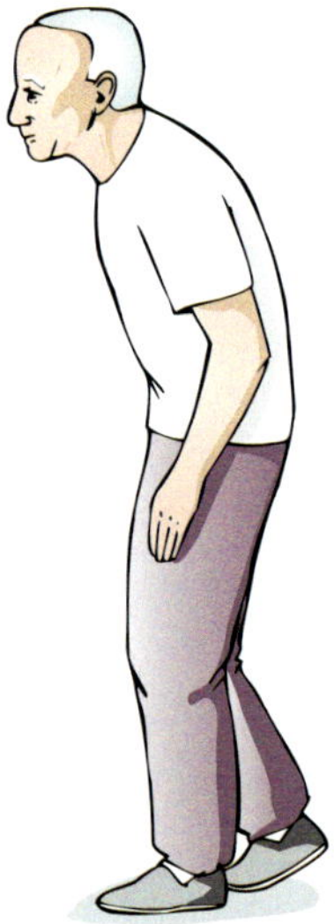

Typisches Gangbild von Parkinson-Patienten: kleinschrittig, schlurfend, vornübergebeugter Oberkörper, fehlendes Mitschwingen der Arme

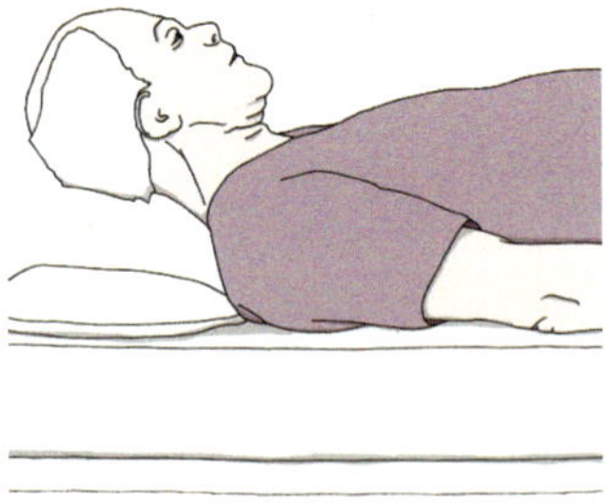

Durch den Rigor der Halsmuskulatur schwebt der Kopf wie auf einem unsichtbaren Kissen.

degenerativ abbauend

Neurotransmitter Chemischer Botenstoff im Nervensystem

Therapie
Die Behandlung erfolgt medikamentös. Dabei ist bei bestimmten Medikamenten die Einhaltung fester Einnahmezeiten von größter Wichtigkeit.

Besonderheiten bei der Pflege
Die vielfältigen Symptome erfordern eine intensive Begleitung der Betroffenen.

Ruhe ist oberstes Gebot: Dem Parkinson-Erkrankten sollte für alle Tätigkeiten ausreichend Zeit und Ruhe zur Verfügung stehen. Es ist oft hilfreich, ihn bei bestimmten Aufgaben (z. B. dem Essen) alleine zu lassen, da er sich ansonsten beobachtet fühlt und ein Druck entsteht, die Aufgabe besonders gut zu erfüllen.

Struktur bietet Sicherheit: Ein fester Tagesplan gibt dem Betroffenen Sicherheit. In einem Zeitplan können alle Termine und Aufgaben eines Tages festgelegt werden, angefangen von der morgendlichen Einnahme der Medikamente über Essenszeiten bis zur Planung sozialer Kontakte.

Der Alltag wird zum Problem: Es kommt zu vermehrten Schwierigkeiten bei der Erfüllung täglicher Aufgaben wie Kleiden, Nahrungsaufnahme oder Einhaltung der Hygiene. Hierfür sind Hilfsmittel angebracht: Gehhilfen, verdickte Griffe zum besseren Greifen von Stiften, spezielles Essbesteck, Teller und Trinkgefäße, Knöpf-, Anzieh- oder Greifhilfen.

Die eigene Wohnung gibt Sicherheit: Je besser die Wohnung auf Behinderungen und Einschränkungen ausgerichtet ist, desto länger ist ein Verbleiben in häuslicher Umgebung möglich. Das Anbringen eines Handlaufs, die Installation eines Treppenlifts, Vermeidung von künstlichen Barrieren wie Teppichkanten, rutsch- und standfeste Möbel sowie gerade Stühle mit hoher Rückenlehne und Armlehnen sind Beispiele dafür. (Leben in der bisherigen Wohnung ↗ S. 266)

Gehen wird zum Problem: Der Betroffene kann sich nur noch schwer aufrecht halten. Führen Sie ihn wenn nötig am Arm. Passen Sie sich seinem Gehtempo an. Er ist unsicher und die Gefahr eines Sturzes besteht.

Symptome	Maßnahmen
Akinese Bradykinese	■ Geduld haben ■ beim Gehen den Fußstopp anwenden (Blockieren des gehenden Beines führt zur reflektorischen Einleitung des Schreitens) ■ optische Reize, z. B. Fernsehen, anbieten (mindert Bewegungsarmut)
posturale Instabilität	■ Stützen beim Gehen (bei zu schnellem Gehen kann sich der Betroffene nicht aufrecht halten)
Tremor	■ Tassen nur halb füllen ■ Unterstützen bei der Nahrungsaufnahme
Rigor	■ Bewegungsübungen ■ Sprachübungen ■ rutschfeste Schuhe
psychoreaktive Phänomene wie Depression, Wut, Aggression	■ Verständnis zeigen (Erkrankter ist über seine Behinderung wütend und depressiv) ■ soziale Kontakte pflegen
vegetative Störungen	■ ausgiebige Hygiene (erhöhte Talgproduktion und Schweißbildung belasten)

Unterstützende Maßnahmen anhand der auftretenden Symptome

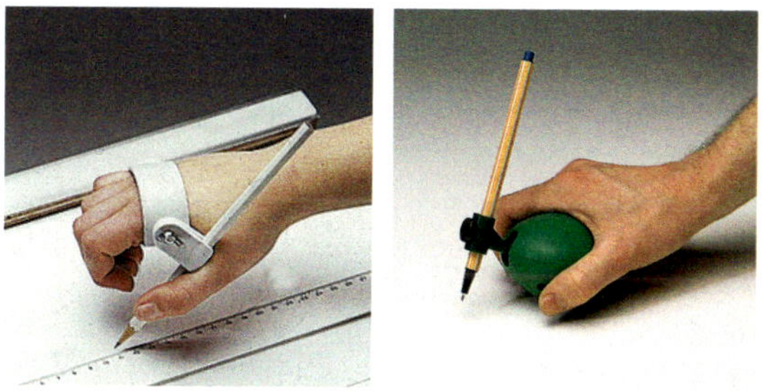

Zwei Beispiele für Hilfsmittel beim Schreiben

Hinweis Die regelmäßige und genau dosierte Einnahme der Medikamente ist bei Morbus Parkinson besonders wichtig. Bei einer Unterbrechung treten die Krankheitssymptome sehr schnell auf und es dauert dann sehr lange, bis die Wirkung der Medikamente wieder einsetzt.

Epilepsie

Definition

Die Epilepsie (Fallsucht, Krampfleiden) bezeichnet ein Krankheitsbild mit wiederholt auftretenden Krampfanfällen.

Ursache

Bei einem Teil der Epilepsien können keine Ursachen zugeordnet werden (genuine Epilepsien). Ursachen symptomatischer Epilepsien können sein:

- Hirnschädigungen vor, während oder kurz nach der Geburt
- Gefäßmissbildungen im Gehirn (z. B. Aneurysma ↗ S. 228)
- Hirntumoren
- Schädel-Hirn-Traumen
- Gehirninfektionen
- Stoffwechselerkrankungen
- Alkohol- und Drogenmissbrauch

Entstehung

Im Gehirn kommt es zur gleichzeitigen (*synchronen*) Entladung von Nervengruppen. Dies bewirkt ein plötzliches und unwillkürliches Verhalten oder Befinden.

Symptome

Die meisten symptomatischen Epilepsien zeigen sich in einem so genannten Grand-Mal-Anfall. Dieser läuft in Phasen ab:

- Aura: vor dem Anfall auftretende eigenartige Sinneswahrnehmung, „Vorahnung"
- tonische Phase
- klonische Phase
- Erschöpfungsphase

Therapie und Besonderheiten bei der Pflege

Zur Anfallsprophylaxe werden bestimmte Medikamente eingesetzt (*Antiepileptika*). Im akuten Anfall müssen Erste-Hilfe-Maßnahmen eingeleitet werden. Wichtig ist, den Betroffenen vor Verletzungen zu schützen, indem man alle gefährlichen Gegenstände aus seiner Umgebung entfernt, ggf. durch Kissen abpolstern. Man sollte jedoch nicht versuchen, ihn durch Festhalten am Zucken zu hindern.

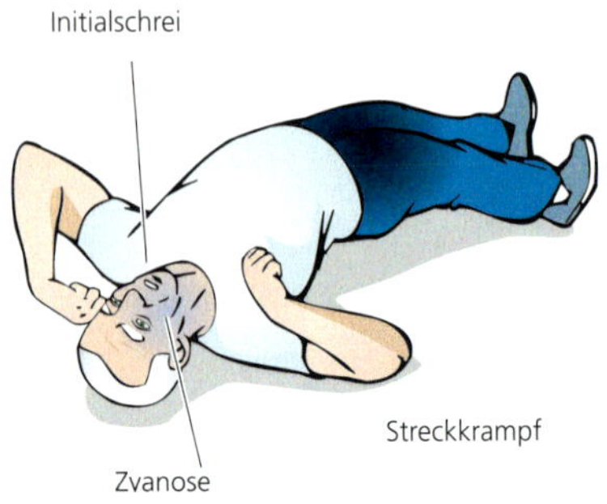

Tonische Krampfphase:
gesamte Muskulatur verkrampft sich

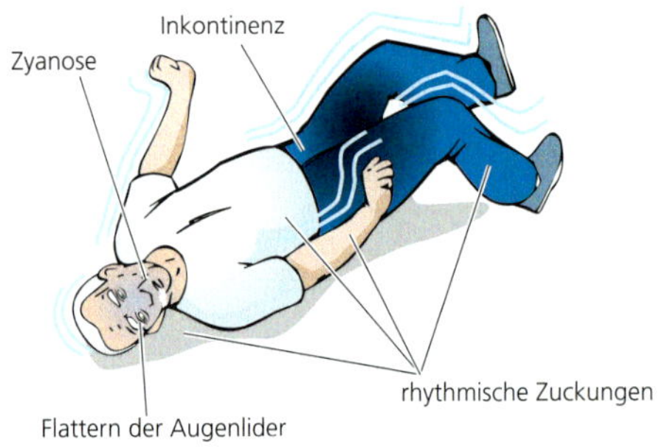

Klonische Krampfphase:
rhythmische Zuckungen, Zungenbiss, Schaumbildung

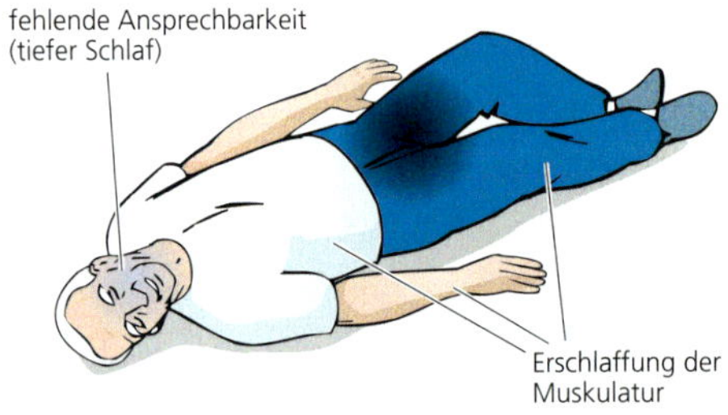

Erschöpfungsphase: tiefer Schlaf

Tonische, klonische und Erschöpfungsphase eines Grand-Mal-Anfalls

Erkrankungen des peripheren Nervensystems

Schädigungen des peripheren Nervensystems werden durch Nervenkompression, Verletzungen, Stoffwechselerkrankungen oder entzündliche Reaktionen hervorgerufen.

Kompressionssyndrome und Bandscheibenvorfälle entstehen durch Kompression eines Nervs durch Schwellung benachbarter Sehnen, Muskeln, Fettgewebe oder Blutgefäße bzw. die Aussackung von Bandscheibengewebe. Ihre Ursache liegt häufig in einer Überlastung. Neben einer Funktionseinschränkung entstehen meist heftige Schmerzen. Das betroffene Körperteil sollte ruhiggestellt werden, ggf. können entzündungshemmende Medikamente Abhilfe schaffen.

Verletzungen können einzelne Nervenfasern betreffen oder zu einer Durchtrennung des Nervs führen. Bei einer Durchtrennung fallen je nach Fasertyp motorische (Lähmung), sensible (Empfindungslosigkeit) oder vegetative Funktionen aus. Da Nervenfasern vom Zellkörper aus nachwachsen können (1 mm/Tag), ist eine teilweise Regeneration möglich. Sensible Eigenschaften wie Tastsinn bleiben jedoch meist verloren. Können die einzelnen nachwachsenden Fasern ihr Ziel nicht erreichen (z. B. nach einer Amputation), können Phantomschmerzen ↗ S. 202 entstehen. In bestimmten Fällen können die Nervenverletzungen operativ behandelt werden.

Neuropathien (wörtlich übersetzt: „Nervenleiden") haben ihre Ursachen u. a. in Vergiftungen (z. B. Alkohol), Stoffwechselstörungen (z. B. Diabetes mellitus), Durchblutungsstörungen, immunologischen Erkrankungen (z. B. Multiple Sklerose) oder Infektionen (z. B. Borreliose). Sie beeinträchtigen Erregungs- und Leitungseigenschaften eines Nervs. Die Therapie versucht die Ursachen zu bekämpfen.

In der Betreuung und Pflege der Pflegebedürftigen, die unter Nervenschädigungen leiden, müssen die starken Schmerzzustände berücksichtigt werden, die nur teilweise medikamentös in den Griff zu bekommen sind. Um Folgeerkrankungen durch Immobilität zu vermeiden, steht eine aktivierende Pflege im Vordergrund.

Syndrom	Symptome
Karpaltunnelsyndrom 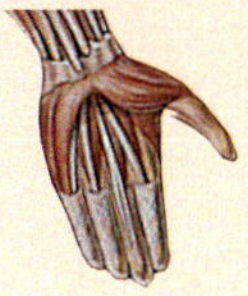	Parästhesien in der Hand, Schwellung, Lähmung und Taubheitsgefühl im Bereich der ersten drei Finger, Schmerzen nachts
Sulcus-Ulnaris-Syndrom 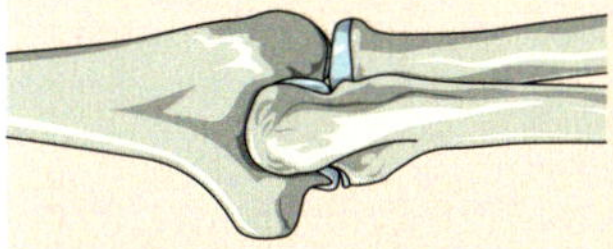	Schmerz strahlt vom Ellbogen aus in den Kleinfinger und den Ringfinger, pelziges Gefühl in den beiden Fingern und Muskelschwäche im Kleinfinger
Meralgia paraesthetica 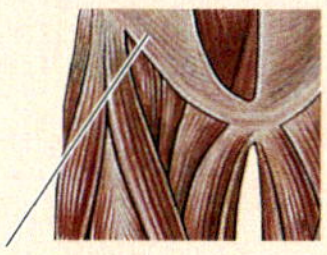	Taubheitsgefühl und brennende Schmerzen an der Oberschenkelaußenseite
hinteres Tarsaltunnelsyndrom 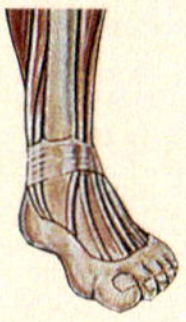	nächtliche Schmerzen und pelziges Gefühl im Fuß und besonders der Fußsohle

Kompressionssyndrome

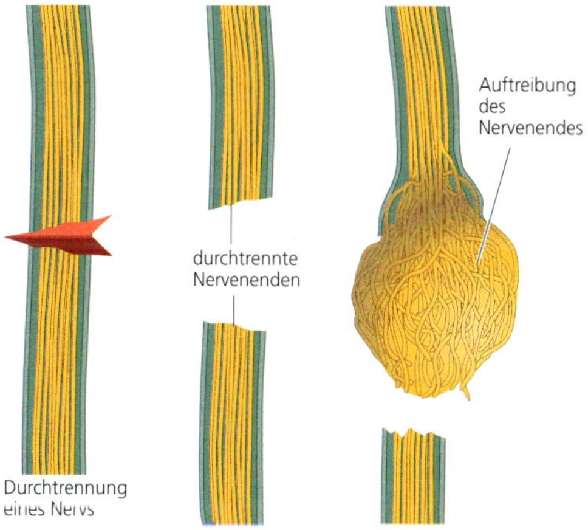

Nach Durchtrennung eines Nervs sterben die körperfernen Axonabschnitte ab, da sie nicht mehr ernährt werden. Die körpernahen Axonabschnitte wachsen nach oder wandeln sich in Auftreibungen (*Neurom*) um.

Parästhesien unnormale, unangenehme Körperempfindungen
Regeneration Erneuerung, Wiederherstellung

Erkrankungen des Bewegungsapparates

Knochenbruch

Als Knochenbruch (*Fraktur*) wird eine vollständige Durchtrennung des Knochens durch Gewaltanwendung bezeichnet. Ist der Knochen jedoch vorgeschädigt, z. B. durch Osteoporose ↗ S. 239, kann er auch bei normaler Belastung brechen. Dies wird pathologische Fraktur genannt. Je nach Belastung kann ein Knochen auf unterschiedliche Art und Weise brechen. Problematisch ist, wenn ein Knochenfragment nach außen durch die Haut stößt (offene Fraktur). Es besteht dann die Gefahr einer Infektion.

Behandlungsgrundsätze

- **Konservative Behandlung:** Hier werden die Knochenteile derart eingerenkt (*Reposition*), dass sie ihrem unversehrten Verlauf gleichen. Damit die Stabilität erhalten bleibt, muss die Fraktur mit einem Gipsverband fixiert werden.
- **Operative Behandlung:** Bei komplizierten Brüchen oder solchen mit Gelenkbeteiligung müssen die Frakturteile z. B. durch Metallplatten und Nägel fixiert werden. Je nach Fraktur kann der Pflegebedürftige nach wenigen Tagen die Extremität erst leicht, dann zunehmend belasten (belastungsstabil). In anderen Fällen darf die Extremität nicht belastet werden (lagerungsstabil).

Der Heilungsprozess

Damit die Bruchstellen zusammenwachsen können, müssen die Zellen für den Knochenaufbau (*Osteoblasten*) neue Knochensubstanz herstellen. Haben die Bruchstellen optimalen Kontakt, kann sich sofort neues Knochenmaterial bilden. Andernfalls kommt es zuerst zur Bildung von Knorpelsubstanz an der Bruchstelle (Kallus). Erst nach 3–24 Monaten wandelt sich dieser in Knochensubstanz um. Der Kallus kann bei zu früher Belastung aufreißen, wodurch ein instabiles „falsches Gelenk" entstehen kann. Die Umbauphase ist sehr langwierig, wenn der Kallus zu dick, die Bruchstellen also weit voneinander entfernt sind.

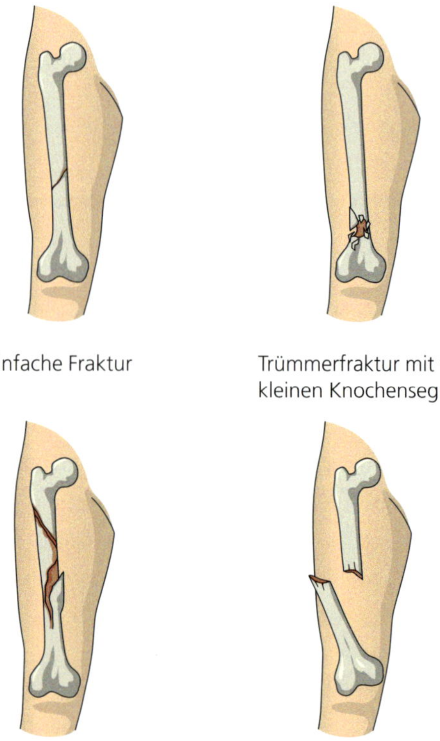

einfache Fraktur

Trümmerfraktur mit vielen kleinen Knochensegmenten

Spiralfraktur mit spiralartiger Bruchlinie entlang der Knochenachse

offene Fraktur

Frakturtypen

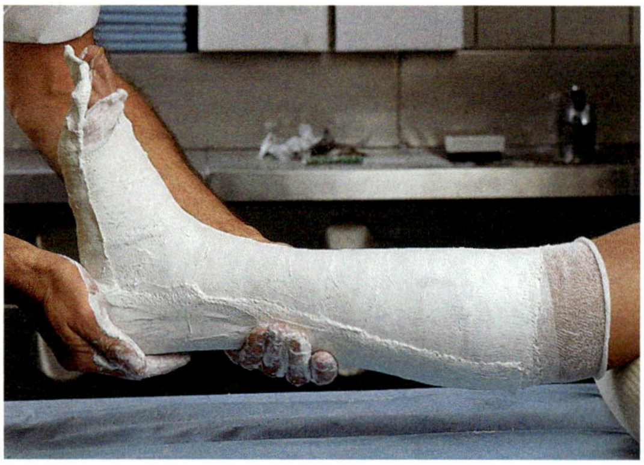

Bei einem Gipsverband muss beachtet werden, dass keine Druckstellen entstehen. Bei zunehmender Schwellung der Extremität kann der angepasste Verband zu eng werden. Daher wird bei der Erstversorgung der Gips häufig gespalten. Am Fuß stellen Taubheit, Schwellung oder Bewegungslosigkeit Warnzeichen für eine Komplikation dar.

Hinweis Damit Frakturen heilen, müssen die Bruchstellen so gut wie möglich zusammengefügt werden. Frühe Belastung fördert den Knochenneuaufbau derart, dass dieser die natürliche Belastung aufnehmen kann. Das Ausmaß der Belastung wird durch den Arzt oder Physiotherapeuten vorgegeben.

Häufige Frakturen im Alter

Die distale Radiusfraktur entsteht bei einem Sturz, bei dem versucht wird, mit dem Arm den Körper abzufangen. Durch die Kraft des Körpergewichts bricht die Speiche nahe des Handgelenks. Die Fraktur ist durch schmerzhafte Schwellung des Handgelenks und eine leichte Abwinklung der Hand zur Daumenseite erkennbar. Zeigt sich im Röntgenbild nach der Reposition eine ordnungsgemäße Stellung der Knochenteile, wird konservativ behandelt, also mit einem Gips, andernfalls wird operiert.

Durch das Körpergewicht kann es auch zu einer **Oberarmkopffraktur** (subkapitale Humerusfraktur) kommen. Hierbei bricht der Oberarm am Gelenkkopf. Ein Bluterguss (*Hämatom*) auf der Innenseite des Arms und am Brustkorb ist ein typisches Kennzeichen. Bei einem unkomplizierten Bruch kann diese Art der Fraktur durch Ruhigstellung mit Hilfe eines Verbandes konservativ behandelt werden. Mit einem so genannten Desault-Verband wird hierbei der betroffene Arm am Oberkörper fixiert.

Hüftnahe Oberschenkelfrakturen sind Knochenverletzungen mit weitreichenden Konsequenzen. Sie entstehen durch einen Sturz auf die Hüfte. Hierbei kann der Knochen am Oberschenkelhals oder in der Nähe des Rollhügels brechen. Es handelt sich dann um eine Oberschenkelfraktur. Erkennbar wird diese Fraktur durch ein verdrehtes, verkürzt wirkendes Bein.

Hüftnahe Oberschenkelfrakturen werden heute meistens operativ versorgt. Dies geschieht entweder durch Verschraubung oder – im Falle älterer Menschen – durch eine Totalendoprotese (TEP).

Eine TEP ist ein schwerer Eingriff

Auf Grund der langwierigen Operation bei einer TEP treten hohe Risiken für den Betroffenen auf. So ist der operative Eingriff selbst sehr belastend und kann zu einem Durchgangssyndrom führen. Dennoch überleben Patienten dank TEP heute eine Oberschenkelfraktur, bei der sie früher noch an den Folgen der langen Immobilität gestorben wären.

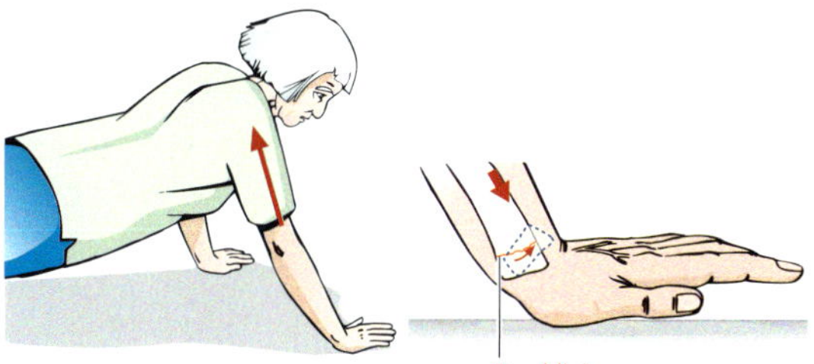

Eine distale Radiusfraktur bei Sturz auf das Handgelenk; lassen sich Knochenpositionen richtig einrichten, heilt der Bruch nach 4–6 Wochen.

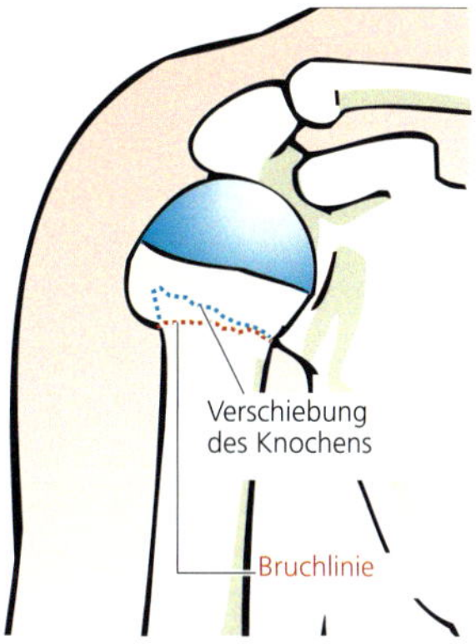

Subkapitale Humerusfraktur

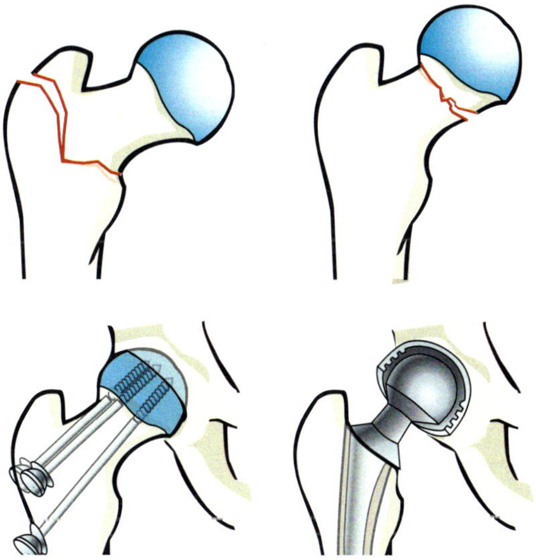

Versorgung von Schenkelhalsfrakturen

distal körperfern
subkapital unterhalb eines Gelenkkopfes
Humerus Oberarm
Durchgangssyndrom Kurzfristige andauernde Verwirrtheit, häufig nach Narkosen auftretend

Arthrose

Definition und Ursachen

Der Begriff Arthrose bezeichnet einen Gelenkverschleiß. Ursachen sind ein Übermaß an Belastung (z. B. Übergewicht, Fehlhaltung), angeborene oder traumatisch bedingte Ursachen (z. B. Fehlstellungen der Gelenke), Knochenerkrankungen (z. B. Osteroporose) oder Gelenkentzündungen. Grundsätzlich können alle Gelenke von Arthrose betroffen sein.

Entstehung

Bei der Arthrose führt eine anfängliche Knorpelschädigung im weiteren Verlauf zu Veränderungen am Knochen:

- **Stadium 1**: Ausdünnung der Knorpelschicht
- **Stadium 2**: Entzündungsreaktion (akutes Stadium)
- **Stadium 3**: Knorpel wird durch Granulationsgewebe und Faserknorpel ersetzt.
- **Stadium 4**: Die Knochenplatte des Gelenkes flacht ab (chronisches Stadium).

Symptome

Je nach betroffenem Gelenk entstehen Schmerzen und Steifigkeit, wenn die Bewegung beginnt. Im chronischen Stadium kommt es zum Dauerschmerz. Hand- und Fingerarthrose ist an Auftreibungen (Knoten) an der Streckerseite der Fingergelenke erkennbar.

Therapie

Die Therapie besteht zunächst in der Beseitigung der Ursachen sowie in Aktivierung und Physiotherapie. Im fortgeschrittenen Stadium können die betroffenen Gelenke durch Endoprothesen ersetzt werden. Eine Totalendoprothese (TEP) besteht aus Gelenkkopf und Gelenkpfanne. Bei Teilendoprothesen (Hemiendoprothese, HEP) wird nur ein Gelenkteil eingesetzt.

Die teilweise sehr starken Schmerzen werden medikamentös und mit physikalischen Maßnahmen ↑ S. 194 behandelt.

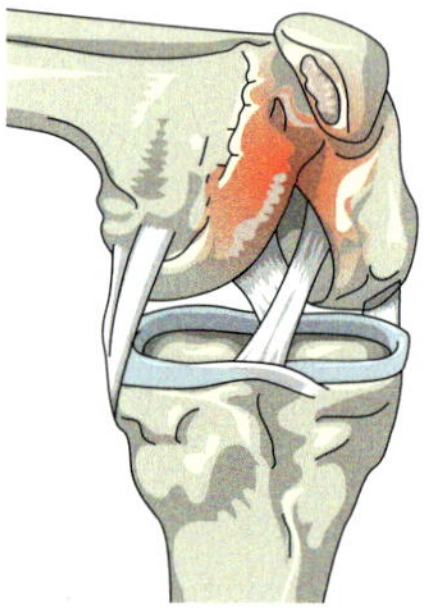

schwere Arthrose des Kniegelenks (*Gonarthrose*) mit Abbau der Knorpelschicht und Zerstörung der angrenzenden Knochenflächen sowie randständigen Knochenanbauten; Schmerzen entstehen besonders beim Treppensteigen

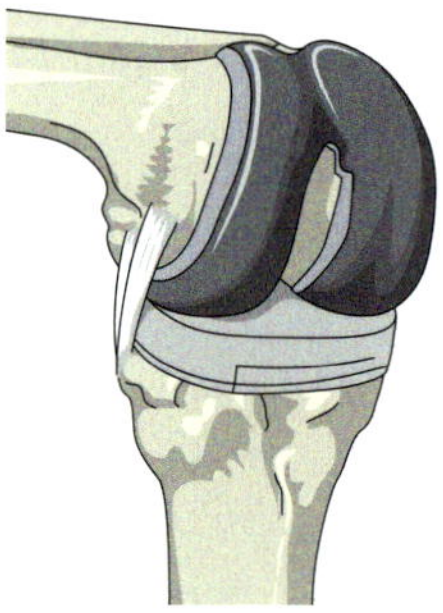

Arthrose des Kniegelenks und operativer Gelenkersatz

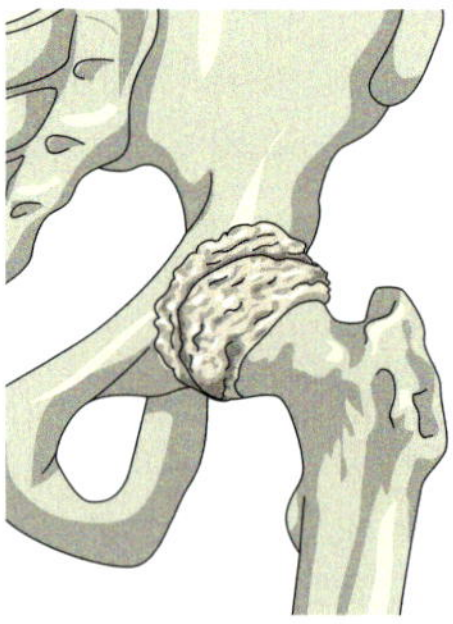

schwere Arthrose des Hüftgelenks (*Coxarthrose*) mit Zerstörung der Gelenkflächen und aufgehobenem Gelenkspalt

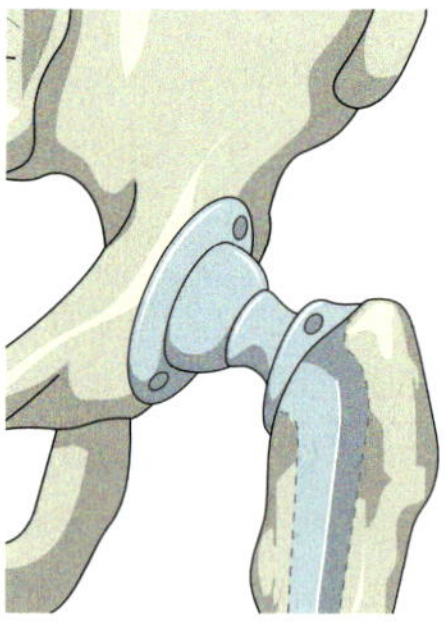

Arthrose des Hüftgelenks und Behandlung mit einer Totalendoprothese; die Gelenkpfanne und der Gelenkkopf des Oberschenkels werden entfernt und durch metallische Implantate ersetzt

Granulationsgewebe Neugebildetes Hautgewebe auf Wunden

Osteoporose

Definition und Entstehung

Die Osteoporose (Knochenschwund) zeigt sich in einer Abnahme der Knochendichte durch den übermäßig raschen Abbau der Knochensubstanz. Die erhöhte Frakturanfälligkeit kann das ganze Skelett mit folgender Häufigkeit betreffen:

- Wirbelkörpereinbrüche
- Oberschenkelknochenbrüche
- handgelenksnahe Speichenbrüche
- Oberarmknochenbruch
- Beckenbruch

Symptome

Neben der Bruchanfälligkeit der Skelettknochen sind die Veränderungen an den Wirbelkörpern besonders belastend. Es treten häufig auf:

- Plötzliche oder ständige Rückenschmerzen; der Knochenschwund lässt die Wirbelkörper zusammenbrechen, wodurch Fehlbelastungen entstehen.
- Ausbildung eines Rundrückens mit massiver Bewegungsbeeinträchtigung und Gangunsicherheit; daraus resultiert eine erhöhte Fallneigung mit Folgebrüchen.

Therapie

Die Behandlung erfolgt medikamentös, unterstützt durch Physiotherapie. Eine kalziumreiche Ernährung kann den Krankheitsverlauf positiv beeinflussen. Die Schmerzen werden medikamentös und mit physikalischen Maßnahmen therapiert.

Besonderheiten bei der Pflege

Wegen des hohen Frakturrisikosmuss auf die Sturzprophylaxe S. 62 besonders geachtet werden. Die Betroffenen benötigen eine einfühlsame psychosoziale Betreuung, um ihrer Angst vor Stürzen entgegenzuwirken und sie zur Aktivierung zu motivieren.

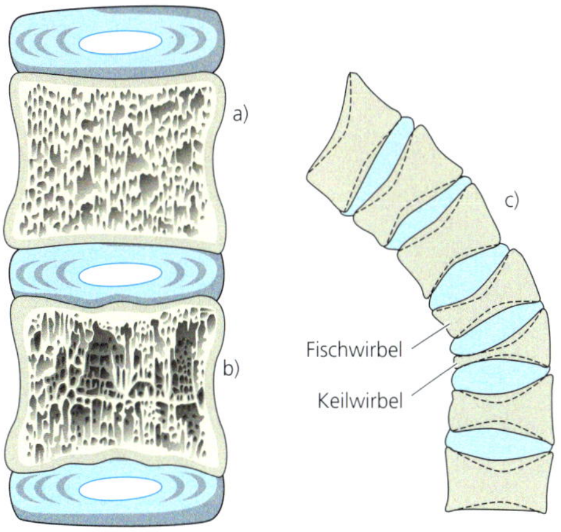

a) normale Knochenstruktur
b) osteoporotischer Wirbelkörper
c) zusammengesunkene Wirbelkörper mit Deformierung durch Fraktur

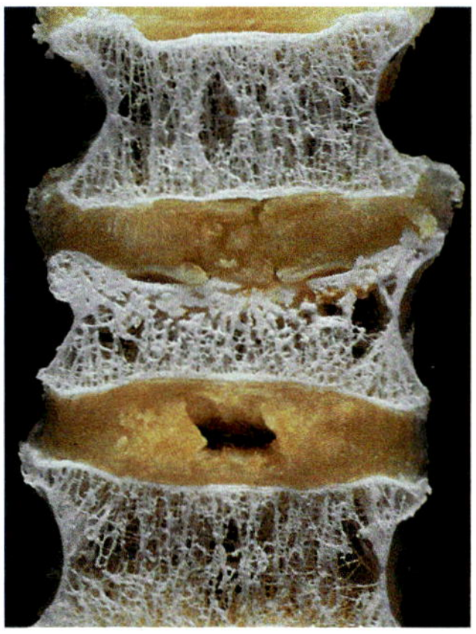

Schnitt durch die Wirbelsäule; es sind die deutlichen Löcher in der Knochenspongiosa zu erkennen.

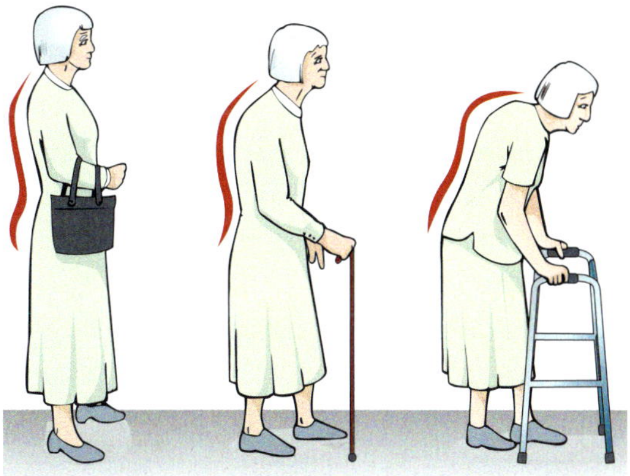

Die Ausbildung von Fisch- und Keilwirbeln führt zu einem zunehmenden Rundrücken.

Ausgewählte Hauterkrankungen

Hautinfektionen

Vor allem bei Menschen mit einer geschwächten Immunabwehr können Infektionen der Haut häufig vorkommen. Diese Infektionen können durch Bakterien, Viren oder Pilze hervorgerufen werden. Bei Verdacht auf eine Hautinfektion (*Dermatitis*) sollte ein Arzt zu Rate gezogen werden.

Entzündungen des Haarbalgs sind relativ häufig und werden i. d. R. durch Bakterien hervorgerufen. Man unterscheidet:

- **Follikulitis:** Entzündung des Haarbalgs an der Oberfläche
- **Furunkel:** tiefe Entzündungen des Haarbalgs mit Eiterbildung
- **Karbunkel:** Verbindung mehrerer Furunkel

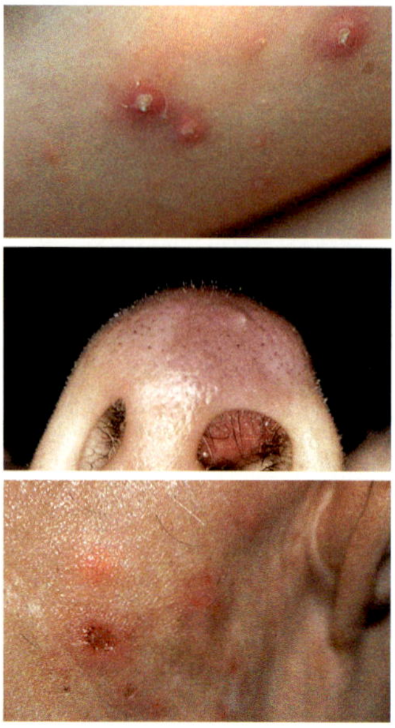

Entzündungen des Haarbalgs, von oben nach unten: Follikulitis, Furunkel, Karbunkel

Hinweis Haarbalgentzündungen dürfen auf keinen Fall „ausgedrückt" werden, da dadurch die Bakterien in die Lymphbahnen gelangen und dort zu lebensbedrohlichen Infektionen führen können.

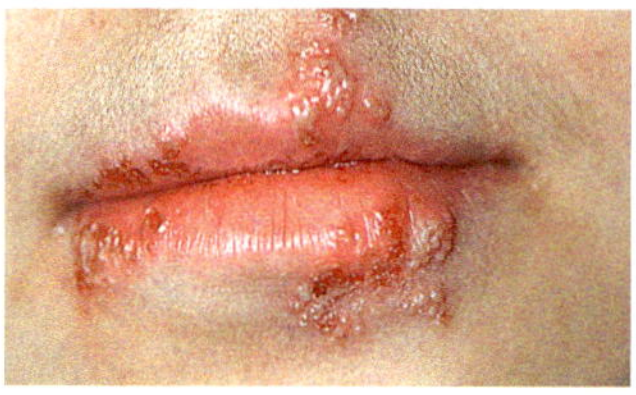

Herpes-Infektion im Lippenbereich

Nicht bakterielle Infektionen der Haut

Herpes-Infektionen werden durch Viren ausgelöst. Sie können sich sowohl an der Lippe als auch im Genitalbereich zeigen und sind an typischen Bläschen auf geröteter Haut erkennbar, die Juckreiz und Spannungsgefühl auslösen.

Pilzinfektionen (*Mykosen*) der Haut kommen häufig an feuchten oder vorgeschädigten Hautstellen vor, z. B. zwischen den Zehen, in Hautfalten, bei geschwächten Menschen auch in der Mundhöhle oder im Genitalbereich. Meistens ist der Hefepilz (*Candida albicans*) der Verursacher. Ihn kann man an einem weißlichen Belag erkennen. Nagelpilze werden i. d. R. durch Fadenpilze verursacht. Auch wenn die sichtbaren Symptome bereits verschwunden sind, muss die medikamentöse Behandlung über den angeordneten Zeitraum fortgeführt werden.

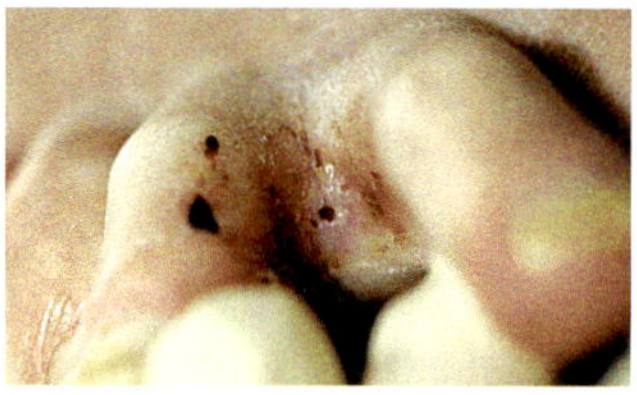

Fußpilz

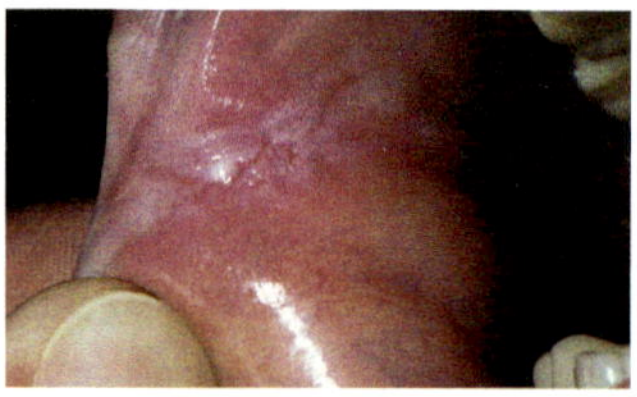

Pilzinfektion der Mundhöhle

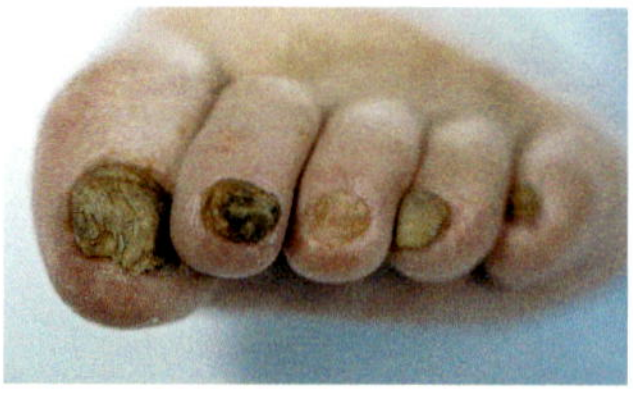

Nagelpilz

Spezielle Veränderungen der Haut

Bei Entzündungen der Haut kommt es in fast allen Fällen zu einem oder mehreren der folgenden Entzündungszeichen:

- **Rötung** durch verstärkte Durchblutung
- **Schwellung** durch zusätzliche Gewebsflüssigkeit
- **Schmerzen** durch Reizung und Schädigung der Nerven
- **Überwärmung** durch die verstärkte Durchblutung
- **Funktionsverlust** v. a. der nahe gelegenen Gelenke durch Schwellung und Schmerz

Die Hautoberfläche ist i. d. R. glatt und ohne Defekte. Alle sichtbaren und tastbaren Veränderungen der Hautoberfläche bezeichnet man als Effloreszenzen. Sie können Symptome oder Folgen bestimmter Hauterkrankungen sein, aber auch durch mechanische Einwirkung (z. B. Kratzen) entstehen. Dazu gehören:

- **Kruste/Borke:** angetrocknetes Sekret auf der Hautoberfläche
- **Knoten:** tastbare, derbe Verdickung der unteren Hautschichten
- **Abschürfung:** oberflächliche Zerstörung der Haut, heilt ohne Narbenbildung
- **Geschwür:** tiefe Zerstörung der Haut bis hin zu unterliegendem Gewebe
- **Blase:** großer mit Flüssigkeit gefüllter Hohlraum
- **Bläschen:** kleiner mit Flüssigkeit gefüllter Hohlraum
- **Schuppen:** Abstoßung verhornter Hautzellen
- **Rhagade:** strichförmiger Riss der Oberhaut
- **Zyste:** mit Flüssigkeit gefüllter, abgekapselter Hohlraum
- **Pustel/Eiterbläschen:** mit Eiter gefüllte Blase oder Bläschen
- **Quaddel:** weiche, blasse bis hellrote Schwellung der Haut mit Juckreiz
- **Knötchen:** kleine, nicht wegdrückbare Verdickung der Oberhaut
- **Atrophie:** Gewebsschwund
- **Mitesser:** meist schwarze Verstopfung einer Talgdrüse
- **Erythem:** durch starke Durchblutung hervorgerufene Hautrötung

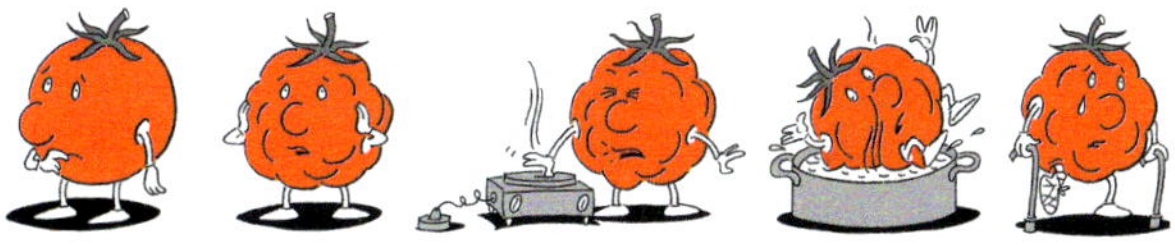

Entzündungszeichen

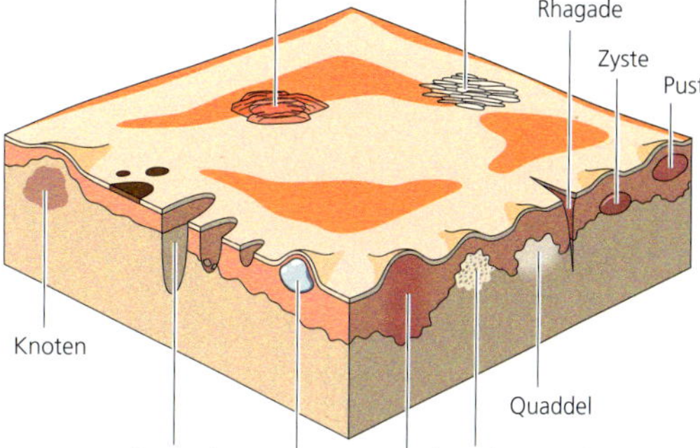

Efflorenszenzen

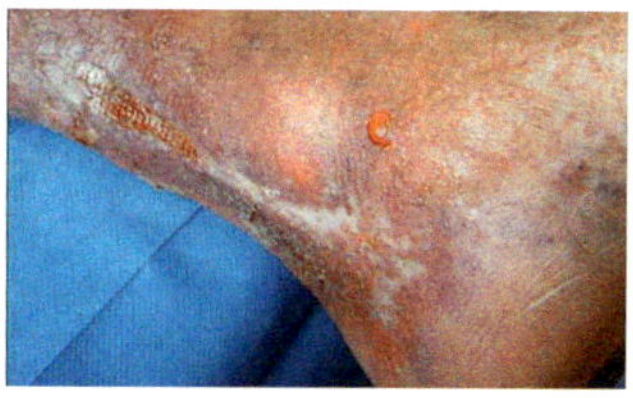

Atrophie nach Wundheilung

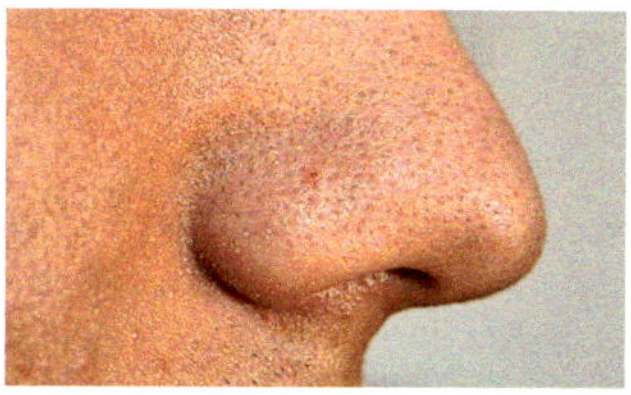

Mitesser

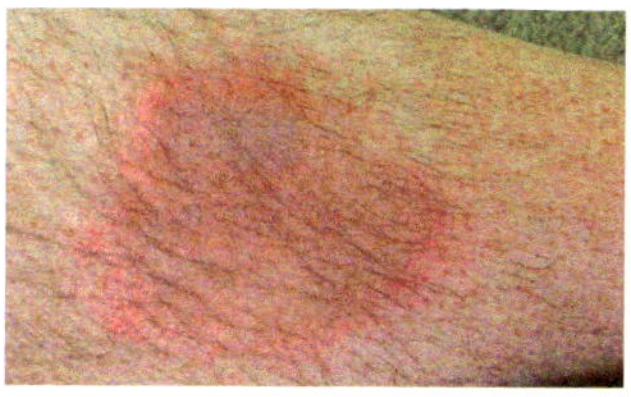

Erythem bei einer durch einen Zeckenbiss verursachten Lyme-Borreliose

Bakterielle Infektionen der Haut

Vor allem bei bakteriellen Entzündungen der Haut können als Folge tiefe Abszesse und Fisteln sowie Phlegmone entstehen.

Ein **Abszess** ist eine Eiteransammlung in einem abgekapselten Gewebshohlraum, der durch Einschmelzung von Gewebe entsteht. An der Hautoberfläche sind die typischen Entzündungszeichen der Haut zu beobachten. Eine Kühlung der betroffenen Stelle verschafft Linderung, es muss ein Arzt informiert werden und der Abszess ggf. chirurgisch eröffnet werden.

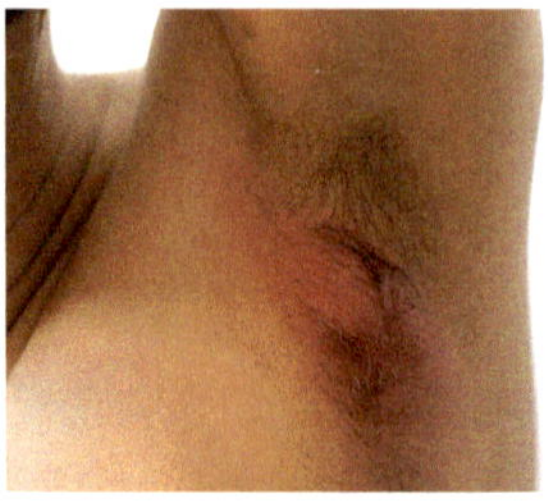

Abszess unter der Achsel

Tiefe Abszesse können röhrenartige Verbindungen zu Hohlorganen oder der Hautoberfläche bilden. Man spricht in diesem Fall von **Fisteln**. Sie sind besonders problematisch, wenn durch sie Körpersekrete (z. B. Urin, Stuhl) in dafür nicht vorgesehene Körperregionen eindringen, z. B. in die Bauchhöhle. Fisteln müssen i. d. R. chirurgisch behandelt werden.

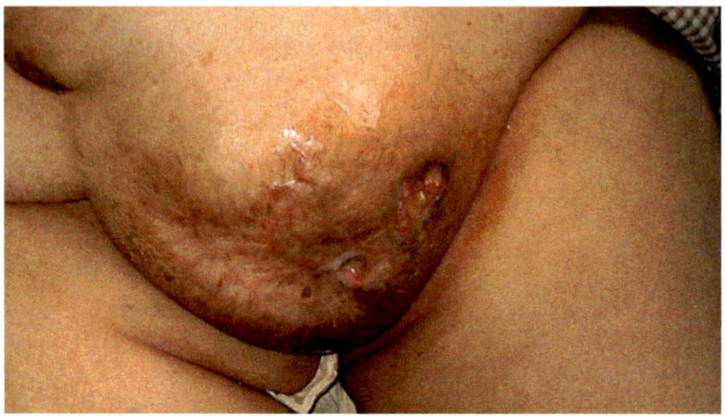

Fistel an der Bauchdecke

Hinweis Man unterscheidet die Fisteln, die durch Entzündungen entstehen, von den Fisteln, die zu therapeutischen Zwecken künstlich angelegt werden. Ein typisches Beispiel für eine künstlich angelegte Fistel ist die Verbindung zwischen Blutgefäßen (*Shunt*) zur Durchführung der Blutwäsche (*Dialyse*).

Eine **Phlegmone** ist eine sich im Gewebe ausbreitende Entzündung der Haut. Von Streptokokken ↗ S. 168 hervorgerufen wird sie im Volksmund auch Wundrose genannt. Neben den Entzündungszeichen kann sich im gesamten Bereich Eiter bilden. Es kommt zu allgemeinen Krankheitszeichen, wie z. B. Fieber und körperlicher Schwäche. Besonders häufig finden Phlegmonen sich an Armen und Beinen nach vorher aufgetretenen Kleinstverletzungen. Sie müssen ärztlich behandelt werden.

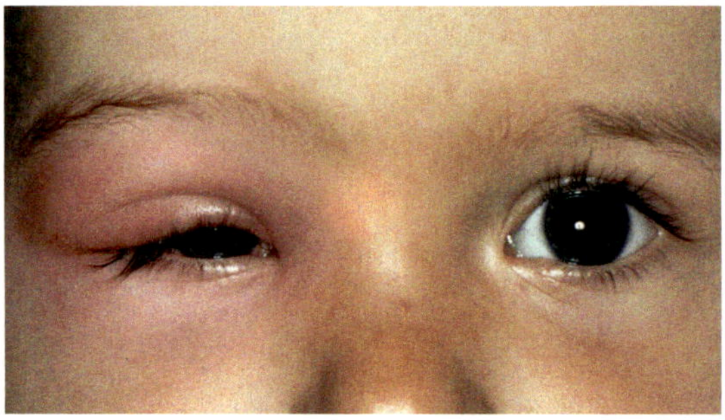

Phlegmone am Augenlid

Hinweis Verheilen bei gesunden und jungen Menschen entzündliche Hauterkrankungen i. d. R. schnell, können sie bei älteren oder abwehrgeschwächten Menschen lebensbedrohlich werden. Eine entzündliche Hauterkrankung muss in jedem Fall einem Arzt gemeldet werden.

Streptokokken bestimmte, eitererregende Bakterien

Nicht infektiöse Hauterkrankungen

Nicht ansteckende, lokal begrenzte Hauterkrankungen werden als **Ekzem** bezeichnet. **Exantheme** sind großflächige entzündliche Hautveränderungen. Die Ursachen vieler Hauterkrankungen sind unbekannt, nicht selten spielen Umweltschäden und psychische Belastungen eine große Rolle.

Hinweis Kommt es bei Ekzemen zu einer zusätzlichen Infektion mit Pilzen oder Bakterien, spricht man von einer Superinfektion. Ein typisches Beispiel ist die „Windeldermatitis".

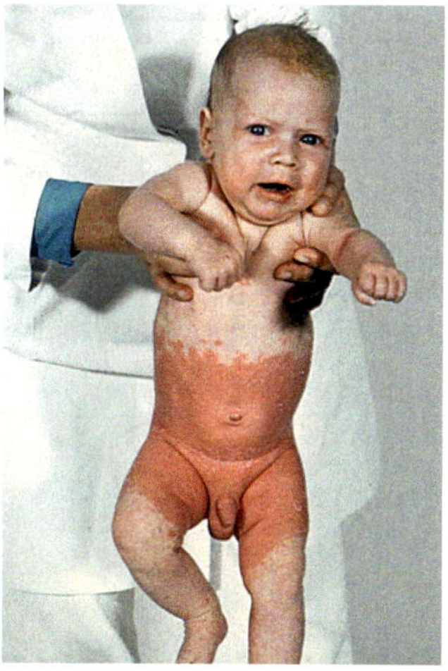

Die Windeldermatitis beginnt als Kontaktekzem durch ständigen Kontakt zum Inkontinenzmaterial sowie durch Einwirkung von Urin und Stuhl. Auch mechanische Reizungen, z. B. das Scheuern der Windelränder, können die Haut vorschädigen und die Besiedlung durch Bakterien und Pilze begünstigen.

Bei einer **toxisch-allergischen Hauterkrankung** entsteht ein Exanthem als Reaktion auf bestimmte Stoffe. Nicht selten sind Nahrungsmittelanteile, Inhalte von Kosmetika oder Arzneimittel die Auslöser. Bei einer allergischen Reaktion an der Kontaktstelle, z. B. bei Cremes oder Latexhandschuhen, spricht man von einem Kontaktekzem.

Die häufigste entzündliche Hauterkrankung ist die Schuppenflechte (*Psoriasis vulgaris*). Sie zeichnet sich durch silbrige Hautschuppen und Juckreiz an einzelnen Körperstellen oder am ganzen Körper aus. Nach wie vor gibt es für die Schuppenflechte keine Heilung. Eine intensive Hautpflege trägt jedoch erheblich zur Linderung der Beschwerden bei.

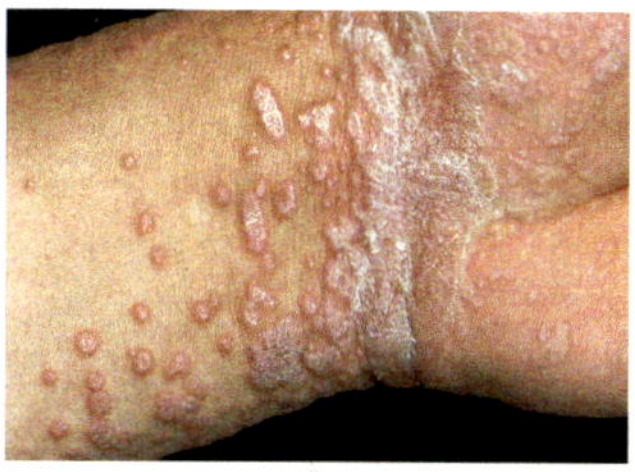

Schuppenflechte an der Handbeuge

Eine eher im Kindes- und Jugendalter auftretende entzündliche Hauterkrankung ist die Neurodermitis (*atopes Exzem*). Typische Zeichen sind Hauttrockenheit, rote, schuppende oder nässende Ekzeme sowie ein extremer **Juckreiz**. Bei vielen Erkrankten kann der Verzicht auf bestimmt Nahrungsmittel neue Schübe der Erkrankung verhindern.

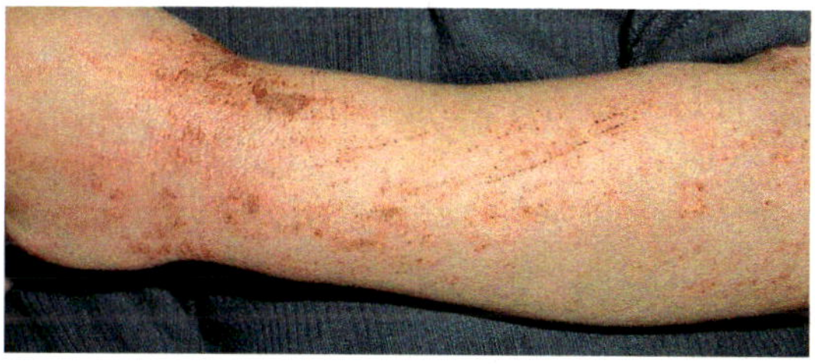

Neurodermitis betrifft überwiegend Kinder und Jugendliche. Diese leiden v. a. unter dem nachts besonders stark auftretenden Juckreiz.

Das Hautgewebe kann sich genau wie jedes andere Gewebe so verändern, dass Krebs entsteht. Die bekannteste Form des Hautkrebses ist das Melanom. Das ist ein bösartiger Tumor, der häufig aus Muttermalen oder Leberflecken entsteht. Häufige und starke Sonneneinwirkung ohne ausreichenden Schutz erhöhen das Risiko genauso wie eine genetische Veranlagung. Die frühzeitige Erkennung erhöht die Heilungswahrscheinlichkeit enorm.

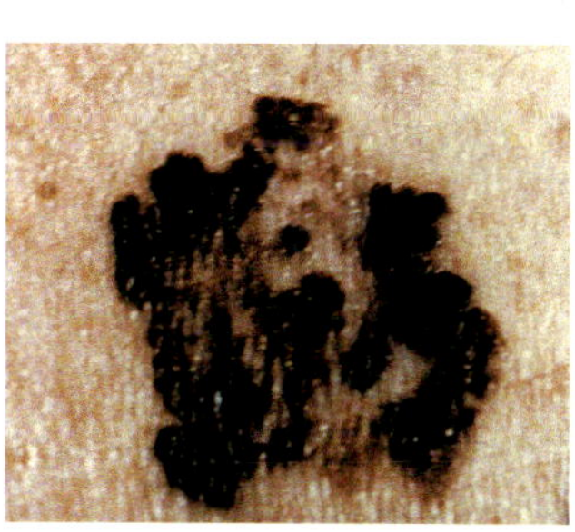

Hautärzte können frühzeitig Vorstufen des Melanoms erkennen und von harmlosen Leberflecken unterscheiden.

Hinweis Die meisten Hautinfektionen sind ansteckend. Die Ursachen von Hautveränderungen sind aber längst nicht immer infektiöser Natur.

Ausgewählte Erkrankungen und Störungen der Ausscheidung

Harnwegsinfekte

Harnwegsinfekte (HWI) sind durch Erreger ausgelöste Entzündungen eines oder mehrerer Harnwegsorgane. Die Krankheitserreger, häufig Darmbakterien, steigen meistens über die Harnröhre auf. Die Betroffenen klagen über starkes Brennen beim Wasserlassen, allgemeines Unwohlsein, ggf. Fieber und krampfartige Schmerzen im Unterleib. Der Urin kann milchig bis blutig sein. Die Behandlung umfasst die Gabe von harnwegspülenden Tees, schmerz- und krampflösenden Medikamenten bis hin zu Antibiotika. Man unterscheidet Harnwegsinfekte nach ihrem Auftreten in:

- **Harnröhrenentzündung** (*Urethritis*)
- **Blasenentzündung** (*Zystitis*)
- Nierenbeckenentzündung (*Pyelonephritis*)

Harn- und Nierensteine

So genannte Harnsteine entstehen aus auskristallisierten Bestandteilen des Urins und können sich in den Nieren und harnableitenden Wegen festsetzen und diese verlegen. Die daraus folgende Nierenkolik äußert sich in stärksten krampfartigen **Schmerzen**, Fieber und ggf. Schüttelfrost sowie einer Hämaturie ↑ S. 90. Eine akute Nierenkolik wird durch Schmerzmittel gelindert, die Steine müssen im Anschluss zerstört, entfernt oder ausgeschieden werden. Um eine erneute Steinbildung zu vermeiden, müssen die Betroffenen auf bestimmte Nahrungsmittel verzichten oder abhängig von der Zusammensetzung der Steine langfristig verschiedene Medikamente einnehmen.

Harnverhalt

Bei einem Harnverhalt können die Betroffenen trotz gefüllter Harnblase und Harndrang keinen Urin lassen, was sehr schmerzhaft ist. Die **Ursachen** können vielfältig sein. Bei einem akuten Harnverhalt wird die Blase katheterisiert ↑ S. 96. Langfristig müssen die Ursachen bekämpft werden.

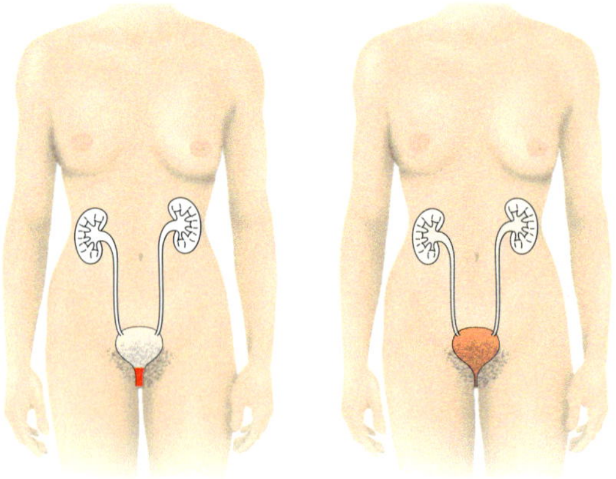

Am häufigsten treten Entzündungen der Harnröhre (links) und der Harnblase (rechts) auf. Frauen sowie Menschen mit Abwehrschwäche oder Blasenverweilkathetern sind besonders häufig betroffen.

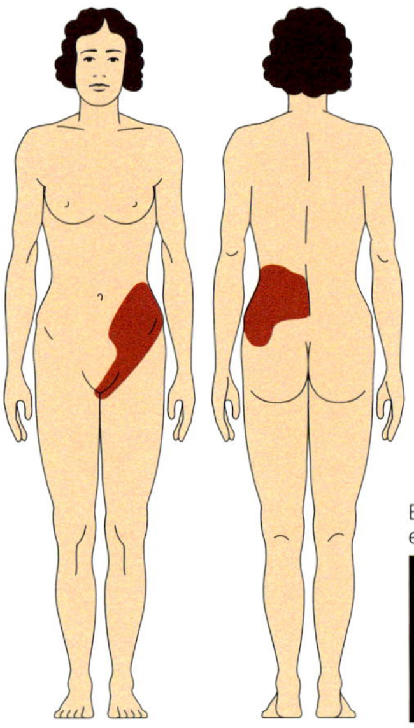

Typische Schmerzlokalisationen bei Nierensteinen (rechts) und Harnleitersteinen (links)

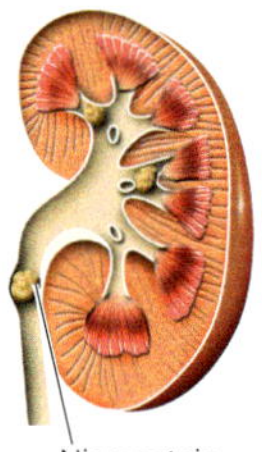

Ein mit Hilfe einer Schlinge entfernter Harnleiterstein

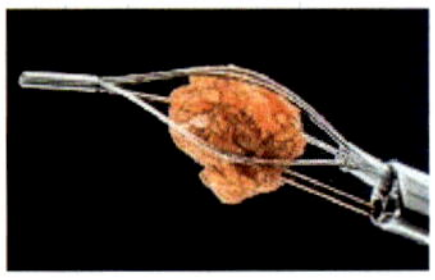

mechanisch	besonders häufig bei einer vergrößerten Prostata sowie Verletzungen der Harnwege, Harn- oder Nierensteine, anderen Tumoren
postoperativ	bei bestimmten Narkoseverfahren
medikamentös	z. B. bei Einnahme von Antidepressiva
neurogen	Nervenläsionen durch Bandscheibenvorfall oder Multiple Sklerose ↑ S. 231

Mögliche Ursachen eines Harnverhalts

Hämaturie Vermehrtes Vorkommen von roten Blutkörperchen im Urin

Prostatahyperplasie

Die Prostatahyperplasie ist eine Vergrößerung der männlichen Vorsteherdrüse (*Prostata*) auf Grund einer Zellvermehrung (*Hyperplasie*). In den meisten Fällen ist die Erkrankung gutartig und führt zu Störungen beim Wasserlassen, z. B. zum schwächerem Harnstrahl oder zum Nachtröpfeln bis hin zur Harninkontinenz ↑ S. 93. Die Betroffenen leiden häufig unter Harnwegsinfekten und Harnverhalt. Eine medikamentöse Behandlung kann Abhilfe schaffen, aber nur ein operativer Eingriff der Krankheit Einhalt gebieten.

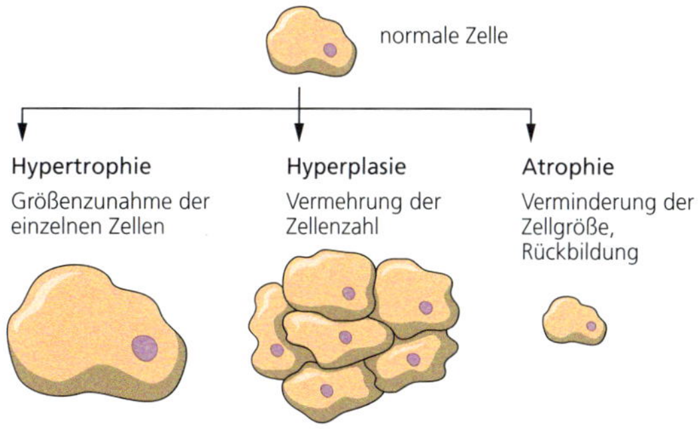

Eine Zunahme von Körpergewebe beruht auf Zellvermehrung (*Hyperplasie*) oder Zellvergrößerung (*Hypertrophie*). Die Gewebsabnahme wird Atrophie genannt.

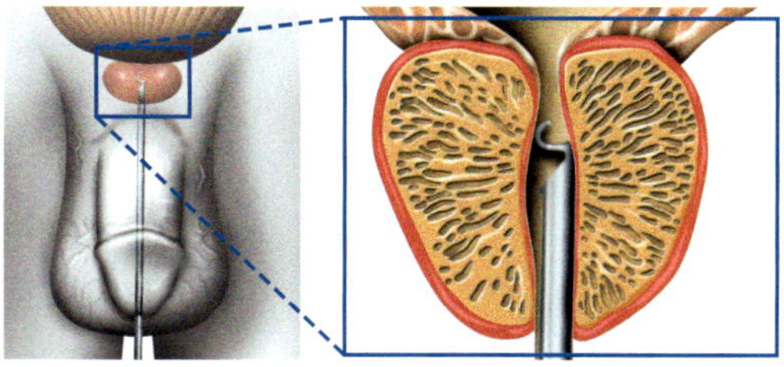

Die operative Teilentfernung der Prostata erfolgt heute meistens über die Harnröhre (Transurethrale Resektion der Prostata, TURP). Die Patienten müssen hierfür einige Tage im Krankenhaus betreut werden.

Übelkeit und Erbrechen

Übelkeit (*Nausea*) und Erbrechen (*Emesis*) entstehen häufig in Folge von Magen-Darm-Erkrankungen (z. B. bei einer akuten Magenschleimhautentzündung (*Gastritis*), Störungen bzw. Verletzungen des zentralen Nervensystems (z. B. nach einer Gehirnerschütterung) oder als unerwünschte Wirkungen bestimmter Medikamente (z. B. Chemotherapeutika ↑ S. 103). Meistens geht dem Erbrechen die Übelkeit voraus. Bei lang anhaltendem Erbrechen besteht die Gefahr von Störungen des Wasser-Salz-Haushalts, der Unterzuckerung ↑ S. 185 und einer Mangelernährung.Ist eine Behandlung der Ursachen nicht möglich, können bestimmte Medikamente die Übelkeit eindämmen. Bei länger anhaltendem Erbrechen muss mit Hilfe von Infusionen der Flüssigkeits-, Salz- und Nährstoffbedarf gedeckt werden.

Hinweis Leiden bewusstseinsgestörte ↑ S. 111 Pflegebedürftige unter Übelkeit und Erbrechen, besteht akute Aspirationsgefahr. Die Betroffenen müssen in die stabile Seitenlage ↑ S. 255 gebracht werden oder bei aufrechtem Oberkörper den Kopf nach vorn halten, damit kein Erbrochenes in die Luftröhre gelangen kann.

Durchfall

Durchfall (*Diarrhö*) ist die Folge von Verdauungsstörungen, i. d. R. von Störungen der Nährstoffaufnahme aus dem Darm in die Blut- bzw. Lymphbahn. Durchfälle werden nach ihren Ursachen eingeteilt. Die Betroffenen leiden unter häufigen, sehr flüssigen, faulig riechenden Stuhlgängen. In der Folge kann es zu Störungen des Wasser-Salz-Haushalts, zu Gewichtsabnahme sowie allgemeiner Schwäche kommen. Wenn möglich werden Durchfälle ursächlich oder mit einer darmschonenden Diät behandelt. Bei länger anhaltenden Durchfällen muss mit Hilfe von Infusionen der Flüssigkeits-, Salz- und Nährstoffhaushalt gedeckt werden.

osmotische Diarrhö	Bestimmte Nahrungsmittel entziehen dem Körper Wasser, das den Stuhl verflüssigt = Wirkprinzip vieler Abführmittel.
sekretorische Diarrhö	Bakterien oder andere Erreger regen die Wassersekretion im Darm (Darmsaftproduktion) an.
andere Ursachen	Schädigungen der Darmschleimhaut, z. B. bei Bestrahlung des Bauchraums, Tumoren ↑ S. 103

Einteilung der Diarrhö nach ihren Ursachen

Sterben und Tod

Der Tod eines Menschen kann plötzlich und überraschend eintreten, er kann aber auch ein schleichender Prozess mit einer Dauer von Stunden, Tagen, Monaten oder gar Jahren sein. Für Pflegende ist es wesentlich, Anzeichen eines kommenden Todes zu erkennen, die Besonderheiten von Sterbephasen zu verstehen und – wenn nötig – den Sterbenden menschengerecht am Ort des Sterbens bis zum Tod zu begleiten. Sterben und Tod sind Bestandteil des pflegerischen Berufsalltags.

„Es hat alles seine Zeit und alles Tun unter dem Himmel hat seine Stunde. Geboren werden hat seine Zeit, Sterben hat seine Zeit ..."

Prediger Salomo 3, 1

Sterbeorte

Auf Grund verbesserter Lebenssituationen und medizinischer Versorgung hat sich die Lebenserwartung in den letzten Jahrzehnten enorm erhöht. Damit verbunden haben sich die Todesursachen und das Todesalter verschoben. Die Herausforderungen an die Pflege ändern sich entsprechend.

Menschen sterben an verschiedenen Orten. Die Verteilung der Sterbeorte sieht etwa so aus:

- Krankenhäuser: ca. 44 %
- eigene oder andere Wohnung: ca. 40 %
- Altenheime ca.: 13 %
- Hospize und andere Orte ca.: 0,4 %

In Krankenhäusern sterben die meisten Menschen, wobei dort die medizinische Versorgung am wichtigsten ist und für die Sterbebegleitung kaum Zeit und Raum zur Verfügung bleibt.

In Altenheimen und im mobilen Dienst stehen pflegerische Maßnahmen im Vordergrund und die Konfrontation mit dem bald kommenden Tod wird für Angehörige und Pflegepersonal bedeutsamer.

Hospize bieten die beste Ausstattung zur Sterbebegleitung, sie sind speziell für diese Situation eingerichtet. Hier trifft man auf Menschen jeden Lebensalters. Jedoch kommen die meisten erst in den letzten Phasen des Sterbens, um sich dort bis zum Tod betreuen zu lassen.

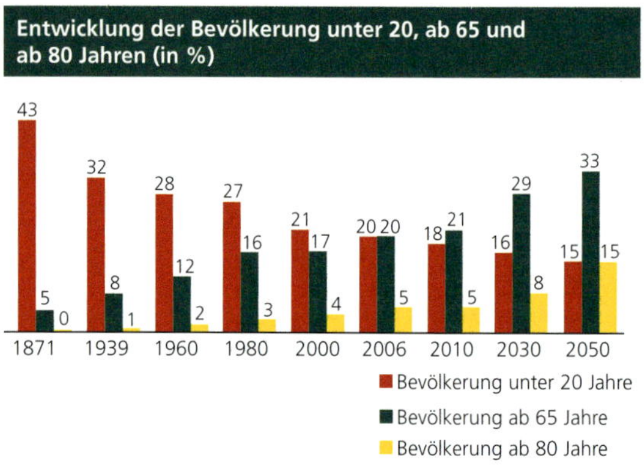

Statistik über die Lebenserwartung nach Jahren und Alter (nach Bundesinstitut für Bevölkerungsforschung)

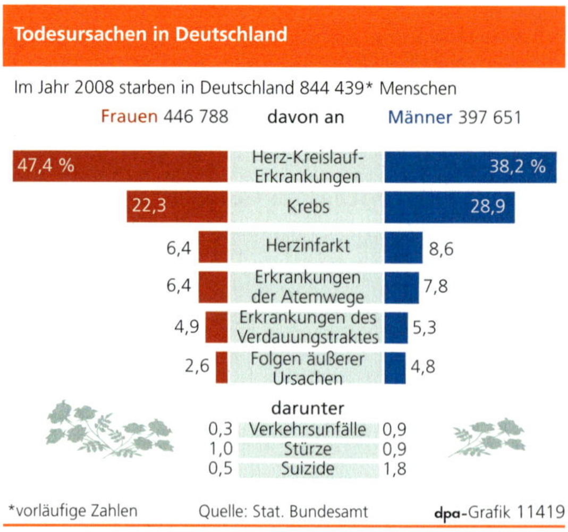

Sterbeprozess

Unheilbare Krankheiten können einen plötzlichen Tod zur Folge haben oder ein langsames Sterben, verbunden mit einem langsamen körperlichen Zerfall. Dabei zeigen Menschen typische Symptome, aus denen mit einer gewissen Wahrscheinlichkeit abgeleitet werden kann, in welcher Phase des Sterbens sich die Person gerade befindet. Die letzten Phasen werden Terminal- bzw. Finalphase genannt.

Der sich ankündigende Tod (Terminalphase)

Die Terminalphase erstreckt sich über Tage bis Wochen vor dem Tod. Die Eigenaktivitäten nehmen ab, die Menschen werden bettlägerig und sind zunehmend geschwächt. Unruhe und Ängste werden stärker. Sie wirken häufiger desorientiert. Auch verstärken sich Symptome wie Schmerzen und Luftnot (*Dyspnoe*). Das Bedürfnis nach Flüssigkeits- und Nahrungsaufnahme wird geringer. Das Interesse an der Umwelt ist deutlich eingeschränkt. Es treten Atemanomalien wie die Cheyne-Stokes'sche Atmung auf. Durch den allmählichen körperlichen Verfall kommt es zu Komplikationen der Erkrankung, sodass Therapien abgesetzt oder geändert werden müssen. Treten all diese Faktoren auf, wird das Sterben sehr wahrscheinlich.

Der herannahende Tod (Finalphase)

In der letzten Phase des Sterbevorgangs (ca. die letzten 72 Stunden) kommt es zu einer Verminderung aller Stoffwechsel- und Kreislauffunktionen. Dies ist in erster Linie durch flachen und erniedrigten Puls sowie Blutdruckabfall gekennzeichnet. Da der verminderte Kreislauf zur Sauerstoffunterversorgung der Organe führt, verändert sich die Atmung. Sie wird unregelmäßig oder tritt in Form einer Schnappatmung mit Atemgeräuschen (Rasseln, Gurgeln) auf. Die Körpertemperatur fällt – besonders an den Extremitäten – deutlich ab. Die Hautfarbe wird blass mit bläulich marmorierter Hautstruktur. Die Gesichtskonturen treten schärfer hervor („spitze Nase"). Die Augen sind halb oder ganz geöffnet und der Blick geht ins Leere. Die Pupillenverengung bei Lichteinfall fällt deutlich schwächer aus. Da auch das Gehirn unterversorgt ist, wird der Sterbende zunehmend teilnahmslos (*apathisch*) und schläfrig (*somnolent*).

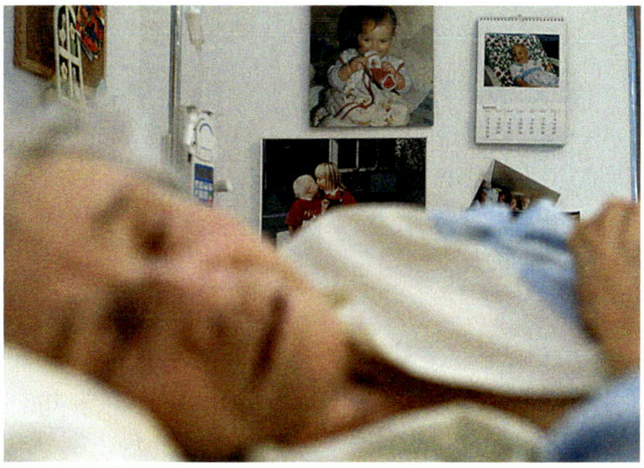

Die Terminalphase zeigt sich u. a. in zunehmender Bettlägerigkeit und Schwäche.

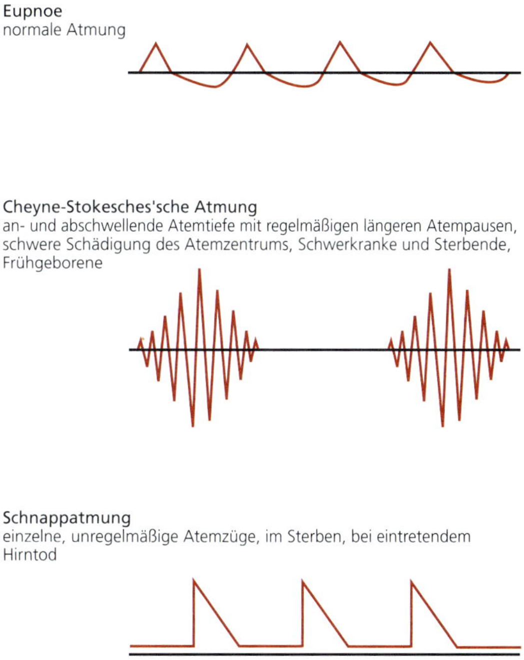

Atemkurve bei einem gesunden Menschen und charakteristische Atemanomalien bei einem sterbenden Menschen

Anomalie Unregelmäßigkeit, Abweichung

Feststellung des Todes

Erkrankungen wie Herzinfarkt oder Schlaganfall sowie Unfall (z. B. Ertrinken, Erfrierungen, elektrische Unfälle sowie Vergiftungen) sind plötzliche Ereignisse, die oft keine langen Sterbephasen zulassen. Pflegende treffen häufig als Erste in solchen Situationen ein und müssen über ihr weiteres Vorgehen entscheiden. Reduzierte Vitalzeichen und ein Zustand, der Ähnlichkeit mit dem Tiefschlaf hat, könnten falsch, nämlich als Tod, interpretiert werden. Aus diesem Grund liefert die Vitalzeichenkontrolle erste Sicherheit.
Man unterscheidet den klinischen vom biologischen Tod.

Der klinische Tod

Er bezeichnet den Verlust der Vitalzeichen. Eine spontane Wiederherstellung der Vitalfunktionen ist ausgeschlossen. Unter Umständen können diese durch sofort einsetzende Wiederbelebungsmaßnahmen wieder hergestellt werden. Dauert der Kreislaufstillstand länger als drei Minuten an, kommt es mit höchster Wahrscheinlichkeit zu irreversiblen ↗ S. 208 Hirnschäden.

Der biologische Tod

Es fallen endgültig alle Hirnfunktionen aus und es kommt zum Herztod. Der Hirntod kann nur vom Arzt festgestellt werden. Zu den sicheren Todeszeichen zählen:

- **Todesflecken**: Sie entstehen, wenn das Blut in tiefer gelegene Körperbereiche absinkt. Sie zeigen sich nach einer halben Stunde und sind nach 12 Stunden ausgeprägt.
- **Totenstarre**: Sie entsteht auf Grund fehlender Energiereserven der Muskelzellen. Dadurch verhärten diese. Bei vorausgegangener körperlicher Anstrengung tritt die Totenstarre unmittelbar ein, andernfalls innerhalb der folgenden Stunden. Sie beginnt an der Unterkiefermuskulatur und weitet sich über Nacken, Schultern, Arme, Bauch zu den Beinen aus. Nach ein bis sechs Tagen löst sie sich auf.
- **Fäulnis**: Sie beginnt je nach Temperatur am ersten bis dritten Tag, zunächst im Bauchraum.

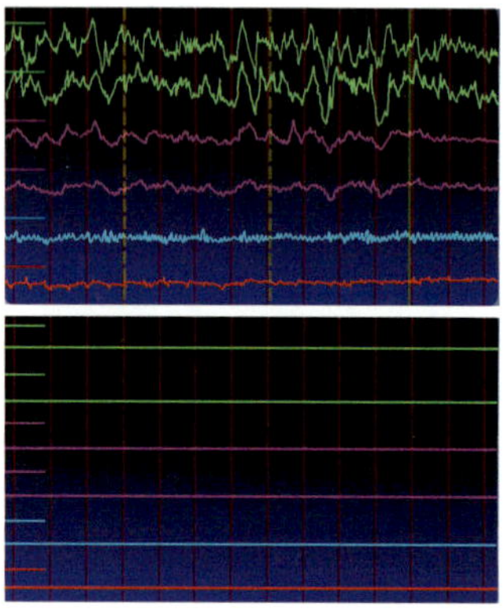

Beim biologischen Tod wird die Hirnaktivität im Elektroenzephalogramm (EEG; oben) zu einer Nulllinie (unten). Bedeutsam wird der eindeutige Hirntod bei einer Freigabe zur Organtransplantation.

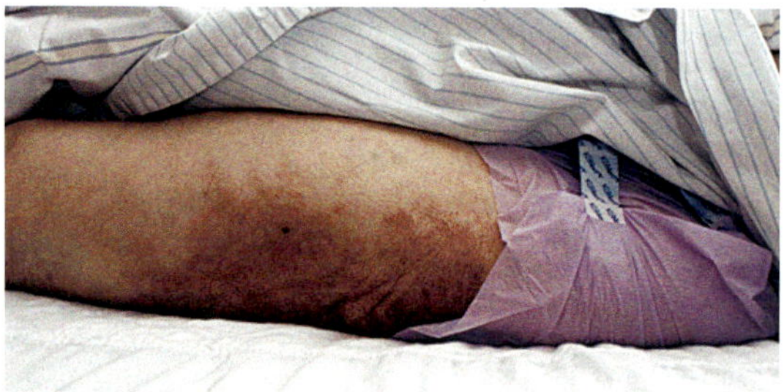

Durch absackendes Blut verfärben sich Hautstellen rot bis violett.

Hinweis Fehlender Muskeltonus und weite, trübe und reaktionslose Pupillen sowie das Fehlen von Atmung, Puls oder Herztönen sind unsichere Todeszeichen. Totenflecke, Totenstarre, Fäulnis und Verwesung sind sichere Todeszeichen.

Sterbebegleitung

Sterbephasen

Ausgehend von der Nachricht über den bevorstehenden Tod durchlebt der Sterbende verschiedene Zustände, in denen er sich mit dem Schicksal des Todes auseinandersetzen muss. Elisabeth Kübler-Ross hat diese Auseinandersetzung in fünf Phasen eingeteilt und benannt:

- **Nicht-wahrhaben-Wollen** (Phase 1). Der Betroffene zweifelt an der Richtigkeit der Diagnose und verleugnet die Situation.
- **Zorn** (Phase 2). Unzufriedenheit mit Alltäglichkeiten (z. B. dem Essen), Streitsüchtigkeit und Aggressivität gegen Angehörige und verzweifelte Fragen („Warum muss es mich treffen?") sind Anzeichen, dass er die Krankheit anerkannt hat und sich mit ihr auseinandersetzt.
- **Verhandeln** (Phase 3). Mit dem verzweifelten Versuch, mehr Zeit zu bekommen, entsteht die Bitte um weitere Therapien und eine große Bereitschaft zur Mitarbeit bei diesen. Über religiöse Rituale soll mit Gott eine Vereinbarung zur Verlängerung der Lebenszeit erreicht werden.
- **Depression** (Phase 4). Die Erkenntnis des Unvermeidbaren veranlasst die Betroffenen, zurückliegende Versäumnisse und Fehler zu bereuen. Sie beginnen die Sicht auf ihr Leben neu zu deuten, treffen Vorsorgemaßnahmen (z. B. Testament) und versöhnen sich mit anderen Menschen. Dies findet zumeist im Zustand der Traurigkeit und Hoffnungslosigkeit statt.
- **Zustimmung** (Phase 5). Das nahende Ende wird akzeptiert und es beginnt die Phase der Müdigkeit, der Ruhe und ein Zustand, in dem Gefühle kaum noch vorhanden sind.

Hinweis Sterben ist ein Prozess, bei dem das vergangene Leben für den Betroffenen wieder sehr lebendig wird. Nicht jeder durchlebt alle fünf Sterbephasen. Manche wiederholen die einzelnen Phasen in unterschiedlicher Reihenfolge. Das Phasenmodell dient somit eher dem Verständnis und der Einordnung.

Symbol	Bedeutung
Reise, Gepäck 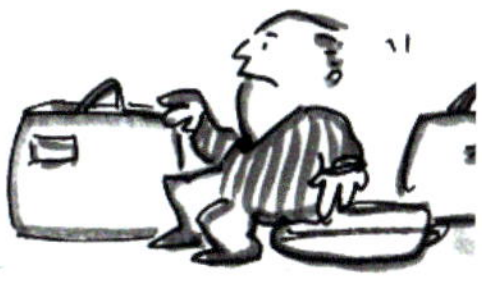	Sterbende sprechen über ihren Sterbeprozess als Reise. Sie müssen auf den Zug warten, eine Reise machen, Koffer packen, sich eben auf die letzte Reise begeben. Sie sprechen davon, nach Hause zu gehen.
Uhren, Zeit, Sanduhr 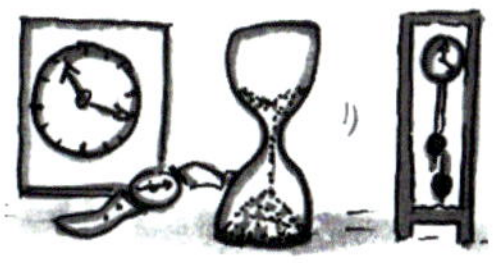	Sterbende sprechen von der Zeit, die abgelaufen ist, der Zeit, die stehen bleibt, der Zeit, die gekommen ist, der Uhr, die falsch geht. Damit machen sie ihr Wissen darüber deutlich, dass sie bald „das Zeitliche segnen".
Gestalten in schwarzer Kleidung, Sensenmann, Engel 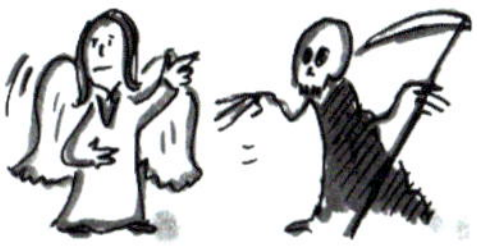	Sterbende sprechen von Gestalten und Personen, die an ihr Bett treten, sie abholen, ins Jenseits begleiten. Oder sie hören Schritte, jemand klopft an. Diese Wahrnehmung kann beruhigend sein, weil sie nicht alleine gehen müssen, oder auch beängstigend, wenn die Begegnung mit dem Gevatter Tod gefürchtet ist.
Geld, Sorge um Geld, Diebstahl 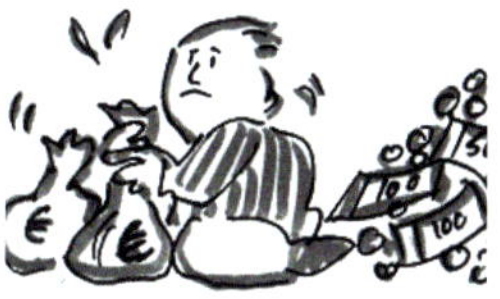	Sterbende haben Sorge, dass ihnen das Geld ausgeht, sie nur noch für wenige Tage genug Geld haben. Ein Sprichwort sagt: „Das letzte Hemd hat keine Taschen." Sterbende wissen, dass Geld im Jenseits keine Rolle mehr spielt. Äußern sie Geldsorgen, ist das ein Zeichen dafür, dass sie sich des baldigen Sterbens bewusst sind.
Natur: Berge erklimmen, Gräben oder Flüsse überwinden, Wiese überqueren 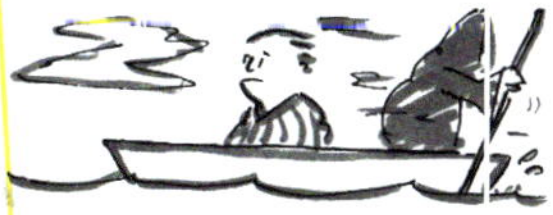	Sterbende beschreiben Hindernisse, die sie auf dem Weg ins Jenseits überwinden müssen, z. B. den Todesfluss Hades aus der griechischen Mythologie oder dass sie über den „Jordan gehen".

Träume und Symbolsprache können typische Kennzeichen für den Verarbeitungsprozess innerhalb der Sterbephasen sein.

Betreuungsaufgaben

Jede Phase des Sterbens verlangt eine angemessene Reaktion und Maßnahme der Pflegenden. Sie sollen dem Betroffenen helfen, den kommenden Tod zu akzeptieren.

Zu Phase 1: Der Schockzustand mit Nicht-wahrhaben-Wollen der Nachricht ist ein Selbstschutz. Er darf nicht abgemildert werden. Hören Sie sich an, was ihnen der Betroffene über die Lebenserwartung, die Krankheit und mögliche Therapien erzählt. Sie sind die Person des Vertrauens und können Fragen beantworten. Beschwichtigen Sie nicht die Situation. Sie sind einfach nur da.

Zu Phase 2: Der Zorn und die Aggressionen sind nicht gegen sie gerichtet, sondern Selbstschutz und Ausdruck der Angst davor, die Kontrolle über das eigene Leben zu verlieren. Nehmen Sie es in Kauf, die Zielscheibe der Aggression zu sein, denn Sie verstehen, was in ihm vorgeht und beziehen seine Reaktionen nicht auf sich.

Zu Phase 3: Das Verhandeln ist Hoffnung und Suche nach einem Ausweg. Lassen Sie ihm die Hoffnung, aber nutzen Sie diese nicht als einfachen Trost („Das wird schon wieder."). Sie unterstützen ihn in seinen Wünschen und zeigen ihm Ihre Nähe.

Zu Phase 4: Um Abschied vom Leben zu nehmen, braucht der Betroffene Ruhe. Sie geben ihm den Raum, Gefühle zu zeigen und in Erinnerungen zu leben. Sie trösten nicht, sondern stellen sich seinen Fragen nach dem Sinn und den Ängsten vor dem, was kommt. Religiöse Menschen wünschen spätestens jetzt Zuspruch eines Pfarrers oder Priesters. Ermöglichen Sie ihm dies, wenn er danach verlangt. Beachten Sie die Bräuche fremder Kulturen.

Zu Phase 5: Die Akzeptanz des kommenden Todes heißt Rückzug vom Leben. Seien Sie weiterhin da. Der Sterbende wird sich gefühlsmäßig auch von Ihnen abwenden. Geben Sie ihm alles, was sein Wohlbefinden erleichtert.

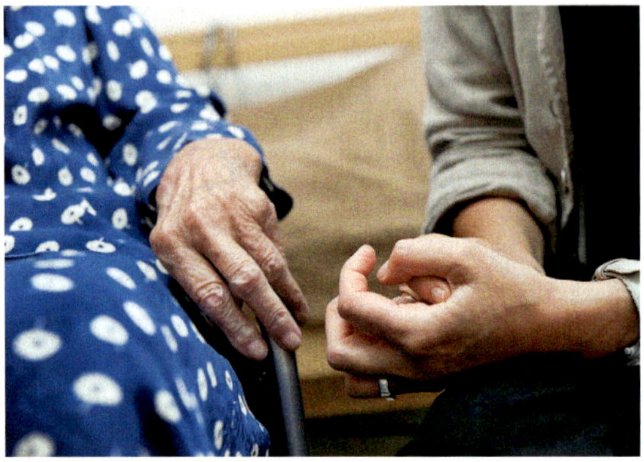

Sterbebegleitung beinhaltet u. a., dass der sterbende Mensch die Möglichkeit hat, über seine Ängste zu sprechen.

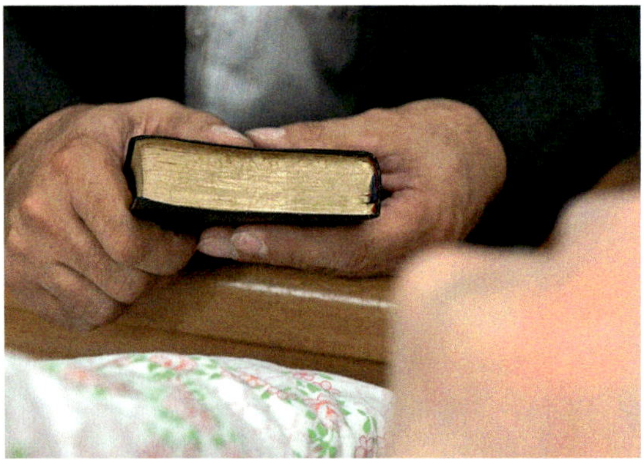

Religiöse Rituale können den Verarbeitungsprozess in der Verhandlungsphase erleichtern.

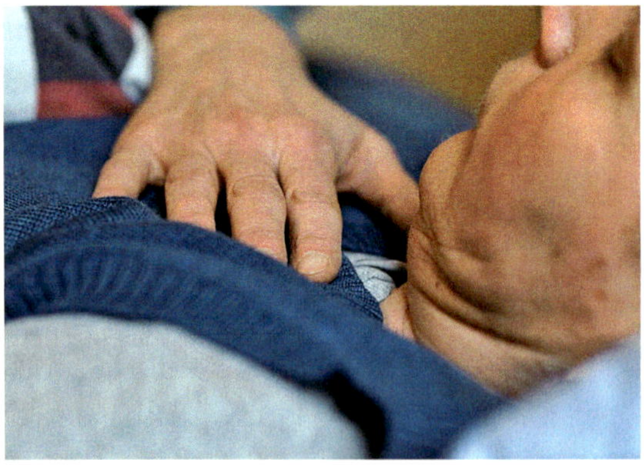

Einfach da sein erleichtert das Sterben.

Besonderheiten bei der Pflege

Besonders in der Finalphase kann sich der Mensch nicht mehr selbst um sich kümmern. Er ist vollständig pflegebedürftig und auf Fürsorge angewiesen.

- Sorgen Sie für eine die Atmung erleichternde und bequeme Lagerung (z. B. leichte Oberkörperhochlagerung ↑ S. 61).
- Bei einem langen Sterbeprozess können Prophylaxen Leid verhindern. Gerade in der Terminalphase sollte jedoch die Notwendigkeit sorgfältig abgewogen werden.
- Erkunden Sie genau die Bedürfnisse (Schmerzfreiheit, ruhige Atmosphäre, Hunger, Durst). Der Duft ätherischer Öle kann das Wohlempfinden steigern.
- Führen Sie häufig eine **Mundpflege** ↑ S. 53 durch. Bei offener Mundatmung oder als Folge reduzierter Flüssigkeitsaufnahme sowie als Nebenwirkung von Medikamenten (z. B. Opiaten) trocknet dieser schnell aus. Wenn machbar, lassen Sie den Sterbenden häufig schluckweise trinken.
- Ist der Nasen-Rachen-Raum mit Schleim verstopft, saugen Sie vorsichtig ab (Delegation ↑ S. 315).
- Damit der Sterbende sich erfrischt fühlt, führen sie öfters eine Teilwaschung (mindestens Gesicht und Arme) durch.
- Ist der Sterbende harn- und stuhlinkontinent, führen Sie regelmäßige und sorgfältige Hautpflege zur Vermeidung von Wundsein durch. Nutzen Sie gegebenenfalls Inkontinenzmaterial bzw. betreiben Sie eine sorgfältige Blasenkatheterpflege ↑ S. 96.
- Ermutigen Sie Angehörige, beim Sterbenden zu bleiben. Richten Sie das Zimmer so ein, dass diese auch längere Zeit bleiben können. Beziehen Sie die Angehörigen nach Möglichkeit in die Betreuung mit ein. Berücksichtigen Sie, dass es für viele Menschen das erste Mal ist, einen Sterbenden zu begleiten. Erläutern Sie alle Tätigkeiten.
- Zeigen auch Sie dem Sterbenden durch **Körperkontakt** und Reden Zuneigung. Beachten Sie aber, ob ein Körperkontakt gewollt ist oder nicht.

Hinweis Achten Sie auf Ihre Handlungsweisen und Äußerungen in Gegenwart des Sterbenden, da dieser noch sehr viel aus seiner Umwelt wahrnimmt.

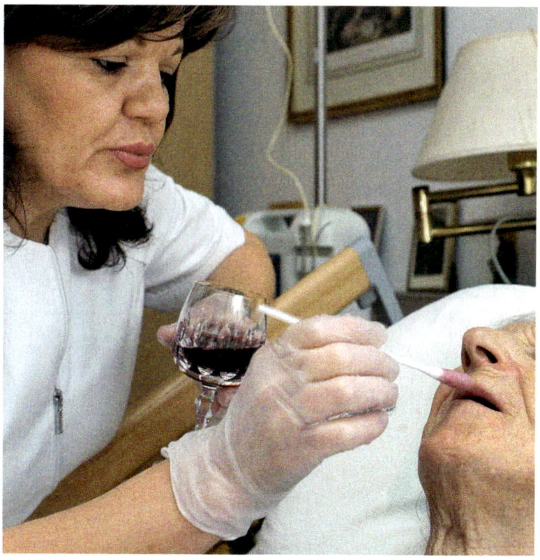

Vorsichtiges Bestreichen der sehr sensiblen Lippen und des Mundes mit Tee, Säften oder auch Lieblingsgetränken (z. B. Wein) verschafft Erleichterung und sollte mehrmals am Tag durchgeführt werden.

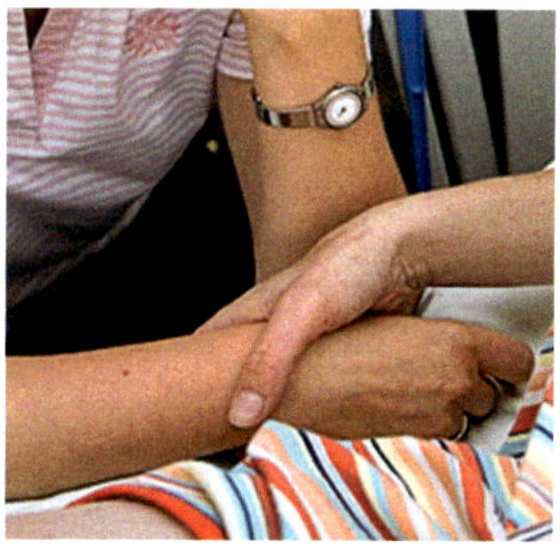

Berührungen zeigen dem Sterbenden, dass er nicht allein ist.

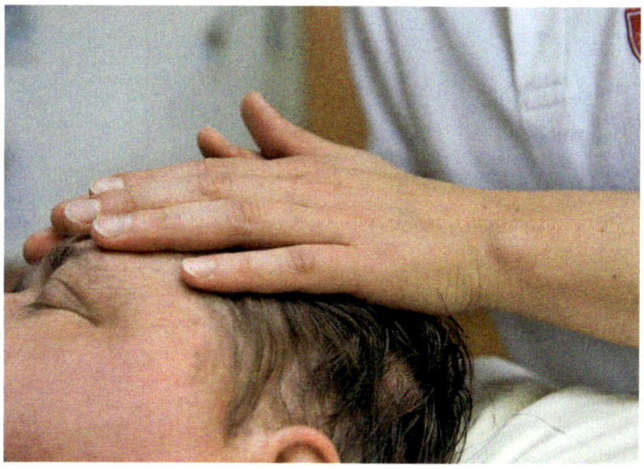

Die bewusst und gezielt eingesetzte Berührung bei der Körperpflege ist eine Form des Körperkontakts.

Die Versorgung des Verstorbenen

Die Versorgung des Toten sollte möglichst durch zwei Pflegepersonen und von mindestens einer Pflegefachkraft erfolgen.

Ziel

Das Ziel ist, mit dem Toten respektvoll umzugehen und ihm ein möglichst friedliches Aussehen zu verleihen.

Durchführung

- Benachrichtigen Sie einen Arzt, damit dieser die sicheren Todeszeichen bestätigt und den Totenschein ausstellen kann.
- Der Zeitpunkt und die Umstände des Todes müssen in der Pflegedokumentation festgehalten werden.
- Entfernen Sie alle Zugänge und Ableitungen (Kanülen, Sonden, Katheter) sowie Lagerungshilfen. Vorsicht beim Ziehen von Dränagen, es kann sehr viel Flüssigkeit austreten. Auch Darmgase und -inhalt können sich spontan entleeren.
- Waschen und kämmen Sie den Toten; besonders auf Infusionsstellen mit Pflasterrückständen achten.
- Sorgen Sie mit einer Kinnstütze (z. B. einem eingerollten Handtuch) dafür, dass der Mund bis zum Eintreten der Totenstarre geschlossen ist. Kinnbinden sehen nicht gut aus und können Druckstellen erzeugen.
- Achten Sie darauf, dass die Augen geschlossen sind. Zahnprothesen sollten sauber eingesetzt und Schmuckgegenstände entfernt werden.
- Ziehen Sie ein Kleidungsstück an und lagern Sie den Toten leicht erhöht mit angelegten oder über dem Bauch verschränkten Armen (wegen der Totenstarre die Hände nicht falten). Möchten Angehörige den Verstorbenen sehen, können Sie nach Wunsch dem Verstorbenen eine Blume oder religiöse Gegengenstände, wie z. B. einen Rosenkranz oder eine Ikone, in die Hände legen.
- Um die Identität zu erfassen, wird ein Zettel oder Klebeschild mit Namen, Geburtsdatum, Sterbedatum und Todeszeitpunkt am Fuß oder Bein angebracht.

Hinweis Der Verstorbene ist mit Ehrfurcht und Respekt zu behandeln. Wegen der beginnenden Totenstarre ist auf die richtige Lagerung zu achten.

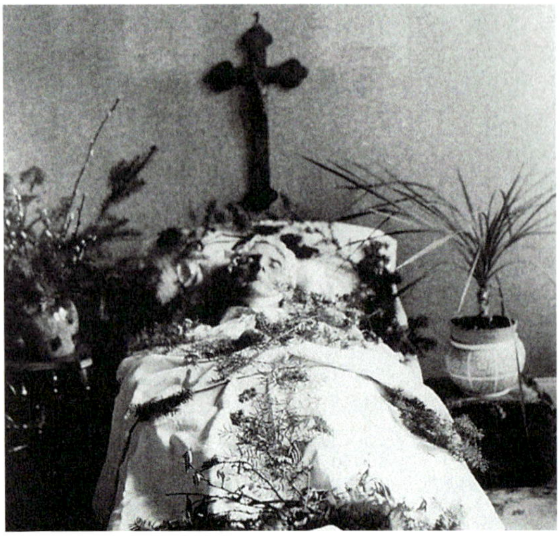

Ziel der Totenversorgung ist, dem Toten ein schlafendes Aussehen zu geben.

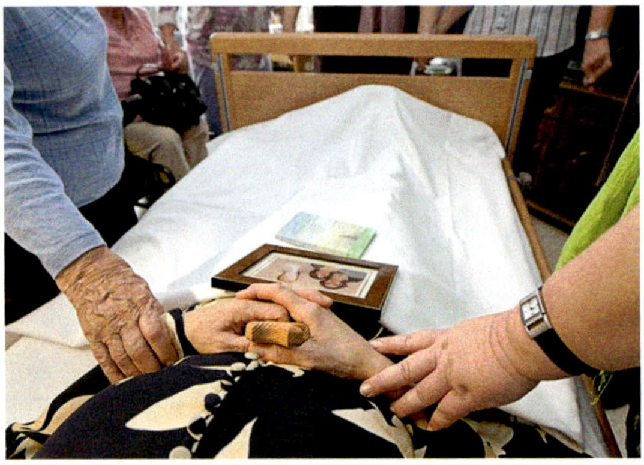

Angehörige nehmen Abschied vom Verstorbenen.

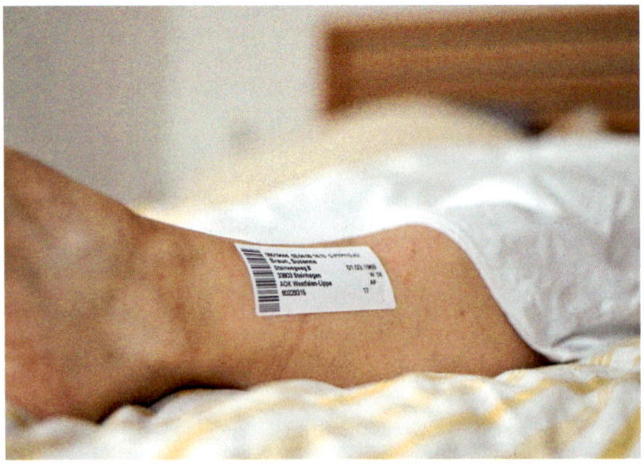

Damit es nicht zu Verwechslungen kommt, muss die Identität des Verstorbenen eindeutig festgehalten werden.

Beteiligung von Angehörigen

Wenn die Angehörigen bei der Versorgung des Verstorbenen beteiligt sein möchten, ist dies unbedingt wünschenswert. Es ist aber darauf zu achten, dass der Tote eventuell schon vorbereitet ist, wenn eine starke Verschmutzung durch Erbrochenes, Blut oder Kot vorliegt.

Alle persönlichen Gegenstände müssen entsprechend verpackt unmittelbar den Angehörigen gegen Quittung übergeben werden.

Die mögliche Praxis, den Toten mit einem am Zeh angebrachten Erkennungsschild zu versehen, sollte erst vor der Verlegung ins Leichenhaus durchgeführt werden.

Bedenken Sie, dass jede Religion ihre speziellen Sterbe- und Todeszeremonien hat. Lassen Sie die Angehörigen ihre Rituale durchführen.

Umgang mit Angehörigen

Angehörige reagieren auf einen Todesfall mit sehr unterschiedlichen Gefühlen. Während der Sterbephasen suchen sie Rat und oft auch Trost bei Pflegekräften. Dabei können problematische Situationen auftreten. Bei Angehörigen kann

- nach Eintritt des Todes Weinen, Klagen und Verzweiflung auftreten. Geben Sie auch Gefühlsausbrüchen Raum. Beurteilen Sie, inwieweit Sie ihnen mit Nähe oder Distanz begegnen müssen.
- Schweigen die Folge sein. Dies verdeutlicht eine Grenze oder Hilflosigkeit. Halten Sie diese aus. Drängen Sie nicht, bleiben Sie ansprechbar.
- provokatives Verhalten eintreten. Verstehen Sie die Ausnahmesituation und vermeiden Sie eine Eskalation.
- eine extreme Situation mit Drohungen oder sogar Gewalt gegen Sachen und Personen auftreten. Nehmen Sie dies sehr ernst.

Hinweis Jeder Mensch verdient in den letzten Phasen seines Lebens eine ehrenvolle Behandlung. Die Begleitung in den Tod kann auch für die Pflegekraft ein friedvolles und trotz Trauer ein sehr berührendes Erlebnis sein.

Christentum	
Sterben	▪ Betreuung durch Seelsorger ▪ Abendmahl, Sterbesakramente
Tod	▪ Waschung ▪ Gebete und Gesang ▪ Kerzen aufstellen

Islam	
Sterben	▪ Lagerung mit Blick nach Mekka ▪ Glaubensangehörige sprechen das Glaubensbekenntnis ▪ Speisegebote ▪ gleichgeschlechtliche Pflege
Tod	▪ gleichgeschlechtliche Waschung ▪ Lagerung mit Augen nach Mekka

Hinduismus	
Sterben	▪ Angehörige leisten durch Gebete Beistand

Judentum	
Sterben	▪ Ruhe und Stille ▪ koschere Speisen
Tod	▪ Waschung durch Gemeindemitglieder ▪ Totenwache ▪ spezielles Totenhemd

Buddhismus	
Sterben	▪ unterschiedliche Rituale ▪ frühe Information über den Sterbezeitpunkt ▪ wach in den Tod gehen lassen (keine bewusstseinseintrübende Medikamente)
Tod	▪ 30 Minuten nicht berühren

Einige Besonderheiten verschiedener Religionen beim Umgang mit Sterben und Tod

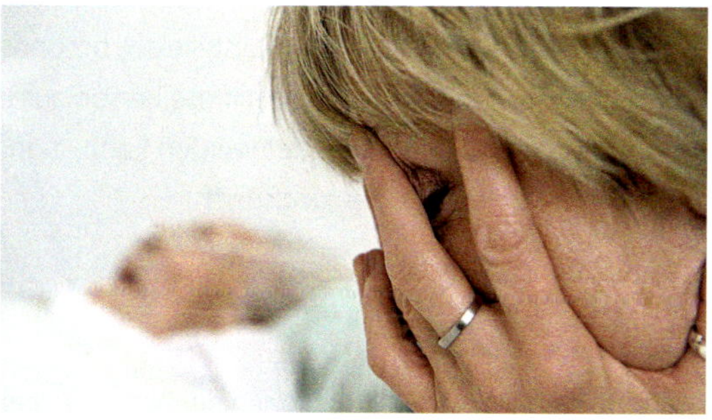

Angehörige erleben in der Abschieds- und Trauerarbeit viele verschiedene Gefühle. Zum Teil brauchen sie eine „Erlaubnis" und Ermutigung, sie zeigen zu dürfen.

Sofortmaßnahmen zur Aufrechterhaltung des Kreislaufs

Bleibt die Atmung aus, kommt es innerhalb weniger Minuten zum Kreislaufstillstand. Nach den Erste-Hilfe-Richtlinien wird bei Feststellen eines Atemstillstands sofort mit der Herzdruckmassage (***Thoraxkompression***) zur Anregung der Herztätigkeit begonnen. Nach 30 Thoraxkompressionen erfolgen zwei Atemspenden.

Die Herzdruckmassage wird folgendermaßen durchgeführt:

- Knien Sie sich in Höhe des Brustkorbs des Betroffenen hin.
- Platzieren Sie einen Handballen mittig im unteren Drittel des Brustbeins.
- Den Ballen der anderen Hand setzen Sie auf die dem Brustkorb aufliegende Hand.
- Drücken Sie den Brustkorb des Betroffenen mit ausgestreckten Armen und geradem Rücken ca. 3–4 cm nach unten. Achten Sie darauf, dass Ihre Finger gestreckt bleiben, um die Gefahr von Rippenbrüchen zu verringern. Entlasten Sie den Brustkorb nach jedem Drücken wieder völlig.

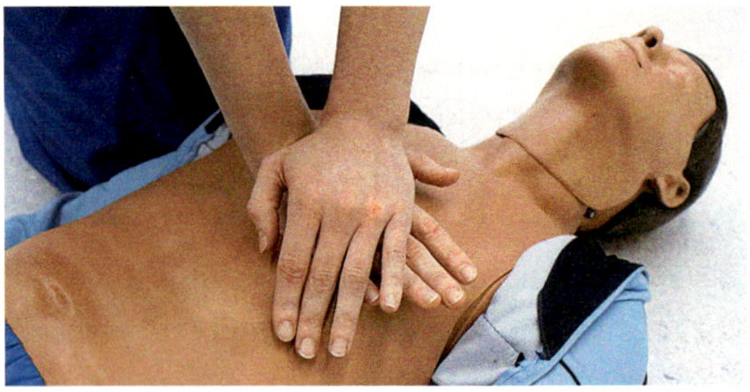

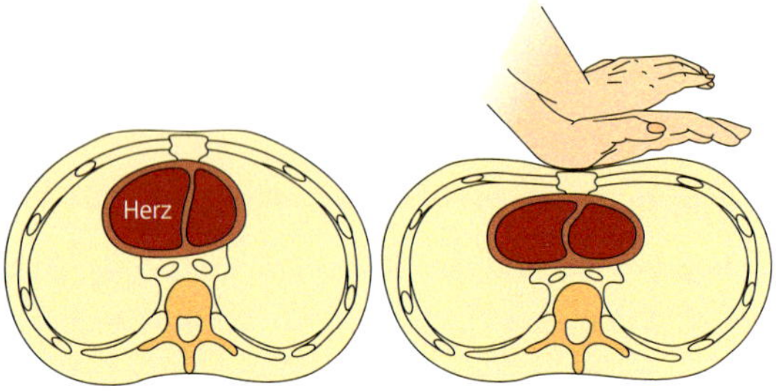

Durchführung der Thoraxkompression (oben) und Effekt der Thoraxkompression (unten)
Neuere wissenschaftliche Untersuchungen haben ergeben, dass die Herzdruckmassage für das Überleben des Betroffenen wichtiger ist als die Atemspende, denn in der Lunge und im Blut ist noch einiger Sauerstoff vorhanden. Durch die Herzdruckmassage fließt das Blut weiter durch die Gefäße und transportiert den darin enthaltenen Sauerstoff.

Atmen Sie vor der Atemspende ganz normal ein. Überprüfen Sie nach jeder Atemspende, ob die Luft in den Lungen des Betroffenen angekommen ist. Wenn sich der Brustkorb nicht hebt und senkt, ist die Atemspende nicht gelungen. Sollte dies der Fall sein, liegt es meistens daran, dass der Kopf nicht weit genug überstreckt ist oder dass Mund und Nase des Betroffenen nicht genügend abgedichtet sind.

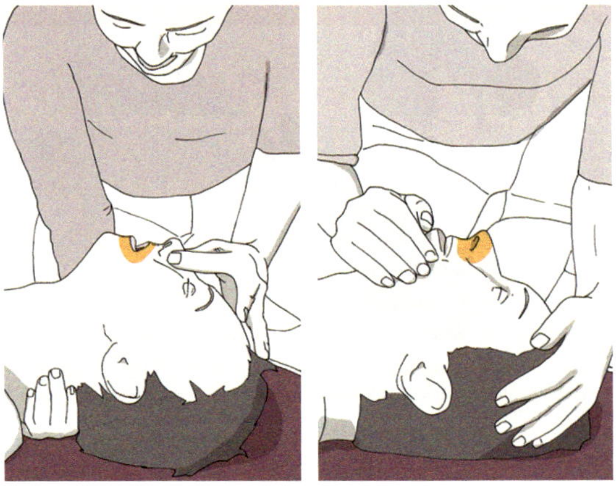

Die Atemspende erfolgt entweder als Mund-zu-Mund- (links) oder als Mund-zu-Nase-Beatmung (rechts).

Bei einem **Schock** werden die Organe nicht mehr ausreichend mit Sauerstoff versorgt. Dies liegt grundsätzlich entweder an mangelndem Blutvolumen oder an mangelnder Pumpfunktion des Herzens. In der Folge werden Puls und Atmung schneller, die Betroffenen sind kaltschweißig, unruhig und verwirrt bis hin zur Bewusstlosigkeit. Die Schocklagerung kann dafür sorgen, dass das Gehirn weiterhin mit Blut versorgt wird.

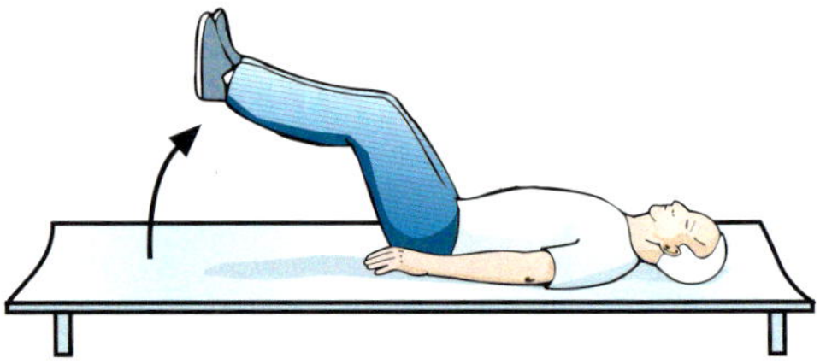

Schocklagerung bei Blutvolumenmangel. Klagen die Betroffenen über Atemnot und Brustschmerz, liegt wahrscheinlich eine Herzfunktionsstörung vor und die Schocklagerung darf nicht angewendet werden. Dies gilt auch für Verletzungen oder Erkrankungen im Kopf-, Rumpf- und Beckenbereich.

Hinweis Seit einigen Jahren werden in öffentlichen Einrichtungen, wie Schulen, Ämtern oder auch Bahnhöfen, automatische externe Defibrillatoren (AED) zur Bekämpfung des Herzflimmerns stationiert. Ihre Handhabung ist einfach und erhöht die Überlebenschance um ein Vielfaches.

Spezielle Maßnahmen bei Atemstörungen

Bei Störungen der Atmung ↗ S. 102 sollten unabhängig von Ausmaß und Ursache der Atemnot folgende **allgemeine Maßnahmen** durchgeführt werden:

- Ruhe ausstrahlen und den Betroffenen nicht allein lassen,
- beengende Kleidung lockern,
- Oberkörper hochlagern bzw. dem Betroffenen in eine Sitzhaltung helfen,
- durch Öffnen der Fenster für Zufuhr frischer Luft sorgen und den Betroffenen gleichzeitig vor Zugluft schützen,
- kontinuierliche BAK-Kontrolle ↗ S. 254 sowie
- Notruf absetzen.

Bei **Hyperventilation** ↗ S. 100 kann das Atmen vor einer Mütze oder in eine Tüte hinein dafür sorgen, dass vermehrt Kohlendioxid aufgenommen wird und es damit wieder zu einer Normalisierung der Atmung kommt.

Bei **Aspiration** ↗ S. 109 versucht der Betroffene, reflexartig den Fremdkörper abzuhusten, (kräftiges) Schlagen zwischen die Schulterblätter kann dies unterstützen. Bleibt dies erfolgslos, stellen Sie sich seitlich hinter den Betroffenen, beugen den Oberkörper des Betroffenen weit nach vorn, stützen mit einer Hand den Brustkorb und klopfen mit der anderen Hand ca. fünf Mal mit dem Handballen zwischen die Schulterblätter. Bleibt auch diese Maßnahme erfolglos, setzen Sie das Heimlich-Manöver ein.

Bei **Fremdkörpern in der Speiseröhre** sollte der Betroffene bei sich selbst Erbrechen auslösen, indem er mit einem Finger einen Brechreiz auslöst. Der Ersthelfer unterstützt ihn durch beruhigende Worte.

Bei Insektenstichen im Atemwegsbereich wird versucht, mit Kühlung von innen (Eiswürfel) und außen (Eiskompressen) das Anschwellen der Schleimhäute und damit eine Verlegung der Atemwege zu verhindern. Besteht eine Insektenstichallergie, muss sofort ein Notarzt verständigt werden und ggf. die in einem speziellen Notfallset vorhandene Erste-Hilfe-Medikation verabreicht werden.

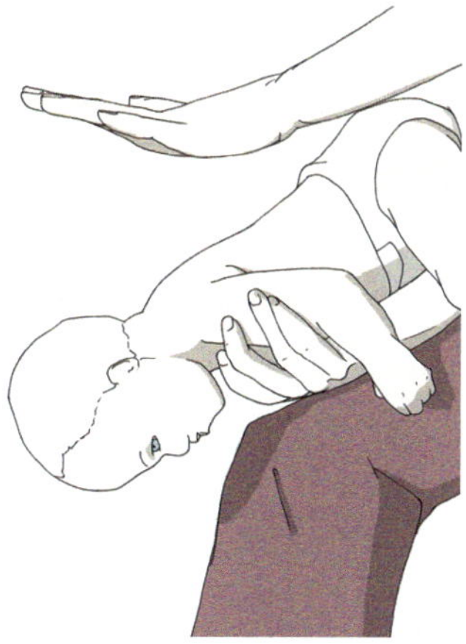

Schlag zwischen die Schulterblätter bei Atemwegsverlegung, hier bei einem Säugling

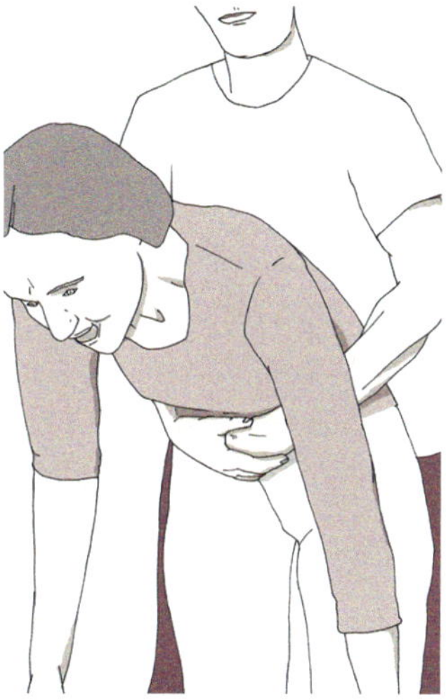

Beim Heimlich-Manöver stellen Sie sich hinter den Betroffenen und umfassen mit beiden Armen dessen Oberbauch. Der Betroffene beugt sich nach vorne. Sie ballen eine Hand zur Faust und ziehen mit der anderen Hand die Faust oberhalb des Nabels kräftig nach oben.

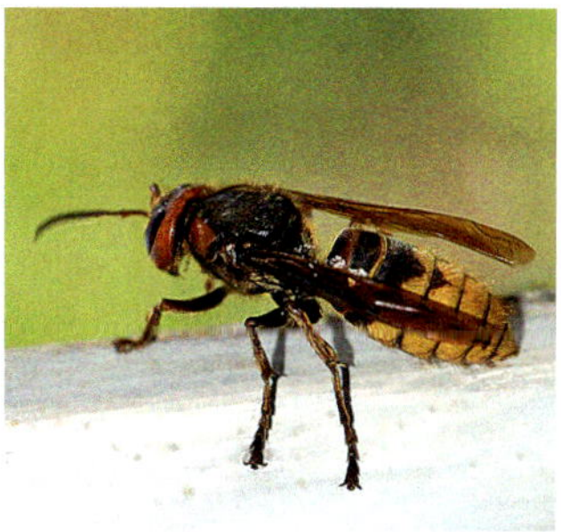

Bei einem Insektenstich im Mund oder im Hals ist es hilfreich, durch Eis oder ein kaltes Getränk von innen und gleichzeitig durch Eis oder ein nasses Tuch von außen zu kühlen.

Wunden und Blutungen

Grundsätzliches

Wunden werden durch äußere Gewalteinwirkung verursacht. Sie unterscheiden sich u. a. durch ihre Flächen- und Tiefenausdehnung. Ausgehend von den drei größten Gefahren richtet sich die Aufmerksamkeit des Ersthelfers auf

- die **Blutstillung** durch Hochlagern von Extremitäten oder durch Ausüben von Druck,
- das **Verhindern von Infektionen** durch Abdecken der Wunde mit keimfreiem Material und
- das **Eindämmen von Schmerzen** durch Ruhigstellung.

Grundsätzlich ist bei der Hilfeleistung zu beachten, dass

- der Betroffene sitzt oder liegt, damit er beim Anblick seines eigenen Blutes nicht umkippt und sich weitere Verletzungen zuzieht,
- der Ersthelfer zur Versorgung der Wunde Einmalhandschuhe trägt, um das Einbringen von Keimen in die Wunde zu vermeiden und sich selbst zu schützen,
- Wunden nicht ausgewaschen oder gespült werden,
- keine „Hausmittelchen" (Puder, Salben, Quark) auf die Wunde aufgebracht werden und
- eine Wunde innerhalb von sechs Stunden ärztlich beurteilt und der Impfschutz überprüft werden soll.

Hinweis Unter einer Wunde wird die Durchtrennung von Gewebeschichten verstanden. Die Verletzung kann sowohl allein die Haut als auch die darunterliegenden Gewebeschichten betreffen.

Gefahren bei Wunden

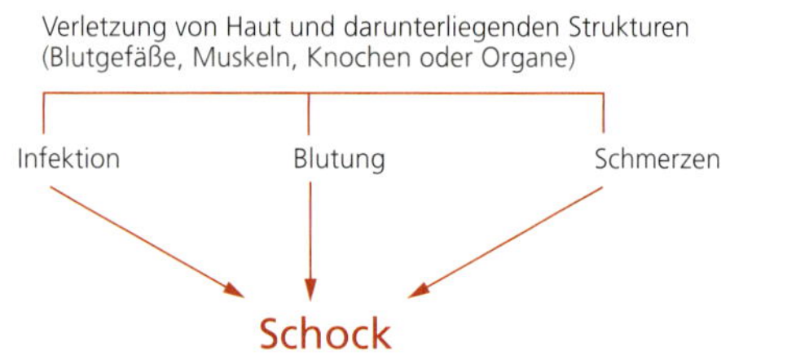

Hinweis Die letzte Impfung gegen Wundstarrkrampf (*Tetanus*) darf im Verletzungsfall nicht länger als fünf Jahre zurückliegen. Die Tetanuserreger befinden sich in (Garten-)Erde, altem Holz oder auch im (Straßen-)Staub. Einmal ausgebrochen verläuft die Erkrankung oft tödlich.

Versorgung gering blutender Wunden

Pflasterverbände

Wunden, bei denen kaum Blut austritt, können rasch und effektiv mit einem Pflasterverband versorgt werden.

Wenn die Pflastergröße nicht ausreicht, kann der Ersthelfer mit einer sterilen Kompresse und Pflasterstreifen einen einfachen Rahmen- oder Streifenverband anlegen.

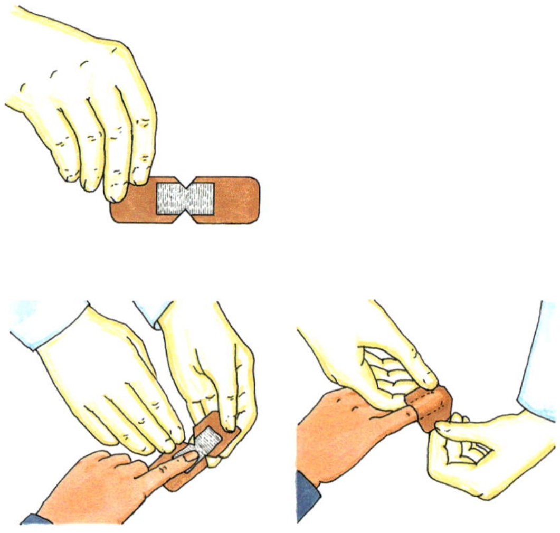

Anlegen eines Fingerkuppenverbandes

Bindenverbände

Ein andere Möglichkeit der Wundversorgung besteht darin, die Wunde mit sterilen Mullkompressen abzudecken und diese mit elastischen (Mull-)Binden oder Dreieckstüchern zu befestigen. Nach dem Anlegen des Verbandes prüfen Sie, ob dass der Verband nicht zu fest sitzt. Dies ist der Fall, wenn die betroffene Person über ein Kribbeln oder Taubheitsgefühl in der umwickelten Extremität klagt oder eine Blauverfärbung bzw. extreme Blässe der Haut zu erkennen ist.

Versorgung stark blutender Wunden

Eine Blutstillung wird entweder durch das Ausüben von direktem Druck auf die Wunde, das Hochlagern der betroffenen Extremität oder durch das Abdrücken der zuführenden Arterie erreicht.

Ausüben direkten Drucks

Der Ersthelfer drückt eine sterile Kompresse mit der Hand (Handschuhe tragen!) auf die Wunde oder legt mit einem Verbandpäckchen einen Druckverband an.

Hochlagern und Abdrücken

Bei starken Blutungen am Arm hält der Ersthelfer die betroffene Gliedmaße hoch und drückt mit der anderen Hand die zuführende Arterie gegen den Oberarmknochen. Bei Blutungen am Oberschenkel drückt der Ersthelfer die Oberschenkelarterie mit den Daumen gegen den Beckenrand.

Abgetrennte Gliedmaßen

In vielen Fällen können abgetrennte Gliedmaßen wieder angenäht werden, wenn sie richtig versorgt wurden, d. h., wenn sie möglichst steril und gekühlt transportiert werden.

Fremdkörper

Fremdkörper werden vom Laienhelfer nicht entfernt, weil die Gefahr besteht, dadurch zusätzliche Verletzungen zu verursachen und weil das Beurteilen der Wunde in der Klinik erschwert wird. Stattdessen wird der Fremdkörper in der Wunde belassen, rundherum mit Verbandpäckchen abgepolstert und verbunden.

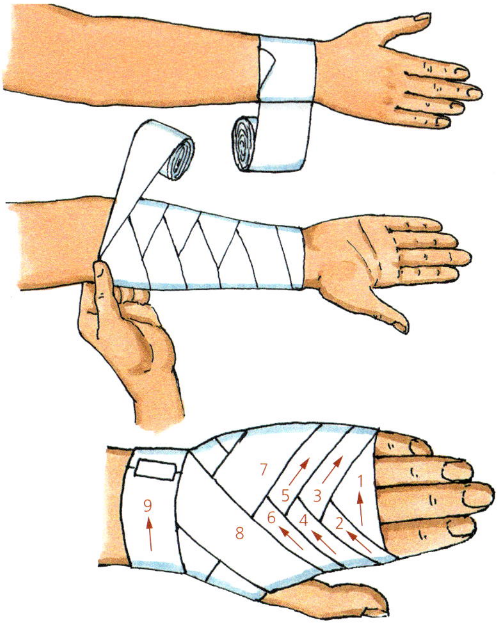

Fixieren der Binde (oben), spiralförmiges Wickeln nach oben bei einem Kornährenverband (Mitte), aufsteigender Verband an der Hand (unten)

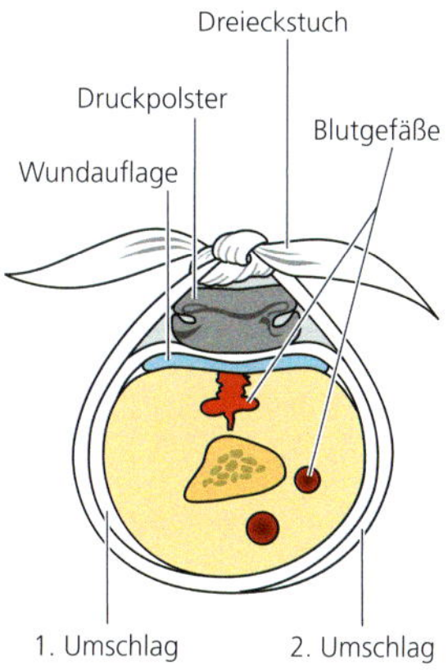

Druckverband am Arm, als Druckpolster dient z. B. ein Mullbindenpäckchen.

Hinweis Auch ausgeschlagene Zähne oder Zahnteile sollten in einer Zahnrettungsbox, wie sie in Apotheken erhältlich ist, oder in Milch aufbewahrt werden.

www.drk.de
>Angebote
>Erste Hilfe und Rettung
>Erste-Hilfe-Online
>Wunden

Auf der Webseite des Deutschen Roten Kreuzes finden Sie Bildstrecken, die das Anlegen von Verbänden mit Binden und Dreieckstüchern deutlich zeigt. Darüber hinaus liegt jedem Erste-Hilfe-Kasten eine Broschüre mit Zeichnungen bei, die den gleichen Zweck erfüllt.

Verletzungen des Bewegungsapparates

Knochenbrüche

Grundsätzliches

Medizinisch werden Knochenbrüche als Frakturen bezeichnet. Die Ursachen für Knochenbrüche sind vielfältig. Knochenbrüche erkennen Sie an

- der abnormen Stellung,
- einer abnormen Beweglichkeit, Bewegungseinschränkung oder -unfähigkeit,
- evtl. sichtbaren Knochenteilen,
- einem Bluterguss, einer örtlich begrenzten Schwellung,
- einer Schonhaltung oder
- Reibegeräuschen im Frakturbereich.

Bei Knochenbrüchen können Komplikationen auftreten, die Sie als Ersthelfer bei der Versorgung beachten müssen:

- massiver Blutverlust nach innen oder außen mit und ohne Schocksymptomatik
- Keimbesiedelung bei offenen Knochenbrüchen

Bruchstelle kühlen und nicht bewegen

Neben den allgemeinen lebensrettenden Sofortmaßnahmen achtet der Ersthelfer darauf, dass die Bruchstelle nicht bewegt und mit Hilfsmitteln ruhiggestellt wird. So empfiehlt sich, wenn möglich, das betroffene Körperteil auf einem Kissen zu lagern oder mit Hilfe eines Tuches zu fixieren.

Die Kühlung mit kalten Umschlägen oder Kühlakkus wird bei geschlossenen Frakturen oft als schmerzlindernd empfunden. Dabei ist darauf zu achten, durch die Kühlhilfsmittel so wenig Druck wie möglich auf die Bruchstelle auszuüben.

Offene Brüche werden keimfrei abgedeckt. Dem Betroffenen dürfen keine Getränke oder Speisen angeboten werden, weil eine Fraktur häufig einen operativen Eingriff erfordert.

Ursachen für Knochenbrüche

- (in)direkte Gewalteinwirkung, z.B. Sturz
- längere Überanspruchung, z.B. Marschfraktur
- Knochenentkalkung (*Osteoporose*)

Blutverlust bei Knochenbrüchen

- Oberarm bis zu 800 ml
- Unterarm bis zu 400 ml
- Beckengürtel, Beckenkamm bis zu 5000 ml
- Oberschenkel bis zu 2000 ml
- Unterschenkel bis zu 1000 ml

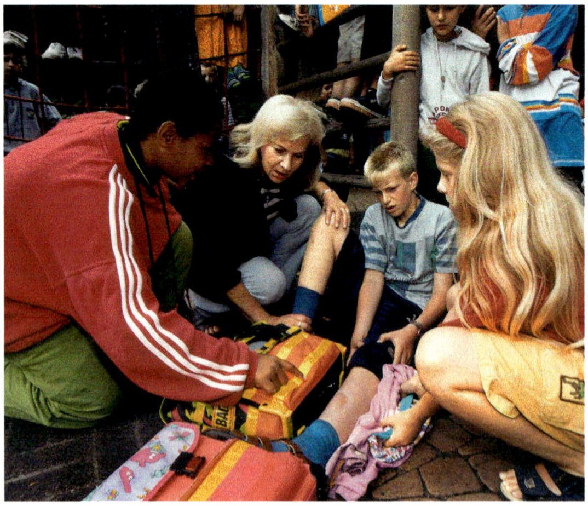

Ruhigstellung eines gebrochenen Beines

Schädelbrüche

Auch der Schädel kann zu Bruch gehen, wenn er einen heftigen Schlag abbekommt. Außer dem Unfallhergang können Prellmarken und örtliche Blutungen, manchmal auch der Austritt von Hirnwasser oder Blut aus Nase, Ohren und Mund des Betroffenen auf einen Schädelbruch hinweisen. Die Betroffenen werden bis zum Eintreffen des Rettungsdienstes mit leichter Oberkörperhochlagerung versorgt.

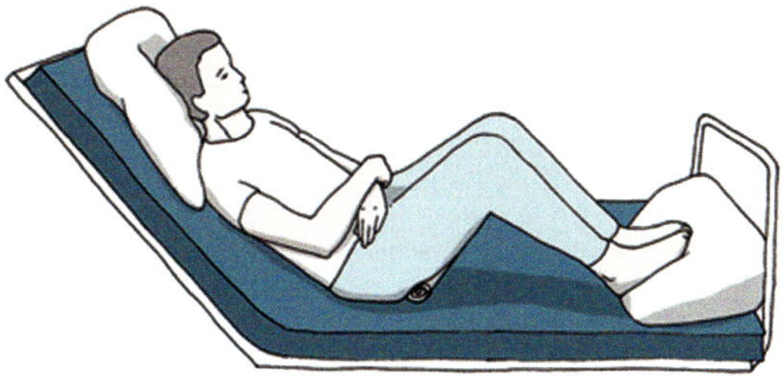

Oberkörperhochlagerung bei vermutetem Schädelbruch

Rippenserienbrüche

Wenn mehr als eine Rippe „angeknackst" oder das Brustbein gebrochen ist, können die scharfen Bruchenden die Lunge oder andere umliegende Organe verletzten.

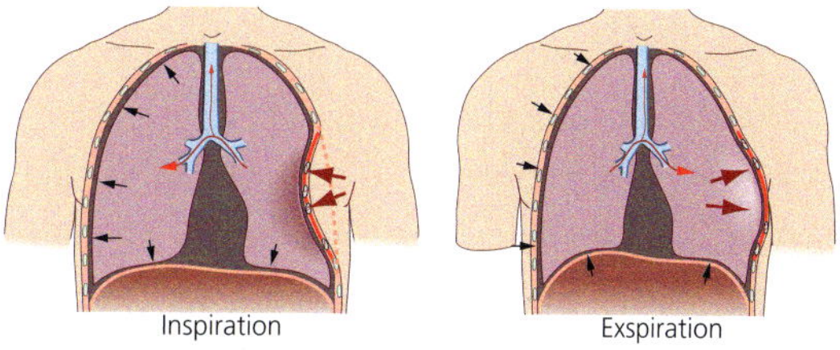

Bei Rippenserienbrüchen besteht die Gefahr, dass es zu einer „paradoxen Atmung" kommt: Beim Einatmen wölbt sich der verletzte Teil nicht wie der gesunde Brustkorb nach außen, sondern nach innen. Hier hilft nur Ruhe, Verminderung von Hustenreiz, Atemtherapie und Schmerzstillung.

Wirbelbrüche

Nach einem Sturz aus großer Höhe kann es zu einer Verletzung der Wirbelkörper kommen. Die betroffene Person bleibt in der Lage, in der man sie gefunden hat. Mit geeigneten Materialien unterstützt man die Stabilisierung der Lage. Bis zum Eintreffen der Rettungskräfte verbleiben Sie beim Verletzten und üben die BAK-Kontrolle ↗ S. 254 aus.

Hinweis Bei Bewusstlosigkeit hat das Herstellen der stabilen Seitenlage dennoch höchste Priorität.

Gelenk- und Muskelverletzungen

Auch wenn das Motto „Sport ist Mord" übertrieben ist, haben sportlich aktive Menschen ein erhöhtes Risiko für Verletzungen an Gelenken und Muskeln. Muskel- und Gelenkverletzungen sind von Knochenbrüchen kaum zu unterscheiden.

Bei Gelenkverletzungen wird das betroffene Gelenk ruhiggestellt und nicht bewegt. Der Ersthelfer unterstützt lediglich die vom Verletzten automatisch eingenommene Schonhaltung und wirkt beruhigend auf ihn ein.

Muskelverletzungen sind häufig sehr schmerzhaft. Auch ausgedehnte Blutergüsse und Schwellungen sind nicht selten. Für die Versorgung dieser Verletzungen bietet sich die so genannte PECH-Regel als Eselsbrücke an. Bei Muskelverletzungen sollte der betroffene Körperteil ruhiggestellt, gekühlt und hochgelagert werden.

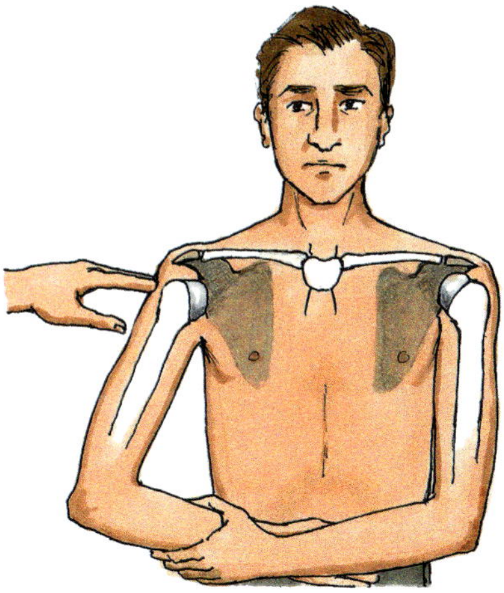

Verrenkung (*Luxation*) des rechten Schultergelenks, der Kopf des Oberarmknochens ist aus der Gelenkpfanne ausgetreten.

P = Pause (ruhigstellen)
E = [Eis (Kühlung)]
C = [Compresse]
H = Hochlagern

PECH-Regel

Thermische Schäden

Kälteschäden

Unterkühlung

Wer in eisigen Regionen als Bergsteiger unterwegs ist oder mit dem Boot kentert und lange im Wasser treibt, läuft Gefahr, mehr Wärme abzugeben, als der Körper produzieren kann. Es kommt zu einer Unterkühlung, in der die Körperkerntemperatur auf unter 35 °C abkühlt. Im **ersten Stadium** der Unterkühlung wird der Betroffene möglichst an einen warmen Ort gebracht, wo die kalte und durchnässte Kleidung ausgezogen wird. Durch Zudecken und durch heiße, stark gezuckerte Getränke wird Wärme zugeführt.

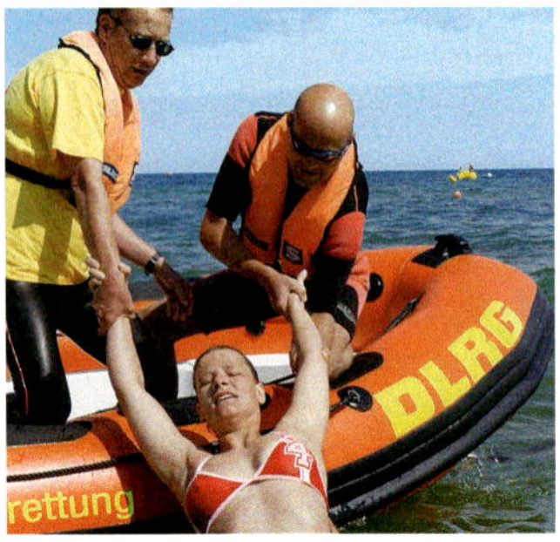

Rettung einer Ertrinkenden
Das erste Stadium (Abwehr und Erregungsstadium) der Unterkühlung zeigt sich durch blasse, kalte Haut. Atmung und Puls sind beschleunigt, hinzu kommen Muskelzittern, Bewegungsdrang.

Hinweis Entgegen der landläufigen Meinung darf bei Unterkühlung kein Alkohol verabreicht werden, weil Alkohol die Hautgefäße erweitert und dadurch den Wärmeverlust verstärkt.

Wenn die Körpertemperatur unter 34 °C abgesunken ist, trübt das Bewusstsein langsam ein. In diesem **zweiten Stadium** darf die betroffene Person nicht bewegt werden, um das kalte Blut der Extremitäten nicht mit dem wärmeren Blut im Körperkern zu vermischen. Es kann sonst zum so genannten „Bergungstod“ durch Herz-Kreislauf-Stillstand führen, wie es häufig bei der Bergung Schiffbrüchiger vorkommt. Im dritten Stadium kommt es zu Bewusstlosigkeit und später zu Herzstillstand.

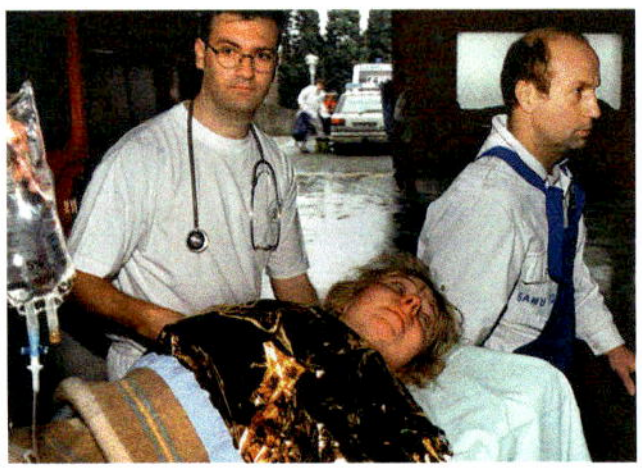
Bergung einer Skifahrerin nach 40 Stunden, die schutzlos einem Schneesturm ausgeliefert war; Anzeichen der Unterkühlung im zweiten Stadium (Lähmungs- und Erschöpfungsstadium) sind bläuliche Verfärbung der Haut, Muskelstarre, langsamer Puls, langsame Atmung und erhöhte Schlafneigung.

Erfrierungen

Besonders hervorstehende oder ungeschützte Körperteile, wie Ohren, Nase, Kinnpartie, Finger und Zehen, können schnell erfrieren.

Um das Gewebe nicht zu schädigen, sollen erfrierende Körperteile weder massiert noch warm gerieben oder bewegt werden. Die betroffenen Körperteile werden langsam erwärmt, indem sie umhüllt werden. Im 3. Stadium beschränkt sich die Hilfemaßnahme auf die druckfreie Ruhigstellung des erfrorenen Körperglieds.

Stadien der Erfrierung

1. Stadium	mitunter starke Schmerzen, blaurotverfärbte Finger, normale Hautfarbe
2. Stadium	geringe Schmerzen, Finger sind dunkelgrau, gefühllos, bewegungsunfähig, hart, blasse Haut, Frostbeulen
3. Stadium	blasse, graue Haut; betroffener Körperteil fühlt sich hart an, ist vollkommen gefühllos und kann nicht mehr bewegt werden

Hitzeschäden

Hitzschlag, Hitzeohnmacht und Sonnenstich

Viele Menschen halten sich im Sommer gern draußen auf, nicht wenige auch längere Zeit in direkter Sonneneinstrahlung. Hitzschlag, Hitzeohnmacht und Sonnenstich können die Folge sein. Dies sind ernstzunehmende Krankheitsbilder, die zum Tode führen können.

Verbrühungen und Verbrennungen

Verbrühungen und Verbrennungen werden durch den Kontakt mit offenen Flammen, heißen Gegenständen oder Flüssigkeiten, Strahlungseinwirkung, elektrischen Strom und Reibungshitze verursacht.

Beide Verletzungsarten sind äußerst schmerzhaft, können akut lebensbedrohlich sein und noch Tage nach dem Ereignis Folgeschäden verursachen.

Der Ersthelfer verschafft sich mittels der Neuner-Regel einen Eindruck über die Flächenausdehnung der Verletzung, während das Aussehen der verbrannten Haut etwas über die Tiefenausdehnung der Verbrennung sagt.

Hilfemaßnahmen

Neben dem Absetzen des Notrufs können Sie

- die brennende Person durch Ersticken der Flammen mit einer Decke (keine Kunststofffasern), Wälzen auf dem Boden, Übergießen mit Wasser oder mit einem Feuerlöscher löschen,
- die verbrannten Körperstellen unter fließendem, kaltem Wasser für maximal 15 Minuten kühlen,
- die verbrannte Haut mit metallinebeschichteten Verbänden keimfrei abdecken,
- die Person zudecken, um Wärme zu erhalten und
- Schocklage herstellen, wenn dies hilft.

Was Sie **nicht** tun sollten:

- festgebrannte Kleidung abreißen
- Brandblasen öffnen
- Mehl, Öl, Zahncreme und andere Hausmittel auf die Brandwunden aufbringen

Hinweis Auch wenn ein Mensch in Flammen steht, geht Eigenschutz vor!

	Hitzschlag	Hitzeohnmacht Hitzekollaps Hitzeerschöpfung	Sonnenstich
Anzeichen	warme, trockene Haut am ganzen Körper, Körpertemperatur über 40 °C und Blutdruckanstieg, später Bewusstseinsstörung und Schock	Schwindel, Übelkeit, Kopfschmerzen, evtl. Bewusstseinsstörung, feuchte, blasse Haut, Frösteln, Zittern	Schwindel, Übelkeit, Kopfschmerzen, evtl. Bewusstseinsstörung, roter, heißer Kopf, Nackensteifigkeit
Maßnahmen	▪ Schatten, Notruf absetzen, BAK-Kontrolle ▪ ganzen Körper kühlen ▪ Oberkörper hochlagern ▪ Schockbekämpfung	▪ Schatten, Notruf absetzen, BAK-Kontrolle ▪ Schocklage ▪ mit leichter Decke zudecken ▪ Getränke ▪ Elektrolytlösung	▪ Schatten, Notruf absetzen, BAK-Kontrolle ▪ leichte Oberkörperhochlagerung ▪ Kopf, Hals und Nacken kühlen

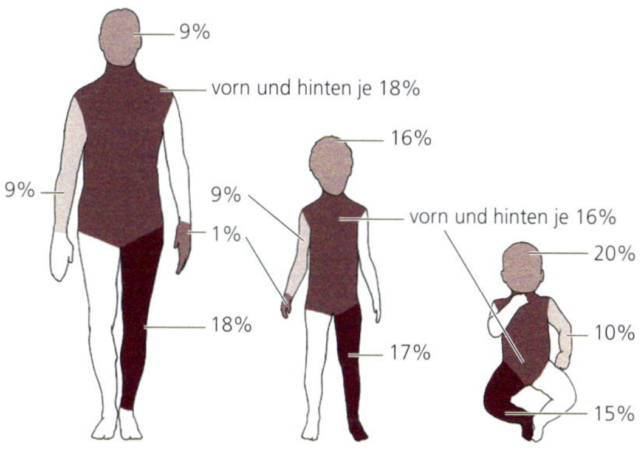

Neuner-Regel in den verschiedenen Lebensaltern

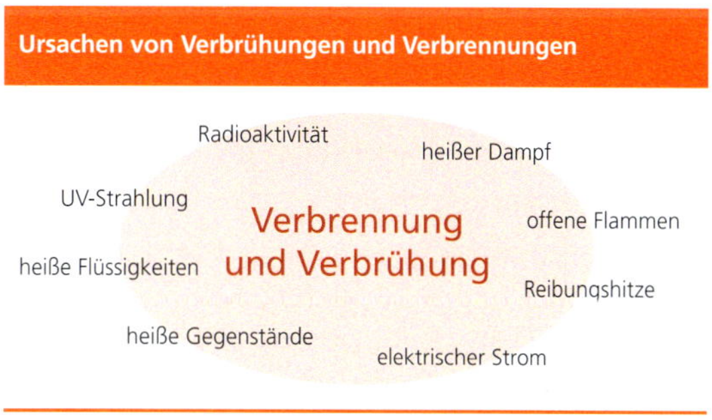

Hinweis Bei Erwachsenen kann die Flächenausdehnung der Verletzung auch mit der Handfläche des Betroffenen eingeschätzt werden. Eine Handfläche entspricht dabei 1 % verbrannter Körperoberfläche.

Chemisch-toxische Verletzungen

Vergiftungen

Allgemeines bei Vergiftungen

Auch Gifte (*Toxine*) können viele Wege nehmen, um in den Körper zu gelangen: über den Verdauungsapparat (z. B. Pilze, verdorbene Lebensmittel), die Atemwege (z. B. Lösungsmitteldämpfe) oder die Haut (z. B. Feuerquellen). Unabhängig vom Aufnahmeweg richtet ein Giftstoff nicht nur örtlich Schaden an, sondern schädigt den gesamten Organismus.

Die Hilfsmaßnahmen richten sich nach der Art des Gifts und dem Weg, über den das Gift in den Körper gelangt ist.

Hinweis Das oberste Gebot bei allen Vergiftungen lautet: Sicherheit geht vor Geschwindigkeit! Ruhe bewahren!

Geeignete Hilfsmaßnahmen bei Vergiftungen sind,

- dem Betroffenen Tee, Wasser oder Saft zu trinken geben (keine Milch, da dann Giftstoffe schneller über die Darmschleimhaut aufgenommen werden),
- die betroffene Person nicht allein lassen, insbesondere, wenn das Gift in selbstmörderischer Absicht genommen wurde, und
- Verpackungsmaterial oder Reste des Giftes sicherstellen bzw. Erbrochenes aufbewahren.

Diese Angaben brauchen die Mitarbeiter des Giftnotrufs:

- Alter und Gewicht der betroffenen Person
- die Art und Menge des Gifts
- der Weg des Gifts in den Körper (gegessen, getrunken, Hautkontakt, eingeatmet?)
- der Zeitpunkt der Giftaufnahme
- die Reaktionen der betroffenen Person auf das Gift (müde, schlapp, bewusstlos?)
- die bereits eingeleiteten Hilfsmaßnahmen

Bei schaumbildenden Substanzen (Wasch-, Reinigungs-, Entkalkungs- und Spülmittel) darf der Betroffene auf gar keinen Fall etwas trinken!

Kennzeichnung von Gefahrstoffen

altes Symbol		neues Symbol
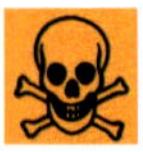	giftig	
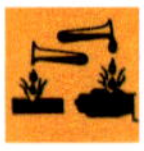	ätzend	
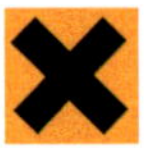	reizend, bzw. gesundheitsschädlich	
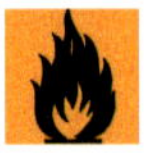	leicht entzündlich	
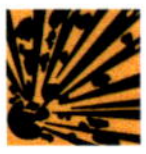	explosionsgefährlich	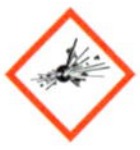

Auswirkungen von Vergiftungen

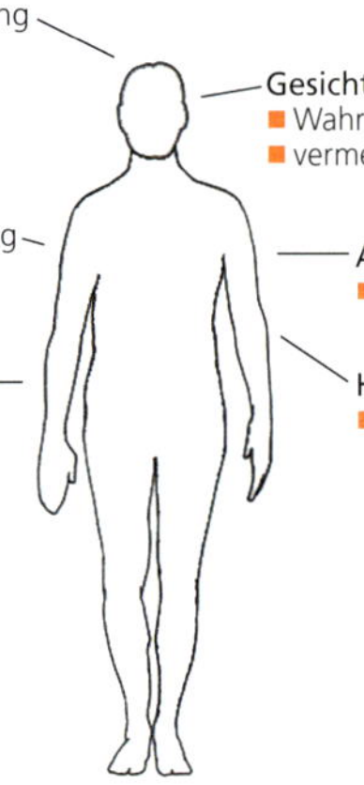

Hinweis Verständigen Sie immer den Giftnotruf. In den meisten Bundesländern ist er unter der Telefonnummer 19 240 zu erreichen.

Fragen zu den regionalen Telefonnummern oder zu besonderen Giften können an folgende E-Mail-Adresse geschickt werden: mail@giftnotruf.de

Von einem Auslösen von Erbrechen und der Gabe von Kohletabletten wird inzwischen abgeraten, es sei denn, der Ersthelfer bekommt diese Anordnung von einem ärztlichen Mitarbeiter oder vom Giftinformationsdienst.

Gift ein Stoff, der in einer bestimmten Konzentration gesundheitsschädigend sein kann

Kohlenmonoxidvergiftung

Eine Anreicherung von Kohlenmonoxid in einem geschlossenen Raum kann auch für den Ersthelfer Gefahren bergen.

Die Verbindung von Kohlenmonoxid mit Hämoglobin bewirkt, dass die betroffenen Personen eine rosige Haut haben und über Kopfschmerzen, Schwindel, Übelkeit und akute Atemnot klagen. Beim Einleiten der Hilfsmaßnahmen muss zuerst an den Eigenschutz gedacht werden: d. h. keine Kerzen, kein Feuerzeug entzünden und auch keinen Lichtschalter betätigen, um Funkenbildung zu vermeiden. Die betroffene Person wird aus dem Gefahrenbereich gerettet oder es wird für Frischluftzufuhr gesorgt.

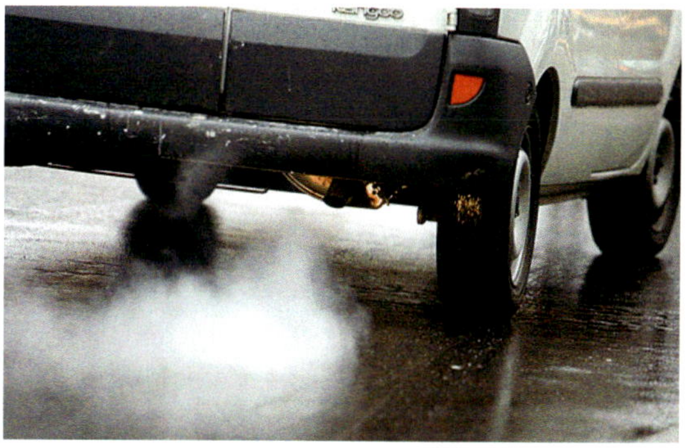

Kohlenmonoxid ist ein hochexplosives, farb- und geruchloses Gas, das bei unvollständigen Verbrennungsprozessen entsteht, wenn zu wenig Sauerstoff vorhanden ist. Dies ist der Fall in geschlossenen Garagen bei laufendem Motor oder beim Aufenthalt in brennenden Räumen.

Vergiftung durch Kontaktgifte

Kontaktgifte sind häufig blau gefärbt, um sie als solche leichter zu erkennen. Manchmal hat die vergiftete Person deshalb blauen Schaum vor dem Mund. Bei der Berührung der betroffenen Person besteht für den Ersthelfer selbst die Gefahr einer Vergiftung. Deshalb darf der Ersthelfer den Betroffenen nur mit Handschuhen berühren. Auch eine Atemspende kann nicht ohne Hilfsmittel (Atemmaske) ausgeübt werden.

Hinweis Als Kontaktgift werden Stoffe bezeichnet, die überwiegend über die Haut oder Schleimhaut in den Körper gelangen (z. B. Schädlingsbekämpfungsmittel).

Verätzungen

Zu Verätzungen kommt es durch Säuren und Laugen. Die Gefahren von Verätzungen sind vom Ort der Schädigung abhängig.

Bei Verätzungen der **Haut** wird die Wunde unter fließendem Wasser gespült und ein keimfreier Verband angelegt. Bei Verätzungen der **Augen** werden diese möglichst unter Augenbewegungen des Betroffenen mit klarem Wasser gespült und ebenfalls ein keimfreier Verband angelegt. Bei Verätzungen der **Verdauungswege** wird der Betroffene aufgefordert, in kleinen Schlucken Wasser zu sich zu nehmen und bis zum Eintreffen des Rettungsdienstes beruhigt.

Bei allen Verätzungen gilt: Handschuhe als Eigenschutz nicht vergessen!

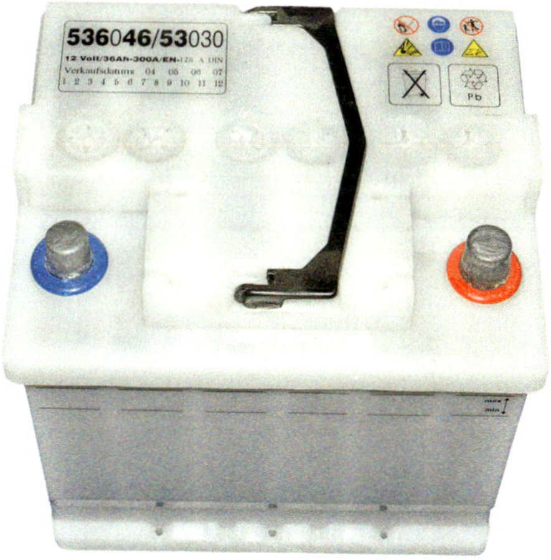

Bei beschädigten Autobatterien besteht die Gefahr, dass man sich an der darin enthaltenen Schwefelsäure verätzt. Weitere Beispiele für Säuren sind Schwefel-, Salz-, Salpeter- oder Essigsäure. Laugen sind beispielsweise Natron- oder Kaliumlauge.

Hinweis Bei Verätzungen der Verdauungswege sollte kein Erbrechen ausgelöst werden, um eine wiederholte Verätzung zu vermeiden.

Wohnsituation der Pflegebedürftigen

Leben in der bisherigen Wohnung

My home is my castle – Wert der eigenen vier Wände

Die eigene Wohnung steckt voller Emotionen: Andenken in Form von Fotos, Gedanken an erlebte Familienfeste, lieb gewonnene Gegenstände, die andere nur als „Krusch" bezeichnen. Die meisten Menschen haben mit Sorgfalt Teppich, Tapete und Möbelstücke ausgesucht. Die eigene Wohnung bedeutet Wohlbefinden und Sicherheit, und die meisten pflegebedürftigen Menschen sind froh, wenn ambulante Pflegedienste ihnen eine Betreuung in den eigenen vier Wänden ermöglichen.

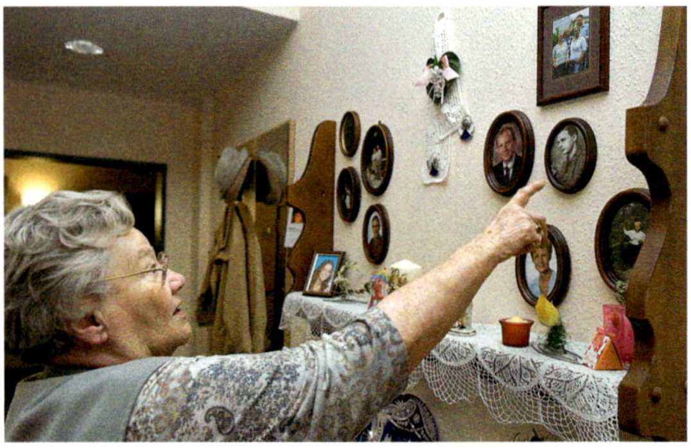

Viele Menschen verbinden mit ihrer Wohnung unwiederbringliche Erinnerungen.

„Einen alten Baum verpflanzt man nicht" – Ein Gefühl der Sicherheit

Die meisten Menschen verbringen viele Jahre in ihrer Wohnung oder ihrem Haus. Sie kennen jede Ecke und jeden Winkel, alle Wege und Schrankinhalte. Sie finden im Dunkeln den Weg zur Toilette oder mit einem Griff die Kaffeetasse am frühen Morgen. Diese Vertrautheit gibt ihnen ein Gefühl der Sicherheit. So können auch Menschen mit kognitiven oder Bewegungseinschränkungen bestimmte Routinetätigkeiten weiterhin ausführen, die sie in einer neuen Umgebung nicht mehr so leicht bewältigen könnten.

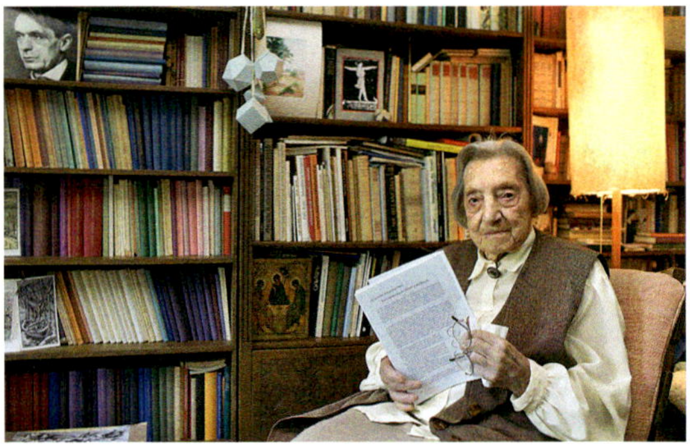

Wie im Schlaf finden „Leseratten" ihre Lieblingsbücher im Regal und holen sie immer wieder hervor, um sie neu zu entdecken.

Mögliche Probleme beim Leben in der eigenen Wohnung

Die meisten „normalen" Wohnungen und Häuser sind nicht barrierefrei. Das heißt, Treppen, enge Türen oder zu hohe Badewannenränder behindern die Bewegungsfreiheit von Pflegebedürftigen. Auch die Wohnungsgröße entspricht nicht immer den Notwendigkeiten: Nicht mehr genutzte Räume oder Etagen bedeuten Mehrkosten oder -aufwand. Einige Probleme können durch Wohnraumanpassung gelöst werden. Mangelt es am öffentlichen Nahverkehr oder der Infrastruktur (z. B. Supermarkt, Hausarzt oder Drogerie) und leben Angehörige oder Freunde weit entfernt, besteht die Gefahr der sozialen Isolation.

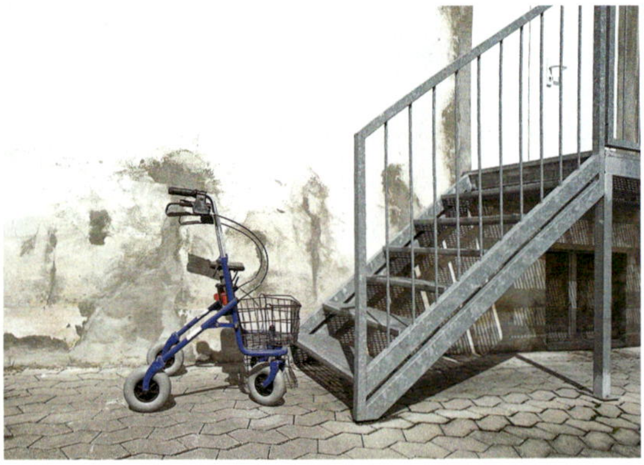

Auch kleine Treppen können eine unüberwindbare Hürde darstellen.

Leben in einer Wohngemeinschaft

In den vergangenen Jahren sind zahlreiche neue Wohnformen für ältere oder pflegebedürftige Menschen entstanden, die die Vorteile des ambulanten Wohnens bieten und einen Einzug ins Heim verhindern können. Alle Wohnformen bieten Vor- und Nachteile. Wie bei der Heimversorgung werden die im Sinne der Pflegeversicherung anfallenden Pflegekosten von der Pflegekasse getragen, für die Wohnungskosten müssen die Bewohner selbst aufkommen. Ähnlich dem Heimeinzug ↑ S. 282 ist der Einzug in eine neue Wohngemeinschaft mit einem neuen (letzten) Lebensabschnitt und den dabei vorhandenen Sorgen und Hoffnungen verbunden.

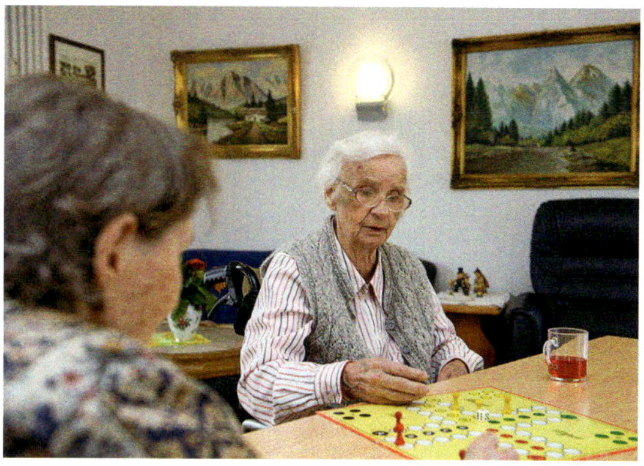

Seniorenwohngemeinschaften bieten den Vorteil des gemeinsamen Lebens ohne „Heimatmosphäre".

Seniorenwohngemeinschaften – Nie mehr allein

Seniorenwohngemeinschaften können entweder privat gegründet oder durch Träger der Altenhilfe initiiert werden. Sie eignen sich entweder für rüstige ältere Menschen, die die Gemeinschaft lieben oder für pflegebedürftige Menschen mit vergleichbaren Pflegebedürfnissen, deren Versorgung, z. B. durch einen ambulanten Pflegedienst oder eine ständig anwesende Pflegeperson, einfacher geregelt werden kann. Die Wohnräume sind i. d. R. barrierefrei und mit einem Notrufsystem versehen.

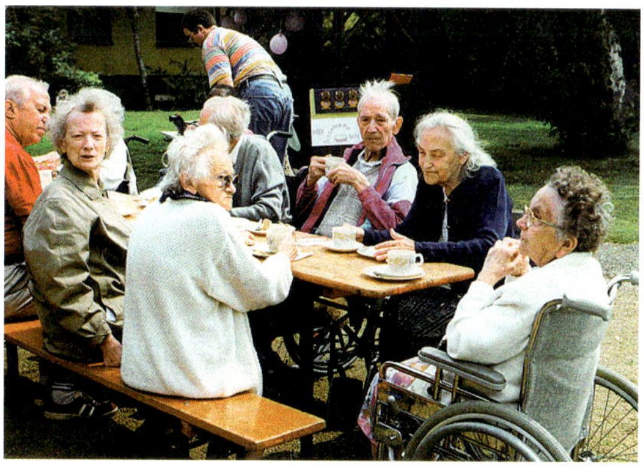

Gerade für Menschen mit Demenz können betreute Wohneinrichtungen ein Gefühl der Geborgenheit bei gleichzeitig bestmöglicher Pflege und Sicherheit geben.

Betreutes Wohnen – Immer gut versorgt

Betreute Wohnformen für ältere oder pflegebedürftige Menschen bieten neben barrierefreien Wohnungen (pflegerische) Grundleistungen sowie ein Spektrum an Wahlleistungen an. Ziel ist eine selbstbestimmte Lebensführung bei angepasster Pflegeleistung.

Mehrgenerationenhäuser – Alle unter einem Dach

Mehrgenerationenhäuser sind i. d. R. nicht ausdrücklich auf pflegebedürftige Menschen ausgerichtet, sondern streben dem Ideal der Großfamilie nach, bei dem alle Generationen ihre Ressourcen einbringen können. Häufig sind die Bewohner bereits in die Bau- und Planungsphase einbezogen, sodass auf individuelle Wünsche Rücksicht genommen werden kann.

www.fgwa.de
Dies ist die Homepage des Forum Gemeinschaftliches Wohnen e. V., ein Zusammenschluss von Vereinen und Einzelpersonen, die gemeinschaftliche, generationsübergreifende Wohnformen bekannt machen, initiieren und verwirklichen.

www.neue-wohnformen.de
Auf dieser Seite finden Sie zahlreiche Informationen zu alternativen Wohnformen im Alter bzw. bei Pflegebedürftigkeit.

initiieren etwas in Gang setzen, zu etwas Anstoß geben

Kontaktgestaltung

Umgang mit den Pflegebedürftigen

Hausrecht und Gastrolle

Im Gegensatz zum Pflegeheim oder Krankenhaus werden Pflegende im ambulanten Bereich wie Besucher oder Gäste in die Wohnung gebeten. Das Hausrecht bleibt bei den Pflegebedürftigen und ihren Angehörigen. Daraus ergibt sich eine höfliche und zurückhaltende Gastrolle bei gleichzeitigem Beibehalten der beruflichen Rolle. Benehmen Sie sich wie ein höflicher Besucher: Fragen Sie, bevor Sie Bad oder WC, Handtuch oder Seife benutzen. Ziehen Sie Straßenschuhe aus bzw. Überzieher an und betreten Sie keine Räume (wie z. B. das Schlafzimmer) ungefragt. Es versteht sich von selbst, dass Veränderungen in der Einrichtung oder beim Aufräumen nicht gegen den Willen des Pflegebedürftigen oder seines Angehörigen erfolgen.

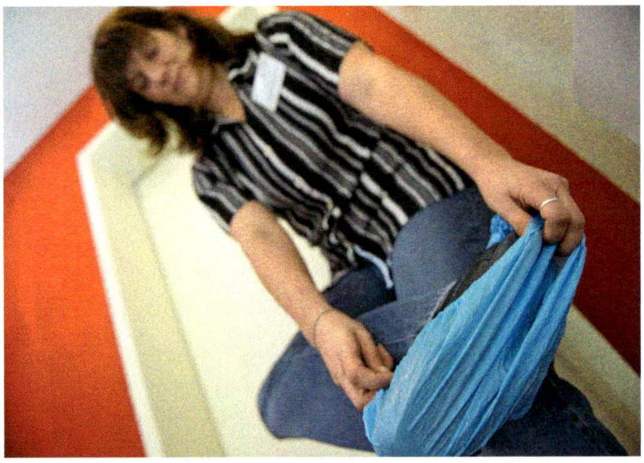

Wenn Sie Überzieher benutzen, müssen Sie die Straßenschuhe nicht jedesmal beim Betreten der Wohnung ausziehen.

Die Zeit dazwischen

Leistungen der ambulanten Pflegedienste werden i. d. R. maximal dreimal täglich erbracht. Das bedeutet, dass der Pflegebedürftige – wenn er allein lebt – viel Zeit allein verbringt. Berücksichtigen Sie dies insbesondere beim Verlassen der Wohnung. Alle Hilfsmittel müssen so erreichbar sein, dass der Pflegebedürftige sich in der Zwischenzeit selbstständig versorgen kann. Dazu gehören z. B. Telefon, Fernbedienung oder Gehhilfen in erreichbarer Nähe sowie Getränke und Nahrungsmittel in ausreichenden Mengen.

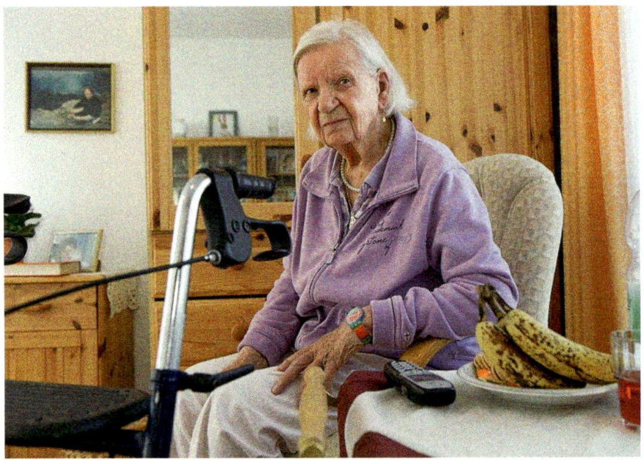

Versichern Sie sich beim Verlassen der Wohnung, dass der Pflegebedürftige sich ohne Ihre Hilfe versorgen kann.

Sicherheit schaffen

Gerade in den Nachtstunden, aber auch tagsüber, erhöhen verschiedene Maßnahmen die Sicherheit der Klienten während der Abwesenheit der Pflegenden. So sollte ein Notrufsystem, z. B. zum Umhängen, für den Klienten immer erreichbar sein. Ein (schnurloses) Telefon bietet sich für Pflegebedürftige an, die noch über die notwendigen kognitiven und feinmotorischen Fähigkeiten zum Wählen (ggf. über Kurzwahl) verfügen.

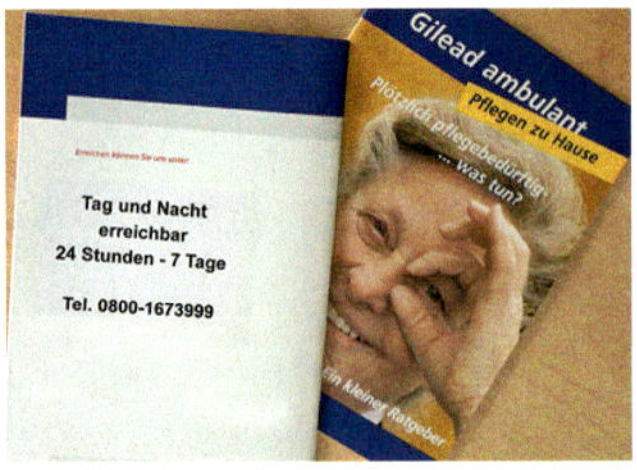

Viele Pflegedienste bieten inzwischen eine 24-Stunden-Notrufnummer an.

Umgang mit den Angehörigen

Abstimmung mit den Angehörigen

Leben nicht pflegebedürftige Angehörige mit dem Pflegebedürftigen in einer Wohnung, ergibt sich für die Pflegenden eine besondere Situation. Meistens übernehmen die Angehörigen selbst einen großen Teil der Pflege und der ambulante Dienst dient der Unterstützung. In diesen Fällen hat sich häufig eine Routine eingespielt. Von dem professionell Pflegenden wird erwartet, sich diesen Routinen anzupassen. Nicht selten ergeben sich Konflikte, wenn Fachwissen und gewohnte Abläufe sich widersprechen. Hinzu kommt, dass durch die Anwesenheit der Pflegenden den Angehörigen ihre Privatsphäre genommen ist. Grundsätzlich sollten die Angehörigen in die Betreuung mit einbezogen werden und bei notwendigen Veränderungen genauso gehört werden wie der Pflegebedürftige selbst.

Gerade in ländlichen Gebieten wohnen Kinder oder andere Angehörige „um die Ecke" und kommen täglich, um nach dem Rechten zu sehen oder bestimmte Pflegemaßnahmen selbst zu übernehmen. Auch hier gilt es, die Anwesenheit der Angehörigen als Unterstützung anzusehen und auf ihre Wünsche so weit wie möglich und vom Pflegebedürftigen gewünscht einzugehen. Enge Absprachen fördern ein gutes Klima und dienen dem Klienten.

Belastungen der Angehörigen

Pflegende Angehörige empfinden die von ihnen geleisteten Pflege- oder Unterstützungsleistungen häufig als Belastung. Nicht selten betreuen sie ihre (Ehe-)Partner oder Verwandten über Jahre hinweg neben eigener Berufstätigkeit oder Kinderbetreuung. Ambulante Pflegedienste können die Angehörigen nur teilweise entlasten, da das Gefühl der Verantwortung bleibt. Nicht selten kommen Schuldgefühle auf, wenn der Angehörige es nicht mehr allein schafft, den Pflegebedürftigen zu versorgen. Eine gute Beratung beim Erstgespräch sowie bei regelmäßigen Pflegevisiten kann Angehörige unterstützen und Hilfsangebote aufzeigen.

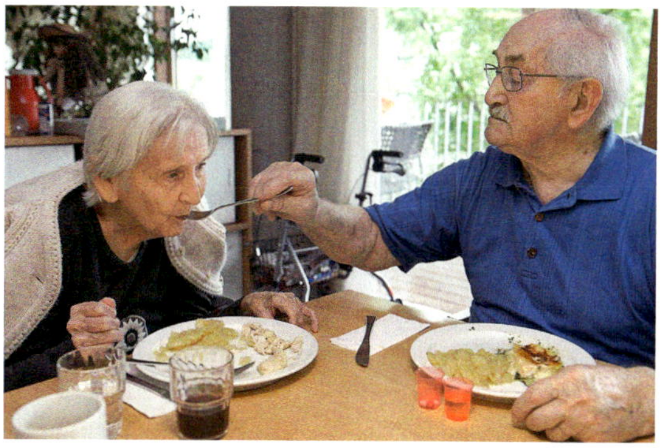

Häufig übernehmen die Angehörigen Pflegemaßnahmen selbst, wie z. B. das Essenanreichen. Hierbei kann zwar Hilfestellung oder eine Möglichkeit der Erleichterung angeboten werden, die Angehörigen sollten aber nicht im Sinne einer „richtigen" Pflege belehrt werden.

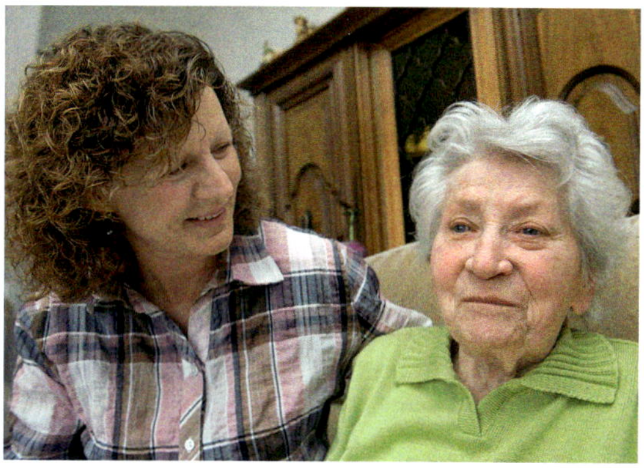

Wenn es die räumliche Entfernung erlaubt, besuchen Kinder oder Enkel ihre pflegebedürftigen Angehörigen oft in regelmäßigen Abständen und übernehmen dabei Versorgungsleistungen, wie z. B. den Einkauf oder die Wäschepflege.

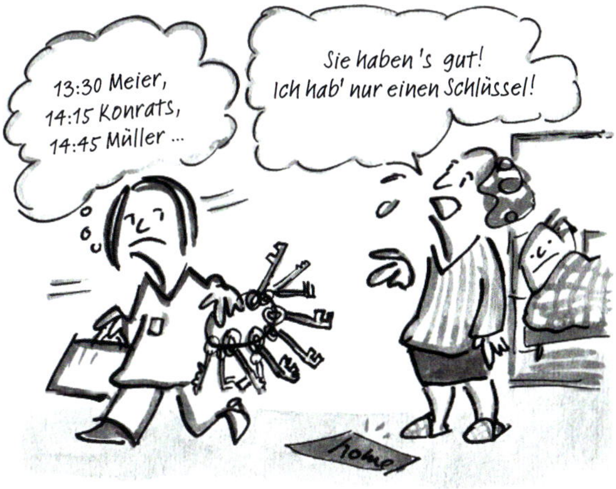

Pflegenden Angehörigen fehlt häufig jegliche Freizeit. Viele sind rund um die Uhr für den Pflegebedürftigen da.

Pflegevisite in regelmäßigen Abständen stattfindende (Beobachtungs-)Gespräche zwischen Pflegenden, Pflegebedürftigen und deren Angehörigen

Essen und Trinken

Einkaufen von Lebensmitteln

Übernehmen Sie den Einkauf für Ihre Klienten, gilt es im Vorfeld, Folgendes zu klären:

- Gibt es Vorlieben bei den Geschäften (Fachgeschäft, Biosupermarkt oder Discounter)?
- Gibt es Vorlieben bei den einzelnen Produkten? Was sollen Sie tun, falls es ein bestimmtes Produkt nicht gibt?
- Gibt es Nahrungsmittelunverträglichkeiten, auf die Sie bei den Zutatenlisten achten müssen (z. B. Nüsse)?

Haben der Klient oder dessen Angehörige eine Einkaufsliste erstellt, sollten Sie diese gemeinsam durchsprechen, um Missverständnissen vorzubeugen. Beim Einkaufen sollten Sie Folgendes beachten:

- Das Mindesthaltbarkeitsdatum sollte möglichst weit in der Zukunft liegen.
- Bevorzugen Sie saisonale Ware.
- Prüfen Sie die Qualität der Ware, z. B. kaufen Sie kein Obst mit Druckstellen.
- Nehmen Sie ausreichend Stoffbeutel oder andere Einkaufstaschen mit.
- Wenn Sie Tiefkühlware einkaufen wollen, nehmen Sie eine Isoliertasche, ggf. mit einem Kühlakku, mit.
- Heben Sie alle Bons und Quittungen für die korrekte Abrechnung sowie mögliche Reklamationen auf.

Hinweis Beachten Sie bei allen Einkäufen, dass es um den Geschmack und die Essensvorlieben sowie Einkaufsgewohnheiten Ihres Klienten geht und nicht um Ihre eigenen.

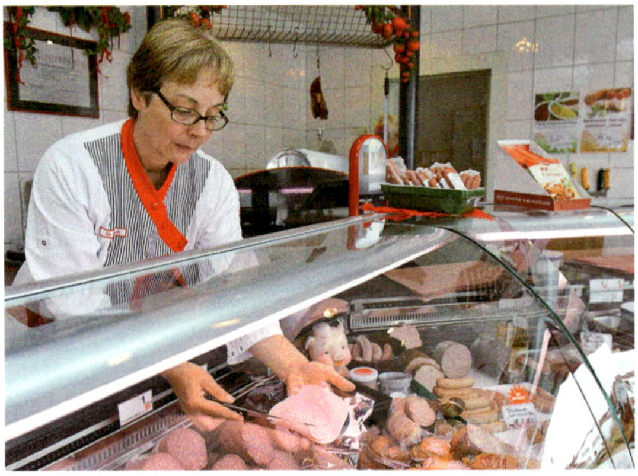

Fachgeschäfte bieten gegenüber vielen Supermärkten den Vorteil, dass man auch kleine Mengen, z. B. bei Aufschnitt, erwerben kann. Dies bietet sich gerade bei Einpersonenhaushalten an.

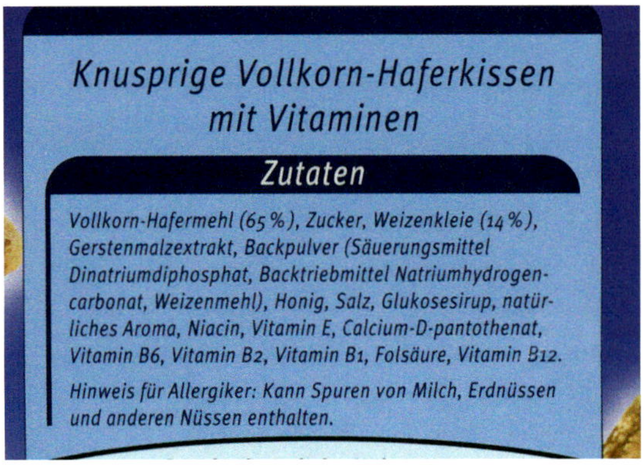

Viele Lebensmittel können Spuren bestimmter Stoffe enthalten, die Nahrungsmittelallergien auslösen. Diese müssen in der Zutatenliste deutlich gekennzeichnet sein.

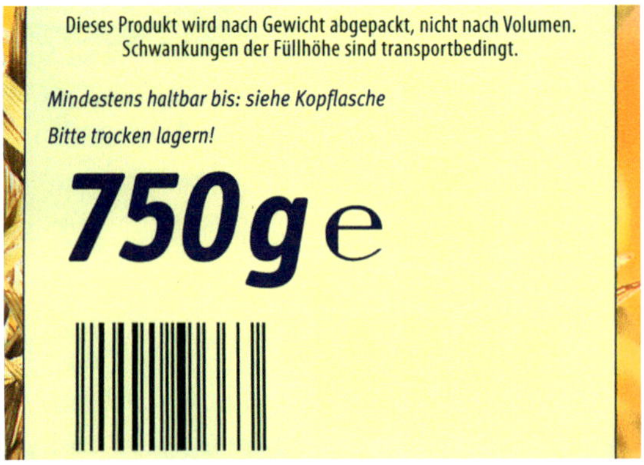

Auf dem Verpackungsaufdruck findet sich neben der Angabe, wie das betreffende Produkt zu lagern ist, auch das Mindesthaltbarkeitsdatum. Bei diesem Produkt wird auf dem Verpackungsaufdruck darauf hingewiesen, dass es auf der Kopflasche eingeprägt ist.

Lagerung von Lebensmitteln

Grundlegende Prinzipien – Weniger ist mehr

Grundsätzlich sollten nur so viele Lebensmittel eingekauft wie auch verbraucht werden. Bestimmte Lebensmittel kann man nur in größeren Mengen kaufen und müssen deshalb gelagert werden. Beachten Sie dabei:

- Halten Sie sich an die auf der Verpackung abgedruckten Lagerungsbedingungen und -zeiten.
- Nutzen Sie Vorratsbehälter, die gut verschließbar, leicht zu reinigen und beschriftbar sind.
- „First in, first out": Zuerst eingestellte Lebensmittel müssen zuerst verbraucht werden. Frisch eingekaufte Lebensmittel werden hinter bereits vorhandenen einsortiert.
- Angebrochene Verpackungen sollten Sie gut abdecken (z. B. mit Alufolie) oder in wiederverschließbare Behälter umfüllen.

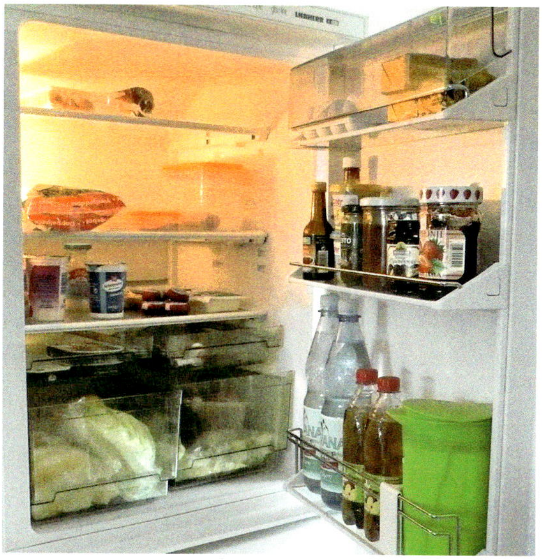

Es ist sinnvoll, bei der Lagerung von Lebensmitteln die verschiedenen Temperaturzonen des Kühlschranks zu berücksichtigen.

Hinweis Folgendes Obst und Gemüse sollte i. d. R. außerhalb des Kühlschranks aufbewahrt werden: Äpfel, Aprikosen, Avocados, Bananen, Birnen, Gurken, Kartoffeln, Kiwis, Mangos, Melonen, Nektarinen, Papayas, Pfirsiche, Pflaumen, Tomaten, Zitrusfrüchte und Zwiebeln.

Kühlschrank – prima Klima

Im Kühlschrank werden frische Produkte gelagert. Die Temperatur im Kühlschrank beträgt ca. 2–10 °C. Im üblichen Kühlschrank herrschen dabei verschiedene Temperaturzonen, die bei der Lagerung berücksichtigt werden sollten:

- oben, ca. 8–10 °C: offene Konserven, Marmelade
- Mitte, ca. 5–8 °C: Milchprodukte, wie z. B. Quark, Käse, Joghurt
- unten, ca. 2–5 °C: schnell verderbliche Produkte, wie z. B. Fleisch, Fisch und Wurst
- Gemüsefach: kühlungsbedürftiges Gemüse, Salat, Obst
- Tür, wärmster Bereich: Getränke, Butter, Eier

Tiefkühlprodukte werden im Eisfach gelagert, dessen Gefrierfunktion und damit die Haltbarkeit der Waren durch die Anzahl der Sterne gekennzeichnet ist.

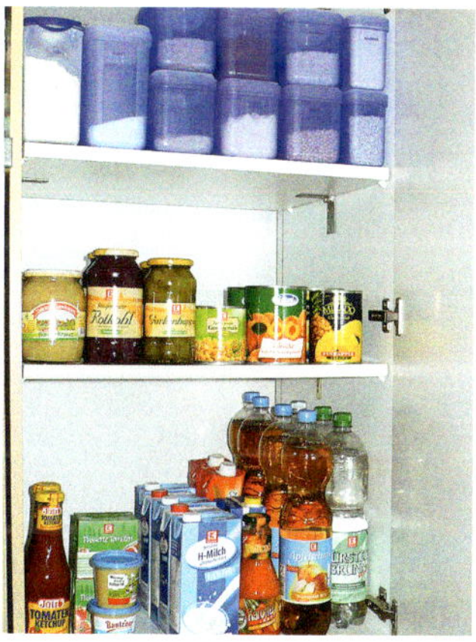

Im Vorratsschrank können lang haltbare Lebensmittel aufbewahrt werden.

Vorratsschrank – Unverhofft kommt oft

Im Vorratsschrank werden Trockenprodukte (wie z. B. Mehl, Nudeln oder Reis) sowie ohne Kühlung haltbare Lebensmittel wie Konserven oder Getränke gelagert.

www.kuehlschrank-infos.de
Hier finden sie wertvolle Informationen rund um das Thema Kühlschrank.

Zubereitung von Lebensmitteln

Speiseauswahl nach saisonalen Gesichtspunkten

Auch wenn wir es heute gewohnt sind, zu Weihnachten Spargel und im Herbst Erdbeeren zu essen, gibt es viele Gründe, die für eine saisonale Auswahl von Speisen sprechen – also dafür, das zu essen, was gerade in unserer Region geerntet wird:

- Der Vitamin- und Nährstoffgehalt ist höher als bei unreif geernteten und lange gekühlten bzw. über weite Strecken transportierten Nahrungsmitteln.
- Saisonale Lebensmittel sind i. d. R. preisgünstiger.
- Eine saisonale Speiseauswahl bietet natürliche Abwechslung.

Ältere Menschen sind es aus früheren Zeiten gewohnt, das Obst und Gemüse zu sich zu nehmen, das es im heimische Garten gibt. Sie freuen sich meistens auf den ersten Wirsingkohl zum Erntedankfest im Oktober oder die ersten Erdbeeren zu Pfingsten.

Portionsgrößen

Für nur eine Person zu kochen, ist meist eine ebenso große Herausforderung, wie für 20 Personen zu kochen. Die benötigten Lebensmittelmengen können anhand nebenstehender Tabelle berechnet werden. Dabei gehen die Mengenangaben von einer erwachsenen Person aus und beziehen sich auf die rohen, unverarbeiteten Lebensmittel.

Hinweis Beachten Sie, dass ältere Menschen häufig kleinere Portionen zu sich nehmen. Sie können nach Absprache mit dem Pflegebedürftigen oder den Angehörigen auch größere Mengen zubereiten und dann portionsweise einfrieren.

Der Saisonkalender

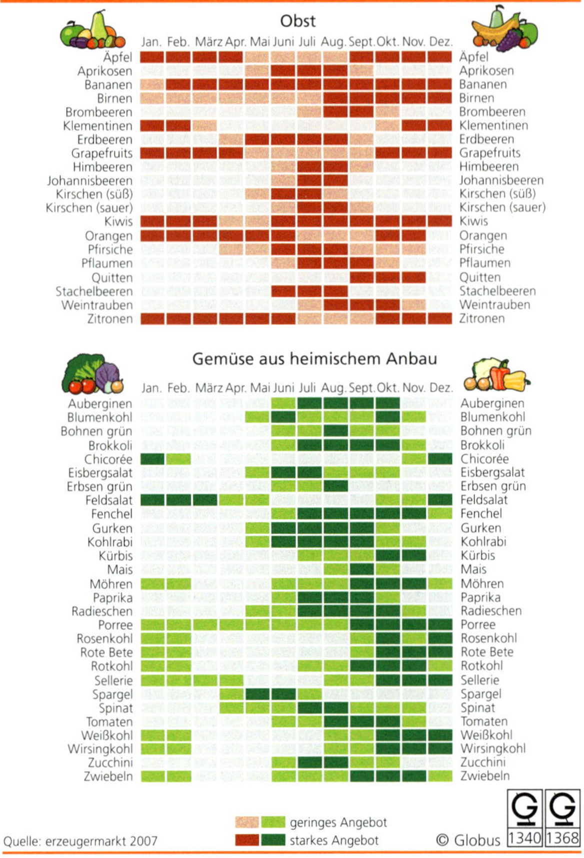

	Hauptgericht	Vorsuppe	
Suppe/Eintopf	500 ml	200 ml	

	Hauptgericht	Beilage/Snack	Suppeneinlage
Kartoffeln	250 g	200 g	125 g
Reis	100 g	50 g	30 g
Teigwaren z. B. Nudeln	100 g	60 g	30 g
Gemüse	250 g	200 g	125 g
Salat	500 g	150 g	
Fleisch	mit Knochen 150 g	ohne Knochen 125 g	Hackfleisch 100 g
Fisch	mit Kopf 250 g	als Filet 150 g	
Obst	frisch 200 g	Kompott 100 g	
Süßspeise	125 g		

Lebensmittelmengen bei der Speisenzubereitung für eine Person

Herstellen von Speisen

Das Herstellen von Speisen, meist das Kochen oder Backen, kann nicht an einem Tag gelernt werden. Es benötigt i. d. R. einige Erfahrung und Übung, Speisen – selbst nach Rezept – geschmackvoll zuzubereiten. Sie sollten folgende Grundsätze beachten:

- Überprüfen Sie einen Tag vorher, ob alle benötigten Zutaten vorhanden sind, sodass Sie fehlende Lebensmittel noch einkaufen können.
- Waschen Sie Lebensmittel immer vor dem Putzen (dem Entfernen von Schalen und nicht verwertbaren Teilen).
- Wiegen Sie alle Zutaten ab und bereiten Sie sie vor (schälen, zerkleinern, einlegen).
- Wählen Sie immer die schonendste Zubereitungsform (eher dünsten als kochen, besser backen als frittieren), das Garverfahren sollte auf die Lebensmittel abgestimmt sein.
- Würzen Sie milde und lassen Sie ggf. nachwürzen.
- Richten Sie Ihre Aufmerksamkeit ebenso auf das **Anrichten** der Speisen.

Hinweis Beziehen Sie den **Pflegebedürftigen** auf Wunsch in die Speisenzubereitung mit ein. So können auch bewegungseingeschränkte Menschen, z. B. im Sitzen, Kartoffeln schälen oder Gemüse zerkleinern.

Möglichkeiten der Lebensmittellieferung

Lebensmittellieferungen können telefonisch, schriftlich oder im Internet gegen eine Servicepauschale bestellt werden. Die verschiedenen Lieferdienste erfüllen unterschiedliche Bedürfnisse:

- **Mahlzeitendienste** („Essen auf Rädern") bieten zubereitete Mahlzeiten, die (warmgehalten) täglich oder (tiefgefroren) wöchentlich angeliefert werden.
- Getränkelieferdienste liefern zu festen Zeiten Getränke nach Wunsch.
- Lebensmittellieferdienste liefern Lebensmittel und andere Waren des täglichen Bedarfs und werden von Supermarktketten, aber auch von privaten Dienstleistern angeboten.

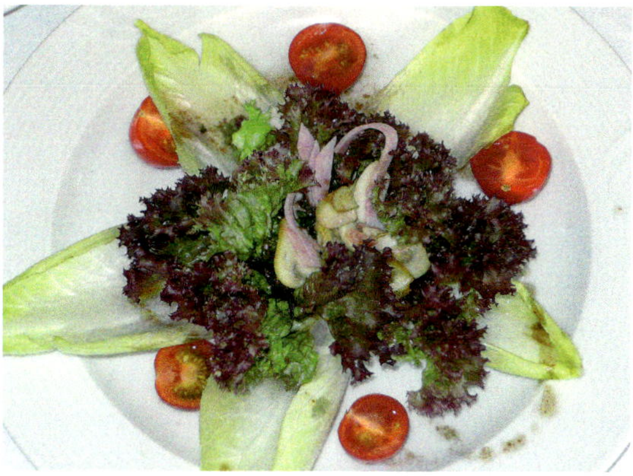

Mit Hilfe von Kräutern, Obst- oder Tomatenstückchen kann jeder Teller ohne viel Aufwand appetitanregend dekoriert werden.

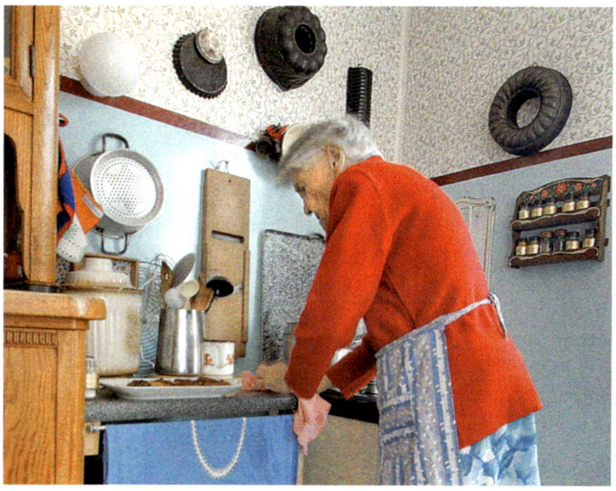

Die Speisezubereitung in Küchen älterer Menschen stellt uns manchmal vor ganz eigene technische Herausforderungen. Scheuen Sie sich nicht, die Pflegebedürftigen oder Angehörigen nach der Handhabung von Geräten zu fragen.

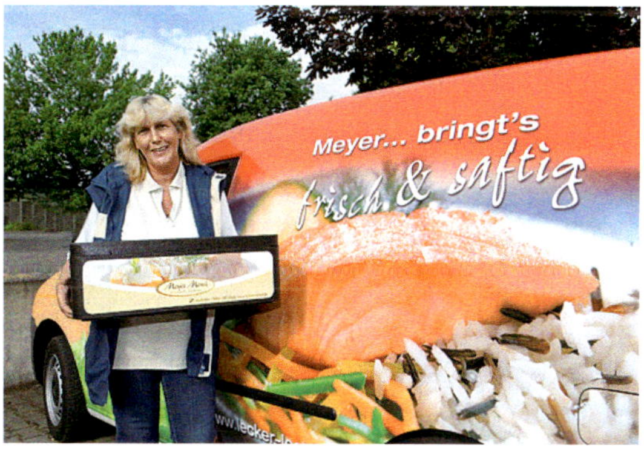

Viele Mahlzeitendienste haben sich auf die Bedürfnisse von alten, pflegebedürftigen oder kranken Menschen spezialisiert.

Haushaltspflege

Haushaltsreinigung

Die Reinigungsarbeiten werden vertragsgemäß und in Absprache mit dem Pflegebedürftigen oder seinen Angehörigen durchgeführt. Es gibt drei sich ergänzende Arten der Reinigung.

Sichtreinigung

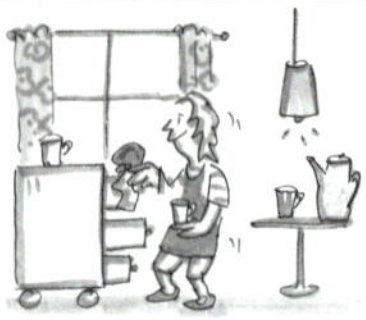

Es handelt sich vorwiegend um das Aufräumen von Dingen, die Sie sehen. Die Sichtreinigung wird dann erledigt, wenn sie anfällt, mehrmals in der Woche, täglich oder mehrmals täglich. Dazu gehören Tätigkeiten, wie z. B.

- Gegenstände oder Geschirr wegräumen,
- Oberflächen (z. B. Tisch) abwischen,
- Müllbehälter entleeren,
- Betten machen,
- verwelkte Blumenblätter beseitigen oder
- Spinnweben entfernen.

Unterhaltsreinigung

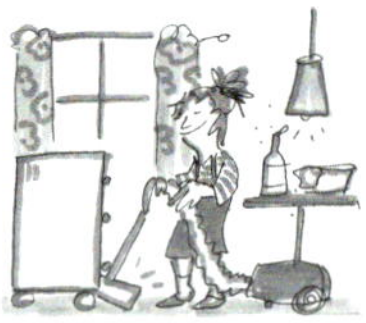

Hier handelt es sich um alle Aufräum- und Reinigungsarbeiten, die sich im Alltag wiederholen und meistens einmal in der Woche erledigt werden sollten, z. B.

- Staub saugen, Staub wischen,
- Wäsche bügeln,
- Fußböden reinigen,
- Kühlschrank auf verdorbene Lebensmittel kontrollieren und auswischen,
- WC, Waschbecken, Dusche/Badewanne reinigen oder
- Schuhe putzen.

Grundreinigung

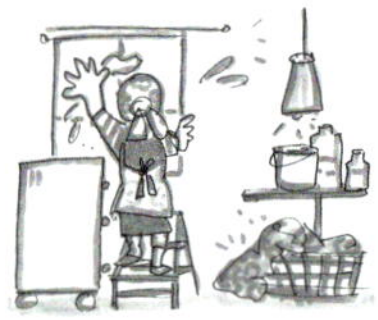

Bei der Grundreinigung werden alle Einrichtungsgegenstände und Geräte intensiv gereinigt. Diese Reinigungsart benötigt viel Zeit und wird deshalb in größeren Abständen (z. B. 2- bis 3-mal im Jahr) durchgeführt, wie z. B.

- Reinigung von Geräten wie E-Herd, Geschirrspülmaschine,
- Fenster- und Türenreinigung,
- Abtauen des Gefrierschrankes oder
- Schränke innen und außen reinigen, aussortieren und wieder einräumen.

Im Gegensatz zu stationären Pflegeeinrichtungen kommen im Haushalt sehr viel weniger krankheitserregende Keime vor. Daher reicht der Einsatz herkömmlicher Haushaltsreiniger aus. Eine Flächen- oder Wischdesinfektion ist nicht vonnöten. Nutzen Sie nach Möglichkeit die im Haushalt vorhandenen Reinigungsmittel und Arbeitsgeräte. Kommen Sie mit der Auswahl nicht zurecht oder reagieren Sie allergisch auf bestimmte Reinigungsmittel, besprechen Sie mit dem Pflegebedürftigen, seinen Angehörigen oder Ihrem Arbeitgeber mögliche Alternativen. Grundsätzlich sollte mechanischen Reinigungsverfahren der Vorzug gegeben werden. Man unterscheidet

- **Trockenreinigungsverfahren** mit Staubsauger, Besen, Handfeger und Müllschippe,
- **Feuchtreinigungsverfahren** mit Wischgeräten und Wischtüchern sowie
- **Nassreinigungsverfahren** mit Eimer, Wischgerät und Presse.

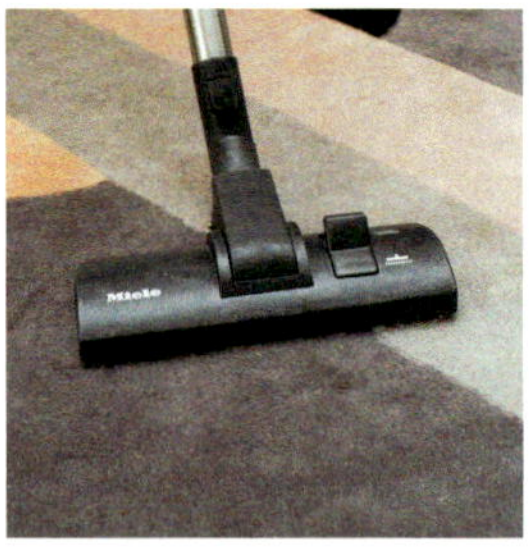

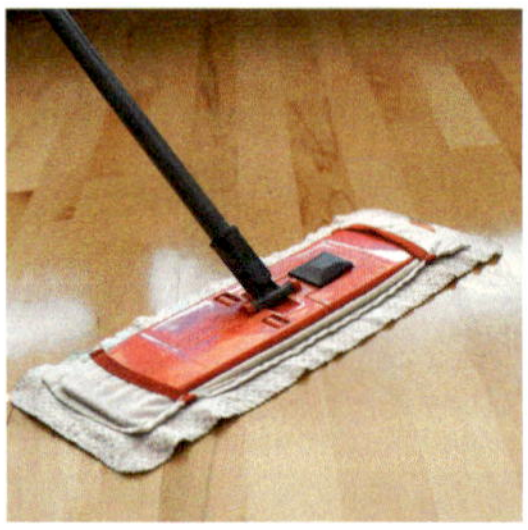

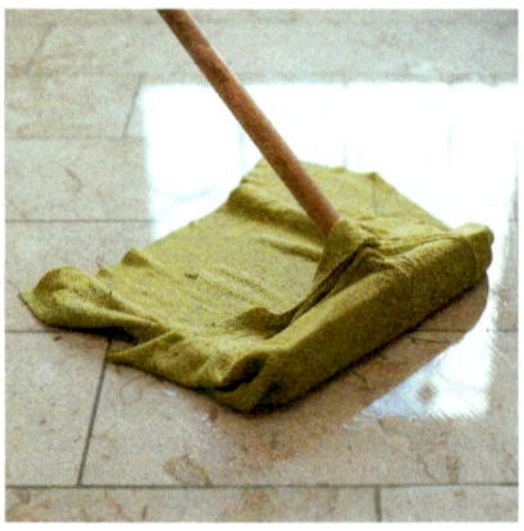

Die Auswahl des geeigneten Reinigungsverfahrens ist abhängig vom Bodenbelag sowie vom Grad der Verschmutzung.

Was reinige ich?	Womit reinige ich?	Wie reinige ich?	Besonderheiten
Gläser	■ Geschirrspülmittel ■ Spülschwamm, Spültuch ■ Bürste ■ fusselfreies Geschirrtuch	■ Gläser spülen ■ nachspülen ■ kurz abtropfen lassen und sofort abtrocknen	Es können Trübungen und Kratzer des Glases entstehen.
Fenster	■ Allzweckreiniger, Spiritus, Essig ■ Fensterleder, fusselfreies Geschirrtuch ■ Fensterabzieher mit Einwascher ■ Handfeger und Kehrschaufel ■ Abfalleimer ■ Eimer mit warmem Wasser ■ Sicherheitsleiter	Von oben nach unten und von innen nach außen in folgender Reihenfolge reinigen: ■ zuerst Rahmen, Scheiben und Fensterbrett abkehren ■ dann Rahmen und Scheiben feucht reinigen und zum Abschluss Scheiben mit Fensterleder oder -abzieher trocknen	Fenster können „blind" werden, wenn diese bei direkter Sonneneinstrahlung gereinigt werden.
Tassen, Teller, Schüsseln aus Keramik	■ Geschirrspülmittel ■ Essig, Salz ■ Spülschwamm, Spültuch ■ Geschirrtuch	■ Geschirr spülen und nachspülen ■ kurz abtropfen lassen und abtrocknen	Gegen Tee- oder Kaffeeränder helfen Essig und Salz.
Waschbecken, Dusche, Badewanne, Toilette, Fliesen	■ Allzweckreiniger ■ Scheuermilch, Essig, Salz, Backpulver ■ Reinigungsschwamm ■ Allzwecktuch, Geschirrtuch ■ Zahnbürste	■ Gegenstände mit Reiniger und Schwamm oder Allzwecktuch abreiben und gründlich nachspülen ■ hartnäckige Verschmutzungen mit Zahnbürste beseitigen	Bei hartnäckigem Schmutz Scheuermilch verwenden; Kalkränder behandeln Sie mit Essig und Salz.
Schüsseln, Vorratsdosen aus Kunststoff	■ Geschirrspülmittel, Allzweckreiniger ■ Spültuch, Spülschwamm ■ Geschirrtuch	■ Gegenstände spülen und nachspülen ■ anschließend abtrocknen	für die Reinigung kein Scheuermittel verwenden
Pfannen (beschichtet, z. B. mit Teflon)	■ Geschirrspülmittel ■ dunkles Geschirrtuch ■ Spültuch ■ evtl. Holzspieß oder Wattestäbchen	■ Gegenstände abwaschen und nachspülen ■ kurz abtropfen lassen und abtrocknen ■ Ecken und Stiel mit Holzspieß oder Wattestäbchen reinigen	Keine kratzenden Reiniger verwenden; die Beschichtung ist nicht kratzfest. Beschädigungen sind gesundheitsschädlich.
Holzbrettchen	■ Geschirrspülmittel, Allzweckreiniger, Scheuermittel ■ Bürste ■ Spültuch ■ Geschirrtuch	■ Bretter abwaschen ■ Verschmutzungen mit Bürste und Scheuermittel entfernen ■ nachspülen und abtrocknen ■ Bretter an der Luft trocknen lassen	Bretter nur mit der Hand spülen und nicht im Wasser liegen lassen; sie quellen sonst auf. Trocknen an einer Heizung kann das Holz spalten.
Möbel, poliert, aus Holz	■ Möbelpflegemittel, Bienenwachs ■ Staubtuch, weiches Allzwecktuch, weiches Poliertuch	■ Gegenstände abstauben ■ Möbelpflegemittel auf das Allzwecktuch geben und mit der Maserung auftragen ■ mit Poliertuch polieren	Für die Reinigung von Holzmöbeln sollten Sie möglichst kein Wasser verwenden, damit das Holz nicht quillt.
Kochgeschirr, Besteck aus Edelstahl	■ Geschirrspülmittel, Scheuermilch ■ Spültuch, weicher Topfschwamm ■ dunkles Geschirrtuch	■ Gegenstände spülen, bei Bedarf mit Scheuermilch abreiben ■ nachspülen, kurz abtropfen lassen und sofort abtrocknen (Edelstahl bekommt sonst Flecken)	Edelstahl mit der Bezeichnung 18/10 ist spülmaschinengeeignet; bei Verkrustungen Gegenstände einweichen; kein Scheuerpulver oder grobe Topfschwämme verwenden.

Wäsche- und Textilpflege

Wäsche vorbereiten

In den meisten Haushalten wird die Schmutzwäsche nach hell und dunkel vorsortiert. Dadurch können starke Verfärbungen beim Waschvorgang vermieden werden. Separieren Sie zusätzlich folgende Wäsche:

- Kochwäsche: Unterwäsche oder andere ggf. bakterienbelastete Wäsche können Sie bei höheren Temperaturen (mind. 60 °C) waschen.
- Neu erworbene Textilien: Diese färben evtl. aus und sollten daher beim ersten oder auch zweiten Mal separat gewaschen werden.
- Kleinteilige oder empfindliche Wäschestücke (z. B. Socken, Nylonstrümpfe, Büstenhalter): Diese können sich in der Waschmaschine festsetzen und sollten daher in einem Wäschesack oder -netz gewaschen werden.

Bevor Sie die Schmutzwäsche in die Waschmaschine geben, sollten Sie am **Pflegesymbol** ablesen, welche Behandlung das Wäschestück verträgt. Beachten Sie beim Vorsortieren weiterhin Folgendes:

- Entleeren Sie alle Taschen.
- Verschließen Sie Reißverschlüsse und Knöpfe.
- Drehen Sie farbempfindliche Textilien auf links.
- Flechten Sie lose Bänder zusammen.
- Entkrempeln Sie Ärmel, Hosenbeine und Socken.

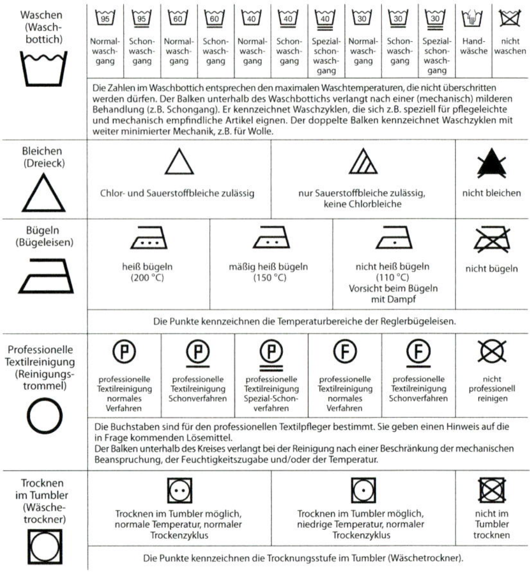

Übersicht über die Pflegesymbole

Waschvorgang

In den meisten Haushalten ist heute eine Waschmaschine mit verschiedenen **Waschprogrammen** vorhanden. Verwenden Sie die vom Pflegebedürftigen gewohnten Waschmittel. Die Menge des Waschmittels sollten Sie den Herstellerangaben entsprechend dosieren. Die meisten Waschmaschinen verfügen über ein Waschmittelfach für die Vorwäsche, eines für den Hauptwaschgang sowie ein Fach für den Weichspüler. Bei normal verschmutzter Wäsche können Sie auf die Vorwäsche verzichten. Der Einsatz von Weichspülern ist nicht unbedingt notwendig, die darin vorhandenen Duftstoffe sind umweltbelastend und stehen im Verdacht, Allergien auszulösen.

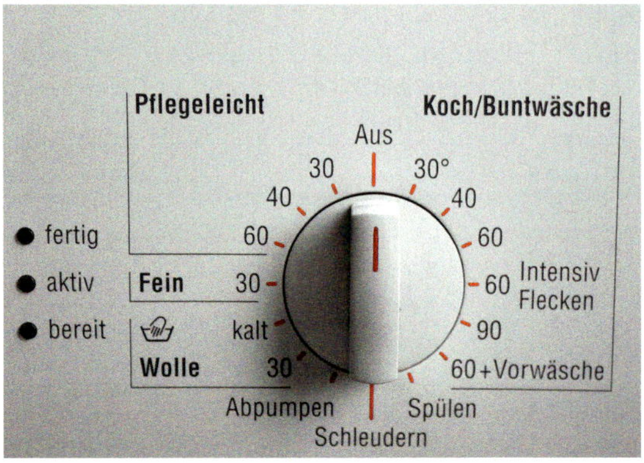

Programmwahl an einer Waschmaschine

Hinweis Informationen über den Wasserhärtebereich erhalten Sie beim zuständigen Wasserwerk oder der Gemeinde.

www.waesche-waschen.de
Hier finden sie zahlreiche Tipps zum Waschen und ein Waschlexikon.

Wäsche trocknen

In der Waschmaschine wird (außer bei Schonprogrammen) die Wäsche bereits geschleudert. Dabei wird überschüssiges Wasser aus der Wäsche entfernt. Im Anschluss daran muss die Wäsche aus der Waschmaschine genommen und getrocknet werden. Dazu gibt es prinzipiell zwei Möglichkeiten: Das **Trocknen im Wäschetrockner** ist nicht für alle Textilien geeignet (siehe Pflegesymbol). Zusätzlich benötigt ein Wäschetrockner sehr viel Energie. Umweltschonender und kostensparender ist daher das Trocknen auf der Leine. Dafür ist ein gewisses Maß an Wärme und Luftzirkulation unerlässlich. Beim **Trocknen an der frischen Luft** (Balkon, Terrasse oder Garten) sind die Bedingungen dafür am besten. Steht diese Möglichkeit nicht zur Verfügung, kann die Wäsche auch in der Wohnung getrocknet werden. Dabei sollte die Wohnung ausreichend gelüftet werden. Ältere Häuser verfügen über Trockenräume unter dem Dachboden oder im Keller, die i. d. R. von mehreren Mietparteien genutzt werden können. Beachten Sie beim Aufhängen der Wäsche Folgendes:

- Schlagen Sie die Wäsche vor dem Aufhängen aus.
- Lassen Sie beim Aufhängen ausreichend Zwischenraum.
- Setzen Sie die Wäscheklammern so an, dass die Abdrücke später kaum sichtbar sind (z. B. am Saum oder Bund).

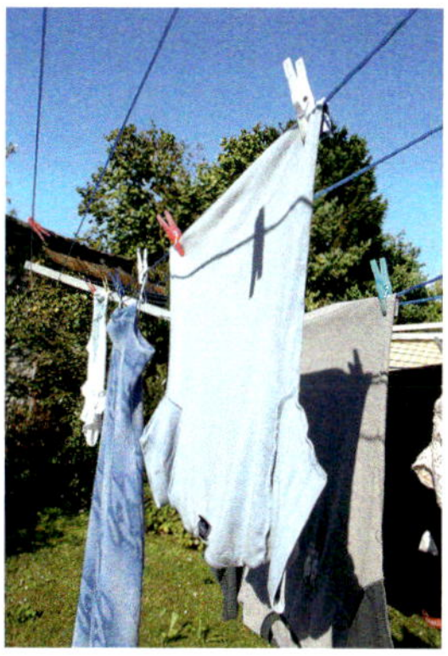

Wäsche im Wind auf der Leine

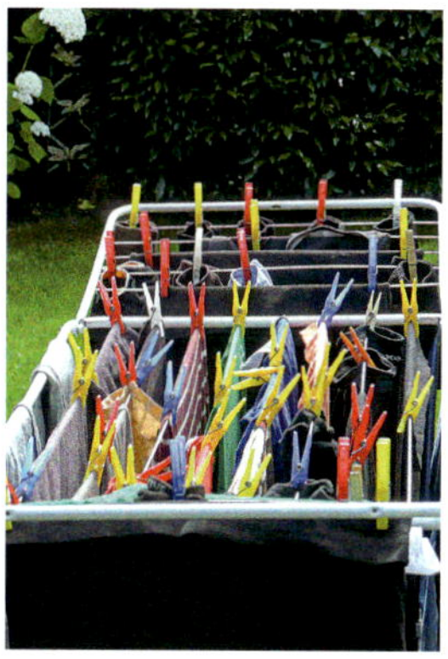

Wäscheständer

Wäsche schrankfertig machen

Soll die Wäsche gebügelt werden, empfiehlt es sich, die Wäsche in noch leicht feuchtem Zustand von der Leine zu nehmen oder beim Wäschetrockner das Programm „bügelfeucht" zu wählen. Am Bügeleisen muss die im Pflegesymbol angegebene Bügeltemperatur eingestellt werden. Das Bügeln von Kleidung benötigt einige Übung und sollte an der eigenen Wäsche erprobt werden, bevor Sie Wäsche von Klienten bügeln.

Jeder Mensch hat in seinem Kleiderschrank eine eigene Ordnung. Erfragen Sie die Wünsche und Vorlieben der Klienten, auch hinsichtlich des **Zusammenlegens von Kleidungsstücken**. Hosen, Röcke, häufig auch Blusen und Hemden werden meist auf Bügeln aufgehängt.

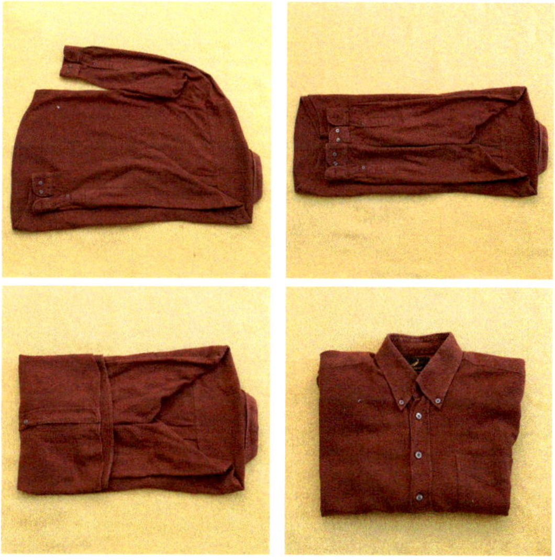

Werden Hemden nicht auf Bügel in den Schrank gehängt, müssen v. a. Kragen und Schulterpartie besonders sorgfältig zusammengefaltet werden.

Umweltgerechtes Verhalten im Haushalt

Umweltschutz geht jeden etwas an. Und: Durch kleine Verhaltensänderungen im eigenen Haushalt kann Großes bewirkt werden. Zusätzlich kann durch umweltbewusstes Verhalten Geld gespart werden.

Einsatz von Chemikalien

Der Reinigungseffekt basiert auf den Faktoren Mechanik, Temperatur, Zeit und Chemie. Auf chemische Reinigungsmittel kann daher häufig verzichtet werden, wenn im Gegenzug etwas mehr Kraft (Mechanik) oder Zeit aufgewendet wird. Dies schont nicht nur die Umwelt, sondern hilft auch, die Entstehung von Allergien und Hautkrankheiten zu vermeiden.

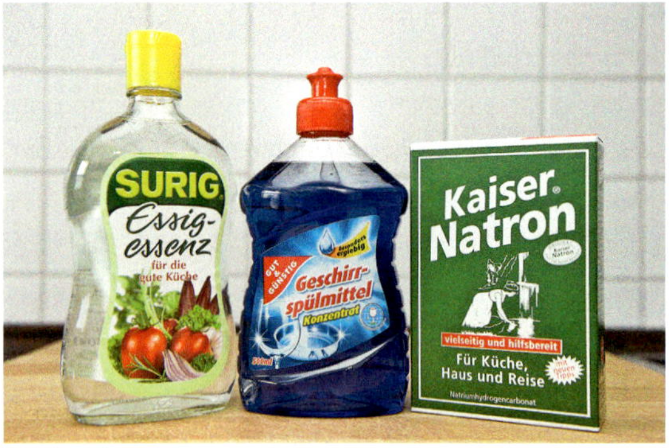

Häufig reichen ein gutes Spülmittel als Basisreinigungsmittel sowie Essig oder Zitronensäure zur Kalkbeseitigung aus. Auch Natron (Backpulver) ist ein bewährtes Hausmittel zur Beseitigung von Flecken.

Energiesparen

Wie in den meisten Industrienationen ist der Gesamtenergieverbrauch in Deutschland sehr hoch. Die meisten Menschen möchten jedoch nicht auf den Komfort ihrer elektrischen Geräte verzichten. Neben dem Austausch „stromfressender" alter Geräte und Glühbirnen können auch kleine Verhaltensänderungen helfen, Energie zu sparen:

- Elektrisches Licht nur bei Dunkelheit und im aktuellen Aufenthaltsraum brennen lassen.
- Kurze Garzeiten beim Kochen wählen.
- Stand-by-Betrieb vermeiden und Elektrogeräte bei Nichtbetrieb ganz ausschalten.

www.umweltbundesamt.de
Auf der Seite des Umweltbundesamts für Mensch und Umwelt erhalten Sie zahlreiche Informationen zu Umweltbewusstsein, Energiesparen und Klimaschutz.

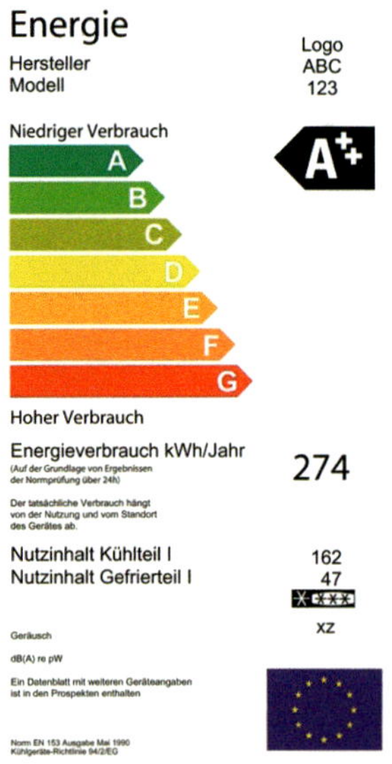

Energielabel eines Kühl-Gefrier-Kombinationsgerätes. Bei neuen Geräten zeigt das Engergielabel die Energieeffizienz an.

Abfallentsorgung

So genannter Abfall kann in den meisten Fällen als Wertstoff wiederverwertet (*recycelt*) werden. Um diesen Prozess zu erleichtern, wird der Abfall bereits vom Verbraucher vorsortiert:

- Glas nach Glasfarben (Grün, Braun, Weiß) in den Glascontainer
- Papier, Pappe, Kartons und Zeitungen in den Papiercontainer
- organische Abfälle (z. B. Gemüse- oder Eierschalen) in die Bioabfalltonne
- Verpackungen mit dem Logo „Grüner Punkt" in die „Gelbe Tonne"

Hinweis Erkundigen Sie sich bei Ihrem kommunalen Müllentsorger nach den Vorgaben zur Abfallentsorgung. Die Bereitstellung der „Gelben Tonne" ist bereits beim Einkauf der Waren mit bezahlt worden. Papier- und Glascontainer sowie Bioabfalltonnen sind in vielen Gemeinden kostenfrei. Bei konsequenter Mülltrennung bleiben so nur noch geringe Mengen kostenpflichtigen Hausmülls übrig.

Verwahrlosung

Auch wenn in den Medien häufiger über die Verwahrlosung von Kindern die Rede ist, spielt in unserer Gesellschaft ebenfalls die Verwahrlosung im Alter oder bei (psychischer) Krankheit eine Rolle. Man unterscheidet drei Formen der Verwahrlosung:

- Die „geordnete Unordnung": Es existiert ein Ordnungssystem im Chaos, die Wohnung ist durch freigehaltene Wege begehbar, Gegenstände für den Wohnungsinhaber auffindbar.
- „Keine Ordnung": Gegenstände sind ohne System angehäuft, eine zunehmende Vermüllung ist zu beobachten.
- „Unbewohnbarkeit": Die Vermüllung ist bis zur Unbewohnbarkeit fortgeschritten. Sanitäre Einrichtungen und Küche sind nicht mehr zu nutzen, die hygienischen Verhältnisse untragbar.

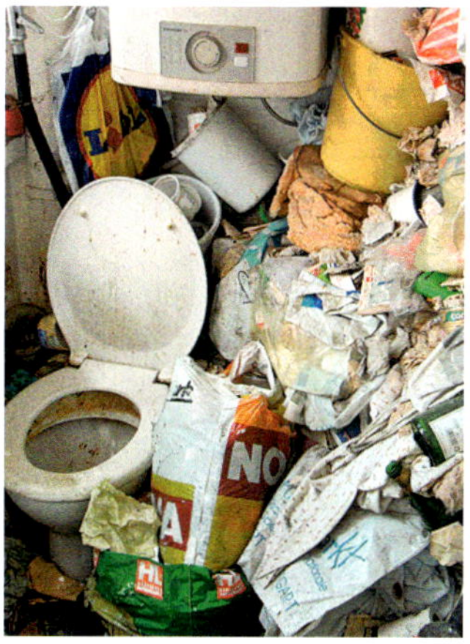

Sind wie hier die sanitären Einrichtungen nicht mehr nutzbar, kommt es schnell zu unhaltbaren hygienischen Bedingungen. Meistens werden in einem solchen Zustand auch die Nachbarn aktiv, die von Gestank und ggf. Ungeziefer aufgeschreckt werden.

Ursachen

Von Verwahrlosung im Alter bzw. bei Krankheit sind meist Frauen betroffen. Die Ursachen sind vielfältig, liegen aber häufig im Nachlassen der körperlichen Fähigkeiten, verbunden mit Einsamkeit und dem Wegfall sozialer Kontrolle.

Die körperlichen Einschränkungen führen dazu, dass die Wohnung nicht mehr regelmäßig gereinigt werden kann. Mit nasser Wäsche gefüllte Wäschekörbe sind zu schwer, die Kleidung wird – wenn überhaupt – mit der Hand ausgewaschen. Lebensmitteleinkäufe werden zur Last, die Ernährung wird auf Konservenkost reduziert, woraus eine Mangelernährung mit weiterem Verlust der körperlichen Kräfte folgt. Aus Scham wird Besuch nicht mehr in die Wohnung gelassen, die soziale Isolation wächst, ein Teufelskreis entsteht.

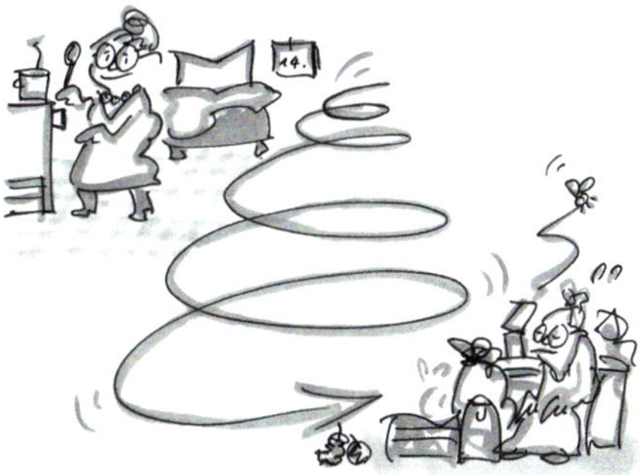

In manchen Fällen führen das Nachlassen körperlicher Fähigkeiten und eine zunehmende Vereinsamung zu einer Abwärtsspirale, die schließlich bis zur Verwahrlosung reicht.

www.verwahrlosung.info
Hier finden sie ausführliche Informationen zu Verwahrlosung und Messie-Syndrom.

Umgang mit Verwahrlosung

Das Thema ist für alle Beteiligten mit Scham ↗ S. 31 besetzt und erfordert eine sensible Vorgehensweise. Die Betroffenen reagieren auf Hilfsangebote häufig mit Misstrauen und Feindseligkeit, was die Helfer häufig nicht verstehen können. Eine Lösung ist meist nur dann möglich, wenn Betroffene, Angehörige, Arzt und speziell geschulte Sozialarbeiter miteinander reden.

Hinweis Das Recht auf Autonomie sowie die Würde des Betroffenen verbietet es, gegen seinen Willen die Wohnung aufzuräumen. Ausnahmen kann es bei der Einsetzung eines Betreuers, z. B. bei Eigen- oder Fremdgefährdung geben.

Soziale Unterstützung

Organisation von Betreuungs- und Hilfediensten

Das Angebot von Betreuungs- und Hilfediensten unterscheidet sich stark zwischen den einzelnen Kommunen und Regionen. Daher kann an dieser Stelle nur ein grober Überblick gegeben werden. Grundsätzlich muss man zwischen kostenfreien Angeboten durch meist ehrenamtliche Mitarbeiter und kostenpflichtigen Angeboten von kommerziellen Trägern unterscheiden. Es ist daher auch abhängig von den finanziellen Möglichkeiten des Klienten, ob und welche Dienste er in Anspruch nehmen möchte.

- Kirchen sowie Wohlfahrtsverbände bieten meist Seniorendienste durch Ehrenamtliche an.
- Ist der Klient in einem Verein oder Verband aktiv (gewesen), so kann er ggf. angebotene Hilfedienste von dort in Anspruch nehmen.
- Bei intakter Sozialstruktur können auf privater Ebene Nachbarschaftshilfen organisiert werden. Hierbei ist jedoch zu bedenken, dass die Helfer bei ihren Tätigkeiten nicht versichert sind.
- Gerade in Großstädten gibt es immer häufiger Angebote zur Tagesbetreuung oder Seniorencafés mit Hol- und Bringdiensten.
- Im Rahmen eines Minijobs ↑ S. 331 kann der Klient eine Hilfsperson einstellen und für ihre Dienste mit einem sozialversicherungspflichtigen Gehalt entlohnen.
- Pflegestützpunkte bieten Informationen zu den regionalen Angeboten und stellen Kontakte zu den entsprechenden Trägern her.
- Der Sozialdienst im Krankenhaus kann bei einem Krankenhausaufenthalt vor der geplanten Entlassung die Betreuung und Pflege im häuslichen Bereich organisieren.
- Einige Pflegeheime bieten inzwischen auch ihre Dienste für „externe" Klienten an. Hierzu gehören Tagesbetreuung oder Freizeitangebote sowie die Teilnahme an den Mahlzeiten in der Einrichtung.

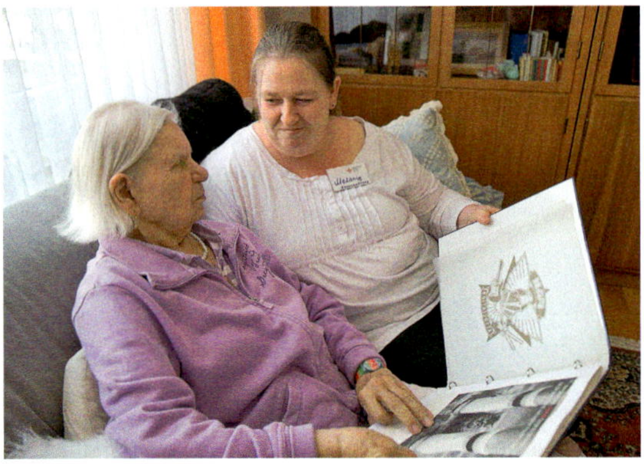

Ehrenamtliche übernehmen im Rahmen ihres Einsatzes viele Betreuungs- und Hilfsangebote.

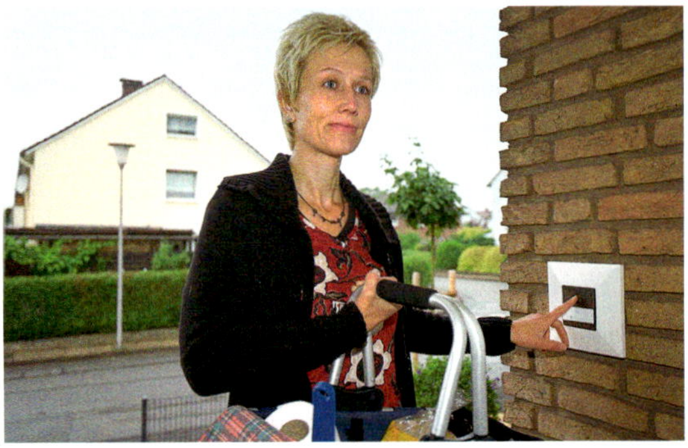

Sind Menschen in ihrer Nachbarschaft verwurzelt, übernehmen Nachbarn gerne kleine Unterstützungsleistungen.

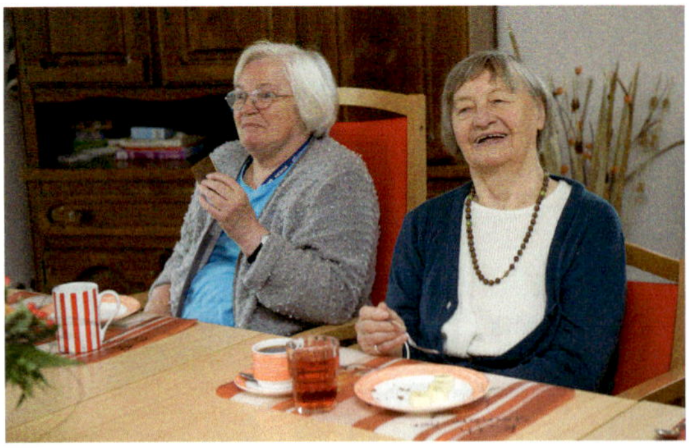

Seniorencafés bieten Beschäftigung und Unterstützung während des Tages an. Häufig setzen sie einen Fahrdienst ein.

Begleiten, erzählen und zuhören

Für viele pflegebedürftige Menschen, die in ihrem Zuhause leben, sind die Pflegenden der ambulanten Pflegedienste der einzige soziale Kontakt am Tag. Daher befinden sich viele Pflegende in der Zwickmühle, neben den abrechenbaren Pflegeleistungen zur Beschäftigung aufgefordert zu werden: „Ach, bleiben Sie doch noch ein Weilchen." oder „Lassen Sie doch den Abwasch, und lesen Sie mir lieber etwas aus der Zeitung vor."

Werden die Pflegeleistungen von den Pflegekassen getragen, können die genannten Tätigkeiten tatsächlich nicht abgerechnet werden. In der Regel ist es jedoch ein Einfaches, mit dem Klienten zu **reden oder ihm zuzuhören**, während man seine Tätigkeiten verrichtet. Die Beschreibung des Wetters, der Straßenbauarbeiten vor dem Haus oder auch nur die Schlagzeile aus dem Lokalteil können Pflegebedürftigen ein Gefühl der gesellschaftlichen Teilhabe geben. Umgekehrt ist auch das aktive Zuhören ↗ S. 130 wichtig. Gerade die Zwischentöne einer Unterhaltung können Aufschluss über die Sorgen und Nöte der Betroffenen geben.

Anders sieht die Situation bei der „Persönlichen Assistenz" nach SGB IX aus oder wenn Sie in einer anderen Finanzierungsform „**Alltagsbetreuung**" leisten. Hier begleiten Sie Ihre Klienten auch außerhalb rein pflegerischer oder hauswirtschaftlicher Tätigkeiten, z. B. zu Spiel oder Sport sowie Kulturveranstaltungen oder **Festen**, aber auch zu Arzt- und Therapiebesuchen.

Hinweis Beachten Sie, dass es beim Begleiten, Erzählen und Zuhören immer um die Interessen Ihres Klienten und nicht um die eigenen gehen sollte. Es versteht sich von selbst, dass Ihr Liebeskummer oder andere Sorgen genauso wenig auf der Tagesordnung stehen wie Freizeitbeschäftigungen, die zwar Ihren Vorlieben, aber weder den Neigungen noch den Fähigkeiten Ihres Klienten entsprechen.

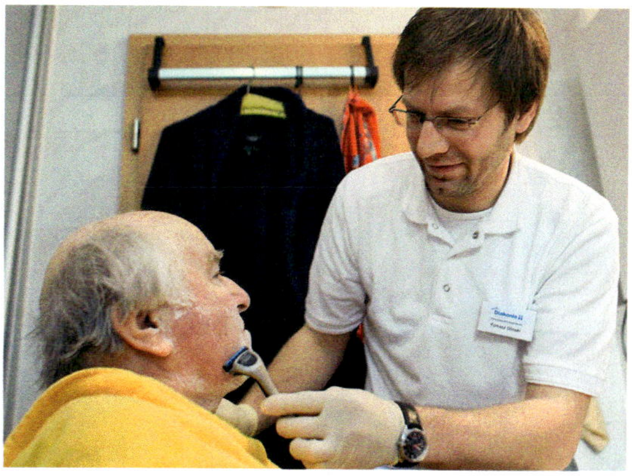

Sie können – insofern es den Klienten interessiert – auch während pflegerischer Maßnahmen von der Welt „draußen" berichten oder den Sorgen und Nöten Ihres Klienten zuhören.

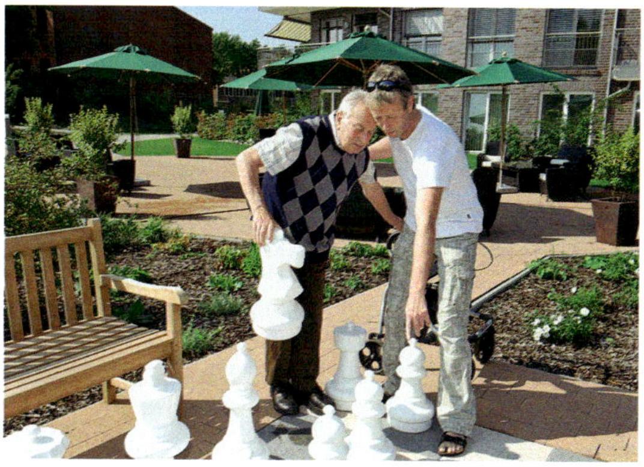

Die Begleitung zum Schachspielen im Park kann zur „Alltagsbetreuung" gehören.

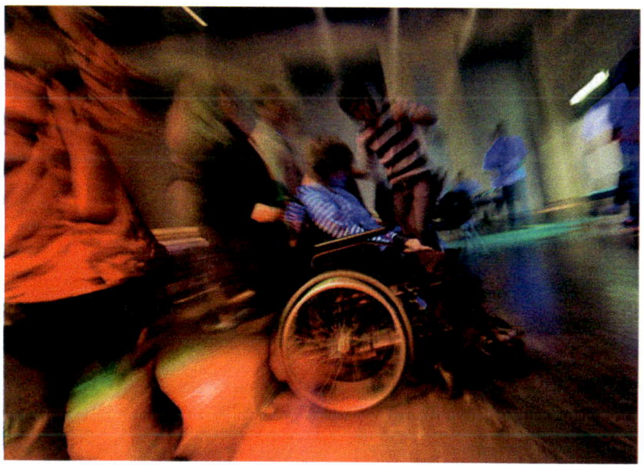

Insofern der Klient es wünscht und es den vertraglich vereinbarten Arbeitszeiten entspricht, kann auch der Besuch einer Diskothek zur „Persönlichen Assistenz" dazugehören.

Der Heimeinzug

Aktive Vorbereitung

Bevor Menschen auf Dauer in eine stationäre Einrichtung ziehen, werden sie oft von Ängsten und vielen Fragen bewegt. Das gilt besonders für Altenheime, die vielfach unter einem schlechten Ruf leiden. Entsprechend gehen alte Menschen oft sehr spät und mit großen Vorbehalten in eine Einrichtung, wenn es keine Alternative mehr gibt. Dagegen stellt sich immer wieder heraus, dass die Eingewöhnungsphase deutlich leichter fällt, wenn die Betroffenen ihren Heimeinzug noch aktiv mitgestalten können. Dann können auch die Vorteile gesehen und genutzt werden.

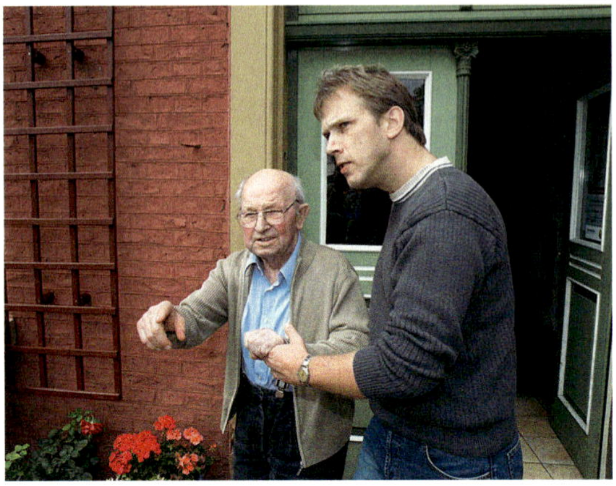

„Wie lange werde ich zu Hause noch zurechtkommen?"

Gründe für den Heimeinzug

Zu den wichtigsten Gründen, in ein Heim ziehen zu wollen, zählt die Vorstellung, nicht mehr für den Haushalt verantwortlich zu sein. Endlich fallen beschwerliche Aufgaben wie Putzen, Einkaufen oder Kochen weg. Auch die geliebte Gartenarbeit wurde auf die Dauer zu anstrengend. Stationäre Pflegeeinrichtungen bieten verschiedene Möglichkeiten der Unterstützung. Die Angebote reichen von haushaltsnahen Dienstleistungen im eigenen Appartement bis zur vollständigen Übernahme der Versorgung auf der Pflegestation.

Mit zunehmendem Alter steigt die Wahrscheinlichkeit, dass jemand ohne Partner lebt, weil dieser verstorben ist. Die Wohnung kann auf Grund körperlicher Einschränkungen immer seltener verlassen werden, die Betroffenen vereinsamen in steigendem Maße. Es fehlen die Ansprechpartner, das Fernsehen wird zum „Guckloch" in die Welt.

In den Einrichtungen dagegen besteht die Möglichkeit, neue Kontakte zu anderen Bewohnern herzustellen. Es gibt praktisch überall ein abwechslungsreiches Beschäftigungsangebot, das die Sinne und die Geselligkeit anregt.

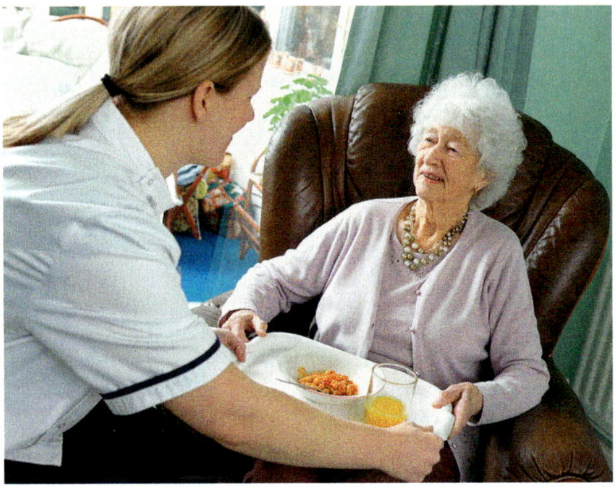

Endlich nicht mehr selbst kochen müssen …

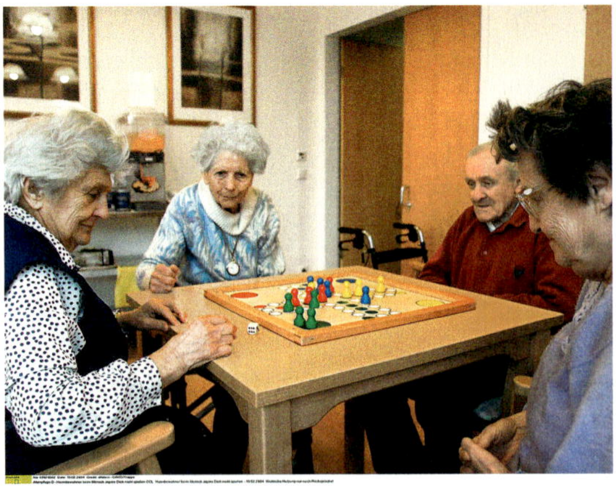

Gemeinsames Spielen fördert die Lebensfreude.

Kleine Checkliste Heimeinzug

Ort des Heimes: An welchem Ort, in welcher Stadt soll das Heim sein? Wohnen Angehörige in der Nähe? Gibt es eine gute Verkehrsanbindung? usw.

Art des Heims: Bei noch vorhandener Selbstständigkeit bieten sich betreutes Wohnen oder ein Altenwohnheim an. Wenn bereits Pflegebedürftigkeit vorliegt, muss das bei der Wahl berücksichtigt werden.

Probewohnen: Probewohnen bedeutet, im Heim der Wahl einige Tage leben und wohnen zu können, um sich möglichst realistisch ein Bild von der Atmosphäre und Versorgung machen zu können.

Wartezeiten: Wie lang sind die Bewerberlisten?

Eigene Möbel: Ist es möglich, eigene Möbel und Einrichtungsgegenstände mitzubringen?

Haustiere: Sind in dem Heim eigene Haustiere (Kleintiere) erlaubt? Gibt es Gemeinschaftshaustiere, wie z. B. Vögel, einen Hund usw.?

Kostenvereinbarungen: Ist die Einrichtung Vertragspartner der Versicherungsträger und welche Leistungen sind enthalten bzw. müssen extra bezahlt werden?

Träger des Heims: Wird ein kirchlicher, ein öffentlicher (z. B. Gemeinde) oder ein privater Träger bevorzugt? (Sofern es überhaupt eine Wahl gibt.)

Betreuung: Welche Pflege und Betreuungsdienste werden angeboten, gibt es hinreichend Beschäftigungsmöglichkeiten?

Personal: Welche Ausbildung haben die Führungskräfte? Wird genügend Pflegefachpersonal angeboten? Wie ist der Personalschlüssel und wird mit dem Heimbeirat auch wirklich zusammengearbeitet?

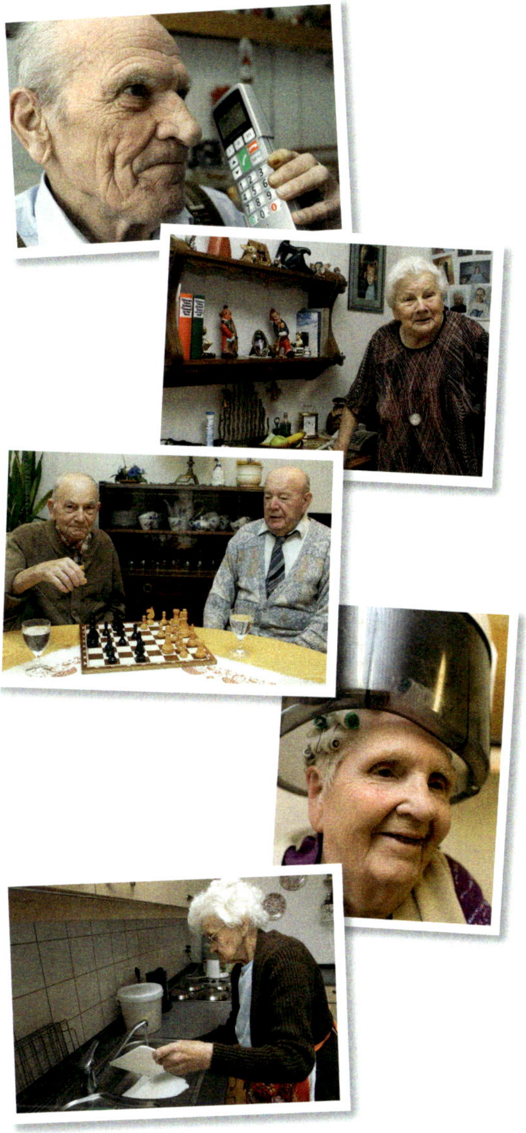

www.bmfsfj.de
> Service
> Publikationen
Die vom Bundesministerium für Familie, Senioren, Frauen und Jugend bereitgestellten Broschüren „Leben und Wohnen für alle Lebensalter" und „Auf der Suche nach der passenden Wohn- und Betreuungsform – Ein Wegweiser für ältere Menschen" enthalten wertvolle Hinweise zu Formen des Wohnens und Lebens in betreuenden Einrichtungen.

Personalschlüssel Anzahl der Angestelten im Verhältnis zur Anzahl der Bewohner

Anpassung an die Heimbedingungen

Jede Einrichtung hat ihre eigenen Regeln, die das Zusammenleben der Bewohnerinnen organisieren. Die Bewohner müssen daher zumindest auf einen Teil ihrer Selbstbestimmung verzichten. Das verlangt von den neu Einziehenden eine hohe Anpassungsleistung, je nachdem, wie groß ihre persönlichen Einschränkungen sind. Viele von ihnen reagieren darauf mit Stress. Das gilt in besonderem Maße für Menschen mit demenziellen Veränderungen, die oft nicht mehr nachvollziehen können, was mit ihnen geschieht.

In der Eingewöhnungsphase kommt es entsprechend häufiger zu einer Verschlechterung bestehender Beschwerden. Depressionen nehmen ebenso zu wie Verwirrtheitszustände. Die Pflegeabhängigkeit steigt, Beschwerden wie Inkontinenz ↑ S. 93 nehmen zu, das Sturzrisiko ↑ S. 62 steigt.

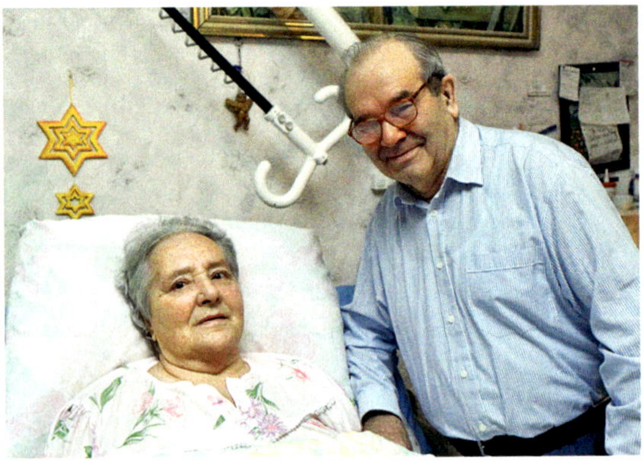

Wie wird das Zusammenleben, wenn Paare nur einen Raum zur Verfügung haben?

Verschlechterung des Allgemeinzustandes

Erfolgt der Einzug in ein stationäres Zuhause auf Grund gesundheitlicher Verschlechterung oder ohne Vorbereitung, ist das Gefühl, nicht mehr gesund zu werden, mit bleibenden Beeinträchtigungen und Beschwerden leben zu müssen, nur schwer auszuhalten. Der Gedanke, das gewohnte Zuhause verlassen zu müssen und von Pflege abhängig zu sein, verstärkt negative oder depressive Gefühle, die auf das Heim und die Pflegenden übertragen werden können. Zeigen Sie Verständnis und lassen Sie dem Bewohner Zeit, sich einzugewöhnen.

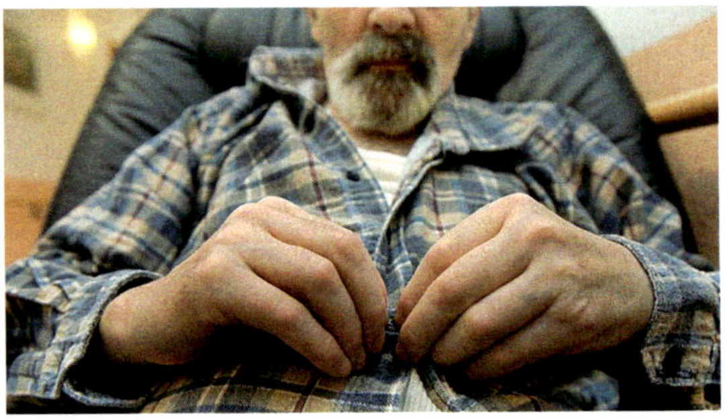

Der wachsende Pflegebedarf beginnt oft bei Kleinigkeiten wie dem Zuknöpfen des Hemdes.

Eingeschränktes Selbstwertgefühl

Beeinträchtigungen, die eine selbstständige Lebensführung behindern, nagen am Selbstwertgefühl. Viele Menschen beziehen, ihr Selbstverständnis aus den Leistungen, die sie im Leben erbracht haben. Im Heim dagegen sind sie Bewohner, deren Geschichte und Biografie zwar beeindrucken kann, aber letztlich werden von Pflegenden und Angehörigen ihre Defizite vermehrt wahrgenommen. Und nicht zuletzt orientieren sich die Betroffenen selbst mehr an ihren Mängeln als an ihren Möglichkeiten. Wirken Sie dem mit einer ressourcenorientierten Haltung entgegen.

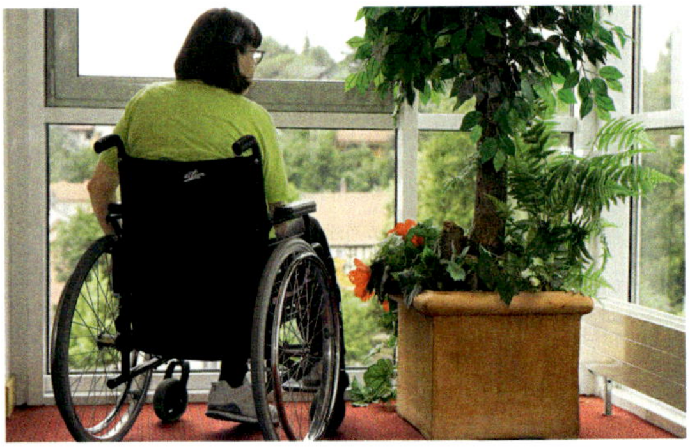

Nicht immer lindert eine freundliche Umgebung den Schmerz um die verlorene Gesundheit.

Ressource Fähigkeiten und mögliche Hilfsreserven eines Menschen

Ressourcenorientierung Einbindung der Ressource in pflegerische Tätigkeiten

Immer muss man Rücksicht nehmen

Menschen, die zunächst eine Tagesstätte besuchen, stellen bald fest, dass sie sich ihre Mitbesucher nicht aussuchen können. Im Heim wird das noch offensichtlicher. Das ist wie an einem Arbeitsplatz, wenn ganz verschiedene Menschen zusammentreffen und keiner von ihnen hat sich die Kollegen ausgesucht. Der entscheidende Unterschied besteht darin, dass ein berufliches Zusammensein nach der Dienstzeit zu Ende ist.

Das gilt für Menschen im Heim nur noch sehr begrenzt. Obwohl sie dort zu Hause sind, gibt es deutlich weniger Möglichkeiten, nur mit persönlich sympathischen Menschen zusammen zu sein. In gemeinsamen Aufenthaltsräumen, bei gemeinsamen Mahlzeiten treffen sie auf ihre Mitbewohner und müssen damit zurechtkommen. Gleichzeitig wird im Interesse aller erwartet, dass bestimmte Regeln eingehalten werden – unabhängig davon, wie die Bewohner früher ihr Leben gestaltet haben.

Die Heimbewohner untereinander entwickeln eine eigene Dynamik entsprechend des Gruppenprozesses. Berücksichtigen Sie die Sympathien und ggf. Antipathien, z. B. bei der Zuteilung von Plätzen im Speisesaal oder bei der Planung von Gruppenaktivitäten.

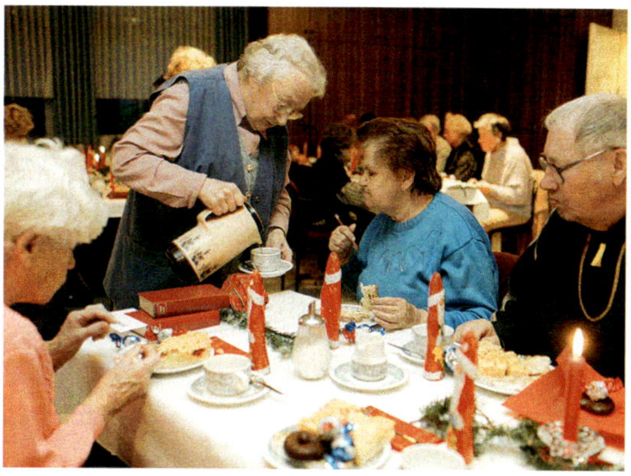

Ein freundlich gedeckter Tisch erleichtert auch sehr verschiedenen Menschen das Zusammensein bei den Mahlzeiten.

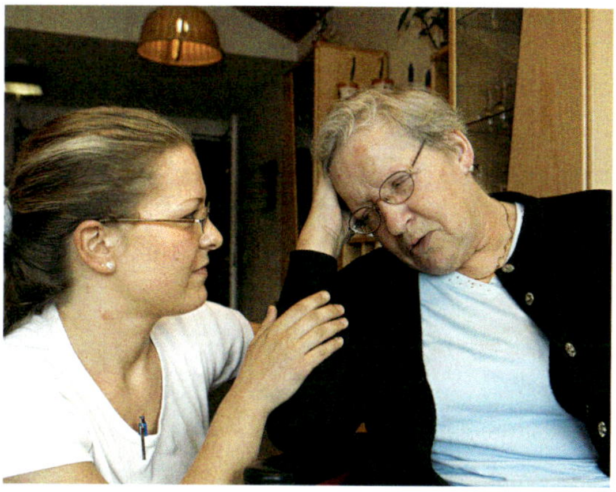

„Ich habe oft Schmerzen und weiß, dass ich bald sterben werde."

Endstation?

Wer an ein Pflegeheim denkt, verbindet damit i. d. R. alte Menschen. Allerdings gibt es in den Einrichtungen auch jüngere Menschen, die auf Grund von Krankheit, Unfall oder Behinderung eine dauerhafte stationäre Pflege benötigen. Für sie alle ist das Heim oft das letzte Zuhause, die Endstation vor dem Tod. Das gilt auch, wenn der Tod noch weit entfernt scheint. Selbst bei bester Ausstattung und optimaler Versorgung im Heim erkennen die Menschen an sich und anderen, wie sich die Spuren von Alter und Krankheit immer deutlicher werden. Der Tod gehört in diesen Einrichtungen dazu und damit das mehr oder weniger ständige Wissen um die eigene Sterblichkeit. Der Umgang mit diesem Wissen bereitet vielen Menschen erhebliche Mühe. Viele Einrichtungen pflegen inzwischen einen offenen Umgang mit dem Thema Sterben und Tod ↗ S. 246 und haben eine eigene Kultur mit dem Thema „Sterben" entwickelt.

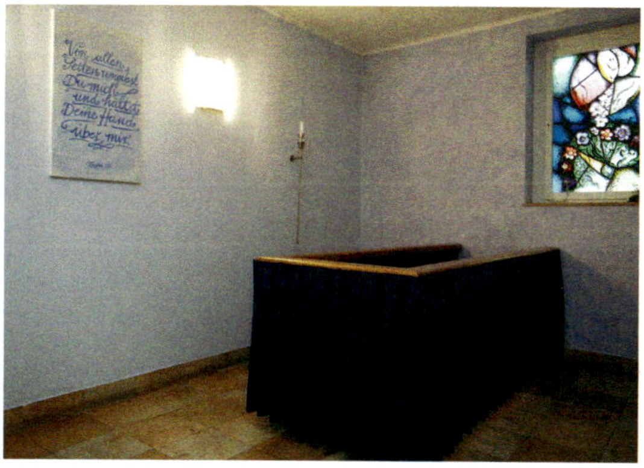

Ein Abschiedsraum bietet Angehörigen, Freunden oder auch nahe stehenden Pflegefachkräften die Möglichkeit, sich von dem Verstorbenen zu verabschieden.

Hinweis Die eigene Sterblichkeit tritt im Heim stärker in das Blickfeld der Bewohner.

Die Angehörigen

Sorgen und Ängste

Für die meisten Menschen gilt, dass Partner, Familienangehörige und Freunde die wichtigsten Bezugspersonen sind. Es gibt nur wenige Ausnahmen, nämlich jene Menschen, die mit anderen weitgehend „nichts am Hut haben". Entsprechend lösen krankheits- oder altersbedingte Veränderungen und beginnende Pflegebedürftigkeit bei allen Beteiligten starke Emotionen aus. Es ist ein Gemisch aus Sorge, Angst, Überforderung, Erschrecken, Zuneigung oder Abwehr, dem sich nur die wenigsten entziehen können.

Wachsende Pflegebedürftigkeit eines angehörigen Menschen wird meist wie eine Krise erlebt. Der Grund dafür kann sein, dass man damit überhaupt nicht gerechnet hatte. Oder auch, weil man überzeugt war, die Pflege selbst gewährleisten zu können und jetzt die eigene Überforderung erkennen muss.

Die familiäre Beziehung dreht sich oft regelrecht um: Waren früher die Eltern für die Kinder zuständig, müssen jetzt Sohn oder Tochter Verantwortung für die Eltern übernehmen.

Auch die Arbeitsteilung zwischen (Ehe)Partnern ändert sich oft, wenn etwa die Frau unvorbereitet alle finanziellen Dinge übernehmen muss, die doch der Mann 40 Jahre lang gemacht hatte, wozu er aber wegen eines Schlaganfalls plötzlich nicht mehr in der Lage ist.

Angehörige können in ein tiefes Loch fallen, wenn sie die Pflege und Betreuung durch den Heimeinzug abgeben. Vermitteln Sie auf Wunsch den Kontakt zu anderen Angehörigen, weisen Sie auf Angebote von Selbsthilfegruppen oder auf andere Möglichkeiten der sozialen Unterstützung ↗ S. 280 hin.

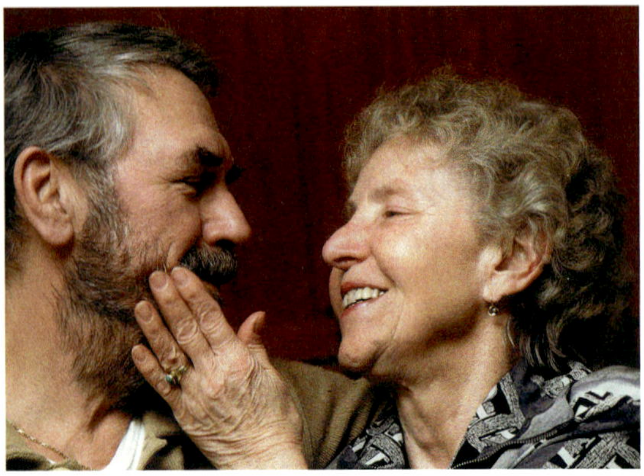

Nicht immer ist die Beziehung zwischen Angehörigen so harmonisch, dennoch bleibt sie oft die wichtigste Form der Begleitung.

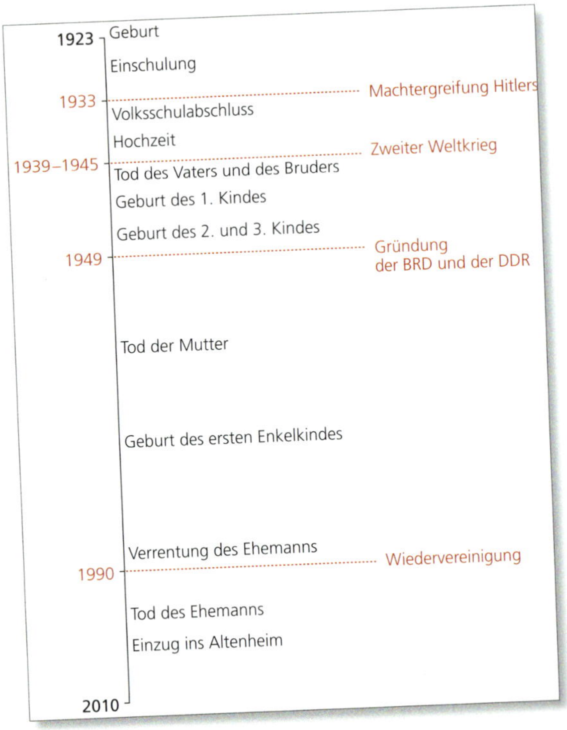

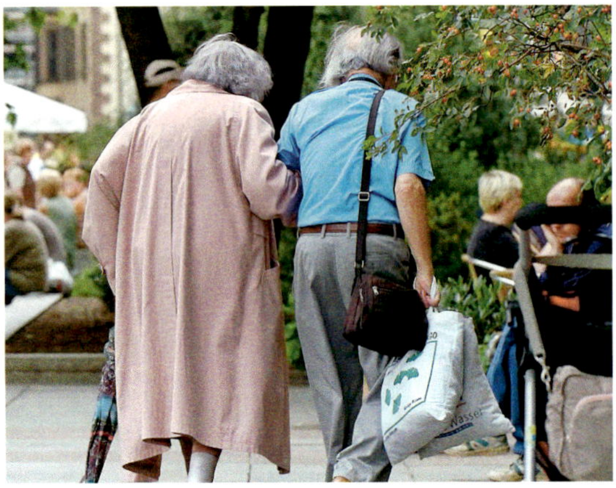

Die Sorge füreinander wird im Laufe der Zeit mühsamer.

Darf ich meinen Vater, meine Frau, meine Tochter in ein Heim geben?

Für die meisten Menschen ist die **Heimeinweisung** eines pflegebedürftigen Angehörigen problematisch. Oft quälen sie gegensätzliche Gefühle, wenn sich herausstellt, dass die Betreuung zu Hause entweder nicht (mehr) zu gewährleisten oder der Pflegende auf Dauer überfordert ist. Folgende Gedanken und Gefühle treten häufig auf:

- Schuldgefühle: „Darf ich das meinem Angehörigen antun?"
- Ein Versprechen in besseren Tagen: „Du musst niemals ins Heim!"
- Selbstvorwürfe: „Hätte ich doch ...!"
- Sich körperliche und psychische **Überforderung** einzugestehen, heißt, eigene Grenzen anerkennen müssen.
- Aggressionen gegenüber Pflegebedürftigen, weil das eigene (gesunde) Leben wegen des anderen zunehmend aufgegeben werden muss
- **Fremdheitsgefühle** gegenüber dem Pflegebedürftigen (z. B. wegen Persönlichkeitsveränderung bei bestimmten Krankheitsbildern)
- Wechselbad zwischen Erleichterung und Versagensgefühlen
- Trennungsschmerz und Verlustgefühl, weil nichts mehr so wird, wie es war

Die Kinder sind selbst schon oft in einem Alter, in dem gesundheitliche Beschwernisse relativ häufig auftreten. Oder sie wohnen aus beruflichen Gründen weit entfernt, haben ihre eigenen Familien oder die Wohnung ist zu klein. Die Gründe sind so vielfältig wie die verschiedenen Lebensumstände, aber am schwierigsten bleibt die Angst, dem geliebten Menschen mit dem Heim „etwas anzutun".

Die Kurzzeitpflege bietet Angehörigen und Pflegebedürftigen die Möglichkeit, bereits vor einem Heimeinzug die Entwicklung zu testen und den Pflegebedürftigen die Vorteile einer Rund-um-die-Uhr-Betreuung erleben zu lassen.

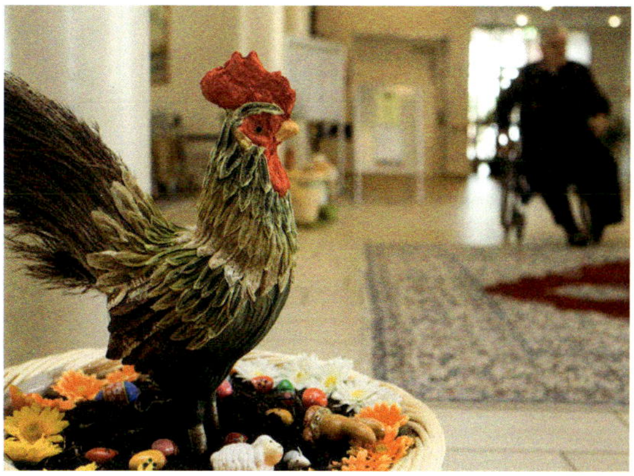

Einen Angehörigen ins Heim zu bringen, kostet viel Kraft und ist von Sorge um dessen Wohl geprägt.

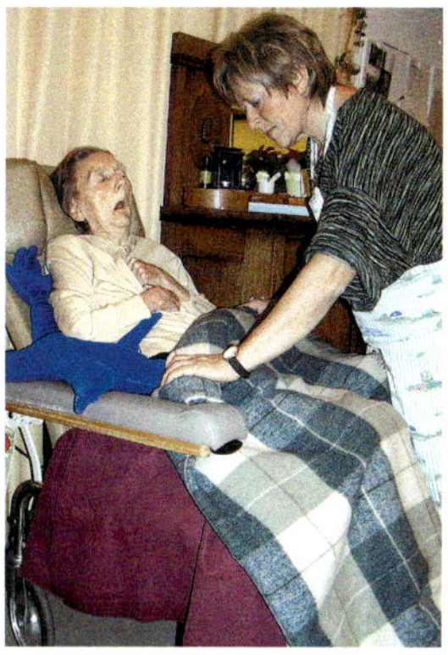

Die Pflege eines Menschen mit fortschreitender Demenz ist aufwändig und belastend.

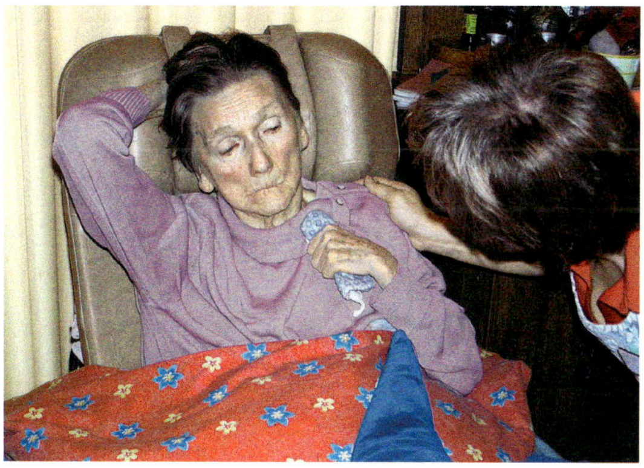

Es ist schwer, die eigene Mutter so abhängig zu erleben.

Hinweis Die Beziehung zwischen den Angehörigen und der pflegebedürftigen Person wird mit der Heimeinweisung oft auf eine harte Probe gestellt. Pflegende können hier „Brückenbauer" sein.

Die Suche nach dem richtigen Heim

Akzeptiert eine pflegebedürftige Person freiwillig einen Umzug ins Heim, lässt sich das recht gut organisieren. Ungleich schwerer ist die Entscheidung zu treffen, wenn sie gegen den Willen des Betroffenen erfolgt, was z. B. bei fortgeschrittener Demenz notwendig werden kann. Es beginnt die Suche nach einer geeigneten Einrichtung (Kleine Checkliste Heimeinzug ↗ S. 283):

- Welches Heim ist überhaupt geeignet? Ist es gut erreichbar, damit regelmäßige Besuche möglich sind?
- Wie ist die Pflege im Heim? Gibt es genügend ausgebildetes Personal?
- Wird sich der Betroffene dort wohlfühlen?
- Können eigene Einrichtungsgegenstände mitgenommen werden?
- Welchen finanziellen Spielraum gibt es?

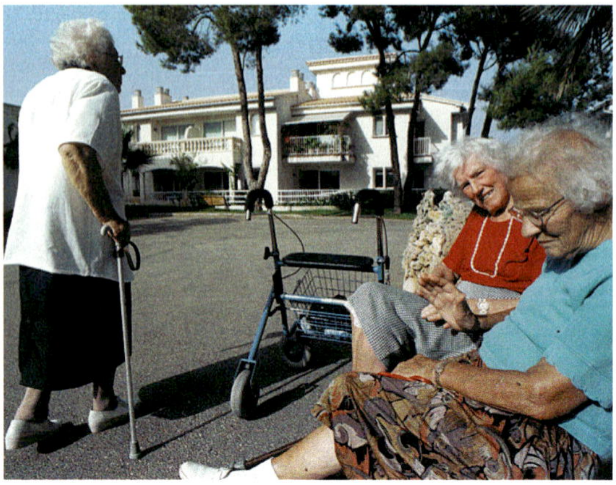

Die Suche nach einer geeigneten Einrichtung hängt auch vom Gesundheitszustand der pflegebedürftigen Person ab.

Abschied von Vertrautem

Angehörige nehmen oft den Abschied von Vertrautem nicht ernst genug. Das Verlustgefühl, das sich einstellen kann, wenn der Pflegebedürftige plötzlich nicht mehr zu Hause ist, wird unterschätzt. Wenn Eltern nicht mehr in dem Haus der eigenen Kindheit leben, ist diese endgültig beendet. Die Wohnung muss aufgelöst werden, Erinnerungen werden wach und wollen abschiedlich durchlebt werden. Der angehörige Mensch hat sich im Zuge wachsender Pflegebedürftigkeit oft sehr verändert, der Heimeinzug bedeutet einen einschneidenden Abschnitt mit der Sicht auf Endgültigkeit.

Noch schwieriger scheint es, wenn betagte Eltern ihre erwachsenen behinderten Kinder aus Altersgründen „weggeben" müssen, weil sie die Versorgung, die sie oft über Jahrzehnte selbst gemacht haben, nicht mehr gewährleisten können. Die Wohnung wirkt leer und verlassen, das eigene Dasein verliert dann scheinbar seinen Sinn, weil der gewohnte Ablauf verloren geht.

Andere Angehörige wiederum erleben den Heimeinzug als Entlastung. Endlich können sie sich wieder um ihr eigenes Leben kümmern, Hobbys und Sozialkontakte wieder beleben.

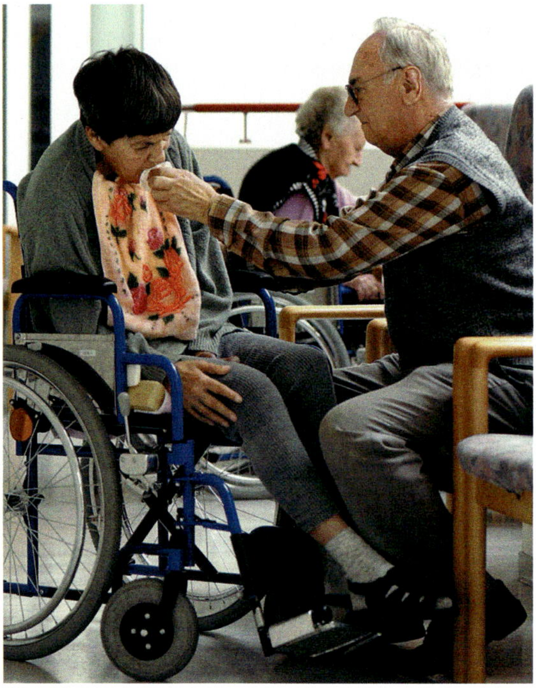

Eltern fällt der Auszug ihrer erwachsenen Kinder mit einer Behinderung in eine Einrichtung oft schwer, auch wenn es dort ein großes Angebot und gute Betreuung gibt.

Hinweis Nicht nur pflegebedürftige Menschen müssen mit Verlusten leben lernen, auch die Angehörigen „verlieren" manchmal einen Teil ihrer vertrauten Normalität einen Teil ihrer Aufgaben und auch Kontrollmöglichkeiten.

Einbindung der Angehörigen in die stationäre Betreuung

Entsprechend der hohen Bedeutung der Angehörigen ist deren Integration, also ihre Einbindung in die Betreuung, sehr wichtig. Das gilt nicht nur für den Heimaufenthalt, sondern auch zu Hause oder in den Tagesstätten. Gelingt es, die Angehörigen zu integrieren, wird die Pflege besser und die Zufriedenheit aller Beteiligten steigt.

Für die Bewohner sind die Angehörigen und Freunde die **Verbindung nach „außen"** und der Bezug zu ihrem früheren Leben. Das gibt emotionale Sicherheit und fördert Vertrauen.

Für die Pflegenden bieten sich Angehörige und Freunde als wichtige und ergänzende Informationsquelle an, weil diese viel Erfahrung und Wissen über die pflegebedürftige Person aus deren bisherigem Leben einbringen können. Das ist besonders bei demenzieller Veränderung hilfreich, weil Biografiearbeit ↗ S. 293 mit den Betroffenen selbst nur noch sehr begrenzt möglich ist.

Information und Beratung der Angehörigen sind Aufgaben der Pflegefachkräfte. Daher sollte auch immer eine Pflegefachkraft die Bezugsperson für einen Bewohner und dessen Angehörige sein. Das heißt aber nicht, dass Pflegeassistentinnen nicht auch einen erheblichen Beitrag zur Integration leisten könnten. Da Letztere in vielen Fällen die Basispflege übernehmen, körpernahe Unterstützung leisten, Essen und Trinken anbieten, können sie bei diesen Tätigkeiten die Angehörigen ermutigen, dies auch zeitweilig – im Rahmen ihrer Möglichkeiten – zu übernehmen.

„Brücken zu bauen" gehört zu den Aufgaben aller Pflegenden, wenn das Verhältnis zwischen Bewohnern und Angehörigen von Spannungen geprägt ist (z. B. weil der Bewohner seiner Tochter nicht verzeihen will, dass sie ihn „ins Heim gesteckt hat").

Hinweis Pflegende unterliegen der Schweigepflicht ↗ S. 313 d. h., dass bei Auskünften gegenüber Angehörigen immer nachgefragt werden muss, wem Auskunft über was erteilt werden darf.

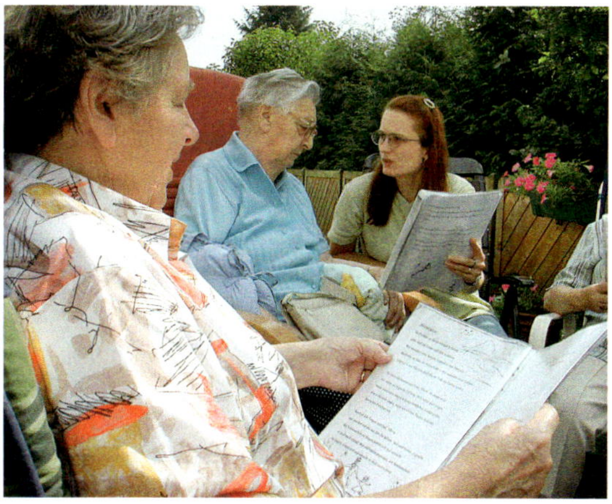

Angehörige und Freunde sind die Verbindung nach „außen", sie kennen das bisherige Lebensumfeld des jetzigen Heimbewohners.

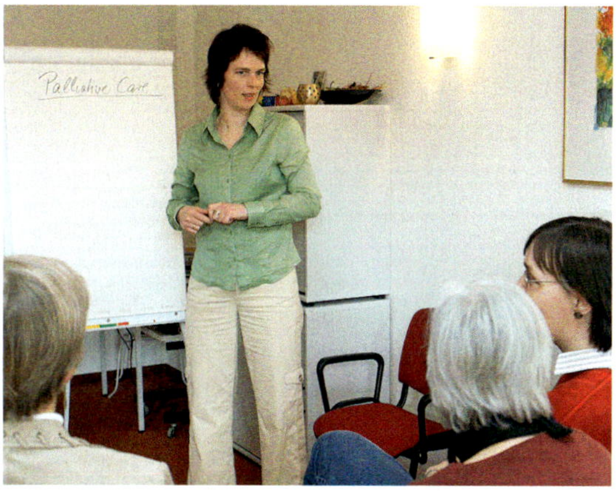

Viele Angehörige sind froh, wenn sie in ihrem Engagement ernst genommen werden und vielleicht zu dem einen oder anderen Thema etwas ausführlichere Information erhalten.

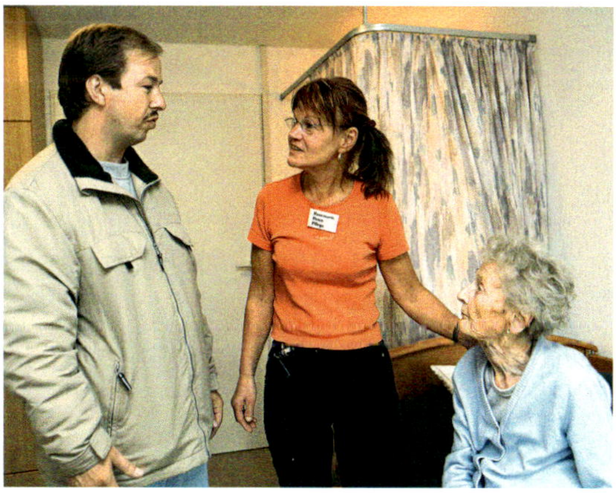

Pflegende vermitteln behutsam zwischen den Angehörigen, wenn sie erkennen, dass Spannungen, Unbeholfenheit oder Unsicherheit die Beziehung belasten.

Aktivierende Angebote

Die Bewohner einer stationären Einrichtung haben viel Zeit, die ihnen täglich zur Verfügung steht. Eine wichtige Aufgabe von Pflegenden ist es, diese Zeit gemeinsam mit ihnen sinnvoll zu gestalten und dadurch den Alltag zu strukturieren. Die Lebenszufriedenheit hängt nicht zuletzt auch davon ab, wie anregend und abwechslungsreich der Alltag organisiert ist. Gruppenangebote befriedigen darüber hinaus auch das Bedürfnis nach Gemeinschaft.

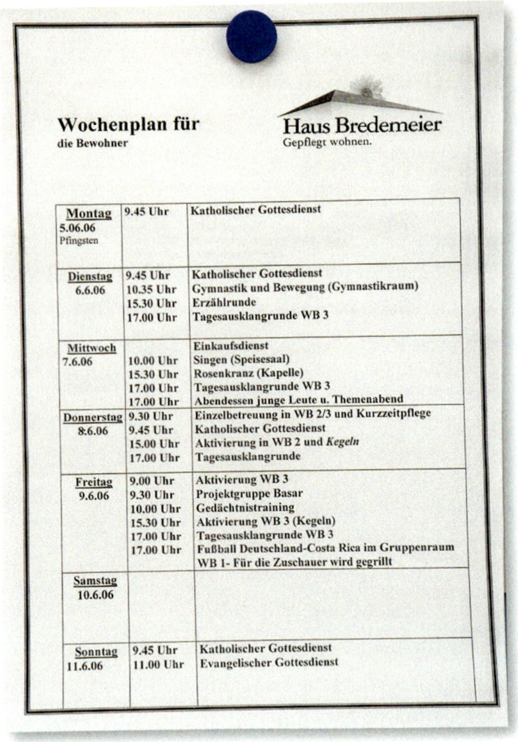
Wochenplan für
die Bewohner
Haus Bredemeier
Gepflegt wohnen.

Montag 5.06.06 Pfingsten	9.45 Uhr	Katholischer Gottesdienst
Dienstag 6.6.06	9.45 Uhr 10.35 Uhr 15.30 Uhr 17.00 Uhr	Katholischer Gottesdienst Gymnastik und Bewegung (Gymnastikraum) Erzählrunde Tagesausklangrunde WB 3
Mittwoch 7.6.06	 10.00 Uhr 15.30 Uhr 17.00 Uhr 17.00 Uhr	Einkaufsdienst Singen (Speisesaal) Rosenkranz (Kapelle) Tagesausklangrunde WB 3 Abendessen junge Leute u. Themenabend
Donnerstag 8:6.06	9.30 Uhr 9.45 Uhr 15.00 Uhr 17.00 Uhr	Einzelbetreuung in WB 2/3 und Kurzzeitpflege Katholischer Gottesdienst Aktivierung in WB 2 und *Kegeln* Tagesausklangrunde
Freitag 9.6.06	9.00 Uhr 9.30 Uhr 10.00 Uhr 15.30 Uhr 17.00 Uhr 17.00 Uhr	Aktivierung WB 3 Projektgruppe Basar Gedächtnistraining Aktivierung WB 3 (Kegeln) Tagesausklangrunde WB 3 Fußball Deutschland-Costa Rica im Gruppenraum WB 1- Für die Zuschauer wird gegrillt
Samstag 10.6.06		
Sonntag 11.6.06	9.45 Uhr 11.00 Uhr	Katholischer Gottesdienst Evangelischer Gottesdienst

Übersichtliche Wochenpläne ermöglichen eine Orientierung.

Ziel einer Aktivierung

Ziel einer jeden Aktivierung ist die Förderung der zeitlichen Orientierung, der Wahrnehmung, der Kreativität und Selbstständigkeit.

Auswahl einer Aktivierung

Eine Aktivierung berücksichtigt die individuellen Fähigkeiten und das Interesse der Bewohner. Ältere Menschen sind weniger energiegeladen und ermüden schneller als junge. Kleinere Aktivierungssequenzen sind deshalb oft angemessener und wirkungsvoller als eine groß angelegte Tagesaktivität (10-Minuten-Aktivierung ↗ S. 300).

Ablauf einer Aktivierung

Eine Aktivierung sollte möglichst nach folgendem (Zeit-)Schema ablaufen:

- **Aufwärmphase** (10–15 Minuten): Spielerisch gestaltete Eingangsphase, in der das geplante Angebot vorgestellt wird; bei regelmäßigen Zusammenkünften der Gruppe können gemeinsame Rituale für den Beginn entwickelt werden (Lied, kurze Runde zur aktuellen Befindlichkeit).
- **Aktivitätsphase** (40–60 Minuten): Durchführung des geplanten Angebots
- **Ausklangphase** (10–15 Minuten): Betrachtung und Würdigung des Geschaffenen (Bild, einstudiertes Lied, Tanzschritt) und Ausblick auf kommende Angebote; am Ende kann jeder Teilnehmer in 1–2 Sätzen beschreiben, wie ihm das Angebot gefallen hat und was er sich für das nächste Mal wünscht.

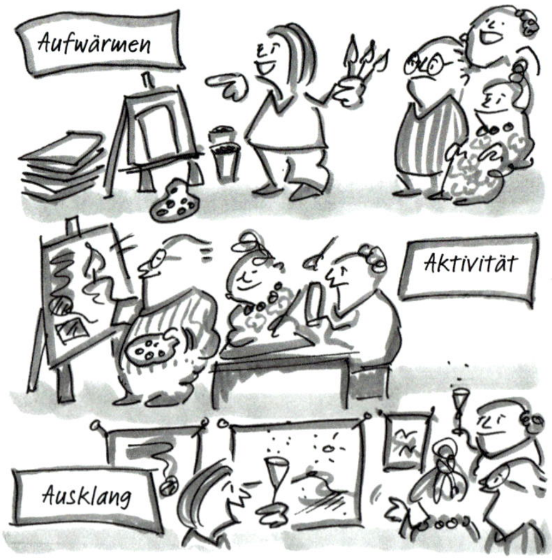

Unter Aktivierung werden hier Angebote für ältere Menschen verstanden, die Körper und Geist anregen.

Biografieorientierte Angebote

Biografieorientierung in der Pflege

Jede Erfahrung hinterlässt Spuren, die in unserem Handeln, Denken und Fühlen erkennbar sind und auch in der Weise, wie wir uns die Welt erklären und mit Konflikten und Krisen umgehen. Um einen Menschen verstehen und angemessen pflegen zu können, ist es hilfreich, etwas über seine Biografie – wenigstens in Auszügen – zu kennen.

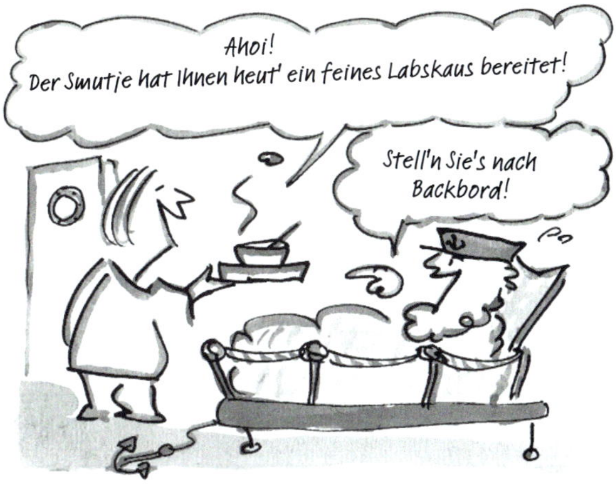

Biografische Anamnese

Jeder Mensch hat eine Biografie, auch wenn sie von Außenstehenden nicht gleich verstanden wird. Menschen mit Demenz ↗ S. 292 haben Erinnerungslücken. Ihnen fehlt nicht nur die Erinnerung an Ereignisse aus ihrem Leben, sondern auch Wissen zum Selbst. Das Vergessen von Lebensabschnitten ist für den Betreffenden beängstigend. Es bedeutet einen Teilverlust seiner Identität ↗ S. 147. Biografische Lücken können Sie zusammen mit Angehörigen füllen. Aus Reaktionen von Betroffenen auf Aktivitäten (z. B. Waldspaziergang) oder Reize (z. B. Geruch von Reinigungsmitteln) lassen sich Hinweise auf bedeutsame Lebensereignisse erahnen. Es kann sinnvoll sein, diese Wahrnehmungen schriftlich festzuhalten, damit alle im Team darauf zurückgreifen können.

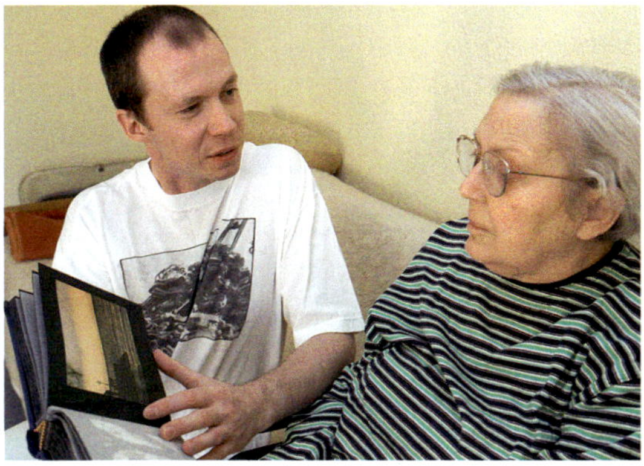

Alte Fotoalben können beim biografischen Interview als „roter Faden" dienen.

Biografisches Interview

Das **biografische Interview** dient dem **Beziehungsaufbau** zwischen Pflegenden und einem Bewohner. Es signalisiert ihm Interesse an seiner Person und unterstützt ihn in seiner Lebensrückschau. Ein biografisches Interview erfordert Zeit. Zu Gesprächsbeginn empfiehlt es sich, Fakten aus dem Lebenslauf (z. B. Heimatort, Beruf) zu erfragen. Anschließend ist es sinnvoll, einen Gesprächsschwerpunkt (z. B. Familienleben, Schulerfahrungen) zu setzen oder ein Thema aufzugreifen, welches den Betreffenden gerade beschäftigt. Als Gesprächstechniken ↗ S. 128 sind offene Fragen, aktives Zuhören und Paraphrasieren gut geeignet.

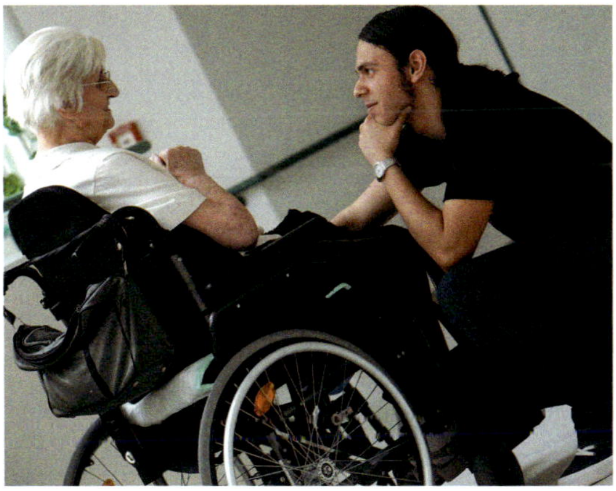

Jede Kontaktaufnahme, ob als Ankündigung einer Pflegemaßnahme oder als Beginn eines Gespräches, sollte möglichst auf Augenhöhe stattfinden, zugewandt und ggf. unterstützt durch eine Berührung.

Biografie Lebensbeschreibung

Familien- und hausarbeitsorientierte Tätigkeiten

Frauen, die ihr Leben lang für den Haushalt bzw. die Versorgung ihrer Familie verantwortlich waren, erleben durch das Weiterführen **hauswirtschaftlicher Tätigkeiten** Selbstbestätigung. Dazu zählen z. B. Tätigkeiten rund um die Nahrungszubereitung, An- und Abdecken der Tische, Dekoration der Räumlichkeiten, Wäsche waschen, Kochen, Backen. Dem traditionellen Rollenbild von Männern entspricht eher das **Arbeiten im Garten** oder die Versorgung von Tieren. Hinweise darauf, wem Sie welches Angebot unterbreiten können, erhalten Sie u. a. aus der Biografie des jeweiligen Menschen.

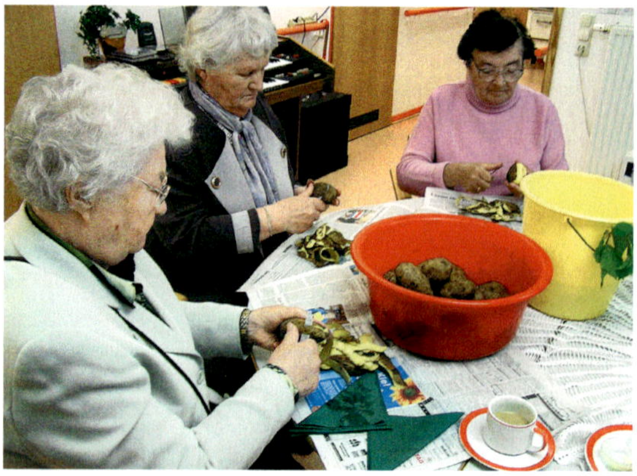

Im Alltag mithelfen – je nach den persönlichen Fähigkeiten und Vorlieben – kann für Bewohner sehr sinnvoll sein.

Handarbeit und Handwerk

Der Umgang mit unterschiedlichen Materialien wie Gips, Ton oder Farben wecken Lebensfreude und aktivieren Gedächtnis, Konzentration und Ausdauer. Auch die Feinmotorik wird geübt. Die fertigen Produkte können als jahreszeitliche Dekoration verwendet oder für eine Ausstellung genutzt werden. Die Angebote sollen nach Möglichkeit für den Bewohner sinnvoll sein. Sicherlich gibt es kleinere Reparaturen im Haus und Garten, die von den Bewohnern selbst erledigt werden können und vielleicht findet sich das eine oder andere Geschirrtuch, das es zu flicken gilt.

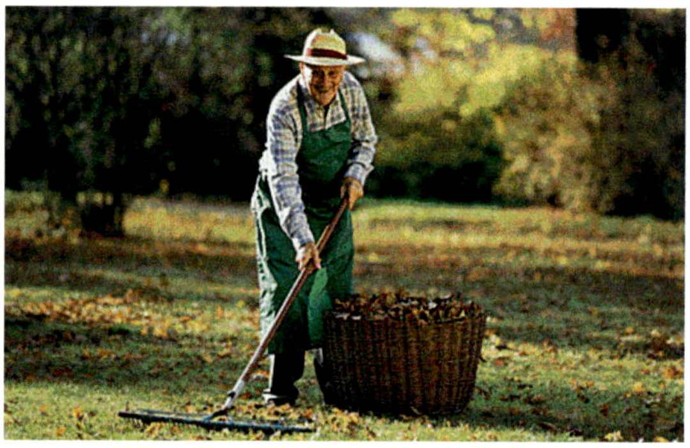

Sind ältere Menschen auf dem Land groß geworden, kann der Kontakt mit Tieren oder Natur viele Erinnerungen wecken.

Hinweis Für die Generation der heute über 70-Jährigen ist es oft noch „selbstverständlich", dass die hauswirtschaftlichen Aufgaben nach dem traditionellen Rollenbild verteilt sind. Setzen Sie diese Aufteilung jedoch nicht voraus, sondern erfragen Sie die individuellen Vorlieben und Gewohnheiten.

Biografisches Schreiben

Beim biografischen Schreiben werden die Bewohner gebeten, über einen ausgewählten Zeitpunkt in ihrem Leben zu schreiben. Da Erinnerungen alte Wunden aufbrechen können, ist es wichtig, dass der Gruppe eine Pflegefrachkraft zur Seite steht, die über geeignete Techniken der Gesprächsführung und Erfahrung im Steuern von Gruppenprozessen verfügt.

Beliebt ist auch das lebensgeschichtliche Nachdenken anhand eines **Lebensbaums**. Dazu werden Blätter verteilt, auf denen ein Baum abgedruckt ist. Die Eintragungen können Antworten auf folgende Fragen sein:

- Welche Früchte trägt mein Leben?
- Was bereitet mir Freude? Was macht mir Spaß?
- Was sind meine Wurzeln? Woraus schöpfe ich Kraft?

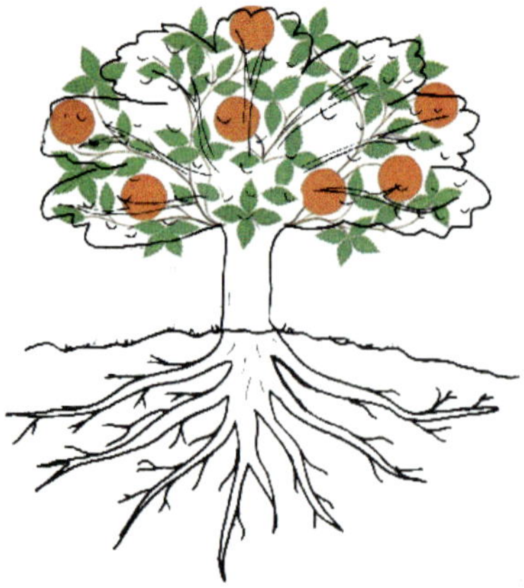

Im Rahmen des biografischen Schreibens kann ein Lebensbaum das Nachdenken über das eigene Leben bereichern.

Musisch-kulturelle Angebote

Musik liegt in der Luft

Beim Hören bestimmter Musikstücke oder Lieder werden Erinnerungen wach. Musikgruppen, die Ihnen heute viel bedeuten, werden Sie in einer späteren Phase Ihres Lebens in die Vergangenheit und in eine ganz bestimmte Stimmung zurückversetzen. Alten Menschen geht es ganz genauso. Das Abspielen von Hintergrundmusik scheint einen positiven Einfluss auf die Gedächtnisleistung zu haben. Musikhören regt zum Mitsummen oder Mitsingen an, auch wenn ein Mensch ansonsten nicht mehr spricht. Der Rhythmus geht in die Beine und animiert manch einen zu (Tanz-)Bewegungen. Das Erraten von Melodien und das Lernen neuer Liedertexte sind zugleich Gedächtnisübungen, die vielen Menschen Freude bereiten.

Wer nicht singen kann oder mag, kann den Chor mit Rhythmusinstrumenten wie Trommeln, Schellen oder Tamburinen begleiten. Auch das Improvisieren mit Besenstielen oder Topfdeckeln oder selbst gebauten Instrumenten (z. B. Joghurtbecher mit Reiskörnern) ist denkbar.

Tanzveranstaltungen („Tanztees") erfreuen sich gerade bei der älteren Generation großer Beliebtheit. Greifen Sie dabei auf die Erfahrung der Teilnehmer zurück und setzen Sie sie als Tanzlehrer ein.

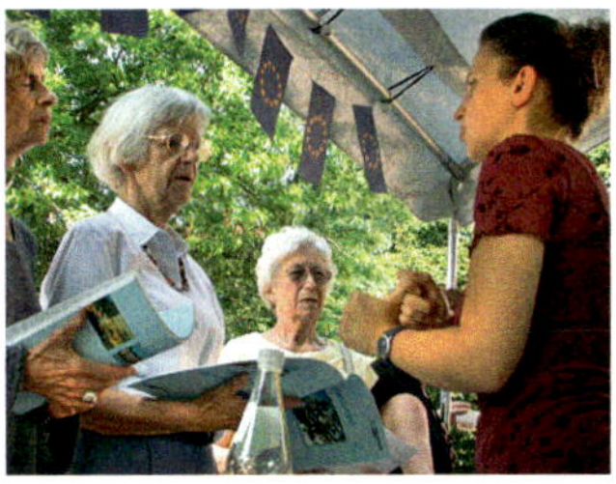

Die Auswahl der Lieder erfolgt in gemeinsamer Absprache mit den Teilnehmern. Gehen Sie nicht automatisch davon aus, dass Menschen sich für Schlager begeistern, nur weil sie alt sind. Beim Singen wird die Atmung trainiert und das Selbstwertgefühl gestärkt, denn Liedertexte werden oft leichter erinnert als andere Wortfolgen.

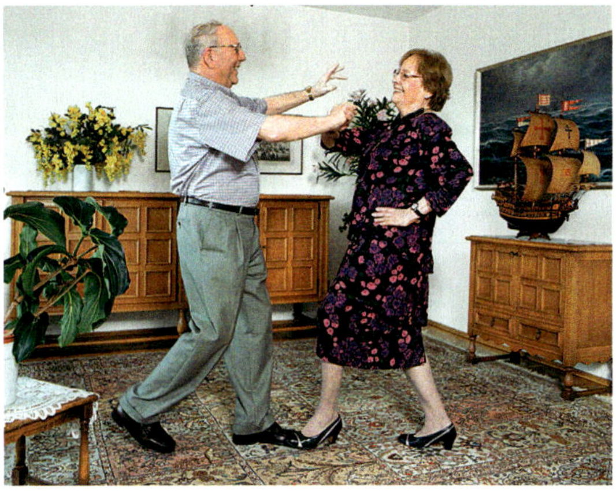

Außer den klassischen Paartänzen gibt es auch die Möglichkeit, Kreistänze (Volkstänze) oder Rollstuhltänze einzuüben, bei denen ein gehender Mensch mit einem Rollstuhlfahrer tanzt.

Bretter, die die Welt bedeuten

Theaterspielen eröffnet die Möglichkeit, sich in eine andere Welt, Zeit und Person zu versetzen. Der Rollenwechsel, das Verkleiden und das gemeinsame Ziel – die Aufführung eines Theaterstücks – stärken das Zusammengehörigkeitsgefühl einer Gruppe und das Selbstbewusstsein der Einzelnen. Beim Einstudieren von Rollentexten wird das Gedächtnis trainiert und die Bewegungen halten Körper und Seele fit.

Wer nicht schauspielern will, kann sich um die Bühnenbilder oder Kostüme kümmern. Wichtig ist, dass alle wissen: Wer sich zur Teilnahme an der Theatergruppe entschieden hat, muss dabeibleiben, denn es sind alle aufeinander angewiesen.

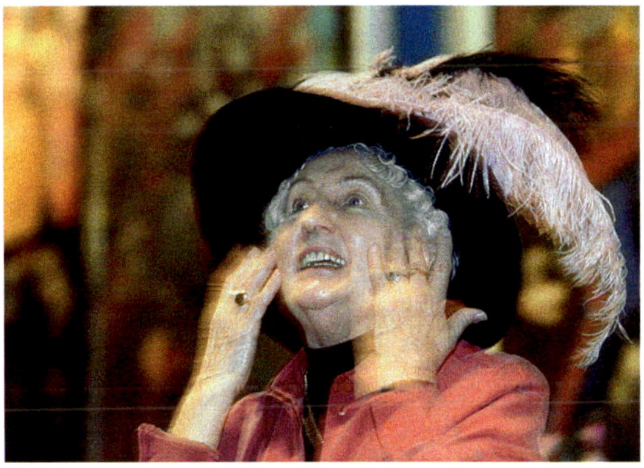

Theaterspielen macht auch im Alter Spaß.

Lesen und schreiben

Lesen bildet

Wer immer gerne gelesen hat, möchte das auch im hohen Alter weiterhin tun.Lesen ist für manche alten Menschen nicht möglich, weil die Sehfähigkeit nachlässt, die Bewegung der Hände eingeschränkt oder auch die Aufnahmefähigkeit für Neues geringer geworden ist. Bemühen Sie sich in diesem Fall um Lesehilfen oder um Alternativen wie Hörbücher und Texte in Großschrift. Ein breites Angebot hält das Interesse am Lesen wach. Wenn die Einrichtung nicht über einen Buch- oder Zeitschriftenvorrat verfügt, bietet sich ein Büchereibesuch an. Immobile Heimbewohner können über die Fernleihe Bücher ausleihen oder den Bücherbus nutzen.

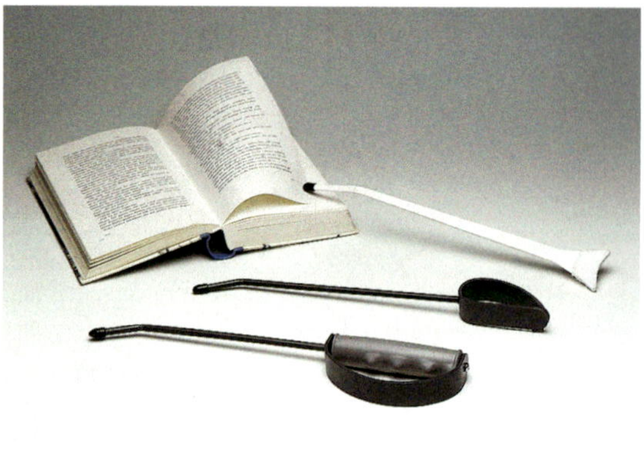

Für das Lesen im Bett lassen sich Lesestände, Lesepulte oder Betttische verwenden, auf denen die Bücher abgelegt werden können. Selbstständiges Lesen kann greifbehinderten Menschen durch verschiedene Blattwender ermöglicht werden. (unten: Spezialgriff; Mitte: Klemmbügel; oben: Mundbedienung)

Freude am Austausch

Eine besonders anregende Aktivität ist der Austausch über Gelesenes. Einigen Sie sich im Vorfeld mit den Interessierten auf einen Text. Dies kann eine Zeitungsreportage, ein Buchkapitel oder ein Gedicht sein. Lesen Sie ihn vor, wenn die Bewohner selbst nicht dazu in der Lage sind, und diskutieren Sie gemeinsam darüber. In so genannten Erzählcafés kommen Interessierte zusammen, die einander an ihren persönlichen Erfahrungen teilhaben lassen möchten. Die Themen können sich spontan ergeben oder unter einem bestimmten Motto stehen (z. B. Nachkriegserlebnisse, Verlust des Partners, Hochzeit). Bei dieser Form des Austauschs ist ein feinfühliger Gesprächsführer wichtig. Er achtet auf die Redezeit und mögliche Grenzüberschreitungen einzelner Teilnehmer. Möglicherweise kann es zu Gefühlsausbrüchen kommen. Aus diesem Grund sollte die Aktivität von einer erfahrenen Person begleitet werden.

Hinweis Für Bücherwürmer ist Fernsehen nur eine zweitklassige Alternative.

Schreiben übt

Schreiben regt die Fantasie an, übt das Gedächtnis. Manch einer, dem oft die richtigen Worte fehlen, findet sie vor einem Blatt Papier. Mit ausgewählten Hilfsmitteln können körperliche Einschränkungen ausgeglichen werden. Bewohner können angeregt werden, sich zusammentun und sich über das Geschriebene auszutauschen.

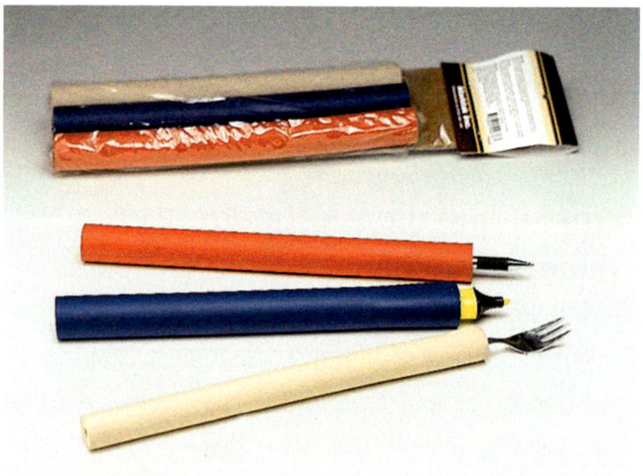

Griffverdickungen, die die Griffe unterschiedlichster Utensilien verdicken und einen sicheren Halt geben

Bewegungs- und Entspannungsangebote

Wer älter wird, muss akzeptieren, dass viele Bewegungsabläufe nicht mehr so reibungslos funktionieren wie früher. Dennoch sind vielen älteren Menschen die körperliche Fitness und eine regelmäßige sportliche Betätigung sehr wichtig. Beim Bewegungstraining im Alter kommt es weniger auf das „Auspowern" an, als auf die Regelmäßigkeit der Durchführung. Folgende Bewegungs- und Entspannungsangebote haben sich in der Praxis bewährt:

- **Seniorengymnastik:** Gymnastische Übungen für Senioren sind besonders gelenkschonend und trainieren die Muskelpartien, die täglich beansprucht werden. Dadurch werden alltägliche Bewegungsabläufe einfacher oder bleiben erhalten.
- **autogenes Training:** Die Methode zielt auf die Fähigkeit ab, sich durch Konzentrationsübungen in einen entspannten Zustand zu versetzen. Bei den Übungen wird des Gefühl von Schwere, Wärme und Ruhe gesucht. Die Methode kann als Einschlafhilfe dienen oder in Stresssituationen helfen.
- **progressive Muskelentspannung:** Die Übungen beruhen auf dem Prinzip, dass Muskelanspannung Wärme erzeugt. Sie werden meistens im Liegen durchgeführt. Nacheinander werden einzelne Muskeln des Körpers für ca. 7 Sekunden angespannt. Darauf folgt eine 30-sekündige Entspannungsphase. Die Methode ist leicht zu lernen. Sie beugt Schlafstörungen vor, lindert Nervosität und Unruhe und soll auch bei Schmerzzuständen helfen.
- **Meditationstechniken:** Ziele meditativer Körperübungen, z. B. beim Yoga, sind Entspannung und Ausgeglichenheit. Sie benötigen ein geeignetes Umfeld.

Hinweis Alle Sport- und Bewegungsangebote sollten von erfahrenen Trainern angeboten werden. Dei Teilnahme sollte nach vorheriger Absprache mit dem behandelnden Arzt erfolgen.

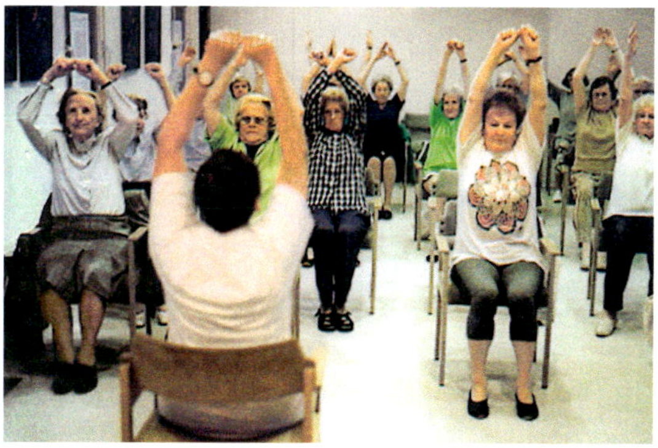

Leistungssportler werden sich kaum mit einem gemäßigten Sportprogramm begnügen. Für andere wiederum mag das Dehnen der Gelenke schon eine Herausforderung darstellen. Die Auswahl der Übungen sollte den individuellen Fähigkeiten und Vorerfahrungen der Teilnehmer angepasst sein.

www.richtigfit-ab50.de
> Projekte
Der Deutsche Olympische Sportbund informiert über seine Initiativen „Bewegungsnetzwerk 50plus" und „Richtig fit ab 50" sowie zur Sturzprävention.
Neben allgemeinen Informationen und Empfehlungen zum bewegungsgesunden Älterwerden, sind auch Beispiele regionaler Aktionen porträtiert.

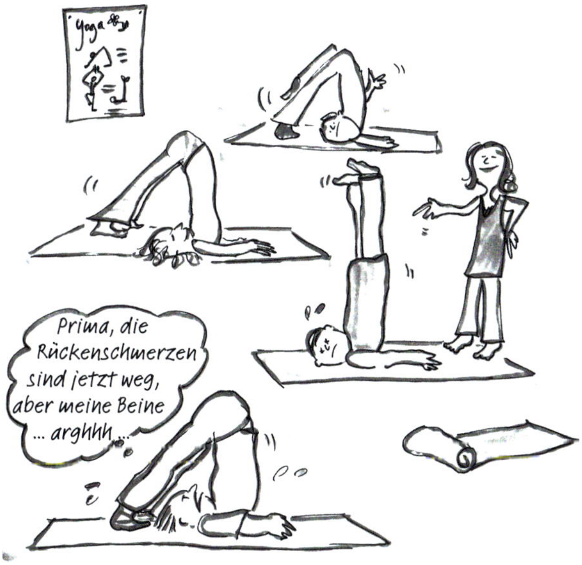

Angebote für Geist und Seele

Bedeutung von Religion, Glauben und Spiritualität

Religiöse und spirituelle Zeugnisse gibt es seit Menschengedenken. Aus den Urformen geistiger Vorstellungen entstanden im Laufe der Zeit verschiedene Religionen. Zu den Weltreligionen zählen auf Grund ihrer weiten Verbreitung

- das Christentum,
- das Judentum,
- der Islam,
- der Hinduismus und
- der Buddhismus.

Das Bekenntnis zu einer religiösen Gruppierung innerhalb einer Glaubensrichtung heißt Konfession. Jede Religion hat ihre Regeln, Wertvorstellungen, Symbole und religiösen Lehren, die in den heiligen Büchern zusammengefasst sind. Die heiligen Bücher des Judentums heißenTanach und Talmud, das heilige Buch des Christentums ist die **Bibel** und das heilige Buch des Islams ist der **Koran**. Vieler der darin beschriebenen Gebote haben auch in den Augen von Nichtgläubigen bestand („Du sollst nicht töten."). Der persönliche Glaube kann durchaus von den allgemeinen Regeln der Religionsgemeinschaft abweichen. In ähnlicher Weise verhält es sich mit der Spiritualität.

Entlastende Funktion von Religion

Am Ende des Lebens gewinnen oft auch für nicht gläubige Menschen religiöse Einstellungen und Verhaltensweisen an Bedeutung. Gerade bei Grenzerfahrungen – wie dem Verlust eines geliebten Menschen und in der Auseinandersetzung mit der eigenen Endlichkeit – suchen ältere Menschen die Nähe zu Gott (Sterben ↗ S. 249). In den religiösen Lehren, ihren Ritualen und der **Glaubensgemeinschaft** finden Sie Trost und Zuversicht. Darüber hinaus strukturiert das Kirchenjahr den Alltag durch wiederkehrende Feste (z. B. Adventszeit, Ostern).

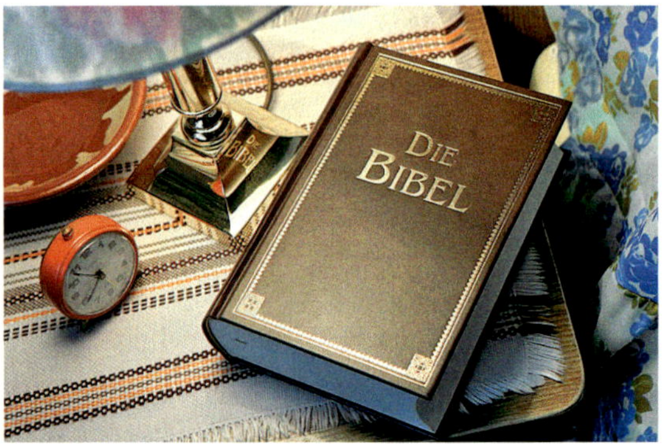

In Deutschland gehören die meisten Menschen einer der beiden großen christlichen Kirchen an: der katholischen oder der evangelischen. Die Bibel ist das heilige Buch der Christen und dient vielen Gläubigen als Wegbegleiter.

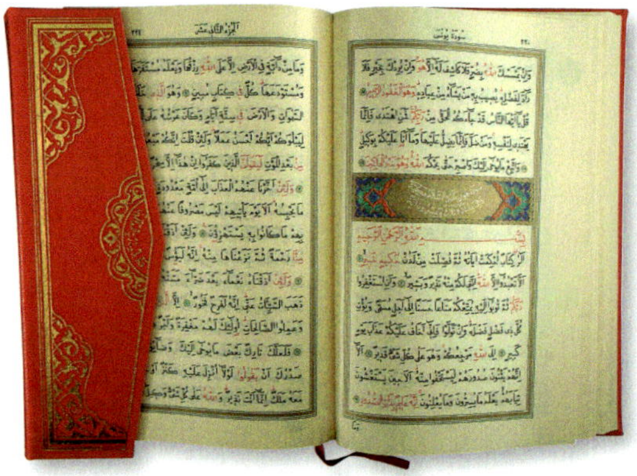

Der Koran ist die Heilige Schrift der Muslime, in ihm sind die Offenbarungen Allahs an den Propheten Muhamad aufgezeichnet.

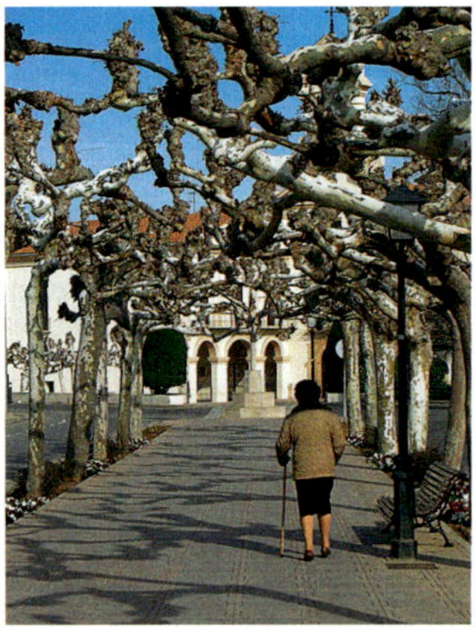

Der Kirchgang ist für viele Gläubige sehr wichtig. Kirchengemeinden bieten für ältere Gemeindemitglieder häufig einen Fahr- und Begleitdienst zum Gottesdienst an.

Religion Sammelbezeichnung für unterschiedliche Erscheinungsformen des Glaubens
Spiritualität Vorstellung einer geistigen Verbundenheit mit etwas Höherem

Glauben leben

Gebet

Das Gebet ist eine zentrale Praxis vieler religiöser Gemeinschaften. Im Gebet öffnet sich ein Mensch Gott mit seinen Wünschen, Hoffnungen und Befürchtungen. Nicht alle Menschen können beten; diejenigen, die es tun, erfahren darin zumeist Entlastung und Geborgenheit. Beten kann man allein oder gemeinsam mit anderen. Es ist nicht an feste Zeiten gebunden oder an einen bestimmten Ort. Unterstützen Sie einen Menschen in seinem Bedürfnis zu beten, indem Sie für ungestörte Zeiten sorgen, ihm einen Kirchenbesuch ermöglichen oder mit ihm zusammen beten.

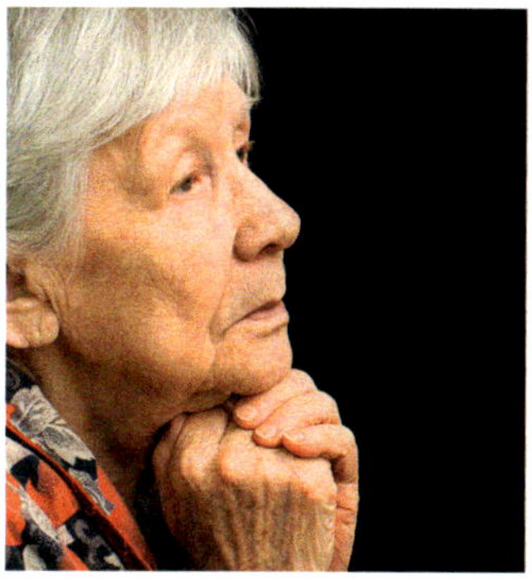

Für gläubige Menschen gehört das Zwiegespräch mit Gott im Alltag oder in schwierigen Situationen zum Leben dazu.

Losungen

Losungen sind Bibelworte für jeden Tag. Sie regen gläubige Menschen zum Nachdenken über die Bedeutung religiöser Aussagen an.

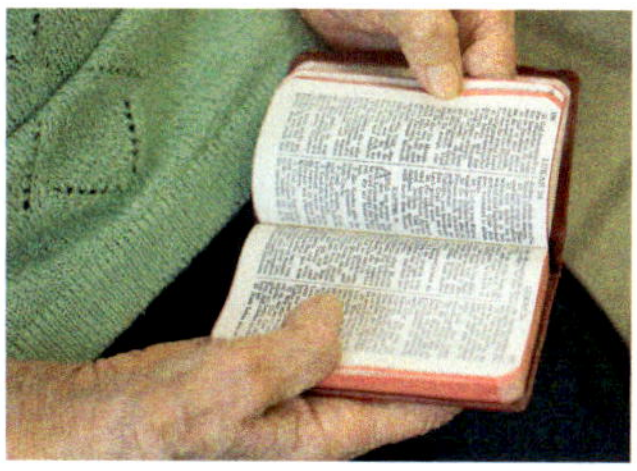

Viele ältere Menschen lesen gern allein oder gemeinsam in der Bibel.

Bibelkreis

Der Bibelkreis richtet sich an religiös interessierte Menschen. Sie kommen regelmäßig zusammen, um über eine Stelle aus der Bibel zu sprechen und was diese für ihr persönliches Leben bedeutet.

www.losungen.de
Über diese Adresse können Sie die täglichen Losungen über E-Mail abonnieren.

www.ekd.de
>Glauben
>Bibelquiz
Hier finden Sie Fragen rund um die Bibel, die Sie z. B. in einem Bibelkreis stellen können.

Seelsorge

Es gibt viele Formen von Seelsorge, z. B. Telefonseelsorge, Krankenhausseelsorge, Notfallseelsorge. Seelsorger begleiten und beraten in Glaubens- und Lebensfragen. Ermöglichen Sie dem Bewohner nach Möglichkeit ein Gespräch mit einem Seelsorger, wenn er es wünscht.

Andachten

Für Andachten eignen sich Texte und Gedichte, die zum Nachdenken über das Leben anregen. Aber auch Postkarten oder Lieder sind geeignet. Fragen Sie die Bewohner nach ihren Ideen und Wünschen. Eine Andacht sollte in einem Raum stattfinden, der das Andächtigsein auch ermöglicht. Das heißt, es soll eine ruhige, möglicherweise auch feierliche Atmosphäre vorherrschen. Andachten können sowohl von Geistlichen als auch von Laien gestaltet werden.

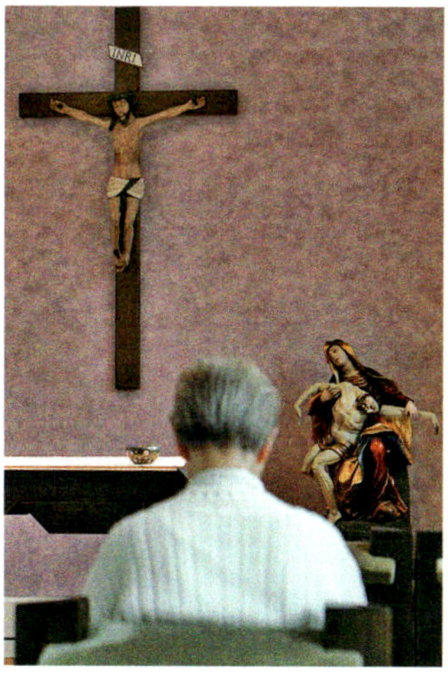

Andachten laden Menschen zum Nachdenken über Gottes Wort ein.

Geistige Anregungen

Medienangebote

Da alte Menschen häufig bewegungseingeschränkt sind, verbringen sie einen Großteil ihrer Zeit in den eigenen vier Wänden, häufig vor Radio und Fernsehen. Dadurch bleiben auch immobile Menschen über das aktuelle Tagesgeschehen auf dem Laufenden. Das Angebot der Massenmedien reicht von Unterhaltung über Information bis hin zu Bildung. Es gibt zahlreiche Hilfsmittel und Medien für Menschen mit eingeschränkten Sinnesfunktionen, z. B. Texte in Blindenschrift, Hörfilmfassungen für Sehbehinderte, Untertitel für Gehörlose. Auch Zeitschriften und Tageszeitungen sowie Hauszeitungen, in denen Bewohner und Mitarbeiter zu Wort kommen, regen die geistige Tätigkeit an.

Beliebt sind Filmveranstaltungen. Dabei werden die Filme am besten mit einem Beamer auf eine Leinwand projiziert.

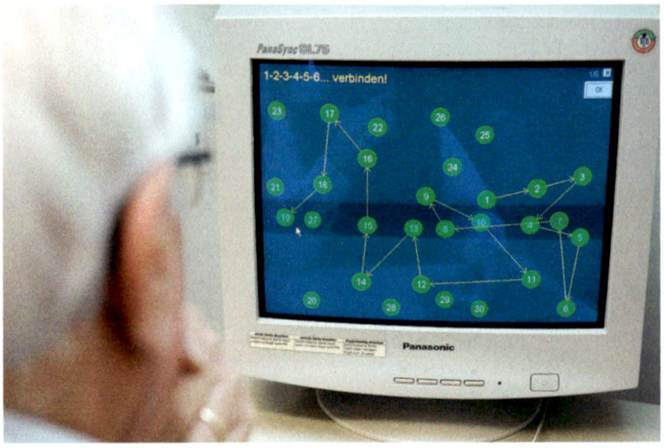

Computernutzung wird auch für ältere Menschen zunehmend selbstverständlich.

www.dbsv.org
Deutscher Blinden- und Sehbehindertenverband e. V.

www.seh-netz.info
> Hörbüchereien
Adressen von Hörbüchereien für Sehbehinderte

www.hoerfilm.de
Deutsche Hörfilm gGmbH, die u. a. Filme mit Audiodeskription produziert und zum Verleih bzw. Kauf anbietet.

Bildungsangebote

Je nach Interesse der Bewohner können Vortragende in die Einrichtung eingeladen werden. Vielleicht können Sie einzelne Bewohner für einen Vortrag gewinnen. Daran kann sich eine lebhafte Diskussion anschließen. Machen Sie den Bewohnern die breit gefächerten Angebote der Volkshochschulen und Seniorenuniversitäten zugänglich. Ältere Menschen genießen es, sich nun den Interessen widmen zu können, für die sich früher nie die Gelegenheit oder Zeit bot.

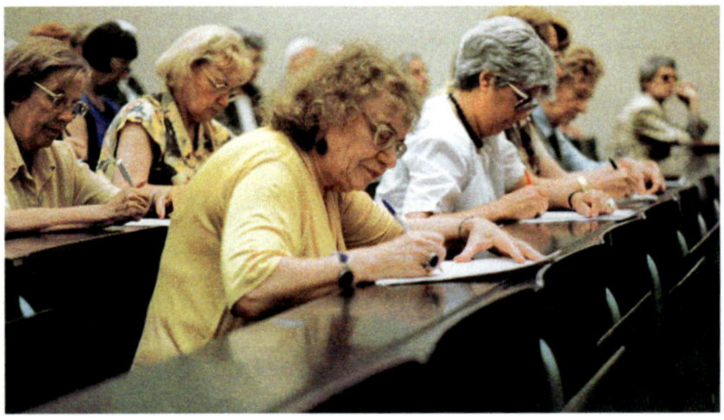

Ältere Menschen nutzen vermehrt das Bildungsangebot an Hochschulen.

10-Minuten-Aktivierung

Die 10-Minuten-Aktivierung trainiert durch regelmäßig wiederholte Übungen das Langzeitgedächtnis. Sie wird hauptsächlich in der Betreuung von Menschen mit Demenz ↑ S. 305 eingesetzt und ist nur wirkungsvoll, wenn sie täglich stattfindet. Die Übung eignet sich insbesondere für Menschen mit einer beginnenden Demenz. Für die 10-Minuten-Aktivierung füllen Sie einen Beutel oder eine Kiste mit täglich wechselnden Gegenständen. Dadurch setzen Sie Erinnerungsimpulse. Dann fragen Sie mit einfachen Sätzen nach dem Namen, der Farbe, dem Material usw. des Gegenstands in Ihrer Hand. Der Bewohner kann den Gegenstand auch selbst erspüren.

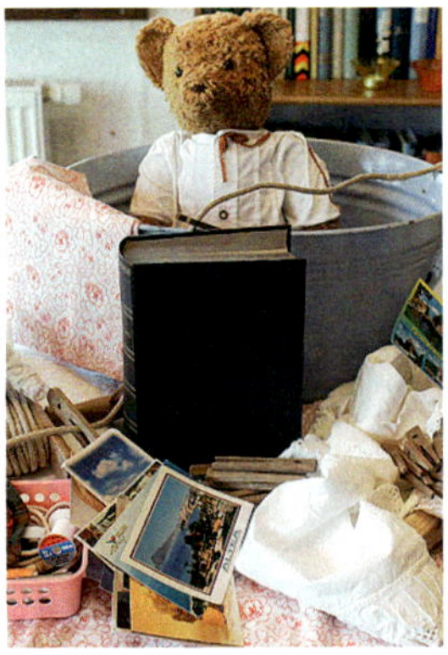

- Wäscheklammern
- Postkarten, Bilder
- alte Spielzeugautos oder Fahrräder
- Spitzendeckchen, Strick- und Nähzeug
- Knöpfe, alte Kochgeräte
- Materialien aus dem Puppenhaus, die realistisch nachgebaut sind (z. B. ein Herd)
- große Schrauben
- Plastikblumen
- Puppen
- Stofftiere

Mögliche Materialien für eine 10-Minuten-Aktivierung

Gedächtnistraining

Ohne Training lässt die Merkfähigkeit im Alter nach. Gedächtnistraining fördert die Wahrnehmung und Konzentration sowie logisches und flexibles Denken.

Findet das Gedächtnistraining in der Gruppe statt, sollte diese nicht mehr als zwölf Teilnehmer haben.

Das Training ist nur dann effektiv, wenn es mindestens 1 x wöchentlich für 1 – 1,5 Stunden durchgeführt wird. Für die Trainingseinheit eignet sich ein ruhiger Raum, der wenig Ablenkungsmöglichkeiten bietet. Stellen Sie auch Getränke bereit. Üben Sie keinen Leistungsdruck auf die Teilnehmer aus und sparen Sie nicht mit Lob.

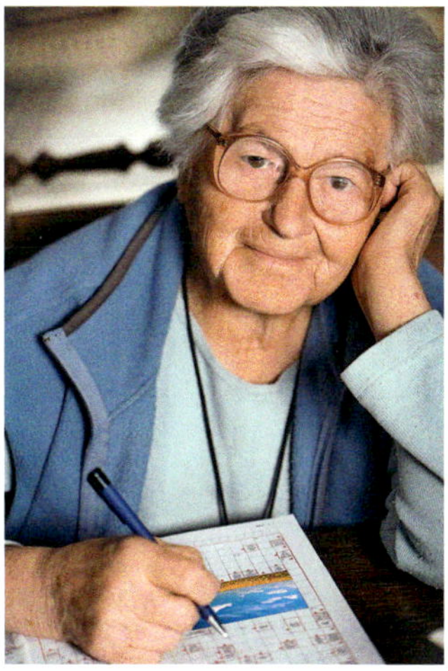

Das Lösen von Kreuzworträtseln ist eine beliebte Form des Gedächtnistrainings.

Gedächtnisspiele

Gedächtnistraining macht besonders dann Spaß, wenn es spielerisch stattfindet. Mögliche Gedächtnisspiele sind:

- Wortketten: Geben Sie ein zweiteiliges Hauptwort vor. Der zweite Wortteil wird zum ersten des nächsten Wortes (Trinkglas – Glasscherbe – Scherbeneimer …).
- Zerschneiden Sie eine Postkarte und die Teilnehmer erraten, um welches Motiv es sich handelt.
- Puzzle
- Sprichwortsalat: Zwei vermischte Zitate müssen von den Teilnehmern erraten werden. (Der Essen kommt beim Brei. Viele Köche verderben den Hunger.)
- „Alles, was …“: Geben Sie ein Thema vor und lassen Sie die Teilnehmer innerhalb von drei Minuten möglichst viele Antworten zusammentragen („… Musik macht“; „… grün ist“; „… Räder hat“).
- Kettenrechnen: Zahlenketten durch Abziehen (minus) und Dazuzählen (plus) bilden (z. B. immer plus 3 oder immer minus 7).
- Memory®
- Sagaland: Brettspiel, bei dem sich die Spieler die Position von Märchensymbolen merken müssen, die auf der Unterseite von tannenbaumförmigen Spielfiguren abgebildet sind; das Spiel ist eine Mischung aus „Memory®“ und „Mensch, ärgere dich nicht“.
- Gehirn-Jogging am PC: Mittlerweile liegen zahlreiche Spielvarianten für die PC-Nutzung vor.

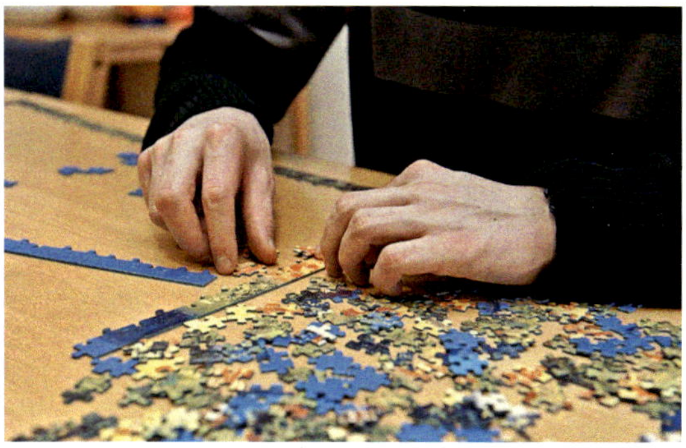

Auch Puzzlespiele können ein spannender Zeitvertreib sein. Sie fördern die Wahrnehmungs- und Konzentrationsfähigkeit.

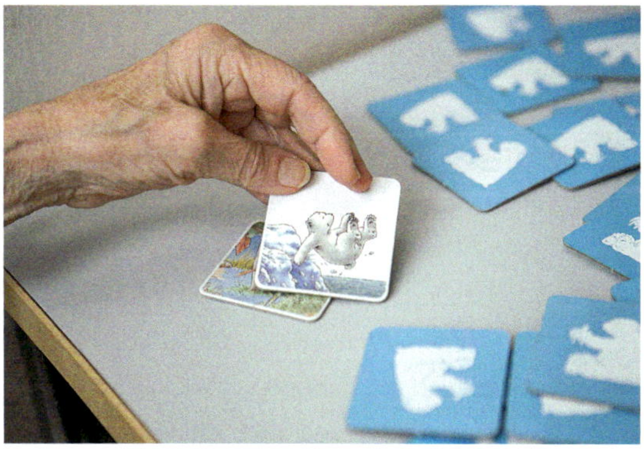

Memory® ist ein bekanntes Gesellschaftsspiel, bei dem Paare gleicher, verdeckt aufliegender Kärtchen erkannt werden müssen.

www.hirnsport.de
> Aufgaben/Rätsel
Hier finden Sie viele Anregungen für Spiele und Übungseinheiten.

Spiele

Bedeutung des Spiels

Spielen ist eine Gemeinschaftsaktivität, die Spaß macht, anregend und entspannend wirkt. Die Spiele sollten so ausgewählt werden, dass sie den einzelnen Bewohner weder über- noch unterfordern. Kennt ein Bewohner die Spielregeln eines Spiels nicht, kann er die ersten Runden mit einem erfahrenen Spieler ein Tandem bilden. Spielen fördert die Kreativität und weckt den Kampfgeist. Für Probleme werden spielerisch Lösungen entwickelt. Dies fördert die Denkfähigkeit.

Spielformen

Es gibt eine schier unerschöpfliche Menge von Spielen, aus denen Sie nach Interesse und Neigung der Bewohner wählen können. Hier einige Beispiele:

- **Kennenlernspiele** dienen dem Einprägen von Namen und helfen den Bewohnern, miteinander in Kontakt zu kommen. Zum Beispiel können sie aufgefordert werden, ihren Namen mit einer typischen Geste ihres Berufs zu verbinden, den der Nebenmann wiederholen muss.
- **Gesellschaftsspiele** für zwei oder mehr Menschen: Es gibt Brett-, Karten-, Würfel- und Strategiespiele.
- **Schreibspiele** fördern die Kreativität. Jeder Teilnehmer notiert einen Satz auf einem Blatt Papier und knickt dieses um, sodass der Nebenmann das Geschriebene nicht erkennen kann. Die Papiere werden reihum weitergegeben, bis jeder auf die gleiche Weise einen Satz dazugeschrieben hat. Am Ende wird die entstandene Geschichte vorgelesen.
- **Ratespiele** können mit unterschiedlich vielen Teilnehmern gespielt werden. Ein klassisches Ratespiel ist das Teekesselchen-Raten oder Kreuzworträtsel.
- **Computer-/Konsolenspiele** gibt es in zahlreichen Varianten und sie erfreuen sich auch bei Senioren immer größerer Beliebtheit. Konsolenspiele, z. B. mit einer Wii, ermöglichen es Senioren, Sportarten auf leichte Weise nachzuspielen. Dazu benötigen Sie ein Fernsehgerät und eine Spielkonsole.

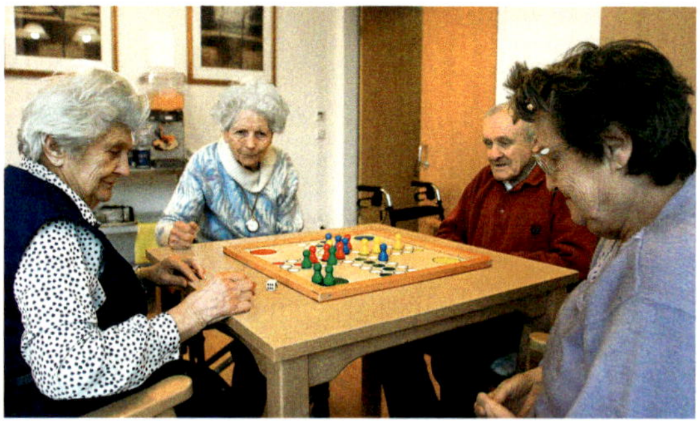

Das Spiel „Mensch, ärgere dich nicht“ gibt es auch mit großen Spielfiguren, sodass auch Menschen mit einer eingeschränkten Feinmotorik die Steine gut greifen können.

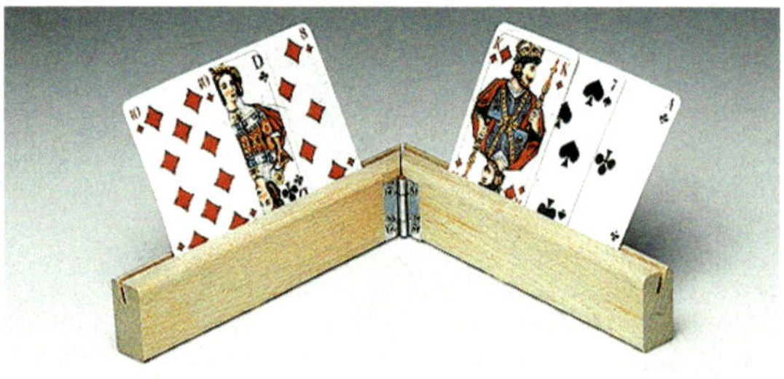

Spielkartenständer und Spielkarten mit extra großen, lesbaren Zahlen und Symbolen für sehbeeinträchtigte Menschen

www.teekesselchen.de
Hier finden Sie eine große Sammlung von Teekesselchen.

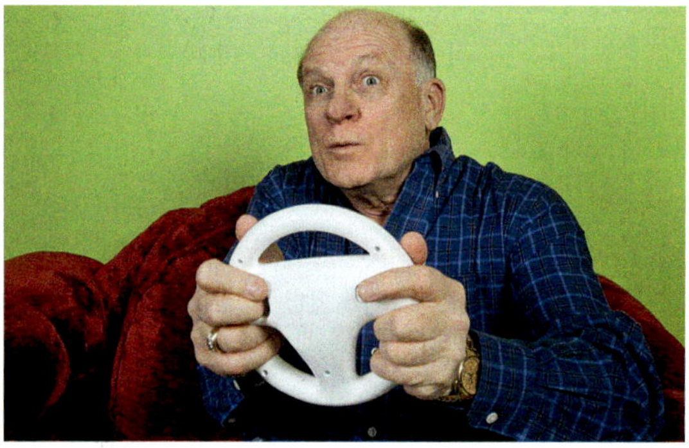

Das Spielen auf einer Wii kann äußerst fesselnd sein.

Tandem Zweiergruppe

Feste und Feiern

Feste stellen eine Abwechslung im Alltag dar, sind meistens fröhliche und ausgelassene Angelegenheiten und wirken gemeinschaftsfördernd. Durch ein **Fest** kann sich eine Einrichtung auch nach außen öffnen, indem die Nachbarschaft eingeladen wird. Auch Angehörige und Ehrenamtliche können eingebunden werden.

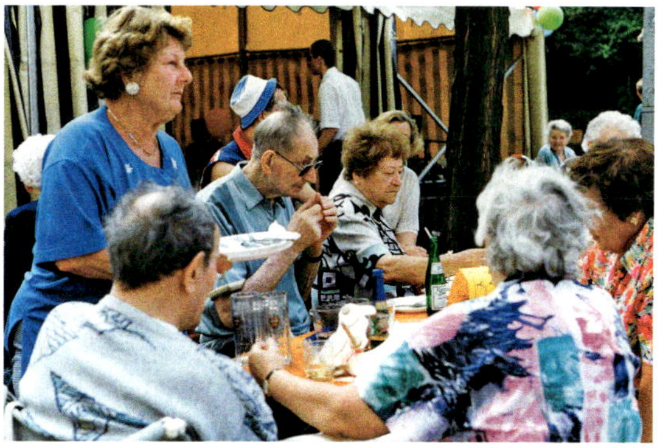

Feiern ist in fast jeder Lebenslage möglich.

Man soll die Feste feiern, wie sie fallen

Im Verlauf eines Jahres bieten sich immer wieder Gelegenheiten, Feste zu feiern. Es gibt:

- jahreszeitliche Feste: Frühlingsfest, Tanz in den Mai, Mittsommerwende, Walpurgisnacht
- Feste im Kirchenjahr (Ostern, Pfingsten, **Weihnachten**)
- Gedenktage (Tag der Deutschen Einheit, Volkstrauertag)
- Brauchtumstage (Mutter- oder Vatertag)
- persönliche Feste: Geburtstage, Jubiläen, Hochzeitstage, Todestage
- Feste ohne besonderen Anlass

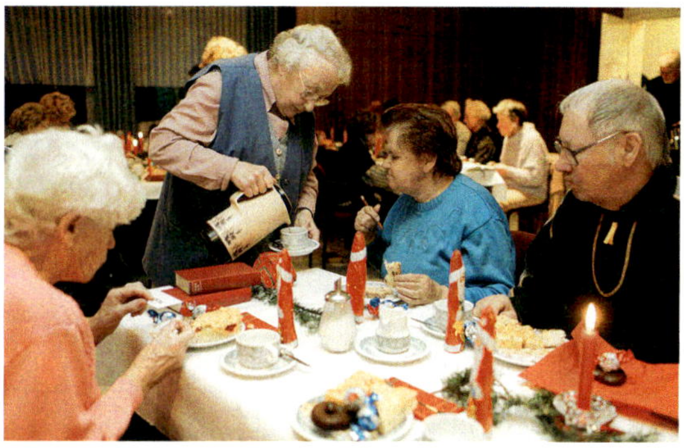

Bei der Weihnachtsfeier können rüstige Bewohner – wenn sie möchten – im „Service" mithelfen.

Organisation eines Festes

Der Nachmittag ist ein günstiger Zeitpunkt für eine Veranstaltung, weil Kaffeetrinken und Abendessen in das Fest eingebunden werden können. Für die Zeit zwischen den Mahlzeiten kann ein festes Programm geplant werden, z. B. Musik- oder Showeinlagen. Auch ein Basar ist denkbar, auf dem Dinge angeboten werden, die in den Bastelgruppen entstanden sind.

Planen Sie genügend Zeit für die Vorbereitung ein. Dazu gehören Plakate und Einladungen, auf denen das kommende Fest angekündigt wird, aber auch die **Tischdekoration** und die musikalische Untermalung. Lieder, Musikstücke und Gedichte müssen frühzeitig geübt werden. Das steigert die Vorfreude und gibt Sicherheit.

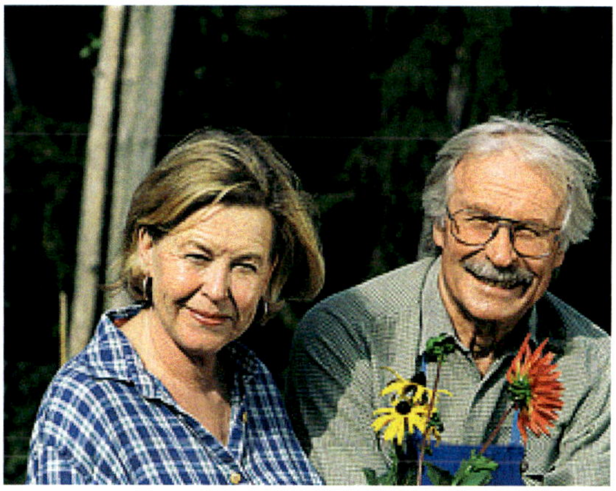

Die Vorbereitung eines Festes steigert die Vorfreude und gibt den Aktivitäten einen Sinn.

www.feiern-online.de
Hier finden Sie zahlreiche Informationen zu Festen und in- und ausländischen Feierlichkeiten.

Ausflüge

Veranstaltungen außerhalb der Einrichtung ermöglichen neue Eindrücke und bringen Erinnerungen an früher zurück. **Ausflüge** müssen gut geplant sein und die Fähigkeiten und Bedürfnisse der Bewohner berücksichtigen. Da die Bewohner eines Heims die meiste Zeit in der Einrichtung verbringen, ist eine Reise oder ein Tagesausflug ein besonderes Ereignis, von dem viele lange zehren.

Ältere Menschen schließen nicht mehr so schnell Freundschaften. Durch das gemeinsame Erleben wird möglicherweise eine **Verbundenheit zwischen den Bewohnern** geschaffen, die über eine lange Zeit anhält.

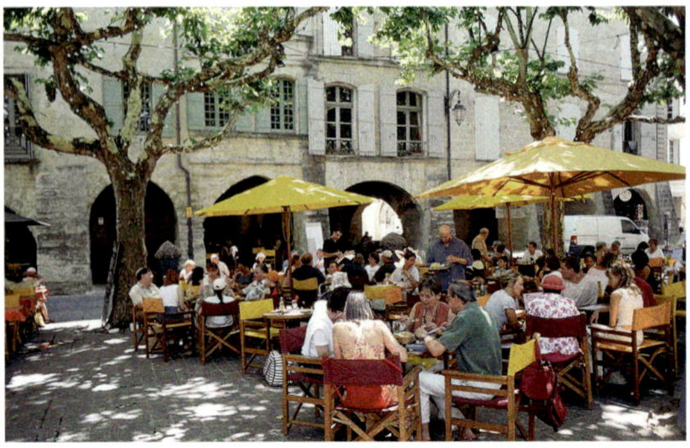

Zum Kaffee ins Gartenlokal

Rüstige ältere Menschen können längere **Spaziergänge** oder Wanderungen machen. Ein Bus kann sie vom Ziel abholen oder den Rucksacktransport übernehmen. Die Natur hat zu jeder Zeit ihren Reiz und ältere Menschen erfreuen sich daran, ihr Wissen über Tier- und Pflanzenwelt auszutauschen. Fotos, die auf den Wanderungen gemacht werden, können zu Bilderwänden verarbeitet oder als Diashows gezeigt werden.

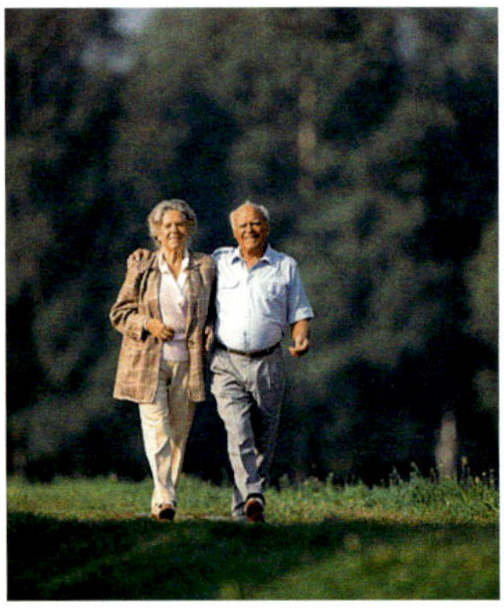

Spaziergang in der Natur

Ermöglichen Sie den Bewohnern einen **Besuch im Zoo**. Viele Menschen empfinden eine besondere Nähe zu **Tieren**. Manch einer ist vielleicht mit Tieren groß geworden. Das Beobachten kletternder Affen weckt die Lebensgeister und ein neugeborenes Elefantenbaby löst Freude aus.

Wenn es unter den Bewohnern Sportbegeisterte gibt, so sind **Sportveranstaltungen** (Fußballspiel, Leichtathletik usw.) eine Möglichkeit, ihnen eine Freude zu bereiten.

Das Ansehen eines brandneuen Films in einem richtigen **Kino** ist noch ein größeres Erlebnis als eine über Beamer gezeigte DVD. Der Geruch von Popcorn, die Bestuhlung, die Kommentare der Zuschauer sind für Filmbegeisterte ein Fest der Sinne. Im Anschluss an den Film können Sie sich in der Gruppe darüber austauschen.

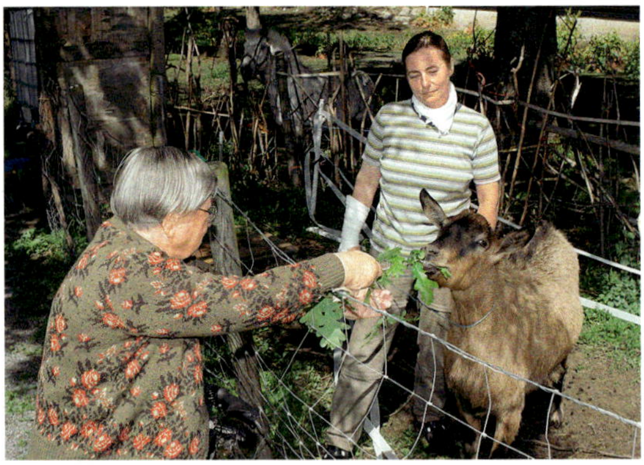

Im Umgang mit Tieren werden oft Erinnerungen wach.

Demenz

Definition

Als Demenz bezeichnet man ein Syndrom ↗ S. 54, das mit einer Minderung der kognitiven, emotionalen und sozialen Fähigkeiten einhergeht. Die Zahl der Betroffenen steigt mit dem Lebensalter prozentual an.

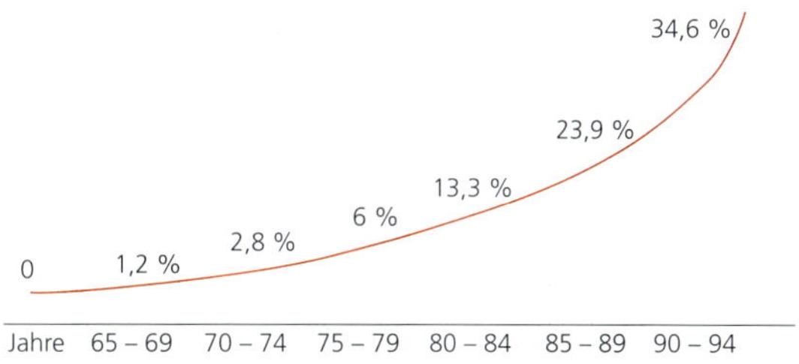

Zunahme der Häufigkeit einer Demenz mit dem Lebensalter

Ursachen und Entstehung

Die Demenz wird nach Ursachen und Entstehung eingeteilt in:

- primäre Demenz: die Ursache liegt in der Erkrankung des Gehirns selbst, z. B. Morbus Alzheimer, vaskuläre Demenz durch Durchblutungsstörungen der Hirngefäße
- sekundäre Demenz: die Ursache liegt in einer anderen Erkrankung, z. B. durch langjährigen Alkohol- oder Medikamentenmissbrauch, Veränderungen des Gehirns (*Enzephalopathie*) durch schwere Stoffwechselstörungen oder Infektionen.

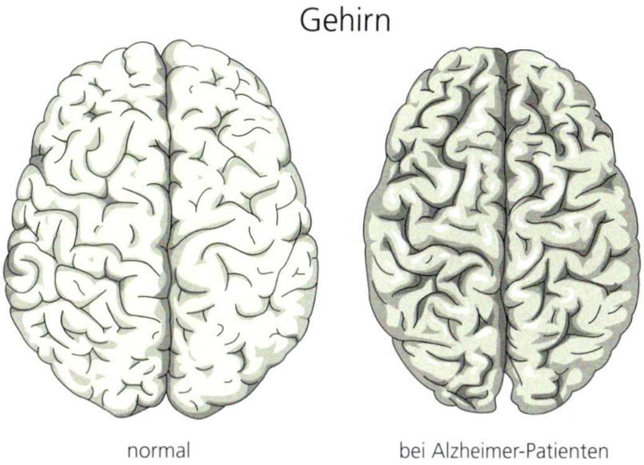

Verminderung der Hirnmasse am Beispiel von Morbus Alzheimer

Symptome

Die Symptome sind vielfältig und können in unterschiedlicher Ausprägung auftreten. Das Leitsymptom einer Demenz ist die Gedächtnisstörung. Sie beginnt mit anfänglich leichter Vergesslichkeit und führt über den Verlust des Kurzzeitgedächtnisses im Endstadium zum Verlust aller kognitiven Fähigkeiten. Hinzu kommen:

- Verlust der Sprachfähigkeit, anfangs Benennungsschwierigkeiten („Das Ding da"), später totaler Sprachausfall
- Verlust alltagspraktischer Fähigkeiten wie Haushaltsführung, Körperpflege, Ankleiden
- Orientierungsstörungen ↗ S. 111
- stereotype Bewegungsmuster (wie z. B. ständiges „Kramen", Herumwandern oder Nesteln)
- Inkontinenz ↗ S. 93 im mittleren Erkrankungsstadium
- Störungen des Schlaf-Wach-Rhythmus ↗ S. 111
- psychotische Symptome im fortgeschrittenen Stadium
- Verlust aller motorischen Fähigkeiten im Endstadium

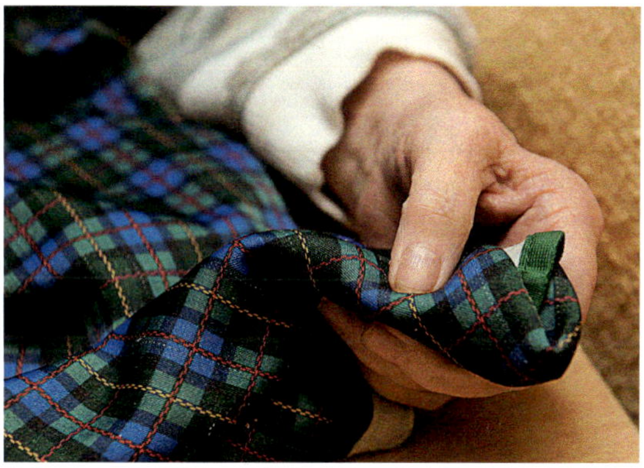

Das Nesteln, das „Zerreiben" von Textilien oder anderen Gegenständen mit den Fingern, ist ein typisches Bewegungsmuster im fortgeschrittenen Demenzstadium.

Hinweis Menschen mit einer Demenz halten sich nicht an Regeln, kümmern sich nicht um Pflegekonzepte oder einen ordentlichen Stationsablauf. Und das nicht, weil sie das nicht wollen, sondern weil sie nach und nach die Fahigkeit dazu verlieren.

psychotisches Symptom Psychisches Krankheitsanzeichen wie Verlust des Realitätsbezugs oder Wahnvorstellung

Therapie

Bei der Behandlung der Demenz werden medikamentöse und nicht medikamentöse Behandlungsstrategien aufeinander abgestimmt. Ziel der Therapie ist eine Verlangsamung des Verlaufs, gleichzeitig soll die Lebensqualität auf einem möglichst hohen Niveau bewahrt werden. Eine Heilung ist i. d. R. nicht möglich. Die nicht medikamentösen Verfahren umfassen kognitiv ausgerichtete Trainings und körperlich orientierte Verfahren sowie Milieutherapie. Die medikamentöse Therapie ist vielschichtig und richtet sich nach Stadium und Schweregrad der Symptome.

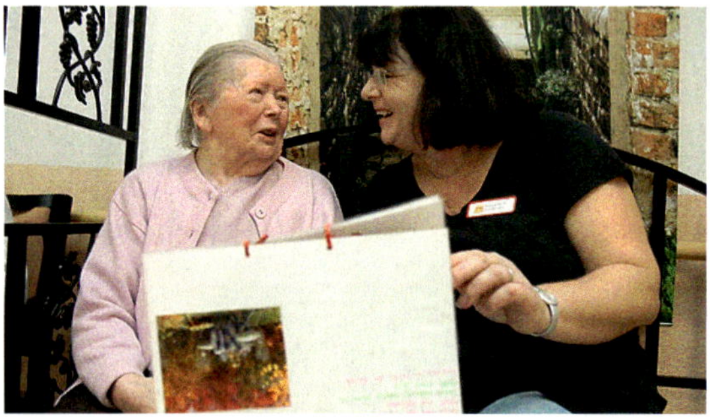

Die Beschäftigung mit der Vergangenheit ruft für viele Menschen mit einer Demenz ein Gefühl von Sicherheit und Vertrautheit hervor.

Besonderheiten bei der Pflege

Ziel aller pflegerischen Maßnahmen ist das Verhindern körperlichen und psychischen Leids. Im Vordergrund stehen:

- **Kommunizieren:** Eine bewusst eingesetzte nonverbale Kommunikation kann fehlende Ausdrucksmöglichkeiten in einigen Bereichen ausgleichen.
- **Anpassen und abstimmen:** Alle pflegerischen Maßnahmen sowie Umgebung und Alltagsgestaltung werden nach Möglichkeit auf die individuellen Fähigkeiten des Betroffenen abgestimmt.
- **Aktivieren:** Dadurch kann die Unruhe der Betroffenen aufgefangen werden (10-Minuten-Aktivierung, ↗ S. 300).
- **Sicherheit schaffen:** Die Betroffenen entwickeln zahlreiche Verhaltensformen, mit denen sie sich schädigen könnten. Achten Sie darauf und versuchen Sie der Schädigung vorzubeugen, indem Sie die Ursache des Verhaltens erkunden und kreativ nach Lösungen suchen. Sedierung und Fixierung ↗ S. 314 können immer nur das letzte Mittel sein, wenn alle anderen Möglichkeiten versagt haben.
- **Professionell pflegen:** Entscheiden Sie sich in Ihrer Einrichtung für ein einheitliches Vorgehen bei Menschen mit Demenz. Auch die Alltagsgestaltung ↗ S. 292 sollte gezielt und geplant erfolgen.
- **Entlasten:** Nehmen Sie nach Möglichkeit an einer Supervision teil oder nutzen Sie andere Formen der sozialen und kollegialen Unterstützung, um die häufig belastenden Erlebnisse zu verarbeiten.

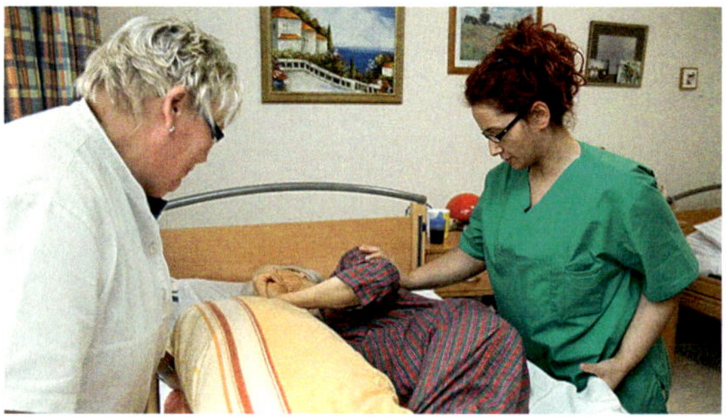

Die körpernahen Pflegemaßnahmen richten sich nach Pflegeproblemen und -ressourcen.

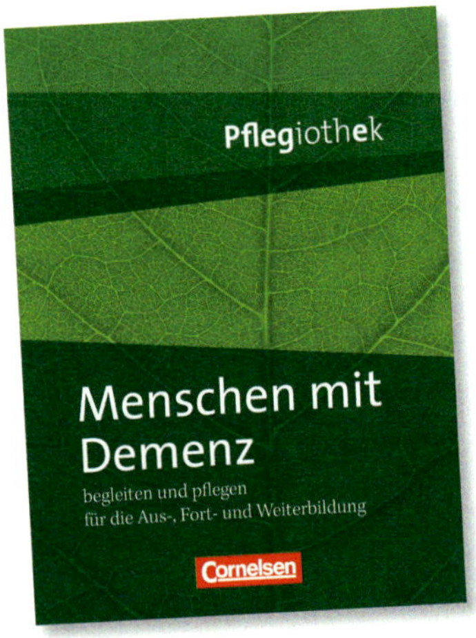

Ausführliche Informationen und Hilfestellungen für Pflegende, die Menschen mit Demenz begleiten und pflegen, finden Sie in diesem Buch aus der Reihe Pflegiothek.

www.deutsche-alzheimer.de
Auf der Webseite der Deutschen Alzheimer Gesellschaft finden sich zahlreiche Informationen und Hilfestellungen zum Thema Demenz.

Milieugestaltung Strukturierung des sozialen Umfelds
Sedierung Bewusstseinsdämpfung durch starke Beruhigungsmittel

Besondere Angebote für Menschen mit Demenz

Berücksichtigung der Biografie

Wer Angebote für Menschen mit Demenz plant, muss sich in besonderer Weise darauf einlassen. Nur wer bereit ist, die Gefühle und das Erleben des Betroffenen wahrzunehmen und sich auf ihre Wirklichkeit einzulassen, wird einen Zugang zu ihm finden.

Menschen mit Demenz verschließen sich Ihren Bemühungen, wenn es Ihnen nicht gelingt, eine wertschätzende und vertrauensvolle **Beziehung** aufzubauen. Mehr noch als bei anderen Bewohnern ist es wichtig, die Biografie eines Menschen mit Demenz zu erfassen. Nur dann können Sie ihn auch als Menschen, der er einmal war und immer noch ist, wahrnehmen und auf ihn eingehen.

Menschen mit einer Demenz kann man auf der Beziehungsebene ↗ S. 116 kaum etwas vormachen. Sie spüren sehr genau, ob jemand authentisch ist oder nicht.

Aus dem beobachteten Verhalten und aus der Biografie eines Menschen mit Demenz erhalten Sie individuelle Hinweise darauf, welche Aktivität für den Betroffenen sinnvoll sein kann. So kann die Suche nach dem Werkstattschlüssel dazu genutzt werden, dem Suchenden die Möglichkeit zu geben, einen Handwerkskasten einzuräumen. Für eine Frau, die für ihre Kinder Mittagessen kochen möchte, findet sich sicherlich eine Arbeit in der **Küche**. Und ein Mann, der alle Blumen aus den Töpfen reißt, um sie umzutopfen, kann vielleicht im Garten Unkraut zupfen.

Hilfreich sind offene biografisch orientierte Beschäftigungsecken, z. B. mit Bügelbrett und Bügeleisen (ohne Stecker), einer Blumenbank, Wäschekorb mit Handtüchern, Sortierkasten mit Schrauben und Muttern. Auch eine Kiste mit Kleidungsstücken, die die Betroffenen in ihren frühen Jahren getragen haben, oder Spielzeuge, wie z. B. **Puppen**, regen zur Selbstbeschäftigung an.

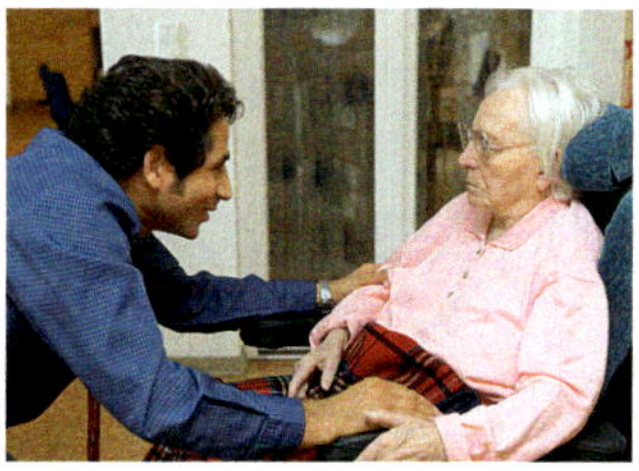

Echtheit in der Beziehung fördert das Vertrauen.

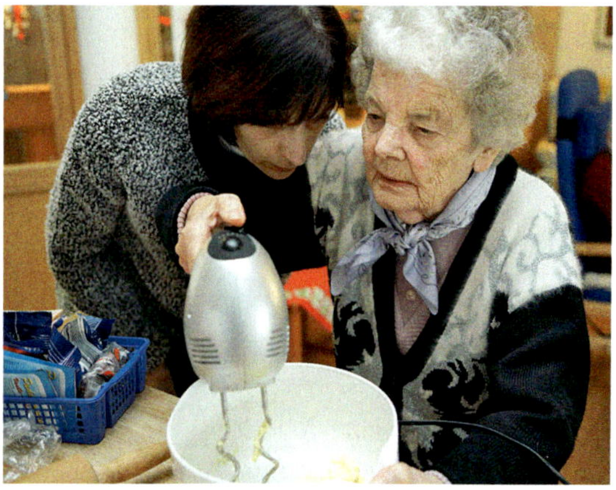

Praktische Fähigkeiten werden so lange wie möglich gefördert.

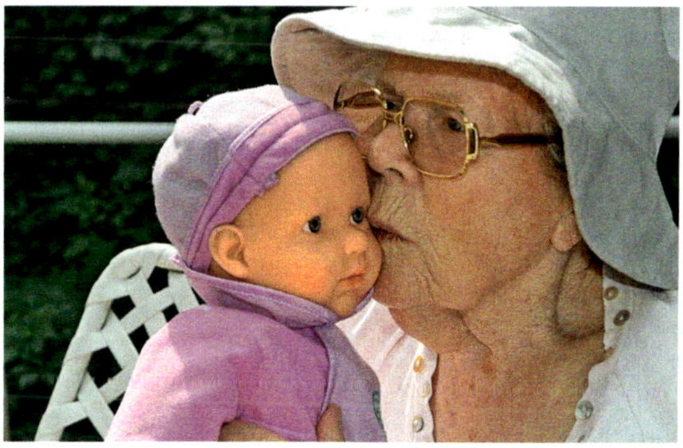

Das Spielen mit Puppen kann Frauen mit Demenz an ihre Kindheit erinnern, Fürsorgebedürfnisse erfüllen und ein Gefühl der emotionalen Geborgenheit geben.

authentisch echt

Sicherheit und Orientierung geben

Menschen mit Demenz brauchen ein Lebensumfeld, das Sicherheit vermittelt. Es muss sich an den verbliebenen Erfahrungs- und Handlungsfähigkeiten der Betroffenen orientieren. Achten Sie auf mögliche Verletzungsquellen und auf umfassende Orientierungsmöglichkeiten. Die Räumlichkeiten müssen überschaubar, wohnlich und in sich abgeschlossen gestaltet sein. Eine Reizüberflutung durch eine Vielfalt an Wandschmuck, Dekoration, Musik usw. sollte vermieden werden. Eine von Ihnen geplante Aktivität einer Umgebung stattfinden, die für die Teilnehmer vertraut ist. Dadurch erhöht sich die Bereitschaft und die Fähigkeit der Betroffenen, sich auf die Aktivität einzulassen.

Was viele junge Menschen langweilt, gibt Menschen mit Demenz inneren Halt und Sicherheit. Die Rede ist von einem strukturierten, vorhersehbaren Alltag mit den Mahlzeiten als Eckpunkten, an denen sich die Betroffenen orientieren können.

So haben die Mahlzeiten nicht nur eine tagesstrukturierende Funktion, sondern fördern darüber hinaus auch den Kontakt der Bewohner untereinander. Die wenigsten Menschen mit Demenz sind in der Lage, selbst soziale Kontakte zu organisieren. Wer keine Ansprache hat, vereinsamt und zieht sich vollends zurück. Integrieren Sie deshalb die Aktivitäten in den gewohnten Tagesrhythmus und orientieren Sie sich an den Alltagserfahrungen der Betroffenen. Die Bezugsperson für ein bestimmtes Angebot sollte nach Möglichkeit nicht wechseln. Auch dadurch öffnen sich die Betroffenen einem Angebot eher.

Viele Menschen mit Demenz entwickeln gerade in den Nachtstunden ein hohes Maß an Aktivität. Versuchen Sie, das Umfeld darauf abzustimmen und damit Verletzungen vorzubeugen. Folgende Möglichkeiten können eingesetzt werden:

- Nachtcafé für „nachtaktive" Bewohner einrichten
- Licht in den Fluren und Zimmern von Bewohnern mit Demenz angeschaltet lassen, damit sie in der Dunkelheit nicht stürzen
- Beschäftigungsangebot auch für die Nachstunden planen

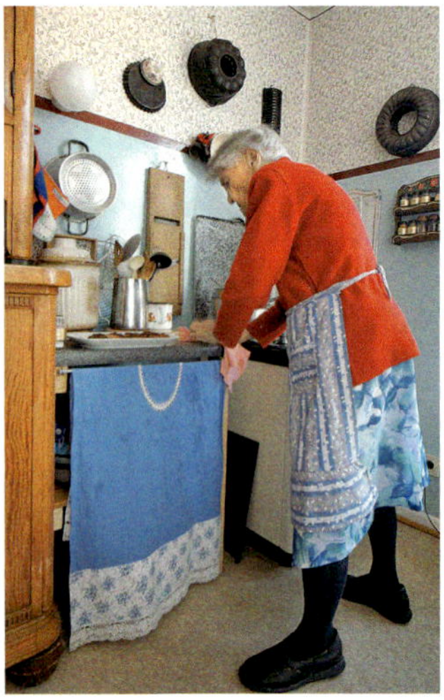

Der Umgang mit älteren Geräten fällt leichter als mit modernen.

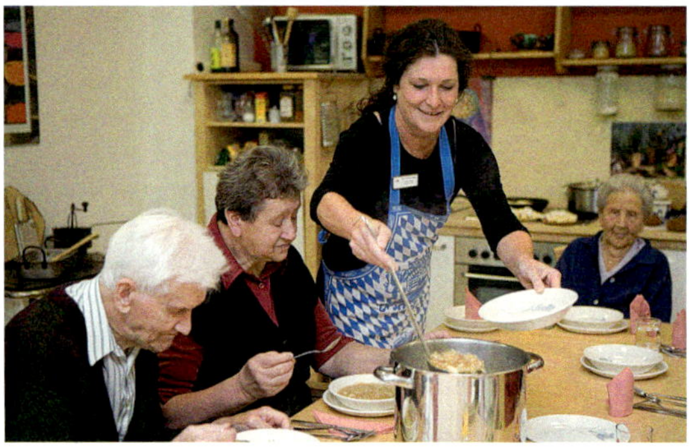

Gemeinsame Mahlzeiten strukturieren den Tag und bilden ein entscheidendes Element des sozialen Austauschs.

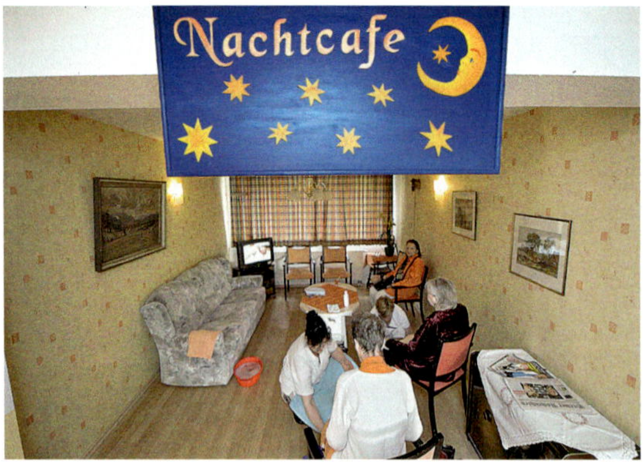

Die Bewohner können das Nachtcafé aufsuchen.

Erinnerungsarbeit

Stellen Sie so genannte Erinnerungsboxen aus Schuhkartons oder ähnlichem Material her, in denen Sie Gegenstände und Bilder sammeln, die bei den einzelnen Personen Lebenserinnerungen wecken. Geeignet sind auch Abbildungen in Geschichtsbüchern oder alte vertraute Haushaltsgeräte. Allein oder in einer Gruppe kann man so in Erinnerungen leben. In einem fortgeschrittenen Stadium der Demenz kann man durch unterschiedliche Gerüche, Gegenstände und Materialien zum Tasten und zum Spielen Erinnerungen wecken. Dazu gehören Stoffbälle, Bürsten, verschiedene Tücher oder auch Bauklötze.

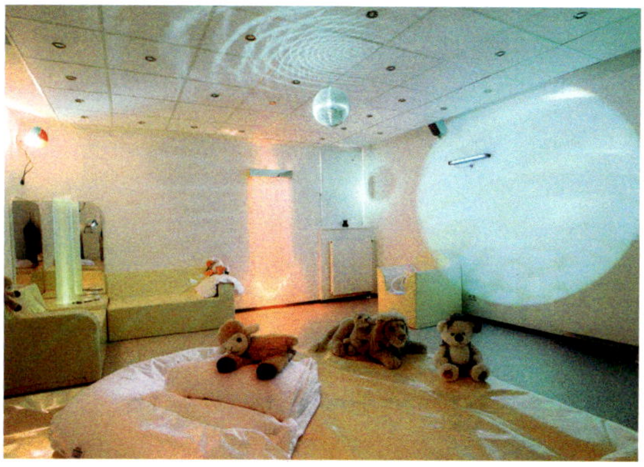

Beim Snoezelen kommen Lichteffekte, sanfte Farben und Klänge und Düfte zum Einsatz. Auch Gegenstände zum Tasten wie Eimer mit Sand, Muscheln usw. werden angeboten.

Sinnesanregungen

In einem späten Stadium der Demenz beschränkt sich die Erlebnisfähigkeit der Betroffenen oft nur noch auf Sinneserfahrungen. Unterstützen Sie diese Menschen, indem Sie ihnen das Schaukeln ermöglichen (schult den Gleichgewichtssinn), ihnen Puppen und Stofftiere zum Streicheln und Herumtragen geben oder es ihnen ermöglichen, ihrem Bewegungsdrang nachzugehen. Über diese „zweckfreien" Tätigkeiten merken die Betroffenen, dass sie selbst noch da sind.

Hinweis Die Basale Stimulation® ist ein weiteres Konzept zur Anregung der Sinne. Sie kann in Fortbildungen erlernt werden.

Snoezelen

Der Begriff **Snoezelen** (sprich: snuselen) ist ein niederländisches Fantasiewort und steht für eine Methode, welche alle Sinne in einer entspannenden Weise anspricht und so die Wahrnehmung von sinneseingeschränkten Personen fördern kann. Dabei werden gezielt einzelne Sinne angesprochen, um eine Reizüberflutung zu vermeiden.

Als Reize für die taktile Wahrnehmung bieten sich z. B. Tastsäulen, **Fühlwände** oder auch Kuscheldecken an. In leere Filmrollen gefüllte Gewürze regen den Geruchssinn an. Musik oder vertraute Lieder setzen akustische Reize. Visuelle Reize werden durch sanftes Licht und helle Farbe erzeugt.

In dem Snoezelen-Raum muss für bequeme Möbel gesorgt sein, wobei alte Menschen allzu weiche und niedrige Sitzgelegenheiten nicht schätzen. Eine Snoezelen-Einheit dauert etwa eine halbe Stunde.

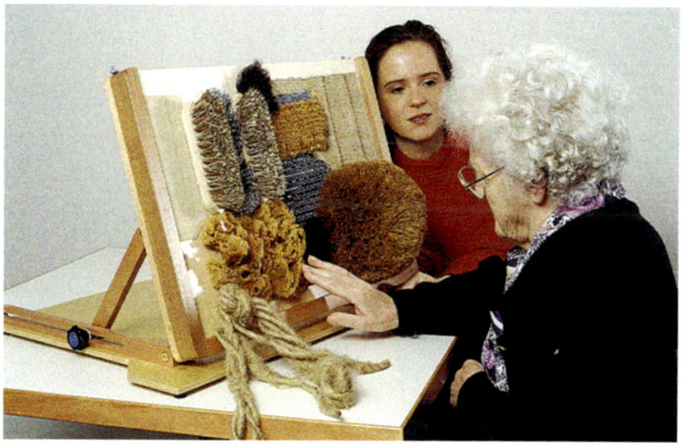

Fühlwände bieten verschiedene Wahrnehmungserlebnisse.

taktil mittels Fühlen/Tasten wahrnehmbar
akustisch mit dem Gehör wahrnehmbar
visuell mit den Augen wahrnehmbar

Verantwortung und Rechtsfähigkeit

Verantwortliches Handeln

Pflegende tragen die Verantwortung für die Pflegehandlungen, die sie mit und an Pflegebedürftigen durchführen. Das bedeutet, dass sie ihrer Aufgabe mit beruflicher Sorgfalt nachkommen müssen. Dazu gehören die Kenntnis und Beherrschung der übernommenen Pflegehandlungen, das Abschätzen möglicher Risiken und die sach- und fachgerechte Durchführung einer jeden Pflegehandlung. So setzt z. B. das Anreichen von Nahrung die Kenntnis des Schluckvorganges und die Möglichkeit der angemessenen Reaktion auf Verschlucken voraus. Die Mobilisation ↗ S. 58 eines Pflegebedürftigen erfordert die Kenntnis der geeigneten Hilfsmittel und deren Anwendung (z. B. Patientenlifter) sowie geeignete Sicherheitsmaßnahmen, um Stürze und ggf. Folgeverletzungen zu verhindern. Man kann auch sagen, dass die Folgen pflegerischen Handelns zivilrechtlich anhand eines objektiven Maßstabes beurteilt werden. Das bedeutet,

- Ausbildungsstand,
- Pflegestandards, die angewendet wurden, und
- der Umfang des Verantwortungsbereiches (bei Delegation ↗ S. 315)

werden betrachtet, um zu beurteilen, ob die Pflegeperson der Sorgfaltspflicht nachgekommen ist.

Wenn einem Pflegebedürftigen ein Schaden entstanden ist, kann er die Pflegeeinrichtung, in der die Pflegende beschäftigt ist, oder die Pflegende selbst anklagen. Dann wird zunächst das Zivilrecht angewendet und der Fall hinsichtlich Schadenersatz des Beklagten (Pflegende oder Einrichtung) gegenüber dem Kläger (Pflegebedürftiger) verhandelt.

Handelt es sich jedoch um eine Pflegehandlung, die einen Straftatbestand erfüllt (z. B. Körperverletzung, Freiheitsberaubung usw.), kann parallel dazu die Staatsanwaltschaft den Pflegenden anklagen. Das bedeutet, dass sich die Pflegende dann vor einem Strafgericht rechtfertigen muss.

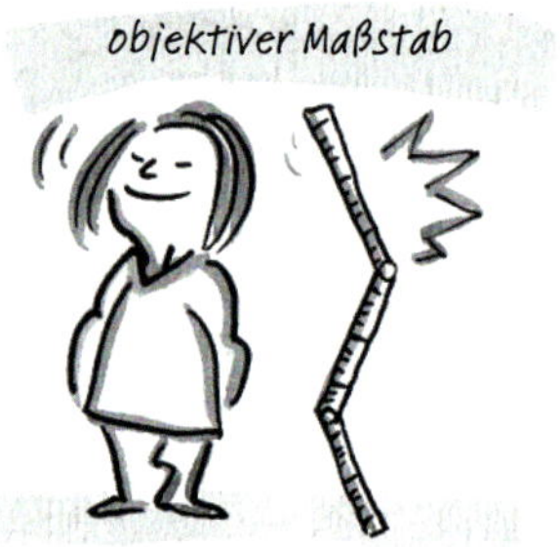

Der objektive Maßstab in der Pflege wird dadurch festgestellt, dass man fragt, wie eine fachlich korrekt durchgeführte Maßnahme in der gleichen Situation ausgesehen hätte.

Strafrechtliche Haftung im Pflegebereich	Zivilrechtliche Haftung im Pflegebereich
Verstöße gegen das **Strafgesetzbuch** (StGB) ↓	Verstöße gegen das **Bürgerliche Gesetzbuch** (BGB) ↓
Staatsanwalt erhebt Anklage gegen die Pflegefachkraft. ↓	Geschädigter selbst reicht Klage gegen den Vertragspartner (Pflegeeinrichtung) und/oder die Pflegefachkraft ein. ↓
ggf. ■ Strafe (z. B. Geldstrafe, Freiheitsstrafe)	ggf. ■ Schadenersatz ■ Schmerzensgeld
Die persönliche Verantwortlichkeit für einen Schaden wird im Strafrecht genauso geprüft wie im zivilrechtlichen Rahmen.	In der Regel tritt die Betriebs- oder Berufshaftpflicht für den entstandenen Schaden ein (Ausnahme: Vorsatz).

Delegation Übertragung von bestimmten Tätigkeiten an andere Personen und Berufsgruppen
Schaden jede unfreiwillige Verschlechterung, die jemand durch eine andere Person erleiden muss; dies kann eine Körperverletzung, seelische Belastung oder auch ein finanzieller Verlust sein
Zivilrecht Privatrecht, dass alltägliche Vorgänge regelt

Vorsatz oder Fahrlässigkeit?

Bevor sich die Pflegende für den Sturz eines Pflegebedürftigen verantworten muss, muss das Gericht prüfen, ob überhaupt ein Tatbestand vorliegt, das bedeutet:

- Hat die Pflegende mit ihrem Handeln einen anderen Menschen geschädigt?
- Ist gegen ein geltendes Recht verstoßen worden?
- Hätte der Schaden verhindert werden können?
- Handelte die Pflegende vorsätzlich oder fahrlässig?

Schuldfähigkeit

Im Sinne des Gesetzes kann einer Person ihr Fehlverhalten nur dann vorgeworfen werden, wenn sie es zum Zeitpunkt der Tat einsehen konnte. Die Schuldfähigkeit einer Person ist ausgeschlossen, wenn sie zum Zeitpunkt der Tat

- jünger als 14 Jahre alt und damit strafunmündig war,
- unter Drogen (Medikamenten, Alkohol usw.) stand oder
- psychisch verändert und damit schuldunfähig war.

Strafe oder Rechtfertigung?

Wenn das Gericht zu der Einsicht kommt, dass dem Pflegebedürftigen durch die Pflegende ohne Rechtfertigungsgrund ↗ S. 312 ein Schaden entstanden ist, der einem Straftatbestand entspricht, so kommt es zu einer strafrechtlichen Verurteilung. Das Gericht kann z. B. folgende Strafen verhängen:

- Verwarnung
- Geldstrafe
- Freiheitsstrafe
- Maßregeln zur Sicherung und Besserung
- Führungsaufsicht
- Berufsverbot
- Unterbringung in einem psychiatrischen Krankenhaus

Gegen Strafen kann sich keiner versichern. Für eine Straftat haftet jeder ganz persönlich. Zusätzlich zu den vom Strafgericht verhängten Strafen kann der Arbeitgeber den Straftäter abmahnen oder kündigen.

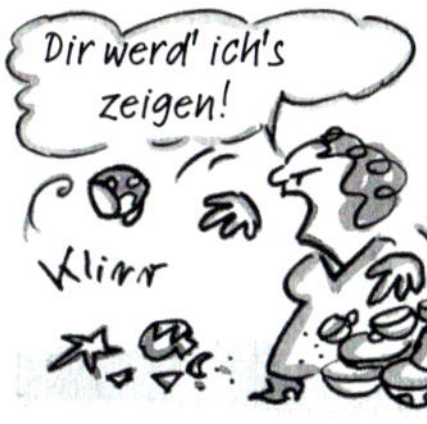

Vorsatz
Die Pflegeperson nimmt die Schädigung einer anderen Person wissentlich und bewusst in Kauf.

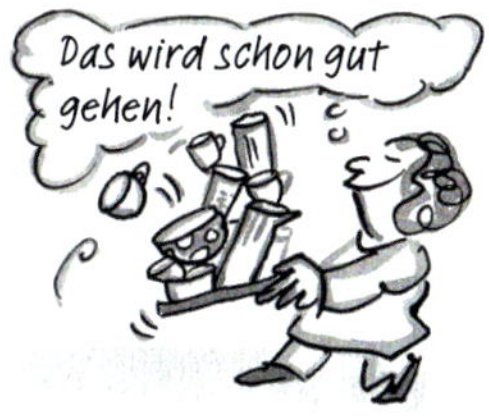

Fahrlässigkeit
Die Pflegende nimmt die Schädigung einer anderen Person durch wenig umsichtiges Handeln billigend in Kauf.

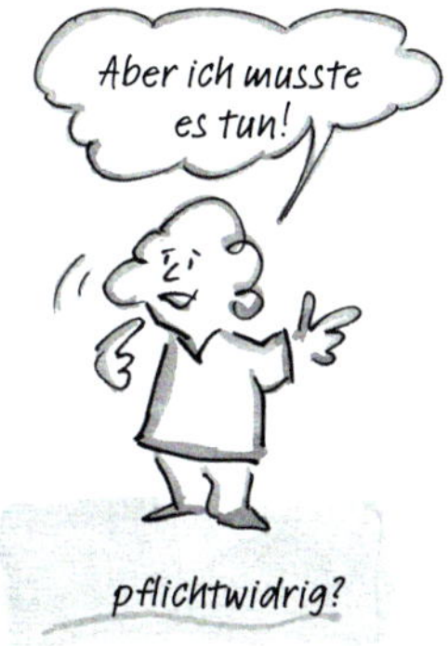

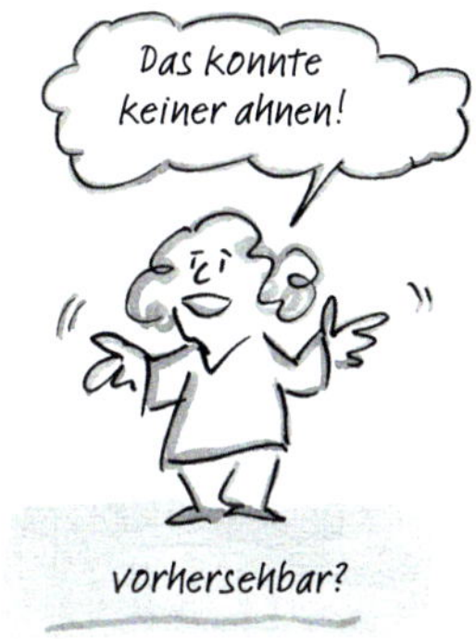

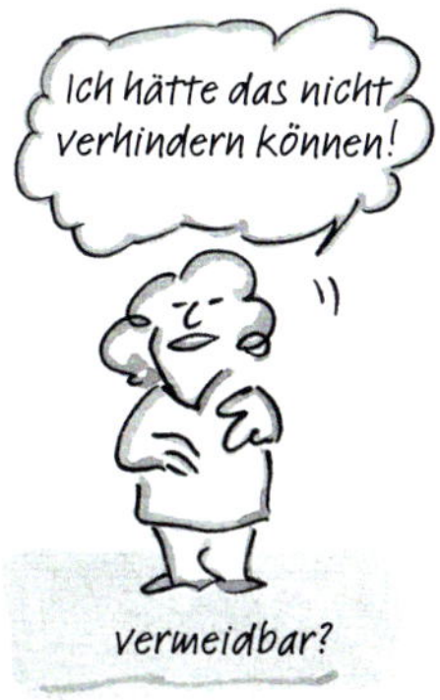

Fahrlässigkeit liegt vor, wenn pflichtwidrig gehandelt wurde oder der Schaden vorhersehbar oder vermeidbar war.

Tatbestand Umstände menschlichen Handelns; dies ist im Zusammenhang mit der Tat zu verstehen, z. B. ist der Sturz an sich noch kein Tatbestand, das Handeln der Pflegenden jedoch, die u. U. eine pflegerische Maßnahme nicht sorgfältig durchgeführt hat, entspricht einem Tatbestand und kann die Voraussetzungen einer zivil- oder strafrechtlichen Norm erfüllen

Abmahnung schriftliche Aufforderung an den Arbeitnehmer, ein bestimmtes Verhalten zukünftig zu unterlassen

Unerlaubte Handlungen und Straftaten in der Pflege

Eine **unerlaubte Handlung** im Sinne des Zivilrechts (§ 823 BGB) liegt dann vor, wenn jemand einen anderen schuldhaft und unberechtigt schädigt. Eine Straftat liegt vor, wenn ein anderer rechtswidrig und schuldhaft geschädigt wird und als Rechtsfolge eine Strafe vorgesehen ist.

Rechtfertigungsgründe

Im Pflegealltag kommen häufig Tätigkeiten vor, die auf den ersten Blick wie unerlaubte Handlungen erscheinen. So könnte man jede Injektion ↗ S. 192 als eine Körperverletzung betrachten. Doch gibt es dafür so genannte Rechtfertigungsgründe:

- Einwilligung des einsichtsfähigen Patienten nach Aufklärung („aufgeklärte Einwilligung")
- eine mutmaßliche Einwilligung
- ein richterlicher Beschluss (z. B. bei Unterbringung in einer geschlossenen Einrichtung)
- Notwehr oder Nothilfe
- Pflichtenkollision bei zwei gleichwertigen Rechtsgütern

Mitunter kommt es vor, dass Patienten nicht mehr in der Lage sind, ihre aufgeklärte Einwilligung zu erteilen, z. B. bei einer Notoperation nach einem Verkehrsunfall. Dann ist der mutmaßliche Wille des Patienten zu ermitteln. Dabei kann das Befragen von Angehörigen und engen Bezugspersonen helfen.

Manche vorausschauende Menschen legen ihren Willen bereits für den Eintritt einer solchen Situation fest (Patientenverfügung) oder bevollmächtigen eine Person, Entscheidungen für sie zu treffen, falls sie es nicht mehr können.

Der Wille eines Pflegebedürftigen ist zu respektieren (Autonomie).

Straftatbestand	Paragraf	Beispiel für Tathandlung
Totschlag	§ 212 StGB	Patiententötung
Tötung auf Verlangen	§ 216 StGB	aktive Sterbehilfe
fahrlässige Tötung	§ 222 StGB	Tötung durch falsche Medikamentengabe
Körperverletzung	§ 223 StGB	Injektion eines Medikaments gegen den Willen einer Person
fahrlässige Körperverletzung	§ 229 StGB	Fallenlassen einer pflegebedürftigen Person beim Umlagern
Freiheitsberaubung	§ 239 StGB	Fixierung ans Bett
Misshandlung Schutzbefohlener	§ 223b StGB	boshaftes Schlagen eines Patienten
Verletzung von Privatgeheimnissen	§ 203 StGB	unbefugte Herausgabe von Patientendaten
Recht am eigenen Bild	§ 201a StGB	Veröffentlichung von Patientenfotos im Internet ohne Einwilligung
Urkundenfälschung u. Ä.	§ 267 StGB	nachträgliche Änderung der Pflegedokumentation
unterlassene Hilfeleistung	§ 323c StGB	nicht geleistete Erste Hilfe

Pflegerelevante Straftatbestände

Hinweis Der mutmaßliche Wille spielt in folgenden Fällen keine Rolle:
– Es wurde jemand bevollmächtigt, z. B. der Ehepartner.
– Eine beglaubigte Patientenverfügung liegt vor.
– Im Betreuungsfall entscheidet der Betreuer.
– Bei Minderjährigen gilt die elterliche Sorge.

Notwehr Befreiung aus einer Notsituation
Nothilfe Rettung eines anderen aus einer Notsituation
Rechtsgüter z. B. Gesundheit, körperliche Unversehrtheit Freiheit, Leben, Eigentum; ist z. B. die Gesundheit oder körperliche Unversehrtheit der Pflegenden durch tätliche Angriffe eines Pflegebedürftigen während der Pflege gefährdet, kann dieses Rechtsgut unter Umständen durch eine Fixierung, also eine Einschränkung der Freiheit des betreffenden Pflegebedürftigen, geschützt werden; dazu bedarf es jedoch einer richterlichen Anordnung.

Schweigepflicht

Was der Pflegende im Verlauf der Pflege und Betreuung über den Pflegebedürftigen erfährt, darüber darf der Pflegende nicht sprechen (Schweigepflicht). Alle den Pflegebedürftigen betreffenden Daten sind streng vertraulich zu behandeln. Alle an der Pflege und Therapie Beteiligten müssen sich an diese Schweigepflicht halten. Sie dürfen aber untereinander darüber sprechen, wenn sie sich über Behandlung und Pflege informieren. So ist es z. B. notwendig, neue Untersuchungsergebnisse und Veränderungen den Mitpflegenden im Rahmen einer Übergabe zu übermitteln, da diese Informationen wichtig für die angemessene Pflege und Therapie sind. Auch das ärztliche Personal muss wichtige Entscheidungen mitteilen, um den optimalen Therapieerfolg zu gewährleisten. Es wäre jedoch eine grobe Verletzung der Schweigepflicht, solche Untersuchungsergebnisse anderen Pflegebedürftigen oder Angehörigen zu erzählen.

Die Verletzung der Schweigepflicht ist nach § 203 StGB (Verletzung von Privatgeheimnissen) strafbar.

Schweigepflicht

Folgende Informationen unterliegen der Schweigepflicht:

- Name des Pflegebedürftigen
- Tatsache, dass der Pflegebedürftige in Behandlung ist
- Krankheitsbild des Pflegebedürftigen
- Diagnose
- Therapie
- Prognose
- Geschehnisse des Privatlebens
- ungünstige Charaktermerkmale
- psychische Auffälligkeit
- berufliche, wirtschaftliche, finanzielle Verhältnisse

Hinweis In dringenden Fällen sind bestimmte Daten oder Sachverhalte von der Schweigepflicht ausgenommen. Dies ist z. B. der Fall wenn
– ein Pflegebedürftiger eine Straftat plant, die nur durch die Weitergabe dieser Information an die zuständigen Behörden (Polizei) verhindert werden kann oder
– ein Pflegebedürftiger eine meldepflichtige Erkrankung hat.

Körperverletzung

Der Tatbestand der Körperverletzung ist bei vielen Tätigkeiten in der Pflege erfüllt Rechtfertigungsgründe ↗ S. 312). Injektionen, Operationen und bestimmte Therapien sind Körperverletzungen und werden erst durch die Einwilligung des Pflegebedürftigen gerechtfertigt.

Bei herausforderndem Verhalten oder Noncompliance ist mitunter viel Verhandlungsgeschick und Fingerspitzengefühl der Pflegenden erforderlich, um die notwendigen Pflegetätigkeiten durchzuführen. Nur unter bestimmten Bedingungen ist es erlaubt, Zwangsmaßnahmen ↗ S. 314 zu ergreifen.

Körperverletzung ist per Gesetz (§ 233 StGB) definiert als körperliche Misshandlung und als Schädigung der Gesundheit. Der Tatbestand ist in der Pflege z. B. erfüllt, wenn durch unterlassene Prophylaxe- ↗ S. 62 und Pflegemaßnahmen ein Dekubitus ↗ S. 66 entsteht.

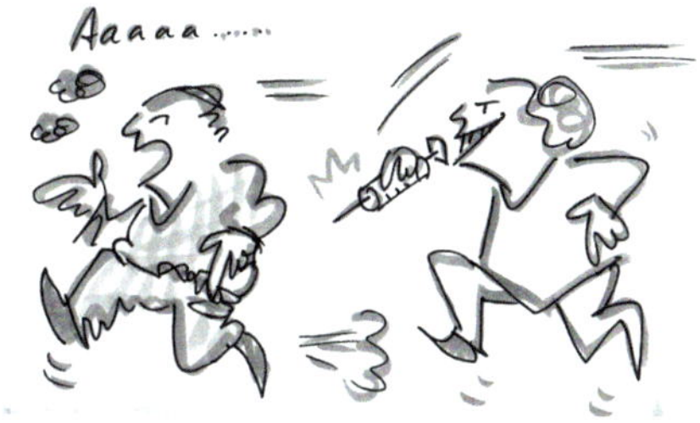

Hinweis Eine Tätigkeit, die eine Einwilligung des Pflegebedürftigen voraussetzt, darf nicht gegen dessen Willen vollzogen werden. Lehnt ein Pflegebedürftiger eine Injektion ab, ist diese zu unterlassen.

Compliance Bereitschaft des Pflegebedürftigen, an der Therapie und Pflege mitzuwirken, um das bestmögliche Behandlungsergebnis zu erzielen; das Gegenteil, also die Verweigerung der Mitwirkung an Therapie und Pflege wird als Noncompliance bezeichnet

Prophylaxe Verhütung von Gefahr oder Schaden

Dekubitus Druckgeschwür der Haut

Freiheitsentziehung und Fixierung

Die Freiheitsentziehung im Pflegefall ist eines der am häufigsten versteckt stattfindenden Delikte. Freiheitsentziehung findet nicht nur bei der Fesselung eines Pflegebedürftigen oder der Unterbringung in einer geschlossenen psychiatrischen Abteilung statt. Als Freiheitsentziehung gelten auch

- hochgezogene Bettgitter ohne ärztliche Anordnung oder Einwilligung des Pflegebedürftigen,
- absichtlich verstellte Türen, die Pflegebedürftige am Verlassen des Zimmers oder des Wohnbereiches hindern,
- Sicherheitsdecken, die das Verlassen des Bettes verhindern (ohne Einwilligung bzw. ärztliche Anordnung),
- das Verstecken oder Wegstellen der Schuhe oder Mobilitätshilfen sowie
- das Abmontieren der Türklinken.

Es ist von großer Wichtigkeit, die Freiheit der Person zu respektieren, die es ihr erlaubt, jeden zulässigen Ort ihrer Wahl zu betreten, dort zu bleiben oder diesen wieder zu verlassen.

Grundsätzlich muss jede freiheitsentziehende Maßnahme gerechtfertigt werden (Rechtfertigung ↑ S. 312). Davon sind z. B. betroffen:

- Fixierungen am Bett mittels Gurten
- das Anbringen von Bettgittern
- die Unterbringung in geschlossenen Einrichtungen

Bei der geschlossenen Unterbringung gegen den Willen des Pflegebedürftigen (Zwangseinweisung) bedarf es zusätzlich eines richterlichen Beschlusses durch das Betreuungsgericht. Genauso verhält es sich bei Fixierungen, die länger als 24 Stunden eingesetzt werden sollen. In diesem Fall muss der anordnende Arzt dem Betreuungsgericht begründen, warum eine Fixierung weiterhin notwendig ist.

Hinweis Jede Fixierung bedarf eines schriftlichen Protokolls sowie der kontinuierlichen Überwachung durch das Pflegepersonal.

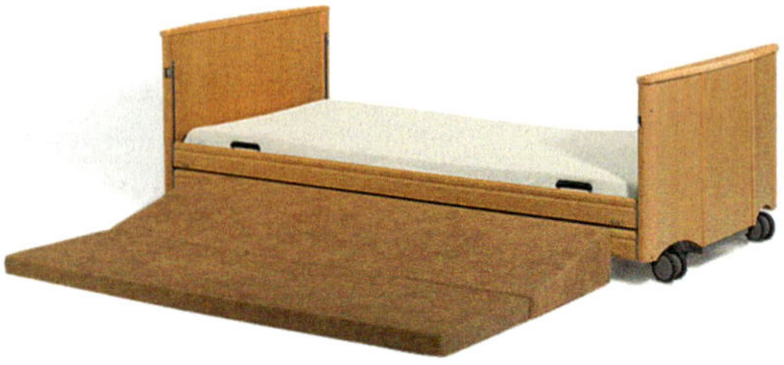

Eine Sturzmatte ist eine sturzprophylaktische Maßnahme, die das Recht auf Freiheit respektiert.

Hinweis Ein besonderes Problem ergibt sich bei Menschen mit Demenz oder Bewohnern mit starkem Bewegungsdrang, die sich verlaufen könnten. Insbesondere bei diesen Pflegebedürftigen müssen geeignete Lösungen gefunden werden, die nicht die Freiheit der Person einschränken und dennoch die Person vor Schaden bewahren.

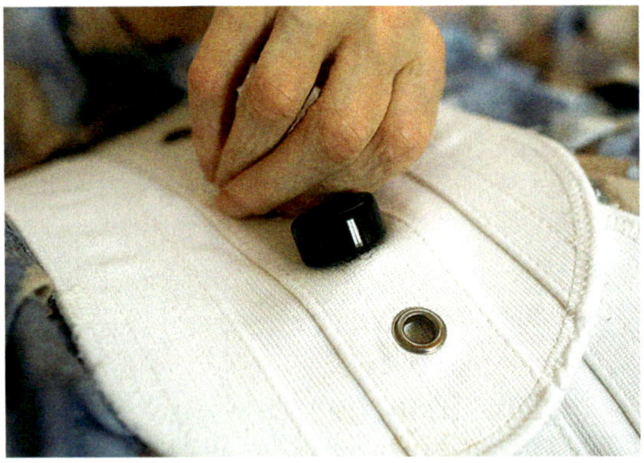

Fixierung eines Menschen mit Bauchgurt

www.bfarm.de
>Medizinprodukte
>Informationen über Risiken
>Empfehlungen des BfArM
>Stellungnahme zu Fixierungssystemen
Her finden Sie eine Stellungnahme des Bundesinstituts für Arzneimittel und Medizinprodukte zum Fixieren mit Bauchgurten.

Delikt Vergehen, Straftat

Delegation ärztlicher und pflegerischer Tätigkeiten

Delegation

Die Ausführung bestimmter ärztlicher Tätigkeiten kann auf Angehörige anderer Berufsgruppen übertragen werden. Einige Beispiele dafür sind

- die Gabe von Medikamenten und Injektionen,
- das Anlegen von Verbänden,
- die Entfernung von Nahtmaterial,
- Blutentnahmen.

Die Delegation von Pflegetätigkeiten kann auch von Pflegefachkräften auf Auszubildende oder Pflegehilfskräfte erfolgen.

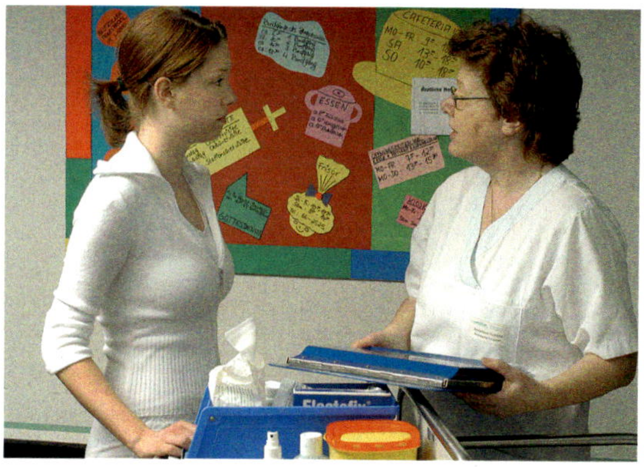

Eine Pflegefachkraft überträgt einer Lernenden eine Tätigkeit.

Anordnungsverantwortung

Eine Person, die eine Aufgabe delegiert, muss dabei verschiedene Dinge beachten:

Die Person, die die Aufgabe ausführen soll, muss für die Aufgabe **fachlich geeignet** sein. Die fachliche Eignung ergibt sich aus dem erlernten Beruf, der Qualifikation und der Erfahrung der Ausführenden.

Die Aufgabe muss **zumutbar** sein. Manche Aufgaben erscheinen unkompliziert oder sogar einfach, beinhalten aber verdeckte Risiken, die der Ausführende kennen muss. So scheint z. B. die Insulininjektion mit einem Pen eine einfache Fertigkeit zu sein, setzt jedoch Kenntnisse der erwünschten und unerwünschten Wirkungen des Medikaments Insulin voraus.

Die **Zustimmung** des betroffenen Pflegebedürftigen ist notwendig. Die Anordnung muss **genau** sein. Im Falle der Verordnung eines Medikaments ↗ S. 191 müssen zum Beispiel folgende Informationen enthalten sein:

- **Wer:** Pflegebedürftiger (mindestens Name und Geburtsdatum)
- **Was:** Medikament
- **Wie viel:** Dosierung
- **Wie:** Verabreichungsform
- **Wann und wie lange:** Verabreichungsintervall (ggf. Uhrzeiten), Zeitraum der Verabreichung

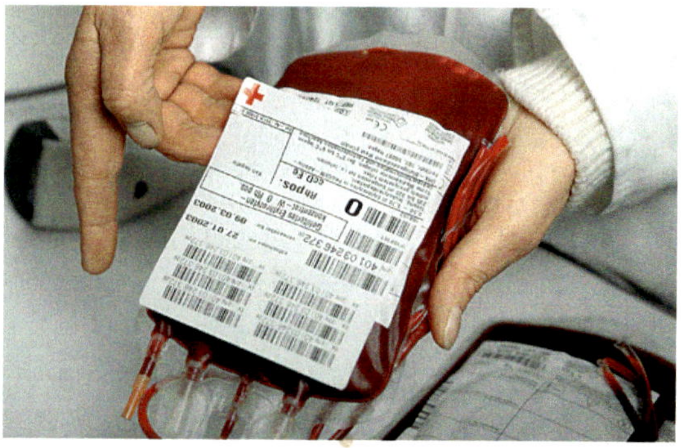

Bluttransfusionen dürfen nicht an Pflegende delegiert werden.

Hinweis In der ambulanten sowie stationären Pflege kommt es häufig zu telefonischen Anordnungen der Ärzte. In diesem Fall ist die telefonische Anordnung genau zu dokumentieren und nachträglich eine schriftliche Anordnung in der Dokumentation vom verordnenden Arzt zu besorgen. Die Verantwortlichkeiten sind die gleichen wie bei der mündlichen oder schriftlichen Anordnung.

Kontrollverantwortung

Der Delegierende ist ebenfalls dafür verantwortlich zu kontrollieren, dass die übertragene Aufgabe entsprechend der Anordung durchgeführt durchgeführt wurde. Die Kontrolle erfolgt u. a. mit Hilfe der Pflegedokumentation.

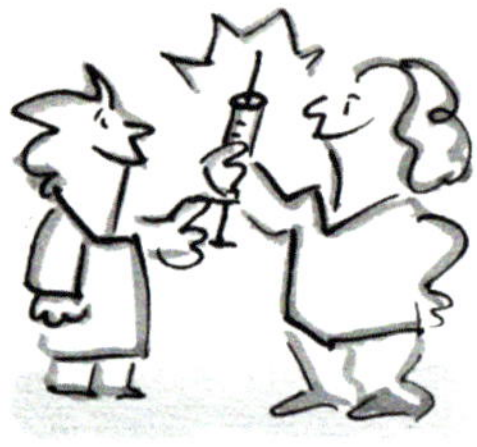

Anordnung

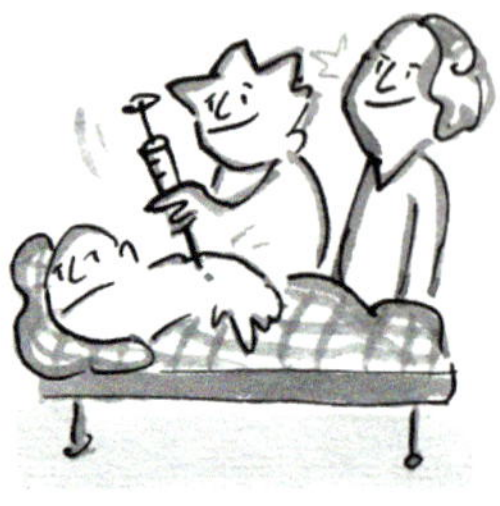

Kontrolle

Übernahme- und Ausführungsverantwortung

Wenn Ihnen eine Aufgabe übertragen wird, tragen Sie die Übernahmeverantwortung. Um zu entscheiden, ob Sie diese Verantwortung übernehmen, sollten Sie sich die folgenden vier Fragen stellen:

- Bin ich fachlich geeignet?
- Traue ich mir die Aufgabe zu?
- Ist die Aufgabe nicht strafbar?
- Stehe ich nicht mit meinem Gewissen in Konflikt?

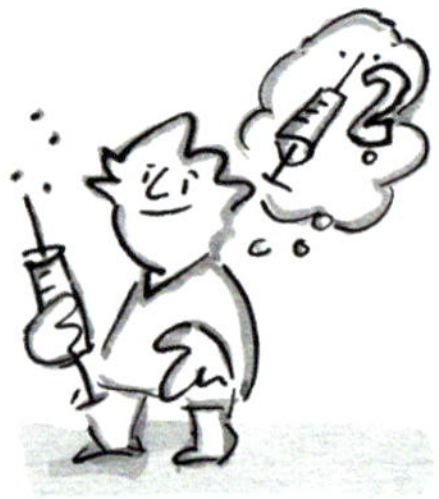

Übernahme

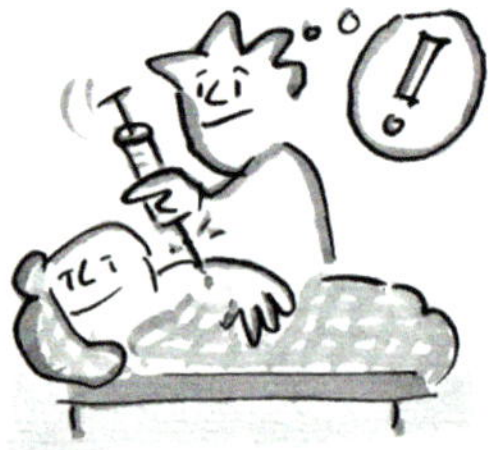

Ausführung

Wenn alle vier Fragen bejaht werden können, handelt es sich wahrscheinlich um eine Aufgabe, die übernommen werden kann.

Eine Aufgabe, die ein Arzt oder eine vorgesetzte Pflegekraft erteilt, kann aus folgenden Gründen verweigert werden:

- Es ist erkennbar, dass es sich um eine fachlich falsche Anordnung handelt.
- Die Aufgabe führt zur Überlastung des Ausführenden oder er ist dazu körperlich nicht in der Lage (Krankheit).

Die Weigerung muss jedoch erfolgen, bevor Sie die Aufgabe durchführen. Wenn Sie die Aufgabe übernehmen, so tragen Sie auch die Übernahmeverantwortung, d. h., Sie haften für einen möglicherweise entstehenden Schaden.

Hinweis Im Haftungsrecht ↑ S. 310 wird auf die individuelle Befähigung der Pflegenden geachtet, d. h., es wird genau geprüft, ob eine Pflegekraft persönlich zu einer Handlung berechtigt und befähigt war.

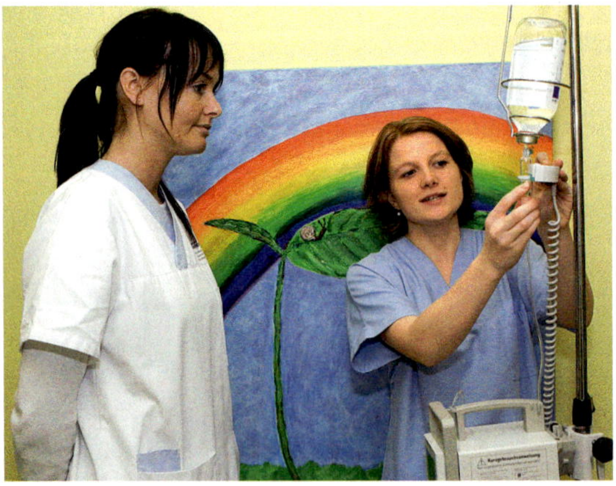

Jede Tätigkeit, die übernommen wird, muss auch beherrscht werden.

Das Ausführen einer übertragenen Tätigkeit muss stets nach dem aktuellen fachlichen Standard und nach bestem Können des Ausführenden geschehen.

Dokumentation als Nachweis in haftungsrechtlichen Angelegenheiten

Sorgfaltspflicht

Pflegende haben eine Sorgfaltspflicht für die Pflegehandlungen, die sie erbringen. Dazu gehört auch die zeitnahe Dokumentation der Pflegehandlungen.

Pflegefachkräfte müssen diese sorgfältige Handhabe ihrer Tätigkeiten alleinverantwortlich erbringen. Im Falle eines Schadens, der zu einer zivil- oder strafrechtlichen Klage führt, müssen sie Fehler, die sie gemacht haben, selbst verantworten. Dies gilt im Rahmen der Durchführungsverantwortung auch für Pflegeassistentinnen.

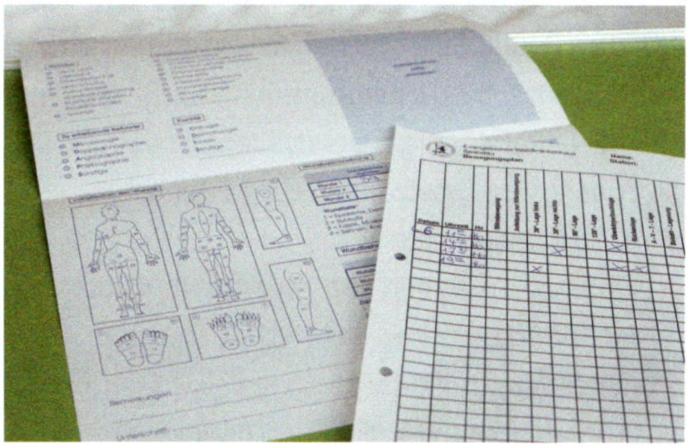

Pflegehandlungen werden schriftlich dokumentiert.

Umgekehrte Beweislast

In Prozessen, in denen verhandelt wird, ob ein grober Pflegefehler vorliegt, muss die beklagte Einrichtung oder die Pflegende nachweisen, dass der Schaden (z. B. Dekubitus) trotz sach- und fachgerechter Pflege entstanden ist. Das nennt man umgekehrte Beweislast.

Umgekehrte Beweislast bedeutet somit, dass nicht wie sonst im Strafrecht der Kläger, z. B. die Staatsanwaltschaft, eine Schuld nachweisen muss.

Expertenstandards

Anhand von Pflegestandards lässt sich in der Dokumentation nachvollziehen, welche Maßnahmen ergriffen wurden. Seit der Pflegereform 2008 gelten verbindliche Expertenstandards in der Pflege. Die Inhalte müssen in die tägliche Pflegearbeit übernommen werden. So schreibt z. B. der „Expertenstandard Dekubitusprophylaxe in der Pflege" bestimmte Maßnahmen vor, die zur Ermittlung des Risikos und zur Prophylaxe eines Druckgeschwürs umgesetzt werden müssen. Die Anwendung der entsprechenden Maßnahmen muss in der Dokumentation ersichtlich sein.

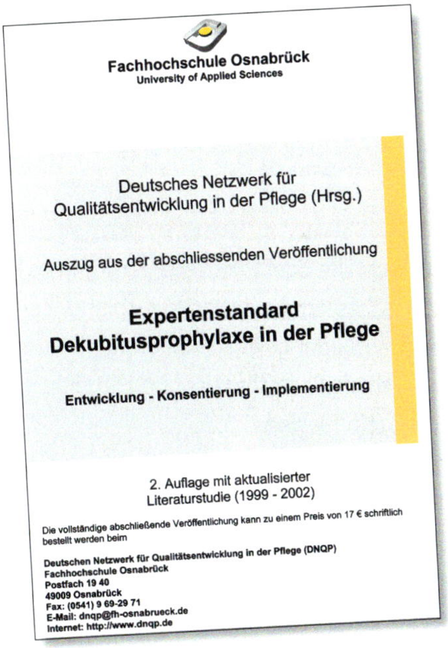

Fachhochschule Osnabrück
University of Applied Sciences

Deutsches Netzwerk für Qualitätsentwicklung in der Pflege (Hrsg.)

Auszug aus der abschliessenden Veröffentlichung

Expertenstandard Dekubitusprophylaxe in der Pflege

Entwicklung - Konsentierung - Implementierung

2. Auflage mit aktualisierter Literaturstudie (1999 - 2002)

Die vollständige abschließende Veröffentlichung kann zu einem Preis von 17 € schriftlich bestellt werden beim

Deutschen Netzwerk für Qualitätsentwicklung in der Pflege (DNQP)
Fachhochschule Osnabrück
Postfach 19 40
49009 Osnabrück
Fax: (0541) 9 69-29 71
E-Mail: dnqp@fh-osnabrueck.de
Internet: http://www.dnqp.de

Der Expertenstandard Dekubitusprophylaxe stammt in seiner aktuellen Version aus dem Herbst 2010.

www.dnqp.de
Auf der Webseite des Deutschen Netzwerks für Qualitätsentwicklung in der Pflege (DNQP) finden Sie die bisher vorliegenden Expertenstandards.

Arbeitsrecht

Das Arbeitsrecht regelt das Verhältnis zwischen dem einzelnen Arbeitnehmer und dem Arbeitgeber (**Individualarbeitsrecht**) sowie zwischen Gruppen oder Zusammenschlüssen von Arbeitnehmern und Arbeitgebern (**Kollektivarbeitsrecht**), z. B. zwischen Gewerkschaften und Arbeitgebervereinigungen.

Arbeitsrechtliche Gesetze und Verordnungen

Individualarbeitsrecht

- Recht des Arbeitsverhältnisses
  - Entgeltfortzahlungsgesetz
  - Bundesurlaubsgesetz
  - Kündigungsschutzgesetz
  - Berufsbildungsgesetz
- Arbeitsschutzrecht
  - Arbeitsschutzgesetz
  - Arbeitszeitgesetz
  - Mutterschutzgesetz
  - Jugendarbeitsschutzgesetz
  - Schwerbehindertenrecht (in SGB IX)
  - Arbeitsstättenverordnung

Kollektivarbeitsrecht

- Tarifrecht
  - Tarifvertragsgesetz
- Betriebsverfassungsrecht
  - Betriebsverfassungsgesetz
  - Bundespersonalvertretungsgesetz
  - Mitarbeitervertretungsgesetz

nach: Thomas Klie: Rechtskunde. *Das Recht der Pflege alter Menschen*, 7. Auflage, Vincentz Verlag, Hannover 2001, S. 499

Arbeitsvertrag

Ein Arbeitsvertrag lässt sich mit einem Kaufvertrag vergleichen. Ein Arbeitnehmer verkauft gewissermaßen seine Arbeitskraft an einen Arbeitgeber.

Der Arbeitgeber kann eine natürliche Person (Einzelperson) oder eine juristische Person sein, z. B. eine Firma, ein Krankenhauskonzern oder auch der Staat. Ausbildungs- und Arbeitsverträge gründen sich auf zahlreiche Gesetze und Verordnungen, auf Betriebsvereinbarungen, Tarifverträge und auf die für den jeweiligen Beruf gültigen Gesetze.

Grundsätzlich dürfen Arbeitgeber Arbeitsverträge zu Gunsten des Arbeitnehmers verändern, sie dürfen das in Tarifverträgen oder Schutzgesetzen festgelegte Mindestmaß jedoch nicht unterschreiten.

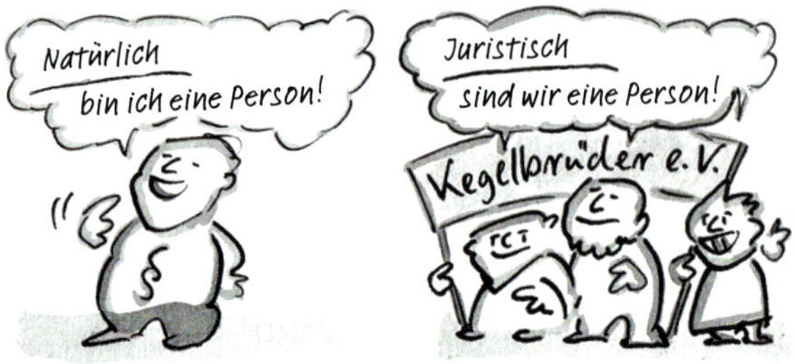

Im Arbeitsvertrag ist u. a. Folgendes festgelegt:

- die wöchentliche Arbeitszeit
- der monatliche Arbeitslohn (brutto)
- Zuschläge für besondere Dienstzeiten, z. B. für Nacht- oder Wochenenddienst
- Urlaub
- Pausen- und Überstundenregelungen

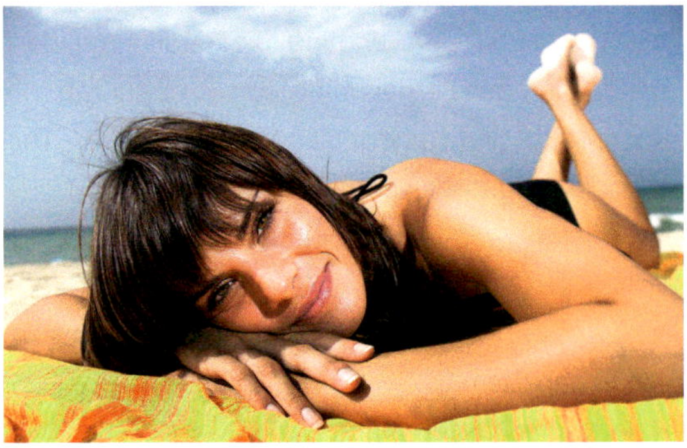

Urlaub ist Erholungszeit.

Ausbildungsverträge unterliegen meist Befristungen für die Ausbildungsdauer. Der Ausbildungsvertrag verlängert sich ggf. um eine gewisse Zeit, falls Prüfungen nicht bestanden wurden und wiederholt werden müssen. Möchte ein Auszubildender nach der Ausbildung in den Betrieb übernommen werden, muss ein neuer Vertrag geschlossen werden.

Als natürliche Personen werden Menschen im Recht bezeichnet. Eine natürliche Person ist Träger von Rechten und Pflichten. Juristische Personen sind Personenvereinigungen, die auf Grund des Gesetzes Träger von Rechten und Pflichten sind, wie z. B. ein Verein, eine Firma oder eine Aktiengesellschaft. Ein Tarifvertrag ist ein zwischen den Tarifvertragsparteien (i. d. R. Gewerkschaften und Arbeitgebervertretung) abgeschlossener Vertrag über Arbeitsbedingungen, Entlohnung, Arbeitszeiten. Nicht jeder Arbeitgeber ist an Tarifverträge gebunden.

Mindestlohn

Seit August 2010 gilt für die Pflegeberufe ein gesetzlicher Mindestlohn. Sollte also ein Arbeitgeber weniger bezahlen, macht er sich strafbar. Der gesetzliche Mindestlohn pro Stunde liegt bei 8,50 Euro in den westdeutschen Bundesländern und Berlin sowie in Ostdeutschland bei 7,50 Euro. Ab Januar 2012 und ab Juli 2013 werden die Sätze um jeweils 25 Cent pro Stunde angehoben.

Kündigung

Im Arbeits- bzw. Ausbildungsvertrag wird i. d. R. eine Probezeit von einigen Monaten vereinbart. Innerhalb dieser Probezeit können sowohl Arbeitnehmer (Auszubildender) als auch Arbeitgeber den Ausbildungs- oder Arbeitsvertrag ohne Angabe von Gründen kündigen. Nach der Probezeit gelten die vertraglich vereinbarten Fristen bzw. die gesetzlichen Kündigungsfristen für die Beendigung des Arbeitsverhältnisses durch den Arbeitnehmer.

Der Arbeitgeber kann jedoch nur mit wichtigem Grund den Ausbildungs- oder Arbeitsvertrag kündigen. Zu diesen wichtigen Gründen gehören z. B.

- Delikte wie Diebstahl oder Tätlichkeiten,
- Verstoß gegen die Schweigepflicht oder Verletzung von Betriebsgeheimnissen,
- wiederholte Verstöße gegen die Sorgfaltspflicht (nach schriftlichen Abmahnungen) sowie
- Nichteinhaltung der Arbeitnehmerpflichten.

Ein Arbeitsvertrag endet neben der Beendigung durch Kündigung auch durch

- Eintritt des Rentenalters,
- Tod des Arbeitnehmers,
- Aufhebungsvertrag sowie
- automatisch bei Befristungen.

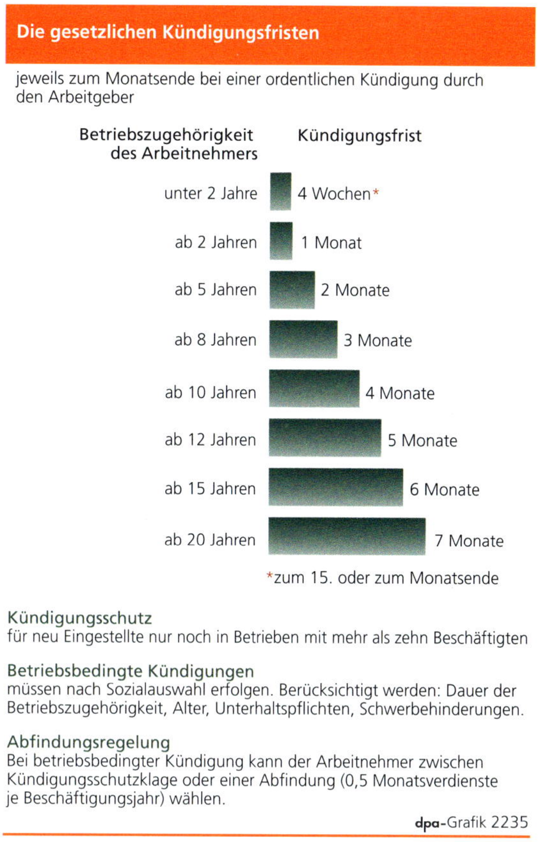

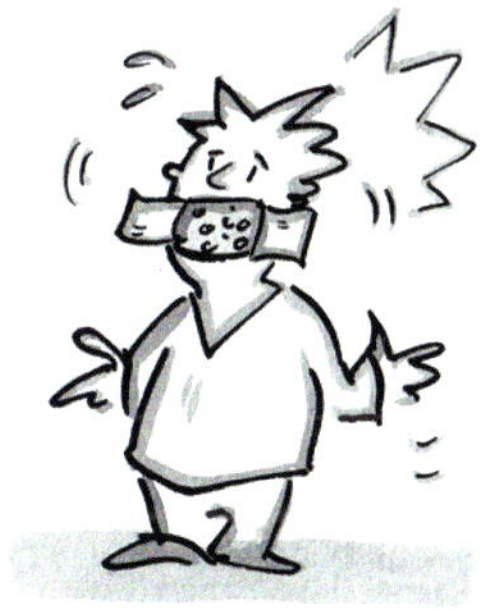

Ein Verstoß gegen die Schweigepflicht kann zu einer Kündigung führen.

Rechte und Pflichten des Arbeitnehmers und des Arbeitgebers

Grundsätzlich gehört zu den Arbeitnehmerpflichten die Pflicht, die geforderte Arbeit zu erbringen (Arbeitspflicht). **Arbeitnehmer** müssen die Anweisungen Vorgesetzter befolgen und die Betriebsvorschriften einhalten. Sie müssen das Arbeitssoll und die Arbeitszeiten erfüllen. Hinzu kommen in der Pflege Nebenpflichten, z. B. die Schweige- und Sorgfaltspflicht.

Im Falle einer Krankheit, die die Arbeitsleistung vorübergehend mindert, ist diese in geeignetem Maße nachzuweisen. Üblich ist, sich bei Beginn der Krankheit rechtzeitig krankzumelden und am dritten Tag unaufgefordert eine Arbeitsunfähigkeitsbescheinigung (Krankschreibung eines Arztes) vorzulegen.

Der **Arbeitgeber** muss zahlreiche Gesetze und Vorschriften einhalten, z. B. des Jugendarbeitsschutzgesetzes, des Mutterschutzgesetzes oder der Unfallverhütungsvorschriften. Hinzu kommen

- die Pflicht, das vereinbarte Arbeitsentgelt zu zahlen,
- die Pflicht zur Gleichbehandlung aller Arbeitnehmer und
- Nebenpflichten, die sich aus der Art des Betriebes ergeben, z. B. die Bereitstellung geeigneter Umkleideräume.

Gleichbehandlung

Das Allgemeine Gleichbehandlungsgesetz, das auch als Antidiskriminierungsgesetz bezeichnet wird, soll Menschen stärken und schützen, die evtl. einer Benachteiligung durch Arbeitgeber oder andere Privatpersonen ausgesetzt sind. Insbesondere darf niemand benachteiligt werden auf Grund von

- Herkunft (Ethnie),
- Religion oder Weltanschauung,
- Geschlecht,
- Alter,
- Behinderung oder
- sexueller Orientierung.

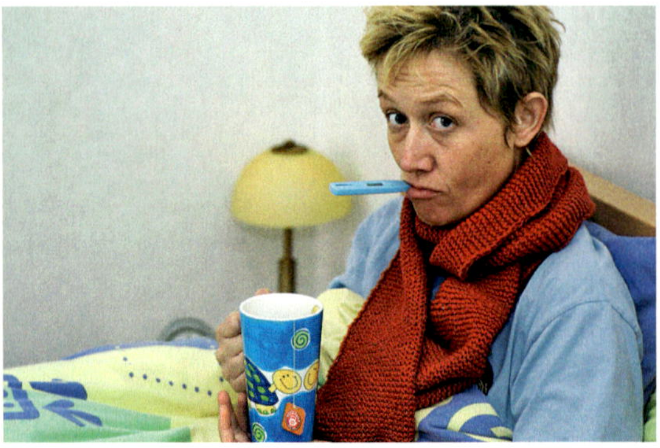

Besonders in der Pflege ist rechtzeitig, unter Umständen bis zu 24 Stunden vor Dienstbeginn, die Krankmeldung einzureichen, damit noch Zeit ist, einen geeigneten Ersatz für die Pflege zu organisieren. Dafür gibt es keine gesetzliche Grundlage, doch ist dies mitunter in einer Betriebsvereinbarung geregelt.

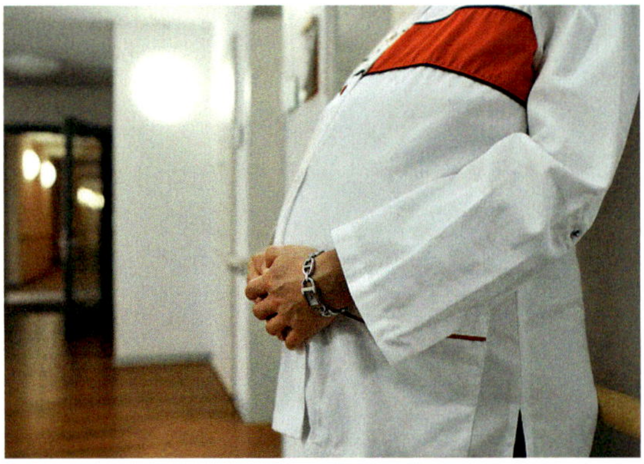

Die Bestimmungen des Mutterschutzgesetzes müssen von jedem Arbeitgeber eingehalten werden.

Hinweis Durch das Allgemeine Gleichbehandlungsgesetz sollen Arbeitnehmer und Privatpersonen arbeits- und zivilrechtliche Ansprüche bei Diskriminierung erhalten. Das bedeutet, sie können z. B. einen Arbeitgeber oder auch einen Vermieter verklagen, wenn offensichtlich ist, dass sie einen Arbeits- oder Mietvertrag auf Grund ihrer Religion oder sexuellen Orientierung nicht erhalten.

Mitbestimmung im Betrieb durch Arbeitnehmervertreter

Ab einer bestimmten Betriebsgröße haben die Mitarbeiter eines Betriebes das Recht, eine **Arbeitnehmervertretung** zu gründen, die aus wahlfähigen Mitgliedern der Belegschaft gewählt wird. Führungskräfte dürfen sich nicht in die Arbeitnehmervertretung wählen lassen.

Im öffentlichen Dienst heißt die Arbeitnehmervertretung Personalrat, in privaten Betrieben Betriebsrat.

Betriebsrat und Personalrat haben zwar verschiedene gesetzliche Grundlagen, doch sind beide für die Mitbestimmung sozialer und personeller Fragen im Betrieb zuständig. Das heißt, bei Entscheidungen in diesen sozialen und personellen Fragen muss der Betriebsrat zustimmen. Dies betrifft z. B.:

- Betriebsordnung
- Betriebsvereinbarungen
- Beginn und Ende der Arbeitszeit
- Entlohnungsfragen und -grundsätze
- Einstellungen
- Einführung von Einrichtungen zur Kontrolle der Kündigungen
- Urlaubsgrundsätze
- Umsetzungen von Arbeitnehmern (z. B. auf andere Dienstposten)

Der Betriebsrat hat außerdem die Pflicht, Einigungen zwischen Arbeitnehmern und Arbeitgeber zu verhandeln. Er hat zudem ein Mitwirkungsrecht bei **wirtschaftlichen Entscheidungen**, die die Belegschaft betreffen. Mitwirkungsrecht heißt, dass der Betriebsrat zwar nicht über die wirtschaftlichen Entscheidungen mitbestimmen darf, aber über die Verfahrensweisen z. B. bei Betriebsvergrößerung oder -verkleinerung.

ver.di

Vereinte Dienstleistungsgewerkschaft

Ver.di ist die größte Gewerkschaft, die Pflegekräfte und andere Dienstleistende vertritt. Sie berät auch Arbeitnehmer, die sich in der betrieblichen Mitbestimmung engagieren.

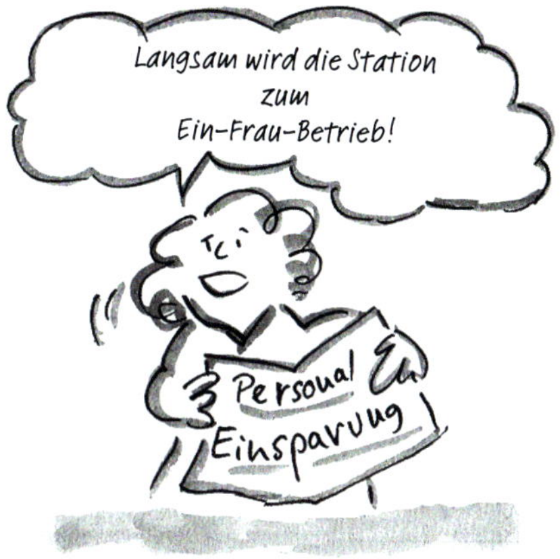

Der Betriebsrat nimmt Beschwerden, Ängste und Sorgen der Mitarbeiter entgegen und vertritt sie vor dem Arbeitgeber.

http://mitbestimmung.verdi.de
Hier finden Sie weiterführende Informationen zur betrieblichen Mitbestimmung.

Soziale Sicherheit

Soziale Sicherheit als Grundlage der Gesellschaft

Die Bundesrepublik Deutschland ist nach dem Grundgesetz ein „demokratischer und sozialer Bundesstaat". Daraus ergibt sich die Verpflichtung des Staates, für soziale Gerechtigkeit und die Voraussetzungen für ein menschenwürdiges Dasein zu sorgen. Diese Verpflichtung nennt man auch Sozialstaatsgebot.

Die wichtigsten Bestimmungen über das System der sozialen Sicherheit sind in den Sozialgesetzbüchern (SGB) festgelegt.

Die soziale Sicherung umfasst neben der Sozialversicherung auch Sozialleistungen, die über Steuergelder finanziert werden.

(1) Das Recht des Sozialgesetzbuchs soll zur Verwirklichung sozialer Gerechtigkeit und sozialer Sicherheit Sozialleistungen einschließlich sozialer und erzieherischer Hilfen gestalten. Es soll dazu beitragen,
- ein menschenwürdiges Dasein zu sichern,
- gleiche Voraussetzungen für die freie Entfaltung der Persönlichkeit, insbesondere auch für junge Menschen, zu schaffen,
- die Familie zu schützen und zu fördern,
- den Erwerb des Lebensunterhalts durch eine frei gewählte Tätigkeit zu ermöglichen und
- besondere Belastungen des Lebens, auch durch Hilfe zur Selbsthilfe, abzuwenden oder auszugleichen.

Der erste Paragraf des Sozialgesetzbuches Erstes Buch (§ 1 SGB I) formuliert die Ziele des SGB.

Soziale Leistungen aus Steuergeldern

Soziale Förderung umfasst Leistungen, die der Chancengleichheit dienen, wie z. B. das Elterngeld oder Bafög.

Soziale Versorgung umfasst Leistungen wie Beamtenpensionen oder Kriegsopferentschädigungen.

Die staatliche Hilfe für sozial schwach gestellte Menschen wird unterschieden in Arbeitslosengeld II (ALG II, umgangssprachlich auch Hartz IV genannt), Hilfe zum Lebensunterhalt (HLU, auch Sozialhilfe genannt) und Grundsicherung im Alter und bei Erwerbsminderung. ALG II erhalten arbeitslose, erwerbsfähige Personen, die keinen Anspruch mehr auf ALG I ↗ S. 330 haben. Erst wenn alle anderen finanziellen Möglichkeiten (z. B. Unterhaltszahlungen) ausgeschöpft wurden, werden Sozialhilfeleistungen finanziert.

Sozialhilfe – Hilfe zu Lebensunterhalt

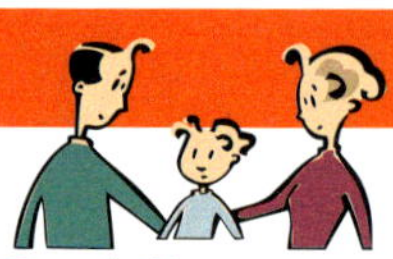

Regelsätze für die Hilfe zum Lebensunterhalt (ab 1.7.2008)

	Betrag je Monat
Haushaltsvorstand, Alleinstehende	351 €
zusammenlebende Ehe- oder Lebenspartner	316 €
Kinder unter 14 Jahren	211 €
übrige Haushaltsangehörige	281 €

Weitere Leistungen:
Übernahme der Wohn- und Heizkosten, Mehrbedarfszuschläge (z. B. für schwer gehbehinderte ältere Menschen, Alleinerziehende – je nach Alter und Anzahl der Kinder), einmalige Leistungen (z. B. Erstausstattung für Wohnung und Bekleidung)

© Erich Schmidt Verlag
ZAHLENBILDER
174021

Grundsicherung im Alter und bei Erwerbsminderung

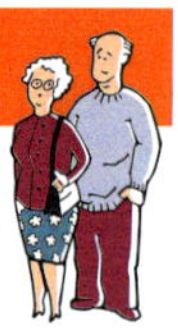

Für wen?
- Personen ab 65 Jahren und
- dauerhaft voll erwerbsgeminderte Personen ab 18 Jahren, die ihren Lebensunterhalt nicht allein bestreiten können

Wo zu beantragen?
- Die Grundsicherung muss beantragt werden: beim zuständigen Sozialamt
- oder über den Rentenversicherungsträger (leitet den Antrag weiter)

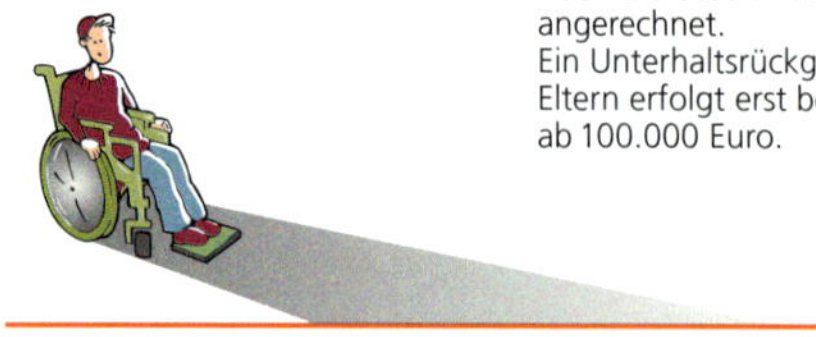

Welche Leistungen?
- Sozialhilferegelsatz
- Wohnungsmiete und Heizung in angemessenem Umfang
- Beiträge zur Kranken- und Pflegeversicherung
- Mehrbedarfspauschale von 17 % des Regelsatzes für schwer Gehbehinderte
- Kosten einer krankheitsbedingten Ernährung
- falls erforderlich: Erstausstattung mit Wohnungsinventar oder Bekleidung

Eigenes Einkommen und Vermögen oberhalb bestimmter Schongrenzen wird angerechnet.
Ein Unterhaltsrückgriff auf Kinder oder Eltern erfolgt erst bei einem Einkommen ab 100.000 Euro.

© Erich Schmidt Verlag
ZAHLENBILDER
174002

Gesetzliche Sozialversicherung

Die erste Sozialversicherung entstand in Deutschland im Jahr 1883, es war die Krankenversicherung. Ein Jahr später wurde die Unfallversicherung eingeführt, im Jahr 1889 eine Vorstufe der Rentenversicherung. Die Arbeitslosenversicherung kam 1927 hinzu, die Pflegeversicherung schließlich 1995. Diese fünf Versicherungen nennt man in Deutschland auch die „**fünf Säulen der Sozialversicherung**".

Die Sozialversicherungen funktionieren nach dem Solidarprinzip: Alle Versicherten zahlen als Mitglieder einer Solidargemeinschaft regelmäßig einen gewissen Geldbetrag ein. Wenn jemand z. B. arbeitslos wird, erhält er Leistungen der entsprechenden Versicherung, z. B. Arbeitslosengeld.

Die Beiträge zur Sozialversicherung sind unabhängig z. B. vom Risiko einer Erkrankung oder dem nahenden Rentenalter. Die Beiträge richten sich allein nach dem aktuellen gesetzlichen Beitrag, der prozentual auf das Bruttoeinkommen der Versicherten erhoben wird.

Arbeitnehmer und Arbeitgeber entrichten die Beiträge zu den Sozialversicherungen zu gleichen Teilen. Dies nennt man paritätisch. Die einzige Ausnahme stellt die gesetzliche Unfallversicherung dar, diese wird zu 100 Prozent vom Arbeitgeber getragen.

Hinweis Mit einer einfachen Eselsbrücke lassen sich die Sozialversicherungen leicht merken: **PAKUR** sind die Anfangsbuchstaben der fünf Sozialversicherungszweige:
- **P**flegeversicherung
- **A**rbeitslosenversicherung
- **K**rankenversicherung
- **U**nfallversicherung
- **R**entenversicherung

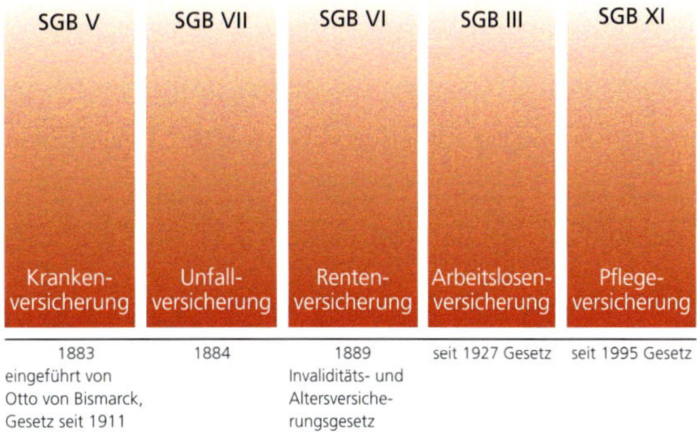

Die fünf Säulen der Sozialversicherung, geregelt in den jeweiligen Sozialgesetzbüchern (SGB)

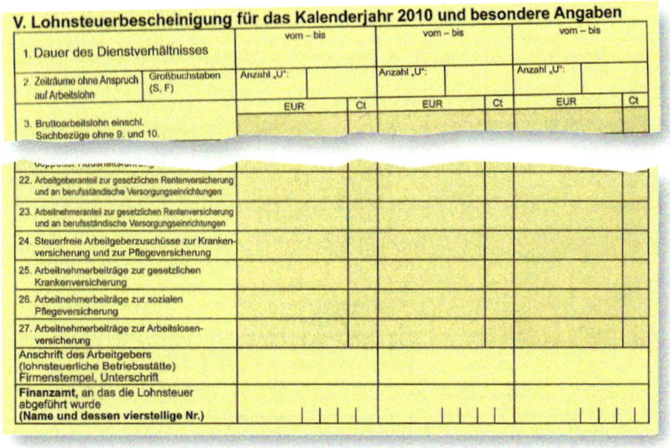

V. Lohnsteuerbescheinigung für das Kalenderjahr 2010 und besondere Angaben

1. Dauer des Dienstverhältnisses	vom – bis	vom – bis	vom – bis
2. Zeiträume ohne Anspruch auf Arbeitslohn / Großbuchstaben (S, F)	Anzahl „U":	Anzahl „U":	Anzahl „U":
	EUR / Ct	EUR / Ct	EUR / Ct
3. Bruttoarbeitslohn einschl. Sachbezüge ohne 9. und 10.			
22. Arbeitgeberanteil zur gesetzlichen Rentenversicherung und an berufsständische Versorgungseinrichtungen			
23. Arbeitnehmeranteil zur gesetzlichen Rentenversicherung und an berufsständische Versorgungseinrichtungen			
24. Steuerfreie Arbeitgeberzuschüsse zur Krankenversicherung und zur Pflegeversicherung			
25. Arbeitnehmerbeiträge zur gesetzlichen Krankenversicherung			
26. Arbeitnehmerbeiträge zur sozialen Pflegeversicherung			
27. Arbeitnehmerbeiträge zur Arbeitslosenversicherung			
Anschrift des Arbeitgebers (lohnsteuerliche Betriebsstätte) Firmenstempel, Unterschrift			
Finanzamt, an das die Lohnsteuer abgeführt wurde **(Name und dessen vierstellige Nr.)**			

Auf der Lohnsteuerkarte des Arbeitnehmers lässt sich ablesen, welchen Anteil er selbst und welchen der Arbeitgeber an den Sozialversicherungen zahlt.

www.deutsche-sozialversicherung.de
> Wegweiser
> Grundprinzipien
Hier finden Sie die Grundprinzipien der Sozialversicherungen.

solidarisch eng verbunden, übereinstimmend, einig
Bruttoeinkommen Gehalt ohne Abzüge durch Steuern oder Sozialabgaben
paritätisch gleichberechtigt, gleichgestellt

Pflegeversicherung

Seit 1995 sichert die gesetzliche Pflegeversicherung das Risiko der Pflegebedürftigkeit ab. Zuvor musste Pflege entweder von der Familie geleistet oder aus eigener Tasche bezahlt werden. Die **Organisation** der Pflegeversicherung liegt bei den Pflegekassen. Zwar sind diese bei den Krankenkassen angesiedelt, die Finanzen der Pflege- und der Krankenversicherung sind trotzdem klar getrennt. In der Pflegeversicherung sind alle Gruppen pflichtversichert, die es auch in der gesetzlichen Krankenversicherung sind, also Arbeitnehmer bis zu einer bestimmten Höhe des Bruttoeinkommens (Beitragsbemessungsgrenze), Rentner, Auszubildende, Arbeitslose und Studenten.

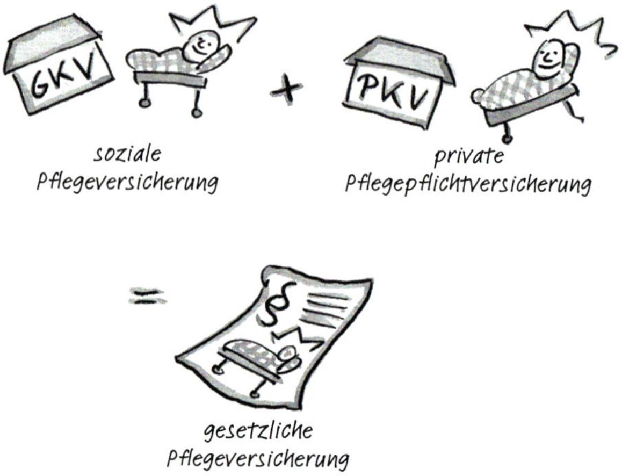

Hinweis Das Sozialgesetzbuch (SGB) Elftes Buch (XI) enthält die gesetzlichen Regelungen zur Pflegeversicherung.

Die wichtigsten **Leistungen** der Pflegeversicherung umfassen

- Pflegesachleistungen (durch professionelle Pflegekräfte und Pflegeeinrichtungen),
- Pflegegeld für selbst beschaffte Pflegehilfen,
- Kombination von Geld- und Sachleistungen,
- häusliche Pflege bei Verhinderung der Pflegeperson,
- Pflegehilfsmittel und technische Hilfen,
- Tages- und Nachtpflege (teilstationäre Pflege),
- Kurzzeitpflege (bis zu vier Wochen im Jahr),
- vollstationäre Pflege in Heimen,
- soziale Sicherung von Pflegepersonen (z. B. pflegende Angehörige oder Nachbarn),
- Pflegekurse für Angehörige und ehrenamtliche Pflegepersonen sowie
- Beratung.

Die bei den gesetzlichen Krankenkassen angesiedelte Pflegeversicherung heißt auch „soziale Pflegeversicherung". Wer ein bestimmtes Bruttoeinkommen und damit die Beitragsbemessungsgrenze übersteigt, ist verpflichtet, eine „private Pflegeversicherung" bei einer privaten Krankenkasse abzuschließen. Beide zusammen bilden die „gesetzliche Pflegeversicherung".

Die **Finanzierung** der Pflegeversicherung erfolgt durch Arbeitnehmer- und Arbeitgeberbeiträge. Seit dem 1. Juli 2008 liegt der Beitragssatz für Arbeitnehmer mit Kindern bei 1,95 % und bei für Kinderlose bei 2,2 %.

Bevor Leistungen aus der Pflegeversicherung bewilligt werden, wird zunächst die Pflegebedürftigkeit festgestellt. Diese Prüfung nehmen Gutachter vom Medizinischen Dienst der Krankenversicherung (MDK) nach festgeschriebenen Richtlinien vor.

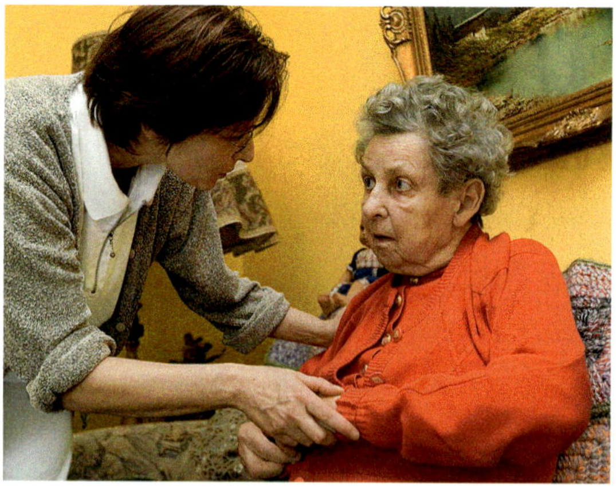

Die Pflegeversicherung finanziert auch die häusliche Pflege und ermöglicht damit vielen Menschen, weiter in der eigenen Wohnung zu leben.

Die Höhe der Leistungen aus der Pflegeversicherung richtet sich nach dem festgestellten Zeitbedarf und ist in vier **Pflegestufen** unterteilt:

Pflegestufe 0: Menschen mit eingeschränkter Alltagskompetenz, das ist z. B. bei Demenz der Fall, erfüllen häufig nicht die Voraussetzungen für die Pflegestufe 1, brauchen aber besondere Anleitung und Hilfestellung zur Bewältigung des Alltags. Für diese Menschen kann ein Betreuungsbetrag beantragt werden. Je nach Ausprägung der eingeschränkten Alltagskompetenz kann ein Betrag von 100 € oder 200 € monatlich bewilligt werden.

Pflegestufe 1: Pflegebedürftige mit einem Pflegebedarf von 90 Minuten täglich, wovon mindestens 45 Minuten auf den Bereich der Grundpflege entfallen müssen, gelten als erheblich pflegebedürftig und erhalten die Pflegestufe 1.

Pflegestufe 2: Pflegebedürftige mit einem Pflegebedarf von mindestens 180 Minuten täglich, wovon mindestens 120 Minuten auf den Bereich der Grundpflege entfallen müssen, gelten als schwerpflegebedürftig und erhalten die Pflegestufe 2.

Pflegestufe 3: Pflegebedürftige mit einem Pflegebedarf von mindestens 300 Minuten täglich, wovon mindestens 240 Minuten auf den Bereich der Grundpflege entfallen müssen, gelten als schwerstpflegebedürftig und erhalten die Plegestufe 3.

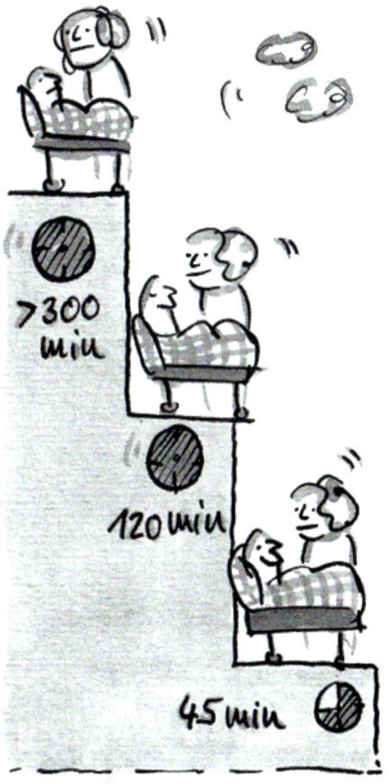

Leistungen der Pflegeversicherung (Stand: 2010). Angaben in Euro		Pflegestufe I	Pflegestufe II	Pflegestufe III
Häusliche Pflege				
Pflegesachleistungen (**monatlich bis zu**)		440	1 040	1 510 (Härtefälle: 1 918)
Pflegegeld (**monatlich**)		225	430	685
Pflegevertretung (für bis zu vier Wochen im Kalenderjahr bis zu)	■ durch nahe Angehörige	225[1]	430[1]	685[1]
	■ durch sonstige Personen	1 510	1 510	1 510
Kurzzeitpflege (**jährlich bis zu**)		1 510	1 510	1 510
Teilstationäre Tages- und Nachtpflege (**monatlich bis zu**)		440	1 040	1 510
Ergänzende Leistungen für Pflegebedürftige mit erheblichem allgemeinem Betreuungsbedarf (**monatlich bis zu**)	■ Grundbetrag	100	100	100
	■ erhöhter Betrag	200	200	200
Vollstationäre Pflege				
Vollstationäre Pflege (pauschal monatlich)		1 023	1 279	1 510 (Härtefälle: 1 825)
Pflege in vollstationären Einrichtungen der Behindertenhilfe		10 % des Heimentgelts höchstens jedoch 256 Euro monatlich		

[1] Auf Nachweis werden den ehrenamtlichen Pflegepersonen notwendige Aufwendungen (Verdienstausfall, Fahrkosten usw.) bis zum Gesamtbetrag von 1 510 Euro erstattet.

Krankenversicherung

Organisation: Es gibt gesetzliche und private Krankenversicherungen. Mitglieder der gesetzlichen Krankenkassen sind Arbeitnehmer, Auszubildende, Arbeitslose, Rentner und Studenten. Diese Versicherten sind entweder als Mitglieder pflichtversichert oder freiwillig versichert oder aber beitragsfrei mitversicherte Familienmitglieder.

Arbeitnehmer, deren Bruttoeinkommen die Beitragsbemessungsgrenze übersteigt, sind nicht mehr gesetzlich pflichtversichert, sondern werden entweder freiwilliges Mitglied oder wechseln zu einer privaten Krankenkasse.

Jeder Versicherte kann sich aussuchen, welcher Krankenversicherung er beitreten möchte. Beamte dürfen jedoch nicht Mitglied einer gesetzlichen Krankenversicherung (GKV) sein, sondern müssen sich privat versichern.

Die **Leistungen** der gesetzlichen Krankenversicherung richten sich nach dem gesetzlichen Leistungskatalog. Alle Versicherten haben durch die Mitgliedschaft ein Recht auf die gleichen Leistungen:

- Krankenbehandlung (d. h. ärztliche und zahnärztliche Behandlung)
- Arznei-, Heil- und Hilfsmittel
- Krankenhausbehandlung
- häusliche Krankenpflege
- Leistungen zur Förderung der Gesundheit
- Maßnahmen zur Rehabilitation

Schwangere Versicherte und Versicherte im Mutterschutz haben außerdem Anspruch auf stationäre Entbindung, häusliche Pflege, Haushaltshilfe sowie auf Mutterschaftsgeld.

Finanzierung: Die Beiträge zur gesetzlichen Krankenversicherung betragen im Jahr 2010 15,5 % des Bruttoeinkommens. Davon zahlen die Arbeitnehmer etwas mehr als die Hälfte, den Rest zahlt der Arbeitgeber.

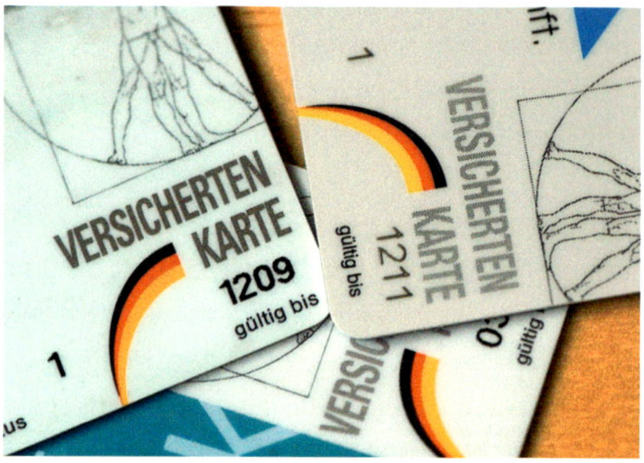

Die Versicherten in der gesetzlichen Krankenversicherung weisen sich in Arztpraxen, Krankenhäusern usw. mit einer Krankenversichertenkarte aus.

Hinweis Das Sozialgesetzbuch (SGB) Fünftes Buch (V) enthält die gesetzlichen Regelungen zur Krankenversicherung.

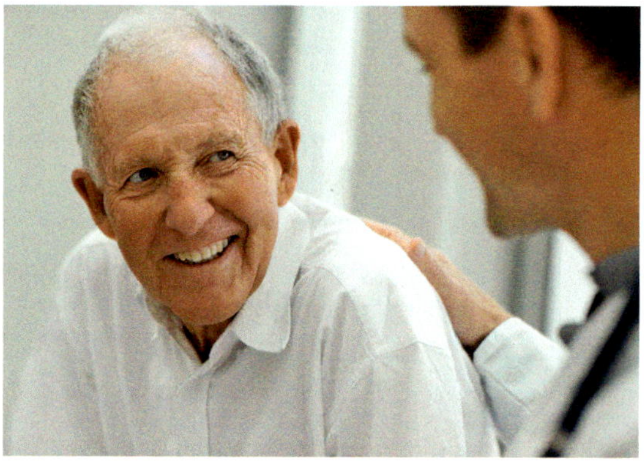

Die Krankenversicherung finanziert u. a. die ärztliche Behandlung.

Hinweis Der gesetzliche Leistungskatalog enthält sehr detaillierte Einzelregelungen.

Manche Kassen bieten über den gesetzlichen Leistungskatalog hinaus besondere Impfungen, psychotherapeutische Leistungen oder homöopathische Behandlungen an. Dies dient dem Wettbewerb unter den Kassen. Jeder Versicherte hat die Möglichkeit, die Krankenkasse zu wählen, die die für ihn wichtigen Leistungen anbietet.

Rentenversicherung

Organisation: Alle Personen, die in einem versicherungspflichtigen Arbeits- oder Ausbildungsverhältnis stehen, zahlen monatliche Beiträge zur gesetzlichen Rentenversicherung ein. Ausgenommen sind Beamte. Daneben wird seit einigen Jahren jedem empfohlen, zusätzlich zur gesetzlichen Rentenversicherung eine private Rentenvorsorge zu treffen, z. B. in Form einer Riester-Rente.

Die Höhe der individuellen Rente richtet sich u a. nach Dauer und Höhe der Einzahlungen. Eine Rente wird lebenslang bezahlt, egal ob jemand schon kurz nach der Pensionierung stirbt oder ob er noch jahrzehntelang seinen Ruhestand genießt. Das Geld wird nicht wie von einem Sparkonto verbraucht, sondern kommt immer aktuell aus den Rentenversicherungsbeiträgen.

Hinweis Das Sozialgesetzbuch (SGB) Sechstes Buch (VI) enthält die gesetzlichen Regelungen zur Rentenversicherung.

Die wichtigsten **Leistungen** der Rentenversicherung liegen in der Zahlung einer Rente

- wegen Alters,
- wegen verminderter Erwerbstätigkeit oder
- bei Tod des Ehepartners (Witwenrente) oder eines Elternteils bei Minderjährigen und Auszubildenden (Waisenrente).

Für Versicherte, die die Leistungen der Rentenversicherung als Rente in Anspruch nehmen, übernimmt die Rentenversicherung die Zahlungen der Pflegeversicherung und Krankenversicherung. Neben der Rentenzahlung hat die Rentenversicherung auch die Aufgabe der Rehabilitation. Wird ein Versicherter durch Krankheit oder Behinderung erwerbsunfähig, soll die Rehabilitation helfen, die Erwerbsfähigkeit wieder herzustellen.

Finanzierung: Der Beitrag zur Rentenversicherung liegt gegenwärtig bei 19,9 Prozent. Darüber hinaus wird ein großer Teil der Rentenversicherung aus Steuermitteln finanziert.

Altersrente

Reguläre Altersgrenze		Rentenbezug möglich ab*	Voraussetzungen
65	Regelaltersrente	65	5 Jahre Wartezeit = Mindestversicherungszeit (Beitragszeiten, Ersatzzeiten, Zeiten aus Versorgungsausgleich oder Rentensplitting und aus 400-Euro-Jobs)
65	Altersrente für langjährig Versicherte	63 a)	35 Jahre Wartezeit (Beitragszeiten, Ersatzzeiten, Zeiten aus Versorgungsausgleich oder Rentensplitting, Anrechnungs- und Berücksichtigungszeiten, Zeiten aus 400-Euro-Jobs)
63	Altersrente für schwerbehinderte Menschen	60	35 Jahre Wartezeit; bei Rentenbeginn muss ein Grad der Behinderung von mindestens 50 % anerkannt sein; bis Jahrgang 1950 genügt auch Berufs- oder Erwerbsunfähigkeit
65	Altersrente wegen Arbeitslosigkeit oder nach Altersteilzeitarbeit	63	Vor 1952 geboren, 15 Jahre Wartezeit, Pflichtbeiträge für mindestens 8 der letzten 10 Jahre, ab 58 1/2 Jahren mindestens 52 Wochen arbeitslos oder 24 Monate Altersteilzeitarbeit ab 58
65	Altersrente für Frauen	60	Vor 1952 geboren, 15 Jahre Wartezeit, seit dem 40. Lebensjahr wurden Pflichtbeiträge für mindestens 10 Jahre und 1 Monat gezahlt

* Für jeden Monat vorzeitiger Inanspruchnahme wird die Rente dauerhaft um 0,3 % gekürzt.

a) ab 2011: 62 Jahre

© Erich Schmidt Verlag
ZAHLENBILDER
149390

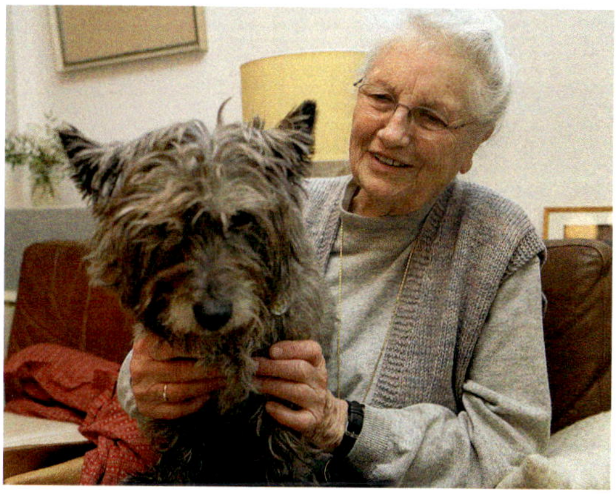

Die Rentenversicherung sichert das Einkommen im höheren Lebensalter.

www.deutsche-rentenversicherung.de
> Rentenbeginn- und Rentenhöhenrechner
Auf dieser Webseite können Sie sich Ihre Rentenhöhe und den Rentenbeginn errechnen lassen.

Riester-Rente private Rentenvorsorge, die vom Staat finanziell unterstützt wird

Arbeitslosenversicherung

Organisation: Träger der Arbeitslosenversicherung ist die Bundesagentur für Arbeit (BA) in Nürnberg. Versichert ist jeder, der eine bezahlten Beschäftigung ↗ S. 331 hat. Geringfügig Beschäftigte und Beamte sind nicht bei der Bundesagentur für Arbeit versichert. Beamte sind wiederum ausgenommen. Selbstständige können unter bestimmten Bedingungen eine Arbeitslosenversicherung abschließen.

Leistung: Die Zahlung des Arbeitslosengeldes ist an zahlreiche Bedingungen geknüpft. Sie erfolgt befristet und beträgt je nach Familienstand einen bestimmten Prozentsatz des vorherigen Nettoeinkommens (z. B. für Alleinstehende ohne Kinder 60 %). Darüber hinaus bietet die BA u. a. Unterstützung, Beratung und Vermittlung bei der Arbeitssuche, unterstützt die Aufnahme einer selbstständigen Tätigkeit, bietet Ausbildungen und Fortbildungen.

Zudem bietet die BA auch Arbeitgebern verschiedene Leistungen, die dem Erhalt oder der Schaffung von Arbeitsplätzen dienen (z. B. Eingliederungszuschüsse, Altersteilzeit- oder Kurzarbeitergeld).

Finanzierung: Der Beitrag zur Arbeitslosenversicherung liegt bei 1,4 % vom Bruttoeinkommen.

Unfallversicherung

Den Sonderfall unter den Sozialversicherungen stellt die gesetzliche Unfallversicherung dar. Sie deckt die Risiken ab, die für einen Arbeitnehmer durch die Ausübung des Berufes entstehen können, wie z. B. Arbeitsunfälle, Erkrankungen durch Gefahrenberufe und Berufskrankheiten. Wie die gesetzliche Rentenversicherung hat auch die Unfallversicherung die Aufgabe, bei einer gesundheitlichen Beeinträchtigung durch den Beruf, zunächst Rehabilitations- und Wiedereingliederungsmaßnahmen für die Versicherten anzubieten, um diese wieder in die Erwerbstätigkeit zu bringen. Das kann unter Umständen auch die Anpassung des Arbeitsplatzes an die neue gesundheitliche Situation oder regelmäßige Kuren bei Langzeiterkrankungen beinhalten.

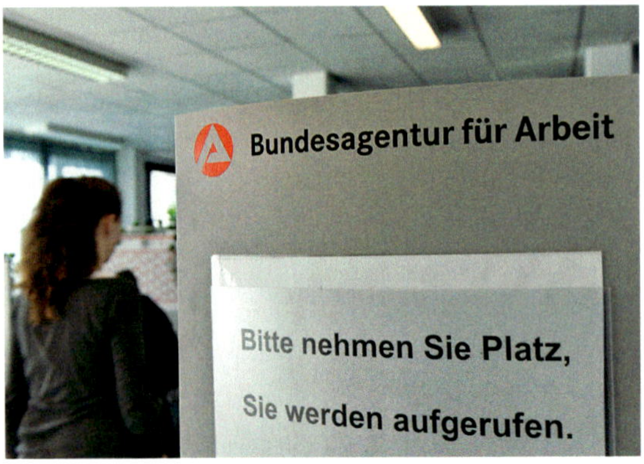

Die Bundesagentur für Arbeit unterhält über 600 Geschäftsstellen.

Hinweis Das Sozialgesetzbuch (SGB) Drittes Buch (III) enthält die gesetzlichen Regelungen zur Arbeitsförderung.

www.arbeitsagentur.de
Auf der Webseite der Bundesagentur für Arbeit finden Sie zahlreiche Informationen über Regelungen und Leistungen der Arbeitslosenversicherung.

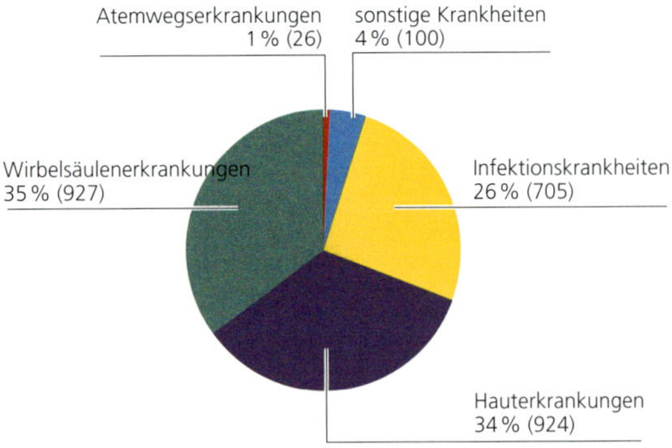

Meldung des Verdachts auf eine Berufskrankheit in der Altenpflege nach Erkrankungsart (2006)

Hinweis Das Sozialgesetzbuch (SGB) Siebtes Buch (VII) enthält die gesetzlichen Regelungen zur Unfallversicherung.

Minijobs & Co.

Neben den so genannten Normalarbeitsverhältnissen (umgangssprachlich auch Festanstellung genannt) existieren eine Reihe weiterer Beschäftigungsformen.

Recht häufig sind **befristete Arbeitsverhältnisse**, die Anstellung erfolgt z. B. nur für ein Jahr. Sozialbeiträge und vertragliche Verpflichtungen unterscheiden sich aber nicht vom Normalarbeitsverhältnis.

Für eine geringfügige Beschäftigung, umgangssprachlich auch **400-Euro-** oder **Minijob** genannt, zahlen Arbeitgeber Pauschalbeiträge zur Rentenversicherung in Höhe von 15 Prozent bzw. 5 Prozent bei Minijobs in Privathaushalten. Die Arbeitnehmer zahlen keine Sozialversicherungsbeiträge. Im Verhältnis zum normalerweise zu zahlenden vollen Rentenversicherungsbeitrag erwerben die Arbeitnehmer bei geringfügiger Beschäftigung geringere Rentenansprüche und Wartezeitmonate.

Liegt das monatliche Einkommen zwischen 400 und 800 Euro, spricht man von einem **Midi-Job**, offiziell „Gleitzonenfall" genannt.

Die „Arbeitsgelegenheit mit Mehraufwandsentschädigung" ist eher bekannt unter dem umgangssprachlichen Namen **Ein-Euro-Job**. Empfänger von Arbeitslosengeld II (ALG II) ↗ S. 324 können damit ein paar Euro hinzuverdienen. Die auszuführenden Arbeiten müssen zusätzlich, im öffentlichen Interesse und wettbewerbsneutral sein. Offiziell darf eine solche Beschäftigung also keinen echten Arbeitsplatz ersetzen oder verdrängen. Wie der offizielle Name sagt, handelt es sich bei der Bezahlung nicht um Lohn oder Arbeitsentgelt, sondern um eine „Mehraufwandsentschädigung" und wird entsprechend rechtlich anders bewertet. Die Unfallversicherung zahlt der Träger der Maßnahme, die Kranken-, Renten- und Pflegeversicherung werden mit dem ALG II weitergezahlt. Die Ein-Euro-Jobs wurden eingeführt mit dem Ziel, Langzeitarbeitslose an den ersten Arbeitsmarkt heranzuführen, in der Praxis geschieht dies nicht immer.

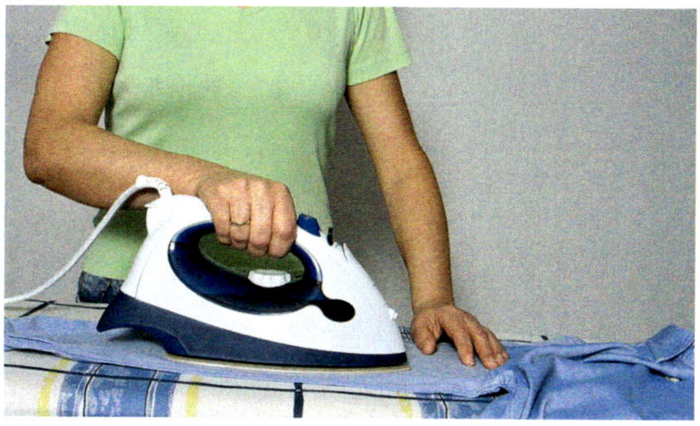

Viele geringfügig Beschäftigte arbeiten für Privathaushalte.

www.minijob-zentrale.de
Auf dieser Webseite können Arbeitgeber (auch Privatpersonen) einen Minijob anmelden und abrechnen.
Außerdem gibt es dort viele Informationen zum Thema geringfügige Beschäftigung.

Hinweis Durch die so genannte Aufstockung haben Minijobber die Möglichkeit, sich mit relativ geringem finanziellem Aufwand höhere Leistungen aus der gesetzlichen Rentenversicherung zu sichern.

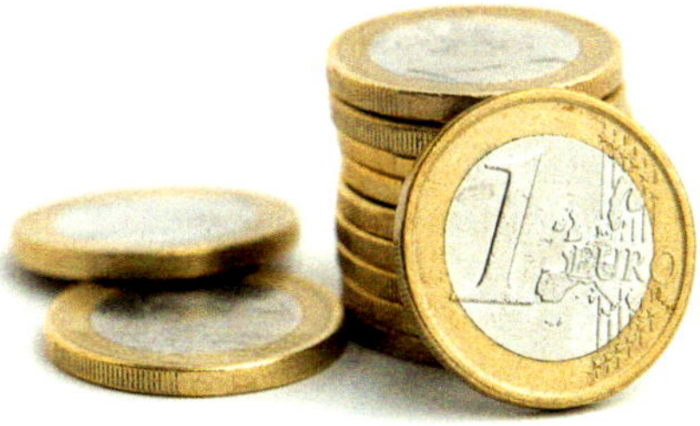

Mit Ein-Euro-Jobs können Bezieher von ALG II ein paar Euro hinzuverdienen.

C

D

E

I

J

K

S

16/1: Krüper, W., Bielefeld, **16/2:** Fotolia/Alexander Rochau, **17/1:** Mair, J., München, **17/2:** Mair, J., München, **17/3:** Krüper, W., Bielefeld, Hainisch G., Berlin, **18/1:** Hempel, B. Leipzig, Picture-Alliance/epa/Olivier, **18/3:** Shutterstock, **19/1:** JOKER/ Hartwig Lohmeyer, **19/2:** Krüper, W., Bielefeld, **19/3:** Cornelsen Verlagsarchiv, **20/1:** Shutterstock, **20/2-3:** Krüper, W., Bielefeld, **21/1:** Fotolia/Franz Pflueg, **22/1-2:** Krüper, W., Bielefeld, **23:** Krüper, W., Bielefeld, **24/1:** Anja Lull, **24/2:** Krüper, W., Bielefeld, **25/1-2:** Krüper, W., Bielefeld, **25/3:** Cornelsen Verlagsarchiv, **26:** Krüper, W., Bielefeld, **27/1:** Krüper, W., Bielefeld, **27/2:** Lull, A., Berlin, **27/3:** Etac GmbH, Merl, **314/1:** Hermann Bock GmbH, Verl, **314/2:** Krüper, W., Bielefeld, **315:** Wirtz, P., Dormagen, **315:** Medical Pictures, **316:** Krüper, W., Bielefeld, **317:** Krüper, W., Bielefeld, **319/1:** Petermann GmbH, **319/3:** Krüper, W., Bielefeld, **319/4:** Uronovis GmbH, Kaiserslautern , **320:** project-photos, **322/1-2:** Krüper, W., Bielefeld, **326:** Krüper, W., Bielefeld, **328/1:** Fotolia, **328/2:** Shutterstock, **329:** Krüper, W., Bielefeld, **330:** Krüper, W., Bielefeld, **331/1:** Fotolia, **331/2:** Shutterstock, **28/1:** Picture-Alliance/dpa/Stephan Jansen, **28/2:** Project Photos, **28/3:** Picture-Alliance/dpa/Lehtikuva/Jussi Nukari, **29/1:** argum/ Christian Lehsten, **29/2:** Krüper, W., Bielefeld, **29/3:** Krüper, W., Bielefeld, **30/1:** Picture-Alliance/dpa/epa/José Manuel Vidal, **30/2:** GettyImages/D. Miralle, **30/3:** Krüper, W., Bielefeld, **31/1:** face to face, **31/2:** Fotolia, **31/3:** Krüper, W., Bielefeld, **32/1:** Fotofinder/ Argus/Hartmut Schwarzbach, **32/2:** Wirtz, P., Dormagen, **32/3:** Shutterstock, **33/1-2:** Fotolia, **33/3:** Krüper, W., Bielefeld, **34/1-2:** Krüper, W., Bielefeld, **34/3:** Wirtz, P., Dormagen, **35/1:** Krüper, W., Bielefeld, **35/2:** Thomashilfen, Bremerförde, **35/3:** Krüper, W., Bielefeld, **36/1:** Gütt, Dr. S. Hamburg, **36/2:** corbis, Düsseldorf, **36/3:** Beiersdorf AG, **37/1-5:** arteria-photography, **37:** Cornelsen Verlagsarchiv, **240/1-5:** arteria-photography, **240/6:** Dr. Blankenstein, **240/7:** arteria-photography, **241/1:** Gottwald, J., Berlin, **241/2:** Mair, J., München, **241/3:** Krause und Pachernegg GmbH, **241/4:** Wikimedia, **241/5:** Wikipedia, **242/1-3:** arteria-photography, **243/1:** Picture-Alliance, **243/2:** arteria-photography, **243/3:** Wikipedia, **243/4:** arteria-photography, **38/1:** Krüper, W., Bielefeld, **38/2-5:** Beiersdorf AG, **39:** Wirtz, P., Dormagen, **40/1:** Krüper, W., Bielefeld, **40/2-3:** Wirtz, P., Dormagen, **41/1-3:** Schlund, B., Hamburg, **42/1-3:** Russka, **42/4:** Krüper, W., Bielefeld, **42/5:** Russka, **43/1:** Russka, **43/2:** Thomashilfen, Bremerförde, **43/3:** Russka, **43/4:** Schlund, B., Hamburg, **43/5:** Wirtz, P., Dormagen, **43:** Okapia, Klaus Rose, **44/1:** Krüper, W., Bielefeld, **44/2-4:** Schlund, B., Hamburg, **45/1:** Krüper, W., Bielefeld, **45/2:** Schlund, B., Hamburg, **45/3:** Mair, J., München, **45/4:** Krüper, W., Bielefeld, **46/3:** Krüper, W., Bielefeld, **46/4:** Rehaform Medical GmbH, Elmshorn, **46/5-6:** Krüper, W., Bielefeld, **47/1-4:** Krüper, W., Bielefeld, **48/1:** Schlund, B., Hamburg, **48/2:** Krüper, W., Bielefeld, **48/3:** Wikipedia, **48/4:** Krüper, W., Bielefeld, **49/1:** arteria-photography, **49/2:** Krüper, W., Bielefeld, **50/1:** Schlund, B., Hamburg, **50/2:** Picture-Alliance/dpa/abaca Gerald Holubowicz, **50/3:** invaliditeit.be, **50/4:** Cornelsen Verlagsarchiv, **51/1-2:** Dr. Blankenstein, **51/3:** Dr. Cleve, F., Kevelaer, **51/4:** MDZ-Medizinischer Beratungsdienst der Zahnärzte/Deutsche Zahnarztauskunft, **52/1:** Joachim, Stephanie, Berlin, **52/2:** dentitix prophylaxeservice, **52/3:** Mair, J., München, **53/1:** Schlund, B., Hamburg, **53/2-5:** Krüper, W., Bielefeld, **54/3-6:** Krüper, W., Bielefeld, **55/1:** Fotofinder/Stills-online Bildagentur, **55/2:** Krüper, W., Bielefeld, **56/1:** Raichle, G., Ulm, **56/3:** Krüper, W., Bielefeld, **57/1:** Krüper, W., Bielefeld, **57/2:** Universität München/Klinik für Neurochirurgie, **57/3:** Fotofinder/Okapia, **58/1:** Krüper, W., Bielefeld, **58/3:** Krüper, W., Bielefeld, **59/1-2:** Schlund, B., Hamburg, **60/2:** Etac GmbH, Merl, **60/3:** www.amandowitz.de, 60/4: www.centre-barbara-schardt.de, **61/1-4:** Schlund, B., Hamburg,

62: Krüper, W., Bielefeld, **63/1:** Lohmann & Rauscher GmbH, Neuwied, **64/1-2:** Krausen, Scott, Düsseldorf, **65/1:** Schlund, B., Hamburg, **65/2:** Wirtz, P., Dormagen, **65/3:** Krüper, W., Bielefeld, **66/1-2:** Paul Hartmann AG, **67/1-2:** Cornelsen Verlagsarchiv, **68/1-2:** Mair, J., München, **69/2-7:** Krüper, W., Bielefeld, **70/2:** arteria-photography, **71/1:** Lull, A., Berlin, **71/2:** Cornelsen Verlagsarchiv, **71/3:** Universität Regensburg, Prof. Dr. Gabel, **71/4:** Wikipedia, **72/1:** Wikipedia, **72/2:** Shutterstock, 73/1: Carl Zeiss/ Lotu Tec, **73/2-4:** Mair, J., München, **74/1-2:** Krüper, W., Bielefeld, **75/1:** Brillinger, **75/2:** Krüper, W., Bielefeld, **75/3:** Cornelsen Verlagsarchiv, **76:** Shutterstock, **76/1-2:** Shutterstock, **77/1-2:** Mair, J., München, **78/1:** Wirtz, P., Dormagen, **78/2:** Shutterstock, **79:** Wikimedia, **80/1:** seca Deutschland, 80/2: Shutterstock, **80/3:** arteria-photography, **81/1:** Fotofinder/Zoonar, **81/2:** Krüper, W., Bielefeld, **82:** Fotofinder/Fotex, **83/1-2:** Krüper, W., Bielefeld, **84/1-6:** Thomashilfen, Bremerförde, **84/7:** Krüper, W., Bielefeld, **75/1:** Krüper, W., Bielefeld, **85/2-3:** aid-infodienst, **85/4:** Findus Deutschland GmbH, Bremen, **86/1:** Shutterstock, **86/2:** Pfrimmer-Nitrucia, **87/1:** Shutterstock, **87/2-3:** Shutterstock, **88/1:** Heinisch, G. Berlin, **88/3:** Novartis Nutrition, **89/1:** Krüper, W., Bielefeld, **89/2-4:** Fresenius Kapi Deutschland GmbH, Bad Homburg, **244/1-2:** Mair, J., München, **244:** Cornelsen Verlagsarchiv, **245/1-2:** Mair, J., München, **92/1:** Schäfers Klinik- und Altenheimbedarf, Paderborn, **92/2:** Lohmann & Rauscher GmbH, Neuwied, **92/3-8:** Schlund, B., Hamburg, **93/1-4:** Russka, **93/5:** Paul Hartmann AG, **94/1:** Krüper, W., Bielefeld, **94/2:** Cornelsen Verlagsarchiv, **95:** Schlund, B., Hamburg, **96/1:** Uronovis GmbH, Kaiserslautern, **96/2:** Heinisch, G. Berlin, **96/3:** Coloplast GmbH, Hamburg, **97/1:** Uronovis GmbH, Kaiserslautern, **97/2-3:** Krüper, W., Bielefeld, **97/4:** Krüper, W., Bielefeld, **98:** Mair, J., München, **99/1:** Mair, J., München, **99/2:** Krüper, W., Bielefeld, **99/3:** Mair, J., München, **100/1:** Schlund, B., Hamburg, **100/2:** Picture-Alliance, 297297299**/1-2:** Mair, J., München, **104/1:** Krüper, W., Bielefeld, **104/2:** Schlund, B., Hamburg, **105/1:** Russka, **105/2-4:** Schlund, B., Hamburg, **106/1:** Mair, J., München, **106/2:** Krüper, W., Bielefeld, **106/3:** Pariboy, **107/1:** Krüper, W., Bielefeld, **107/2:** Picture-Alliance/Jose Otto, **107/3:** Krüper, W., Bielefeld, **108/1-5:** Andreas Fahl/Medizintechnik Vertrieb Gmbh, **109/1:** Mair, J., München, **109/2:** aid-infodienst, **110:** Lethmate, J. Ibbenbüren, **112/2:** www.innovamed.at, **112/3-4:** Krausen, Scott, Düsseldorf, **113/1:** Krausen, Scott, Düsseldorf, **113/2-4:** Schlund, B., Hamburg, **114/2:** Krüper, W., Bielefeld, **115/1:** Shutterstock, **115/2:** Krüper, W., Bielefeld, **116/1:** Project Photos, **116/2:** Ullsteinbild, **117/1:** Krüper, W., Bielefeld, **117/2:** Cornelsen Verlagsarchiv, **117/3:** Krüper, W., Bielefeld, **118/1:** akg-images, **119/1:** Krüper, W., Bielefeld, **119/2:** Gottwald, **119/3:** Krüper, W., Bielefeld, **122/1:** Image Source, **122/3:** Krüper, W., Bielefeld, **124:** Picture-Alliance/ dpa/U. Anspach, **126/1:** Project Photos, **126/2:** Krüper, W., Bielefeld, **127/1-2:** Krüper, W., Bielefeld, **131:** Krüper, W., Bielefeld, **132/1-3:** Krüper, W., Bielefeld, **133/1:** aif, Tim Dirven, **133/2:** Krüper, W., Bielefeld, **133/3:** alimdi.net/Imagebroker/ Siepmann, **133/4:** Ullsteinbild, **133/5:** Pressedienst Paul Glaser, Berlin, **133/6:** Krüper, W., Bielefeld, **134/1-3:** Krüper, W., Bielefeld, **135/1:** Krüper, W., Bielefeld, **135/2:** Wirtz, P., Dormagen, **136/1-3:** Krüper, W., Bielefeld, **137/1:** Krüper, W., Bielefeld, **137/2:** Hofmann, I., München, **137/3:** Krüper, W., Bielefeld, **140/1:** Frank Quade, Berlin, **140/2:** Picture-Alliance/dpa/rtl/stefan Menne, **140/3:** Picture-Alliance/dpa/rtl/stefan Menne, **140/4:** Daniel Josefsohn, Berlin, **140/5-6:** Krüper, W., Bielefeld, **142:** Krüper, W., Bielefeld, **145/1-2:** Krüper, W., Bielefeld, **146/1:** Hulton Collection/ Corbis, **146/2:** Picture-Alliance/akg-images/Stauss, **146/3:** Picture-Alliance/Godong/Pascal Deloche, **147/1:** Profimedia/F1 online, **147/3:** Shutterstock, **148:** Jahreszeiten Verlag/Manutcher Agah, **150/1:** Shutterstock, **150/2:** Krüper, W., Bielefeld, **151:** Krüper, W., Bielefeld, **153/1-2:** Shutterstock, **154:** Shutterstock, **156/1:** Shutterstock, **156/2:** akg-images, **156/3:** Krüper, W., Bielefeld, **157/1-3:** Krüper, W., Bielefeld, **158/1:** Krüper, W., Bielefeld, **158/2:** Shutterstock, **160:** Krüper, W., Bielefeld, **161:** Shutterstock, **162/1-2:** Krüper, W., Bielefeld, **165:** Ullstein Springer-pics, **166/1-3:** Robert Koch Institut, **166/4-5:** Focus (SPL), Hamburg, **167:** Schlund, B., Hamburg, **168/1:** Focus (SPL), Hamburg, **168/2:** Okapia, Berlin (Institut Pasteur (CNRJ)), **168/3:** Focus (SPL), Hamburg, **169:** Focus (CNTJ/Science Photo Library), Hamburg, **170/1-2:** Krüper, W., Bielefeld, **172:** Krüper, W., Bielefeld, **174/1-3:** Shutterstock, **175/1-7:** Bode-Chemie, Hamburg, **177/1:** Wenze & Kurz GmbH, Niedernberg, **177/2:** Mair, J., München, **178:** Project Photos, **179/1-2:** Mair, J., München, **180:** Krüper, W., Bielefeld, **181/1:** Krüper, W., Bielefeld, **181/2-3:** Cornelsen Verlagsarchiv, **182:** Mair, J., München, **183/1-3:** Cornelsen Verlagsarchiv, **185:** Mair, J., München, **186/1:** Novo Nordisk, Pharma GmbH, Mainz, **186/2:** arteria-photography, **187:** arteria-photography, **187:** arteria-photography, **188/1:** Cornelsen Verlagsarchiv, **188/2:** Krüper, W., Bielefeld, **189/1-3:** Cornelsen Verlagsarchiv, **190/1:** Cornelsen Verlagsarchiv, **190/2:** Shutterstock, **190/3:** Krüper, W., Bielefeld, **191/2,191/3:** Krüper, W., Bielefeld, **192/1-2:** Mair, J., München, **193/1:** Mair, J., München, **193/2:** Heinisch, Berlin, **193/3:** Schlund, B., Hamburg, **194:** Picture-Alliance/Jens Büttner, **195/1:** Wikipedia, **195/2-3:** Shutterstock, **195:** Shutterstock, **196:** Krausen, Scott, Düsseldorf, **197/1-2:** Shutterstock, **198/1-2:** Schlund, B., Hamburg, **199/1-3:** Schlund, B., Hamburg, **200/1-2:** Krüper, W., Bielefeld, **201:** Raichle, G., Ulm, **202:** Raichle, G., Ulm, **203:** Cornelsen Verlagsarchiv, 205/1: Krüper, W., Bielefeld, 205/2: images.de/Birdsall, **305:** Mair, J., München, **305:** Krüper, W., Bielefeld, **306/1-2:** Krüper, W., Bielefeld, **206/1-4:** Mair, J., München, 206/5: Focus (SPL), Hamburg, **207/1-2:** Schlund, B., Hamburg, **208/1-2:** Shutterstock, **209/1-2:** Krüper, W., Bielefeld, **209/3:** Mair, J., München, **210/1:** Raichle, G., Ulm, **210/2:** Krausen, Scott, Düsseldorf, **211/1-3:** Raichle, G., Ulm, **212/1-2:** Groger, Dr. Uta, Bielefeld, **212/3-4:** Cornelsen Verlagsarchiv, **212/5:** Heinisch, Berlin, **212/5-7:** Groger, Dr. Uta, Bielefeld, **213/1:** eeson/Ihr Gesundheitsportal, Dr. Urs Knecht (CH), **213/2:** Cornelsen Verlagsarchiv, **213/3:** aus: Urban & Fischer 2003/Roche-Lexikon - Medizin, **214/1:** Wikipedia, **214/2:** Pathologie Moers/Dr. Mlynek-Kersjes, **214/3:** Albertinen-Krankenhaus, II. Medizinische Klinik, Hamburg, Dr. Joachim Guntau, **215/1:** Mair, J., München, **215/2:** Cornelsen Verlagsarchiv, **216/1-2:** Shutterstock, **217/1:** ILICO, **217/2-3:** Raichle, G., Ulm, **217/4-9:** Coloplast GmbH, Hamburg, **218/1:** Mair, J., München, **218/2:** Wikipedia/GNU/Drareg01, **219/2:** Cinetext Bildarchiv, **219/3:** Mair, J., München, **220/1-2:** Mair, J., München, **221/1:** Mair, J., München, 221/2: Raichle, G., Ulm, 222/1: Mair, J., München, **222/2:** Shutterstock, **222/3:** Cornelsen Verlagsarchiv, **222/4:** MedicoConsult GmbH, Berlin, **223/1:** Shutterstock, **223/2:** Schlund, B., Hamburg, **224/1-3:** Mair, J., München, **225:** Shutterstock, **226/1-2:** Mair, J., München, **227/1:** Paul Hartmann AG, **227/2:** Picture-Alliance, **228/1-2:** Mair, J., München, **229/1:** Krausen, Scott, Düsseldorf, **229/2-3:** Krüper, W., Bielefeld, **230/1:** arteria-photography, **230/2:** Krausen, Scott, Düsseldorf, **231:** Shutterstock, **232/1:** Groenland, Berlin, **232/2-3:** Krausen, Scott, Düsseldorf, **233:** Thomashilfen, Bremerförde, **234/1-3:** Krausen, Scott, Düsseldorf, **235/1:** Lieder, Ludwigsburg, **235/2:** Mair, J., München, **235/3-4:** Lieder, Ludwigsburg, **235/5:** Raichle, G., Ulm, **236/1:** Mair, J., München, **237/1-6:** Krausen, Scott, Düsseldorf, **238/1-4:** Mair, J., München, **239/1:** Mair, J., München, **239/2:** arteria-photography, **239/3:** Krausen, Scott, Düsseldorf, **248/1:** Medical Pictures/Thomas Schmidt oder arteria-photografie, unklar,

248/2: arteria-photography, **250/1-3:** Krüper, W., Bielefeld, **251/1-3:** Krüper, W., Bielefeld, **252/1:** Cornelsen Verlagsarchiv, **252/2-3:** Krüper, W., Bielefeld, **253:** Krüper, W., Bielefeld, **254/1-4:** Krausen, Scott, Düsseldorf, **255/1-2:** Mair, J., München, **255/4-9:** Schlund, B., Hamburg, **256/1:** Krüper, W., Bielefeld, **256/2:** Mair, J., München, **256/3:** Schlund, B., Hamburg, **256/4:** Krausen, Scott, Düsseldorf, **257/1-2:** Schlund, B., Hamburg, **257/3:** Shutterstock, **258:** Heinisch, Berlin, **259/1:** Heinisch, Berlin, **259/2:** Mair, J., München, **260:** DRK Generalsekretariat Berlin/ Erste Hilfe, **261/1:** Schlund, B., Hamburg, **261/2:** Raichle, G., Ulm, **261/3:** Heinisch, Berlin, **262/1:** DRK Generalsekretariat Berlin/ Erste Hilfe, **262/2:** Picture-Alliance/dpa/epa AFP, **263:** Schlund, B., Hamburg, **265/1:** akg-images, **265/2:** Wikipedia, **266/1-3:** Krüper, W., Bielefeld, **267/1-2:** Krüper, W., Bielefeld, **268/1-2:** Krüper, W., Bielefeld, **269/1-2:** Krüper, W., Bielefeld, **270/1:** Krüper, W., Bielefeld, 270/2-3: Anker, M., Berlin, 271/1-2: Hempel, B., Leipzig, **273/1:** Hempel, B., Leipzig, **273/2:** Picture-Alliance/ dpa/Rumpenhorst, **273/3:** Krüper, W., Bielefeld, **274/1-3:** Krüper, W., Bielefeld, **276:** www.pixelio.de / Gerd Altmann, **277/1-2:** www.pixelio.de / Paul-Georg Meister, **277/3-6:** www.pixelio.de / Gabi Schoenemann, **278:** Lull, A., Berlin, **279:** Picture-Alliance/ dpa/Effner, **280/1-3:** Krüper, W., Bielefeld, **281/1-3:** Krüper, W., Bielefeld, **282/1-2:** Krüper, W., Bielefeld, **282/3:** Ullsteinbild/Caro/ Trappe, **283/1-5:** Krüper, W., Bielefeld, **284/1-2:** Shutterstock, **285/1-2:** Krüper, W., Bielefeld, **286/1:** Picture-Alliance/ZB/Grubitzsch, **286/2-3:** Krüper, W., Bielefeld, **287/1-2:** Krüper, W., Bielefeld, **287/3:** Krüper, W., Bielefeld, **288/1:** Wirtz, P., Dormagen, **288/2:** Picture-Alliance/ZB/Grubitzsch, **289/1:** Krüper, W., Bielefeld, **289/2-3:** Borgers, Eckernförde, **290/1:** Argum/Bostelmann, **290/2:** Picture-Alliance/dpa/Pleul, **291/1:** Luxenburger, **291/2-3:** Krüper, W., Bielefeld, **292:** Krüper, W., Bielefeld, **293/1:** Picture-Alliance/ZB/Pleul, **293/2:** Krüper, W., Bielefeld, **294/1:** Borgers, Eckernförde, **294/2:** Project Photos, **295/1:** Luxenburger, **295/2:** Corbis, **295/3:** Krüper, W., Bielefeld, **296/1-2:** Thomashilfen, **297:** Luxenburger, **298/1:** Picture-Alliance/ZB/Pleul, **298/2:** istockphoto, **298/3:** Shutterstock, **299/1-2:** Shutterstock, **299/3:** Picture-Alliance/dpa/O. Killig, **300/1:** Krüper, W., Bielefeld, **300/2:** Luxenburger, **300/3:** Krüper, W., Bielefeld, 301/1: Shutterstock, **301/2-3:** Krüper, W., Bielefeld, **302/1:** Ullsteinbild/Caro/Trappe, **302/2:** Thomashilfen, **302/3:** istockphoto, **303/1:** Luxenburger, **303/2-3:** Krüper, W., Bielefeld, **304/1:** Project Photo, **304/3:** Krüper, W., Bielefeld, **307/1-2:** Krüper, W., Bielefeld, **307/3:** Shutterstock, **308/1:** Picture-Alliance, **308/2-3:** Krüper, W., Bielefeld, **309/1:** Holger Krull, **309/2:** Riedel

In einigen Fällen war es uns nicht möglich, die Rechteinhaber zu ermitteln. Selbstverständlich werden wir berechtigte Ansprüche im üblichen Rahmen vergüten.

Wir danken den folgenden Krankenhäusern für die freundliche Unterstützung bei der Entstehung der Fotos:
Seniorenresidenz Weserbogen, Bremen
DRK Bielefeld Soziale Dienste
Fachhochschule Hannover Fakultät V
Haus Bostalsee Alten- und Pflegeheim, Nohfelden
Haus am Kappelberg, Fellbach
Seniorenzentrum St. Martinshof, Hannover

A.	Arterie
Aa.	Arterien
ASS	Acetylsalicylsäure
AIDS	acquired immunodeficiency syndrome; engl. für erworbenes Immundefizitsyndrom
BZgA	Bundeszentrale für gesundheitliche Aufklärung
bzw.	beziehungsweise
ca.	circa
CT	Computertomografie
DBfK	Deutscher Berufsverband für Pflegeberufe
DNQP	Deutsches Netzwerk für Qualitätsentwicklung in der Pflege
EEG	Elektroenzephalogramm
EKG	Elektrokardiogramm
evtl.	eventuell
HIV	human immunodeficiency virus; engl. für humanes Immundefizienzvirus
i. d. R.	in der Regel
KHK	Koronare Herzkrankheit
M.	Muskel
Mm.	Muskeln
max.	maximal
MDK	Medizinischer Dienst der Krankenversicherung
min.	minimal
mind.	mindestens
MTS	medizinische Thromboseprophylaxestrümpfe
N.	Nerv
Nn.	Nerven
o. Ä.	oder Ähnliches
paVK	periphere arterielle Verschlusskrankheit
RKI	Robert Koch-Institut
SGB	Sozialgesetzbuch
z. T.	zum Teil
u. a.	unter anderem
V.	Vene
Vv.	Venen
v. a.	vor allem
WHO	World Health Organization; engl. für Weltgesundheitsorganisation
z. B.	zum Beispiel
ZNS	zentrales Nervensystem

Pflegiothek – Die idealen Begleiter in der Pflege

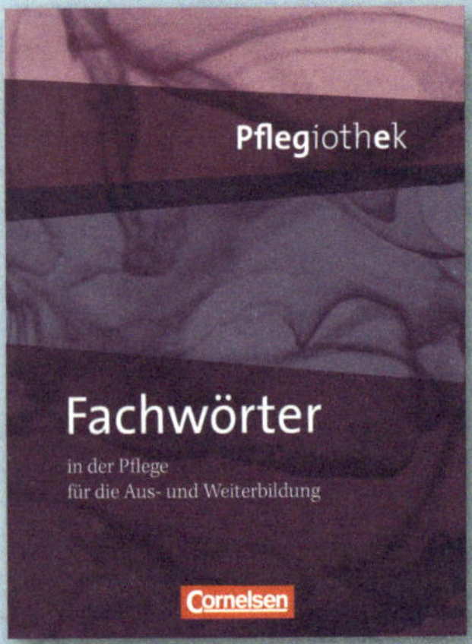

Fachwörter in der Pflege

978-3-06-455161-9

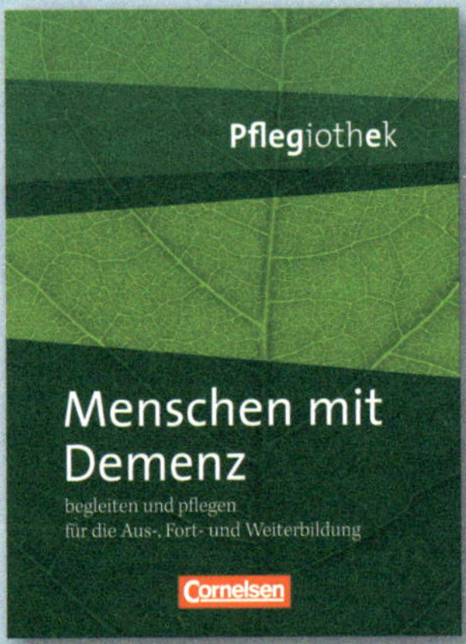

Menschen mit Demenz begleiten und pflegen

978-3-06-455185-5

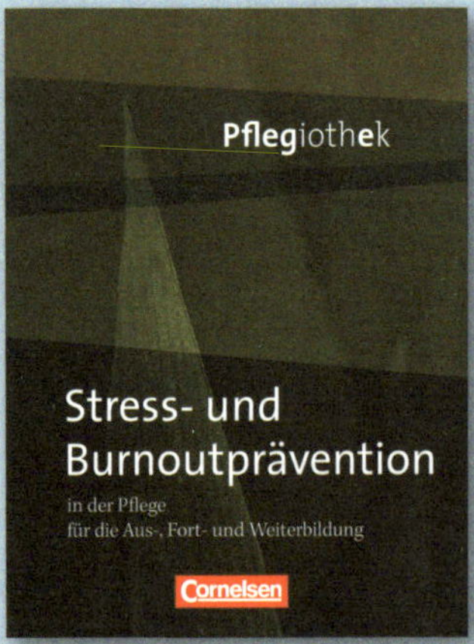

Stress- und Burnoutprävention

978-3-06-455187-9

Der ideale Begleiter für Ausbildung und Praxis:

- Leicht verständliche Übersetzungen und Erklärungen pflegerischer und medizinischer Fachbegriffe
- Abkürzungen, Normwerte und Berechnungen
- Zahlreiche farbige Abbbildungen

Was fühlt ein Mensch, der seine Tochter nicht mehr erkennt? Demenzkranke versinken in einer Lebenswelt mit eigenen Wahrnehmungen und Empfindungen. Für Pflege und Betreuung sowie die Unterstützung der Angehörigen ist es notwendig, sich in diese Patienten einzudenken und einzufühlen. Pflegiothek Demenz führt grundlegend in dieses Thema ein und baut dabei auf einer phänomenologischen Betrachtungsweise auf.

Was tun, wenn der Stress nicht nachlässt? Woran erkennt man, dass ein Burnout droht? Dauerstress und Burnout haben unterschiedliche Entstehungsgeschichten, senden auf körperlicher Ebene aber ähnliche Warnsignale. So ist es möglich, dem eigenen Stress- und Burnout-Risiko auf die Spur zu kommen. Der Titel erläutert unterschiedliche Zusammenhänge sowie institutionelle und individuelle Präventions- und Behandlungsmaßnahmen.